JN007706

おいしい漢方365

いたわりスープとごほうびドリンク

国際中医薬膳管理師
久《く》保《ぼ》奈《な》穂《お》実《み》

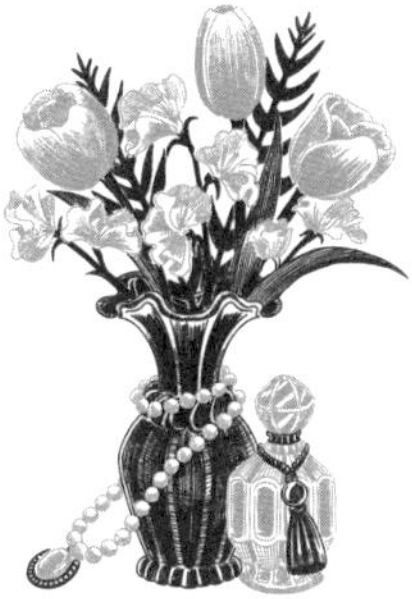

世界文化社

古くから、スープやドリンクは
「癒し」「回復」のお薬として
人々に親しまれてきました。

心と体をいたわる、安らぎのスープ

体と心に染み渡る、だしと具材の旨味。
満足感があるのに、消化がよくて重くない。
一杯のスープは、自分をいたわるひと皿になります。

小さなごほうびに、一杯のドリンク

ほっとひと息つきたい時、
ひと仕事終えた夜、気合いを入れたい朝。
一杯のドリンクは、自分への励ましやごほうびになります。

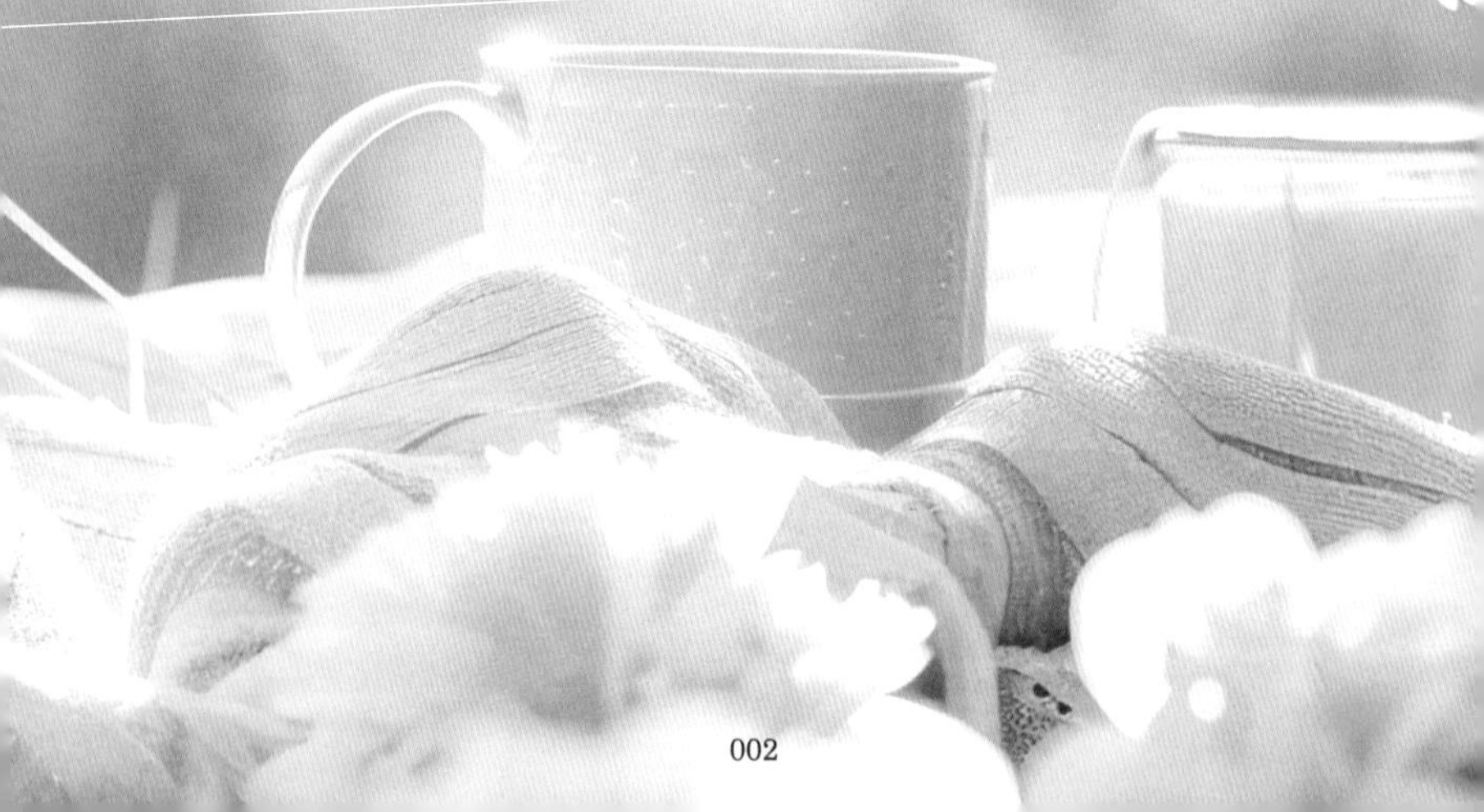

本書のスープと
ドリンクの方程式

本書のスープやドリンクレシピは、
3つの要素で成り立っています。

① ベース
② 具材（複数の場合も）
③ ＋α

この3要素を、
養生の目的とおいしさのバランスを
考えて組み合わせます。
旬の食材は、その季節に起こる不調に
効く場合が多いですよ。

- **スープの主なベース**
  コンソメ、白だし（お吸い物）、味噌、鶏がらスープ、トマトなど
- **ドリンクの主なベース**
  炭酸、お茶（緑茶・紅茶・ジャスミン・カモミールなど）、甘酒、ラッシーなど

ベース

＋

- **主な具材**
  卵、にんじん、きのこ、ほたて、たまねぎなど、通年で手に入るものや、旬の食材の組み合わせ

具材

＋

- **＋αの風味や甘味**
  スープなら醤油や酢、ラー油や片栗粉など。ドリンクならはちみつやレモン、ミントなど

＋α

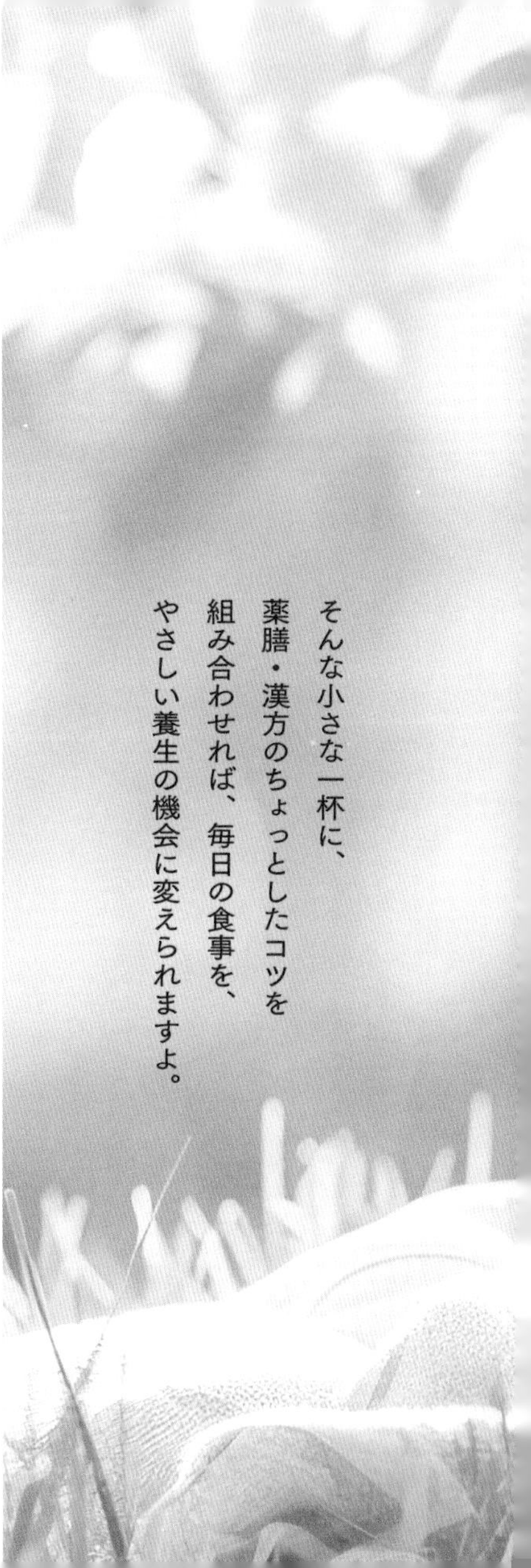

そんな小さな一杯に、
薬膳・漢方のちょっとしたコツを
組み合わせれば、毎日の食事を、
やさしい養生の機会に変えられますよ。

はじめに

クタクタに疲れた日の夜。気合いを入れたい忙しい日の朝。一杯の温かいスープやドリンクに、心と体が救われた。そんな経験はありませんか。

こんにちは。漢方アドバイザーで、国際中医薬膳管理師の久保奈穂実です。

スープやドリンクは、古くから薬として人々に親しまれてきました。誰でも作りやすく、栄養がとれることから、次第に家庭でも取り入れられるようになったと言われています。漢方薬も、生薬を煎じて飲むドリンクやスープだと言えますよね。

もともと幼少期から胃腸が弱かった私は、昔から「食べ物をきちんと消化吸収できていない感覚」がありました。そんな私でも、スープやドリンクなら、胃腸に負担が少なく、水分に溶け出した栄養をまるごととることができたのです。

以来、食事の最初は汁物から食べることを意識しています。胃腸が温まって食べ物の受け入れ態勢が整い、消化がスムーズになるのを感じるからです。

カフェで働いていた20代の頃、毎月の新メニューとして、旬のフルーツや野菜を使ったドリンクレシピを考えていました。食材の組み合わせは無限大で、とても楽しく、新鮮な経験でした。その後、自身の不調がきっかけで中医学や薬膳を学び始めてから、ますますそれが楽しくなりました。各食材がもつ効能の知識を生かして、体にも心にもおいしいレシピを考えられるようになったからです。

ドリンクはパパッと作れてアレンジがきき、スープは作り置きもできる。どちらもまさに、忙しい日々の救世主のような存在です。

本書のレシピは、これらの魅力をいかした簡単なものばかり。薬膳的効能から食材を選び、心身の「今」に合った養生のために、効果的な組み合わせや味付けを考えました。季節ごとに生じやすい不調の改善にも役立ちます。

養生の最初の一歩として、まずはｐ６〜７で「今の自分の体質」を知りましょう。３６５日のページでは、食材単体の効能も紹介しています。自分の体質に合う食材がひと目でわかる構成になっているので、体質に合わせてレシピを作れば、日々の食事を体質改善の機会に変えることができます。逆に、今の体質に合わない食材も知ることができます。

最近流行の水分をたくさん飲む美容法には、少し注意が必要です。水分のとり過ぎは胃腸に負担をかけ、体のバランスを崩す原因になります。本書のレシピも、とり過ぎは禁物。自分へのごほうびのイメージで、１杯をじんわり味わってくださいね。体温より低い温度のものは、体を冷やすのでＮＧ。本書のドリンクはすべて、常温またはホットで作ります。炭酸は、常温に戻して使いましょうね。

おいしくてやさしい一杯が、「日々を笑顔で快適に過ごす」手助けになりますように。

久保奈穂実

8つの体質タイプ、自分はどれ？

養生は自分の体質を知ることから

中医学では、体には気・血・水の3つの要素（p8）があり、3つが不足なくバランスよく巡っている状態を健康ととらえます。これらのどこかに不足や滞りがあると心身に不調が現れます。また、中医学にはあらゆるものを陰と陽に分けて考える「陰陽説」（p9）もあります。陰陽もバランスが大切で、どちらかに過不足がでると、これも不調につながります。これをふまえて、自分は今、気血水・陰陽のどこにバランスの崩れがある体質なのかをチェックしましょう。以下の8つで一番多く当てはまったものがあなたの体質です。体質ごとの解説や養生法は10〜13ページへ。一番多く当てはまったものが複数あれば、どちらの体質も併せ持っているということ。そのうち自分が特に気になる不調に合わせて、養生を取り入れて。

本書では、食材ごとにどの体質に合うかも記載しています。体質に合わせて取り入れてみてください。体質はそのときどきで変わるので、定期的にチェックしてみましょう。

1 気《き》虚《きょ》タイプ

□疲れやすい
□朝、すっきり起きられない
□早朝に目が覚める
□食後に眠くなる
□動くのがおっくう
□風邪をひきやすい
□無気力感がある
□弱々しいため息をつく

2 気《き》滞《たい》タイプ

□よくイライラする
□人の話を聞き終えずに口を挟む
□下痢と便秘を繰り返す
□のどが詰まった感じがする
□食欲にムラがある
□ストレスで暴飲暴食しがち
□肌の状態が不安定
□頬骨の上にシミがある

3 血《けっ》虚《きょ》タイプ

□めまいや立ちくらみがする
□目が疲れやすい
□顔色が青白く、肌にツヤがない
□お風呂に入ってもすぐに冷える
□眠りが浅くて夢をよく見る
□ボーッとしがちで集中力がない
□人の名前がすぐ出てこない
□くよくよ落ち込みやすい

4 瘀《お》血《けつ》タイプ

□いつも手足が冷えている
□肩こりがひどい
□頭痛がひどい
□生理時に刺すような痛みがある
□肌がくすみ、クマがある
□シミが多い
□傷あとやニキビあとが残りやすい
□舌の裏側に静脈が浮き出る

5 陰《いん》虚《きょ》タイプ

□口やのどが渇く
□便がコロコロしている
□空咳が出やすい
□午後にほてりが出やすい
□手足のほてりで寝付けない
□寝汗をかきやすい
□肌や髪が乾燥気味
□じっとしていられない

6 痰《たん》湿《しつ》タイプ

□体がむくみやすい
□雨の日に不調が生じやすい
□目やにが多い
□痰がからむ
□胸につかえ感がある
□吹き出物が出やすい
□悪夢をよく見る
□寝ても寝ても眠い

7 陽《よう》虚《きょ》タイプ

□冷え性
□寒い日や寒い環境で体調が悪くなる
□明け方にお腹を下す
□顔色が青白い
□トイレが近い
□肌に艶がない
□猫背
□温かい飲み物を欲する

8 陽《よう》盛《せい》タイプ

□暑がり・汗っかき
□声が大きい
□体臭がきつい
□赤ニキビや皮膚の炎症が起きやすい
□目が充血している
□興奮しやすい
□熱が出ると高熱でしんどい
□食欲旺盛

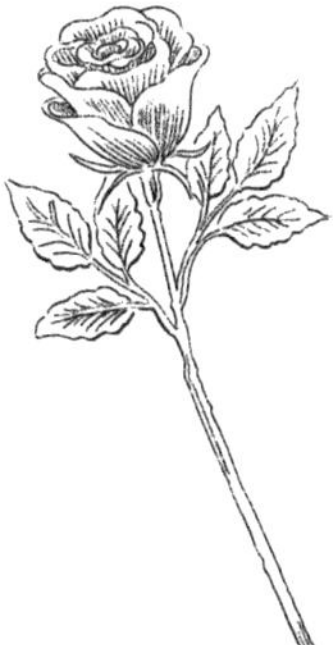

キホン 1

気《き》・血《けつ》・水《すい》のバランスを整える

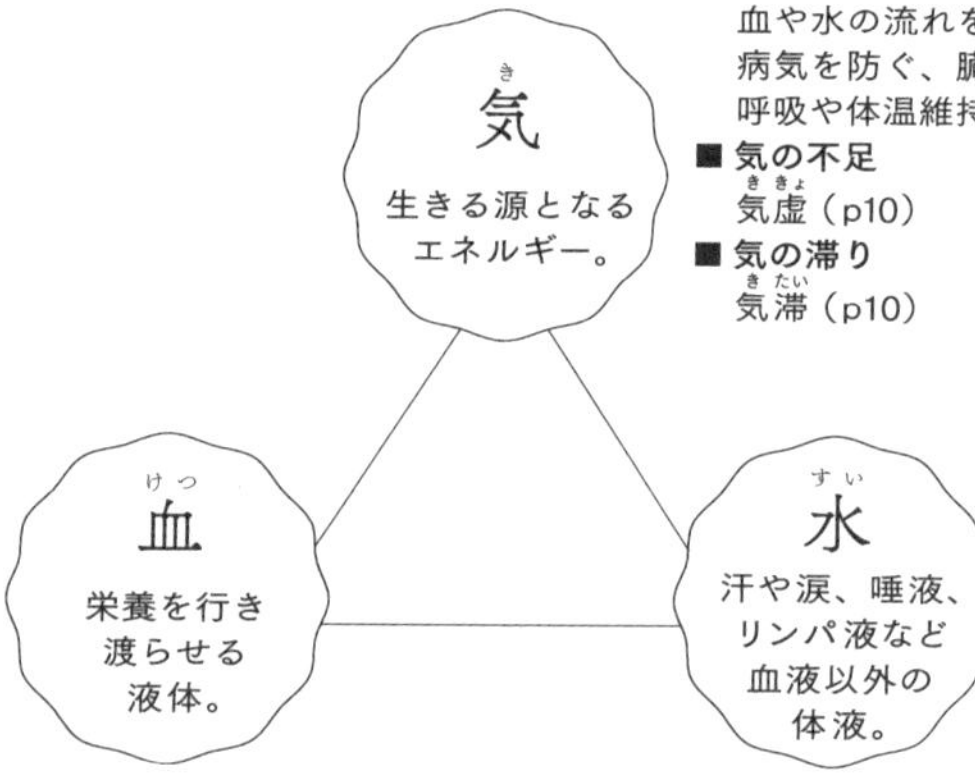

■気

■役割
血や水の流れをよくする。
病気を防ぐ、臓器を動かす、
呼吸や体温維持など。

■気の不足
気虚《ききょ》（p10）

■気の滞り
気滞《きたい》（p10）

■血

■役割
全身に栄養を行き渡らせ、
臓器の働きを高める。精神安定。

■血の不足
血虚《けっきょ》（p11）

■血の滞り
瘀血《おけつ》（p11）

■水

■役割
体内の水分バランスを
調整する。体を潤す。血の原料。

■水の不足
陰虚《いんきょ》（p12）

■水の滞り
痰湿《たんしつ》（p12）

中医学には「気・血・水」という概念があります。気は、生命を維持する源となるエネルギー。血は、栄養を含んだ赤い液体のことで、栄養を全身に届ける働きも含めます。そして水は血液以外の体液。この3要素のどれかが不足したり、滞ったりすると不調が現れます。3要素のバランスは、普段の食事や生活習慣などさまざまな原因で乱れてしまいます。そこでバランスを整えるのが養生です。たとえば、気が滞ったら気を巡らす食材、血が不足したら血を補う食材をとるといった方法で手軽に改善できます。本書ではその方法をご紹介します。

キホン 2

陰と陽のバランスを整える

中医学では、あらゆるものを陰と陽に分類して考える「陰陽説」があります。明るく温かい性質のものが陽で、暗く冷たい性質のものが陰。たとえば、「太陽」、「男」は陽で、「月」、「女」は陰。また、一年では陽が極まるのが夏至、陰が極まるのが冬至です。陰と陽というと、陽のほうがいいイメージがあるかもしれませんが、そうではなく、どちらも過不足なくバランスが取れているのがよい状態。陰陽のバランスも、さまざまな原因で崩れやすいですが、食事や生活習慣などに気をつけることで整えられます。そのコツも本書でお伝えします。

1年の陰陽の変化

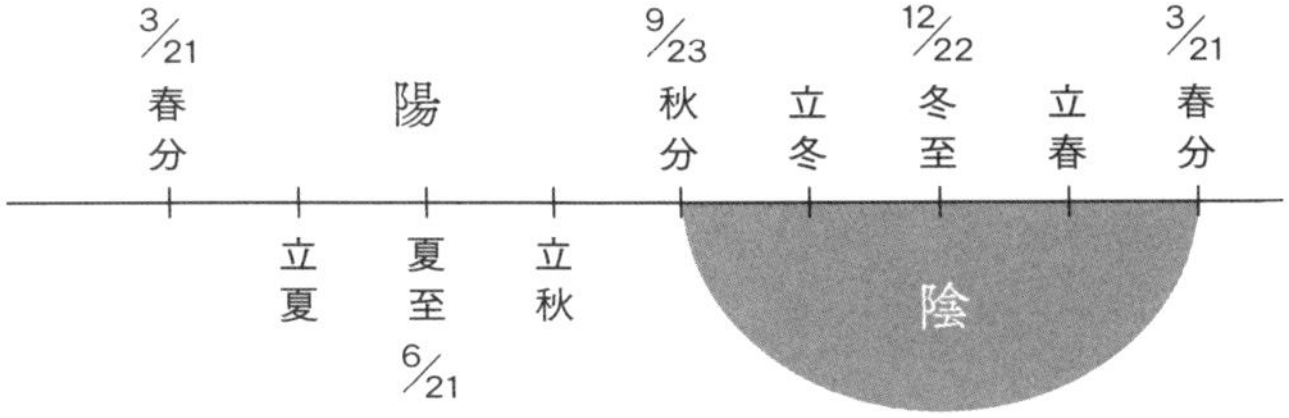

症状の陰陽

陰	陽
慢性	急性
脈が弱い・遅い	脈が強い・速い
悪寒・冷え	発熱・ほてり
顔色が暗い	

体状の陰陽

陰	陽
腹部	背部
下部	上部
手足の内側	手足の外側
裏（内臓）	表（皮膚や筋肉）

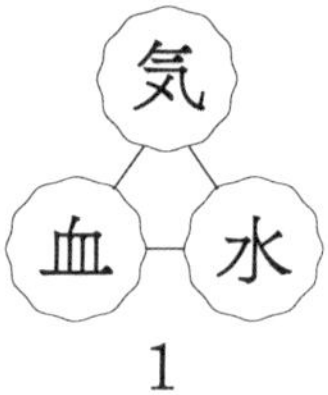

1 気虚《ききょ》タイプ

気の不足

エネルギー不足で疲れやすい

体のエネルギー源である気が足りない状態。エネルギー不足で疲れやすいのが特徴。消化吸収機能や新陳代謝、運動機能などが低下し、抵抗力が落ちて風邪をひきやすい傾向も。また、体の中に必要なものを留めておく力が低下し、汗や血がもれ出やすい状態です。

■原因
栄養の偏り、食事の不摂生、睡眠不足、過労、過度なダイエット、汗のかきすぎ、気の遣い過ぎなど

■養生
無理をせず休息を取りましょう。軽いストレッチをするのもおすすめ。また、お米や豆類、いも類など気を補う食材を取り入れて。

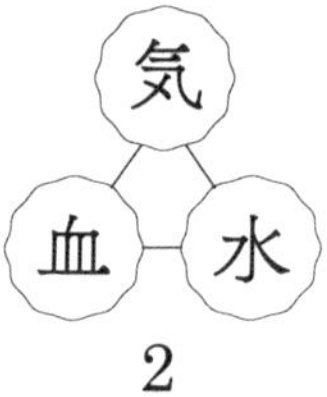

2 気滞《きたい》タイプ

気の滞り

ストレスをためやすくイライラしがち

気の流れが滞った状態。脇腹や側頭部など、体の側面に「張る」痛みが出やすいのがこのタイプ。ストレスがたまって情緒が安定せず、イライラして怒りっぽい、ため息が多い、呼吸が浅いなどの症状のほか、お腹やのど、胸が詰まる感じがすることも。

■原因
ストレス、運動不足、家から出ない

■養生
散歩、深呼吸、おしゃべり、アロマテラピーなどで気を巡らせましょう。炭酸や柑橘類など気を巡らす食材や飲み物もおすすめ。

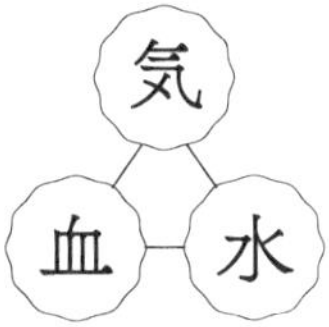

3

血の不足

血虚《けっきょ》タイプ

顔色が悪く、睡眠トラブルが起きやすい

血が足りないので、肌や臓器に栄養が届かず、疲れやすかったり、顔色が悪かったり、頭がぼうっとしやすいのがこのタイプ。落ち込みや不安感のほか、寝つきが悪い、途中で目が醒める、夢を見やすいなど睡眠のトラブルが起きやすいのも特徴。

■原因
頭や目の使いすぎ、睡眠不足、偏った食事

■養生
パソコンやスマホを見過ぎず、頭や目の酷使を防ぎ、睡眠を十分にとること。赤い色・黒い色の食材など血を補う食材もとりましょう。

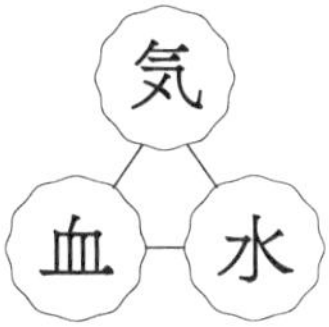

4

血の滞り

瘀血《おけつ》タイプ

生理痛、頭痛など痛みが生じやすい

血の巡りがよくない状態。慢性的な冷えのほか、肩こりや生理痛、頭痛など血の滞りによる痛みが生じやすいのが特徴。刺すような激しい痛みがあり、痛み止めの薬を飲んでも効かない場合も。シミ、くすみ、クマなどが生じやすい傾向もあります。

■原因
血虚や気滞などほかの原因と重なって起きることが多い。冷えも原因。

■養生
座りっぱなしをさけて、スクワットなど体を動かす習慣をつけましょう。入浴や十分な睡眠を心がけ、ねぎや青魚など血を巡らす食材もとって。

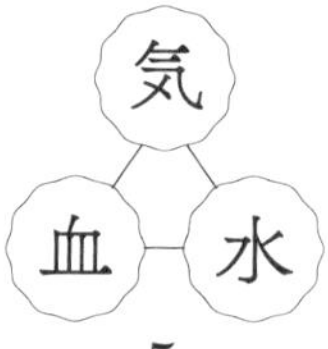

5 陰虚《いんきょ》タイプ 水の不足

ほてりやのぼせ、イライラなどの症状が

体に潤いを与える「水」が不足した状態。肌や髪がパサつきやすいうえ、乾燥しているので熱を冷ます力がなく、ほてりやのぼせのほか、気持ちが落ち着かずイライラ、ソワソワしやすい傾向が。熱がこもることで顔や舌に赤みが出やすいのも特徴。

■原因
長風呂やサウナなど汗をかき過ぎる習慣、辛いものの食べ過ぎ、睡眠不足

■養生
潤いは睡眠中に補われるので、夜更かしをせず十分に睡眠をとりましょう。豆腐などやフルーツなど体を潤す食材も取り入れて。

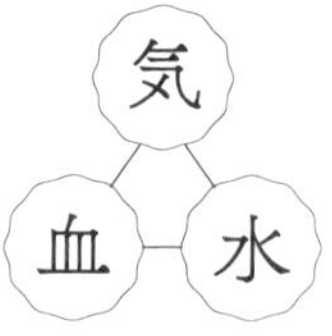

6 痰湿《たんしつ》タイプ 水の滞り

体がむくみやすく重だるい

体に余分な「水」がたまった状態。むくみや体の重だるさなどの症状があり、特に雨の日や梅雨どきに不調が生じがち。余分なものをため込んでいるので吹き出物や目やに、おりものなどが多く、太りやすい傾向も。悪夢を見やすいのも特徴です

■原因
お酒や油っこい食べ物、甘いもののとり過ぎ。運動不足、もともとの胃腸の弱さなど

■養生
お酒、油っこいもの、甘いものを控え、豆類や海藻類など排出系の食材をとって。運動や入浴などで汗をかくのもおすすめ。

7 陽の不足 陽虚《ようきょ》タイプ

体が冷えやすく元気がない

陰陽の「陽」が不足した状態。気虚が悪化することでなりやすく、体を温める気が不足しているので、とにかく体が冷えやすく、元気がないのが特徴。猫背になりやすかったり、朝起きられなかったり、気分が上がらずうつっぽくなりやすい傾向も。

■原因
気虚が悪化し、冷えが生じることでなりやすい

■養生
日向ぼっこをするなどして陽を補いましょう。入浴や運動などで体を温めることもポイント。また、体を冷やす飲食物は控えて。

8 陽の過剰 陽盛《ようせい》タイプ

暑がりで興奮しやすい

陽が過剰でエネルギーがあり余り、常に動いているタイプ。自分は疲れにくいけれど、周りを疲れさせる傾向が。不調は起きにくいですが、風邪を引いたら高熱が出るなど病気になると症状が強く出やすい。体臭が強い、汗が多い、口が渇くなどの症状も。ニキビなど肌トラブルも多い。

■原因
もともとの体質・気質のことが多い（頑張り屋さん）

■養生
脂っこいもの、辛いものを控え、寒性や涼性などの体を冷ます食材（P17参照）や、根菜など鎮静作用のある食材を取り入れるのがおすすめ。

キホン 3

五臓《ごぞう》の役割

中医学では、自然界のあらゆるものを5つに分類する「五行説《ごぎょうせつ》」があります。そして五行の特性に当てはめ、体の働きや機能も、肝、心、脾、肺、腎の五臓に分類します。五臓は、心臓、肝臓などの臓器だけを指すのではなく、その機能や概念も含み、それぞれ下記のような働きがあります。五臓は互いに働きを高め合ったり、抑制し合ったりしながらバランスを取っています。五臓は季節や生活習慣、食事、感情などさまざまな要因で弱ることがありますが、薬膳や養生で整えることができます。

肝《かん》の働き	血の貯蔵や血量の調整など。気を巡らせ自律神経を安定させる。ほかの臓が正しく働けるように調整する。
心《しん》の働き	血を体の隅々まで行き渡らせ、精神や意識を安定させる。筋肉や関節などに栄養を送り、スムーズに動けるようにする。
脾《ひ》の働き	消化吸収を担い、食べ物から滋養物質を作り出し肺と心に運ぶ。水分の吸収と排出の働きの一部も担当。
肺《はい》の働き	呼吸を通して新鮮な空気を取り込み、全身に気や血を送り届ける。皮膚や粘膜の生成、免疫機能、水分代謝にも関わる。
腎《じん》の働き	生命エネルギーの源。成長や発育、生殖、ホルモン分泌、知能、知覚、運動系の発達と維持に関わる。体を温めて血を生成する。

キホン
4

五《ご》味《み》で五臓を整える

酸味《さんみ》

収れん作用があり、体から必要なもの（血や体液など）が漏れ出るのを防ぐ。酸味の中にはお酢など血の巡りをよくする働きのある食材も。
【代表的な食材】レモン、梅、お酢、山査子など

苦味《にがみ》

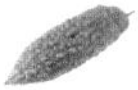

体内の余分な熱を冷ます。利尿や排便を促し、体の余分な湿を乾燥させる。鎮静効果によりイライラを鎮め、情緒を安定させる。熱ごもりや炎症があるときによい。
【代表的な食材】緑茶、ゴーヤ、どくだみ、セロリなど

甘味《あまみ》

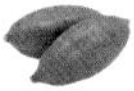

気血を補う。筋肉の緊張を緩め、痛みを和らげる。胃腸が弱って疲れやすいとき、生理痛や頭痛がつらいときなどによい。
【代表的な食材】米、豆類、いも類、かぼちゃなど

辛味《からみ》

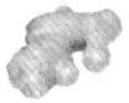

発汗させて発散する働きがある。気血の巡りをよくする働きも。ゾクゾクするタイプの風邪のひき始め、冷え症、ガスが溜まるとき、むくみやすいときなどによい。
【代表的な食材】
ねぎ類、しょうが、香辛料、香草類、柑橘の皮など

鹹味《かんみ》
（塩辛い味のこと）

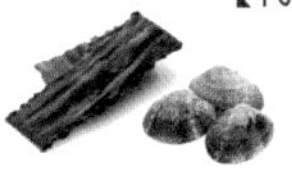

硬いものを柔らかくする。瀉下《しゃげ》作用、エイジングケア、潤いを補う。老化による乾燥に伴うほてり、足腰の弱り、肥満などによい。
【代表的な食材】魚介類：牡蠣、イカ、アサリ、たらなど
海藻類：昆布、わかめ、海苔、ひじきなど

中医学では、「五味」といって、味を上記の五つに分類し、それぞれに異なる働きがあるとされています。食材そのものの自然な味の持つ働きです。「しそは辛い味はないが、発散する働きがあるので辛味に属する」というように、働きによって分類される場合もあります。

五味は五臓と深く関わっています。酸味は肝に、苦味は心に働きかけるというように、五味によって五臓の働きを整えることができます。味の効能を知っておくと食材選びがより楽しくなりますよ。

キホン 5

五《ご》色《しょく》について

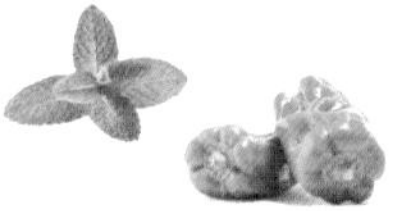

青

肝に働きかける。余分な熱を冷ます作用、鎮静作用がある。中には補血するものも。体に熱がこもりイライラしやすいとき、炎症や目の充血、興奮しやすいときなどに。

【代表的な食材】

セロリ、せり、ミント、緑茶、小松菜、みつば、春菊、ほうれん草、ピーマンなど。

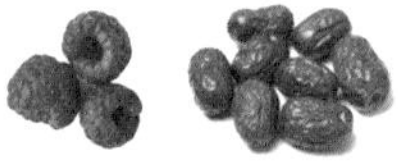

赤

心に働きかける。血を補う、滋養する、血の巡りをよくする。肌や髪の乾燥、情緒不安定、睡眠の質の低下、生理不順などによい。

【代表的な食材】

血を補う食材はベリー類、なつめ、にんじん、ハツなど。血の巡りをよくする食材はクランベリー、紅花、赤ワインなど。

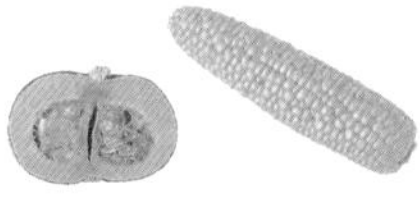

黄

脾に働きかける。消化吸収、代謝機能を調和する。疲れやすいとき、慢性的な胃腸の不調、毛穴の開き、肌のたるみ、筋肉がつきづらいときなどに適している。

【代表的な食材】

大豆、さつまいも、じゃがいも、とうもろこし、かぼちゃなど。

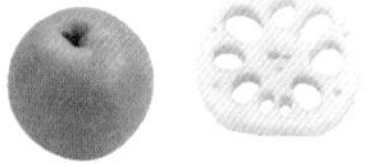

白

肺に働きかける。呼吸器や肌を潤す、腸を潤す、痰を切り、咳を止める。空咳が出るとき、肌の乾燥、コロコロ便タイプの便秘、のどが渇くときなどによい。

【代表的な食材】

大根、かぶ、百合根、白きくらげ、えのきたけ、梨、れんこんなど。

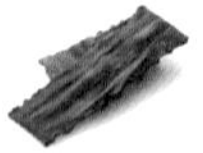

黒

腎に働きかける。エイジングケア、滋養強壮、脳を健康にする、筋骨を丈夫にする。肌や髪の老化、足腰の弱り、耳鳴り、更年期症状などが気になるときや、妊活などによい。

【代表的な食材】

黒豆、黒ごま、黒米、海苔、昆布、牡蠣、いか墨、スッポンなど。

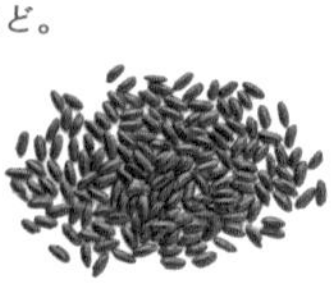

中医学では食材の色も、「五色」と言って五つに分類し、各色ごとに働きかける五臓や働きが異なると考えられています。たとえば、青い色（緑色）の食材は、肝に働きかけるので、「肝が弱ってイライラするときは、セロリやミントなど青い色のものを取り入れると症状が落ち着く」と考えます。食材を色で選ぶことで不調の改善につなげられるので、覚えておくと便利です。

キホン 6

五性《ご》《せい》について

中医学では、体を温めるか冷やすかの性質で、食材を「五性」の5つに分類します。冷やす力が最も強いものが寒性で、次が涼性。どちらも熱を冷ます、鎮静、解毒、湿気を取る、潤す、膿を出すなどの効能があります。温める力が最も強いものが熱性で、次が温性。寒さを散らす、お腹を温める、血行を促進する、陽を補うなどの効能があります。そして冷やしも温めもしないものが平性。胃腸を健康にする、気血を補うなどの作用があります。自分の体質や体調に合わせて選びましょう。

体を冷やす食材 ←→ 体を温める食材

寒	涼	平	温	熱
馬肉	豆腐	米	鶏肉	唐辛子
そば	ほうれん草	豆類	羊肉	シナモン
たこ	もやし	豚肉	さば	ウイスキー
わかめ	きゅうり	牛肉	ぶり	紹興酒
海苔	トマト	まぐろ	長ねぎ	豆板醤
たけのこ	なす	かつお	たまねぎ	花椒
ゴーヤ	セロリ	いか	ニラ	
バナナ	ごぼう	白菜	かぶ	
すいか	大根	キャベツ	桃	
	いちご	にんじん	きんかん	
	ビール	じゃがいも	さくらんぼ	
		ブロッコリー	ワイン	
		ピーマン	焼酎	
		みかん		
		トウモロコシ		
		白砂糖		
		はちみつ		

五行色体表

五臓がそれぞれ深く関わる季節や体の部位、感情、味がわかる一覧表です。
本書の各季節の導入ページもご参照ください。

五臓	肝《かん》	心《しん》	脾《ひ》	肺《はい》	腎《じん》
五季 （五臓が属する季節）	春	夏	長夏 （梅雨）	秋	冬
五官 （五臓の変調が現れる感覚器）	目	舌	口 （唇）	鼻	耳
五華 （五臓の変調が現れる部位）	爪	顔面	唇	体毛	髪
五色 （五臓の変調の際の皮膚の色、摂るといい食べ物の色）	青	赤	黄	白	黒
五志 （五臓の変調の際の感情）	怒	喜	思	悲	恐
五味 （五臓に働きかける味）	酸《さん》	苦《く》	甘《かん》	辛《しん》	鹹《かん》 （塩辛い）

本書の使い方

365日、1日1ページ

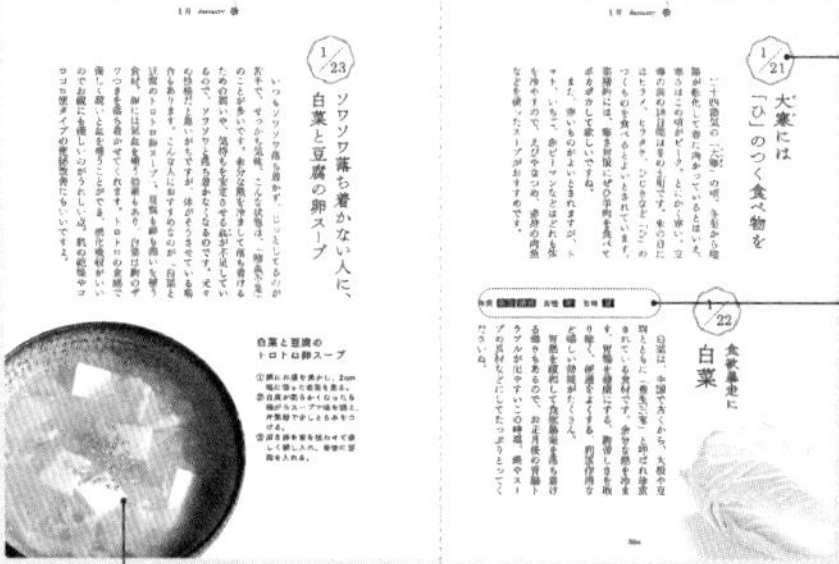

●二十四節気

四季を六つに分けた二十四節気の紹介。立春、冬至などその時期の特徴と、おすすめの薬膳のコツを解説。

体質 痰湿 陽盛 五性 平 五味 甘

●各食材の体質・五性・五味

3つの観点が、今の自分必要な食材を選ぶヒントに。

●スープやドリンクのレシピ

身近な旬の食材を組みあわせた、カンタン薬膳レシピを紹介。分量表記がないものは、難しいことは考えずお好みで作ってみましょう。

索引も!

巻末には、食材やレシピ名から引ける便利な索引があります。

目次

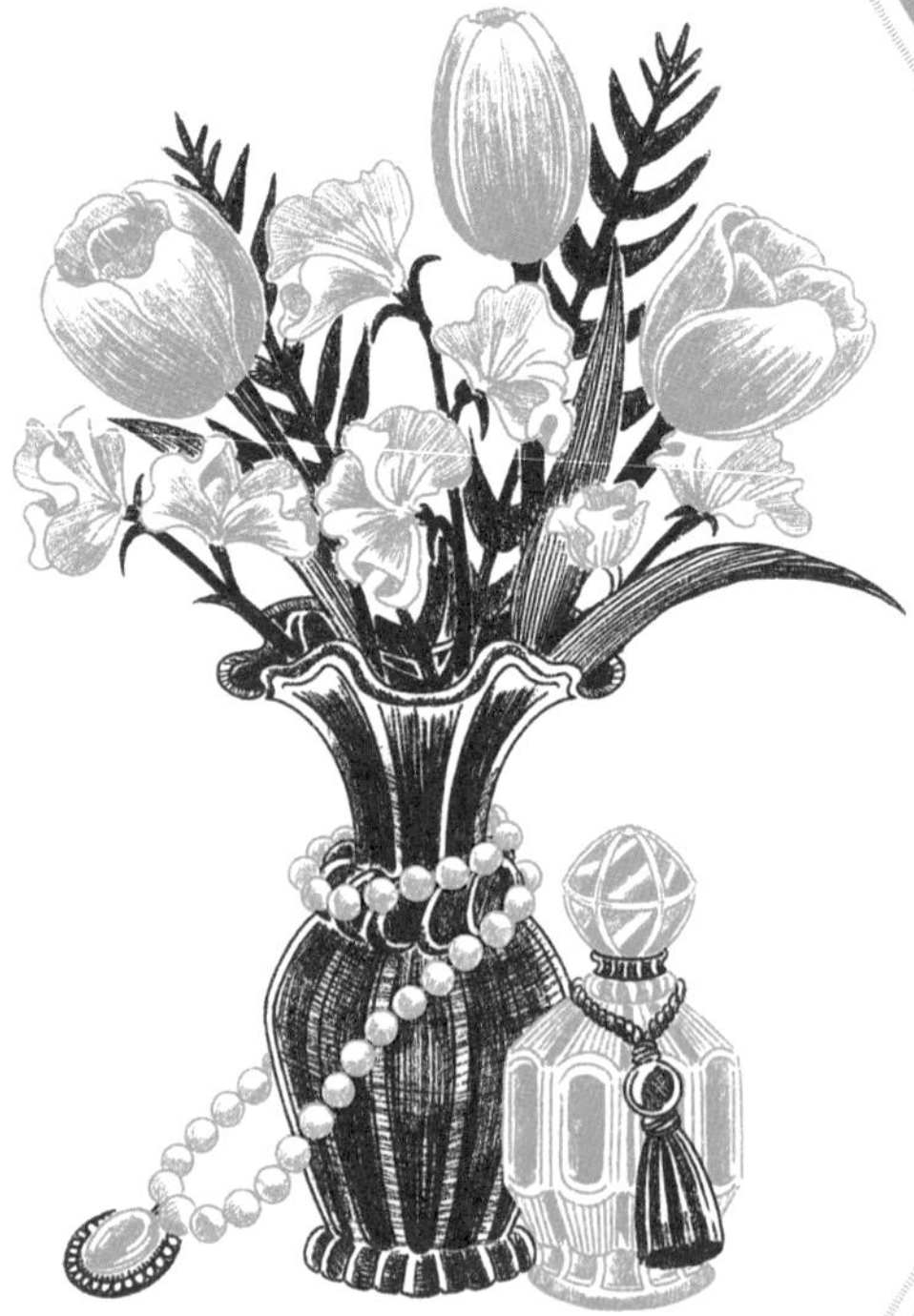

Chapter 1

春

SPRING

春の薬膳三ヶ条

寒い冬が終わり、陽の気が増えて暖かくなっていく春。
生き生きとしたエネルギーに満ち溢れる春は、
自然の流れに任せてのびのび過ごすことが大切ですが、
ストレスがかかりやすい時期で自律神経が乱れやすいので要注意。
無理をせずしっかり休養をとって、ゆるゆると過ごして。

1 春の不調
肝《かん》の弱りで怒の感情に

春は「肝」が活発になる季節。感情では「怒」と関わりが深いとされています。春は環境変化が多い時期なのでストレスがかかりやすくなりますが、すると肝が弱ってしまい、怒りっぽくなったり、イライラしやすくなります。明るくのびのびと過ごして、心と体を安定させましょう。

2 不調の場所
爪と目

ストレスなどによって肝が弱ると変調が現れる部分が「爪」。爪がでこぼこになったり、割れやすくなったりといった変調が起きます。また、もうひとつ変調が出やすい部分が「目」。肝が弱ると、目の充血、かすみ目、疲れ目など目のトラブルが起きがちに。目を酷使しないよう心がけましょう。

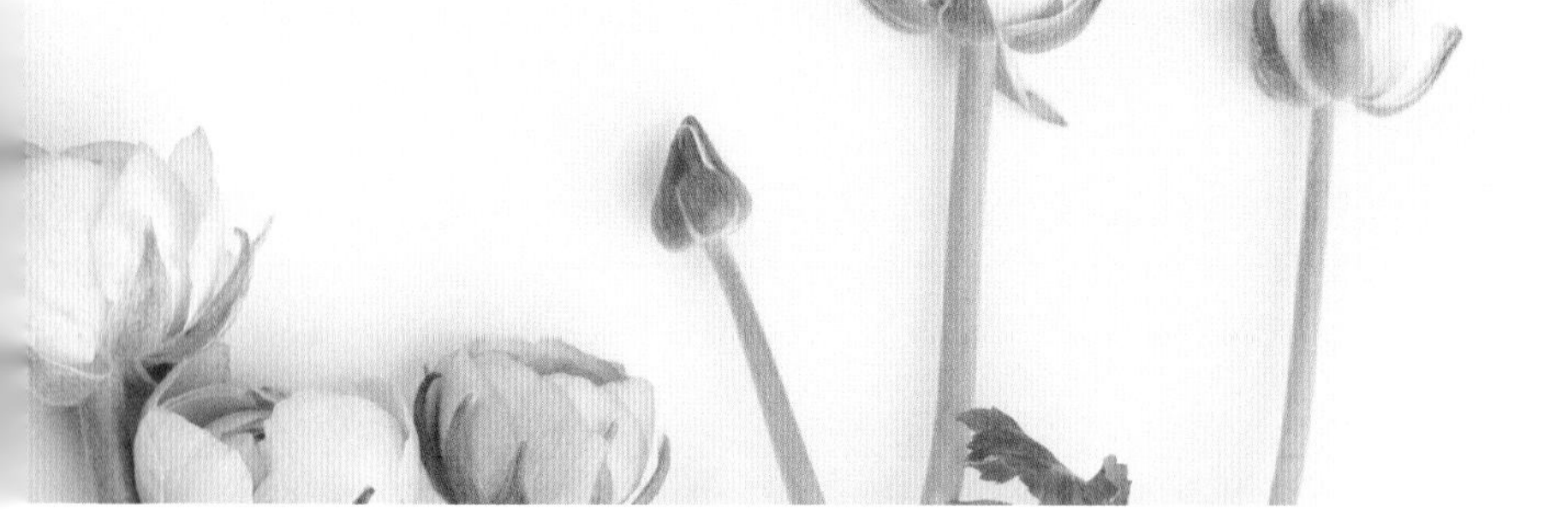

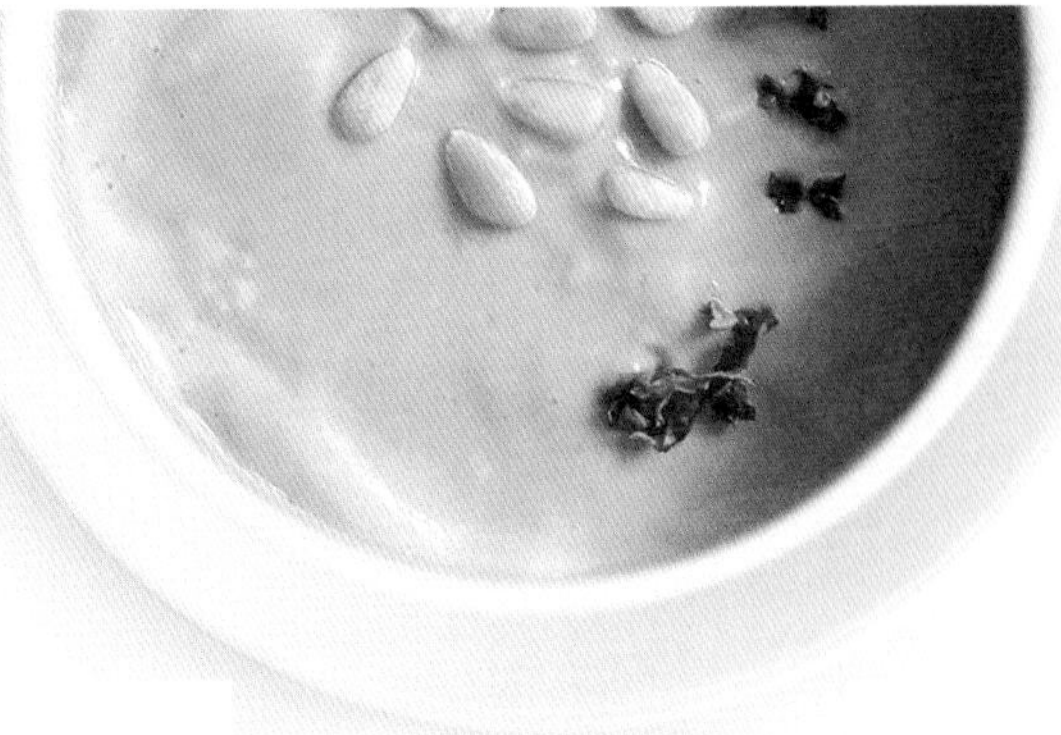

3 対策
酸味と青い食材

春と関係が深い五味は「酸味」。肝が弱ってイライラするときは、適度に酸味のある食材をとるのが効果的。特におすすめなのは春が旬の甘夏やはっさくなどの柑橘類。気を巡らし、イライラを落ち着けてくれます。また、五色では「青」。春は急に暑くなって体に熱がこもりやすくなりますが、山菜や春菊など青い食材をとると熱を冷まし、鎮めてくれます。

■酸味の食材
いちご、トマト、
柑橘類、酢、クランベリー

■青い食材
山菜、春菊、セロリ、ミント、
ほうれん草、春菊、みつば

■おすすめドリンク
緑茶、ジャスミンティー、
カモミールティー、
オレンジジュース、
グレープフルーツジュース

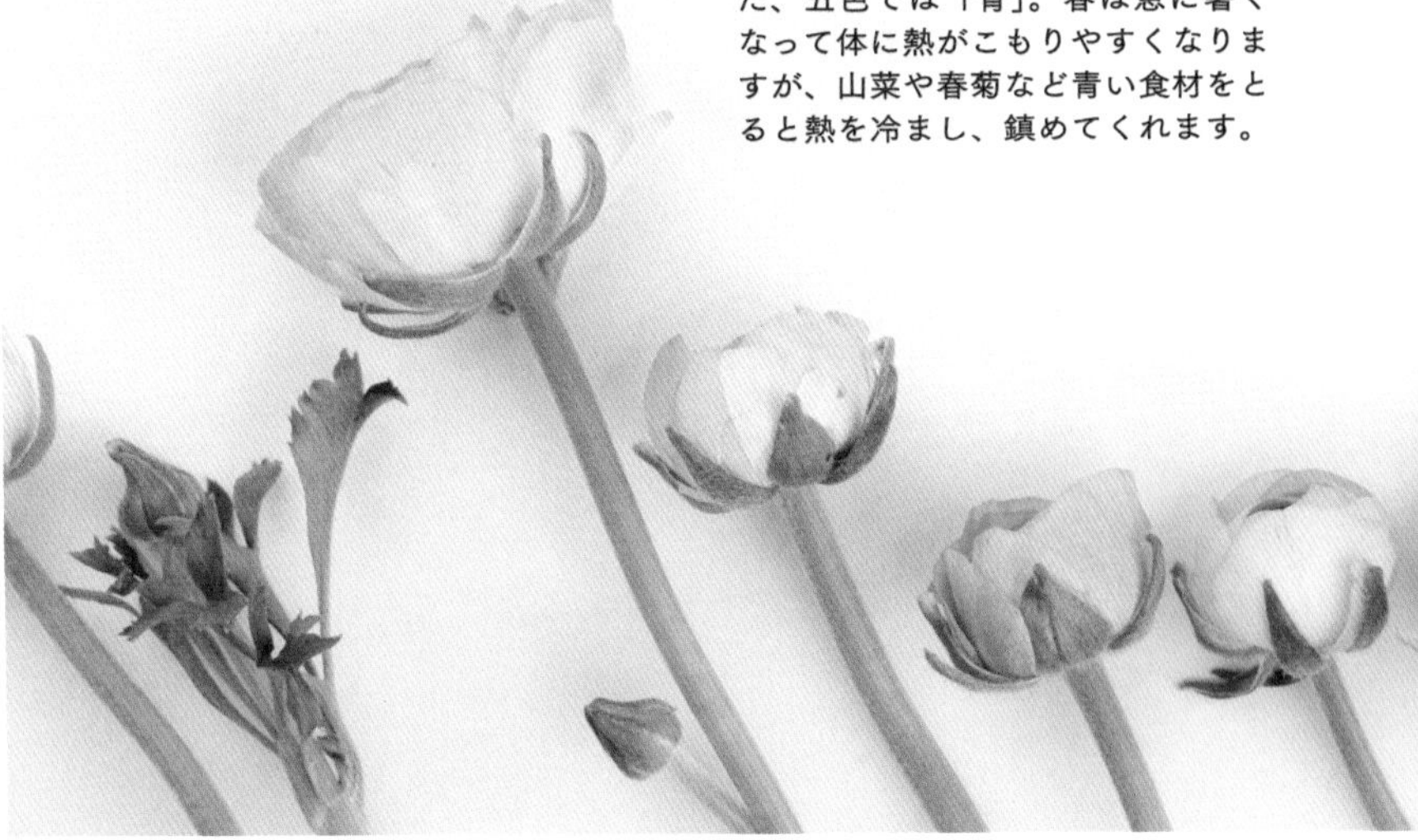

2/4

立春《りっしゅん》
香りで巡らせ甘味でバリア

二十四節気の「立春《りっしゅん》」の頃。暦の上では春ですが、まだまだ寒い日もあります。

寒い日が続くと、どうしてもお部屋にこもりがちになって気が滞ってきます。イライラ鬱々、お腹の張り、のどの詰まり感などが出てきたら気の滞りのサイン。

今が旬の柑橘類、春菊やセリなど香りの良いものを食べて気の巡りを良くして、春の準備をしておくのが大切です。

胃腸を整えて気を補ってくれる自然な甘味の食べ物、芋類や豆類、かぼちゃなどを積極的にとると、体の土台がしっかりします。バリア機能も高まって、これからやってくる寒暖差や花粉から身を守れるように整えられますよ。

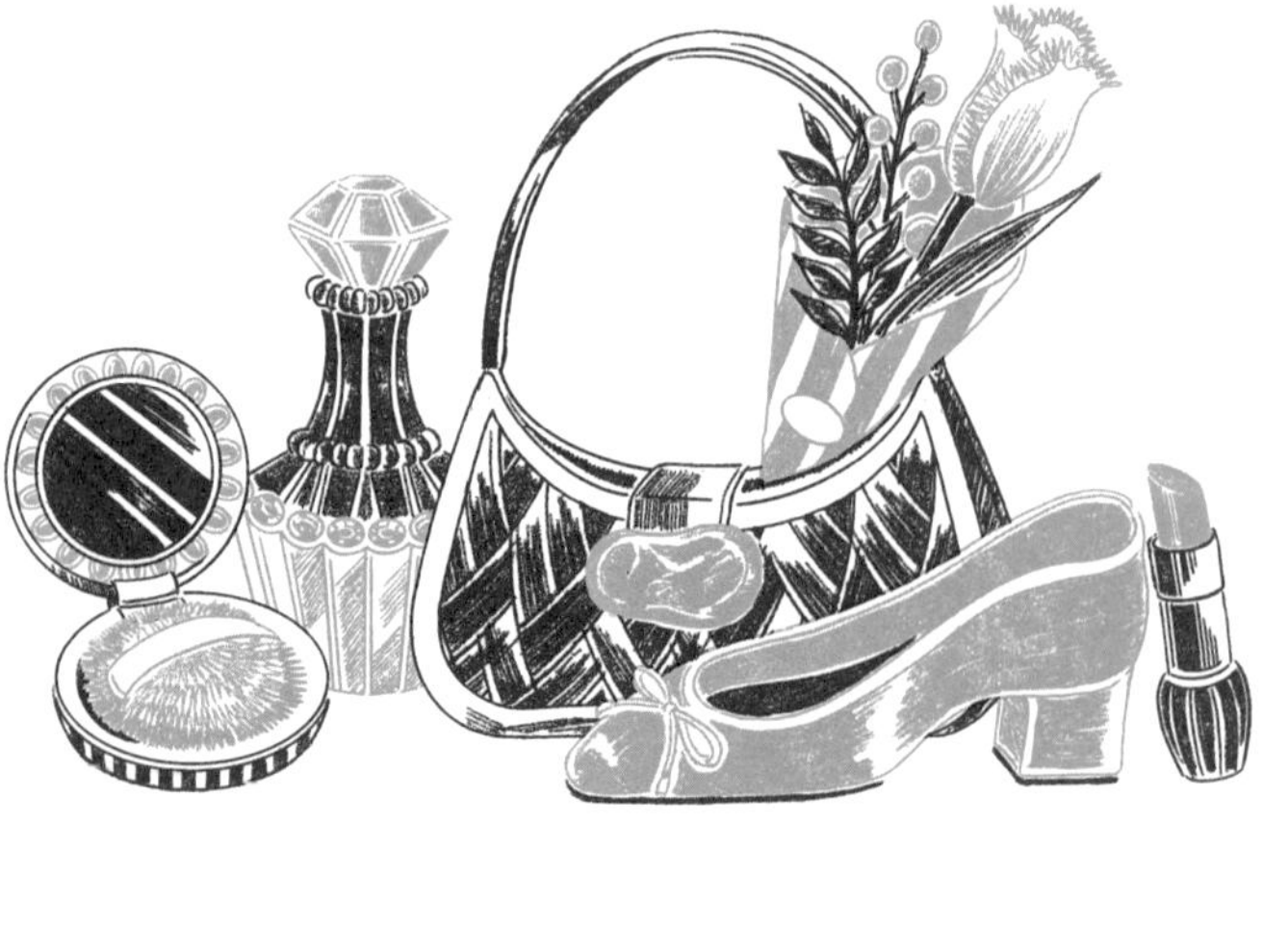

2/5

甘味を味方に

何かと悪者にされがちな「甘味」ですが薬膳的には甘味にも効能があるとされています。

甘味全体の効能としては、体を緩めたり、痛みを緩和する働きがあるとされています。生理痛が辛い時には、温めて血の巡りを良くし、痛みを緩和してくれる黒糖を入れたドリンクがおすすめ。

「白砂糖は体を冷やす」といわれますが、平性なので体を温めも冷やしもしません。ただ、取りすぎは痰湿が溜まるので、結果むくみやすく、冷えやすい体質になると考えられます。

大事なのは悪者として排除するのではなく、今の体に合っているかな？ とりすぎてないかな？ と少し気を付けて付き合うことです。

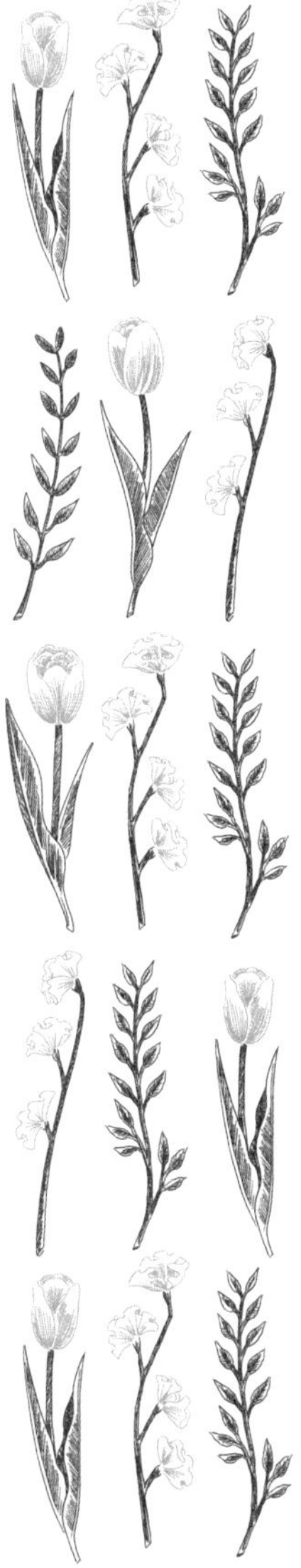

2/6

お砂糖の役割

それぞれの効能を知って、上手く使い分けてみてくださいね。

黒砂糖 温性

お腹を温める、寒さを散らす、血の巡りを良くする、月経を調整する

氷砂糖 平性

肺を潤す、体液を生み出す、お腹を補う、元気を益《ま》す

白砂糖 平性

肺を潤す、体液を生み出す、お腹を補う、元気を益《ま》す、渇きを止める、お酒を解毒する

2/7

その他の甘味の役割

はちみつ 平性

五臓を補う、体を潤す、咳を止める、腸を潤し便通を良くする、皮膚を潤す、解毒

みりん 温性

胃腸を健康にする、経絡を温めて通す、五味を調和する

メープルシロップ 寒 または 平性

体液を生み出す、渇きを止める、肺と腸を潤す

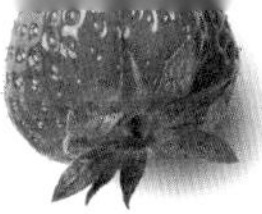

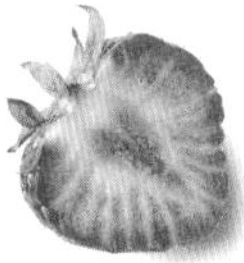

2/8

自律神経の乱れに いちご

体質 気虚 血虚 陰虚 陽盛　五性 涼　五味 酸 甘

いちごの旬は3～4月頃ですが、おいしくなるのは1～2月頃から。春は寒暖差が激しいため自律神経のバランスが乱れ、イライラや頭痛などが起きがちです。いちごには自律神経を司る「肝」を養う効果があり、そんなトラブルを防いでくれます。余分な熱を冷ますので、急に暖かくなった日のほてりやのぼせを抑えるのにもよい食材。肺を潤し体液を生み出す、胃を健康にする、気血を補うなどの効果も。

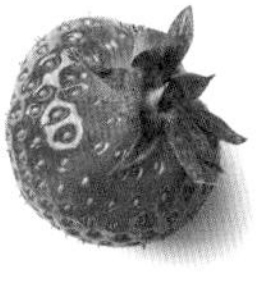

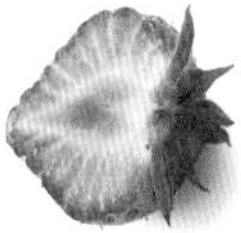

2/9

潤い不足に ヨーグルト

体質 陰虚　五性 平　五味 甘 酸

ヨーグルトは「平性」で、体を温めも冷やしもしません。潤いを補う、渇きを止める、腸を潤して便秘を改善するなどの効能があります。潤いが不足すると体がほてりますが、そんなときにヨーグルトを食べるとスーッと落ち着くのは、冷やしているからではなく潤しているから。舌が赤くひび割れているような潤い不足の人に特におすすめです。舌苔《ぜったい》がベッタリついている人は控えましょう。

2/10

口やのどの渇きに いちごのホットラッシー

暦の上では春ですが、まだまだ乾燥しやすい時期。口やのどが渇いたからと水を飲んでも、内側からは潤いません。ついつい飲みすぎた結果、さばききれなかった水が体にたまってむくみが発生…。この時期の漢方相談あるあるです。こんなときには「いちごのホットラッシー」の出番。いちごの酸味とはちみつの甘味は、「酸甘化陰《さんかんかいん》」という潤いを生み出す組み合わせで、体を内側から潤すことができます（5月7日参照）。爽やかな香りと酸味がきいた、さっぱりとしたラッシーです。

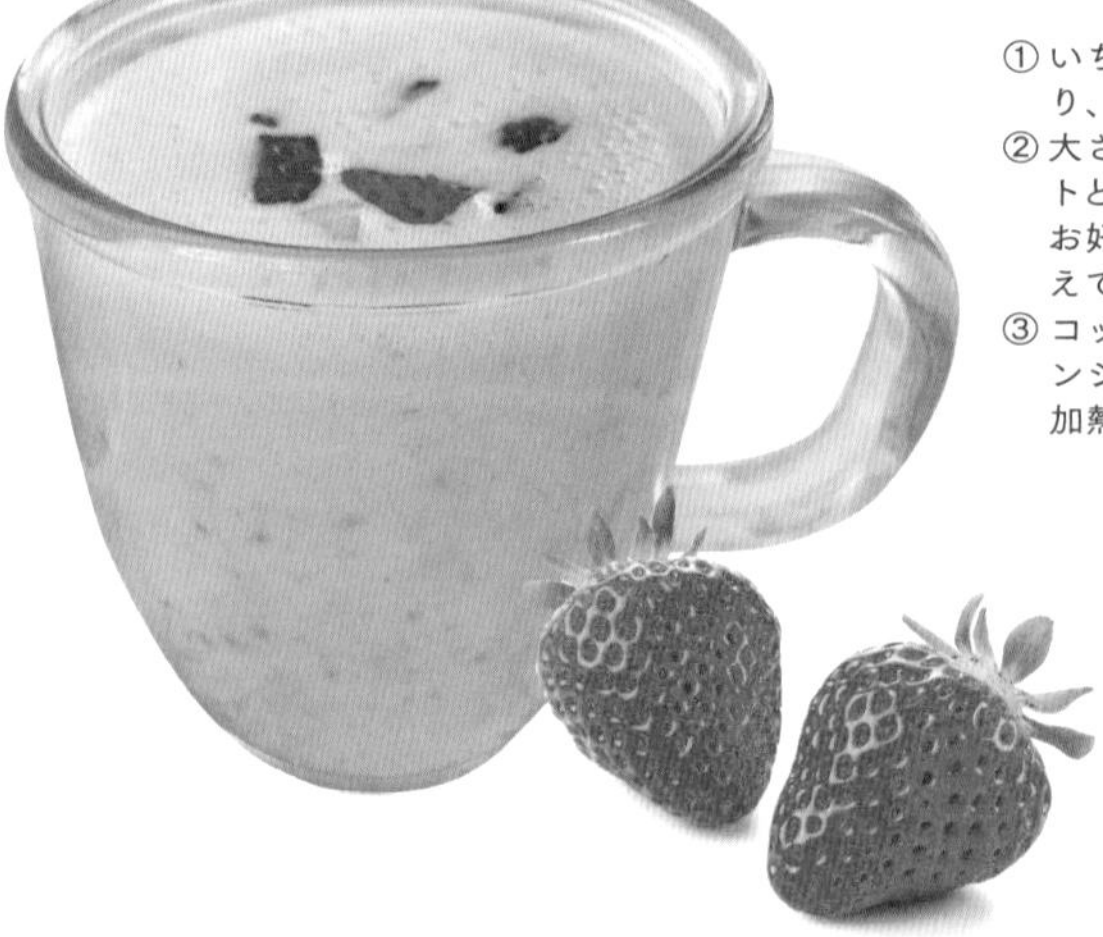

いちごのホットラッシー

① いちご3個のヘタを取り、1/6に切る。
② 大さじ3杯のヨーグルトと①に、水（1カップ）お好みではちみつを加えてミキサーにかける。
③ コップに注ぎ、電子レンジ（500W）で1分半加熱したら完成。

2/11

花粉シーズンに備えるなら じゃがいも

体質 **気虚** 五性 **平** 五味 **甘**

花粉の本格的な飛散の時期は目の前。少しでも症状を抑えるためにとりたい食材が、じゃがいもです。花粉に負けない体作りには、体のバリア機能をしっかり働かせるために気を補うことがとても大事。じゃがいもには胃腸を健康にして気を補う効能があります。元気が出ないときにもおすすめの食材。ビタミンCが多いので風邪予防にもいいですよ。

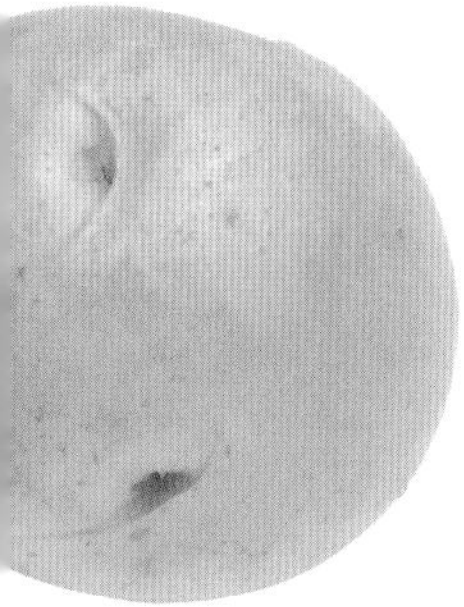

2/12

疲れとバリア機能アップに しいたけ

体質 **気虚** 五性 **平** 五味 **甘**

きのこ類も、いも類と同じく気を補う食材。中でも特に補気の力が強いのが、しいたけ。疲れているときにイチ推しです。気を補うことで体のバリア機能が高まり、花粉症やこの時期の寒暖差にも負けない体作りをサポートしてくれます。また、しいたけには発疹を促して毒素を排出する効果も。ニキビなどに体の内側から働きかけてしっかり排出し、治癒を助けてくれます。大人ニキビに悩む人もぜひ取り入れてみて。

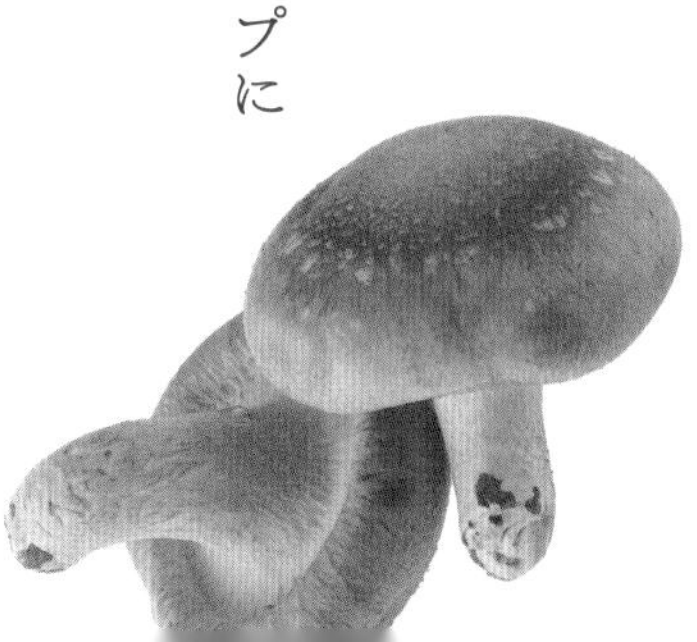

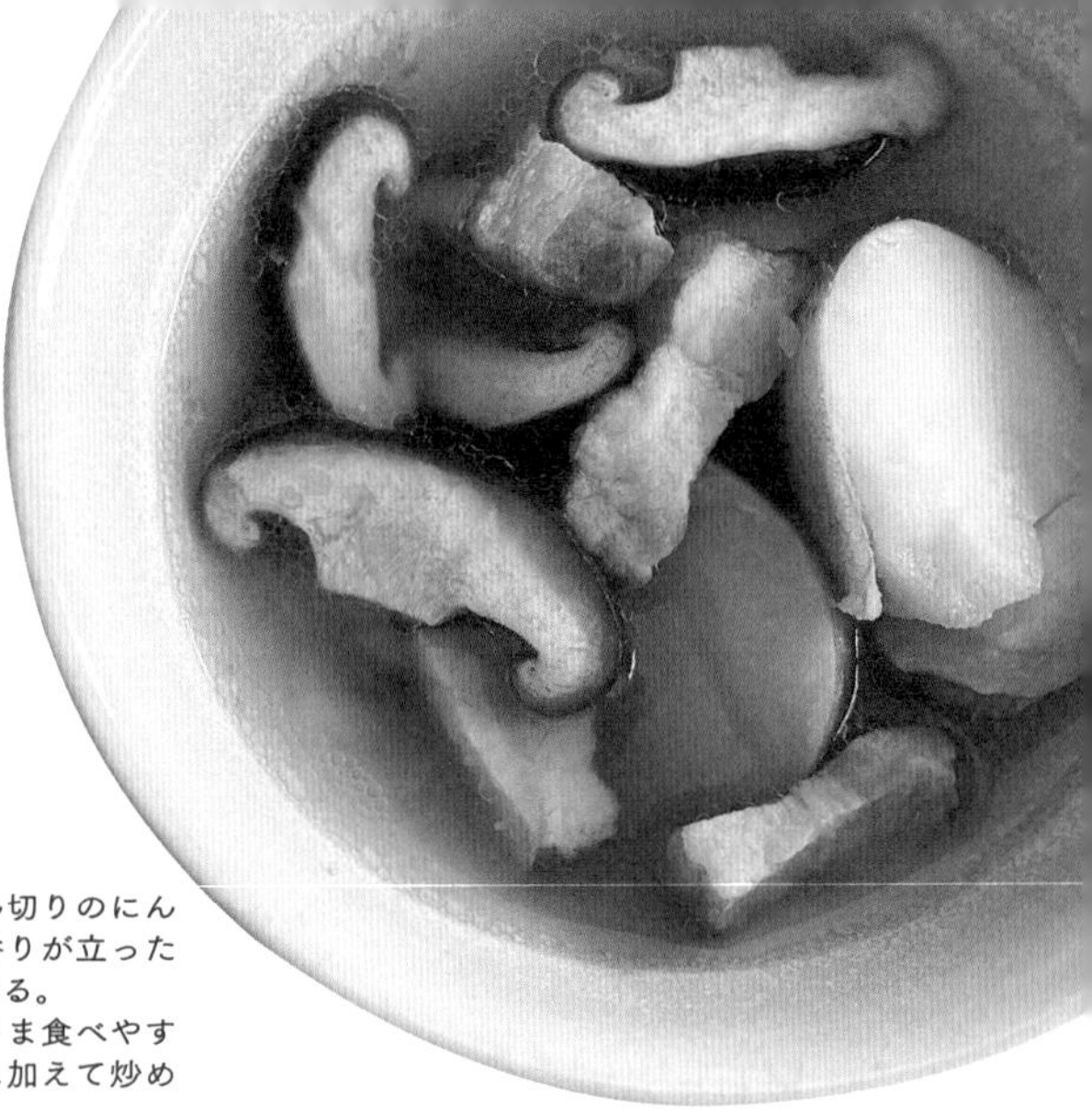

2/13

新じゃがとしいたけのスープで花粉症対策

気を補う2つの食材、じゃがいもとしいたけを組み合わせたスープです。2〜3月頃は、暖かい地方で採れた新じゃががスーパーに並びます。ベーコン（豚肉）も気を補う食材。

新じゃがのホクホク感に、しいたけやベーコンのうまみが組み合わさり、たまらないおいしさです。ベーコンの旨味があるので塩気は少なめで大丈夫。花粉症は早めの対策が肝心。このスープで、おいしく予防を。

新じゃがとしいたけの補気補気スープ

① 鍋に油を熱し、みじん切りのにんにくを加えて炒め、香りが立ったらベーコンを加え炒める。
② 新じゃがを皮付きのまま食べやすい大きさに切って①に加えて炒める。
③ 水を加え、煮立ったら10分程煮込む。厚めに切ったしいたけを加え、火が通ったらコンソメを加えて味を整える。お好みでブラックペッパーをかける。

2/14

疲労回復・情緒安定に カカオ

体質 気虚 痰湿 五性 平 五味 甘 苦

チョコレートの原料であるカカオは、疲労回復、情緒安定の効果が高いとされます。

たまにはカカオがたっぷりのおいしいチョコレートを頑張っている自分のご褒美に。浮腫みの改善や記憶力向上にも効果的なので、座りっぱなしのデスクワークやお勉強のお供にもおすすめです。

できるだけお砂糖、油、乳製品、添加物の少ないものを選べると罪悪感なく食べられますよ。

2/15

カサカサ、パサパサ、コロコロ解消に えのきたけ

体質 気虚 陰虚 五性 平 五味 甘

肌がカサカサ、髪がパサパサ、便がコロコロ…。乾燥によってこんな症状が出やすいこの時期は、潤す食材の出番です。薬膳で潤す食材といえば白きくらげが有名ですが、なかなか売っていませんし、普段使いしにくいですよね。そこでおすすめなのがえのきたけ。白きくらげより力は弱いですが潤す効果があり、スーパーでいつでも手軽に買えて、料理にも使いやすい頼もしい食材です。便通改善、元気を補う効果、解毒作用もあります。潤いと元気を補いたいときにぜひ。

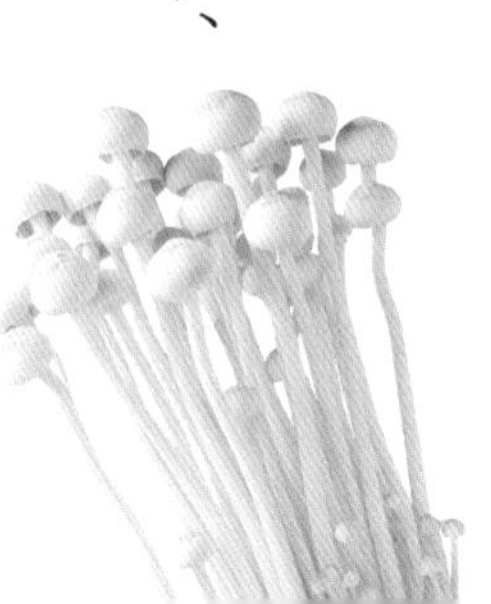

2/16

卵 元気が出ないときは

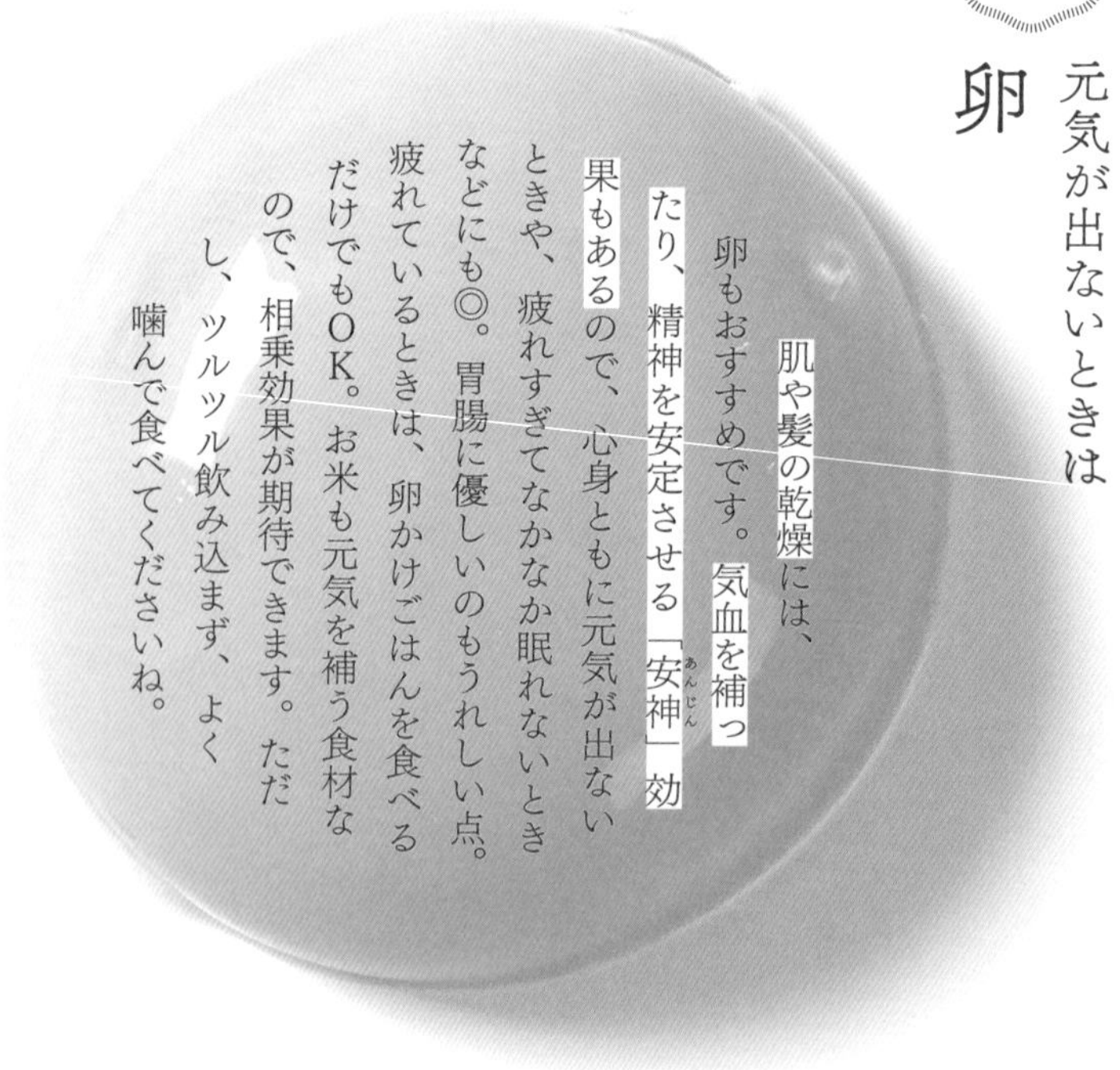

肌や髪の乾燥には、卵もおすすめです。気血を補ったり、精神を安定させる「安神《あんじん》」効果もあるので、心身ともに元気が出ないときや、疲れすぎてなかなか眠れないときなどにも◎。胃腸に優しいのもうれしい点。疲れているときは、卵かけごはんを食べるだけでもOK。お米も元気を補う食材なので、相乗効果が期待できます。ただし、ツルツル飲み込まず、よく噛んで食べてくださいね。

卵かけごはんでTKG養生

- 潤い不足に＝山いも
- クマくすみに＝納豆
- 冷えていたら＝桜エビ
- 浮腫んでいたら＝青のり
- イライラしてたら＝三つ葉
- コロコロ便秘の時は＝白ごま
- 疲れていたら＝ちりめんじゃこ
- エイジングケアには＝オイスターソース

体質 陰虚 血虚

五性 卵黄：平 卵白：涼

五味 甘

2/17

えのたまスープでしっとりぷるぷる肌に

肌や髪、ボディの潤い不足を感じたときの最強レシピが「えのたまスープ」。えのきと卵は潤いを補う最高の組み合わせ。ふわとろシャキシャキ食感の優しい味わいで、心も潤うこと間違いなし。すぐに作れるから、帰宅が遅くなったときにもぴったり。卵の安神効果で眠りの質もよくなります。

① 卵２～３個をボウルに割り入れて溶き、刻んだえのきをほぐし入れる。
② 鍋に湯を沸かし、コンソメと醤油を加えて味を調え、①を加える。火が通るまで弱火で煮たら完成。お好みでみつばをトッピング。

えのたまスープ

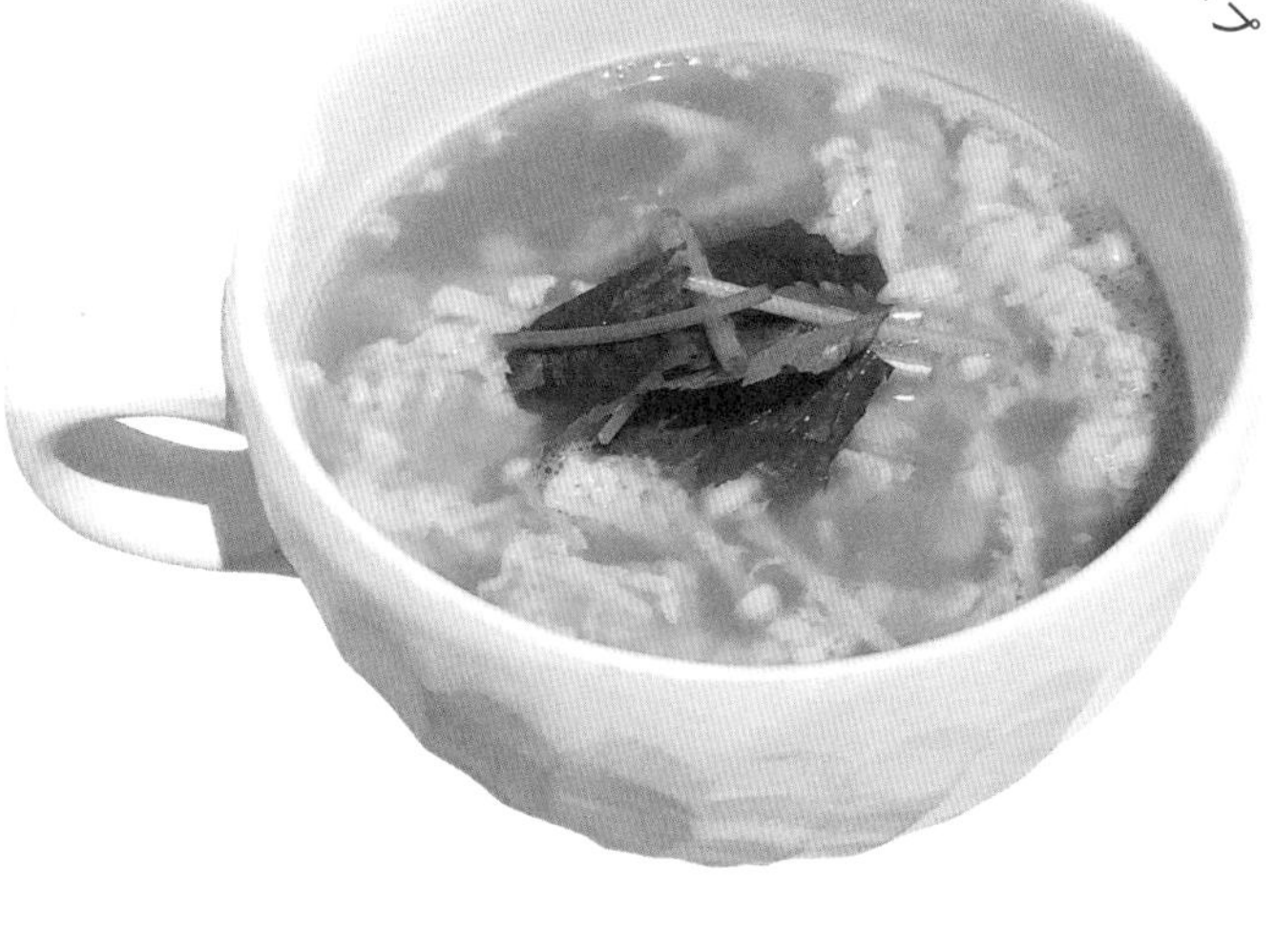

2/18

クタクタの夜に 豆腐

体質 気虚 陰虚 陽盛　五性 涼　五味 甘

薬膳では、白い色の食べ物には潤いを補う効果があるとされています。豆腐もそのひとつ。体の余分な熱を冷ます効果や、元気を補う、胃を整える、解毒などの効果も。豆腐は涼性で体を冷やすので、この時期は、豆腐を電子レンジで1分チンして、しょうがやねぎなどの温性の食材と合わせて食べるのが◎。消化もいいので、疲れてクタクタのときの夕食にもいいですよ。

2/19

雨《う》水《すい》からは補血食材を

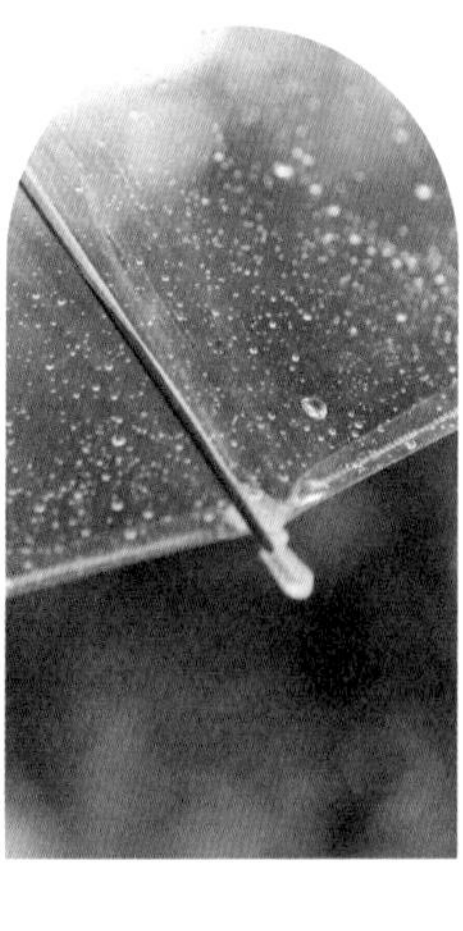

徐々に寒さが和らぎ、雪が大地を潤す恵みの雨へと変わる頃。自然界の陽気が増えてくると元気になる人も増える一方で、何となくソワソワして情緒が不安定になったり、まぶたのピクピクや足のつりも頻出する時期。これらの対策には、肝を養う赤色や黒色の補血食材（P16）を意識して取り入れましょう。血をしっかり補うと、ソワソワが消えてゆったりした気持ちで過ごせますよ。

2/20

どんなタイプの潤いが欲しい？

体にどんなタイプの潤いを与えるかは食材によって違います。今の自分の体に合わせて潤い食材を使い分けるのも楽しいですよね。

フルーツや野菜

サラリとした化粧水のイメージ。

クコの実やはちみつ、山いも

これらの少しねっとりした潤いは美容液のイメージ。

ナッツやごま

高級なエイジングケアクリームのイメージ。

豆腐、えのき、卵

ほどよい潤いを与えてくれる乳液のイメージ。

豆腐のえのたまトロトロあんかけ

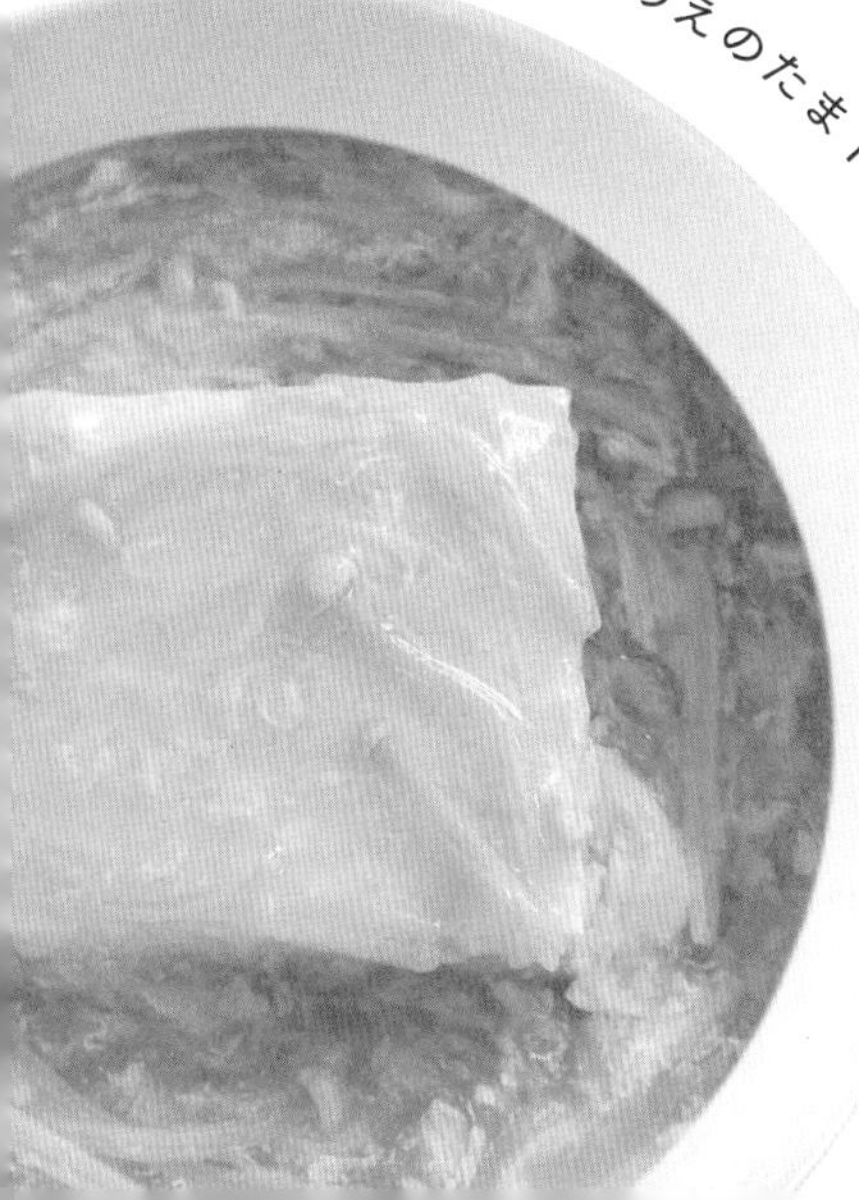

①鍋に湯を沸かし、半分に切ったえのきたけを入れて火が通ったら、鶏がらスープで味を調え、水溶き片栗粉を加えてとろみを付ける。
②溶き卵を箸伝いに優しく回し入れる。
③湯通しした豆腐に②をかけたら完成。豆腐はレンチンでもOK。

2/21

潤いと元気に
長いも

体質 気虚 陰虚　五性 平　五味 甘

長いもも、潤いを与えてくれる白い食材のひとつ。ほかに、胃腸を健康にする、元気を補う、精を益《ま》す、腎を補う、筋骨を丈夫にするなどたくさんの効果があります。ただし、調理法によって効能が変わるのが長いもの不思議なところ。生のままなら潤い補給。ホクホクと火を通せば、元気を補う効果に変わりますよ。

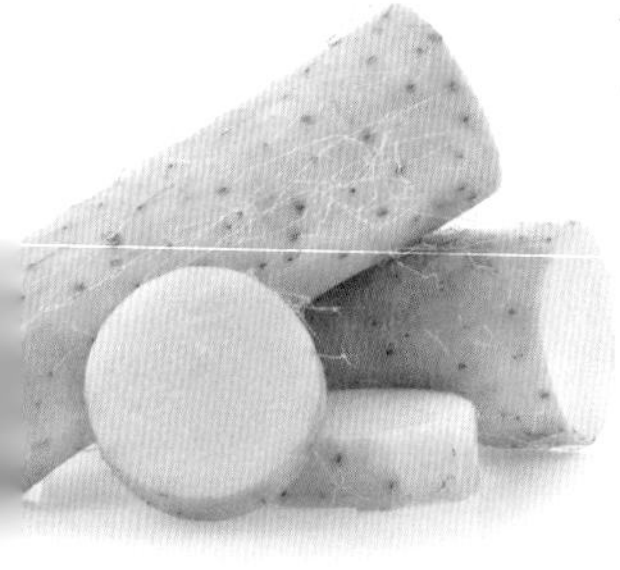

2/22

血の巡りに
小松菜

体質 血虚 瘀血 陰虚　五性 平または温　五味 甘 辛

寒くて血《けつ》の巡りが悪くなりやすいこの時期の強い味方が小松菜です。小松菜には血を補い、瘀血《おけつ》（血の滞り）を取り除く効果があります。爪が割れやすいときは血不足のサインなので、そんなときはぜひ小松菜を。寒さを散らす効果もあります。潤いを補う、胃腸を健康にする、便通をよくする、不安感・モヤモヤを取り除く、解毒などの効果も。不足しがちなカルシウムや鉄分をとることもできる優秀野菜です。

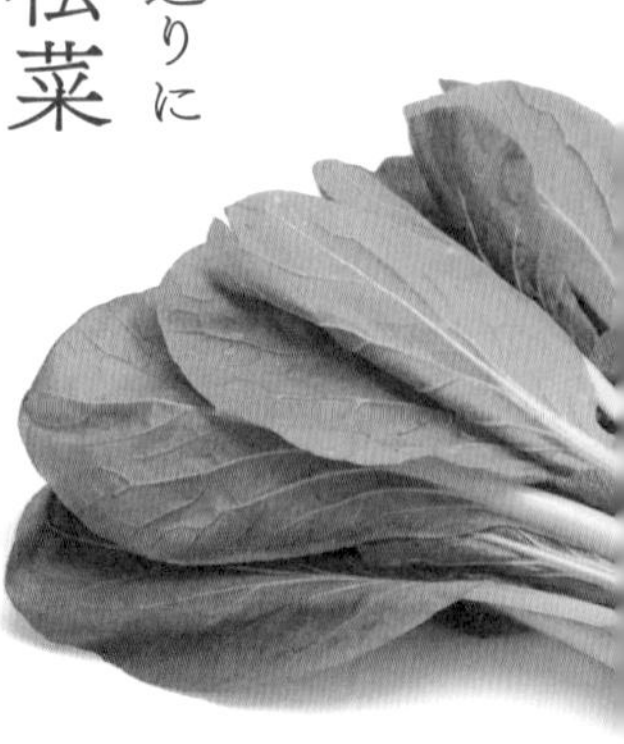

長いもと小松菜のお味噌汁

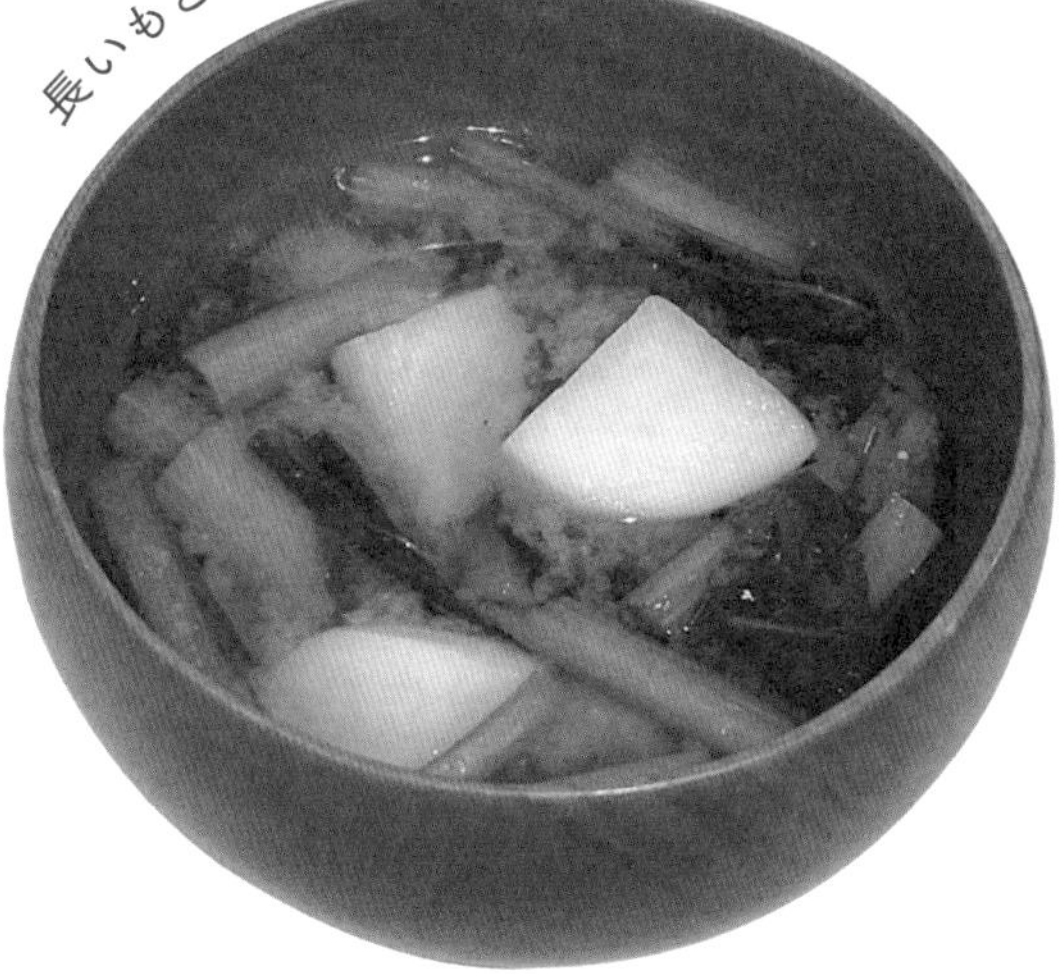

①鍋に湯を沸かし、だしを入れ、皮をむき一口大にカットした長いもを入れ、弱火でコトコト。

②長いもに火が通ったら4cm幅に刻んだ小松菜を入れ、味噌を加えて味を調える。

2/23

疲れて食欲がないときの血《けつ》と元気を補うお味噌汁

スマホで目を酷使して血を消耗した日。胃腸の調子もよくないし、疲れて料理をするのも面倒…。そんなときは「長いもと小松菜のお味噌汁」を夕食に。元気を補う効果のある長いもと味噌、血を補う効果のある小松菜で、疲れが解消しやすくなります。３つとも胃腸を健康にする効果があるので、食欲がないときにも安心。ほっと落ち着く優しい味わいです。

2/24

頑張っている自分を癒す
甘酒

体質 気虚 瘀血 陰虚 陽虚 五性 温 五味 甘 辛

美容にも健康にもよいことから「飲む点滴」とも呼ばれている甘酒。意外と知られていませんが、本来は夏の飲み物です。薬膳的にも元気を補う効果があるので、疲れてやる気が出ないときになどにおすすめ。潤いを生み出す、お腹を整える、血の巡りをよくする、便通をよくするなどの効果も。優しい甘味があって、飲むだけでほっこりと落ち着きますよね。とはいえ、飲み過ぎはNG。ほどほどにね。

2/25

訳もなく不安になったら
ココア

体質 気虚 痰湿 五性 平 五味 甘 苦

寒くて日照時間が少ない日が続くと、「幸せホルモン」と呼ばれる神経伝達物質のセロトニンが不足して、不安感や落ち込みを感じやすくなります。そんなときはココアを飲んでみて。ココアには元気を補う効果や気持ちを落ち着ける効果があります。また、ココアの苦味成分「テオブロミン」には自律神経を調整して、精神をリラックスさせる働きがあると言われています。温かいココアを飲んでほっと気持ちを和らげましょう。

2/26

いちご甘酒ココアで気分転換

春は情緒を司る肝《かん》の働きが活発になる季節。のびのび過ごせていないと肝に負担がかかって気が滞り、イライラしやすくなります。そんなときは「いちご甘酒ココア」でひと息つきましょう。いちごで自律神経を整え、甘酒で元気を補い、ココアで気持ちを落ち着けることで、イライラがスーッとおさまります。レシピは常温での作り方ですが、冷えやすい人は温めてくださいね。

いちご甘酒ココア

① ミキサーに甘酒200㎖（希釈した状態）と、いちご３粒を入れる。
② ココア小さじ１を加え、ミキサーで混ぜ合わせる。器に入れ、いちごを添えて完成。

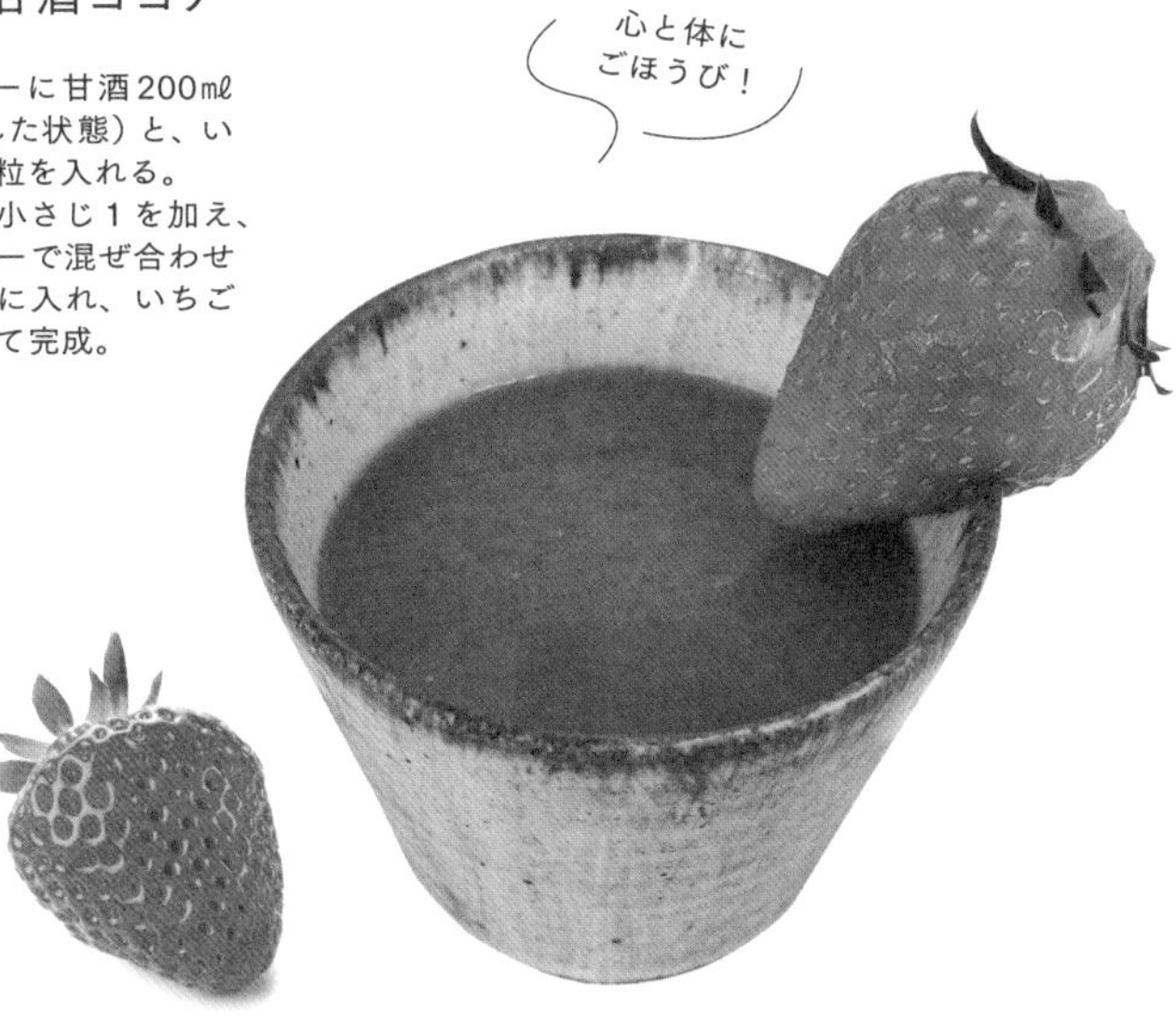

2/27

情緒の安定やエイジングケアに ほたて

体質 陰虚 五性 平 五味 甘 鹹

ストレスで不安定になりがちな春のお助け食材がほたてです。ほたてには情緒安定の効果があり、ザワついた気持ちを落ち着かせてくれます。肝腎を補う、つまり栄養と潤いを補うのでエイジングケアにも効果的です。胃腸を元気にする働きもあるので、胃腸が弱い人でも安心してとれますよ。

2/28

波立つ心を優しくほぐす「ほたてのトロふわ卵スープ」

気持ちが不安定で落ち着かない日のイチ推しレシピが、「ほたてのとろふわ卵スープ」。ほたても卵も情緒を安定させてくれる食材。また、どちらの食材にも潤す効果があるうえ、卵には血を補う効果も。血を補って潤すことで荒ぶった肝の働きが穏やかになり、さらに情緒が落ち着きやすくなります。胃腸にも優しく、ザワザワと波立った心をほぐしてくれます。

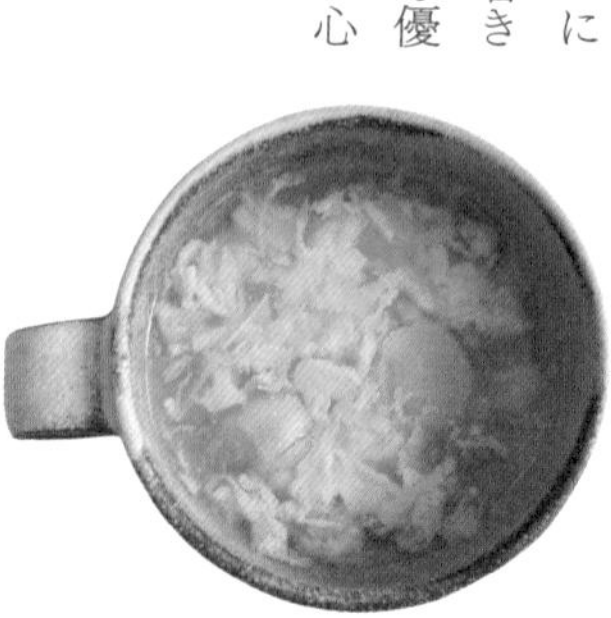

ほたてのトロふわ卵スープ

① 鍋に湯を沸かし、ほたて（缶詰）を汁ごと入れる。
② 鶏がらスープで味を調え、水溶き片栗粉を加え、とろみをつける。
③ 溶き卵を箸に伝わせて流し入れる。

2/29

花粉症に迎香《げいこう》のツボ

花粉が飛び始める頃。鼻炎、鼻詰まりなど鼻の症状が辛い人が多いですよね。

そんな時は「迎香《げいこう》」のツボ。小鼻の脇、ちょうどほうれい線が始まるところの上に文字通り香りを迎え入れる効果があります。鼻の通りが良くなり、スーッと呼吸が楽になります。指の腹で優しく押しましょう。

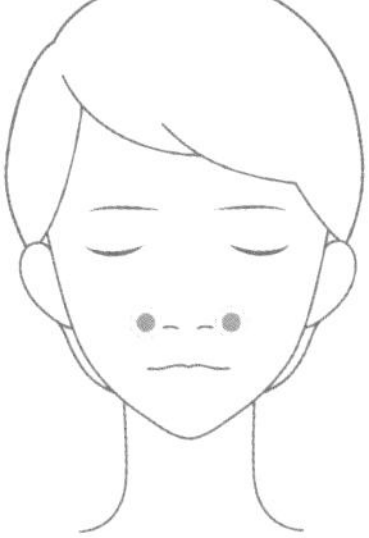

迎香《げいこう》

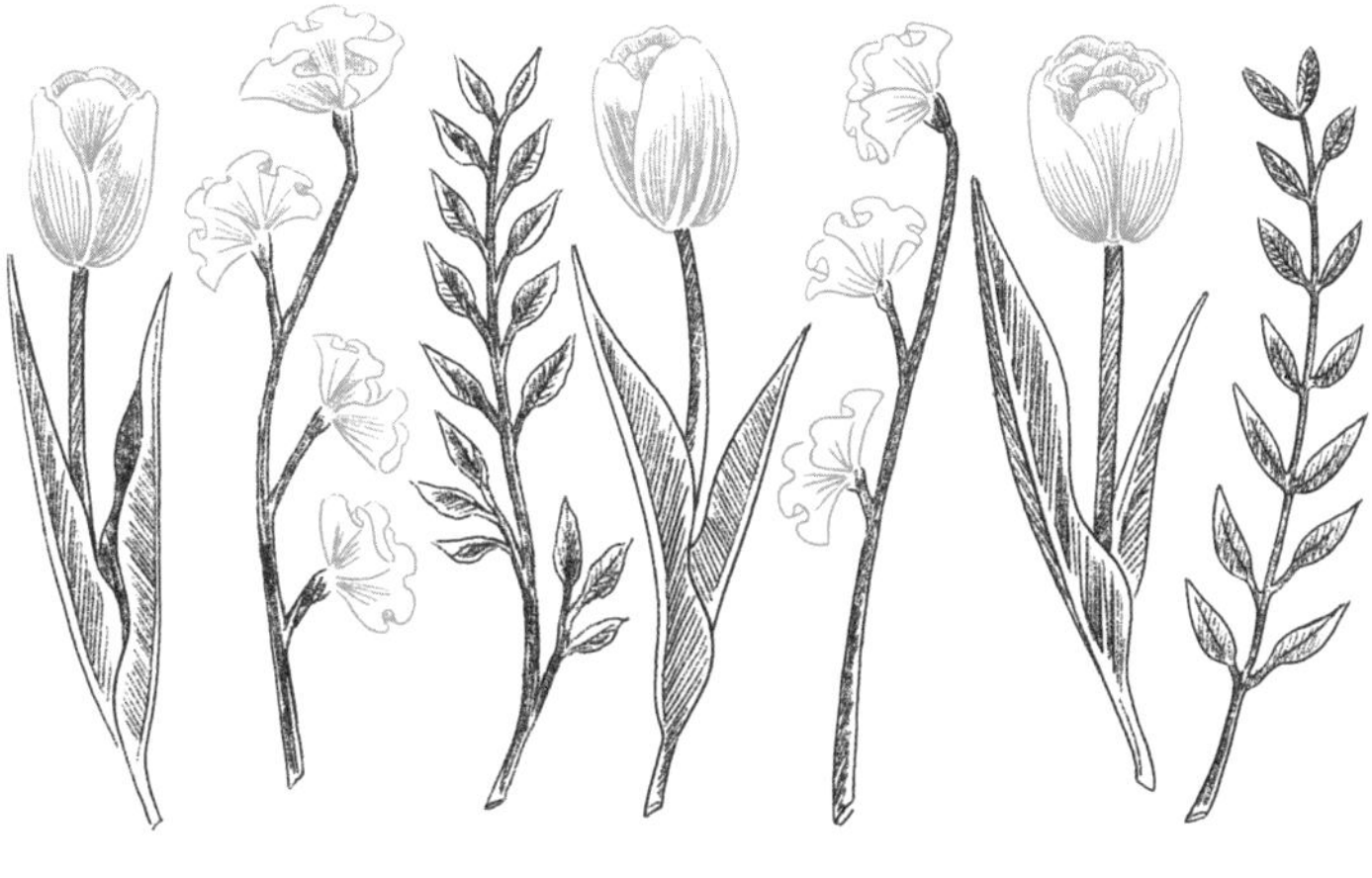

3/1

腸活で花粉への免疫アップ

腸内環境が整うとアレルギー症状が軽減するとされます。中医学的にも、胃腸が整うと鼻水が減ったり、バリア機能がアップするので花粉そのものに影響されにくくなります。

つまりこの時期のキーワードは「腸活」。日頃から味噌や麹、糠漬け、酒粕、甘酒などの発酵食品や、善玉菌のエサになる食物繊維の多い食品（海藻類、ゴボウ、キノコ類など）、オリゴ糖を含む食材（豆類、きゃべつ、たまねぎなど）を積極的に食べて腸内環境が整うと花粉症が軽減してきますよ。

3/2

花粉対策には補《ほ》気《き》

花粉症の根本的な対策には「補気」。気が不足している気虚の状態では、体のバリア機能も不足して毛穴も開きやすく、外的刺激に弱い状態。米、芋類、豆類、カボチャ、きのこ類などの補気食材を日々取り入れて、睡眠をとってしっかり休息できていれば気が補われ、花粉に反応しにくい体になります。補気食材は胃腸を元気にして、余分な水を捌《さば》く力を上げてくれます。余分な水は鼻水の原因になるので、そういった意味でも花粉対策にとてもおすすめ。

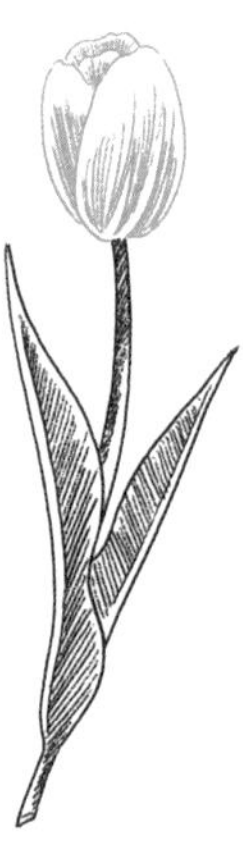

3/3

イライラとほてりを解消
はまぐり

体質 **陰虚** **痰湿** **熱盛**　五性 **寒**　五味 **甘** **鹹**

ひな祭りには「はまぐりのお吸い物」を。はまぐりの貝殻はぴったりと一対になっていて、決してほかの貝と合うことはありません。生涯一人の人と添い遂げるようにという願いを込めて、ひな祭りに、はまぐりのお吸い物が食べられるようになったそうです。

はまぐりは、体を潤し余分な熱を冷ます効果があります。利尿作用や痰を除く効果も。気の流れをよくするみつばと一緒に、春先のイライラやほてりを鎮めましょう。はまぐりの旨味とみつばの香りを堪能してくださいね。

はまぐりのお吸い物

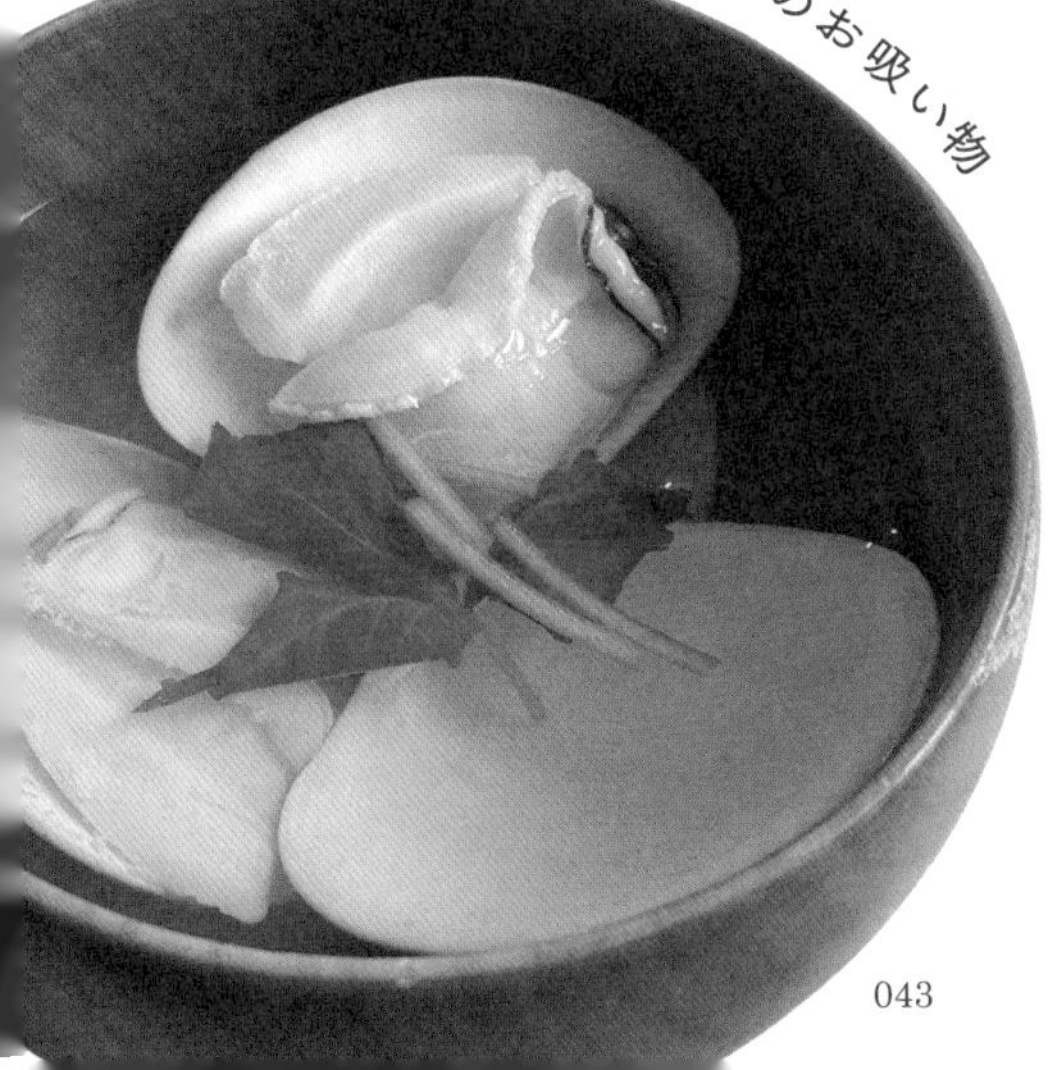

① はまぐりの砂抜きをし、貝殻を擦り合わせてきれいに洗う。
② 鍋に水800㎖、白だし40㎖、はまぐり適量を入れ、火にかける。殻が開いたら器に盛り、みつばを散らす。

※ 砂抜きは水500㎖に対して塩10～15ｇの塩水で、5時間ほどつけておくのが基本。時間がないときは1時間でも十分。

3/4

よい香りで、気を巡らす
みつば

体質 気滞 瘀血 痰湿 五性 平 五味 辛 苦

3月から初夏にかけてが旬のみつば。よい香りで滞った気の巡りをよくし、イライラ解消に役立ちます。ストレスによる頬周りのシミ予防、元気を補う、瘀血《おけつ》を取り除く、炎症やむくみをとる、解毒などの効果も。さっとゆでておひたしにする、汁物のトッピングにするのがおすすめ。カットして冷蔵しておくと、すぐに使えて便利です。

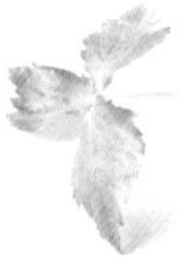

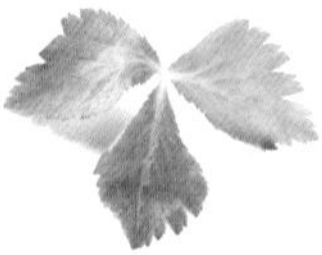

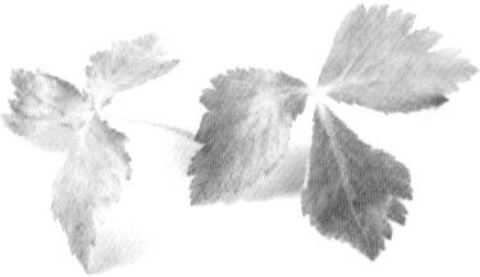

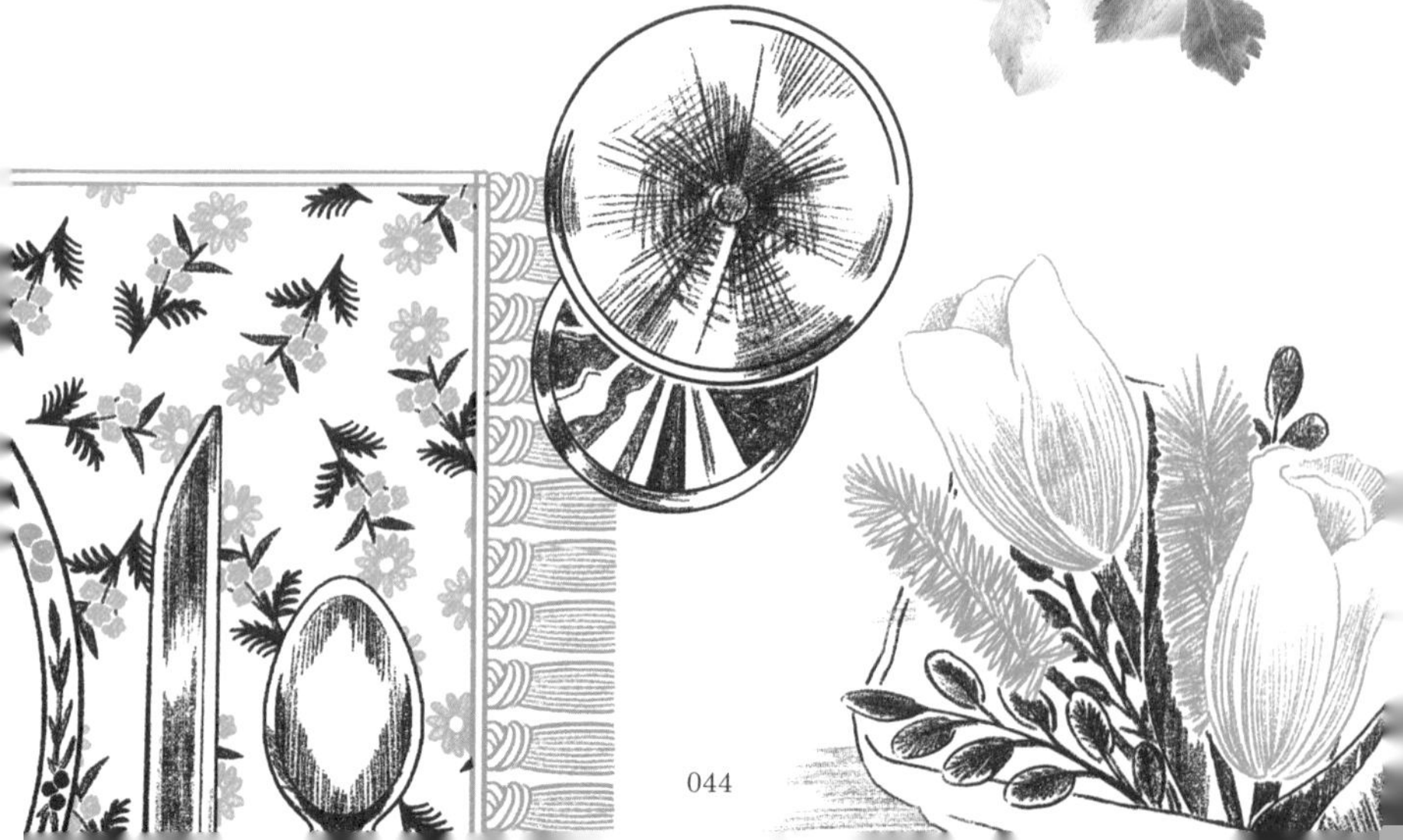

3/5

啓蟄《けいちつ》
吹き出物や肌荒れに注意

二十四節気の「啓蟄《けいちつ》」は、土の中で冬籠りしていた生き物たちが暖かさに誘われて目覚める頃。春は「発陳《はっちん》」といって、冬の間に隠れていたものが暖かな陽気に芽を出したり、活動的になる季節。体の中でも、冬の間に溜まっていたものを排出する力が高まりますが、上手く排出できないとお肌に吹き出物や肌荒れとして出てきてしまいます。

苦味のあるお野菜で解毒したり、香りの良い柑橘や香草類などでスッキリ血《けつ》を巡らせて、春を快適に迎えましょう。冬の間に蓄えたエネルギーを使って徐々に動き出す準備の時期でもあります。急にフル回転せず、ゆっくり伸びやかに動き出しましょうね。

3/6

目の疲れに攢竹《さんちく》のツボ

忙しい年度末はデスクワークで目の疲れが辛い時期です。パソコン作業時は通常時と比べて瞬きの回数が4分の1になるという話も。そんな時は「攢竹《さんちく》」のツボ。両手のひじを机に置き、親指を眉頭に下から引っ掛けて頭の重さを利用してジワっと圧をかける押し方が効果的。目が疲れていると少し痛く感じるかもしれません。気持ち良いと思える程度に優しく押すと目がスッキリします。

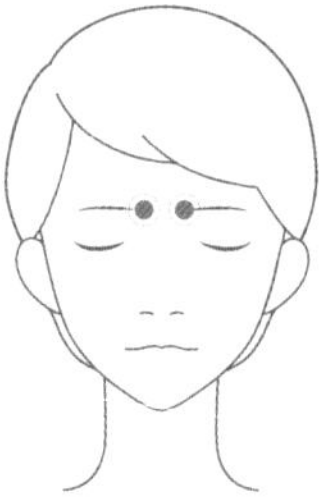

攢竹《さんちく》

眉頭の少しくぼんだところにあるツボ。

3/7

ツヤツヤ美髪には迷わず 黒ごま

体質 血虚 陰虚　五性 平　五味 甘

美髪食材をたずねられたら、迷わず「黒ごま」と即答します。髪の艶は腎《じん》、つまり生命エネルギーの状態を表します。腎が弱ると髪の艶が失われますが、黒ごまは補腎効果ばつぐん。「髪は血《けつ》の余り」とも言われ、血が不足すると抜け毛や髪のパサつきの原因に。補血効果の高い黒ごまは、美髪の維持を助けてくれるのです。毎日大さじ1杯ほど食べると、気づけばツヤツヤ美髪に。白髪の予防にも。

※下痢のときは控えめに。

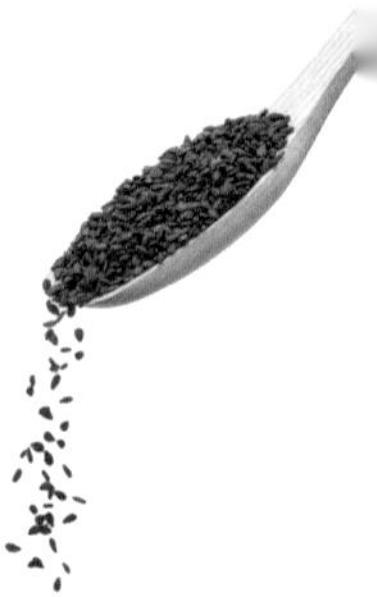

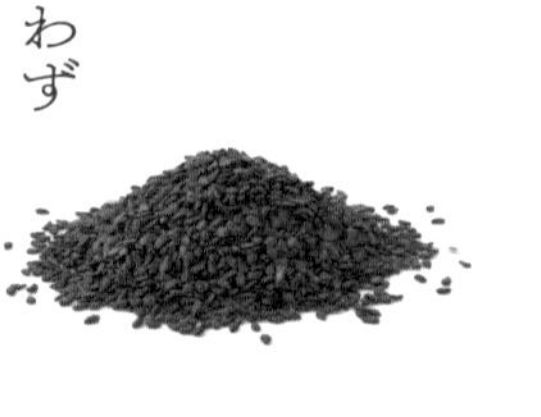

3/8

旬の力で気を巡らせる
柑《かん》橘《きつ》

気が滞ってイライラしやすいこの時期に、ちょうど気を巡らせる柑橘類が旬を迎えます。種類ごとに効果が少しずつ異なるので、目的に合わせて選ぶのもいいですよ。

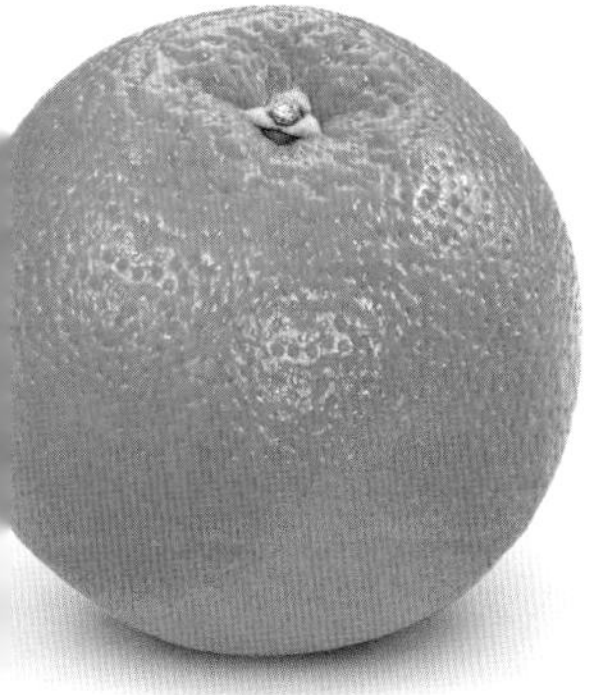

オレンジ

食欲を増す、鬱を改善する、吐き気を止める、未消化物を除く、お酒を解毒する、咳を止める

体質 気滞 陰虚
五性 涼（みかんの果肉は平、皮は温）
五味 甘 酸

レモン

潤いを生み出す、渇きを潤す、熱を冷ます、胎児を安定させる、痰を除く、食欲を増す

体質 気滞 陰虚
五性 涼 五味 甘 酸

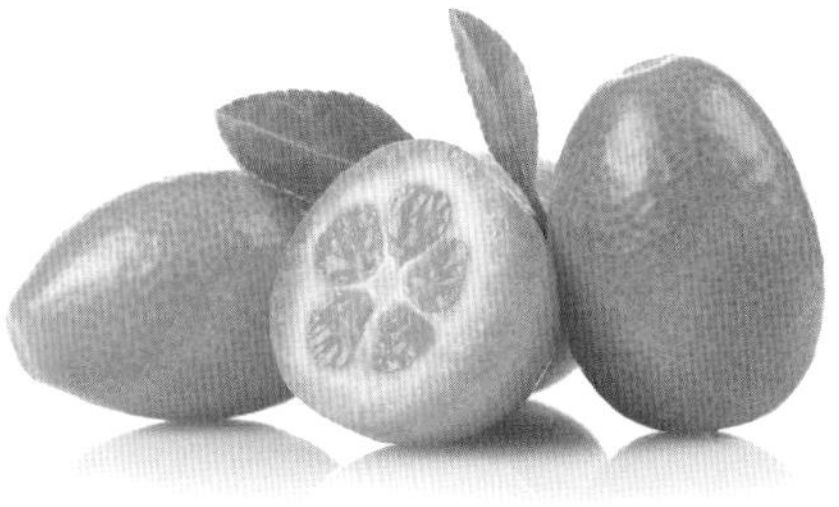

金柑

鬱を改善する、未消化物を除く、痰を除く、酒を醒ます、渇きを止める

体質 気滞 陰虚 陽虚 痰湿
五性 温 五味 甘 辛 酸

※柑橘類はそれぞれ、グレープフルーツ3月29日、甘夏5月23日、レモン6月4日、かぼす9月3日、みかん12月6日、ゆず12月9日などを紹介しています。

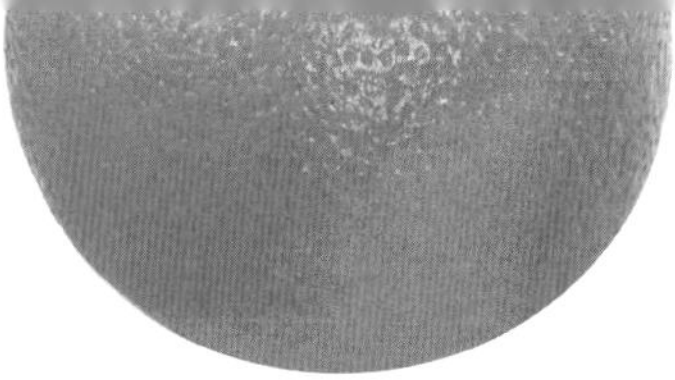

3/9

「シトラスソーダ」でリフレッシュ

イライラを素早く解消したいなら、「シトラス（柑橘類）ソーダ」を。好きな柑橘類を切って炭酸水を注ぐだけだから超簡単。柑橘類と同じく、炭酸やトッピングしたミントにも気の巡りをよくする効果があるので、リフレッシュにぴったりです。私は、実家から送られてくる「湘南ゴールド」を入れるのがお気に入り。「幸せを呼ぶ、新感覚オレンジ」と言われ、皮をむいたときの爽やかな香りと、口に含んだ時に広がるほどよい甘味と酸味に、まさに幸せな気持ちになります。

いろんな柑橘を
使うと見た目も
楽しいですよ

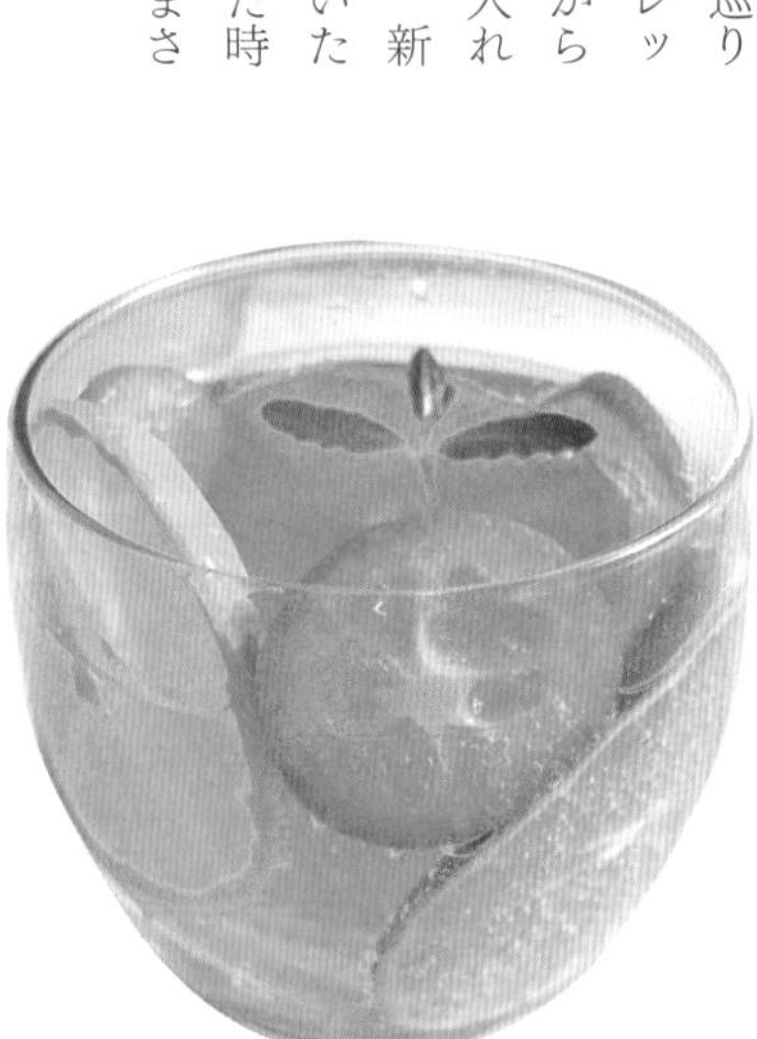

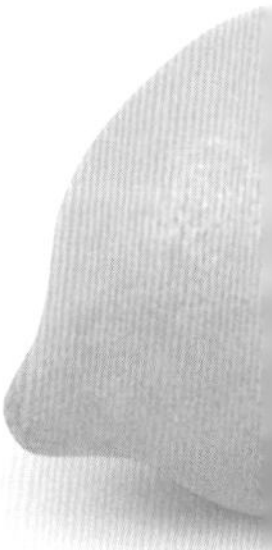

シトラスソーダ

お好きな柑橘類（写真では、レモン、オレンジ、金柑、湘南ゴールドを使用）をよく洗い、皮ごと薄く切ってグラスの内側に並べる。炭酸水を注ぎ、ミントをのせる。

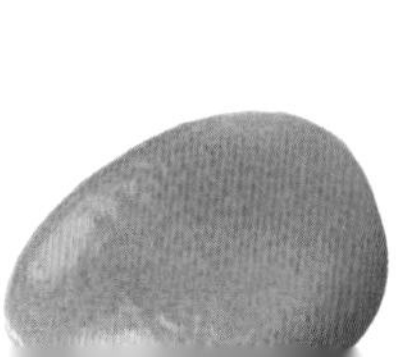

3/10 軽いものは上にいく

薬膳では「本当に??」と疑いたくなるような不思議な考え方があります。その中のひとつが「軽いものは上にいく」。葉っぱやお花など、水にポンと落とした時に浮くものは、上半身に特に効果があるのです。ミントや菊の花が頭やのど、目などによく使われるのはそのため。自然からヒントを得ているのが中医学の理論なのです。

3/11 重たいものは下にいく

逆に重たいものは下にいくと考えます。漢方薬でいうと、鉱物や骨の化石などの原料は、その重みで昇ってしまった気を降ろす時に使います。

さすがに薬膳では鉱物や化石は使えないので、植物の根っこや貝類などは下に降ろす働きがあると考えます。胃下垂などで悩んでいたら控えたほうがいいですよ。

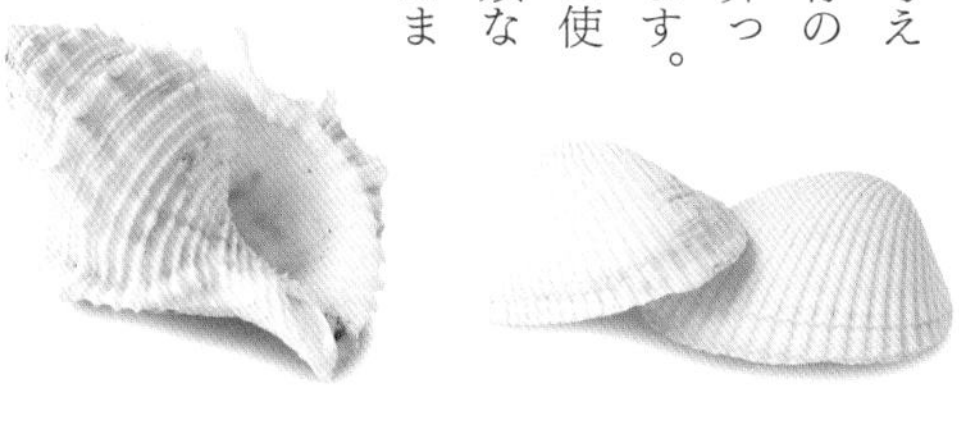

3/12

花粉症の目のかゆみにいいスープ

花粉のシーズン真っ盛り。目のかゆみがつらいですよね。目頭は五臓の心《しん》と関係が深く、目頭のかゆみは「熱」の症状だと考えます。改善には心熱を取り除く緑豆がぴったり。余分な水分や毒素を排出する作用があり、むくみや二日酔いの改善にも効果的です。緑豆そのものは、日本ではあまりなじみがありませんが、緑豆もやし（6月29日参照）や緑豆はるさめでも同じ効果が得られます。はるさめは食物繊維も多いので、便秘改善にもよい食材。２つを使ったスープで対策しましょう。

体質 **痰湿** **熱盛**　五性 **寒**　五味 **甘**

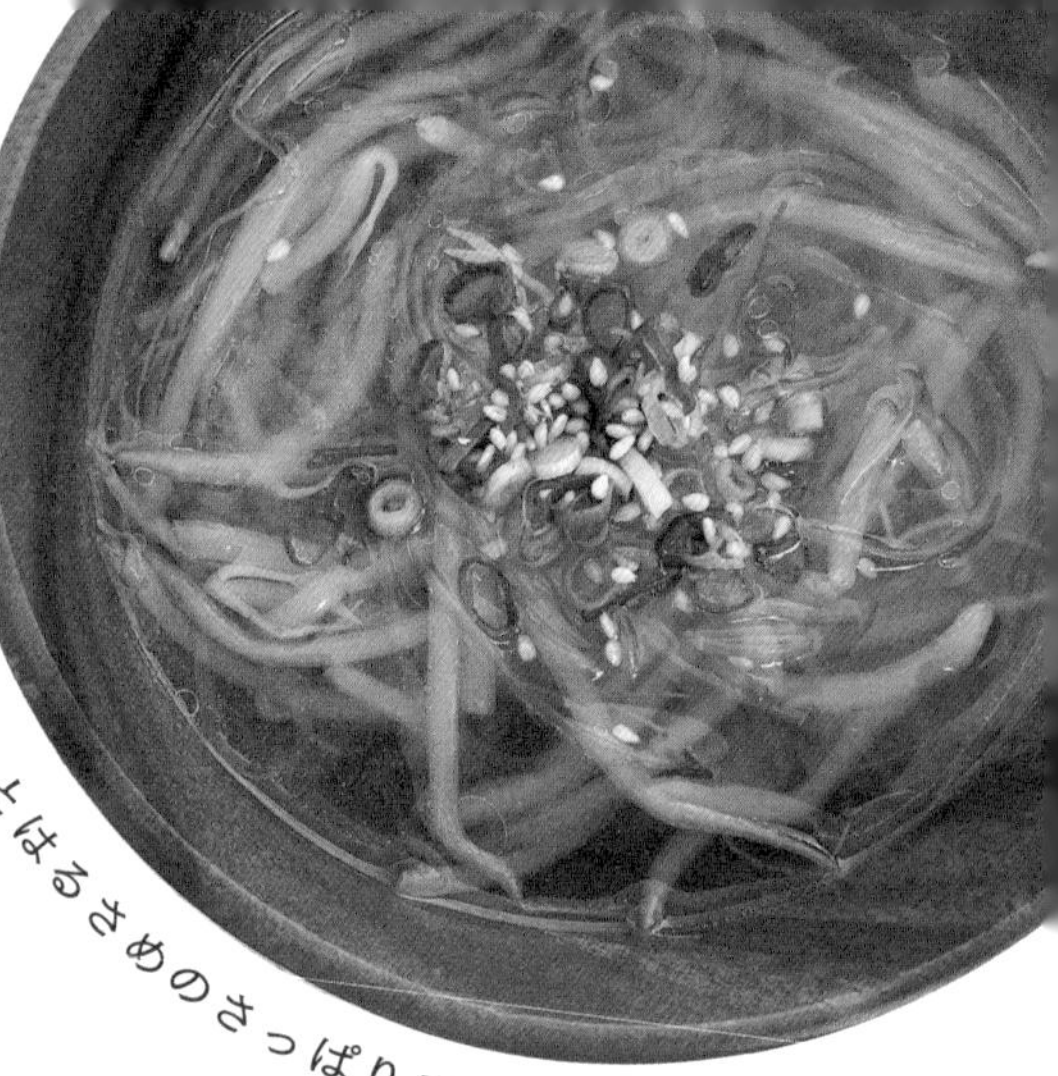

もやしとはるさめのさっぱりスープ

むくみや
二日酔いにも

① 緑豆はるさめをゆでて食べやすい長さに切る。
② 鍋にお湯を沸かし、鶏がらスープと醤油で味を調える。
③ 緑豆もやしを加え、軽く火が通ったら①を加える。
④ ごま油少々を垂らす。
⑤ 器に盛り、ねぎと白ごまを散らす。

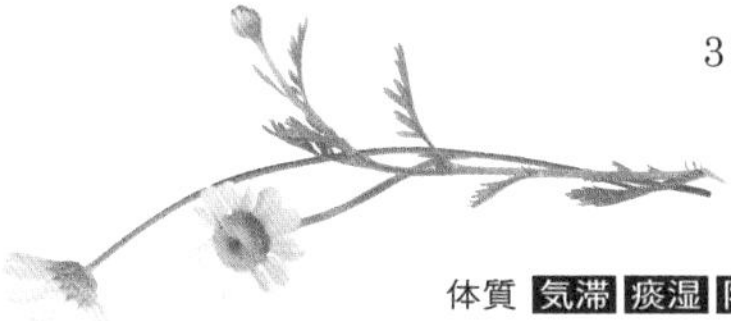

3/13

寝つけない春の夜に
カモミール

体質 気滞 痰湿 陽盛　五性 涼　五味 辛 微苦

自律神経が乱れてイライラしやすい春は、急に寝つきにくくなったという相談が増えます。こんなときにはカモミール。ジャーマンカモミールとローマンカモミールとの2種類があり、中医学的には、ジャーマンは、炎症やかゆみを抑える目的、ローマンは、鎮静、催眠、抗うつなどの目的で使われます。つまり、眠れないときにはローマンがぴったり。カモミールティーならノンカフェインで安心です。

※子宮収縮作用があるので、妊婦さんは避けましょう。

3/14

コロコロ便秘に
牛乳

体質 気虚 痰湿 陰虚　五性 微寒　五味 甘

牛乳って薬膳的にどうなんだろう？そんな疑問を持たれている方がとても多い飲み物。牛乳は腸を潤し、虚弱体質を改善する効果があるといわれています。乾燥の季節などに、腸が乾いてウサギの糞のようなコロコロ便になってしまう人にはおすすめです。

※体を冷やす力や湿を生み出す性質があるので、冷えが気になる時や胃腸が弱っている時、お腹がゆるい時は控えめにしましょう。

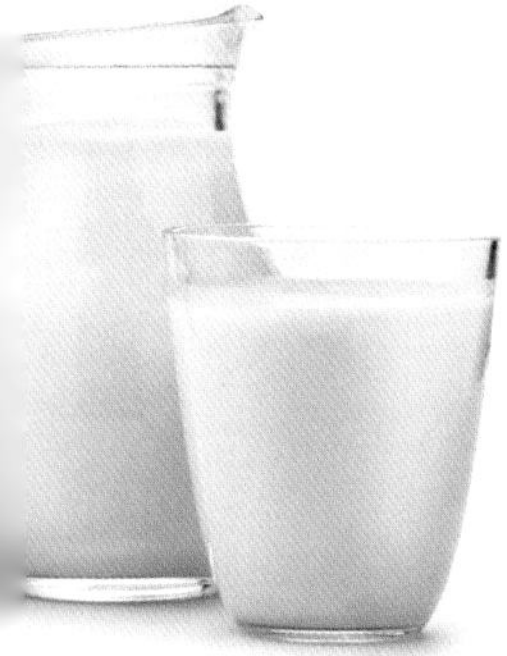

3/15

心地よい眠りを誘う「カモミールラテ」

イライラで寝付けないときは「カモミールラテ」を飲んでみて。カモミールの鎮静、催眠効果と、牛乳の優しい香りと甘さによってリラックスし、スーッと寝つきやすくなります。私はこれを飲むと、飲んでいるそばから眠くなっちゃいます。牛乳の代わりに豆乳を使ってもOKです。

牛乳は血《けつ》を養うので、情緒を安定させ、眠りの質を良くする効果があります。栄養学的にもトリプトファンを含み、安眠にいいとされます。睡眠前にぴったりの組み合わせですね。

カモミールラテ

① カップにカモミール（ローマンカモミール）大さじ2（もしくはティーバッグ）を入れ、お湯を半分まで注いで濃いめに淹れる。
② ①にホットミルクを注ぐ。お好みではちみつを加えて混ぜる。

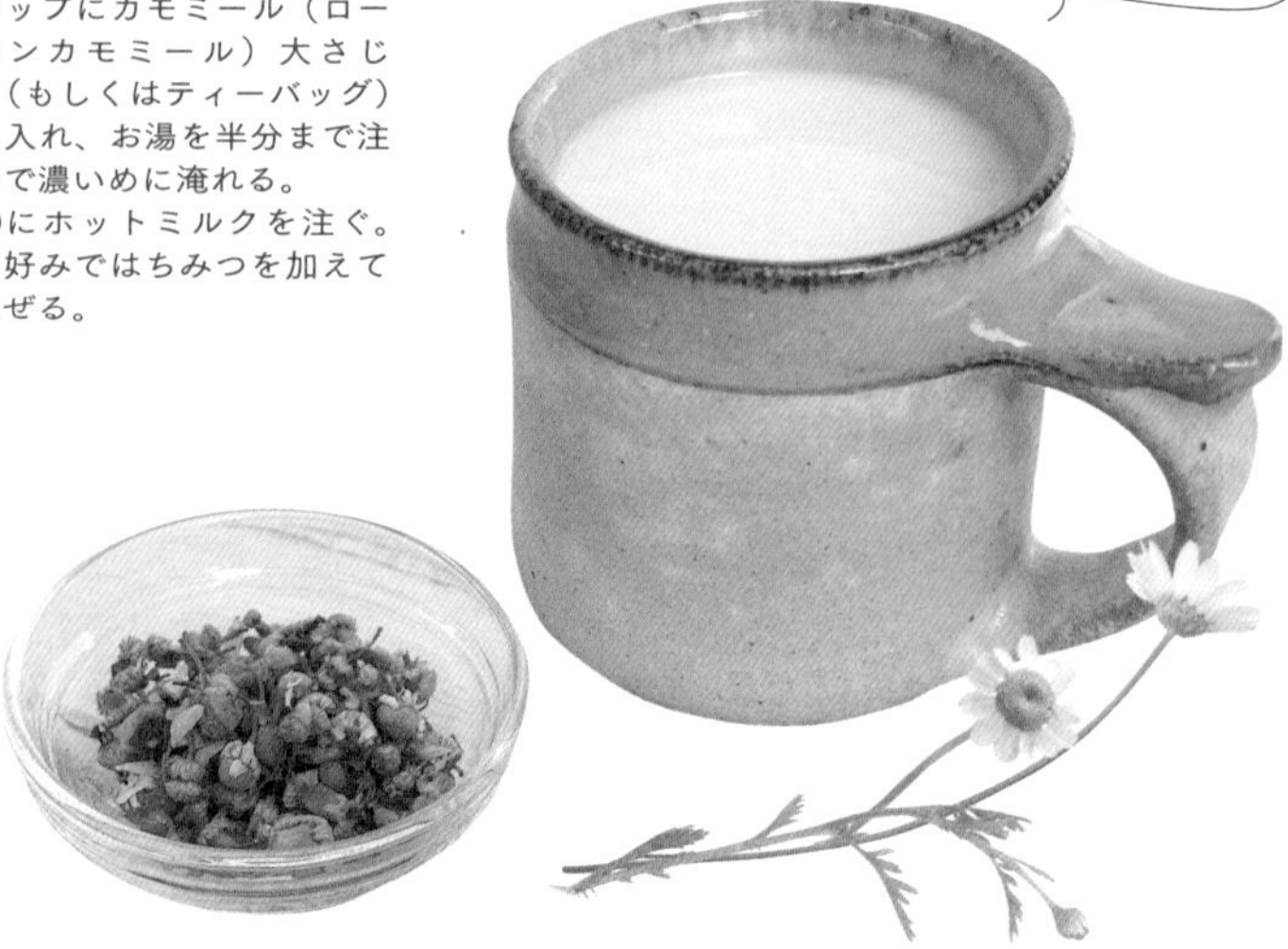

3/16

お茶は最高の薬膳食材

お茶は日々、体調に合わせて手軽に取り入れやすく、便利な薬膳食材として役に立ちます。

ブレンドやトッピングなどでアレンジしやすく、温かい状態の液体なので胃腸に負担も少ないまま体を整えることができます。難しい知識がなくても、季節や気候に合わせて選べるのも良い所。本書の巻末に選び方をまとめたので、おいしいお茶で日々の体調を整えてくださいね。

3/17

皮膚を潤し粘膜を修復 なめこ

体質 気虚 陰虚 痰湿　五性 平　五味 甘 渋

肌のカサつきが気になったら皮膚を潤すなめこを食べましょう。粘膜の修復によいムチンが多く含まれているので、栄養学的な面からも肌に◎。粘膜の修復は花粉症の緩和にもつながるので、この時期に心強い食材です。元気を補う効果や、補腎《ほじん》（エイジングケア）、便秘改善、痰を除く効果も。季節を問わず、スーパーで手軽に買えるのもうれしいですね。

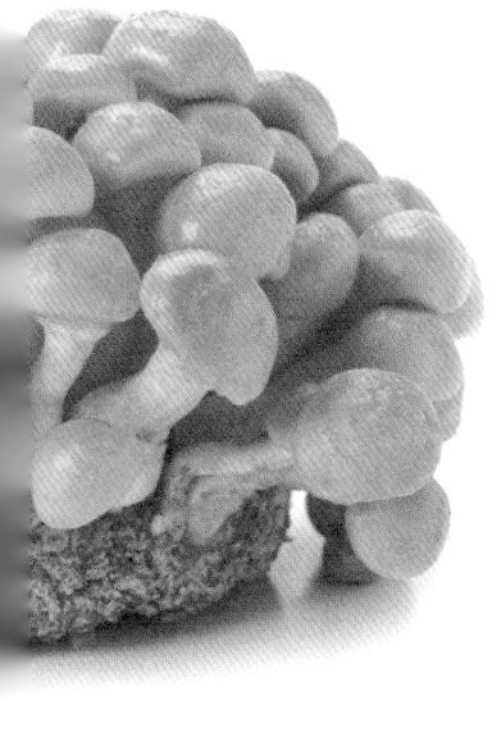

3/18

潤い食材ナンバーワン
白きくらげ

体質 **陰虚** 五性 **平** 五味 **甘**

薬膳で潤い食材といえば、真っ先に上がるのが白きくらげ。ヒアルロン酸よりも保水力が高いといわれ、なめこと同様に粘膜の修復によいムチンも豊富。たっぷりの水で戻して、圧力鍋で10分ほどトロトロになるまで煮ると、潤い効果がアップ。普通の鍋なら弱火で1時間ほど煮込むだけ。たくさん煮て小分けで冷凍しておくと、すぐに使えて便利です。胃を元気にする効果もあるので胃が疲れて食欲がないときなどにもおすすめ。なめこと白きくらげの味噌汁は、味噌＋きのこの菌活効果で、腸内環境も整って美肌効果がさらにアップしますよ。

なめこと白きくらげの味噌汁

①鍋に湯を沸かし、出汁をとる。
②トロトロに煮た白きくらげとなめこを入れる。
③味噌を入れ味を整えたら完成。あればみつばを散らすと良い香りで気が巡ります。

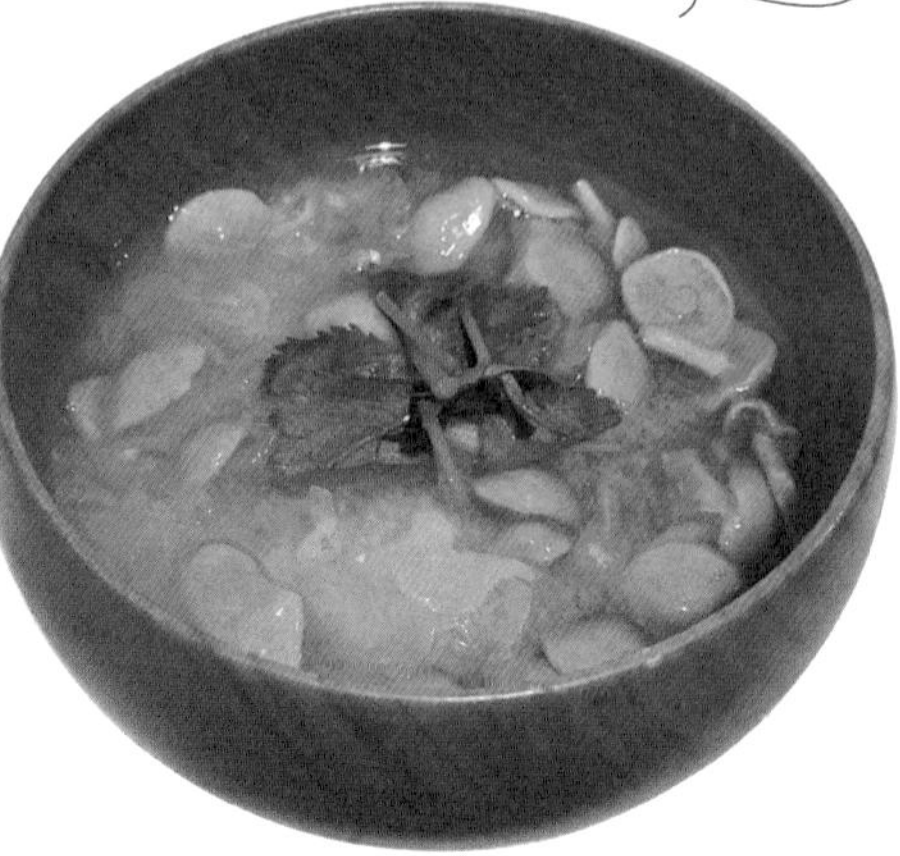

3/19

カサつく時期のおやつに「いちごと白きくらげのうるぷるデザート」

白きくらげを使ったレシピをもうひとつ。旬のいちごと組み合わせてデザートを作ってみましょう。潤い食材の白きくらげ、ビタミンCが豊富ないちご、体を潤すはちみつとレモンの効果で、しっとりツヤツヤの美肌に。プルプル食感の白きくらげと、いちごの甘酸っぱさ&プチプチ食感が口の中いっぱいに広がりハッピーな気分に。この時期にしか味わえない至福のデザートです。

いちごと白きくらげの潤ぷるデザート

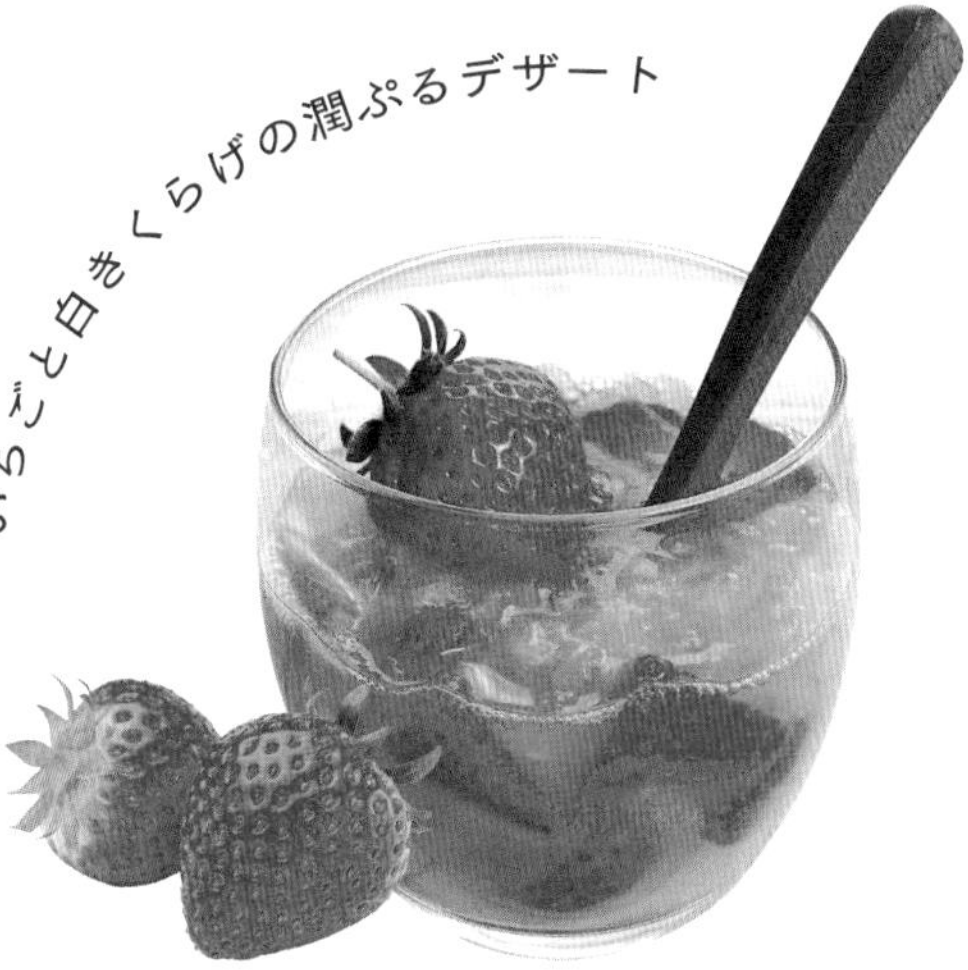

① 白きくらげを水で戻して、一口大に切る。
② 圧力鍋に①とたっぷりの水を入れて火にかけ、圧がかかったら弱火で10～15分。（圧力鍋がない場合は、普通の鍋で弱火で1時間ほど煮込む）
③ 圧が抜けたら、はちみつとレモン汁を加えて味を調え、一口大に切ったいちごを加えて混ぜ合わせる。

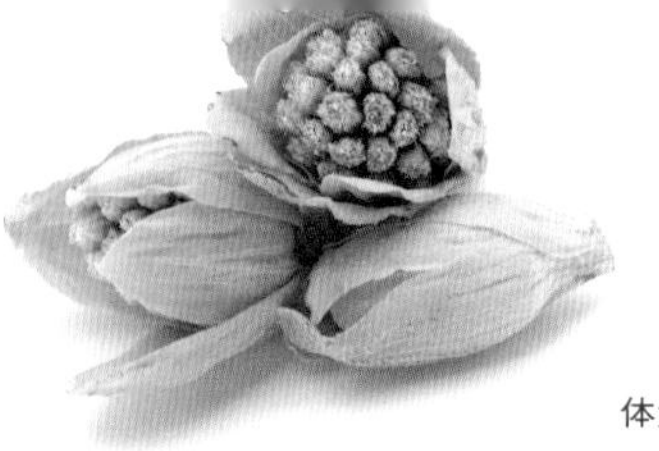

3/20

体質 陰虚 痰湿　五性 温　五味 辛

春の上半身のトラブルを解消
ふきのとう

春は、ほてりやのぼせ、めまい、頭痛、イライラ、顔や背中の肌荒れ、吹き出物など上半身のトラブルが起きやすい季節。体の余分な熱を冷ます作用がある苦味食材・山菜で解消させましょう。ふきのとうもそのひとつ。山菜は、天ぷらにして食べたくなりますが、熱を冷ます作用を期待するならおすすめできません。油で揚げると熱を冷ます効果が失われるのです。おひたしなどで、苦味をしっかり感じながら食べてくださいね。

3/21

春分から陰陽転化

春分以降は、暖かい日が増えて、昼と夜の長さがほぼ同じになります。小豆には邪気を払う力があるとされたそうで、春分の前後3日を含めた7日間の春のお彼岸には、ぼた餅を食べる習慣があります。薬膳的にも小豆は体の湿邪《しつじゃ》（体に悪影響を及ぼす湿気）を取り除く力が強く、むくみや重だるさ解消におすすめ。暦に合わせた慣わしを楽しみながら、寒い間に溜め込んだアレコレを小豆で排出できるといいですね。

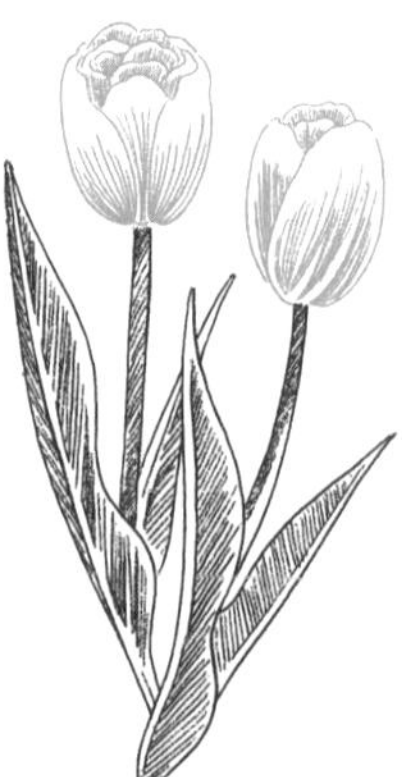

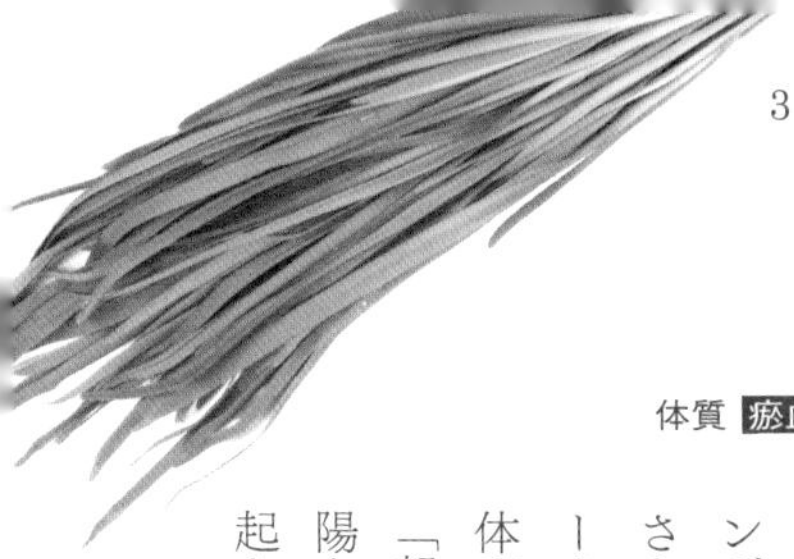

3/22

体質 瘀血 陽虚 五性 温 五味 辛

にら

血《けつ》を巡らせ、くすみを改善

肌寒い日が続くこの時期は、血《けつ》が滞って肌がくすみがち。そんなときにはにらの出番です。血の巡りをよくする「活血」効果で、くすみを改善してくれます。体を温め、寒さを散らす効果も。腎を補う効果もあるのでエイジングケアにもつながります。同じく寒さを散らし、血を巡らす効果があるザーサイとともにスープに入れてとると、体が芯からポカポカに。

「起陽草《きようそう》」とも呼ばれるにらは、春に陽を起こすのにぴったり。朝に寒くて起きづらい人にもおすすめです。

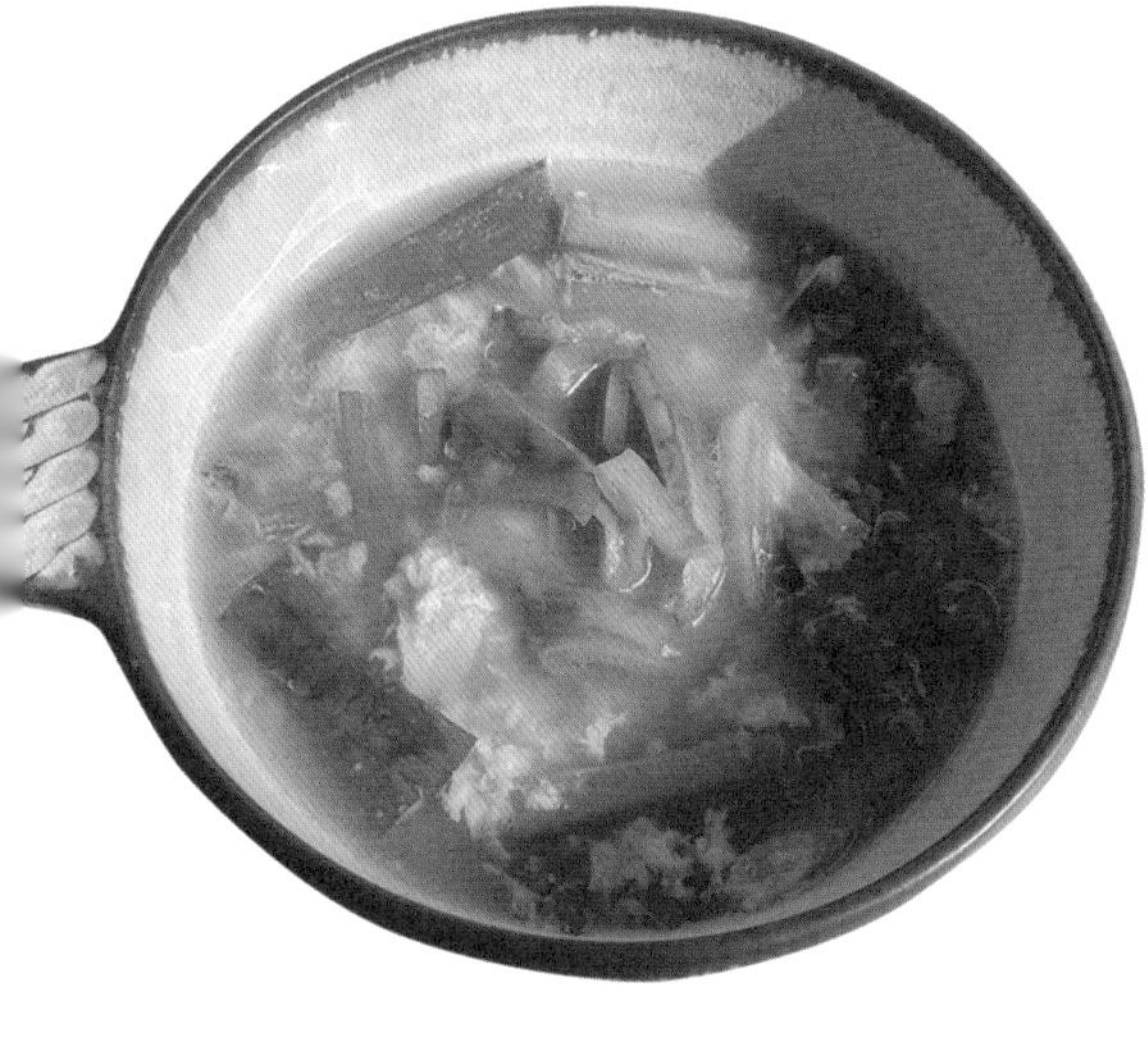

にら玉
ザーサイスープ

① 鍋にお湯を沸かし、コンソメと醤油で味を調える。
② 卵（2個）をボウルに溶き、3cm幅に刻んだにら（1/2束）を混ぜ合わせる。
③ グツグツしている①に②を入れて軽くまぜ、再度煮たったら器に盛り、刻んだザーサイをのせる。

3/23

めまいや足のつり、肌の乾燥に
まぐろ

血虚《けっきょ》（血が足りない状態）では、めまいや立ちくらみ、足がつる、眠りが浅いなどの症状が起きやすくなります。肌や髪が乾燥してツヤが失われる、爪が割れやすくなるのも血虚の症状。補血効果が高いまぐろで改善しましょう。この時期は、ねぎと組み合わせて「ねぎま鍋」にすれば、まぐろで補った血を、ねぎが巡らせてより効果的。まぐろ同様に補血効果のあるにんじんやほうれんそうと合わせてサラダにするのもおすすめです。まぐろが原材料のツナ缶も、お手軽に使えて便利ですよね。

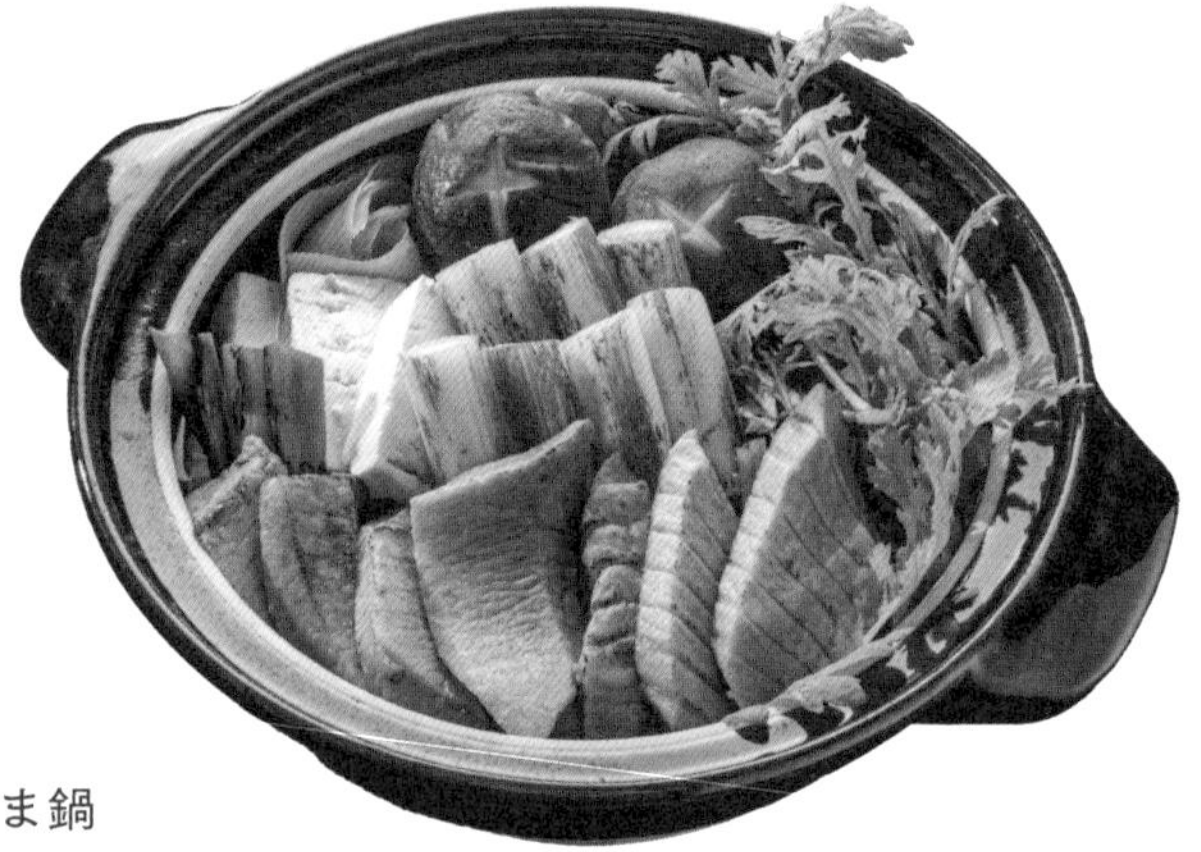

ねぎま鍋

① 鍋に4cm幅にカットした長ねぎ、好きな具材（豆腐、きのこ類など。私はせりを入れるのが好きです）
② だし、醤油、酒、みりんでお好みに味を付け、中火で煮立つまで蓋をして、煮立ったら弱火でぐつぐつ。
③ 具材に火が通ったらまぐろを入れ程よく火が通ったら完成。

体質 気虚 血虚 瘀血 陽虚　五性 平 温　五味 甘

3/24

老廃物をデトックス 菜の花

体質 **瘀血** 五性 **涼** 五味 **辛**

春は体に熱がこもって赤ニキビやかゆみなどの肌荒れが起きやすくなります。今まで溜まっていたものが排出されやすい時期で、肌にブツブツと吹き出物が出ることも。そんなときには「菜の花とまいたけのスープ」。菜の花は解毒を促し、血の巡りをよくする効果もあるので、ニキビあとや、シミ・くすみの改善にも効果的です。便通をよくして利尿効果をもつまいたけの組み合わせで、さらにデトックスが促されます。

菜の花の「熱を冷ます効果」を得たい時は、加熱しすぎずサッとゆでて風味を感じながら食べるのがおすすめです。

素材の旨みがじんわり

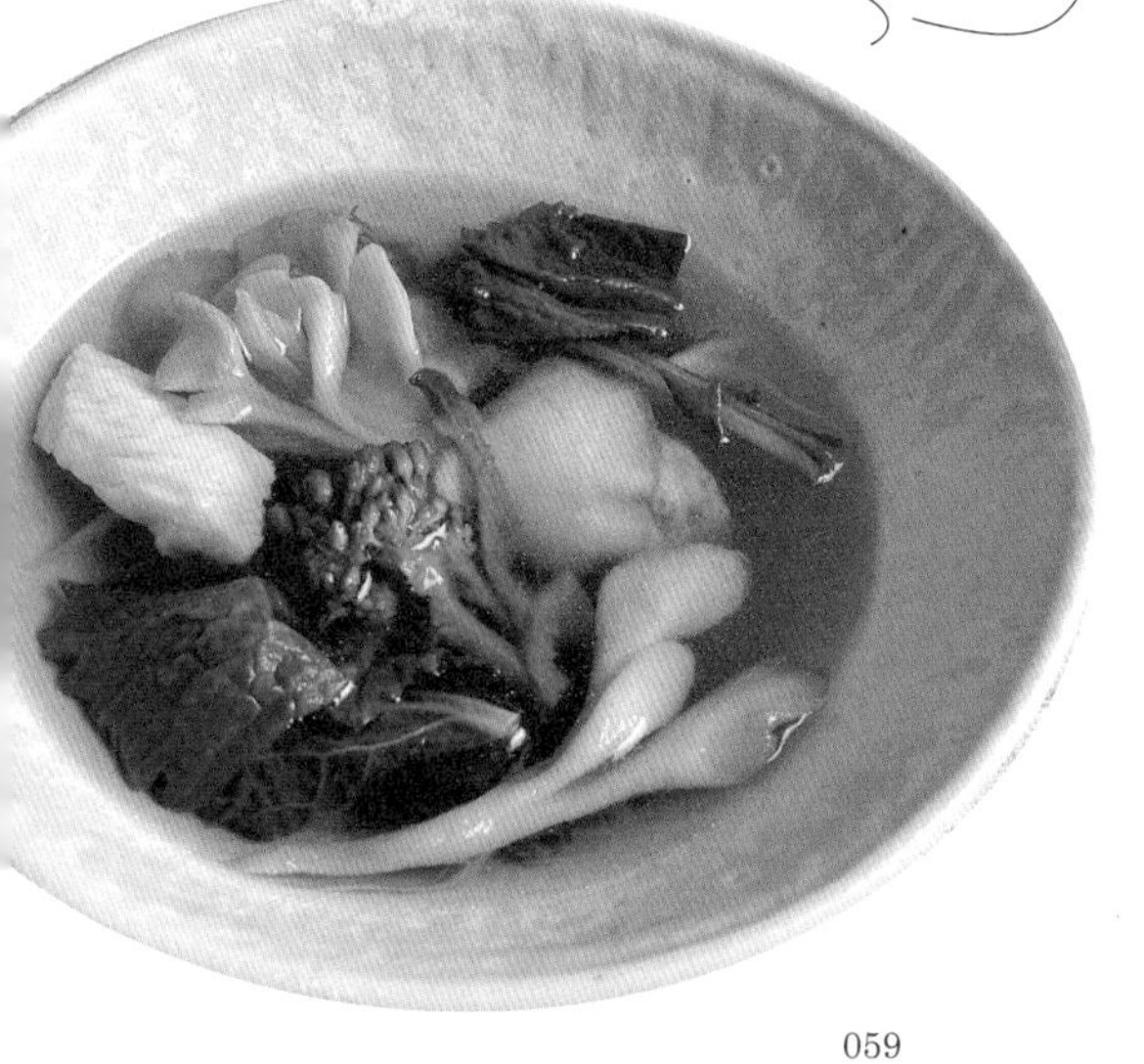

菜の花とまいたけのスープ

① 鍋に湯を沸かし、食べやすい大きさに切った鶏肉と、まいたけを入れる。
② 鶏がらスープ、酒、醤油で味を調える。
③ 4cm幅に切った菜の花を加え、火が通ったら完成。

3/25

ほてり、イライラ、頭痛、目の充血を緩和
セロリ

気温が上がってくるこの時期は、体がうまく熱を逃せずに、ほてりやのぼせ、イライラ、頭痛、目の充血などの症状が起きやすくなります。セロリには余分な熱を冷ます効果があるので、こんな不調を予防・改善してくれます。爽やかな香りで、気の巡りもよくなるのでイライラ改善にもぴったり。また、尿を出やすくする効果もあるので、尿の出が悪い時にもいいですよ。葉のほうが薬効が高いので、まるごと楽しんでください。「セロリとほたての春雨スープ」は、セロリと緑豆春雨で余分な熱を冷ましつつ、ほたてで情緒を安定させる組み合わせ。セロリの香りを感じながら食べれば気の巡りがよくなり、イライラ改善に。

※胃腸が冷えている時は控えめに。

体質 **気滞** **痰湿** **陽盛**　五性 **涼**　五味 **甘** **苦** **辛**

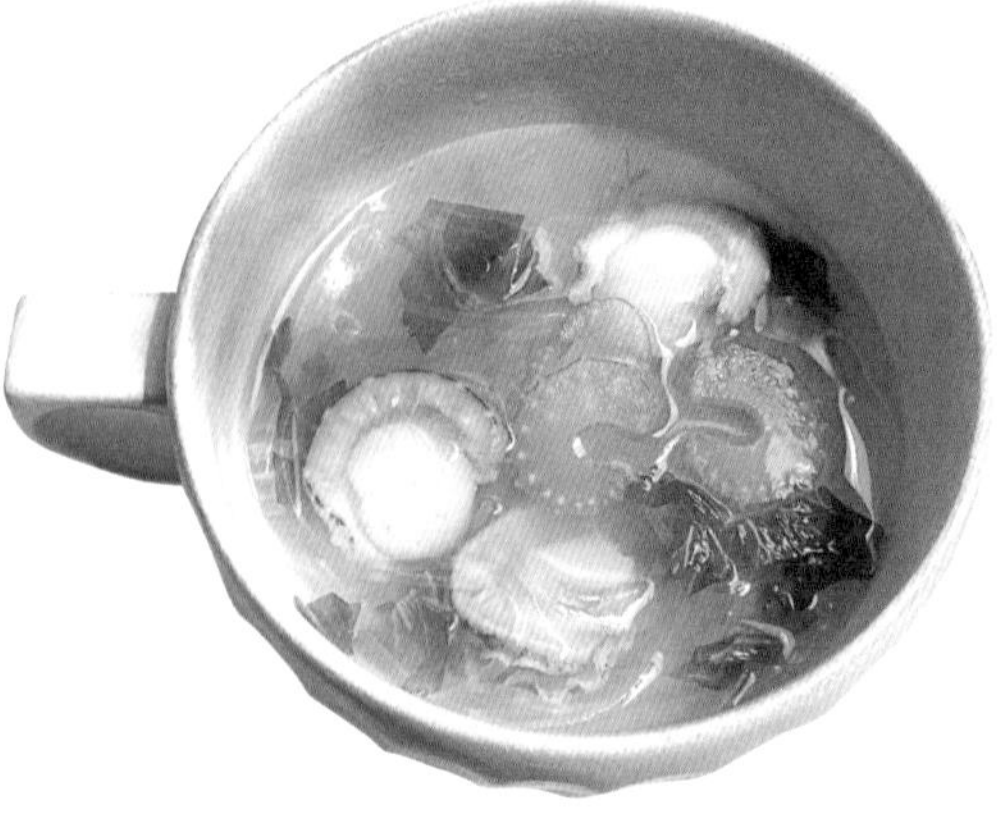

セロリとほたての春雨スープ

①緑豆春雨を2分程度茹でて、食べやすい長さに切る。
②鍋に湯を沸かし、スライスしたセロリの茎の部分を入れて、軽く煮る。
③セロリの葉とボイルほたてを入れ、煮たったら鶏がらスープで味を調え、①を加える。

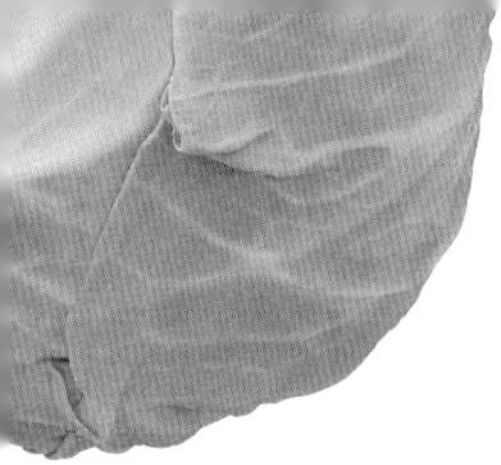

3/26

胃の健康、エイジングケアに キャベツ

体質 気滞 痰湿 五性 平 五味 甘

キャベツといえば、胃粘膜を保護するキャベジンという成分が含まれていることから、胃によい食材として知られていますが、薬膳的にも胃を健康にする効果があります。

新生活が始まる春はストレスが多く、胃の調子も悪くなりがち。キャベツはそんなときの強い味方です。気を巡らす効果もあるので、ストレスからくるイライラも緩和してくれます。補腎効果もあるのでエイジングケアにもいいですよ。甘くて柔らかい春キャベツならおいしさもひとしお。

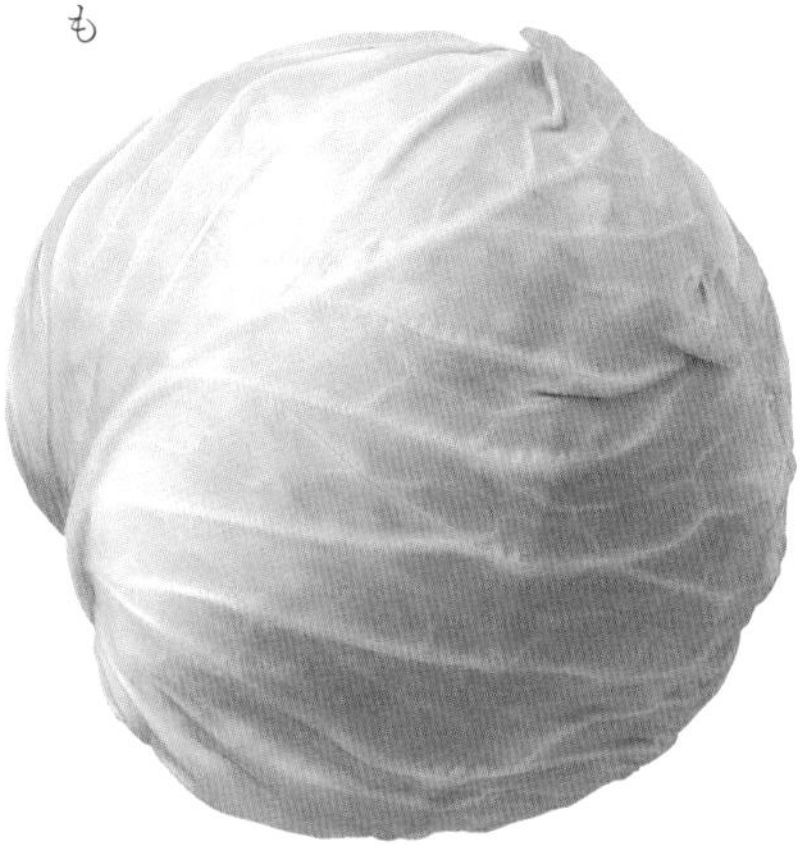

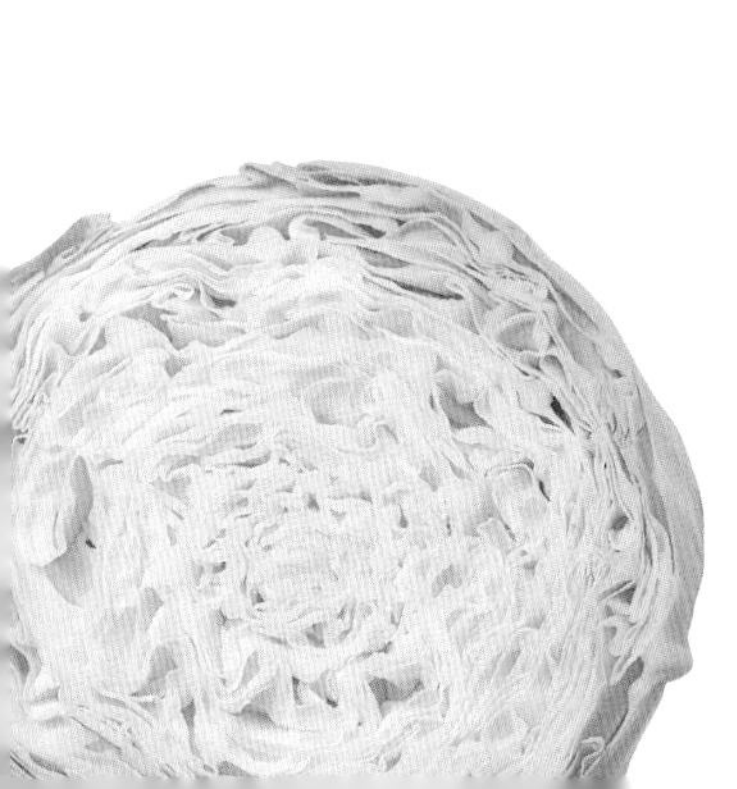

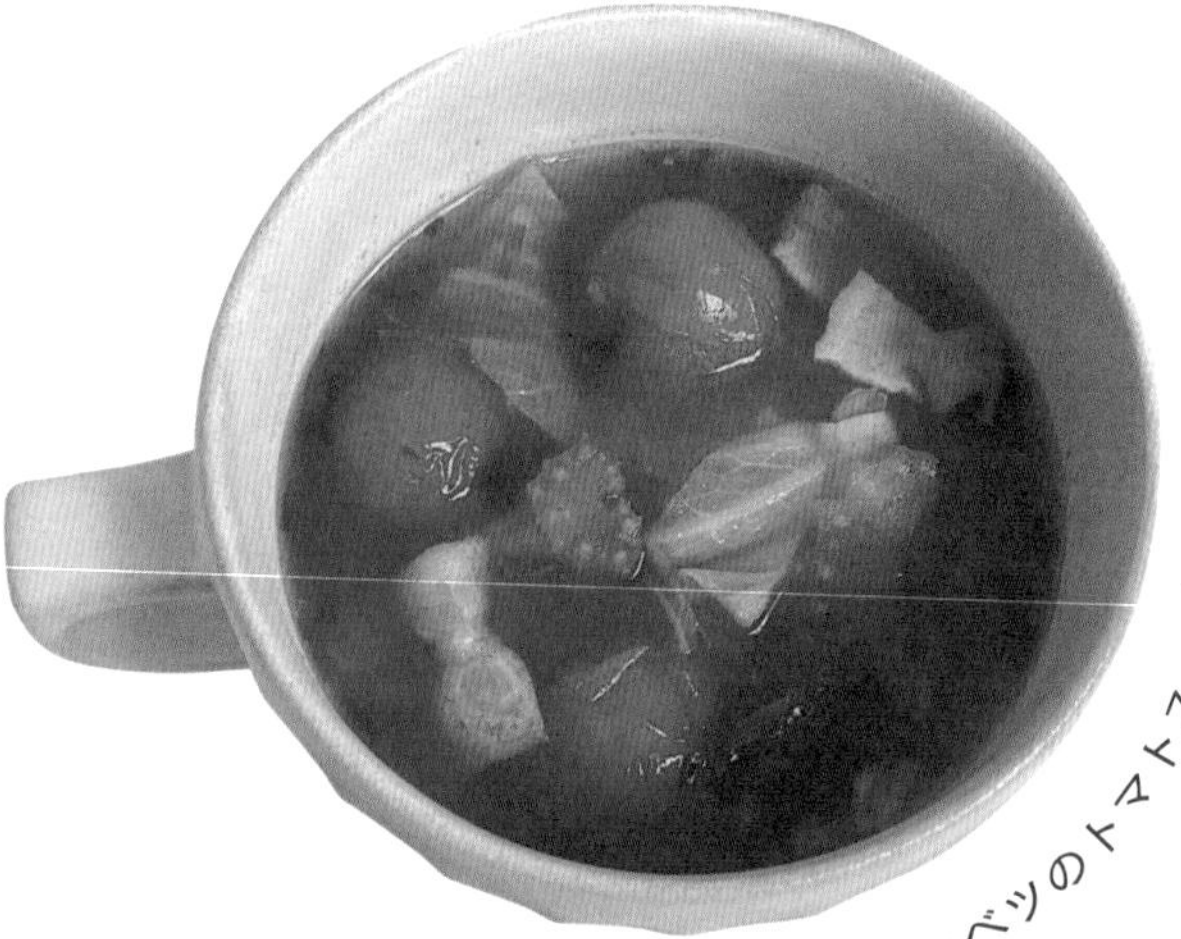

セロリとたっぷり春キャベツのトマトスープ

① オリーブオイルとみじん切りのにんにくを熱し、香りが立ったらベーコンを加えて炒める。
② 水を加え、ざく切りの春キャベツ、薄切りのセロリを入れ、軽く煮る。
③ トマトソース缶とプチトマトを加え、コンソメで味を調える。

3/27

体を潤して冷ます セロリと春キャベツのスープ

急な暑さで汗をたくさんかいて、のぼせやほてりが悪化してしまった日はこのスープ。体を潤して冷ますトマトと、気の巡りを良くするセロリとキャベツの組み合わせで、のぼせやほてり、イライラがスーッと落ち着きます。暑いからといって冷たいものを食べるとお腹を壊しやすいので、あったかスープでスッキリさせましょう。ジューシーなトマトと春キャベツの優しい甘味、ベーコンの旨味がマッチした絶妙なおいしさです。

3/28

最強の野菜 クレソン

体質 気滞 痰湿 瘀血 陰虚 陽盛　五性 微寒　五味 甘 辛

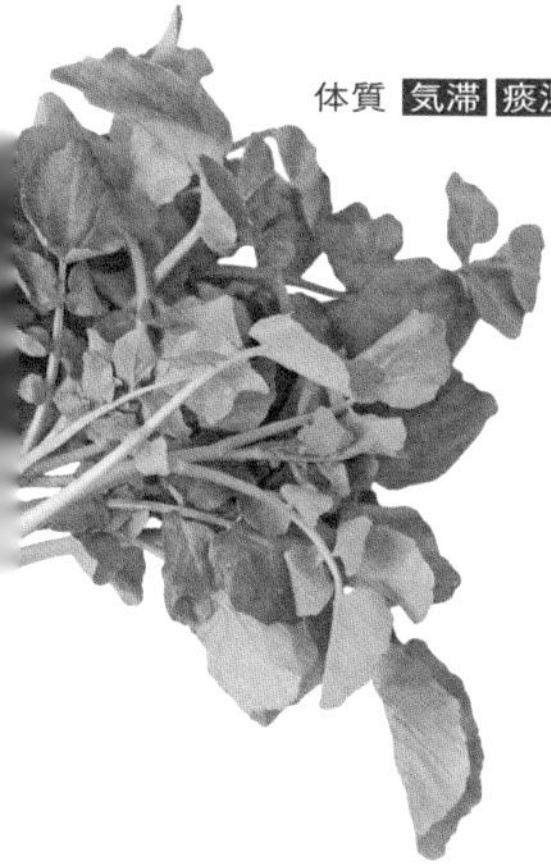

アメリカでは「最強の野菜」と呼ばれる程、栄養価の高いクレソン。春に出やすいイライラの熱を取り除き、肝の機能亢進を鎮めて血の巡りを良くする働きがあります。独特の辛味成分には動物性脂肪の消化を助ける働きがあり、お肉やお魚料理の付け合わせにピッタリ。

「クレソンと塩昆布のナムル」は塩昆布の湿を排出する力もプラスされて、さらにスッキリ排出の組み合わせ。

クレソンと塩昆布のナムル

クレソンと塩昆布、ごま油をササっとあえるだけ。

3/29

ストレス過食に グレープフルーツ

体質 気滞 瘀血　五性 寒　五味 甘 酸 苦

食欲が止まらないのは、胃に熱がこもっている状態。苦味で熱を冷ましてくれるグレープフルーツの力を借りましょう。グレープフルーツのよい香りは、気を巡らせてストレスからくる食欲も抑えてくれるうえ、脂肪燃焼を促す効果も期待できます。胃の働きをよくする、お酒の解毒、瘀血の改善効果なども。寒性食材なので常温で食べてもスッキリと熱を取ってくれます。

3/30

見た目の可愛さに気分もほっこり「ピングレいちごジュース」

寒暖差に悩む時期。急に気温が上がってイライラ、カッカしたら「ピングレいちごジュース」。ピンクグレープフルーツも黄色いグレープフルーツも効果は同じ。体に熱がこもるのは潤い不足の状態ですが、水をガブガブ飲んでも思うほど潤いは補えません。生のフルーツジュースならしっかりと潤し、イライラもほてりも鎮めてくれます。可愛い色に気持ちもほっこり。冷やさずに常温で飲んでくださいね。

ピングレいちごジュース

ピンクグレープフルーツといちご同量をミキサーにかけるだけ。お好みでミントをトッピング。

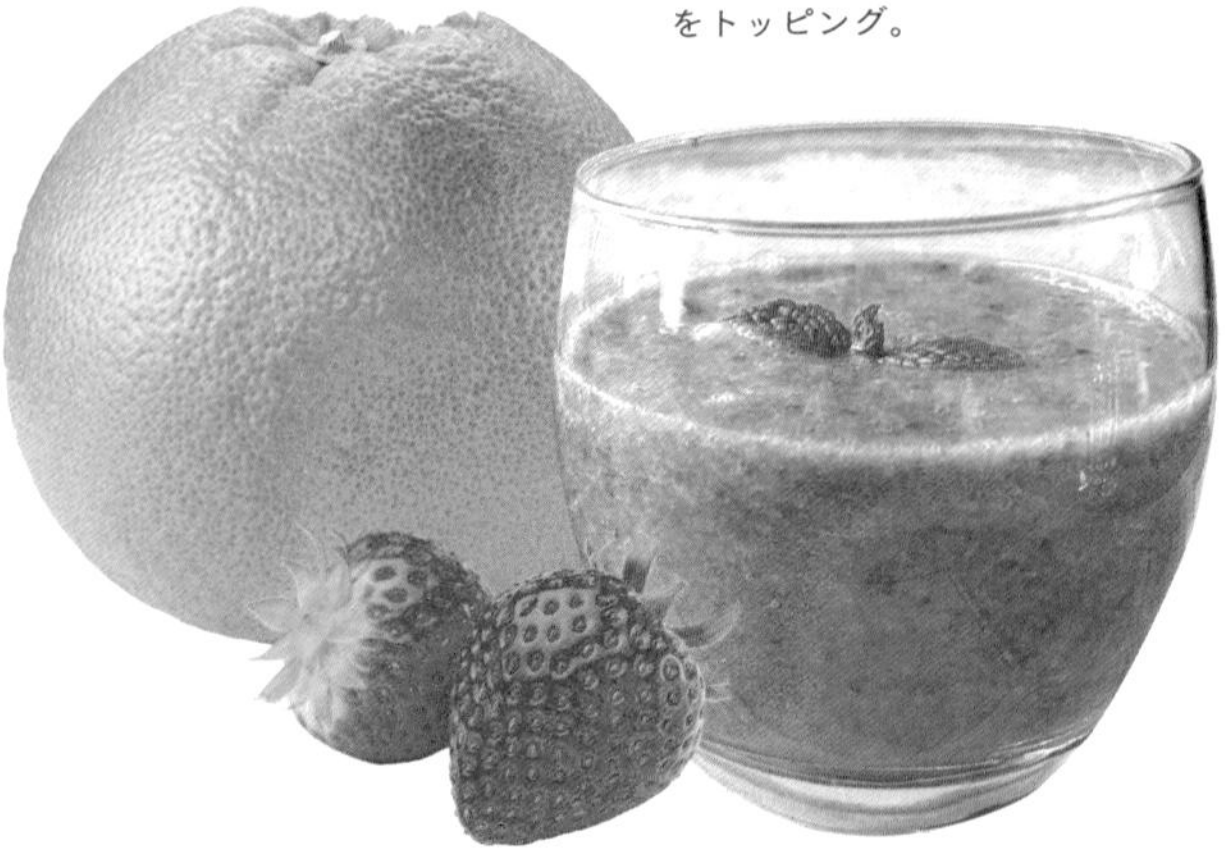

いちごジャスミンティー

① いちごを適当な大きさに切ってカップに入れる。量はお好みで。（写真では大きめのいちごを３個使用）
② ジャスミン茶を淹れて①に注ぐ。ジャスミン茶はティーバッグでOK。お好みではちみつ少々を加える。

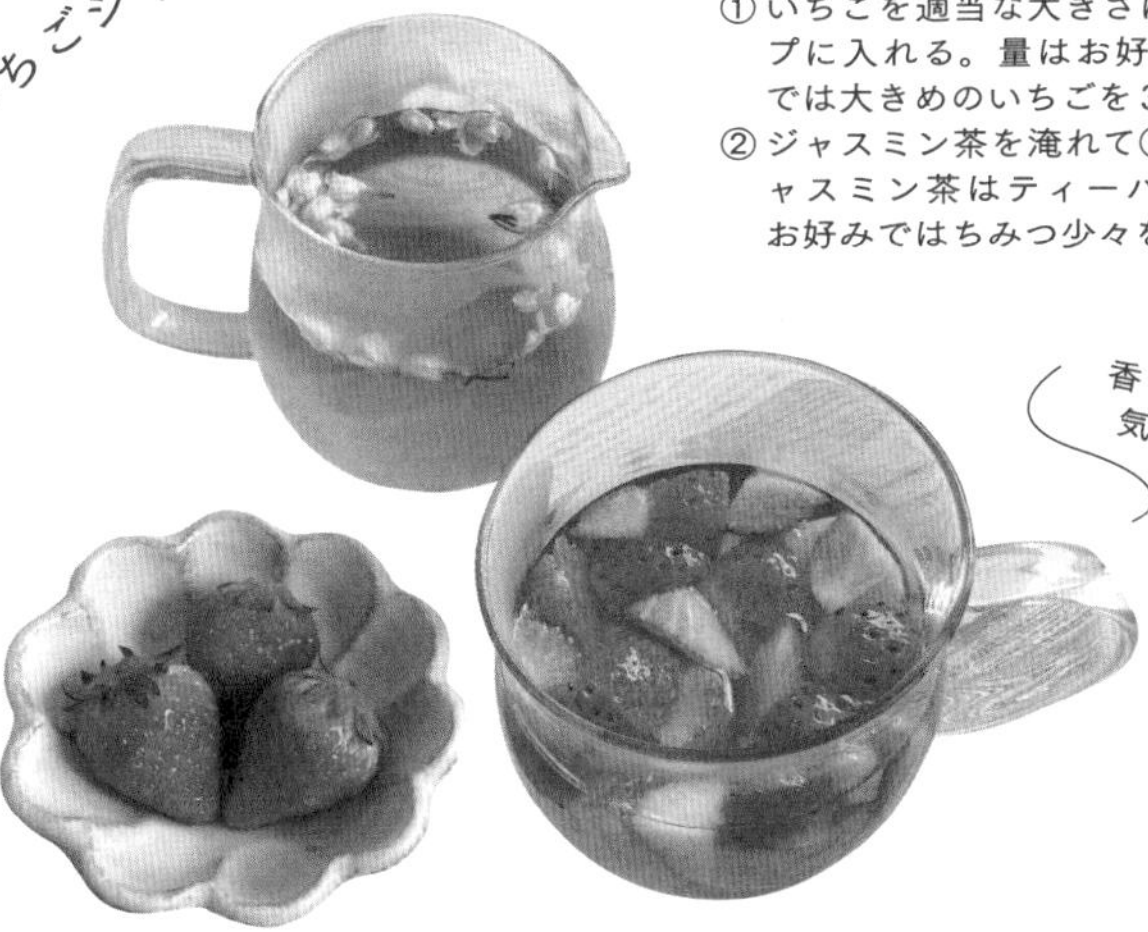

香りを楽しめば
気分すっきり

3/31

〝香りの王様〟で気分すっきり
ジャスミン

ジャスミンの花は〝香りの王様〟とも呼ばれ、上品な甘い芳香が魅力です。気持ちが不安定になるこの時期にはジャスミンの香りがぴったり。気の巡りをよくして、鬱やイライラを解消し、胃腸を整える効果や解毒効果も。ジャスミンの花にお湯を注いで作るジャスミンティーは温性ですが、市販のジャスミンティーのほとんどは「緑茶にジャスミンの花で香り付けしたもの」なので涼性。目的に合わせて選んでくださいね。

急なポカポカ陽気で、のぼせやイライラに困ったら「いちごジャスミンティー」が効果的。いちごとジャスミンティーの緑茶が体の熱を冷まし、不調を改善してくれます。潤いを補うはちみつで潤して冷ます効果がアップ。

4/1

菊花茶で目の炎症を改善

あの西太后が美と健康のためにとっていたことで知られる菊花。お湯を注いで菊花茶として用いるのが一般的で、特に目のトラブルに効果的です。余分な熱を冷まし、目の充血や炎症、かすみなどを抑えてくれるので、目の花粉症に悩む人におすすめです。緑茶やミントと組み合わせて飲むと、春に起きがちな頭のぼんやり感もスッキリ。漢方薬局やインターネットなどで手軽に購入できますよ。

4/2

そわそわ気分に神門のツボ

新生活で環境が変わり、何かとソワソワ落ち着かない季節。気持ちが不安定になりやすく、眠りの質も悪くなりがち。そんな時は「神門《しんもん》」のツボを押しましょう。手のひら側の手首のしわの上、小指側にある腱の内側にあるツボです。片方ずつ、親指で優しく押したり、アロマオイルでさするようにマッサージしてもよいです。ソワソワがスーッと落ち着きますよ。

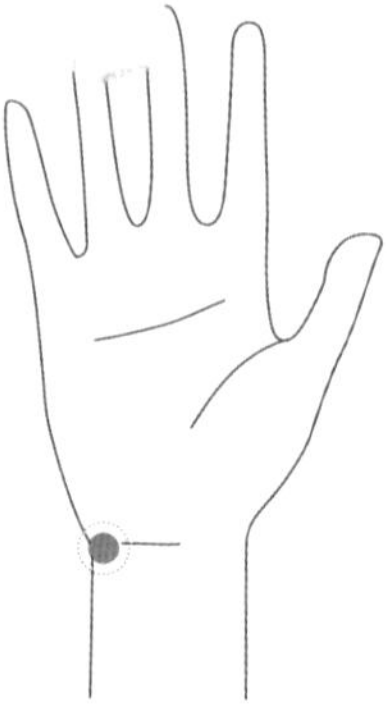

神門

手首の横シワの小指側にある腱のすぐ内側。

4/3

新年度のストレス対策に　みつばと卵のスープ

新年度が始まる4月は、職場の異動や転職、転居など、慣れない環境や人間関係によってストレスがたまりがち。気持ちが落ち着かず、しんどいですよね。そんなときは「みつばたっぷりトロトロ卵スープ」を。気の巡りをよくするみつばと、情緒を安定させる卵の力で、気持ちが落ち着きやすくなります。優しい味といい香りによって心がなごんでほっこり。みつばは香りが大事なので、火を通しすぎないのがポイント。後のせで香りを楽しむのもいいですよ。

①鍋に湯を沸かし、鶏がらスープを加える。
② 水溶き片栗粉を加えてとろみをつけたら、溶き卵を箸に伝わせて流し入れる。
② 刻んだみつばをたっぷり入れたらすぐ火を止める。

みつばたっぷりトロトロ卵スープ

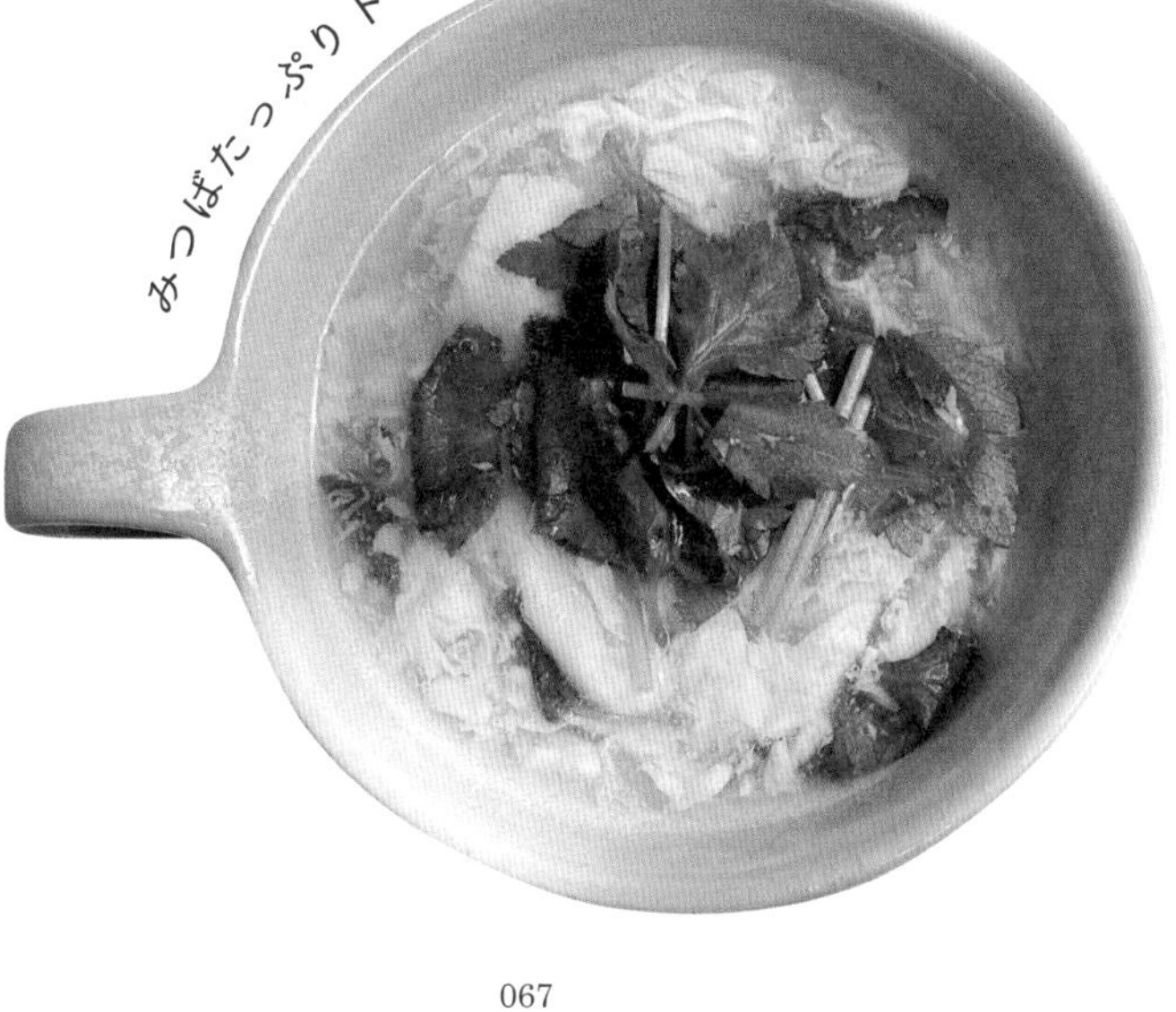

4/4

同じ臓腑で補う

薬膳では、補いたい臓腑があれば、同じ部位をとるといいという考え方があります。

例えば、肝《かん》を補いたい時はレバーを。心《しん》を補いたい時はハツを。腎《じん》を補いたい時は豚豆（腎臓）を。皮膚を補いたい時には鶏皮や鮭などの皮、果物や野菜の皮も良いとされています。同じ部位なので分かりやすいですよね。

4/5

清明《せいめい》には香味野菜で深呼吸

「清明《せいめい》」の時期。自然界では生き物が清らかで生き生きしている季節です。人間界でも、新生活が始まる人も多く、ワクワク楽しく過ごせると良いですね。冬の間に体に溜まった澱んだ空気（濁《だく》気《き》）をゆっくり深く吐き出し、春の新鮮な空気を体いっぱい取り込んで巡らせましょう。

薬膳ではストレスケアの強い味方、香味野菜がおすすめ。良い香りを感じながら食べると自然と呼吸が深くなり、気が巡ってスッキリしますよ。

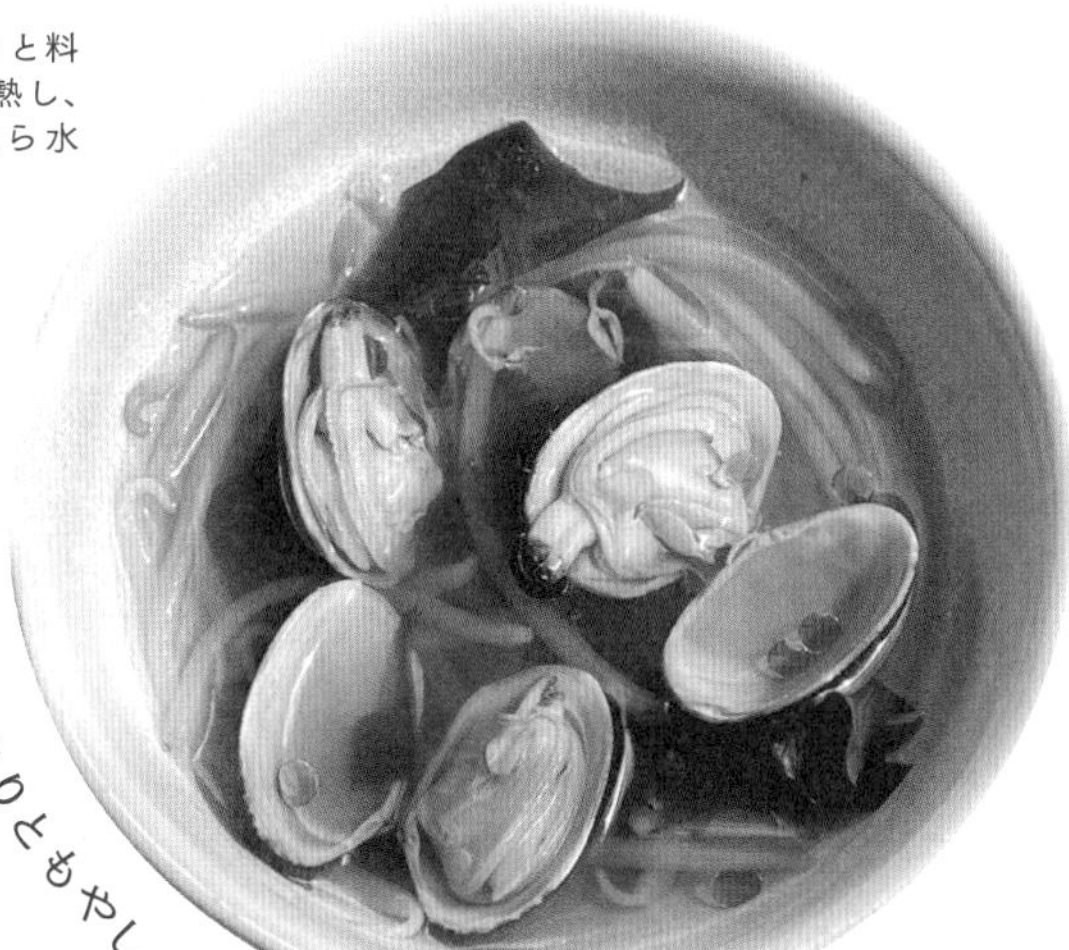

① 鍋に砂抜きしたあさりと料理酒を入れ蓋をして熱し、あさりの殻が開いたら水（600cc）を加える。

② 煮たったらもやし（1/2パック）を入れ、酢（大さじ２〜３）、醤油（大さじ１）で味付けし、わかめを入れひと煮立ち。お好みでラー油を少々たらして完成。

あさりともやしのわかめ酢辣スープ

体質 痰湿 陽盛　五性 寒　五味 鹹

4/6

便秘や重だるさに わかめ

わかめは、体の熱を冷ます効果や、痰を取り除く効果、利尿効果、しこり・腫瘤を柔らかくする効果がある食材。便秘やむくみ、体の重だる感、肌のベタつき、痰のある咳、しこりのあるニキビの改善や、皮下脂肪の解消に効果的です。この「酢辣スープ」は、ジメジメ蒸し暑くなる季節にピッタリ。もやしもわかめも熱を冷ましつつ、余分な湿を排出する食材です。すっぱ辛い味でじわっと汗をかくのも、湿の排出には大事なポイント。

4/7

おつまみ薬膳

- 疲れに枝豆
- 冷えにはエビ
- ほてりにはトマト
- 乾燥肌にはイカ焼き
- 情緒不安不眠には牡蠣
- むくみダル重にもずく酢
- エイジングケアにはナッツ
- イライラにはオレンジピール

お酒は適量なら血の巡りをよくし、楽しく飲めばストレス発散に。体に合わせておつまみを選べば、簡単養生になり、罪悪感を減らせますよね。

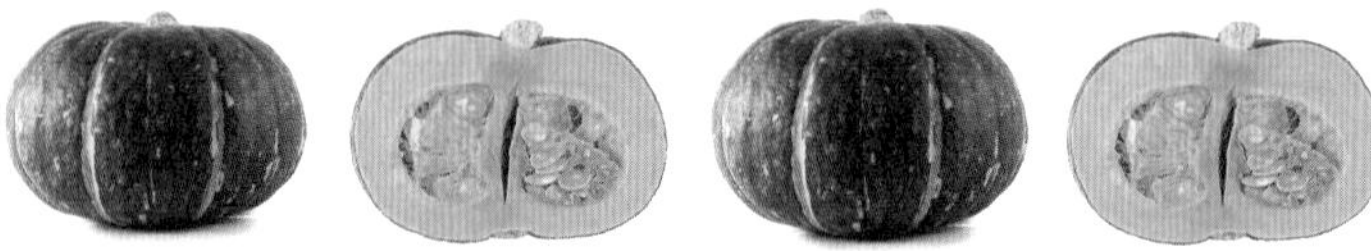

4/8

新年度の気疲れにかぼちゃ

体質 **気虚** 五性 **温** 五味 **甘**

新年度の気疲れによいのが、かぼちゃ。ホクホク系の食材は元気を補ってくれる効果があります。お腹を温める効果もあるので、この時期の寒暖差で体が冷えてしまったときにもぴったり。かぼちゃのような黄色い食材には胃腸の働きを補う効果も。自然な甘味があるから、甘いものが無性に食べたくなったとき、お菓子を食べるよりかぼちゃを食べるほうが体への負担を減らせますよ。

4/9

「かぼちゃの甘酒ポタージュ」で寒暖差疲れを癒そう

気温が変わりやすいこの時期。その間、体はずっと体温維持にエネルギーを使って頑張っているので、そりゃ疲れちゃいますよね。元気を補うかぼちゃと甘酒を使ったこのポタージュは、疲れた体に元気をチャージしてくれます。

春は「減酸増甘《げんさんぞうかん》」と言って、酸味をとりすぎず、自然な甘味を増やしてストレスから胃腸を守ってあげることが大切です。自然な甘味のこのスープはまさに最適。甘味を欲したときのおやつにもぜひ。

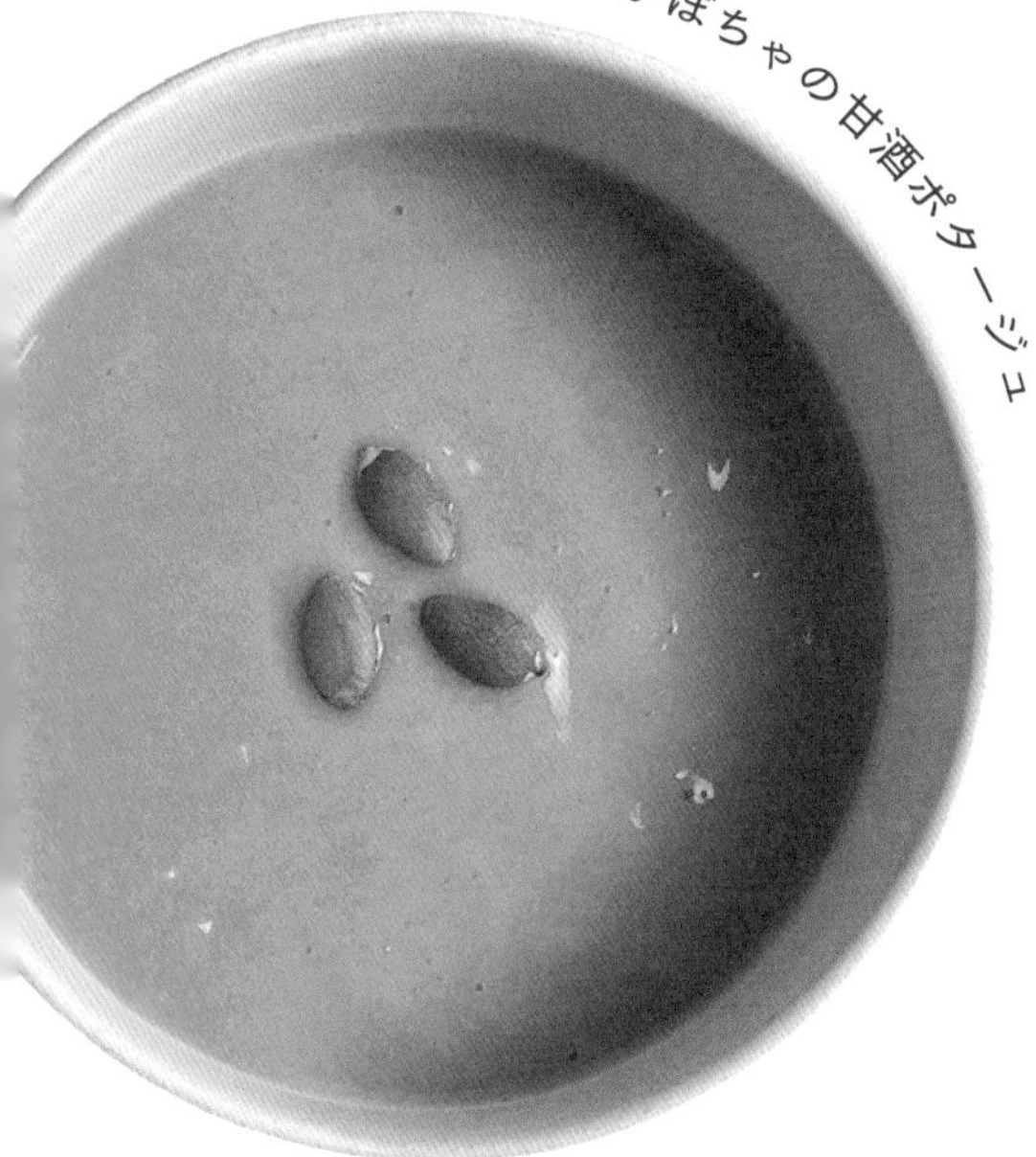

かぼちゃの甘酒ポタージュ

①かぼちゃを電子レンジで1分加熱し、一口大に切り、皮を切り落とす。
②鍋でかぼちゃにスッと箸が通るまで煮る。
③かぼちゃと甘酒をミキサーにかける。
④③を鍋に戻し、お好みの濃さに水でのばして完成。

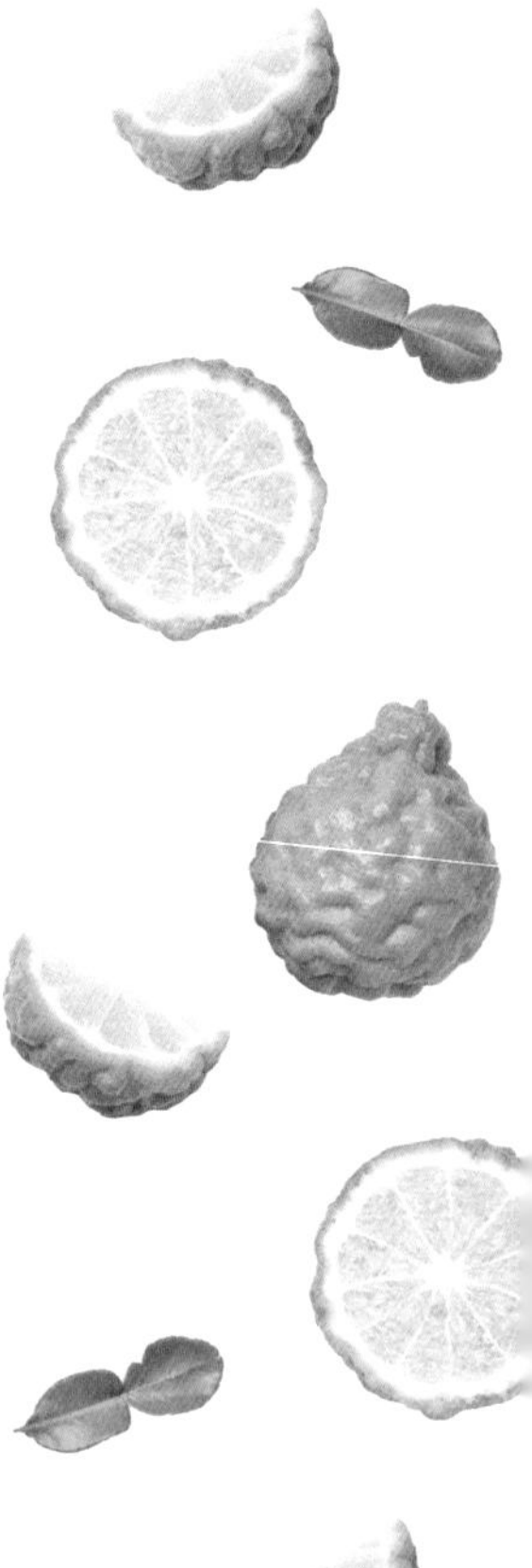

4/10

イライラしたらベルガモットの精油

春のイライラ対策には、香りの力も頼りになります。精油なら柑橘系のベルガモットがイチ推し。イタリア原産の柑橘類で、気の巡りをよくして、心を静めてくれます。タオルの端に精油を少し付けて、日常の中ですっと嗅げば、ストレス対策に。ベルガモットはアールグレイの香り付けにも使われていますが、紅茶にも情緒を安定させる作用があるので、仕事中のストレス対策にアールグレイを飲むのもよいですね。

※光毒性があり、肌に付けた状態で日光に当たるとシミや炎症の原因となるので注意。

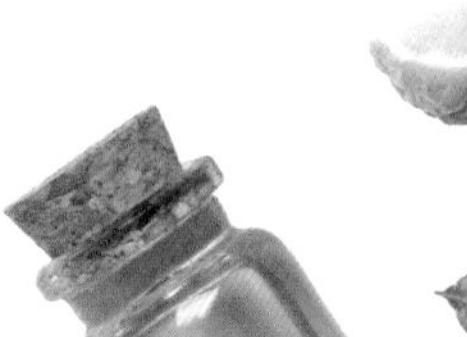

4/11

養生と我慢は別もの

養生をお伝えすると、頑張りすぎてストレスになってしまったり、好きなものを無理やり我慢してしんどくなってしまう人がいます。

それでは快適に過ごせなくて本末転倒。

無理なくできる範囲の事を少しずつ取り入れて、少しずつ体が整っていけば、無理やり我慢しなくても自然と欲しなくなってきたり、ストレスなく快適に過ごせる体づくりができます。

ゆるりゆるりとね。

4/12

美肌の精油

フランキンセンス

体質 気虚 血虚 瘀血 痰湿　五性 温　五味 甘

まだまだ寒い日もあるこの時期の精油のおすすめをもうひとつ。寒さによる血行不良が慢性的になると、シミくすみが目立ってきますよね。そんな時はフランキンセンスの精油の出番です。甘く優しい木の香りで、気を補いつつ巡らせます。瘀血《おけつ》を除去し、皮膚を綺麗にしてくれます。精油の王様と呼ばれ、黄金と同じ価値があるといわれているほど。私が美容に使いたい精油ナンバーワンです。

呼吸を深くし情緒を安定させたり、免疫力を高める効果も期待できます。同じく美肌効果やエイジングケア効果の高いローズウッドと合わせてバスソルトやオイルトリートメントに使用するのがおすすめですよ。

4/13

生理の不調に「さばストローネ」

生理中は多くの血を消耗して、肌の乾燥、髪のパサつき、眠りの質の低下、情緒不安定…とさまざまな不調が発生します。血の巡りも悪くなり、生理痛、肩こり、頭痛の原因にも。そんなときに「さばストローネ」。さば、たまねぎ、にんじんと、補血&活血（血を補って巡りをよくする）食材の組み合わせで、生理中のさまざまな不調を予防・改善してくれます。気を巡らせるセロリやたまねぎによって、ＰＭＳのイライラも解消。コクがあって満足度も高い一皿です。

① 鍋に油とみじん切りのにんにくを入れて加熱し、香りが立つまで炒める。
② 水を加え、一口大に切った野菜を加える（写真ではたまねぎ、にんじん、セロリ、キャベツ、プチトマトを使用）。お好みできのこ類を加えてもOK。野菜に火が通ったらトマト水煮缶（ダイス）を加える。
③ さばの水煮缶を加え、コンソメとハーブソルトで味を調える。

さばストローネ

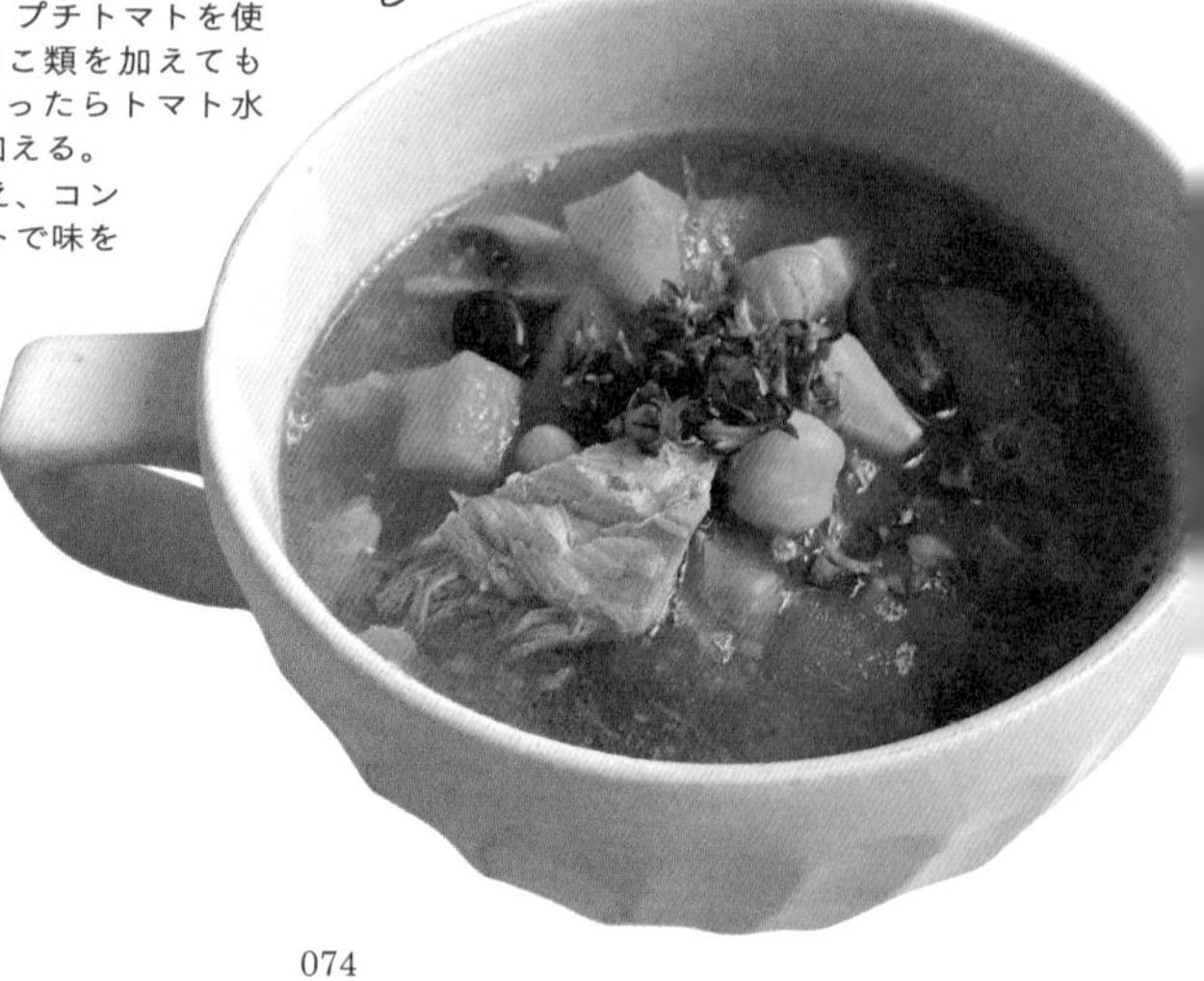

4/14

髪や目のトラブル予防に にんじん

髪のパサつきが気になる人によい食材がにんじん。中医学では、髪は血《けつ》の余りととらえ、血が余るほどあって、初めて髪がきれいになると考えられています。胃腸が弱い人は血の材料になる栄養を上手く消化吸収できないので、血が不足しがち。にんじんは胃腸を優しく元気にしながら血を補ってくれるので、血の不足からくる髪のパサつきの改善に効果的なのです。肌の乾燥や、情緒不安定、眠りの質が悪いなど、血の不足からくる様々なトラブルを改善してくれます。目の健康にも効果的で、パソコン作業などで目が疲れたときにもいいですよ。

体質 **血虚** **気虚** **痰湿**

五性 **平** 五味 **甘**

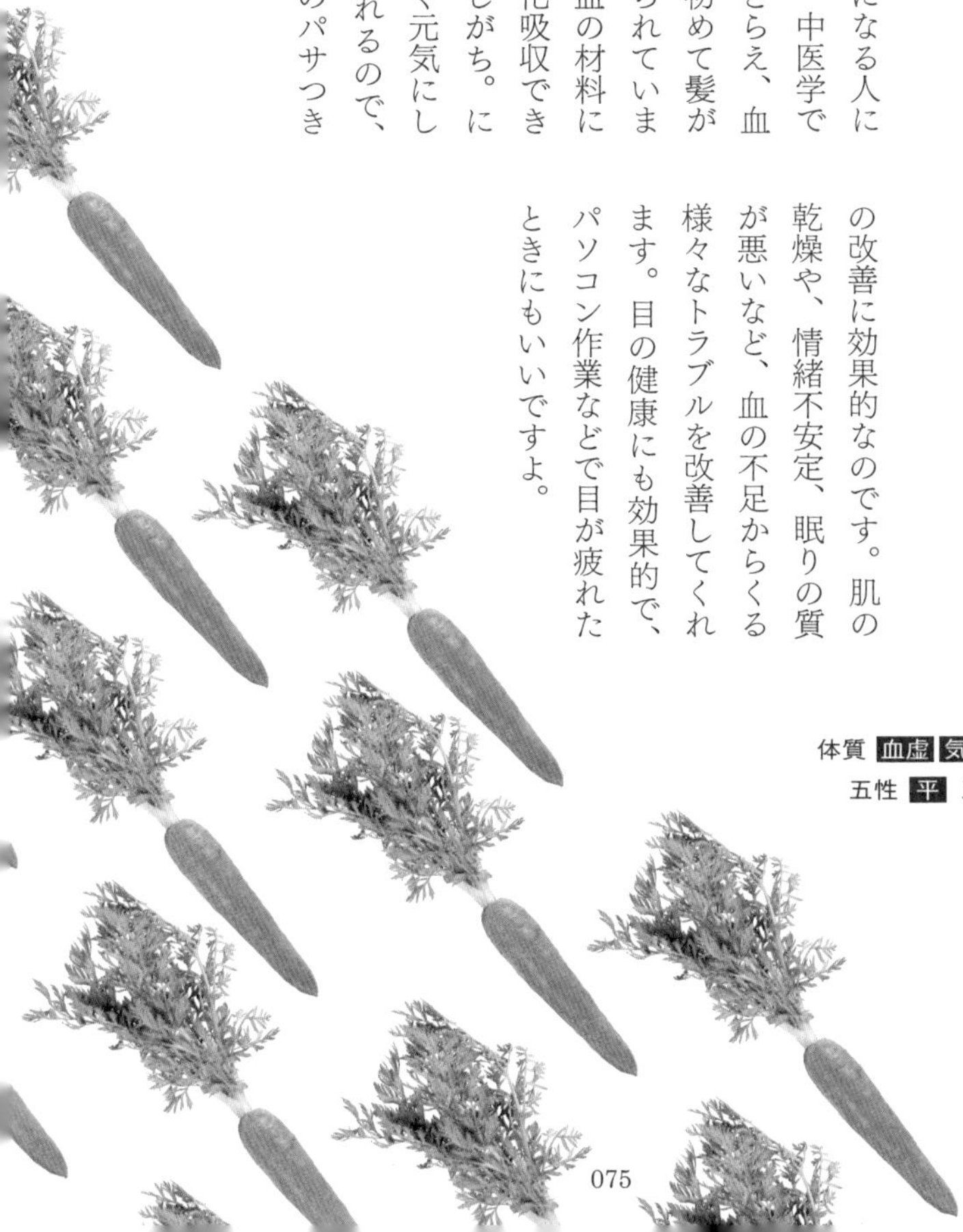

体質 瘀血 気滞 痰湿　五性 温　五味 甘 辛

4/15

くすみやクマを撃退
たまねぎ

まだ肌寒い日が多い春。血《けつ》の巡りが悪くなってくすみやシミ、クマが目立ちやすいときは、たまねぎをとってみて。たまねぎは血を巡らせ、体を温める食材。くすみやクマの解消をサポートしてくれます。

気の巡りをよくする効果や、胃腸の働きを整える効果もあるので、春に多いイライラや、ストレスからくる胃の不調の改善などにも◎。

体質 気虚 痰湿 陽盛　五性 涼　五味 甘 苦

4/16

新生活疲れを感じたら
アスパラガス

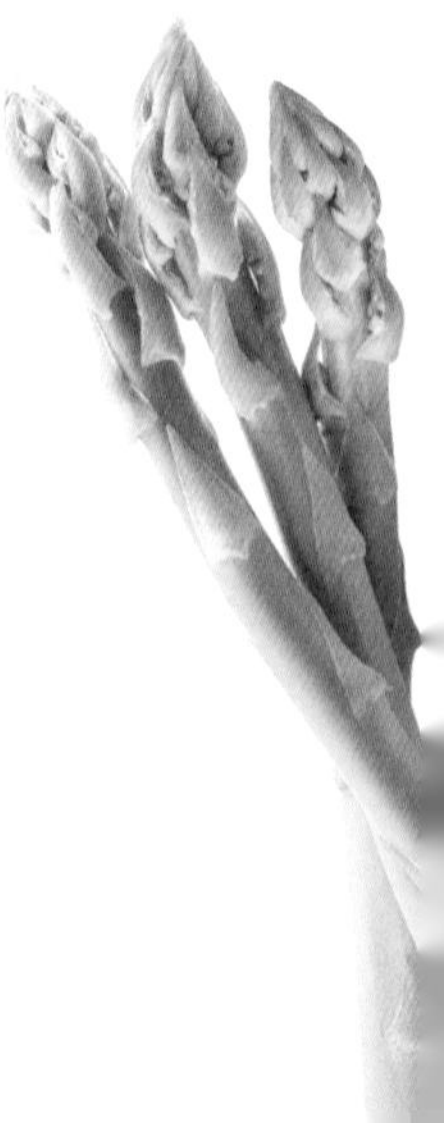

新生活の疲れにはアスパラガスもよいですよ。元気を補う効果があるうえ、疲労回復によいアスパラギン酸も含まれているので栄養学的にもおすすめです。

体に溜まった余分な湿を排出し、むくみを改善するので重だるさによる疲労感も取り除いてくれたり、ダイエット効果も期待できる心強い味方です。

4/17

肌の透明感がアップする あったかスープ

この時期のおすすめたまねぎレシピは「にんじんとたまねぎのうまうまスープ」。にんじんで補った血を、たまねぎで巡らせるよい組み合わせ。ポイントはにんじんもたまねぎもたっぷり使うこと。コンソメや塩の味も少しありますが、感じられるのはほぼ野菜からの旨味。新玉ねぎで作ると甘味が濃くなり、さらにおいしくなります。このスープをよくとっていると、肌の透明感が変わってきますよ。

野菜の甘味が
ぎゅっ！

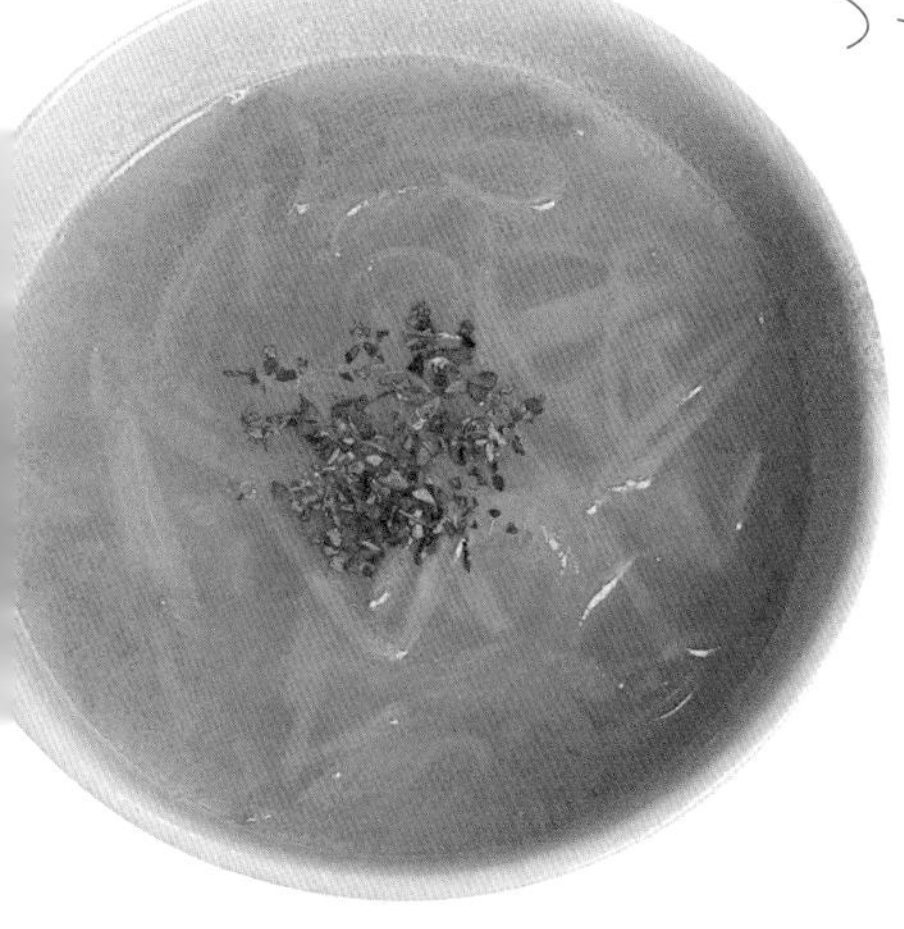

にんじんとたまねぎの うまうまスープ

① にんじんはせん切り、たまねぎは薄切りにする。
② 鍋にオリーブオイルを熱し、たまねぎを加え、しんなりするまで炒める。にんじんを加え、軽く炒める。
③ 水を加えて中火で熱し、煮立ったら弱火で煮込み、コンソメと塩少々で味を調える。あればドライハーブを散らす。

4/18

便秘にイチ押し
黒きくらげ

体質 気虚 血虚 瘀血 陰虚 五性 平 五味 甘

多くの女性が悩みがちな便秘の改善によいのが、黒きくらげ。身近な食材の中でも不溶性食物繊維の含有量が断トツに多いうえ、水溶性食物繊維も含まれ、腸内環境を整える効果バツグン。また、肺を潤す効果もあります。肺と大腸は表裏一体で、肺が潤うと腸も潤い、便秘改善につながるという仕組みです。肺や大腸は肌とも関係が深いため、肌も潤う嬉しい効果が。そのほか、気血を補い、穏やかに血を巡らす効果も。お鍋や味噌汁、炒め物などに入れてモリモリ食べてくださいね。

4/19

生は潤い、加熱は補気
山いも（長いも）

体質 気虚 陰虚 五性 平 五味 甘

山いもは、生薬では「山薬」とも呼ばれ、胃腸を整え体を元気にする漢方薬にも用いられている食材。脾、肺、腎の機能を高める効果があります。また、長いも（2月21日参照）と同じく、調理法によって変わる効果も。生の状態なら潤いを補い、加熱すると気を補う効果に変わります。つまり肌のカサつきや髪のパサつき、空咳、ほてりなど、潤い不足の不調には生のトロトロした状態で。疲れ、倦怠感、毛穴の開きなど、気の不足からくる症状があるときは、ゆでたり、蒸したりしてホクホクさせて食べましょう。

4/20

春の雨が降り注ぐ穀雨《こくう》

春の恵みの雨が穀物に優しく降り注ぐ頃。春の土用（4月18日～5月5日）に差し掛かる頃でもあります。

土用は季節の変わり目。体調を崩しやすい時期なので胃腸（土）を大事にしましょうという古くからの慣しも伝えています。

土は大地。土を耕して豊かにすることで体の土台作りができます。

夏を元気に過ごすためにも今からしっかり胃腸ケアして過ごせると良いですね。

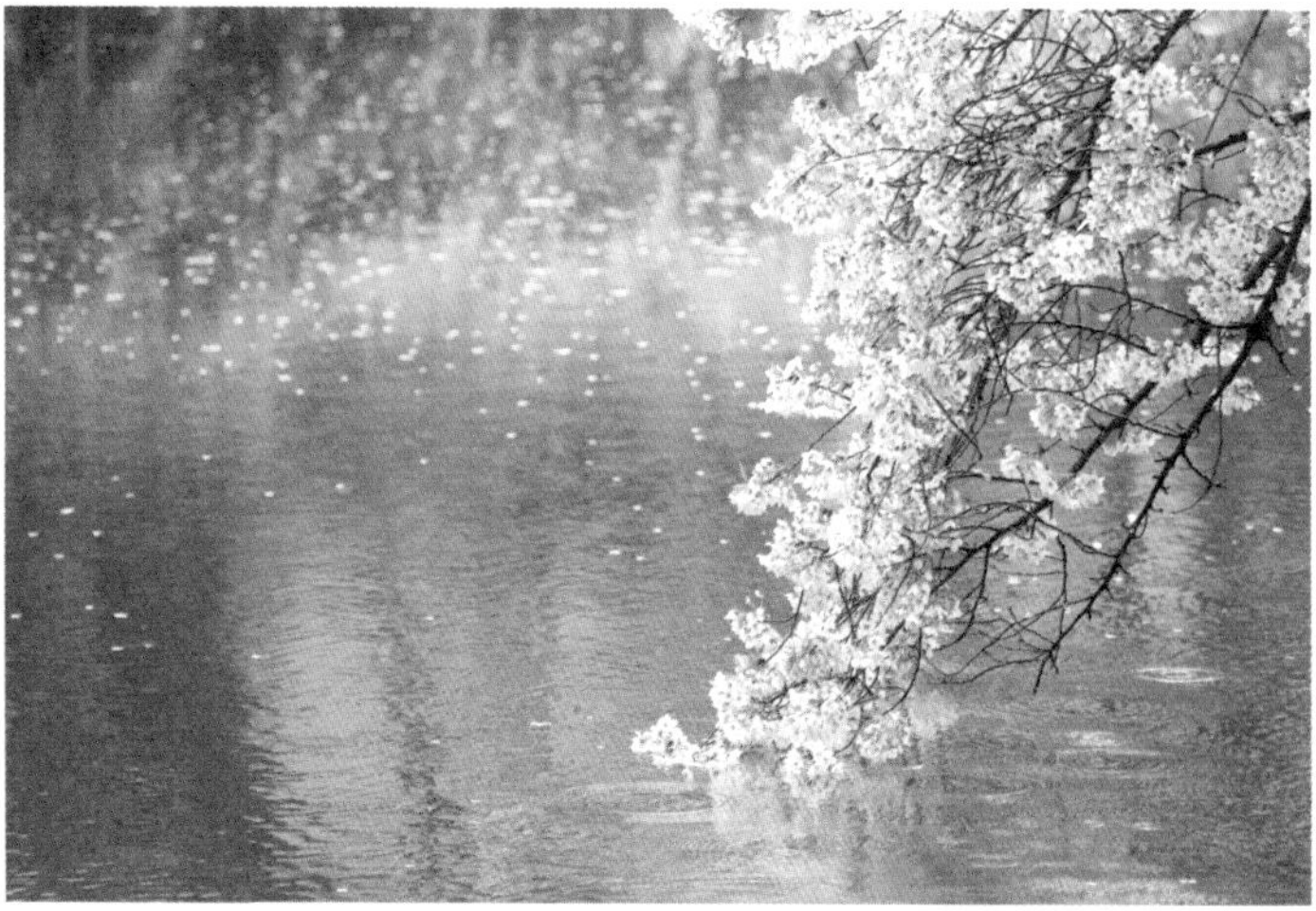

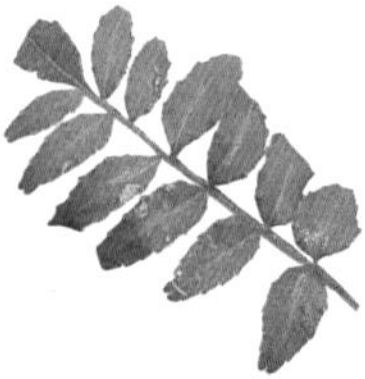

4/21

土用に弱りやすい胃腸をケアするスープ

春の土用の時期。土用は季節の変わり目のことで、各季節の前にある次の季節への準備期間です。土とは「脾《ひ》」、つまり胃腸のこと。胃腸が弱ると不調が出やすい時期なので「山いものほたてあんかけ」でケアしましょう。山いももほたても胃腸によい食材。トッピングの山椒にはお腹を温め、寒さを散らす効果があります。ほっこりと煮た山いもをあんと一緒にスプーンですくって食べると、優しい味わいにお腹も心も癒されます。胃腸を守っておけば体の土台が揺るがないので、少しくらいの気候の乱れには動じなくなっていきますよ。

山いものほたてあんかけ

① 鍋に湯を沸かし、白だしを加え、味を調える。
② 皮をむいた山いもを加え、弱火で煮る。
③ ほたて缶を汁ごと入れ、水溶き片栗粉でとろみをつける。器に盛り、あれば山椒の新芽をのせる。

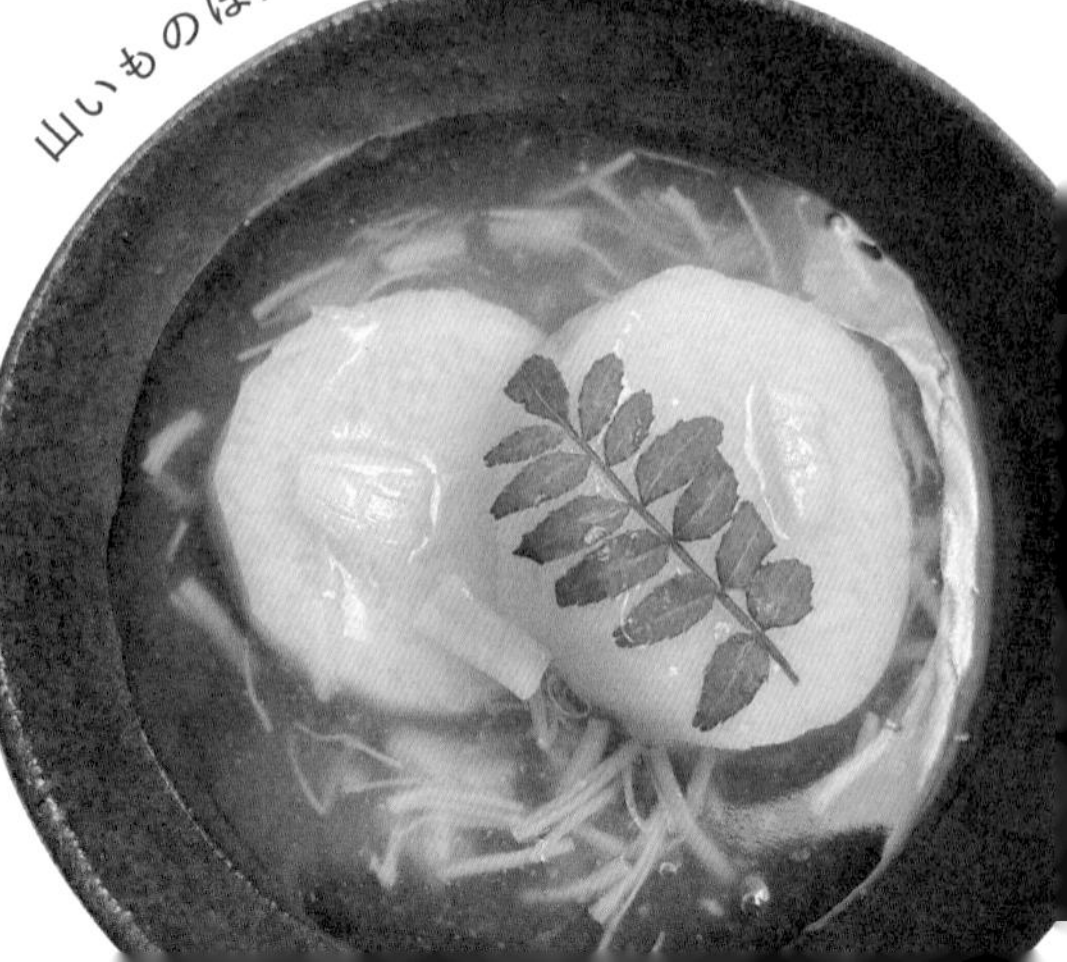

4/22

たけのこ

春先のほてりやむくみスッキリ

体質 痰湿 陽盛　五性 寒　五味 甘

たけのこをゆでたときにふわっと上がる優しい匂いを嗅ぐと、春の訪れを感じます。たけのこは、体の余分な熱や水分を取り除き、春先のほてりやむくみを改善する効果があります。私はせりと一緒にお吸い物にしていただくのがお気に入り。せりも体の余分な水分を排出してくれる食材なので、むくみやすい人にぴったり。春の息吹が口いっぱいに広がります。

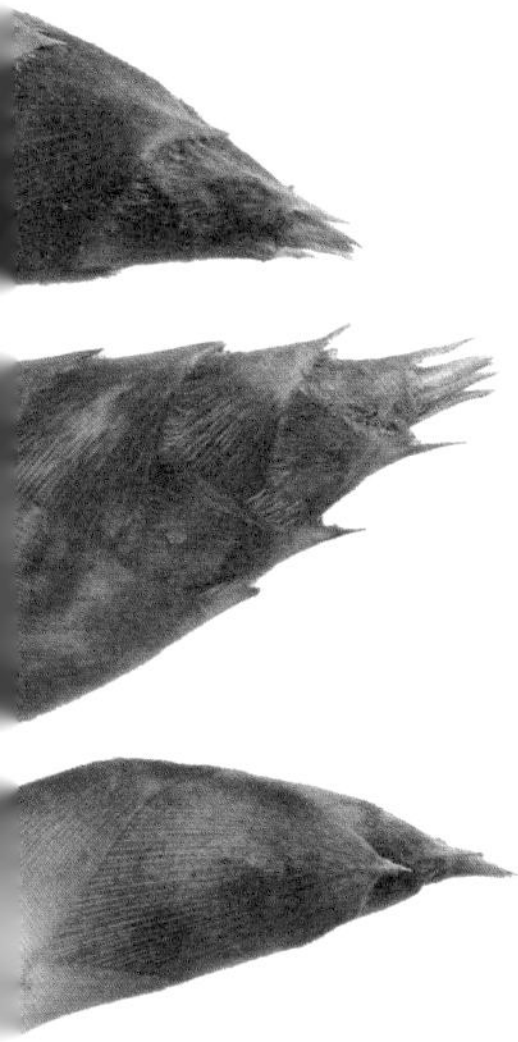

4/23

味噌汁養生

・冷えにはねぎ
・疲れにはキノコ
・潤い不足にお豆腐
・イライラにキャベツ
・エイジングケアに山芋
・むくみダル重にはわかめ
・肩こりクマくすみにさば缶
・お腹を元気にしたい時はかぶ

味噌はお腹を温め、胃腸を健康にし、気を益《ま》し、血の巡りを良くし、解毒してくれる最高の食材。体に合わせて具材を選んで簡単味噌汁養生。

4/24

イライラ、ソワソワを鎮める あさり

体質 陰虚 痰湿 陽盛　五性 寒　五味 甘 鹹

あさりは春と秋が旬。産卵のため、この時期のあさりは栄養をたっぷり蓄え、身がふっくらとしておいしくなります。情緒を安定させる安神効果があり、春のイライラにぴったり。体の余分な熱を冷ます、余分な水分を取り除く、胃痛を和らげる、痰を取り除く、体液を生み出し、渇きを止める、血を補うなどの効果もあります。

寒性食材なので、冷えやすい人は、しょうがなど体を温める薬味と一緒にとりましょう。

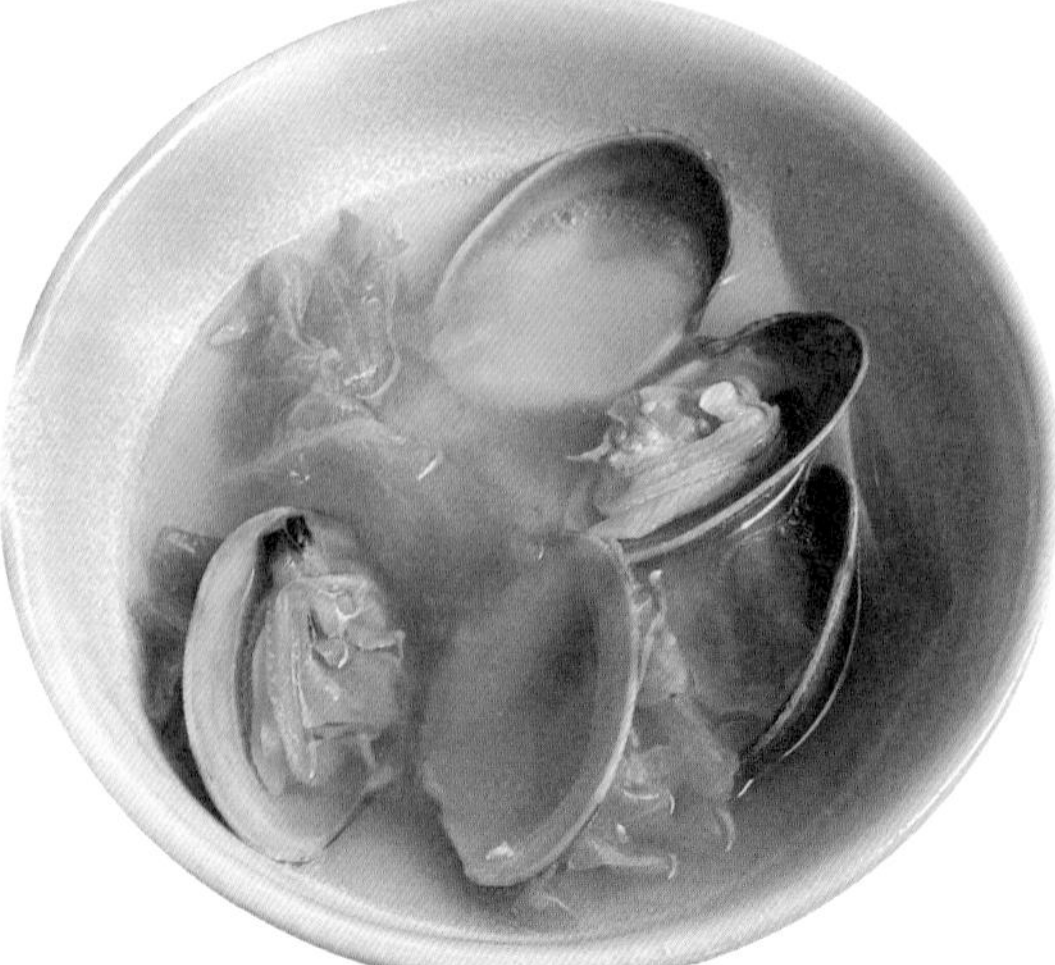

春キャベツとあさりのスープ

① 鍋にオリーブオイルを入れて熱し、みじん切りのにんにくを加えて炒める。
② 香りが立ったら砂抜きしたあさりを入れ、料理酒（または白ワイン）を加えて蓋をし、酒蒸しにしする。
③ あさりの殻が開いたら、水と刻んだキャベツを加え、煮る。
④ キャベツに火が通ったらコンソメを加えて味を調える。

※4月6日もあさりレシピです。

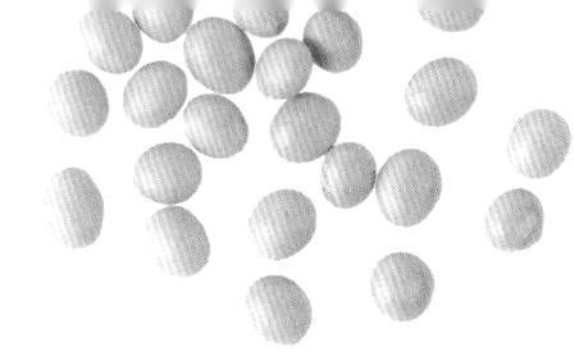

4/25

疲れにくい体作りに
大豆

体質 気虚 痰湿　五性 平　五味 甘

胃腸が弱く疲れやすい人や、むくみやすい人によい食材が大豆です。大豆には消化器を健康にする効果や、元気を補う効果、利尿作用、解毒作用、母乳の出をよくする効果などがあります。特に薄皮の部分の力が強いので、薄皮ごと食べるのが理想的。煮ると時間がかかるけれど、市販の大豆水煮を使えば、煮物やスープ、サラダなどにちょい足しして手軽にとることができます。

毎日少しずつ、よく噛んで食べると疲れにくい体になっていきますよ。

4/26

脂肪の分解を促す
プーアール茶

体質 痰湿　五性 寒（10年以上発酵させたものは温）
五味 苦 渋

プーアール茶は、酸化発酵を止めた緑茶を麹菌で発酵させて作るお茶で、別名「黒茶」とも呼ばれます。プーアール茶には未消化物を取り除く働きがあり、消化不良のときや、お腹の張りが気になるときに効果的。脂肪を分解する働きもあるとされるのでダイエットにもよく、脂っこいものを食べるときのお供にぴったり。ほかにお酒の解毒作用、体内の余分な水分を排出する効果も。独特のスモーキーな香りを楽しみながら味わって。

4/27

急に暑くなった日、素早く潤いを補うなら「いちご豆乳」

急に暑い日が続いて、汗がタラタラ、手足はホテホテ、肌はカサカサ、のどはカラカラ。こんな潤い不足の陰虚の人は、「いちご豆乳」を飲んでみて。いちごと豆乳は、体を潤し、余分な熱を冷ます効果があります。ムースみたいなフワッとした食感で、豆乳のほんのりした甘さといちごの爽やかな酸味がベストマッチ。豆乳が苦手な人もこれなら飲めるはず。

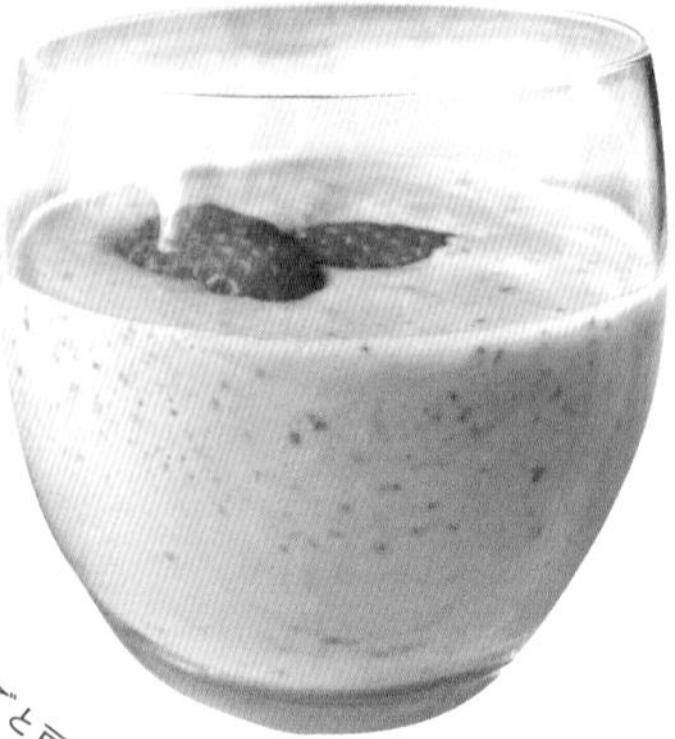

いちご豆乳　いちごと豆乳を好きな割合でミキサーにかけるだけ。

4/28

天然のマルチビタミン
なつめ

体質 気虚 血虚 陽虚　五性 温　五味 甘

日本ではまだあまり馴染みがないですが、中国では天然のマルチビタミンと呼ばれ、家庭に必ず常備されているなつめ。漢方薬では「大棗《たいそう》」として様々な処方に使われ、薬膳でも胃腸の作用を助け、気血を補い、情緒を安定させ、他の生薬の作用を調和する働きがあります。

クヨクヨ落ち込みやすい時や、眠りの質が悪い時には特におすすめ。なつめは古くから「1日3個食べると老いない」と言われ、楊貴妃や西太后が日々好んで食べていたことでも有名です。

自然な甘味でおいしいので、おやつの置き換えやお茶の甘味付けに入れても。食べすぎには気をつけて。

※痰湿タイプやお腹が張る時は控えめに。

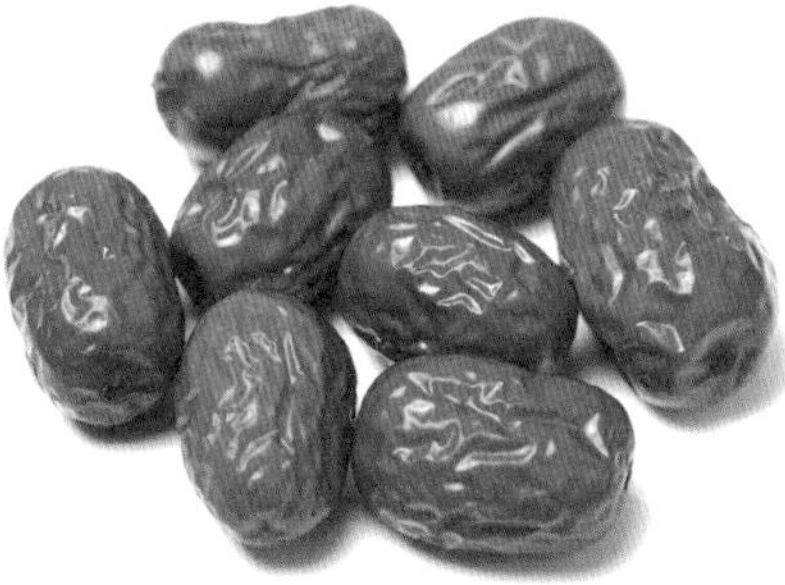

4/29

お腹の冷えに小指スリスリ

お腹が冷えて痛くなってしまった時の対処法。両手を開き小指側の側面を合わせてスリスリ擦り合わせる。ポカポカするまで温めるとお腹の痛みが緩和します。

手の小指側面には「小腸経《しょうちょうけい》」の経絡が通っているので、そこを優しく刺激して温めればいいいのです。

ポカポカしたその手を重ねて、おへその下あたりをじんわり温めてあげるとさらに効果的。お腹を冷やさないよう気をつけてくださいね。

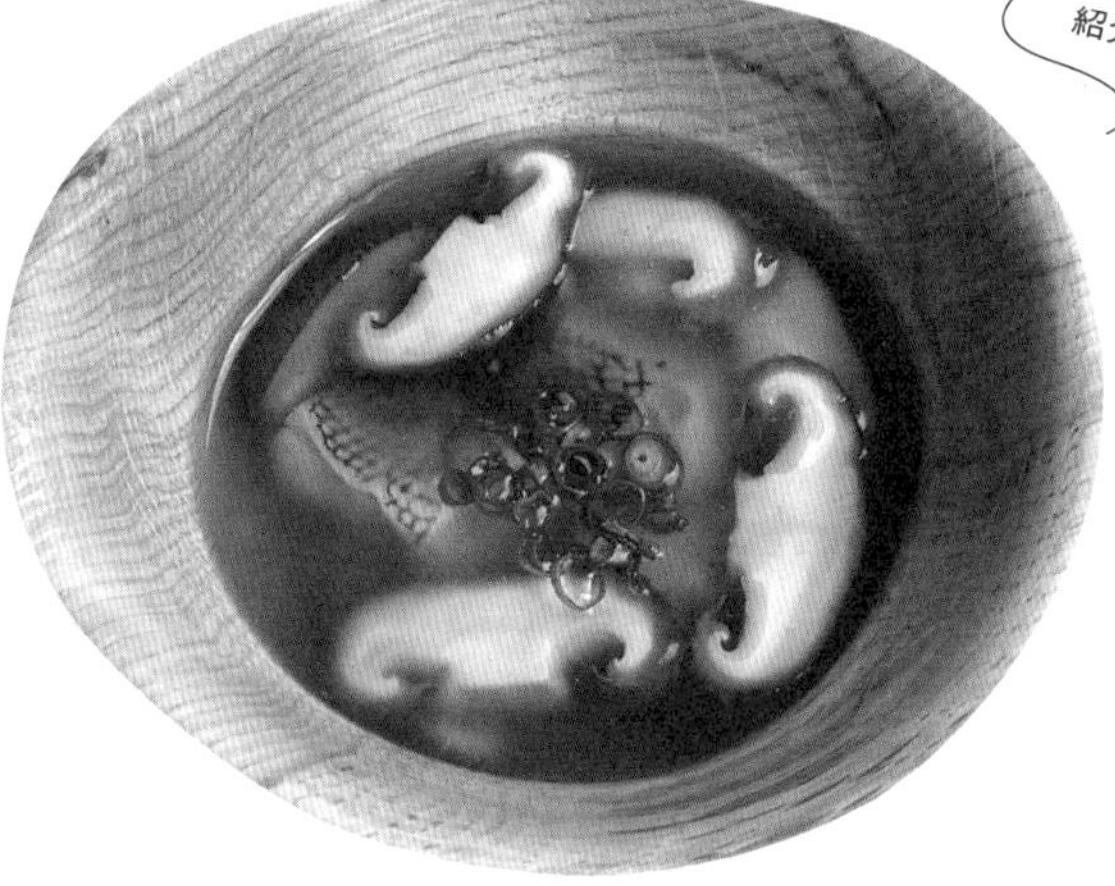

5月6日でも
たらのレシピ
紹介しています

たらとしいたけのトロトロスープ

① 鍋に湯を沸かし、一口大に切ったたらとスライスしたしいたけを入れてコトコト。
② 酒、白だし、醤油で味を整え、片栗粉でとろみをつける。

4/30

たら

寒暖差の疲れを癒す

体質 気虚 血虚 瘀血 痰湿　五性 平　五味 鹹

寒暖差が大きいと、体温を維持するために体はずっと頑張りっぱなし。自律神経が乱れて、心も体も疲れやすくなります。息切れや汗がジワジワ漏れ出てしまうときによいのが、たらです。白身魚は、胃腸に負担をかけずに、しっかり気血を補うことができます。「たらとしいたけのトロトロスープ」のように、たらと同じく気を補うきのこと一緒に、鍋やスープに入れたり、炒めたりしてとると、体のバリア機能が高まり、寒暖差に負けない体になっていきますよ。

5/1

形の似たもので補う

薬膳では、補いたい所に形や見た目の似たものを用いるという考え方があります。

例えば、脳を補いたい時はくるみを。腎を補いたい時は豆を。目を補いたい時はにんじんを。胃を補いたい時はしょうがを。

とても不思議ですが、現代の栄養学的にみてもくるみはオメガ3が豊富でブレインフードと呼ばれていたり、にんじんはビタミンAが豊富で目の健康に効果的など、実際に理に適っているのです。数千年も前からそれが分かっていたのは本当にすごいですよね。

5/2

むくみ改善に レタス

体質 瘀血 痰湿 陽虚 五性 涼 五味 苦 甘

レタスはむくみ改善によい食材。体の熱を取り除きつつ利尿作用があるので、温度と湿度が上がってきたこの季節にぴったり。のぼせほてりや、便秘の改善にも役立ちます。優しく血《けつ》の巡りをよくする働きもあります。ちなみに、レタスは芯の部分に爪楊枝を２〜３本刺してキッチンペーパーで包んで冷蔵保存すれば、鮮度が保たれ、最後の１枚までパリッパリの状態をキープできます。この方法を農家の方のＳＮＳで知って以来、我が家のレタスにはいつも爪楊枝が刺さっているんですよ。

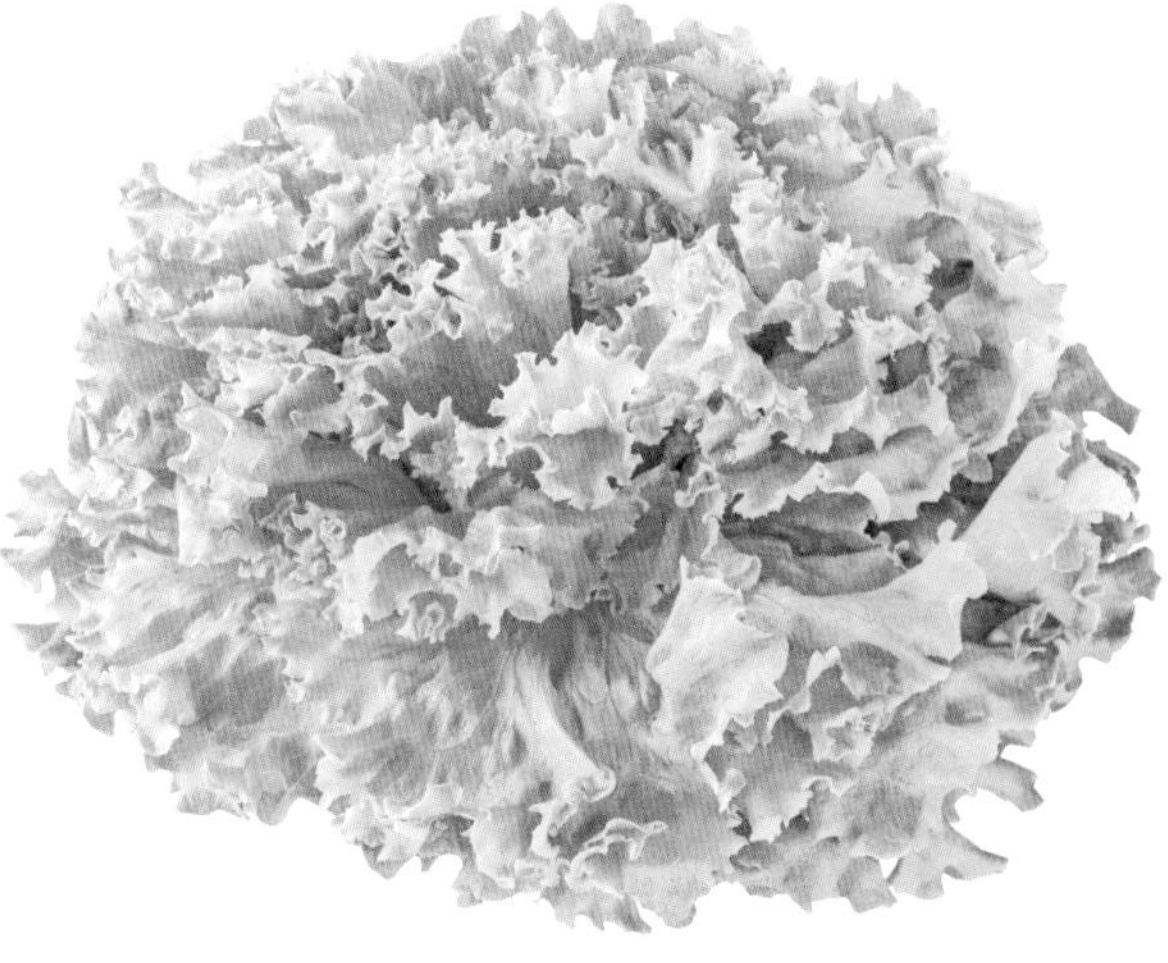

5/3 美顔、腸活に アボカド

体質 気虚 五性 涼 五味 甘 酸

薬膳には「性味表《せいみひょう》」という辞書のような本があり、さまざまな食材の効能が書かれているのですが、「美顔」という効能が書かれている食材は数少なく、そのひとつがアボカド。それを見ただけで、〝食べなきゃ〟という気持ちになりますよね（笑）。腸を潤す、便通をよくする、お腹を元気にするという効果もあるので、腸活にもよいい食材。野菜のプロの方に教わった失敗しないアボカド選びのポイントは「ヘタがついていること」。ヘタが取れているものは中が黒くなってしまっている可能性が高いそうです。おいしいアボカドを選んで、「美顔」を目指しましょう。

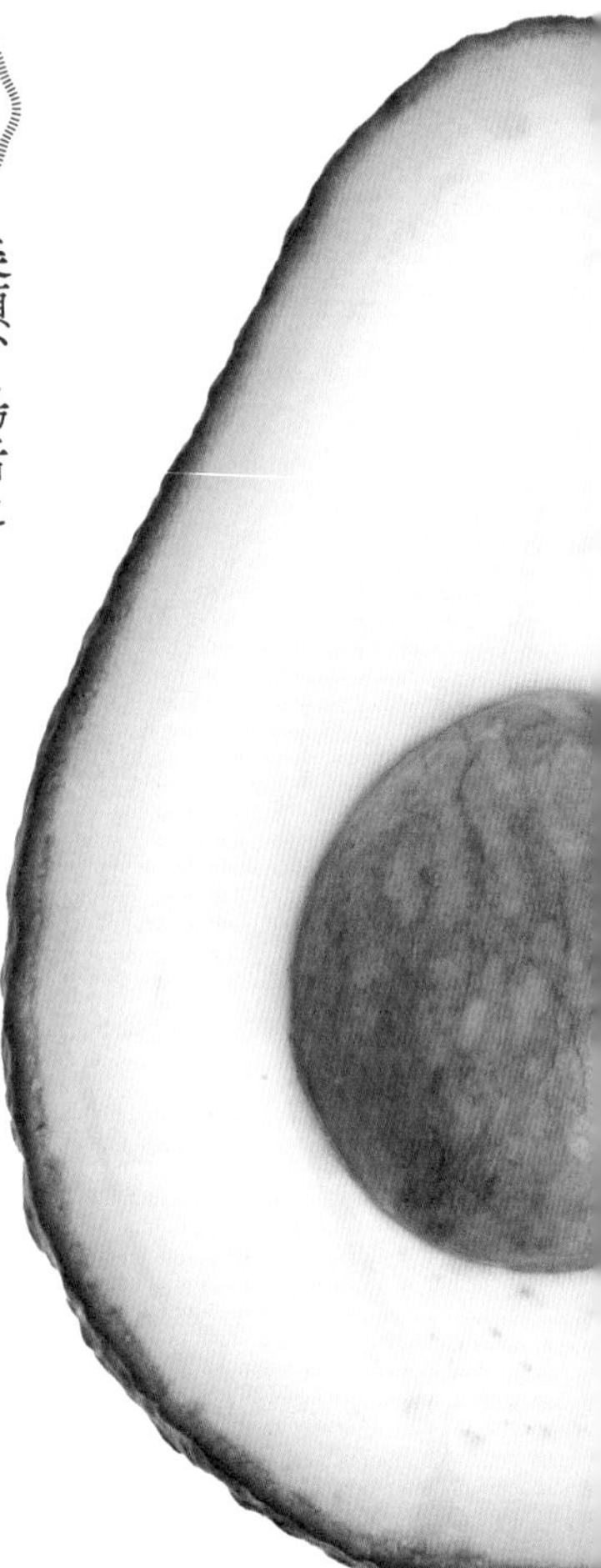

5/4

しっとりツルスベ肌を叶える「アボカドのアーモンドミルクポタージュ」

「美顔」効果のあるアボカドをたっぷりとりたいときによいのが、「アボカドのアーモンドミルクポタージュ」。アボカドに、腸を潤して便通をよくしたり、胃腸を健康にしたり、血を養う効果のあるアーモンドミルクをミックスし、皮膚を潤す松の実をトッピング。カサついた肌がしっとりツルスベに。アボカド好きにはたまらないトロトロ濃厚ポタージュです。鶏がらスープの代わりにはちみつを加えるとデザートスープとしても楽しめます。

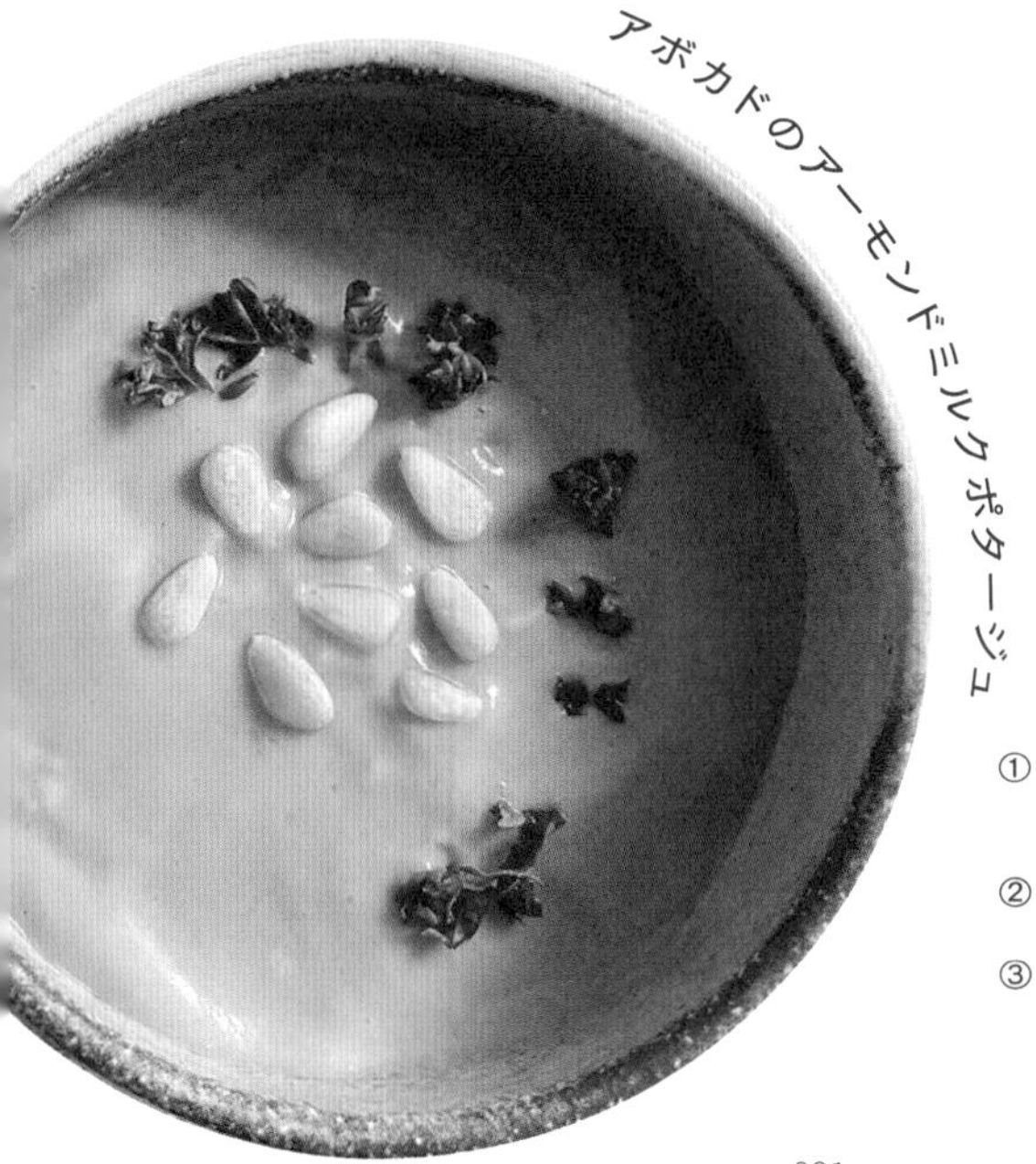

① アボカド1/2個の皮をむき、一口大に切ってミキサーに入れる。
② アーモンドミルク100㎖を加え、ミキサーにかける。
③ 鍋に移し、中火にかけ、鶏がらスープで味を調える。

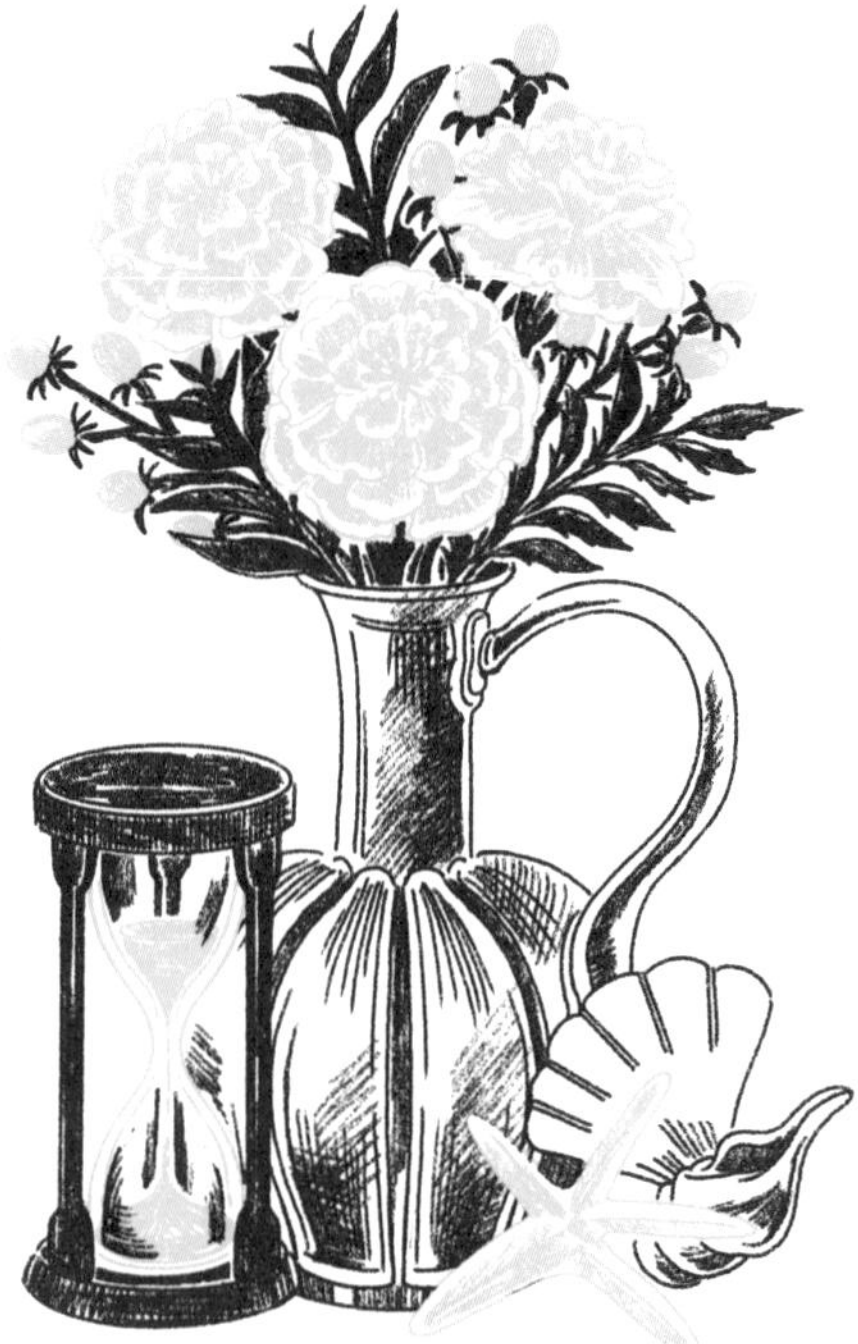

Chapter 2

夏

SUMMER

夏の薬膳三ヶ条

陽の気が盛んになり、
自然界のエネルギーが最も活発になる夏。
アクティブに過ごせる時期ですが、蒸し暑さから
体に余分な熱がこもりやすく、汗をかき過ぎたり、
冷たいものをとり過ぎたりすると夏バテを起こすことも。
秋に疲れを持ち越さないよう養生を心がけましょう。

1 夏の不調 心《しん》に熱がこもり喜が高まる

五臓の「心」と関係が深い季節。暑さから心に熱がこもると、ほてりや動悸、不眠などの不調が出やすくなります。また、夏は感情では「喜」と関係し、気持ちが活性化します。心に熱がこもると「喜」の感情が強まり、興奮して寝つきが悪くなることもあるので、気持ちを穏やかに保って。

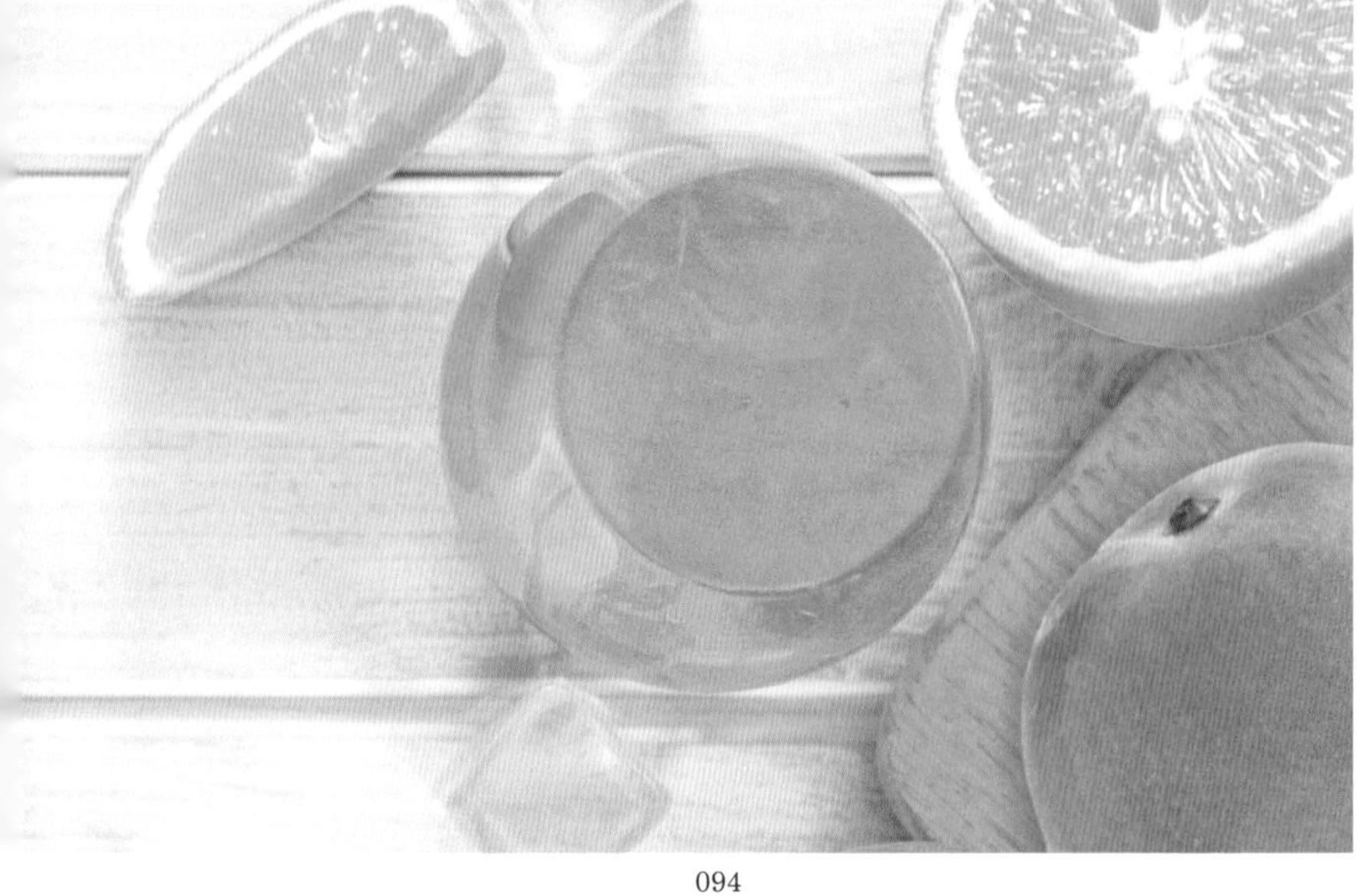

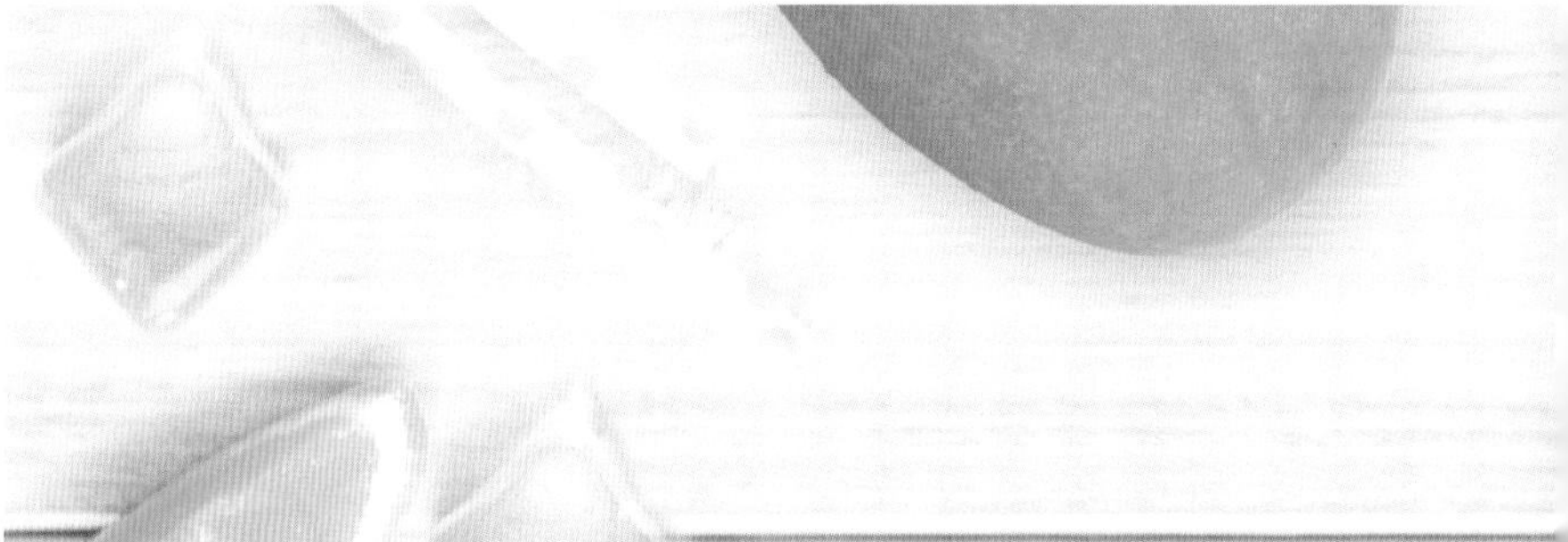

2 不調の場所 舌や顔面

心に熱がこもると変調が現れやすい部分が、「舌」。舌の先が赤くなりやすくなります。特に心に熱がこもって眠れなくなると、舌先が真っ赤になることも。また、もうひとつ変調が現れやすい部分が「顔面」。心に熱がこもると、顔面が赤く紅潮しやすくなります。

■苦味の食材
ゴーヤ、グレープフルーツ、緑茶、アロエ

■赤い食材
にんじん、ベリー類、なつめ、赤身肉、赤身の魚

■おすすめドリンク
緑茶、麦茶、ミントティー、カモミールティー、ハイビスカスティー

3 対策 苦味と赤い食材

夏によい五味が「苦味」。苦味には熱を取り除く働きがあります。熱がこもったら、ゴーヤやグレープフルーツ、緑茶など苦味食材を。また、夏に対応する五色は「赤」。夏は心に負担がかかりやすくなりますが、赤い食材には心血を補う効果もあります。にんじんやベリー類、なつめ、赤身肉など赤い食材をとって。

5/5

立夏《りっか》
夏野菜を取り入れて

二十四節気の「立夏《りっか》」の頃。五月晴れという言葉の通り、爽やかに澄み渡る青空に新緑が美しい季節。夏の始まりです。年々夏の暑さが増してきて体力がもたないというご相談が増えています。

　暑い日でも、できるだけ冷たいものをとりすぎないよう気をつけて、夏バテ対策できるとよいですね。トマトやきゅうり、ナスなど、体の余分な熱を取り除いてくれる夏野菜を取り入れて調整すると、本格的な暑さにも対処できるようになりますよ。

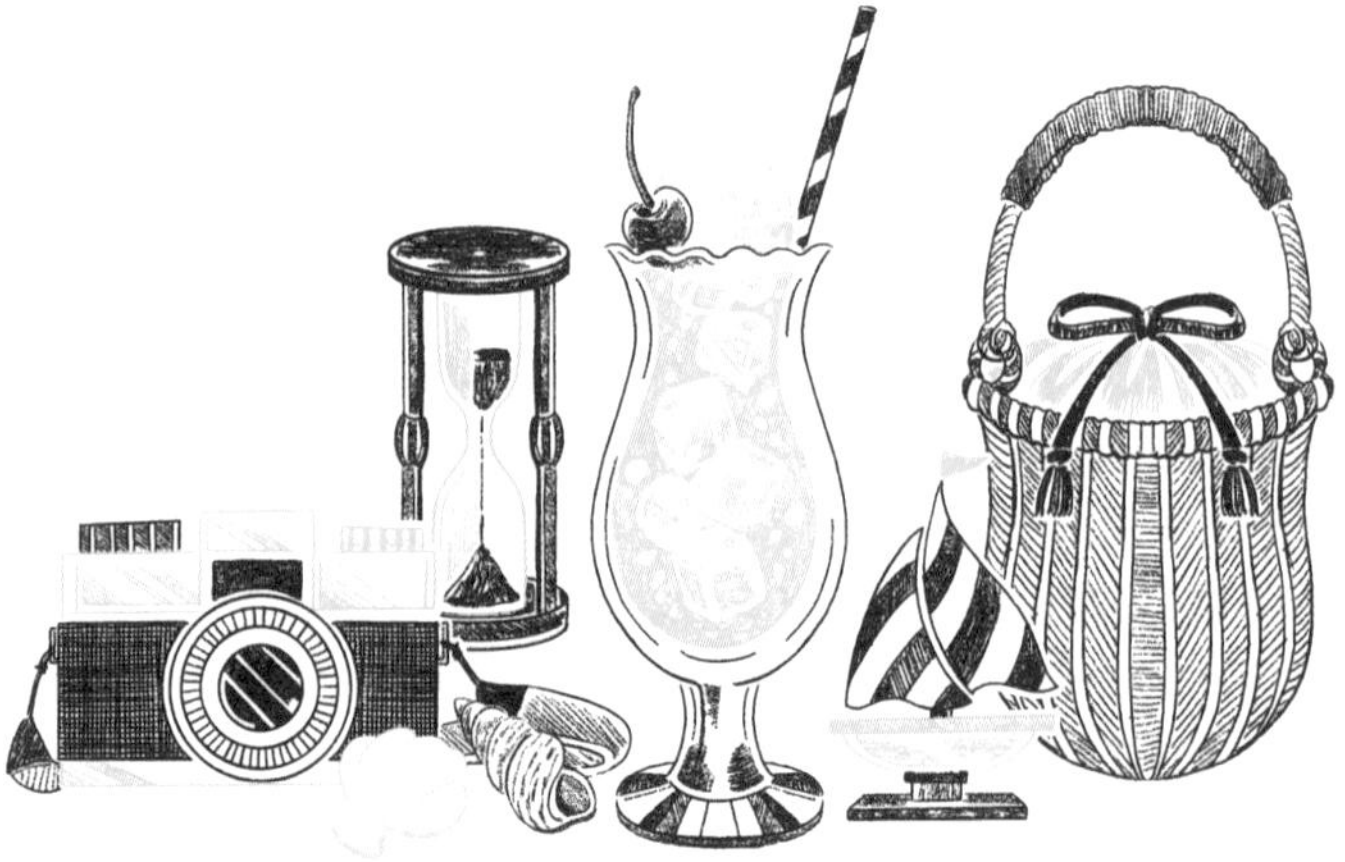

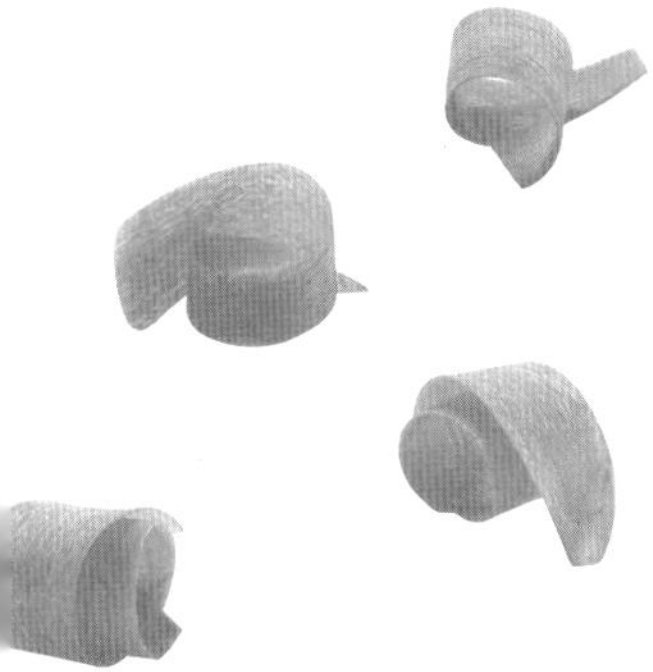

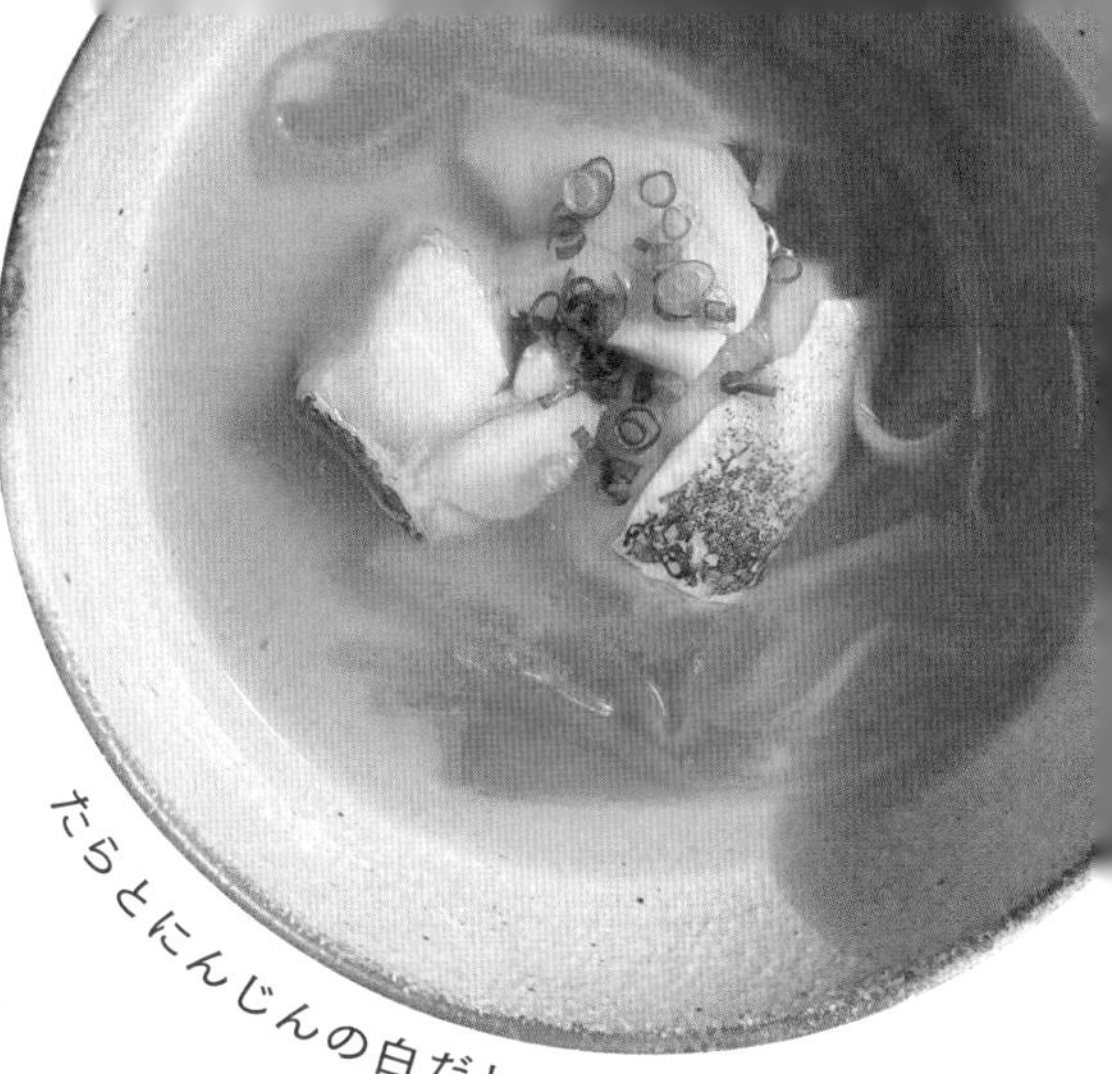

たらとにんじんの白だし

① 鍋に湯を沸かし、ピーラーでスライスしたにんじんを入れて軽く煮る。
② 食べやすいサイズに切ったたらを加え、白だしで味を調え、片栗粉で少しとろみを付ける。

5/6

クラクラ、フラフラに たらとにんじんの白だし

疲れやすくて、ふとした瞬間にすぐクラクラと立ちくらみ。生理の時はさらにフラフラ…。これは気血不足の状態です。こんなタイプの人のほとんどは胃腸が弱いので、気血を補おうとお肉をガッツリ食べても全然吸収してくれず、それどころか胃腸の負担になって逆効果。こんなときは優しい白身魚のレシピ「たらとにんじんの白だし」にしましょう。

たらは、胃腸が弱って気血を補いたいときにぴったり。にんじんも胃腸を元気にしつつ、補血してくれる素敵な組み合わせです。トロッと優しい食感で、ひと口目からお腹が元気になる感じ。たらの旨味とにんじんの自然な甘味がとっても合います。優しいおだしでじわじわ元気を補ってくださいね。

5/7 酸味と甘味の組み合わせ

薬膳の特徴的な考え方のひとつとして「味の組み合わせ」があります。
味と味を組み合わせると新たな効能が生まれるって面白いですよね。

酸《さん》甘《かん》化《か》陰《いん》

酸味×甘味は陰（潤い）に化けるという意味。はちみつレモンはまさにこれ。酢の物に少しだけ甘味を足したりすると、潤いを補うことができます。果物の場合は、単体でも酸味と甘味があるので、潤いを補う力があるのです。

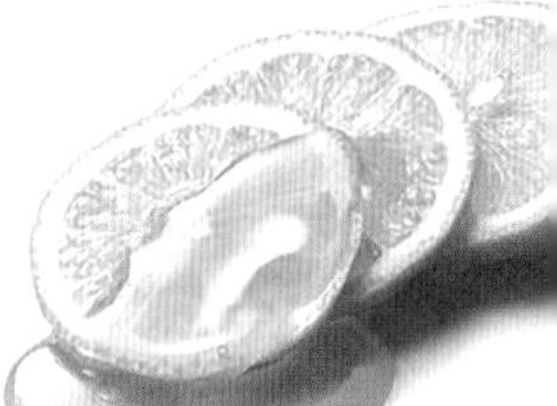

5/8 辛味と甘味の組み合わせ

辛《しん》甘《かん》化《か》陽《よう》

辛味×甘味は陽（熱）に化けるという意味。生姜と黒糖のドリンクなどは体を温めたい時に使います。
四川料理などの辛い料理に少し甘味が入っているのは、「体を温める」という効能もあるのです。組み合わせを知っておくと活用の幅が広がりますね。

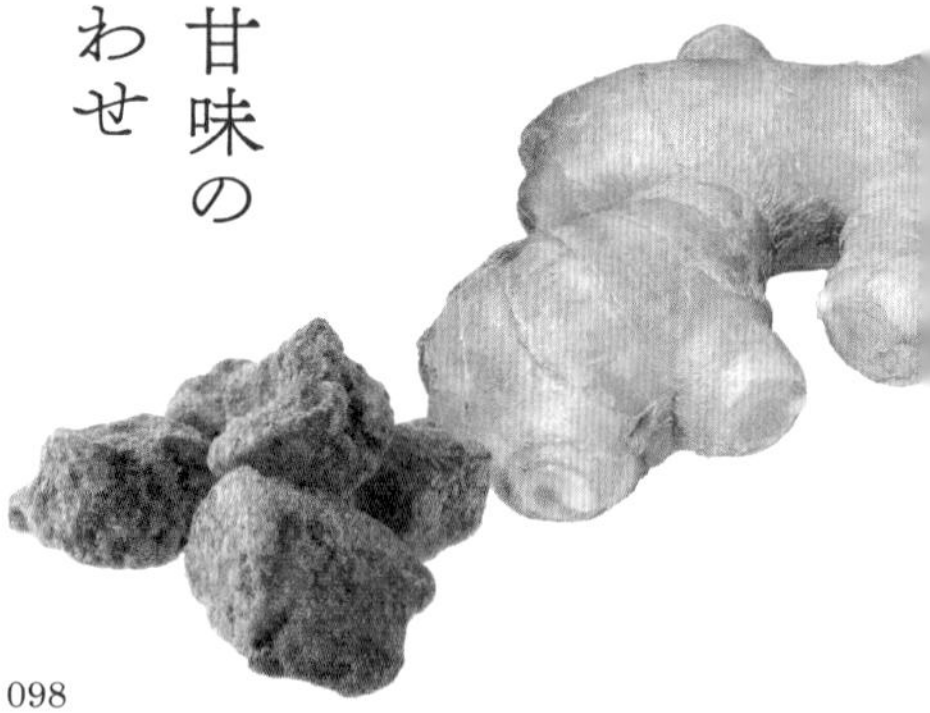

5/9

爪が割れやすいときに プルーン

体質 血虚 瘀血　五性 平　五味 甘 酸

爪が割れやすくてコーティング剤が欠かせなかったり、巻き爪、爪が白っぽいなどのトラブルがある人は、血《けつ》が不足した血虚のサイン。血は爪の後に髪に行くとされるので、髪のパサつき、枝毛や切れ毛などの症状も血虚の可能性が。そんな時におすすめの食材が、プルーンです。血を補うだけでなく、血の巡りも促します。血を補うと、眠りの質もアップ。生命エネルギーである「腎《じん》」も補うので、エイジングケアにもよく、目を健康にする効果も。小腹が空いたら、お菓子よりプルーンを。クヨクヨした日には安神効果の高い紅茶と組み合わせたプルーンレモンティーを飲んで、さっさと寝てしまいましょう。

プルーンレモンティー

① ティーカップにプルーンを入れる。（プルーンはサイズによってお好みの量でOK。写真では小粒のプルーンを5個使用）
② 紅茶を注ぎ、レモンを添えたら完成。少し時間をおいて、プルーンがふやけた頃に飲むのがおすすめ。

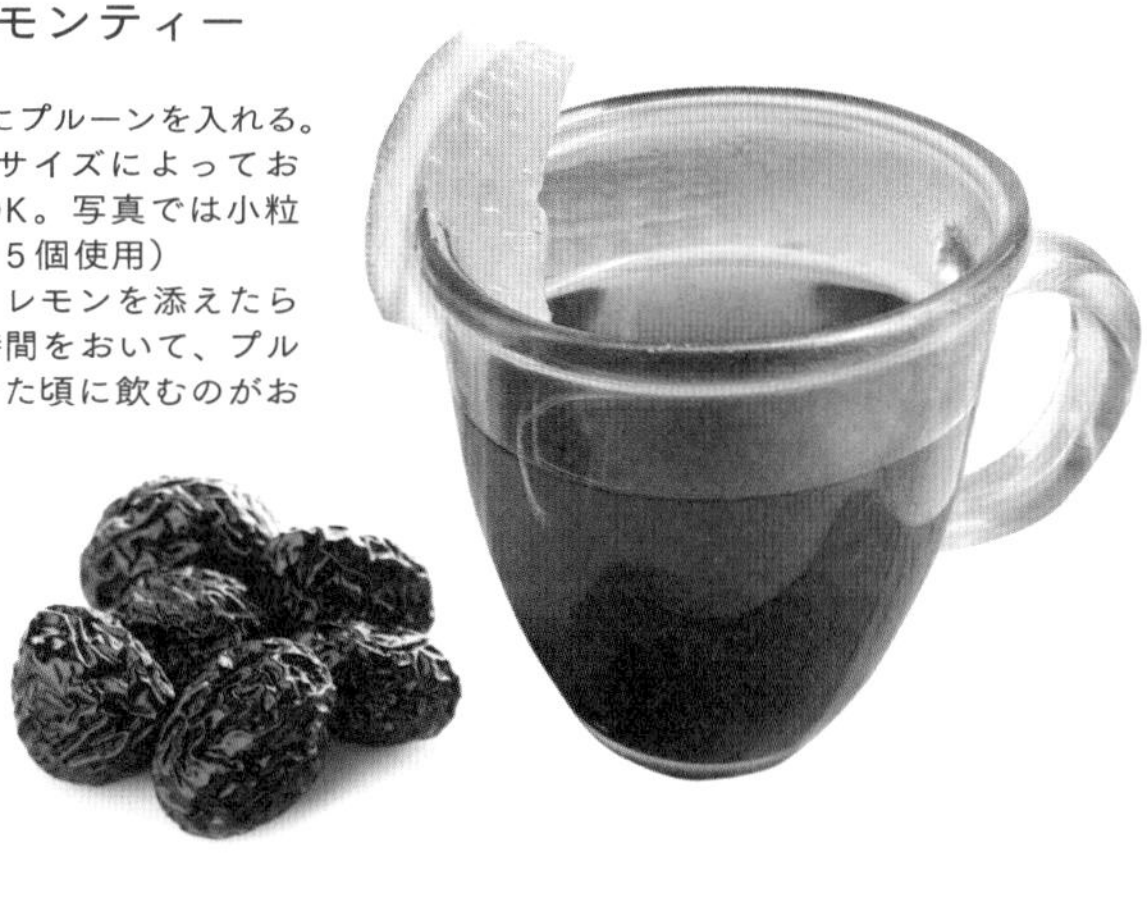

5/10

5月病に ローズマリー

5月に起きやすいのが無気力感、憂鬱感です。不安感や全身の倦怠感なども出やすい季節。食欲もないから食養生にも気持ちが向かない…そんな時は精油の力が役に立ちます。

おすすめの精油はローズマリー。気血の巡りを良くし、消化を促進します。脳の血流アップの効果もあり、シャキッとやる気を出してくれます。

洗面器にお湯を張り精油を垂らし、手首まで温める「手浴」をすると、不安感を和らげる働きのある労宮《ろうきゅう》や神門《しんもん》のツボを温める事ができますよ。

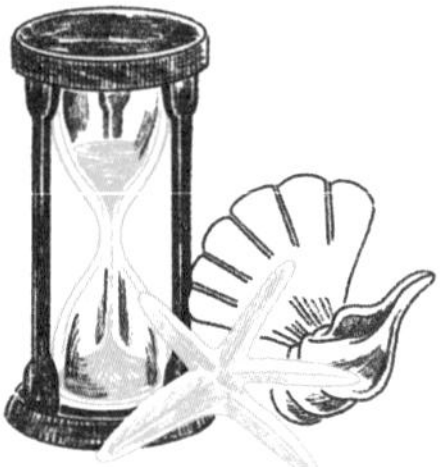

体質 **気虚** **陰虚**　五性 **温**　五味 **辛** **甘** **苦**

5/11

お腹を温めて消化を助ける かぶ

胃腸が弱っていたら大根とかぶをとりましょう。どちらも消化を助けてくれる効果があります。ただし、大根は涼性で、かぶは温性なので、雨降りの急な寒さでお腹が冷えるような時には、かぶがおすすめ。食べすぎによる胃もたれや、未消化物がお腹にたまって眠りの質が悪いときにもよいです。五臓を補う、潤いを補う、気を下す、咳を止める、解毒などの効果もあります。かぶは葉にビタミンCが多いので、葉も捨てずに食べてくださいね。

かぶとほたてのほっこりスープ

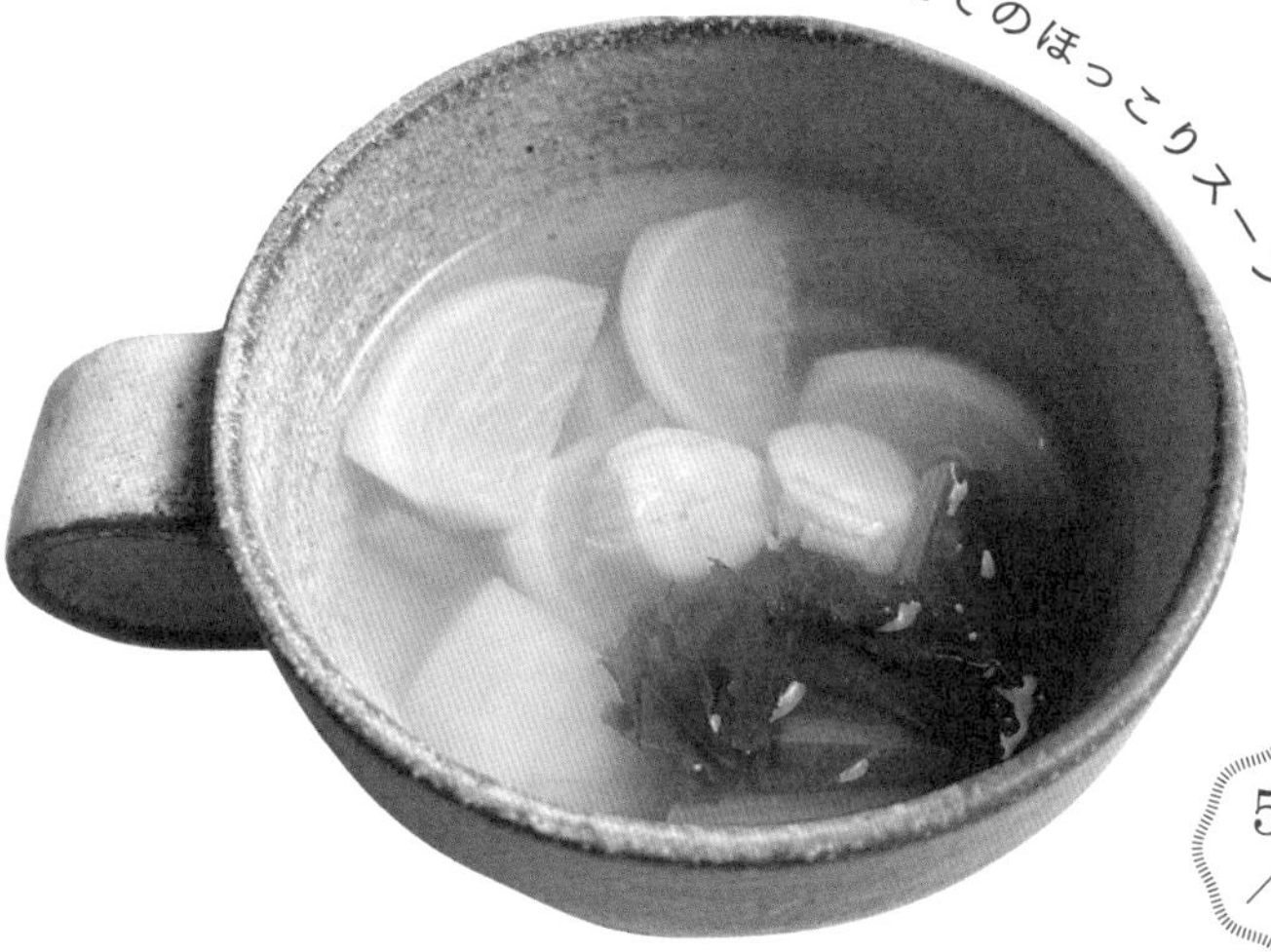

5/12

寒暖差の胃腸トラブルにかぶのスープ

昨日までは真夏のような天気だったのに、急な冷え込みで体がついていけず、寒さと湿気にやられて胃腸の調子が悪い…。そんな日は「かぶとほたてのほっこりスープ」。かぶもほたても胃腸によい食材。ほたての旨味と、かぶの柔らかく優しい食感がジュワーッと口の中に広がるたまらないおいしさ。お腹がぽかぽか温まりますよ。

① 鍋に湯を沸かし、くし切りのかぶを柔らかくなるまで煮て、刻んだ葉を加え、再び煮る。
② ほたて（缶詰めでもOK）を入れ、鶏がらスープで味を調える。

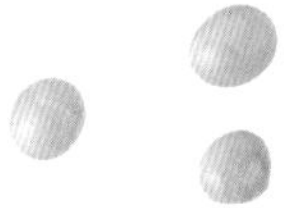

5/13

豆

むくみや疲れに

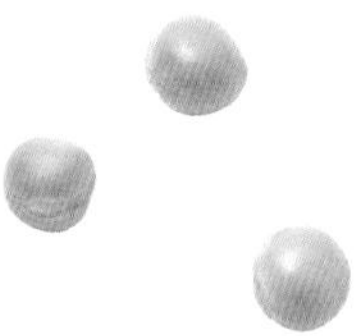

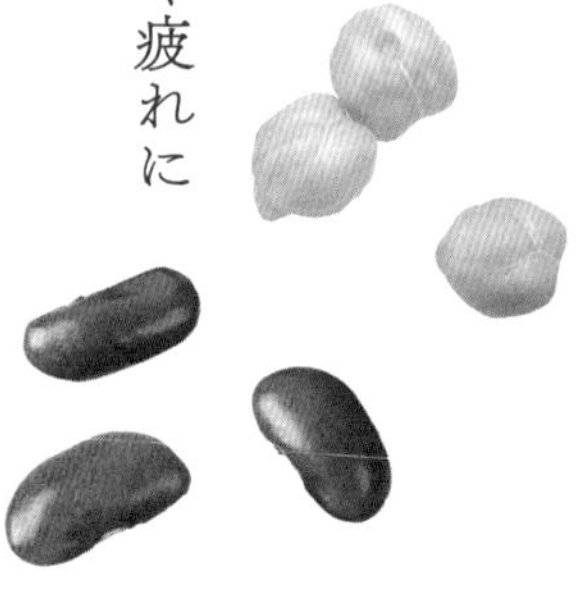

大豆、ひよこ豆、青えんどう豆、赤インゲン豆と、さまざまな種類がある豆。豆は「脾《ひ》（消化器系）」を元気にし、余分な水分を排出する効果があります。雨の日に胃腸の調子が悪くなったり、むくみやすくなったり、体が重だるくなる人に特におすすめ。気を補う効果もあるので、疲れて元気が出ないときにもよいです。市販の蒸し豆や水煮などなら、そのままスープやサラダなどにサッと使えるので手間要らずですよ。

体質 **痰湿** **陽盛**　五性 **寒**　五味 **鹹**

5/14

昆布

ニキビ、エイジングケアに

昆布などの海藻類は、体の熱を冷まし、ベタベタした余分な物を排出してくれます。また、「軟堅散結《なんけんさんけつ》」といって、しこりなどの硬くなったものを軟化して排出する作用もあるので、かたいニキビの改善も助けてくれます。

　昆布のような黒い食材は、生命エネルギーを司る腎《じん》と深い関わりがあるとされ、エイジングケアにもいいですよ。利尿や目を健康にする効果、痰を除く効果もあります。私は昆布を細切りにして、浅漬けに加えて少しずつとって、日々体の掃除をしています。

5/15

たまった湿を追い出す豆スープ

気温とともに湿度が急激に上がるこの時期は、体に湿がたまって、むくみや、ダル重感、頭がボーッとする、眠気、胃腸のトラブルなどさまざまな不調が起きがち。こんなときにとりたいのが、「豆ときのこの昆布だしスープ」。豆も昆布も、たまった湿を排出する食材です。まいたけにも利尿作用があるので、むくみ改善を助けてくれます。むくみが気になるときは、極力薄味の優しい味付けにするのがポイント。豆が入っているのでしっかりと食べ応えもあります。利尿作用があるさやいんげんを塩ゆでしてのせると、彩りもよくなっておすすめです。

豆たっぷりで
食べごたえバツグン！

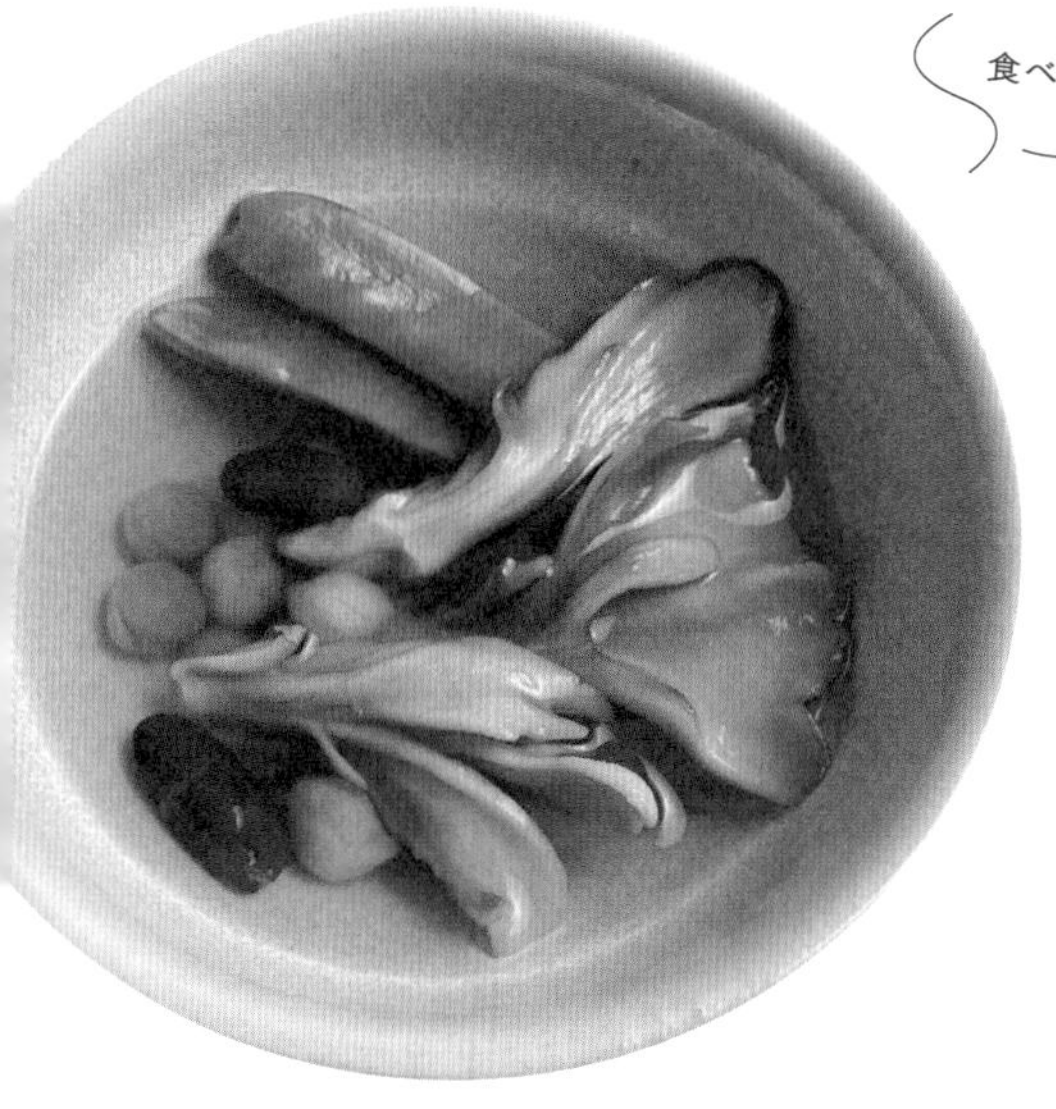

豆ときのこの昆布だしスープ

① 鍋に湯を沸かし、昆布だしを入れる。（写真では無添加の顆粒のものを使用）
② まいたけを加え、少しコトコト煮たら味見をし、醤油・塩で味を調える。
③ ミックスビーンズの蒸し豆缶（またはパウチのもの）と、お好みでサッと塩ゆでしたさやいんげんを加える。

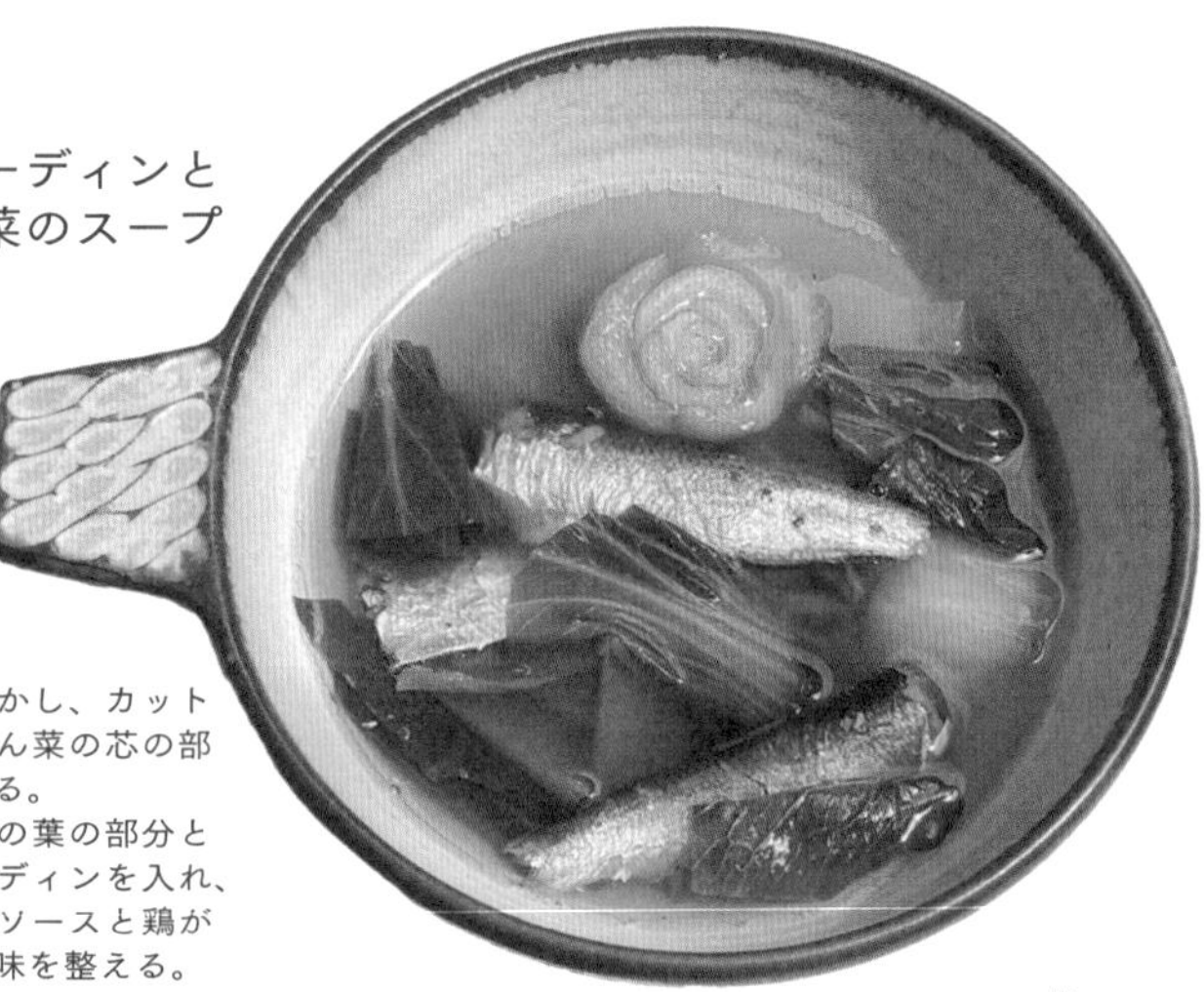

オイルサーディンとちんげん菜のスープ

① 鍋に湯を沸かし、カットしたちんげん菜の芯の部分を軽く煮る。
② ちんげん菜の葉の部分とオイルサーディンを入れ、オイスターソースと鶏がらスープで味を整える。

5/16

五月病や目の疲れ、健脳に
いわし

体質 気虚 血虚 瘀血 陽虚 五性 温 五味 甘 鹹

新年度から一ヶ月。疲れがたまってメンタルの不調が起きやすくなるこの時期に役立つのが、気持ちを安定させる安神効果のある食材で、いわしもそのひとつ。「オイルサーディンとちんげん菜のスープ」は、いわしもちんげん菜も安神効果のある食材。オイスターソースも牡蠣がベースなので安神。気持ちを安定させ、眠りの質をよくするスープです。いわしはほかに、脳の働きを高めたり、目を健康にする効果もあるので、仕事で頭や、目を酷使したときに頼りになります。筋肉や骨を丈夫にする働きも。水煮缶やオイルサーディンやアンチョビの缶詰でも手軽にとることができます。栄養価も高いので常備しておくといいですよ。

5/17

血虚の不調改善に
まぐろとしめじのトマトスープ

新年度の疲れに効くスープをもうひとつ。まぐろを使ったレシピです。まぐろは血虚の症状改善に効果を発揮するほか、気も補ってくれます（**3月23日参照**）。同じく補血効果の高いにんじんやほうれん草と合わせてサラダにしたり、お酢やレモン、トマトなど、酸味で味付けすれば補血効果はさらにアップ。「まぐろとしめじのトマトスープ」は、まさにどちらも叶えるレシピです。しめじはまぐろ同様補血食材で、トマトの酸味で補血効果アップ。補った血をパセリで巡らせるよい組み合わせのスープです。

ツナ缶でも同じ効果が得られますが、シンプルな水煮缶が胃に優しいのでおすすめです。オイル漬けなら油を切って使いましょうね。

まぐろもしめじも
補血食材！

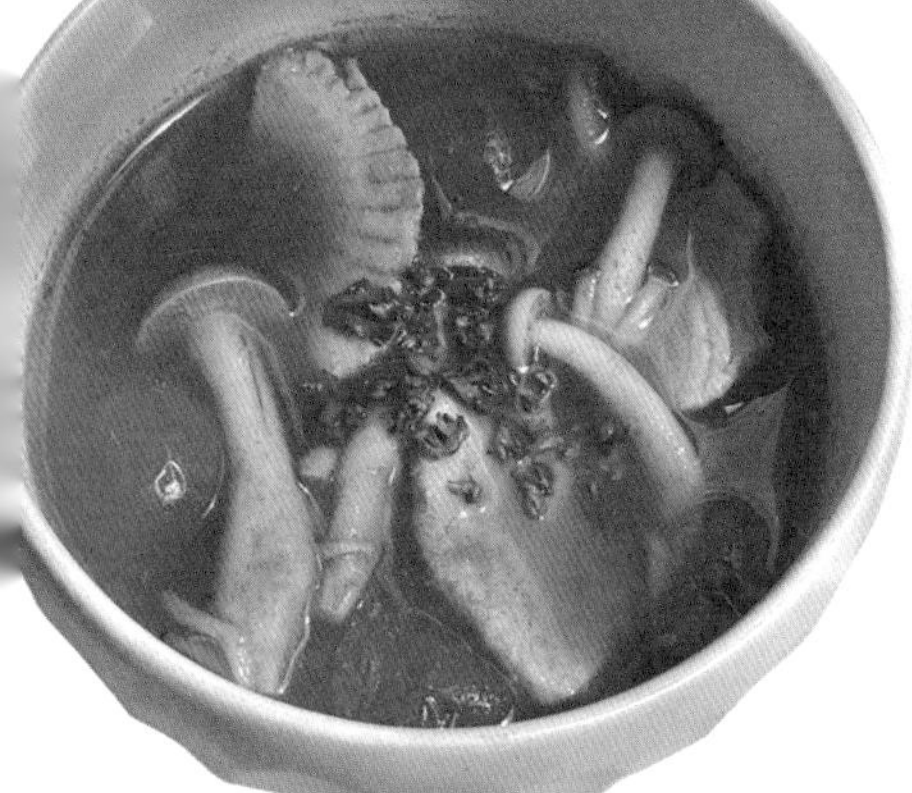

まぐろとしめじの
トマトスープ

① ぶつ切りのまぐろをサッと湯通ししておく（ツナ缶でもOK）。
② 鍋に湯を沸かし①としめじを入れて、火が通ったらトマトソースとプチトマトを入れる。
③ コンソメとハーブソルトで味を調え、盛り付けたら刻んだパセリをのせる。

5/18 生理後のダルダルにツナときのこのスープ

生理の後半になると決まって体がだるい。生理後もダルダルで、頭痛も出てきて、終わってからのほうがしんどい…。これは、生理で血《けつ》をたくさん消耗し、同時に気も消耗しているから。こんなときは、「ツナときのこたっぷりスープ」で失った分をしっかり補いましょう。見た目は地味ですが、きのことツナから出ただしの旨みが口いっぱいに広がって本当においしい。気と血を補うツナと、血を補うしめじ、気を補うしいたけ、むくみをとるまいたけの効果でダルダルが解消。スープで温まったらとにかく早く寝ましょうね。

ツナときのこ たっぷりスープ

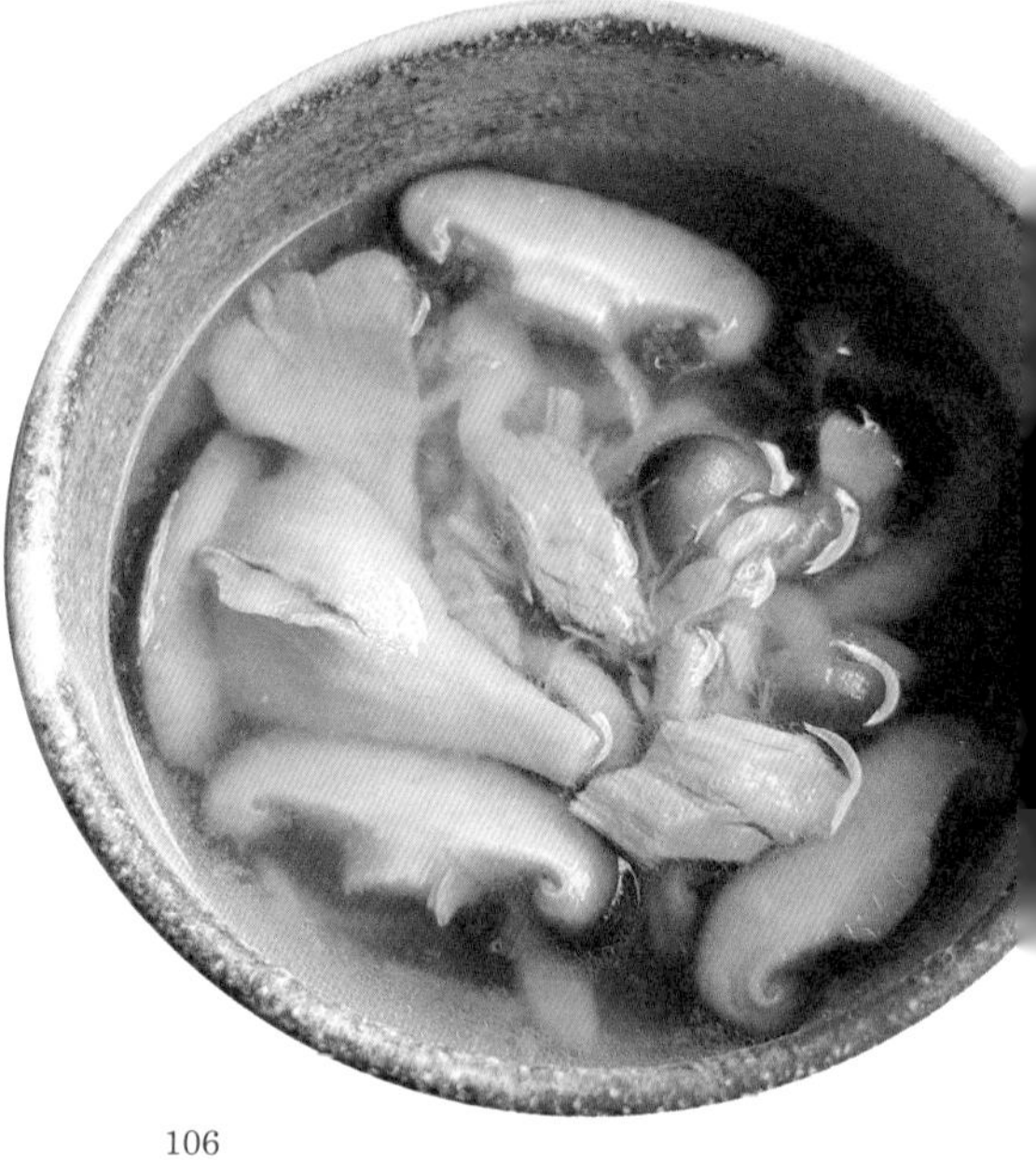

① 鍋にオイルを熱し、みじん切りのにんにくを加えて炒め、香りが立ったら水を入れる。
② お好みのきのこ（写真ではしいたけ、まいたけ、しめじを使用）を加え、弱火で煮込む。
③ ツナ缶を加え、コンソメと醤油（少々）で味を調える。

5/19

気血を巡らせシミ予防 パセリ

体質 **気滞** **血虚** **瘀血** 五性 **温** 五味 **辛**

5月はすでに紫外線がかなり強い時期。紫外線対策をせずにうっかり屋外で過ごしていたら、いつの間にかシミに…なんて事態を招きかねません。特に気血の巡りが悪いと、シミができやすくなります。対策にはパセリを。いろんな料理にトッピングして手軽にとれるのがいいですよね。気血を巡らせるには、ストレスをためず、適度な運動をするのも大切です。

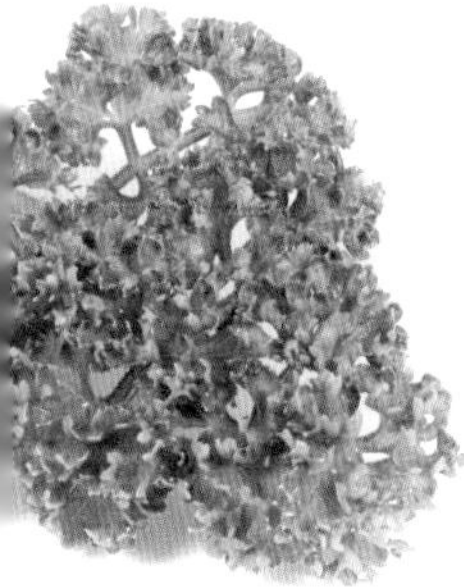

5/20

暑い日は苦味食材でクールダウン

苦味のある食材の、アスパラガス、セロリ、レタス、ごぼう、ゴーヤ、緑茶、グレープフルーツなどは、薬膳では熱を冷ます効果があるとされます。急な暑さによるのぼせやほてり、イライラ、頭痛のような「熱がこもって起こる症状」の改善に役立ちます。食べても食べてもお腹が減るときは胃熱という状態。こんなときにも苦味食材が効果を発揮します。熱を冷ます効果を得るには、サッとゆでるなど、高温で長く加熱せずに、味付けもサッパリにするのがポイント。逆に体が冷えているときは苦味食材は控えめに。

5/21

小満《しょうまん》。梅雨に備える

5月21日〜6月4日頃は、二十四節気の「小満《しょうまん》」。温かい日が徐々に増え、自然界ではあらゆる生命が活気溢れる頃。植物も伸び伸びと天に向かって葉を伸ばす季節です。私たちものびのびストレス対策しつつ、これからやってくる梅雨に向けて、胃腸をしっかり整えておきたいですね。

この頃が旬の空豆やヤングコーンには、胃腸を元気にして余分な湿を排出する力があります。おいしく体をケアしておきましょう。

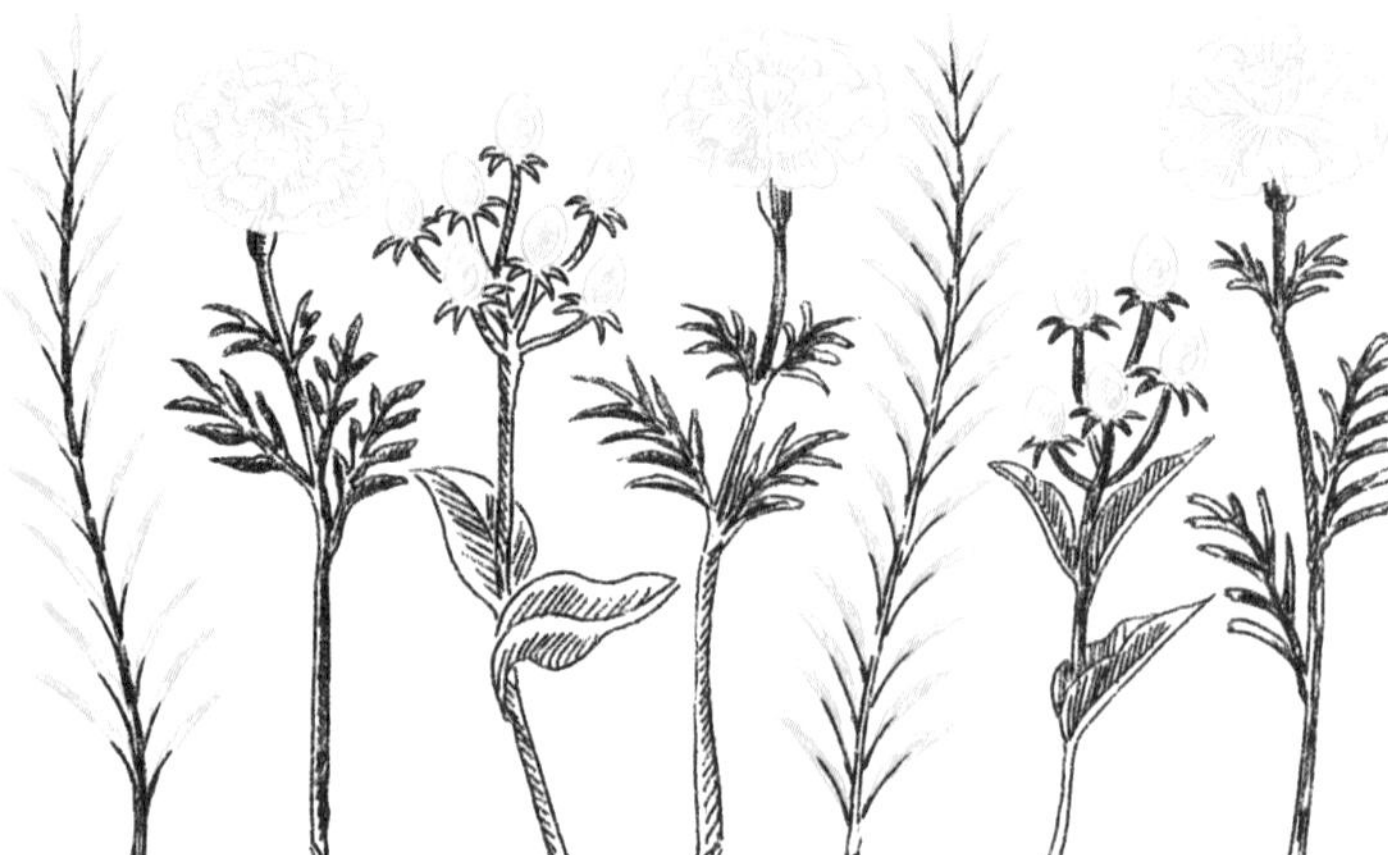

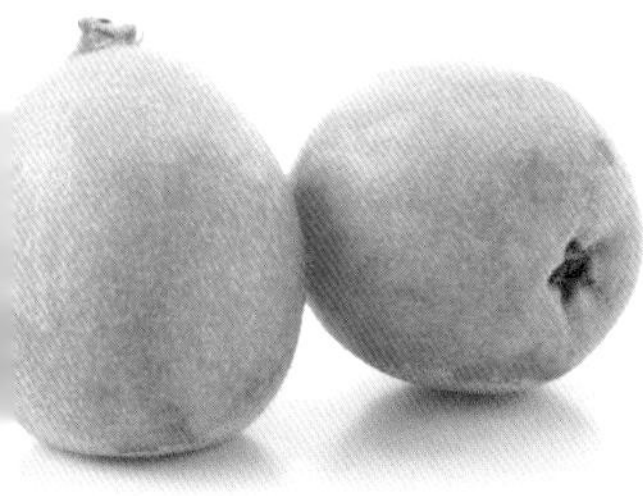

5/22

うるうる美肌に びわ

体質 陰虚 五性 涼 五味 甘 酸

びわのおいしい季節です。びわの葉は昔から温灸にも使われますが、私も小さい頃、捻挫をしたときに母にびわの葉を巻かれたことを思い出します。それだけ薬効が高いということですね。

そんなびわは、体の潤いを生み出す、肺を潤す、渇きを止める、咳を止めるなどの効果があり、肌やのどの乾燥が気になるときによい食材。少し体を冷やすので、この季節にぴったりです。ほかに胃腸の不調を和らげる効果も。冷えの気になる人は、食べ過ぎに注意してくださいね。

5/23

イライラしたら 甘夏

体質 気滞 陰虚 五性 涼 五味 酸 甘

甘夏は夏みかんの一種で、名前の由来は夏みかんより酸味が少ないから。最もおいしいのは4月頃といわれ、5月以降になると少し熟したマイルドな味わいになります。ほかの柑橘類と同じく、香りで気の巡りをよくするので、イライラや情緒不安定にぴったり。痛みを止める、気を降ろす、お腹や肩など体の張りを解消するなどの効果もあります。ビタミンCもとれて美容にもいいです。

皮をむくときのよい香りに気を巡らせる効果が高いですよ。

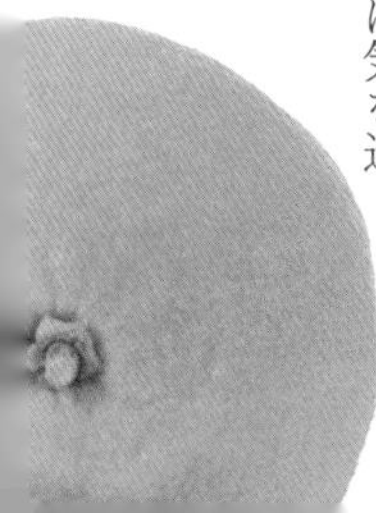

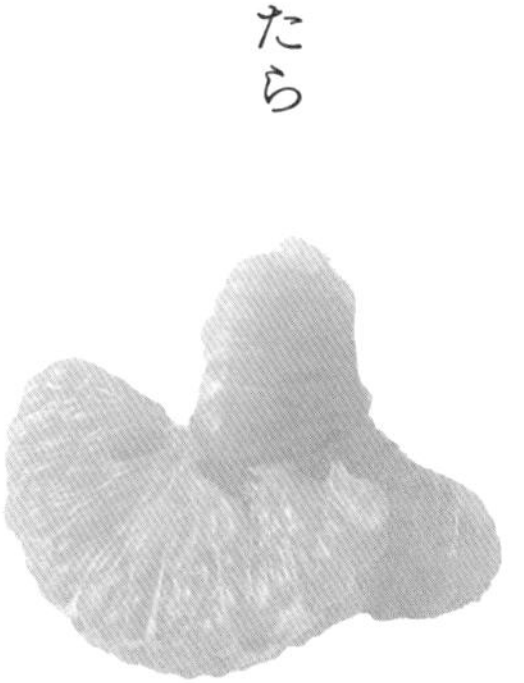

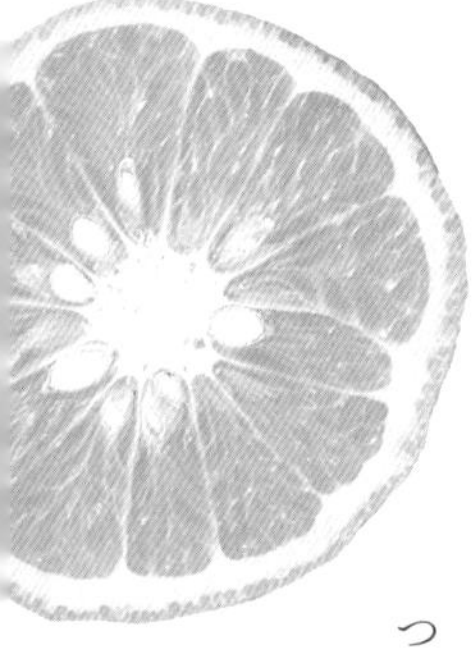

5/24

「びわと甘夏のスムージー」で、のどと肌に潤い補給

旬のびわと甘夏がたっぷりとれるのが「びわと甘夏のスムージー」。潤いを補うびわと、ビタミンCが多い甘夏の組み合わせでしっとり肌に。びわだけではややもったりした味になりますが、マイルドな酸味の甘夏と合わせれば爽やかさが加わり、グッと飲みやすくなります。ひと口飲んだだけで、「は〜、潤う〜」という感じ。甘味を足したいときは、少しはちみつをプラスすると潤い効果がアップします。

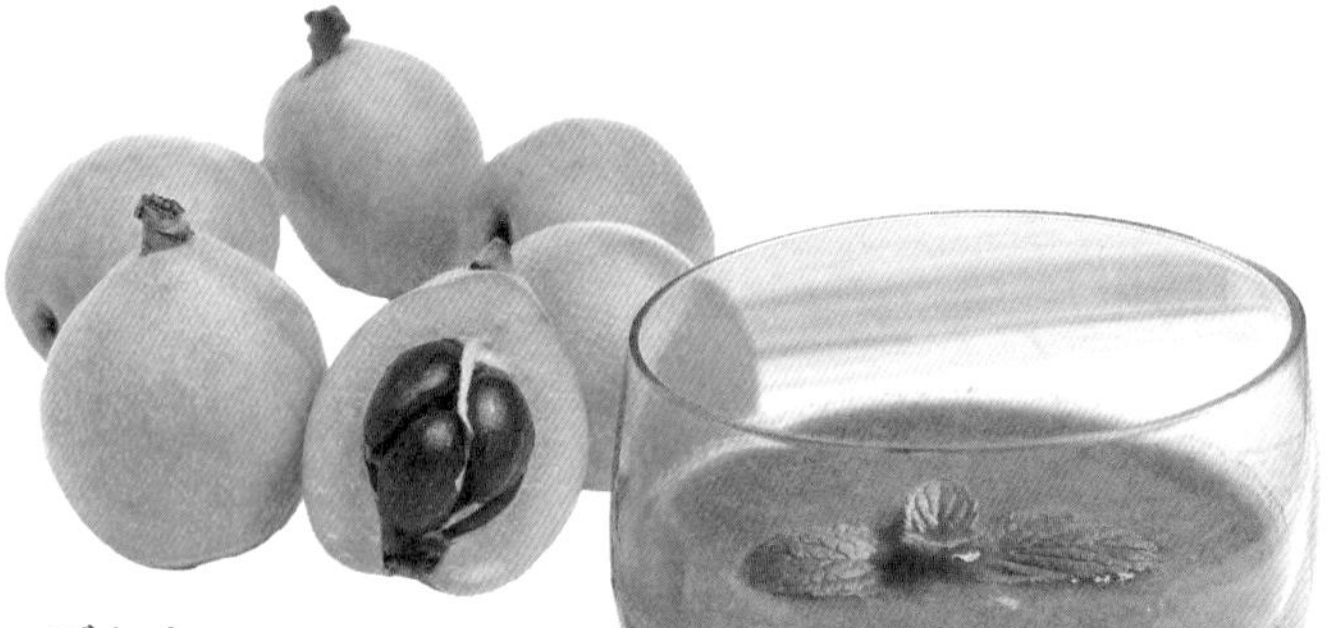

びわと甘夏のスムージー

① びわの皮をむき、種を取り除く。甘夏は皮をむく。（量はお好みで。写真ではびわは小8個、甘夏は1/2個を使用）
② ①と水（適量）とともにミキサーにかける。

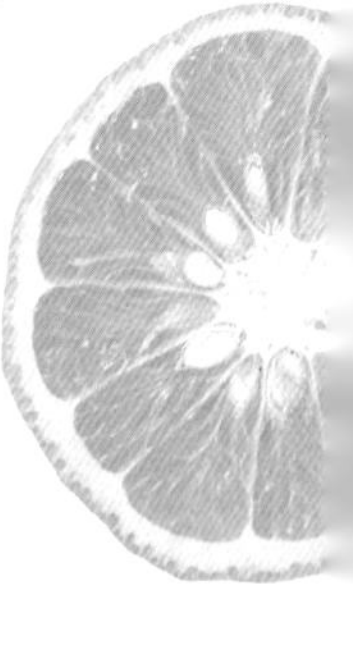

リッチな香りを楽しんで

ジャスミンメロン

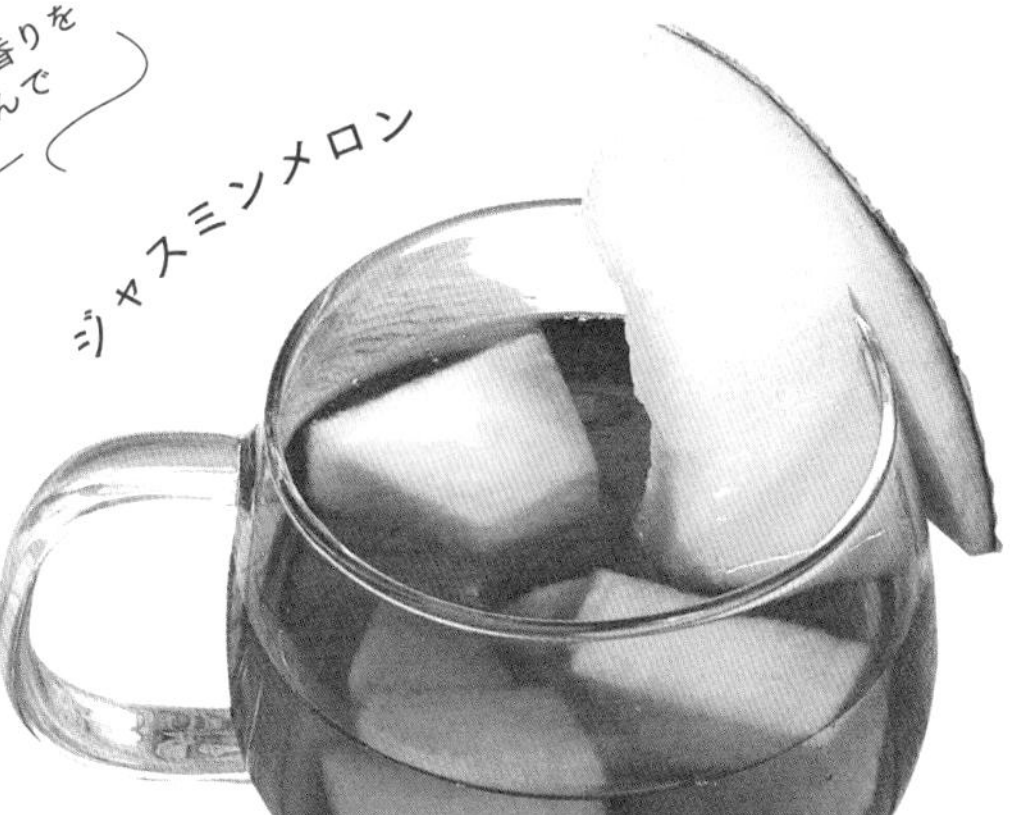

メロンを一口大にカットしてカップに入れ、常温に冷ましたジャスミンティーを注ぐ。

5/25

ムシムシする日の重ダルに
メロン

体質 陰虚 陽盛　五性 寒　五味 甘

突然雨が降ったかと思ったら、今日は30℃超えの暑さ。ジメジメ、ムシムシして体が重だるい…。そんなときに食べたいのがメロンです。5～7月頃は、1年で最もおいしいメロンが出回る時期。メロンは、体の余分な熱を冷まして、暑熱を取り除くうえ、利尿作用もあるので暑さがスーッと和らいで、むくみからくる重だるさもスッキリ。「ジャスミンメロン」なら、ジャスミンティーのいい香りと熱を冷ます相乗効果で、ジメジメからくるイライラをスッキリ緩和してくれます。

マンゴーオレンジティー

① マンゴー1/2個とオレンジ1/2個の皮をむき、ミキサーにかける。
② ①をカップに入れ、紅茶をゆっくり注いで完成。ホットでもアイスでもおいしいです。

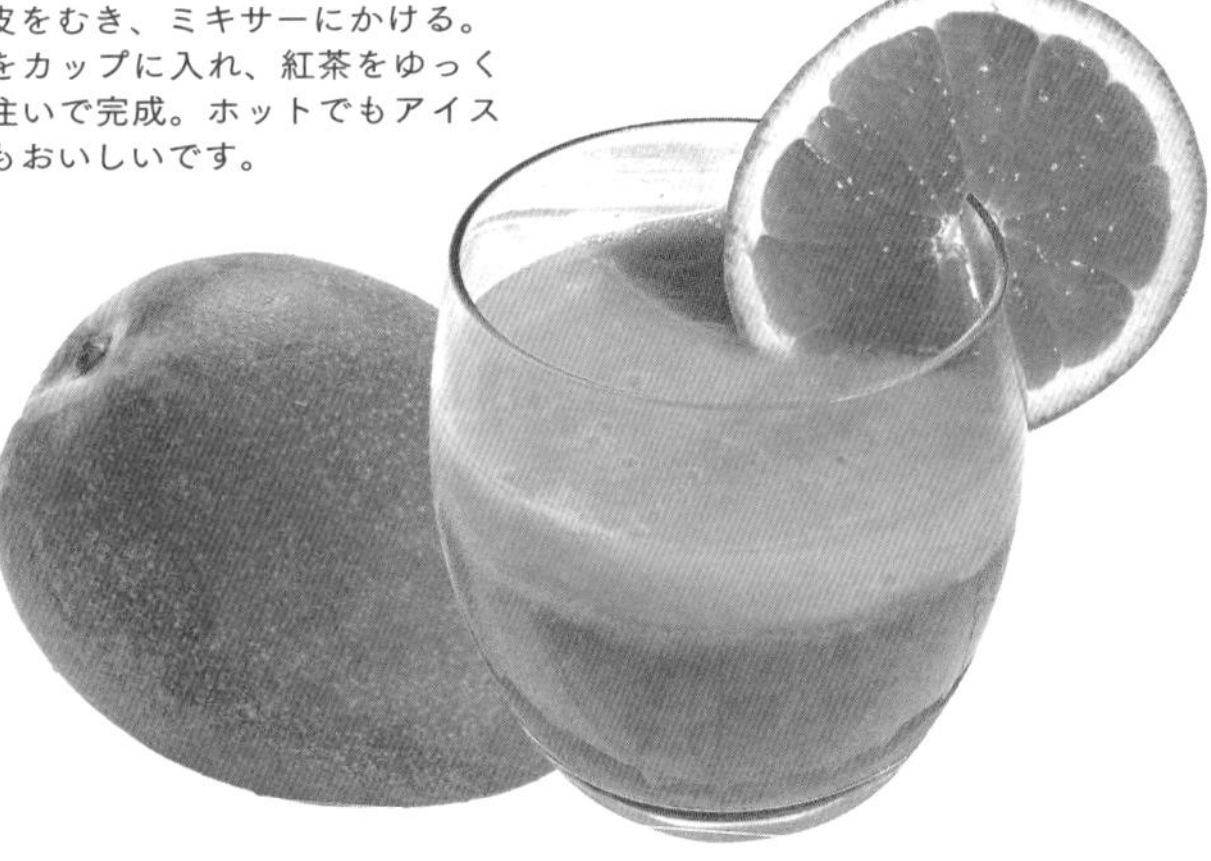

体質 陰湿 痰湿　五性 涼　五味 甘 酸

5/26

暑さと渇きを癒す マンゴー

マンゴーは、代表的な南国フルーツ。完熟したものは特にまったりと濃厚な甘味があって、本当においしいですよね。

マンゴーには、体の余分な熱を冷まし、その甘味と酸味で潤いを生み出して渇きを止める効果があり、この時期の暑さや渇きを癒すのに最適。胃を健康にし、吐き気止めや利尿作用もあります。果皮にブルームという白い粉がついていますが、全体にブルームがあると果肉はまだ固め。ブルームが少し落ちてツヤが出てきたら食べ頃です。

5/27

脳の働きをよくして胃腸を温める あじ

体質 **気虚** **陽虚**　五性 **温**　五味 **甘**

薬膳では「健脳」と言って、脳によいとされる食材があり、あじもそのひとつです。脳によいと言われる不飽和脂肪酸のDHAが多く含まれているので、栄養面からも健脳によさそうですね。頭を使う仕事の時や、認知症を防ぎたい方、受験生のお子さんをお持ちの方などは食事に取り入れてみては。胃を温めて消化を促す効果もあるので、お腹が冷えて痛むとき、食欲がないときにもおすすめ。

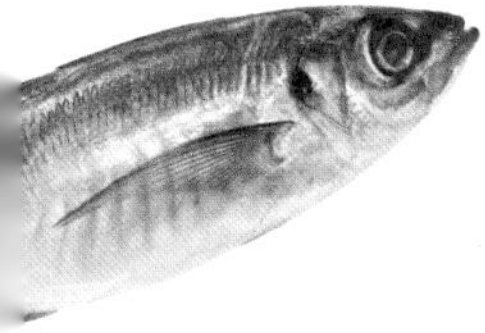

5/28

薬味と一緒に血を補って巡らす かつお

体質 **血虚** **気虚**　五性 **平**　五味 **甘**

初がつおがおいしい季節。秋の戻りがつおより脂が少なめで、さっぱりとした味わいです。補血の力が強いので、疲れやすさや肌ツヤ不足、髪のパサつき、爪が割れやすいなど、血《けっ》不足の不調によい食材。腎を補い精を益す効能もあり、エイジングケアにも。ポン酢をかけてたまねぎやしそと一緒にたたきで食べることで、血を巡らせる効果もアップします。血合いは補血効果が高いので血合いの多いものを選ぶと◎。手軽に取り入れたい時はかつお節を。

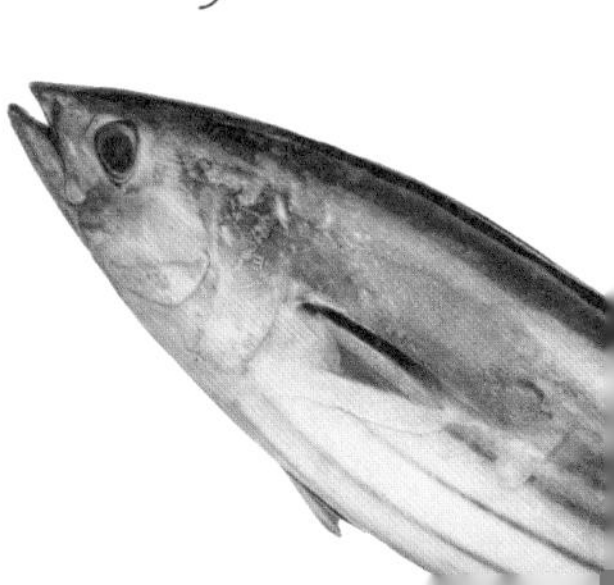

5/29

生理中の不調の改善に
ほたるいか

体質 血虚 陰虚　五性 平　五味 鹹

3〜6月頃にかけて旬になるほたるいか。青い光を放つことからこの名前がついたそうです。血《けつ》を補う効果や、月経を調整する効果があるので、血を消耗する生理の後半や、頭痛や落ち込みや不安感、睡眠の質の低下などの不調が出やすい人、生理が乱れやすい人によい食材。潤いを補う効果もあり、女性の強い味方です。血の巡りを良くする菜の花とスープにしてとると、痛みの軽減に効果的です。

ほたるいかと菜の花のスープ

① 鍋にオリーブオイルを熱し、みじん切りにしたにんにくを炒める。
② 目と口をとって下処理したほたるいかを一緒にサッと炒め、水を入れる。
③ 菜の花を入れて一煮立ちしたら、コンソメと醤油で味を調える。

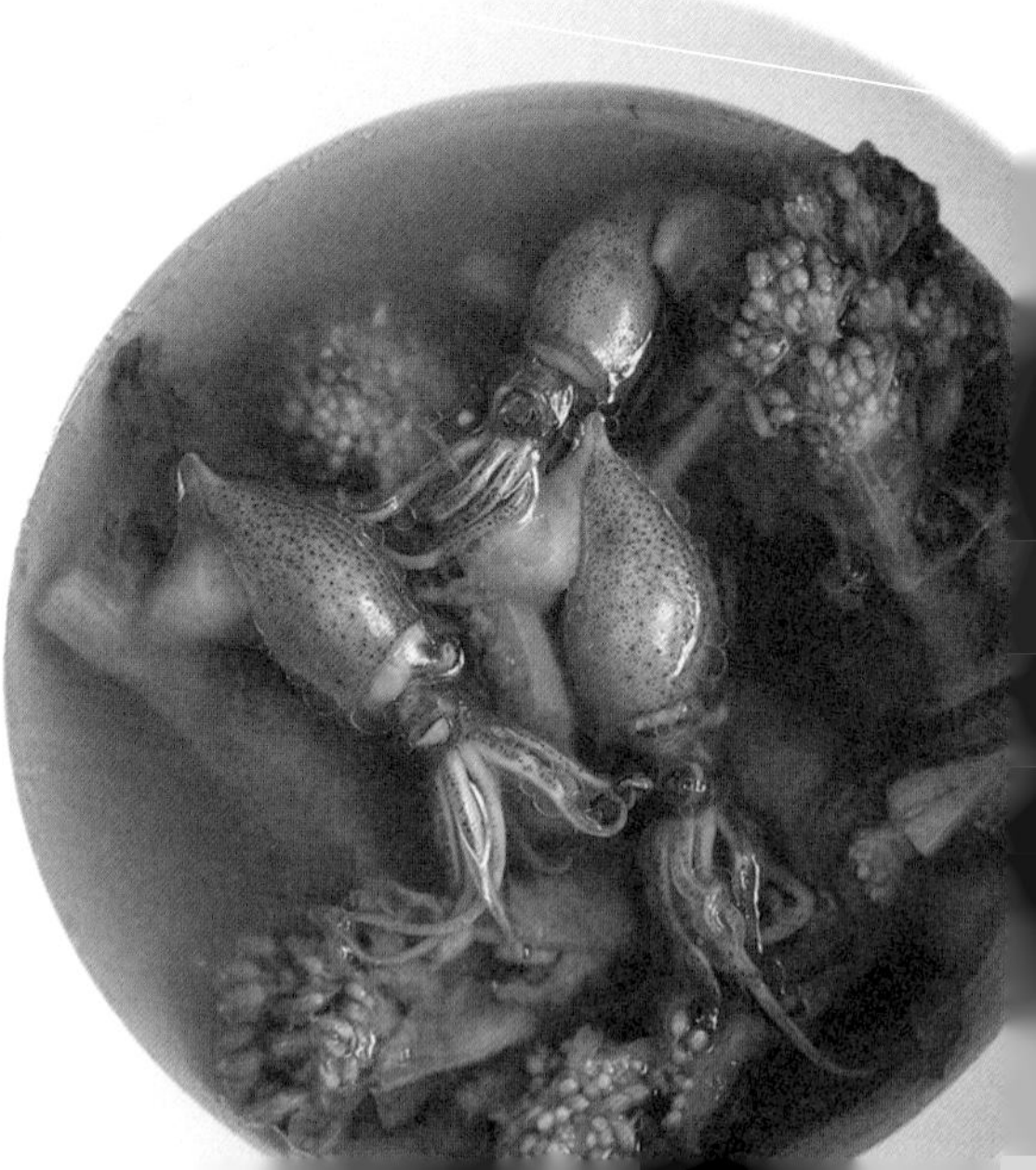

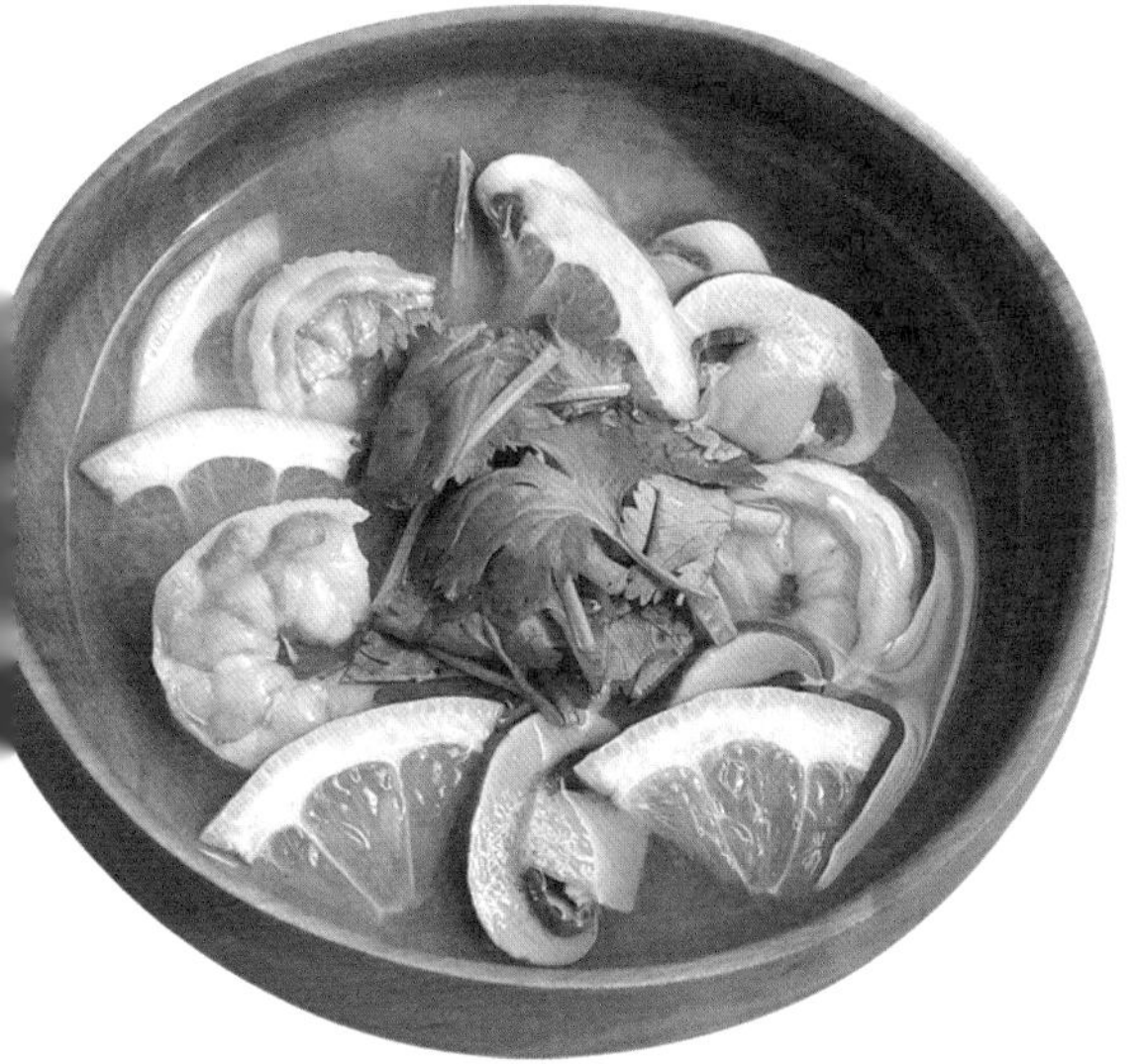

モリモリパクチーのアジアンスープ

① 鍋に湯を沸かし、殻と背腸を取ったえび、スライスしたマッシュルームを入れて煮る。
② ナンプラーで味を整える（無ければ醤油と塩でOK）
③ 器に盛り、スライスレモンとモリモリパクチーをのせる。

5/30

生理前のイライラ・不眠に パクチー

体質 **気滞** **陽盛**　五性 **温**　五味 **辛**

生理前のイライラは気の滞りが原因かも。そんな時は香りのよい野菜を食事に取り入れてみて。パクチーもそんな野菜のひとつ。独特の香りで気を巡らせてくれます。体を温めて皮膚の血行をよくする効果やデトックス効果もあるので、シミ、そばかす、吹き出物予防にも効果的。発散作用もあり、ゾクゾクする風邪のひき始めにもいいですよ。消化促進作用もあったりと、様々な効果があります。上記のスープで使うパクチー、レモン、マッシュルームは全部「理気(気を巡らせる)」食材。ストレスケアに良いレシピです。ナンプラーがなくても、十分アジアン風味を楽しめますよ。

5/31

側頭部の頭痛に太陽のツボ

五月病なんて言葉があるくらい、新生活の疲れが出やすい時期。疲れやストレスが体に溜まってしんどくないですか。急な暑さに熱がこもり、イライラして側頭部の痛みに悩みやすい季節でもあります。そんな時には「太陽《たいよう》」のツボ。

眉尻と目尻を結んだ線の真ん中から少し外側、こめかみのくぼみにあるツボです。中指の腹で優しく押すと痛みがじんわり和らぎ、目の疲れ、充血などにも効果的。

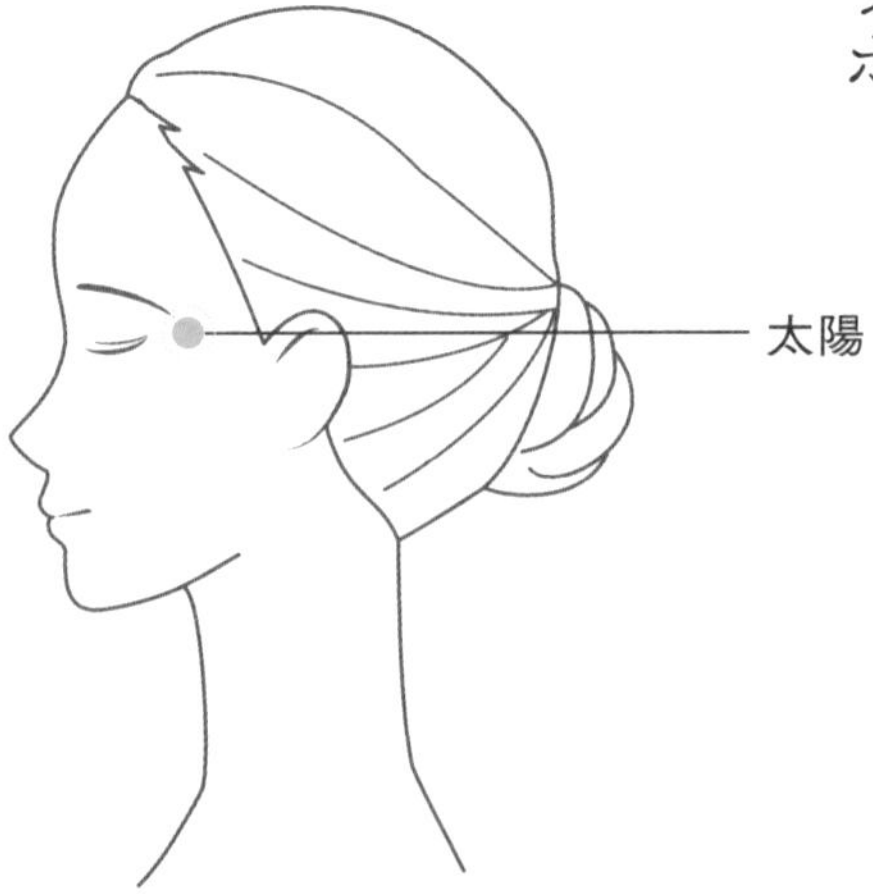

6/1

お腹の調子を整える隠白《いんぱく》のツボ

雨が続いてジメジメ。湿に弱い胃腸はだんだんと元気がなくなり、なんだか食欲が……となりがちな時期。

そんな時は「隠白《いんぱく》」のツボ。足の親指の爪の生え際、内側にあるツボです。親指の指先で優しく押してもいいですし、せんねん灸などがあればお灸をしてもいいです。

刺激していると少しずつお腹の働きが改善してきますよ。

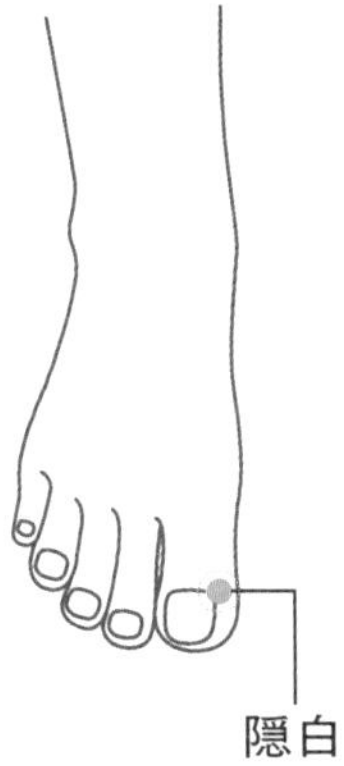

6/2

辛いものはとり方に注意

辛いものには体を温め、気血の巡りをよくする効果があります。ただし、肌の乾燥からくるかゆみに悩んでいる人は、辛いものはできるだけ控えましょう。辛味は汗をかかせて発散するので、陰分（体の潤い）を消耗し、乾燥やかゆみを悪化させてしまうのです。とうがらしやこしょうなどの香辛料や、ねぎやにんにくなどの辛味食材を控えめに。また、血《けつ》を補う食材をとるとき、辛味で味付けすると補血効果が得られにくくなるのでNG。補血効果を得たいなら酸味が最適です。

6/3

体の湿気取りに もやしとレタスのスープ

暑くなるこの時期、汗をかいたらなんだかベタついて、肌も髪もベタベタ。舌に苔もべったり。これは体に余分な湿がたまった「痰湿《たんしつ》」（P12）の状態。こんな日は「もやしとレタスのサッパリスープ」にしましょう。もやしとレタスの利尿作用で、痰湿が改善しやすくなります。もやしもレタスもほとんど火を通す必要がないので、「秒」でできちゃいます。火を通しすぎないほうが、シャキシャキと食べ応えが出ます。味付けは「やんわり優しく」。濃いとむくみを招いて、このレシピが台無しになるのでNG。

どちらも熱を冷ます食材なので、冷えを感じる人は控えめに。

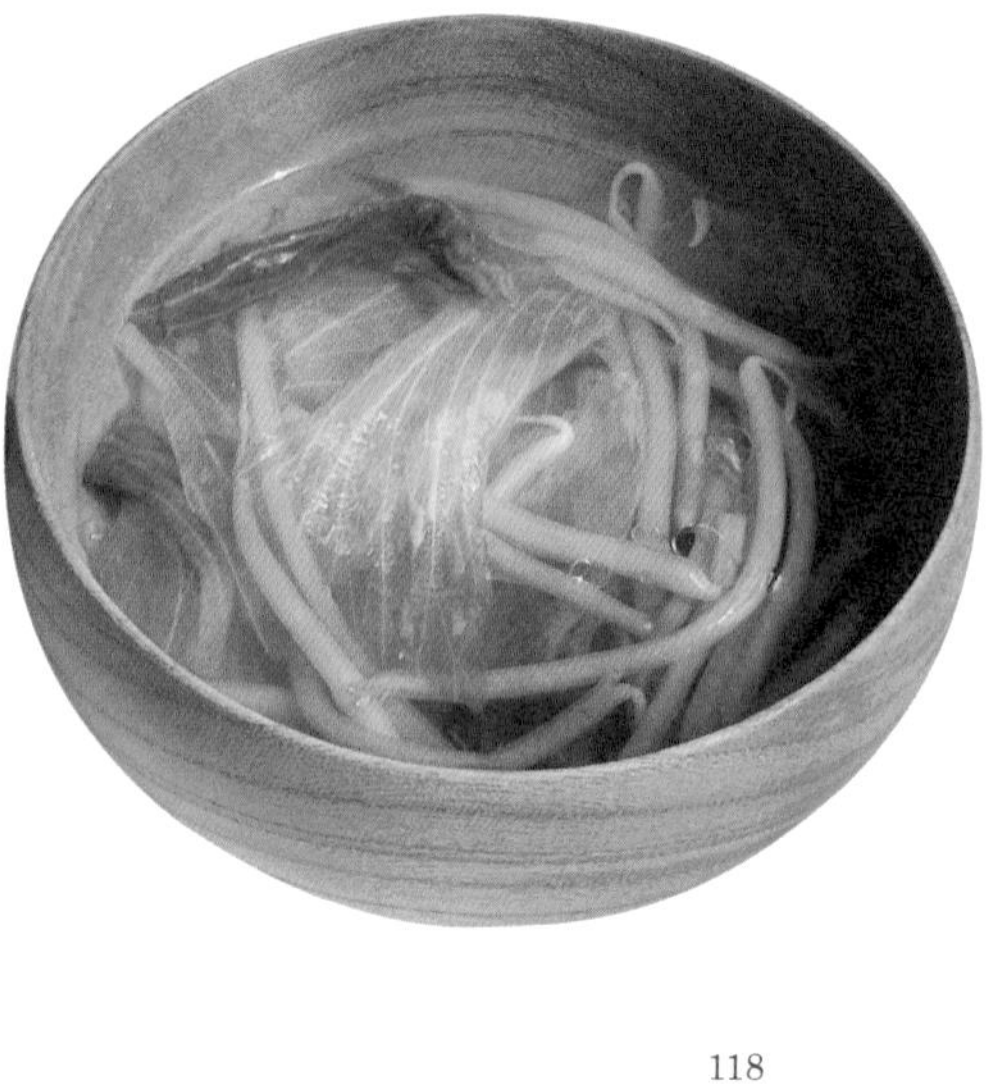

もやしとレタスのサッパリスープ

① 鍋に湯を沸かし、鶏がらスープと醤油で優しく味を調える。
② もやしとレタスを加え、ほんの少し煮る。
③ 最後に香り付けにごま油少々をたらす。

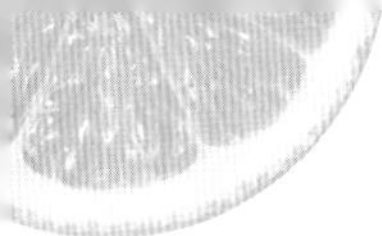
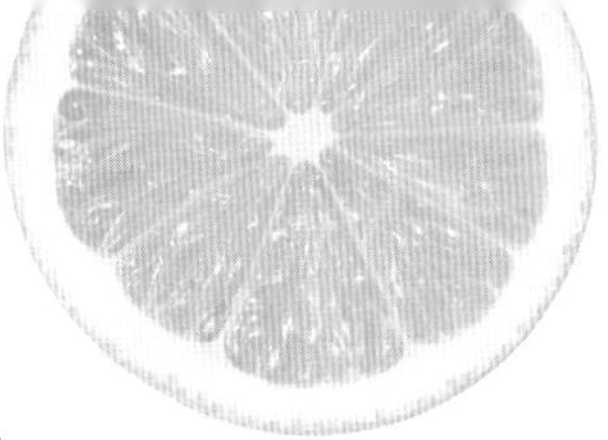

6/4 「安胎」効果で妊娠中に◎ レモン

体質 気滞 陰虚　五性 涼　五味 甘 酸

暑くてほてりやのぼせを感じたときによいのがレモン。レモンには、体の余分な熱を冷ます効果があります。潤いを生み出し、渇きを止める効果もあるので、炭酸水にレモンを入れてとると、ほてりやのぼせ、のどの渇きもスーッと治まります。気を巡らせる効果で暑さからくるイライラもスッキリ。「安胎」と言って、胎児を安定させる効果もあるので、妊娠中の人にもよい食材。つわり中に柑橘類を食べたくなる人も多いようですが、つわりは気滞の症状なので、気の巡りをよくする柑橘類を本能的に欲するんでしょうね。まさに人体の神秘です。

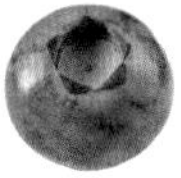

6/5 疲れ目・乾き目に ブルーベリー

体質 血虚 瘀血　五性 涼～平　五味 甘 酸

ブルーベリーといえば、目によい食材として知られていますが、薬膳でも目を健康にする効果があるとされます。フレッシュなブルーベリーは、酸味と甘味によって潤いを生み出す効果もあるので、パソコンやスマホの見過ぎで、目の疲れや乾きを感じている人にいいですよ。私は同じく眼精疲労やかすみ目などによいクコの実と一緒にはちみつ漬けにして、おやつに食べています。肝腎を補い、血《けつ》の巡りをよくする効果もあるので、肌のくすみが気になる人や、エイジングケアにしたい人もおすすめです。

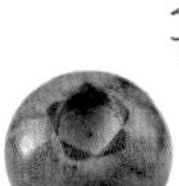
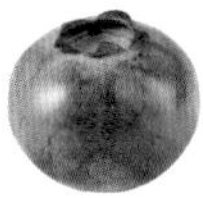
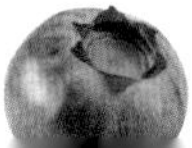

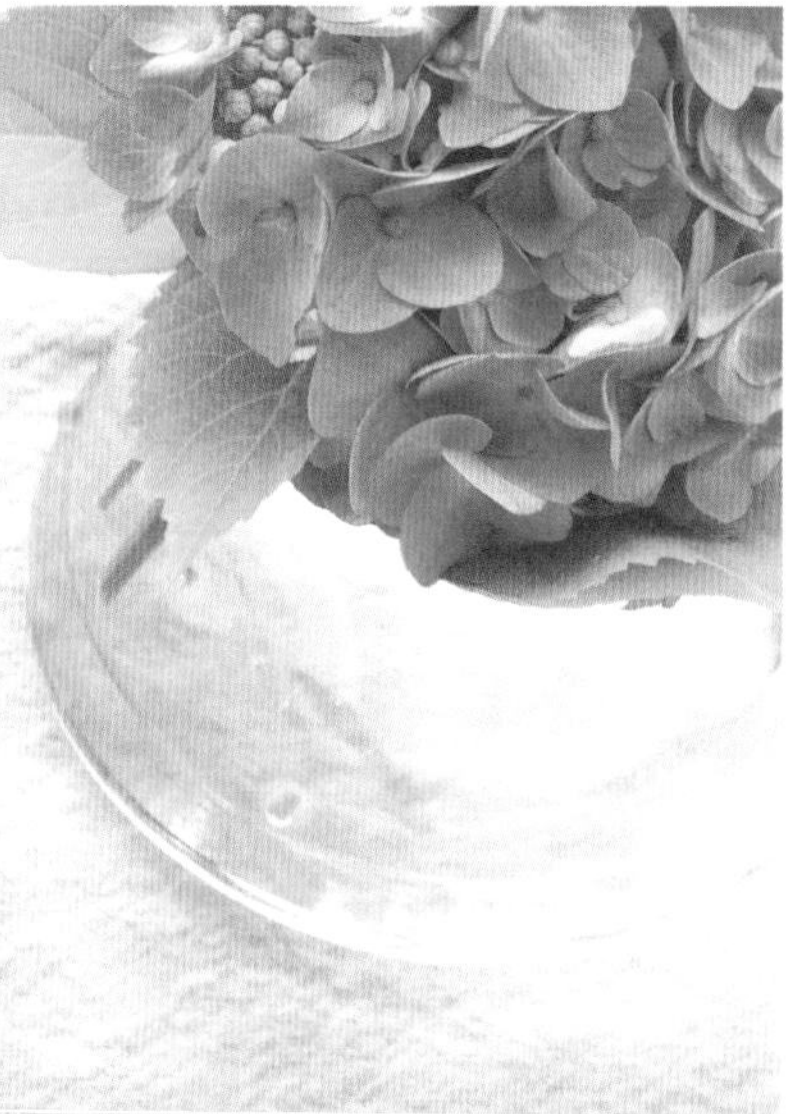

梅雨の薬膳三ヶ条

春から夏への変わり目に訪れるのが梅雨。

この時期はジメジメと湿気が多いので、体にも余分な湿がたまりやすくなります。すると、むくみや重だるさのほか、食欲不振や軟便、下痢など胃腸の不調も起きがちです。

この時期は、湿を取り除くことが最も大切な養生です。

1 梅雨の不調 脾《ひ》が弱って悩みやすい

梅雨と関係が深いのは五臓では「脾」（消化器系）。また、感情では「思」です。脾は湿気を嫌うので、体に湿がたまると脾に負担がかかり、食欲不振や胃もたれ、下痢、軟便など胃腸のトラブルが起きやすくなります。するとクヨクヨと思い悩みやすくなり、気持ちが沈みやすいので要注意。

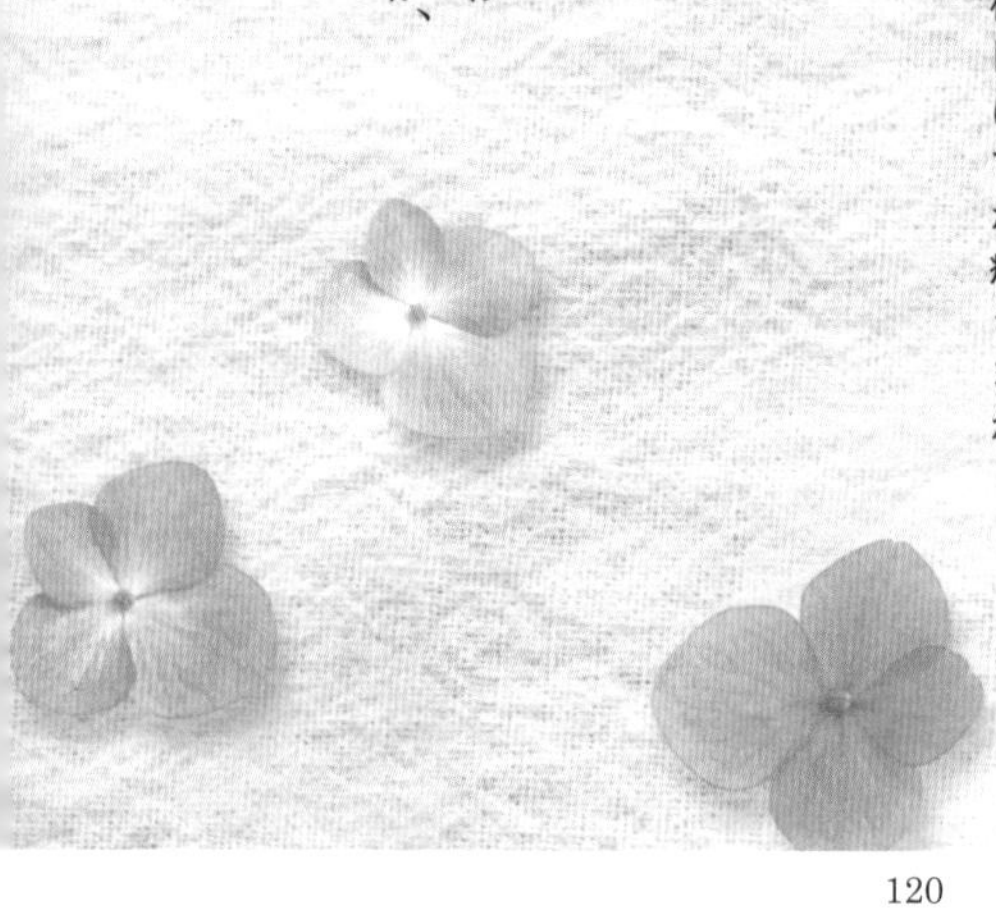

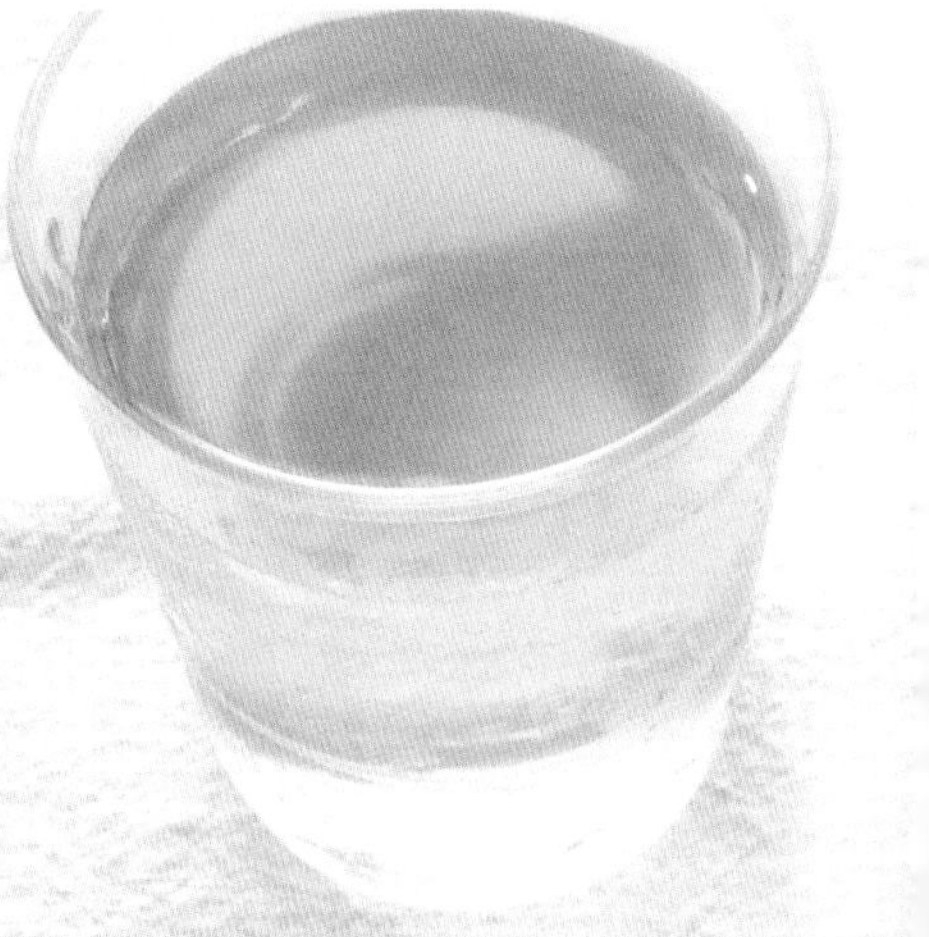

2 不調の場所
唇や口周り

脾に負担がかかって胃腸が弱ると変調が現れる部分が「唇」。唇がカサついたり、荒れたり、唇がやせ細ったりといったトラブルが起きやすくなります。また、もうひとつ変調が出やすい部分が「口」。口周りに吹き出物ができたり、口角が割れたりなどといったトラブルが起きます。

3 対策
甘味と黄色い食材

梅雨どきに対応する五味は「甘味」。かぼちゃやさつまいもなどのいも類や豆類など、自然な甘味のある食材は胃腸を元気にするので、脾に負担がかかって胃腸の調子が悪くなったときにおすすめ。また、五色では「黄」。とうもろこしやじゃがいもなど黄色い食材も胃腸を元気にします。かぼちゃや大豆など甘味のある食材と重なるものも多いです。

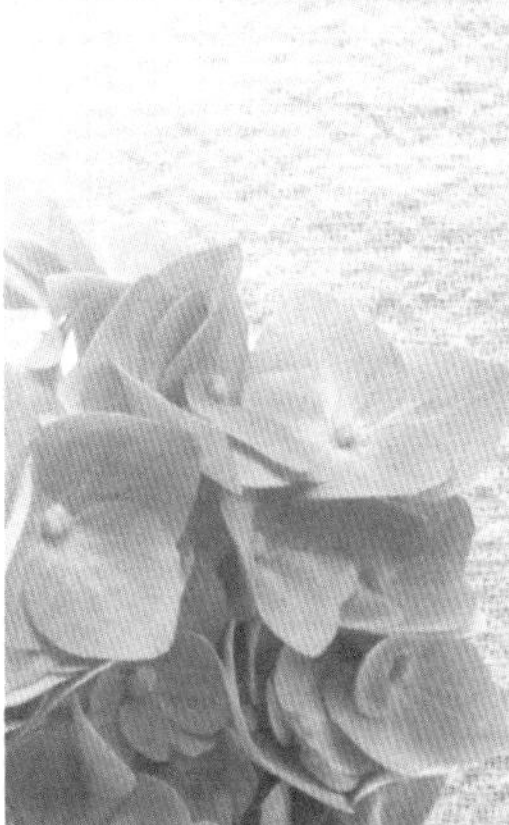

■甘味の食材
かぼちゃ、さつまいも、スナップえんどう、
さやいんげん、はとむぎ、小豆、枝豆

■黄色い食材
とうもろこし、じゃがいも、

■おすすめドリンク
ハトムギ茶、黒豆茶、
とうもろこしのひげ茶、小豆茶

6/6

芒種《ぼうしゅ》
体の除湿を心がけて

6月6～20日頃は、二十四節気の「芒種《ぼうしゅ》」。稲や麦など、穂の出る植物の種を蒔く季節。そろそろ梅雨入りですね。

毎年、梅雨の時期は不調になる人が続出です。日本人はもともと胃腸が強くない人種なので湿度の影響を受けやすく、雨が続くと体や頭の重だるさ、痛み、お腹や皮膚の不調などが出やすくなってしまうのです。

胃腸を元気にして余分な水を排出する豆類、はと麦、とうもろこしなどを上手に取り入れてジメジメな季節を快適に乗り切れるとよいですね。

水分摂取でも、小豆《あずき》茶や黒豆茶、とうもろこしの髭茶などを温かい状態で少しずつとると、湿を取り除くのに効果的です。

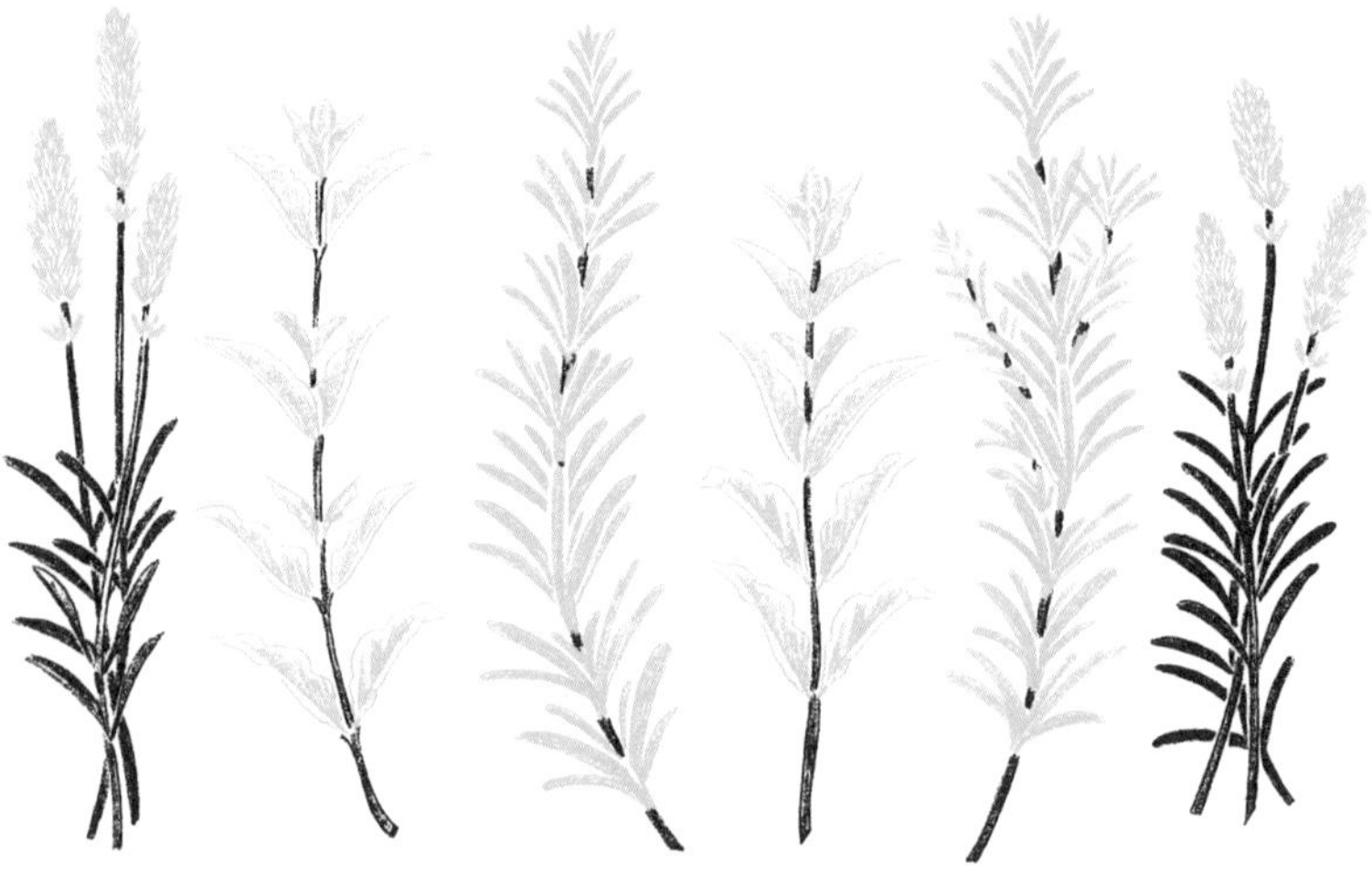

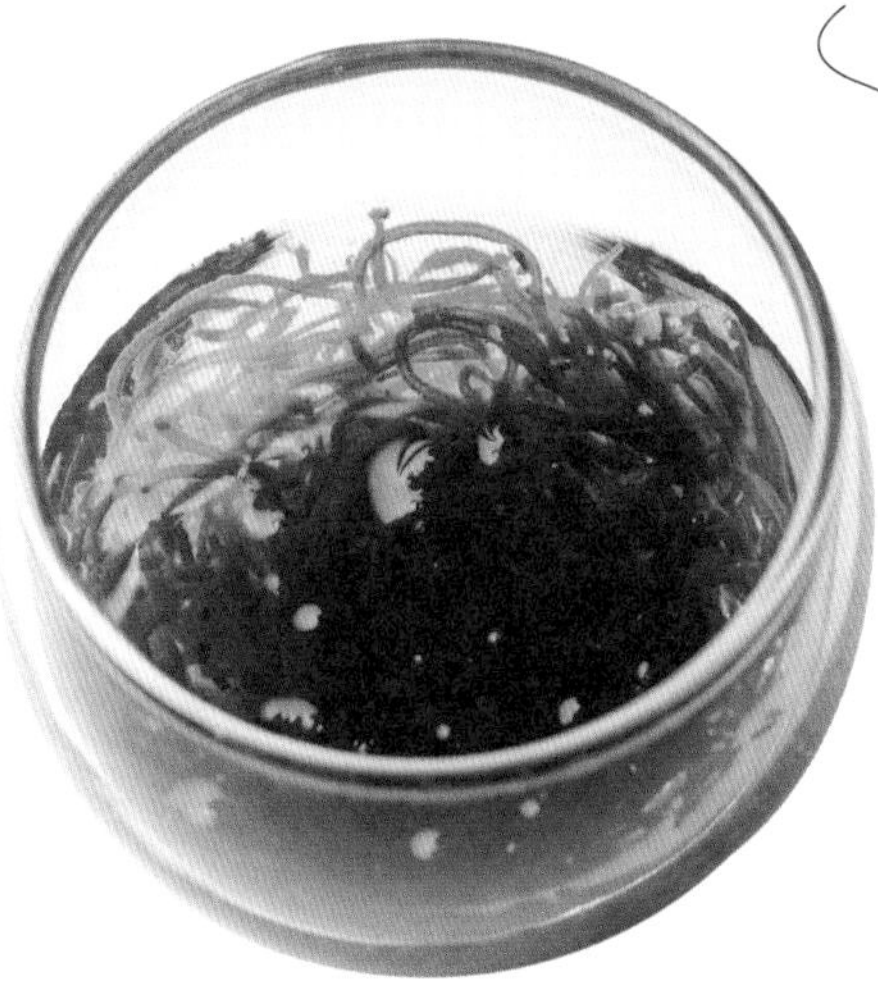

自律神経の乱れにはもずく酢

6/7

湿の排出・清熱に もずく

体質 痰湿 陽盛 五性 寒 五味 鹹

梅雨時のむくみや重だるさによい食材がもずく。湿がたまっているときにネバネバした食べ物はよくない印象ですが、海藻のネバネバは逆に湿を排出してくれるので、むしろ積極的に食べたいところ。清熱効果もあるので、暑くて熱がこもったときにもよいのです。もずく酢は、便秘、動脈硬化、高血圧の予防や、自律神経を整えるのにとてもよく、暑さと冷房で自律神経が乱れやすいこの時期にもぴったり。強い酸味が苦手な人は、めかぶを加えるとマイルドになり、粘り気も増しておいしいですよ。冷えやすい人は、しょうがをすりおろして足しましょう。

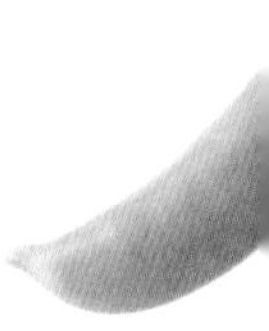

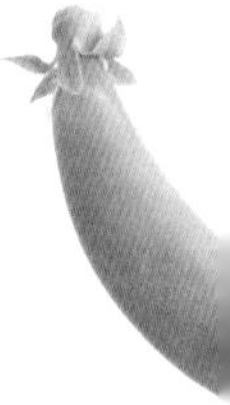

6/8

胃腸を優しく整える スナップえんどう

体質 気虚 陰虚 痰湿　五性 平　五味 甘

スナップえんどうの旬は4～6月で、まさに今がおいしい時期。サクサク食感と豆の自然な甘味がたまりませんよね。胃腸を整える、体液を生み出す、利尿、解毒作用などの効能があります。選び方のポイントは、鮮やかな緑色でハリがあり、さやがふっくらしていて、先端のひげがピンとしていること。さやえんどうやグリーンピース、えんどう豆も同じ仲間なので、薬膳的に同じ効果があります。炒め物、煮物、ゆで物と、いろんな料理に合うのでアレンジを楽しんで。

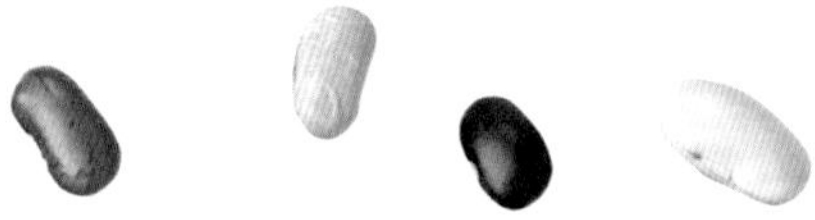

6/9

豆とナッツは似て非なるもの

私が「豆類を食べてくださいね」とおすすめすると「ナッツでもいいですか？」とよく聞かれます。豆類とはマメ科の植物の種子の事を指します。ナッツは木の実なのでまた別物なのです。

豆類をおすすめするのは胃腸が弱っていて湿をため込みやすい時で、ナッツだと油が強くて胃腸負担が大きく、湿をため込みやすくなってしまうので逆効果。

胃腸が元気で潤いを補いたい時などにはナッツがいいですね。この違いを知っておくと、体に合わせて選べるようになって便利です。

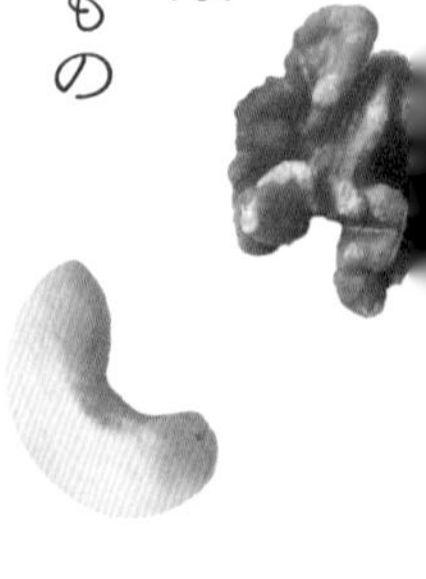

6/10

湿気で弱った胃腸をいたわるスープ

梅雨に負けない体づくりには「新じゃがとほたてのスープ」。じゃがいも、ほたて、スナップえんどうと胃腸によい3つの食材の組み合わせ。胃腸が元気になることで余分な湿を排出する力もついて、ダル重もスッキリ。ホクホクの新じゃがとジューシーなほたてのエキスが好相性で、シャキシャキのスナップえんどうもよいアクセントになります。ジメジメ続きのこの時期を、うまく乗り切ってくださいね。

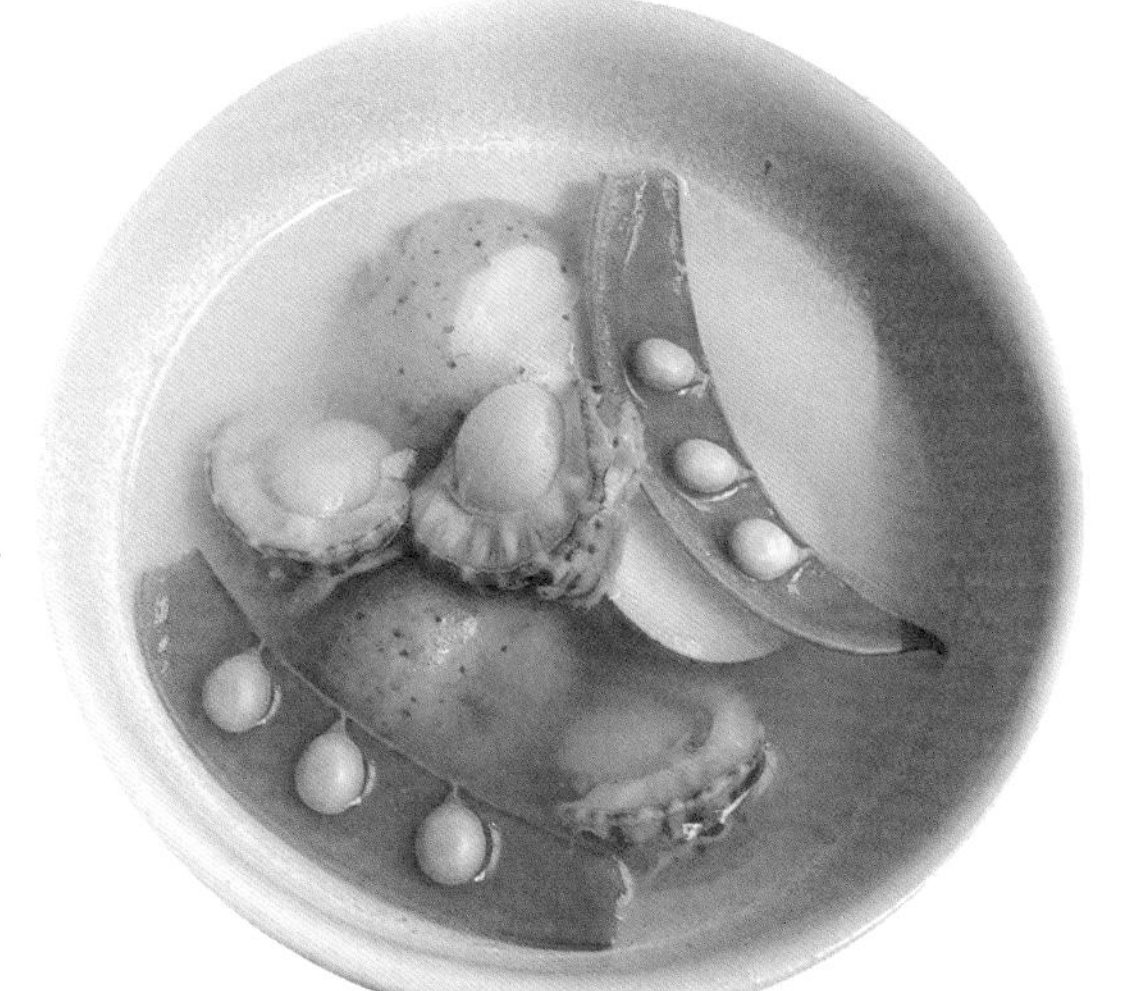

新じゃがとほたてのスープ

① 新じゃがを一口大にカットして、コトコト煮込む。
② 竹串がスッと入るくらいに火が通ったら、ほたてを入れ少しコトコト。
③ コンソメで味を調え、あれば塩ゆでした旬のスナップえんどうを添える。

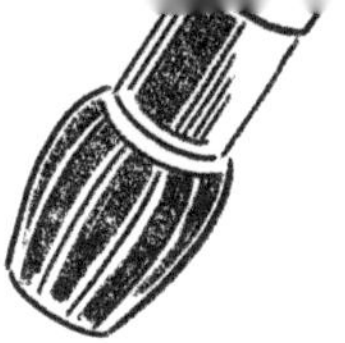

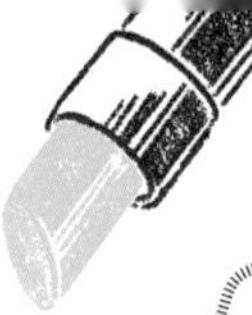

6/11 梅雨の時期に唇が荒れる？

冬よりも梅雨の時期のほうが唇の荒れが気になる、という方がいらっしゃいます。

湿の影響で胃腸の元気がなくなり、そのサインが唇に現れるのです。胃腸を元気にして水捌けをよくする豆類やハトムギなどを積極的にとっていると、唇の荒れが改善しやすくなりますよ。スープなど温かい状態がおすすめです。

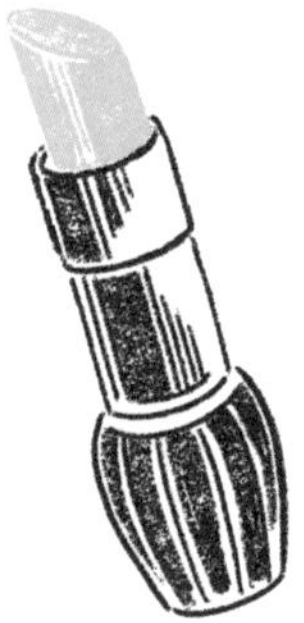

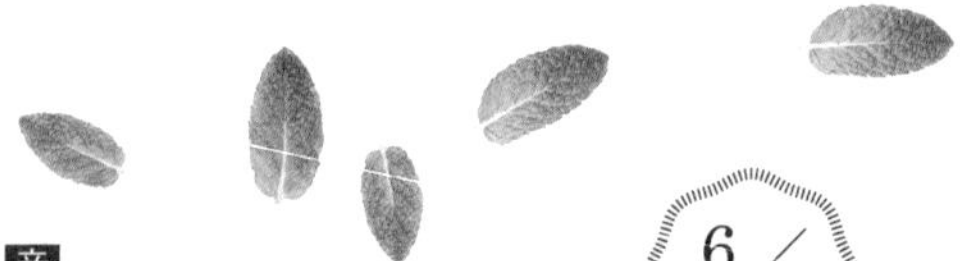

6/12 のぼせや頭痛対策にミント

梅雨の合間の急に暑くなった日などにのぼせて頭痛が起きたら、ミント（薄荷）を取り入れてみて。

ミントは、頭に上がった熱を冷ます効果があり、薬膳では頭痛を改善するときに用いられます。目の充血やのどの痛み、イライラなどの改善にも効果的。ミントティーや、ミントガム、ハッカ飴、ハッカ油などなら手軽に取り入れられます。蒸し暑い日は、ハッカ油を枕にスプレーするのもおすすめ。すっきりとして寝つきがよくなりますよ。

体質 気滞 熱盛　五性 涼　五味 辛

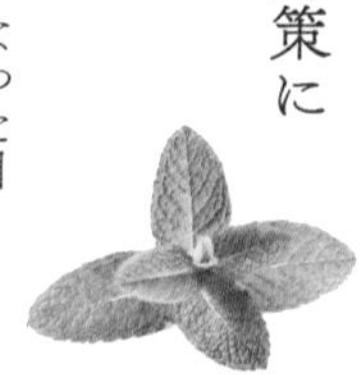

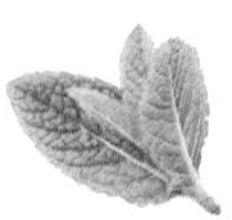

6/13

低気圧の不調に カモミールミントレモンティー

「爆弾低気圧」という言葉をよく耳にしますが、この時期は急激に発達した低気圧による台風や暴風、大雨など、気候が乱れがち。低気圧不調に悩む人は多いですが、その中でも、気圧が下がって上昇するときに不調が出やすい人によいのが、「カモミールミントレモンティー」です。

　気圧が下がって上がるときは、緩んでいる状態にぎゅっと圧がかかるので、イライラや片頭痛、胃酸が上がる感じなどの不調が出やすくなります。カモミール、ミント、レモンは、気を巡らせながらスーッと鎮静する効果があるので、不調が改善しやすくなります。気圧変動が大きいときに飲んでみてください。

カモミール ミントレモンティー

スーッと鎮静

濃いめに淹れたカモミールティーにミントとスライスレモンを入れる。

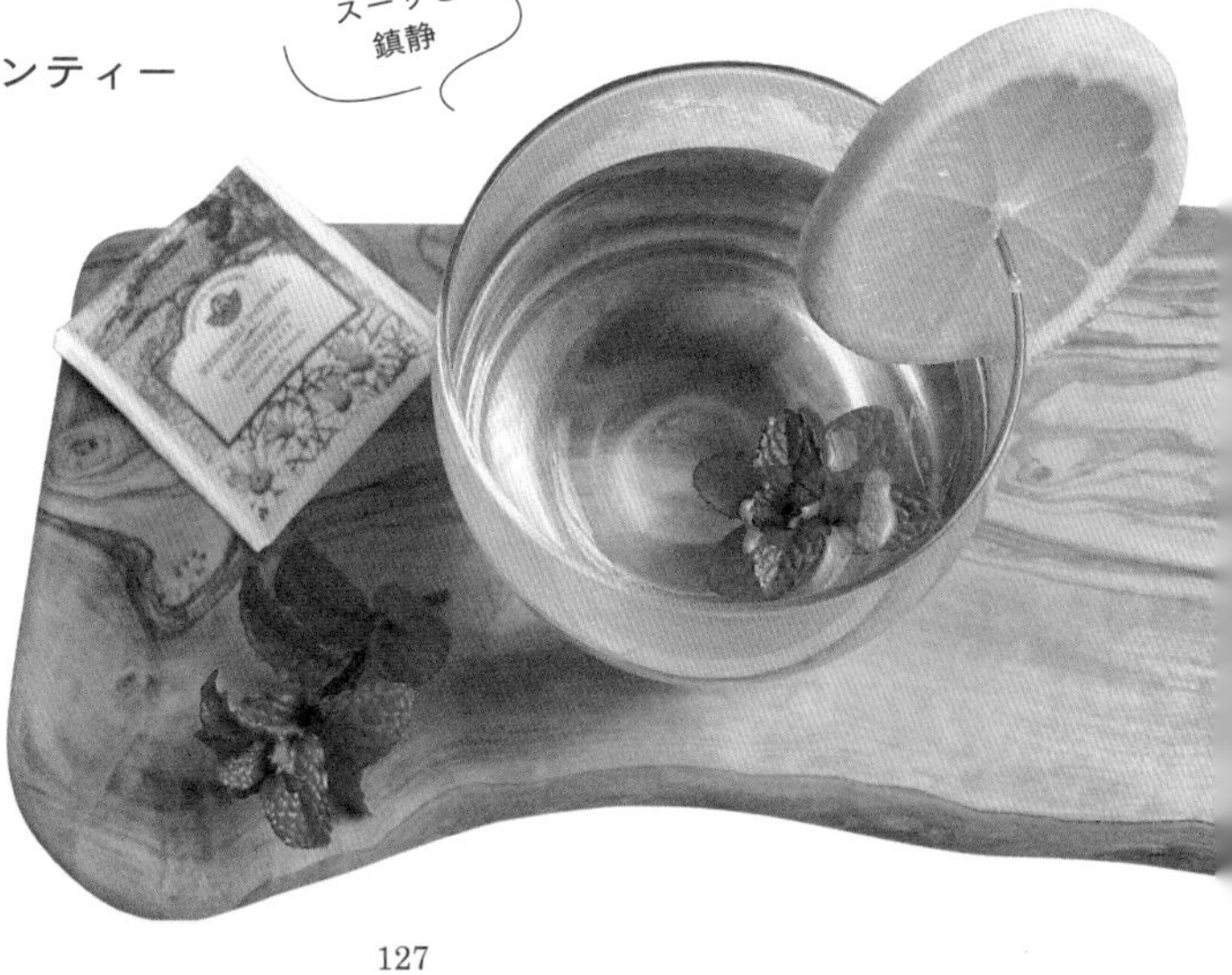

6/14 梅雨の冷え対策に らっきょう

急に寒くなり、梅雨冷えの症状が悪化することがあります。らっきょうの温める力を借りて、指先までポカポカにできるといいですね。薬膳では特に、胸が冷えて痛む時に使われます。血《けつ》の巡りをよくする効果もあるので、冷えや肌のくすみなど瘀血《おけつ》（血の滞り）による不調の改善にもよい食材。

梅雨冷えが気になったら、刻んだらっきょうを卵焼きに入れるだけの「らっきょう卵焼き」を。卵で補った血をらっきょうで巡らせる、よい組み合わせ。らっきょうには「通陽」と言って寒さで滞った陽の気を巡らす効果もあり、冷え改善にぴったり。カレーの付け合わせだけじゃもったいないですよ。

体質 気滞 瘀血 陽虚　五性 温　五味 辛 苦

※陽盛のタイプは控えてください。

余らせがちでも大丈夫

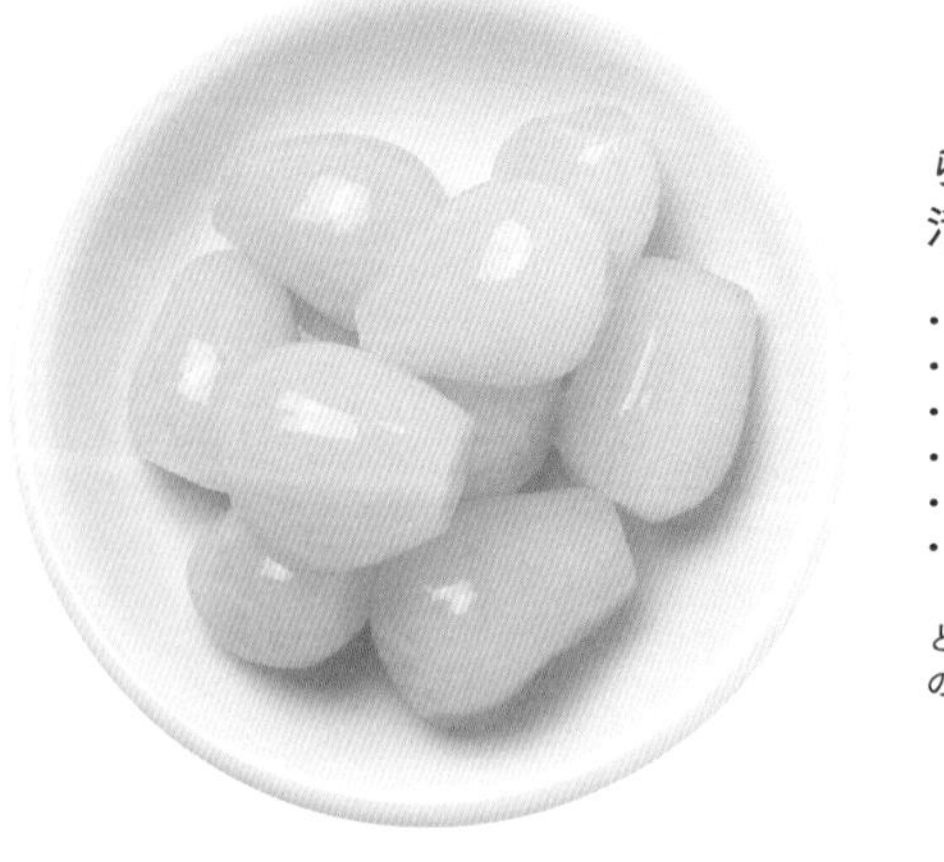

らっきょうの活用アイディア

- らっきょう卵焼き
- らっきょう冷奴
- らっきょう酢の物
- らっきょうタルタル
- らっきょうポテサラ
- らっきょうドレッシング

どれも刻んだらっきょうをのせたり和えたりするだけ。

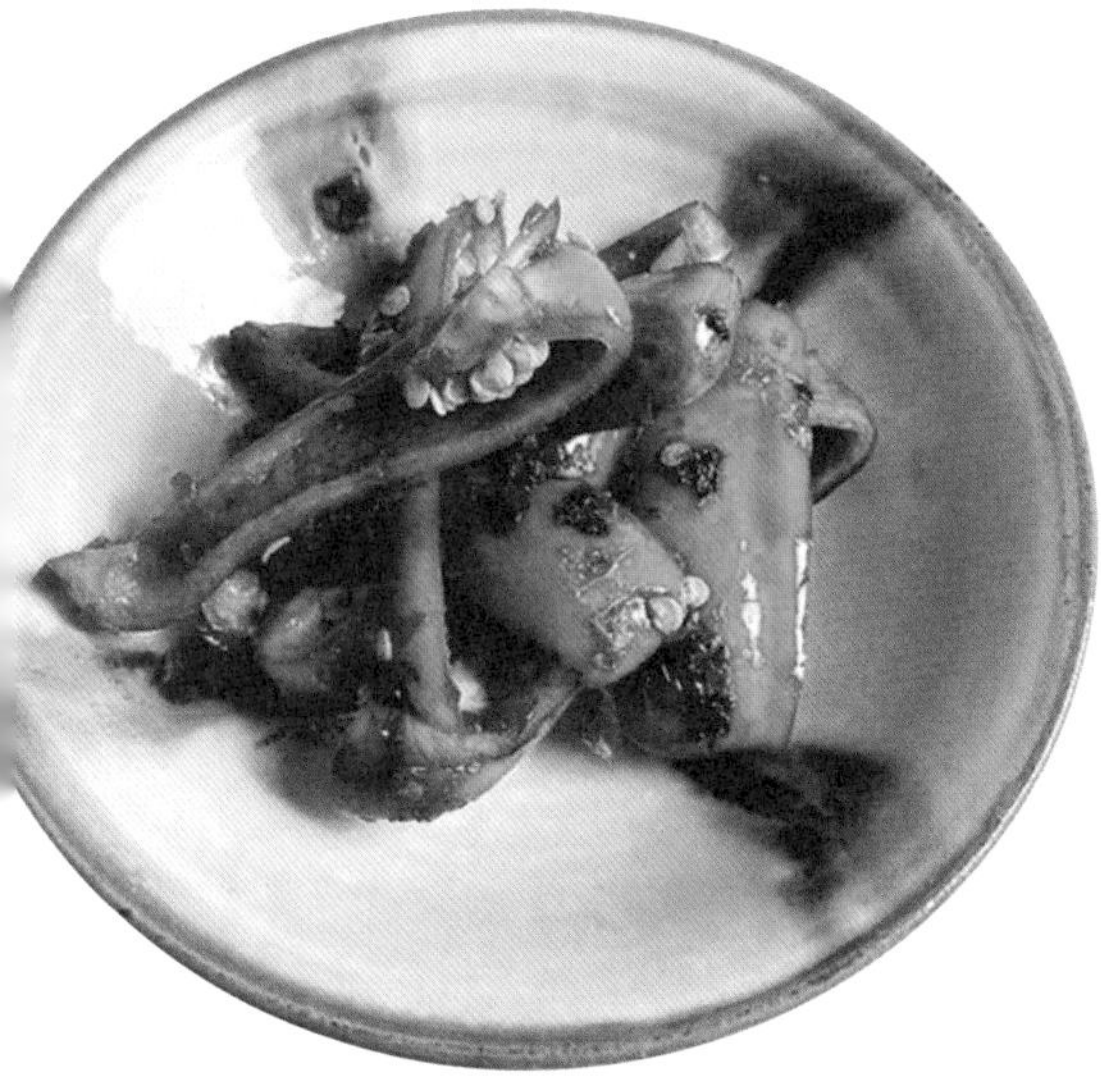

やみつきピーマン

① ピーマンを細切りにして炒める。
② かつお節と醤油を加え、仕上げにごま油少々を加える。火を通しすぎず、シャキシャキとした食感を残すのがポイント。

6/15

ジメジメした日のイライラに ピーマン

体質 気滞 痰湿　五性 平　五味 甘 辛

雨が続き家にこもりがちになると、気が滞りイライラしやすくなります。そんなときにはピーマン。気の巡りをよくして、イライラ解消に役立ちます。胃腸を整え、胃もたれや食欲不振にもよい食材。ビタミンCがトマトの4倍も含まれていて、実は肌にもよいのです。私の定番は、「やみつきピーマン」。超簡単にできて、いくらでも食べられます。種は補腎にいいので、取らずに使うといいですよ。

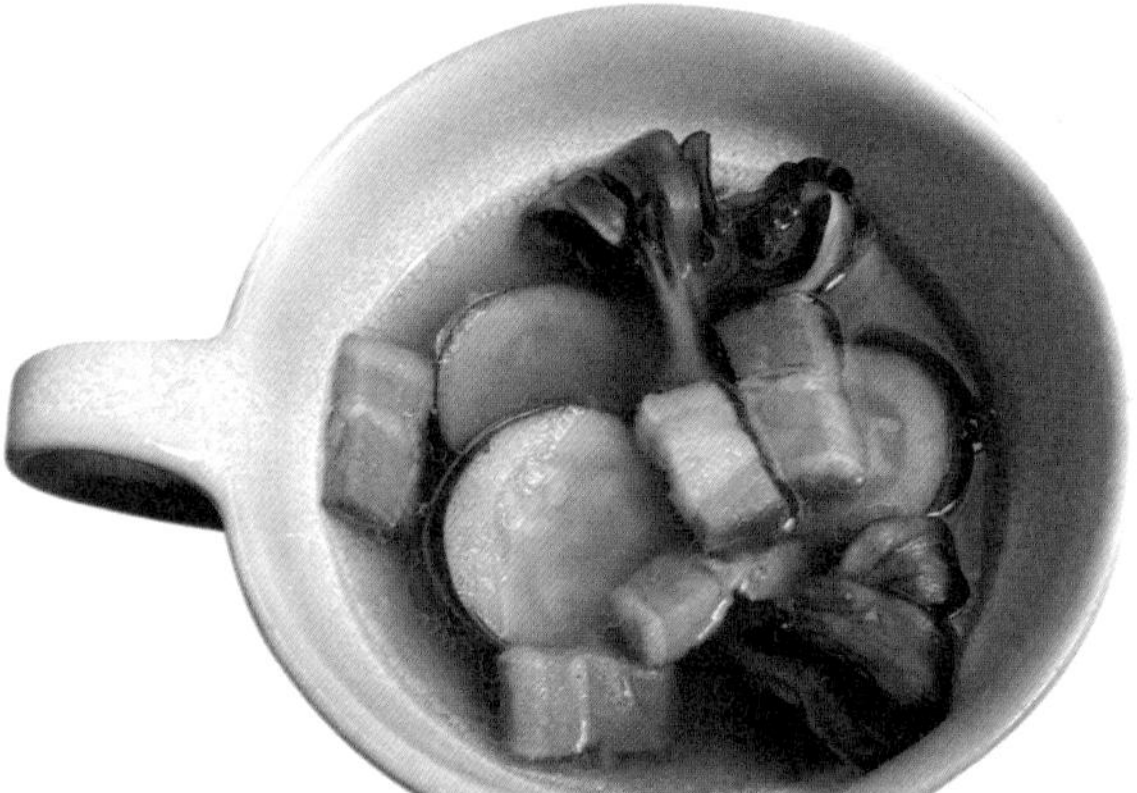

ズッキーニとまいたけのむくみとりスープ

①鍋にオリーブオイルを熱し、みじん切りにんにくとベーコンを炒める。
②輪切りのズッキーニも一緒に炒め、少し火が通ったら水を加え、煮たったらまいたけを入れて煮る。
③醤油とコンソメで薄味に仕上げて完成。

体質 陰虚 痰湿 陽盛　五性 寒　五味 甘

6/16

余分な水は排出しつつ潤い補給 ズッキーニ

見た目はきゅうりに似ていますが、かぼちゃの仲間。薬膳では利尿作用でむくみを改善したり、肺を潤す作用があるので空咳や口の渇きなどに効果的とされる食材です。水を排出する働きと潤す働き。一見相反するようでいて、どちらも持ち合わせているズッキーニは優秀食材です。巡りを良くして余分な水はスッキリさせつつ、よい潤いが補えます。

「ズッキーニとまいたけのむくみとりスープ」は、ズッキーニも舞茸も体の余分な水を排出する作用でむくみに効果的。ベーコンと舞茸から出た旨味をズッキーニが吸って、ジュワッと滲み出るおいしさです。薄味に仕上げるのが、むくみに効かせるポイント。

6/17

お腹の不調に さやいんげん

体質 痰湿 気虚　五性 平　五味 甘

6～9月が旬のさやいんげんは、湿気によるお腹の不調によい食材。お腹を元気にする、体の余分な湿を取り除く、元気を補うなどの効果があり、この時期の重だる感やむくみ、食欲不振、疲れなどの症状によいです。平性なので体質を気にせず使えるのもうれしいですね。私も子どもの頃は苦手でしたが、大人になって、採れたてをサッとゆでて食べたら、ほんのりした甘さとキュキュッとした歯応えに感動して、大好きになりました。火を通しすぎないのがおいしさのポイントですよ。

6/18

お香で じめじめスッキリ

湿気で体が重だるくてメンタルがズーンと下がったら、お香の力を借りましょう。お香は空気中の湿気を飛ばしてくれるので、湿の重い空気がスッキリします。よいお香には漢方に使われる生薬が使われている事も多く、特に湿を排出し、気の巡りを良くする生薬（藿香《かっこう》）が配合されているものは、ジメジメによる鬱々も一緒に整えてくれますよ。

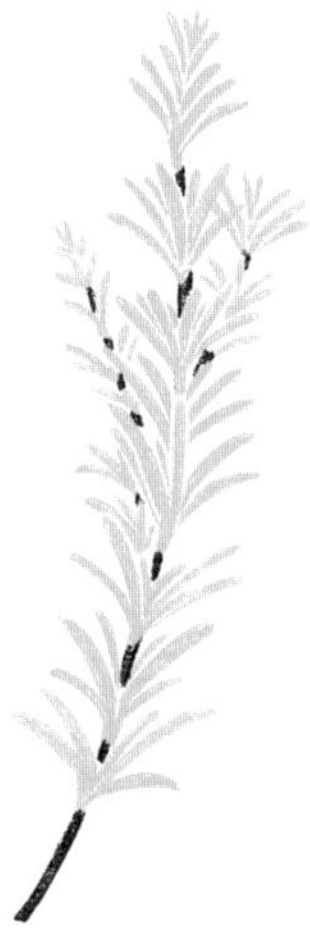

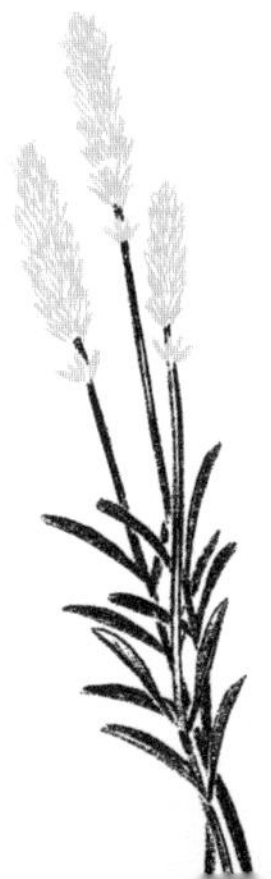

6/19

水分代謝と夏バテ予防に とうもろこし

体質 気虚 痰湿　五性 平　五味 甘

店頭のとうもろこしに、夏の訪れを感じる時期です。とうもろこしは、水分代謝を活発にし、利尿作用が高いので、むくみや水太りの改善によい食材。薬膳では黄色い食材は胃腸を元気にするとされ、胃もたれや食欲低下の改善に使われます。ヒゲの部分にも余分な水分の排出効果があり、とうもろこしのヒゲ茶も有名です。

梅雨の合間の急な暑さで汗が止まらず、すでに夏バテに悩む人は「とうもろこしとほたてのとろとろスープ」を食べましょう。ほたてもとうもろこしも、胃腸を元気にして疲労予防にぴったりの食材です。ほたての旨味ととうもろこしの優しい甘味がマッチした、トロリとおいしいスープです。

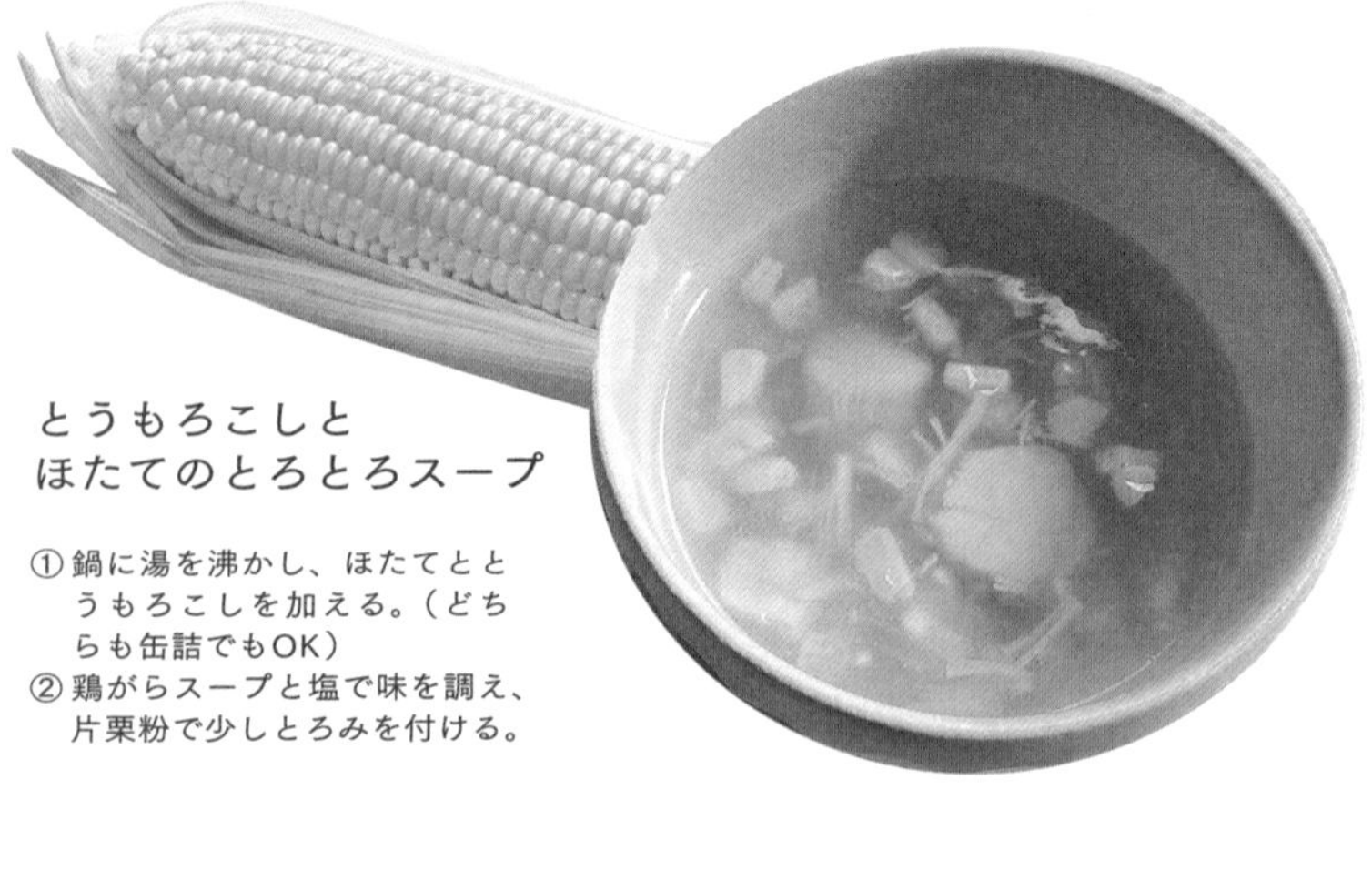

とうもろこしと ほたてのとろとろスープ

① 鍋に湯を沸かし、ほたてととうもろこしを加える。（どちらも缶詰でもOK）
② 鶏がらスープと塩で味を調え、片栗粉で少しとろみを付ける。

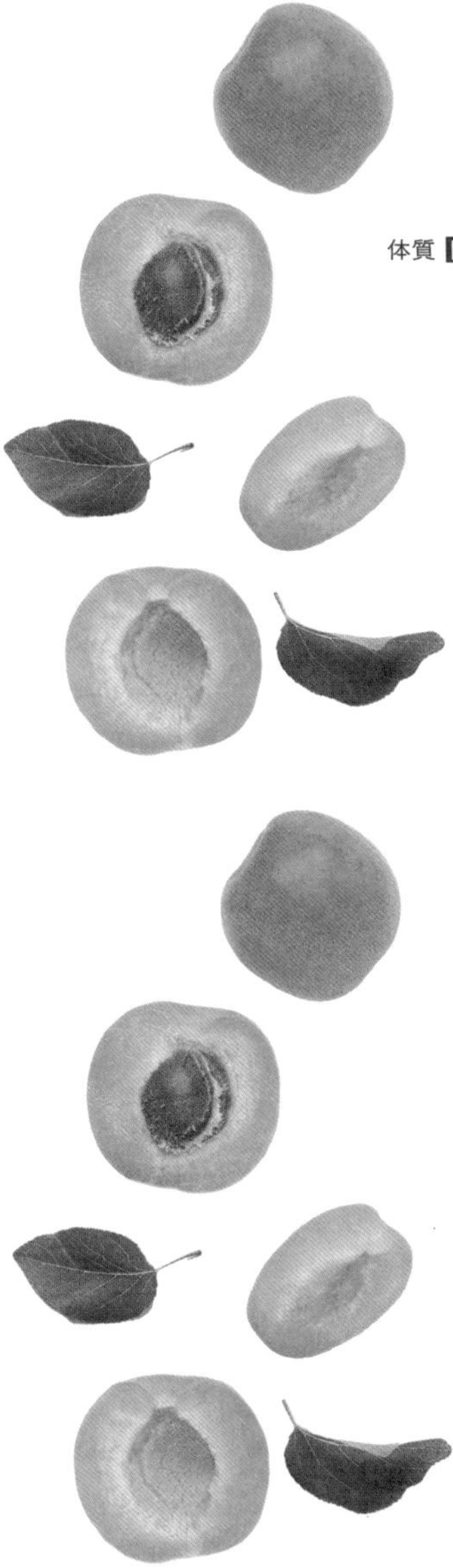

6/20

空咳や便秘、肌の乾燥に
あんず

体質 **陰虚** **陽虚** 五性 **温** 五味 **甘** **酸**

6〜7月が旬の果物のひとつがあんず。甘酸っぱさと豊かな香りが魅力ですよね。あんずには、肺を潤す、咳を止める、潤いを生み出す効能があり、空咳や、便秘、肌の乾燥を改善します。髪の健康にも効果的で、パサつきや白髪などが気になる人にもよいです。

ただ、古くから「過食すると歯や骨を傷める」と言われるので、食べ過ぎには注意。

※喘息や湿疹の際は控えましょう。

6/21

夏至《げし》
暑気あたりやむくみ対策を

一年で最も日が長く、夜が短い季節。日が長いと何となく気持ちもワクワクしますよね。湿度が高く、熱がこもると、ニキビなどの肌荒れやじゅくじゅく痒い皮膚炎などが悪化しやすくなります。

海藻類やウリ類など、体の余分な熱を冷ましつつ湿を排出してくれる食材を上手に取り入れて、お肌も健やかに保てるとよいですね。適度に体を動かしたり、お風呂でサッと汗をかくのも体に溜まった湿を排出するのにおすすめです。

6/22

食欲低下に 酢

体質 瘀血 陽虚　五性 温　五味 酸 苦

ジメジメ、ムシムシするこの時期は、さっぱりした酢の物がおいしいですよね。そんなお酢にもさまざまな効能があります。まず、消化を促すので、胃腸が重だるくなって食欲が低下しやすいこの時期にぴったり。解毒作用もあるので食あたりの予防にもよいです。体を温め、血の巡りをよくする効果もあり、冷え改善も助けてくれます。

酢の物といえば、わかめなどの海藻を使うことが多いですが、酢は海藻のミネラルやカルシウムの吸収を助ける働きもあるので、とても理に適った組み合わせ。毎日の食事にぜひ取り入れてみましょう。

もやしともずくのサッパリ和え

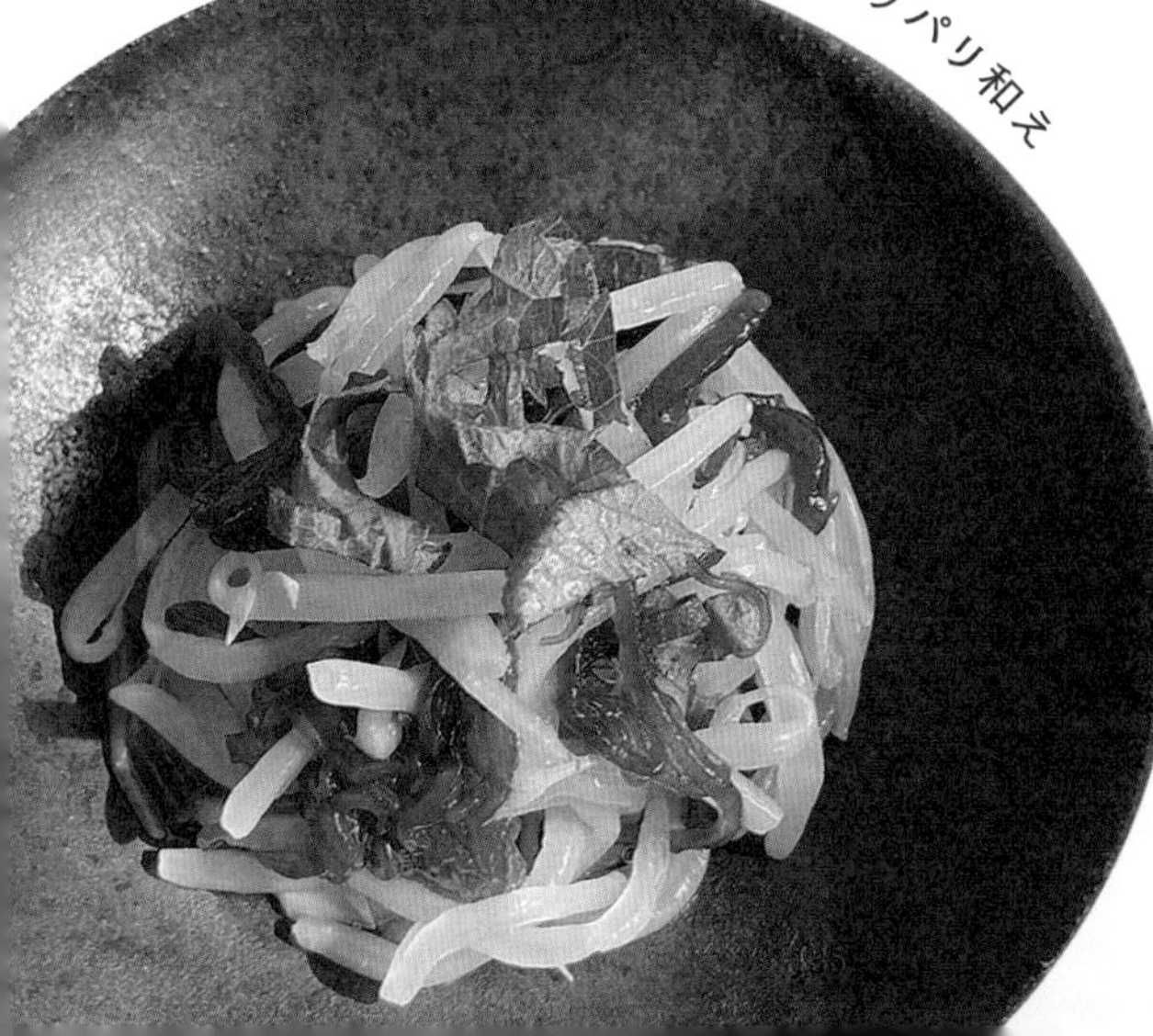

サッとゆでたもやし（レンチンでもOK）ともずくを和え、お好みの分量の酢（または黒酢）、醤油で味付けする。仕上げに刻んだしそを散らす。

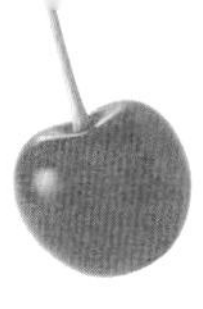

6/23

補血・夏の冷え対策に さくらんぼ

体質 気虚 血虚 痰湿　五性 温　五味 甘 酸

ツヤツヤまんまるの旬のさくらんぼが並ぶ時期。さくらんぼは果物にしては珍しく温性なので、冷えを気にせず食べられるのも嬉しい点。血《けつ》を補う、胃腸を健康にする、風湿の邪気を取り除く効果もあります。

気温がぐっと上がって、冷房ががんがんにきいた部屋で長時間過ごすと、体が急に冷えてしまうことがあります。そんなときによく飲むのが「さくらんぼ紅茶」。さくらんぼが紅茶で温まることで甘味と酸味が際立っておいしさがアップ。冷えた体もほっこり温まります。

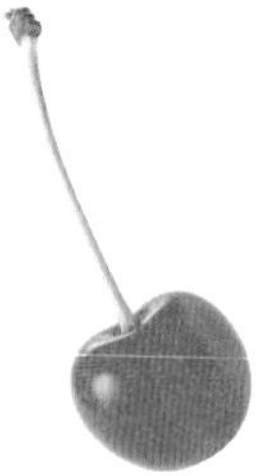

さくらんぼ紅茶

ヘタを取ったさくらんぼに紅茶を注ぐだけ。

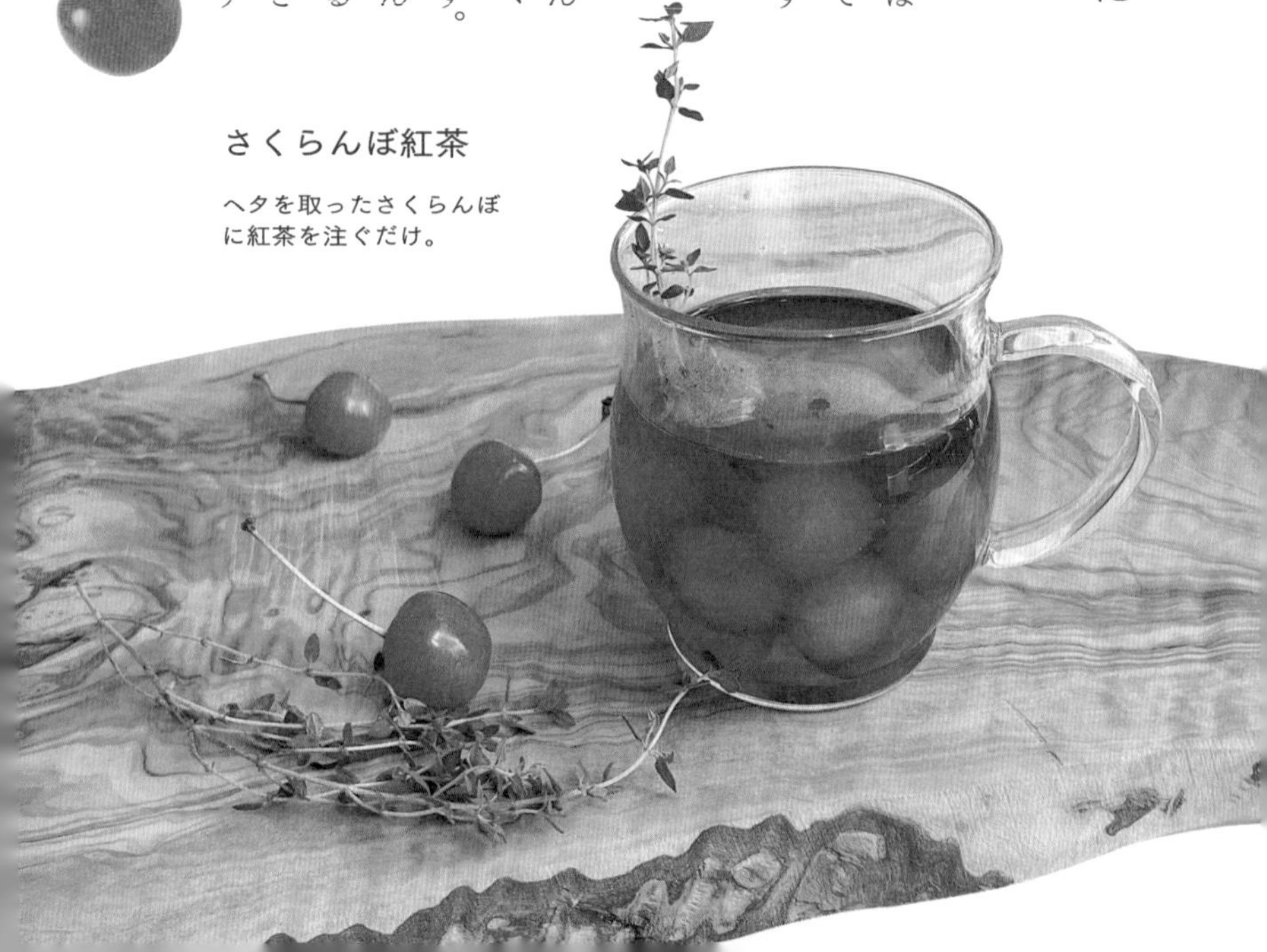

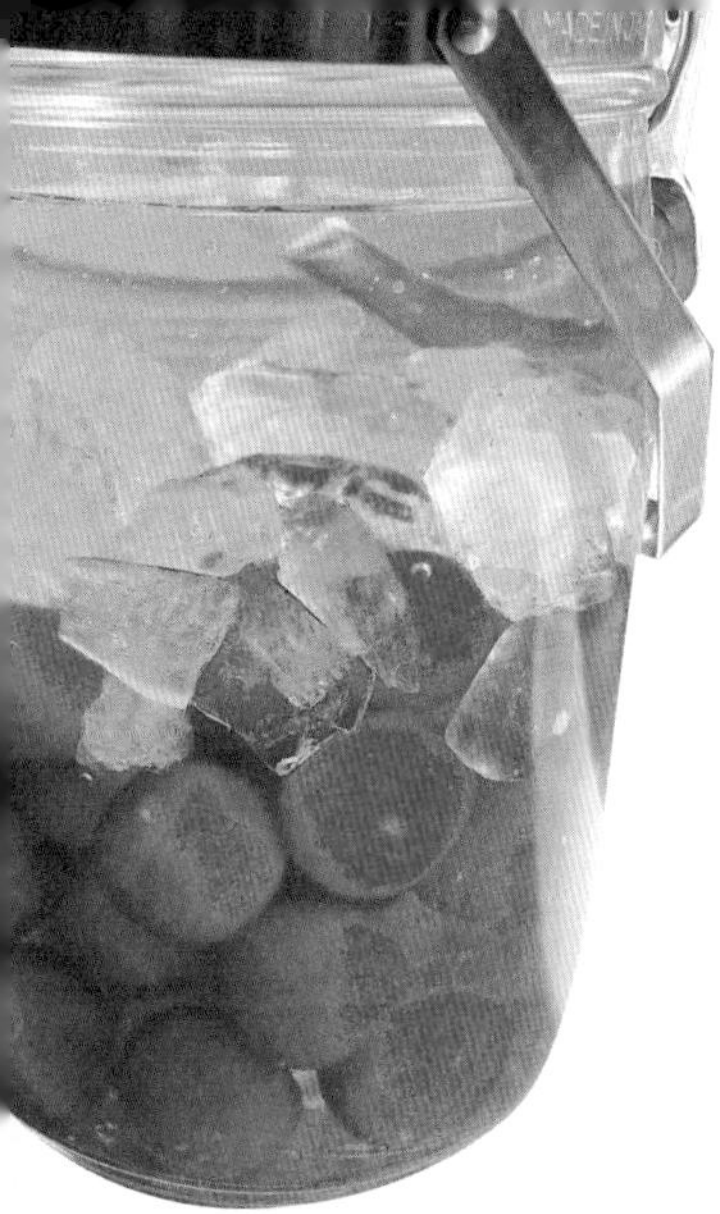

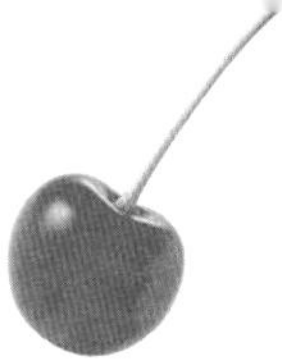

6/24 夏の冷房冷えに備える さくらんぼのサワードリンク

体を温めるさくらんぼのレシピをもうひとつ。さくらんぼをお酢に漬けたサワードリンクです。さくらんぼで補った血をお酢が巡らせるよい組み合わせで、冷房冷えに◎。冷えが強いときはお湯割りに、ストレス過多でスッキリしたいなら炭酸割りがおすすめ。酸味が苦手な人は、氷砂糖をあと50～１００ｇ足すか、はちみつを加えましょう。数日経つと、さくらんぼの赤い色素がお酢に溶け出してピンク色になるのも可愛い。本格的な夏に備えて作っておくといいですよ。

さくらんぼの サワードリンク

① さくらんぼ（300g）を洗ってキッチンペーパーで水気をふき取り、ヘタを取って保存瓶に入れる。
② ①に氷砂糖（150g）と米酢（500㎖）を加える。
③ 3ヶ月保存したらさくらんぼを取り出す。
もう少し前から飲めますが、3ヶ月くらいからが飲み頃です。

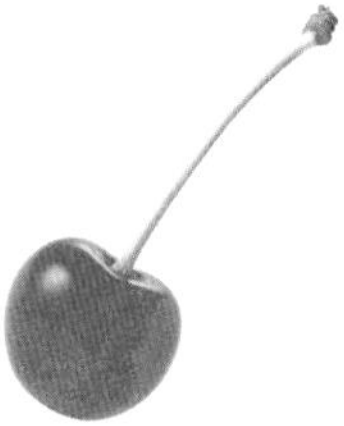

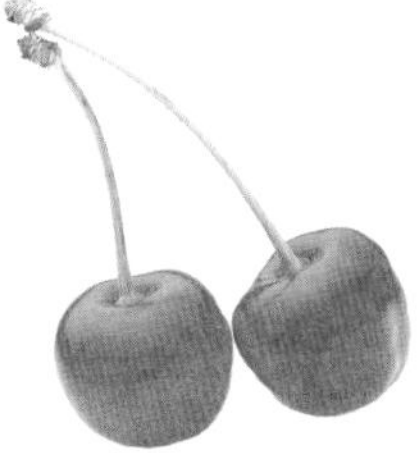

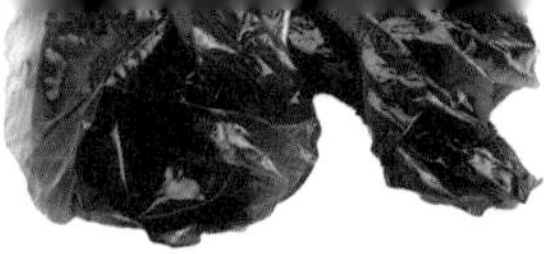

6/25

間食が多い人に海藻のすすめ

脂っこいものや甘いものは、体にベタベタをため込みます。わかっちゃいるけど、やめられない。私だって行きます。頂き物のお菓子は食べるし、飲みにだって行きます。大切なのは、その後のリカバリーです。

日々の食卓のメニューに少しずつ海藻を取り入れておくと、ベタベタ痰湿《たんしつ》をため込まずにお掃除できますよ。お味噌汁にわかめ、小鉢にひじき煮、お浸しに海苔をちぎってのせる。こんな感じで日々少しずつ取り入れてみましょう。海藻は体を冷やすからと避けがちな人も、少量ずつなら気にしなくて大丈夫。痰湿がたまるほうが不調の原因になって後々大変です。ダイエットの強い味方でもあります。

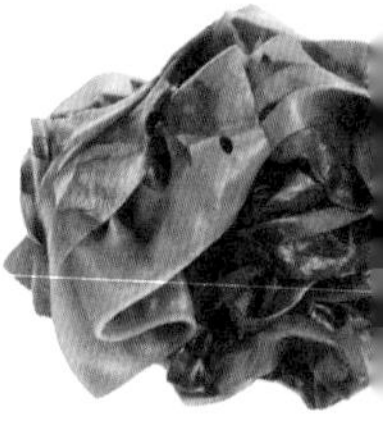

6/26

巣ごもり養生

- ヒエヒエちゃんはお灸
- ジメジメちゃんは除湿器
- イライラちゃんは柑橘アロマ
- 落ち込みちゃんは紅茶やココア
- 目ショボショボちゃんは観葉植物
- グルグル考え事ちゃんは
推しの動画
- むくみダル重ちゃんは
ストレッチポール

お家を出られない梅雨どきは、家の中を「好き」で満たしてほっこりできる空間作りを。

6/27

情緒安定・眠りを整える
蓮《はす》の実

体質 **気虚** 五性 **平** 五味 **甘** **渋**

蓮《はす》の実は、中国や台湾、ベトナムなどでは日常的に食べられている食材。情緒を安定させ、眠りを整える、腎を補う、慢性の下痢や尿もれ改善にもよいとされています。

ホクホクと優しい味で、スープや鍋の具材、白きくらげなどと一緒にデザートにしても美味。最近はフリーズドライのサクサク食べられる蓮の実もあり、おやつにもなります。ゆでた状態のパウチも業務スーパーなどで買えるので、意外と身近で使いやすいですよ。

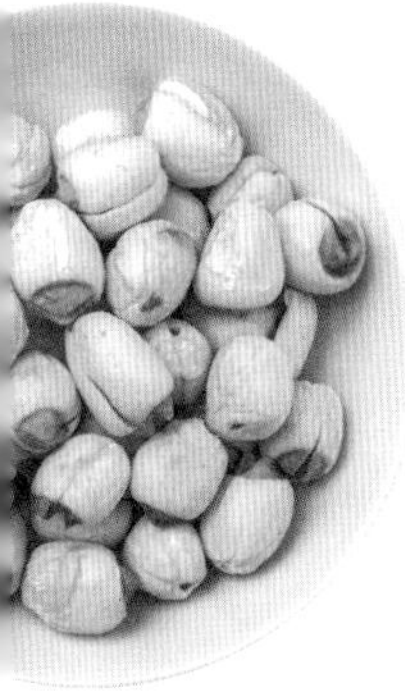

※乾燥の便秘や、イライラ、お腹の張り・膨満感がある時は控えめに。

6/28

ため息、どっち？

小さく漏れ出るようなため息

↓気虚（エネルギー不足）

いも、豆、かぼちゃなどホクホク系を食べて、とにかく体を休めましょう。

力強く周りに聞こえるようなため息

↓気滞（ストレス過多）

柑橘類や香草系など香りの良い食べ物を食べて、喋る、歌う、体を動かすなどで発散

これも体からのサイン。我慢せず出してスッキリさせせましょうね。

6/29

体の除湿に・頭痛改善に

緑豆もやし

梅雨時に余分な湿が体にたまると、雨など外からの湿気の影響を受けて頭痛が悪化しやすくなります。緑豆もやしには利尿作用があり、体の湿気を取り除いてくれるので、雨の日の頭痛の予防・改善に効果を発揮します。

体の熱を冷ます作用もあり、熱がたまるタイプの頭痛にもよいです。もやしの豆の皮は取り除いてしまいがちですが、皮こそ湿を排出する力が強いので、皮も使うほうがより効果的です。

おすすめは「もやしとわかめとまいたけの味噌汁」。わかめも利尿作用や、清熱効果がある食材。まいたけにも利尿作用が。雨の日に鬱々としたら、よい香りで気を巡らせるみつばをのせましょう。味噌にも元気を補う効果がありますよ。

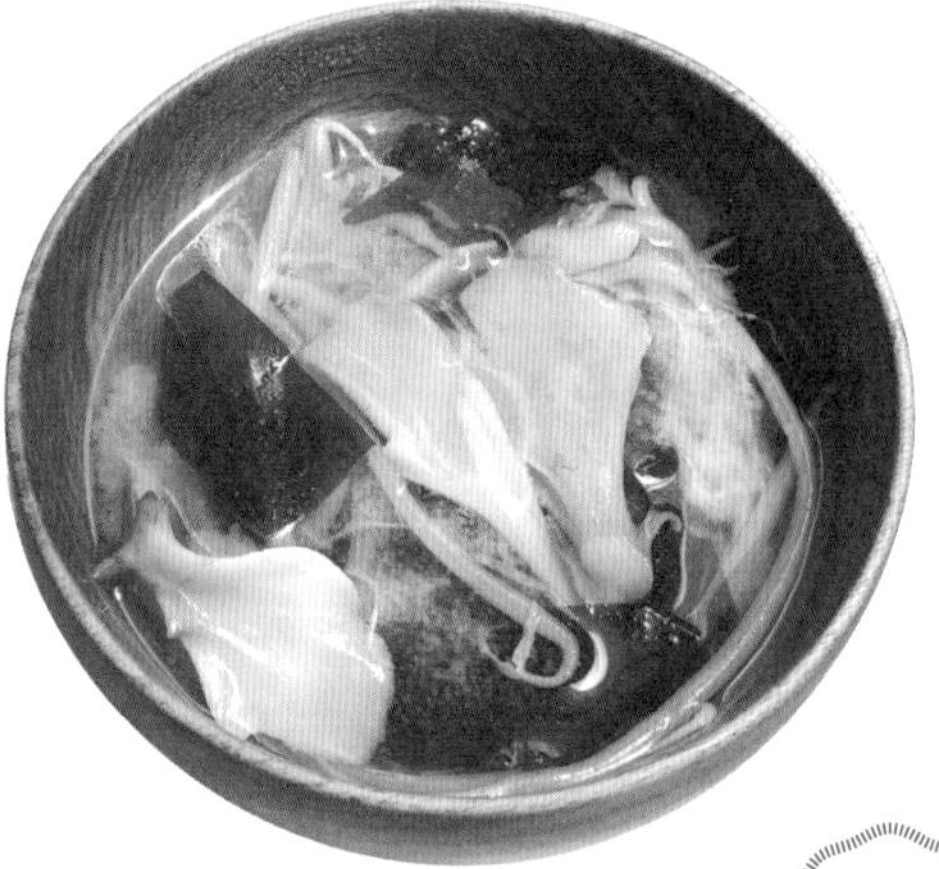

もやしと まいたけと わかめの味噌汁

いつもの味噌汁の具をもやしとわかめ、まいたけにするだけ。

体質 痰湿 陽盛　五性 涼　五味 甘

6/30

もやしは体調に合わせて使い分ける

もやしはお財布に優しく、いつでも手軽に買える頼もしい食材。種類によって少し効能が違うので、体調に合わせて選び分けてくださいね。

緑豆もやし
緑豆を発芽させたもの。熱を冷ます、解毒、利尿作用。

豆もやし
大豆を発芽させたもの。気を補う、胃腸を健康にする、湿を取り除く。

黒豆もやし
ケツルアズキを発芽させたもの。緑豆と同じ効能で、より効果が高い。

アルファルファ
ムラサキウマゴヤシを発芽させたもの。五臓を補う、利尿、胃腸の湿熱を取り除く。

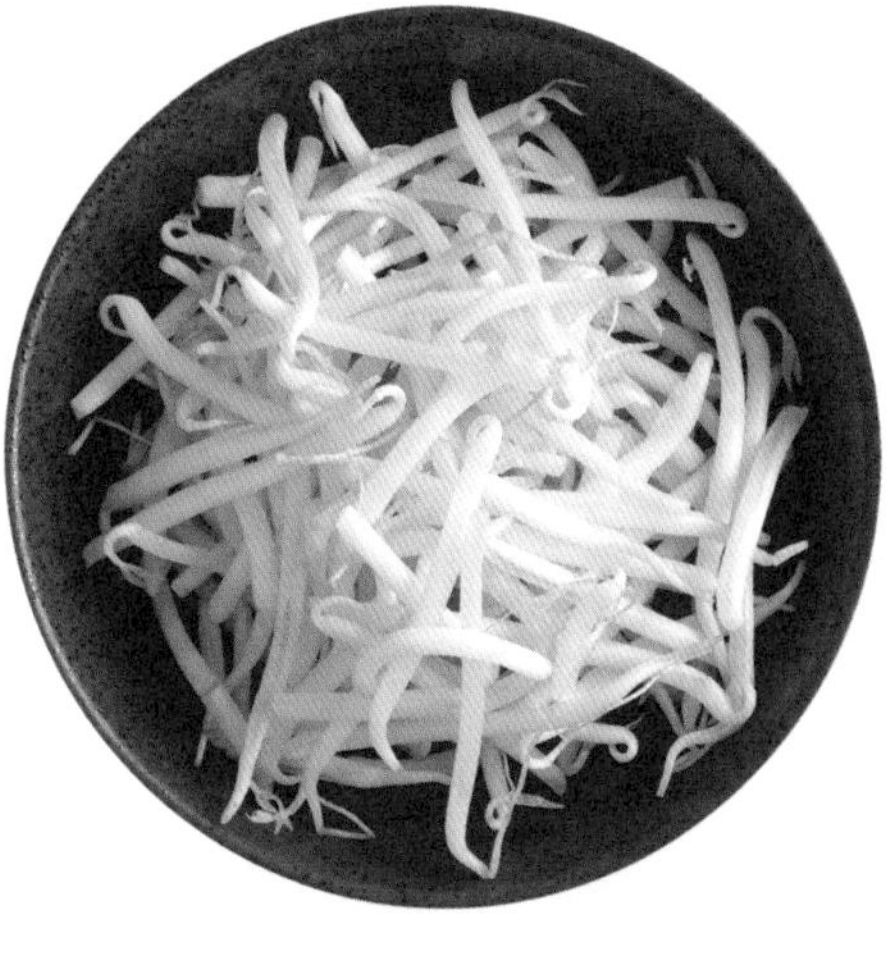

7/1

食欲の暴走に　グレフルジャスミンティー

漢方相談では「ストレスで食欲の暴走が止まらない！」というお悩みをよく聞きます。これは「胃熱」という状態。中医学では胃に熱がこもると食欲が止まらなくなると考えます。胃痛や胃もたれ、口臭、歯茎の腫れなども出ていたら間違いありません。そんな時は、「グレフルジャスミンティー」。グレープフルーツとジャスミンティーのよい香りが気を巡らせて、ストレスを発散させ、苦味が胃熱を取ってくれます。グレープフルーツには食欲抑制効果があるナリンギンや、脂肪燃焼を助けるヌートカトンという成分も含まれているから栄養学的にも◎。私は、見た目が可愛いピンクグレープフルーツでよく作りますが、普通のものでもOK。

グレフルジャスミンティー

① グレープフルーツの皮をむき、実を取り出して一口大にカット。
② 濃いめに入れて冷ましたジャスミンティーをかけて完成。

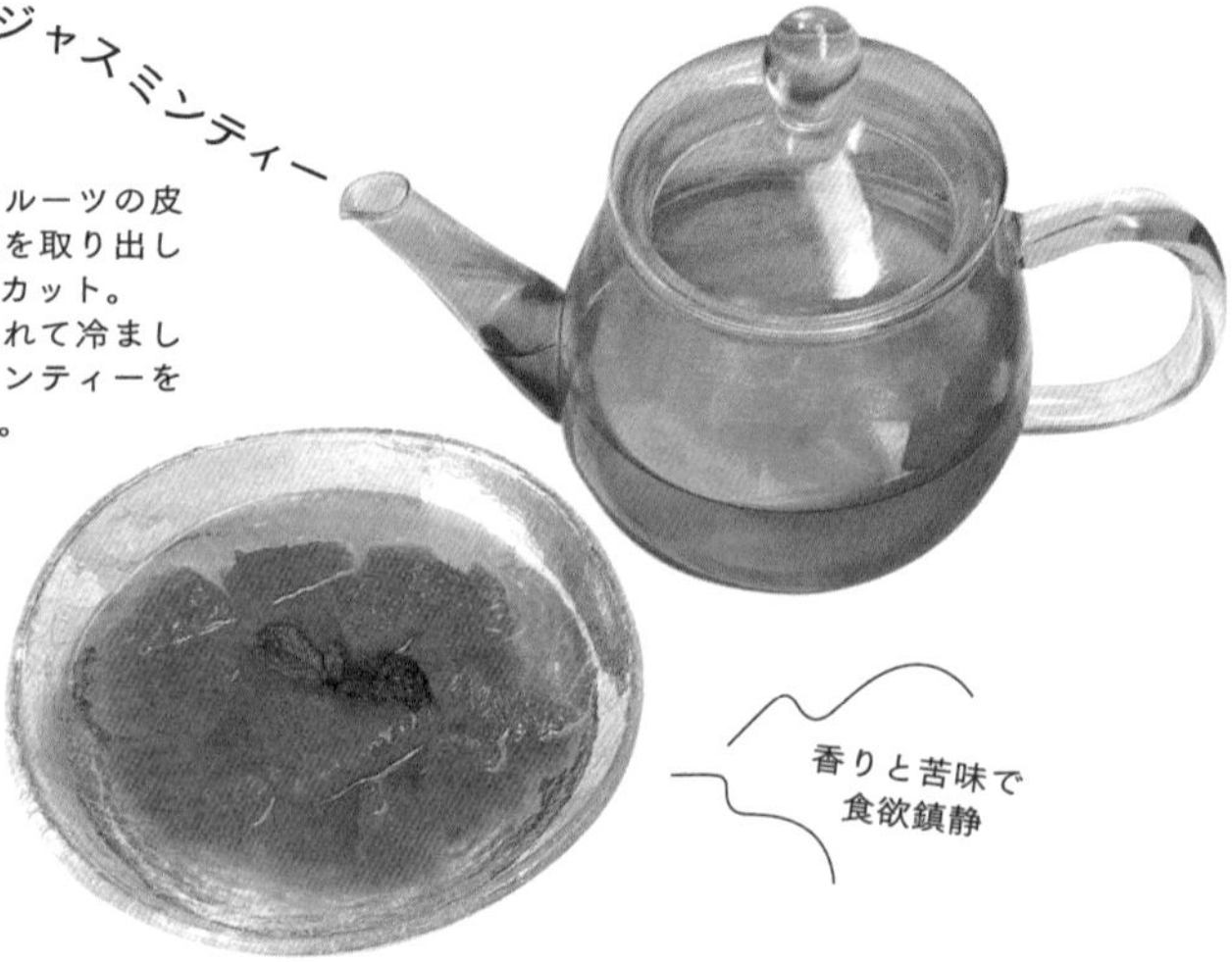

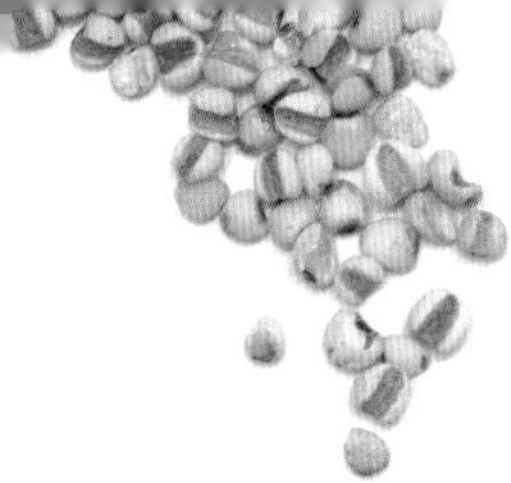

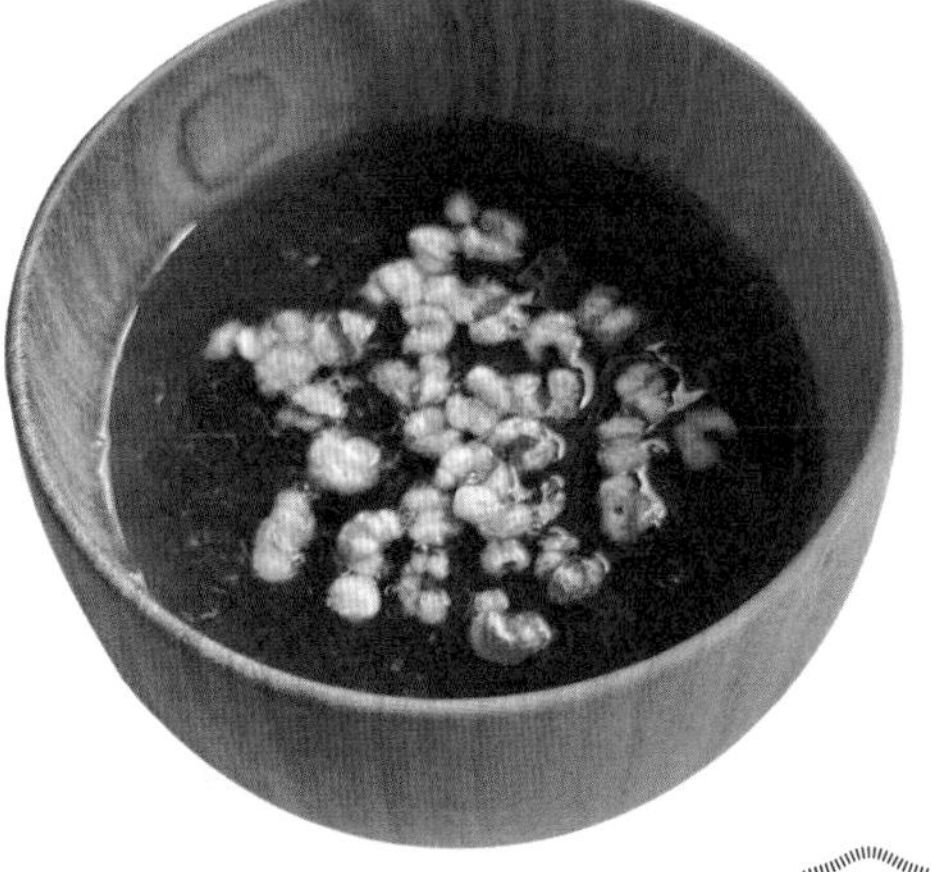

とろろ昆布とはとむぎの即席スープ

① お椀にとろろ昆布を入れてお湯を注ぐ。
② 醤油をふた回し加え、焙じはとむぎをのせる。

体質 痰湿 陽盛　五性 涼　五味 甘 淡

7/2

雨の日の不調や美肌に はとむぎ

雨の日に、むくみや重だるさ、胃腸の不調が出やすい人には、はとむぎもおすすめです。生薬としては「薏苡仁《よくいにん》」と呼ばれ、利尿作用によるむくみ改善や、イボ取りによく用いられます。薬膳的にも体の余分な熱と湿を排出し、胃腸を元気にする効能があるので、雨の日の不調におすすめ。肌代謝を促し、肌のザラザラやニキビ跡の改善も助けてくれます。「とろろ昆布とはとむぎの即席スープ」は体のベタベタを取るのに効果的です。サクサクの香ばしいはとむぎがクルトンのようで、食べ応えも満点。はとむぎを日々とっている人は、本当にみなさん肌がきれいになっていきます。市販のはとむぎ茶や、焙じはとむぎでも手軽にとれます。

※子宮収縮作用があるので、妊娠中は控えて。

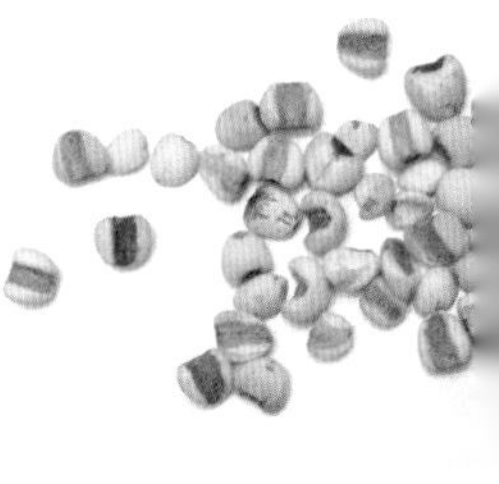

7/3

暑い時期のスープ

　薬膳の基本はスープと言っても過言ではないくらい、とてもいい調理法です。食材をコトコト柔らかく煮込むので、お腹に優しく消化吸収できます。スープに溶け出た栄養も丸ごととれるのも嬉しい点。様々な野菜や肉、魚などを一度にたっぷり食べられるので、それだけで食養生になります。

　暑い時期には冷たいもののとりすぎで胃腸に負担がかかりがちですが、スープならリカバリーができます。難しいことは考えずぜひ日々取り入れてみてくださいね。

7/4

小豆《あずき》の力で余分な水分を排出

体質 痰湿 瘀血 陽盛　五性 平　五味 甘 酸

　むくみやダル重対策には、小豆《あずき》も頼りになる食材。小豆は体の余分な水分を排出する力がとても強いのです。体の余分な熱を冷ます、血を巡らすなどの効果もあります。特に煮汁に効果が高いので、少量の塩で煮て、煮汁ごと食べましょう。「カンタン小豆茶」もおすすめ。香ばしくておいしく、体内の余分な水分をしっかり排出してくれますよ。

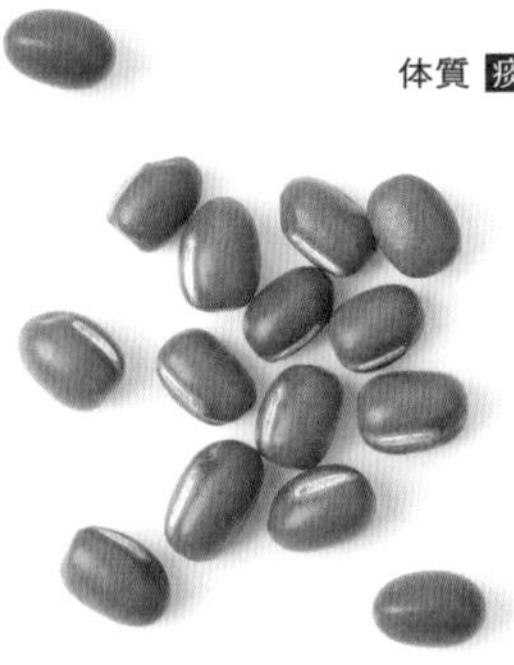

カンタン小豆茶

① 耐熱皿にアルミホイルを敷き、小豆を並べてトースターで7分あぶる。
② ①を小鍋に移して水を加えて煮出す。

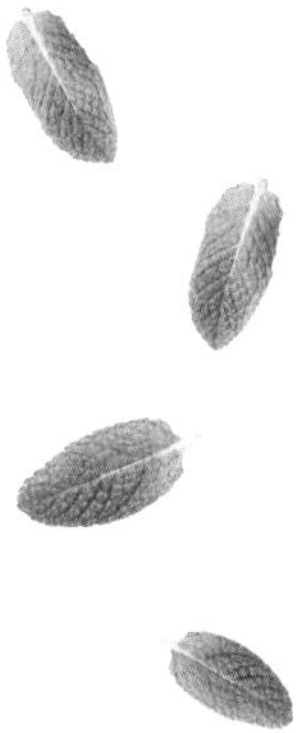

7/5

潤い・熱冷ましに
緑茶

体質 陰虚 痰湿 陽盛　五性 涼　五味 甘 淡

緑茶を飲むと、不思議と心が落ち着きますよね。緑茶には精神を安定させる安神効果があります。ほかにも潤いを生み出す、渇きを止める、熱を冷ます、解毒、頭をハッキリさせる、利尿作用と、嬉しい効果がたくさん。暑い日には、同じく清熱効果があるミントを入れた「ミント緑茶」にして飲むのもよいですよ。

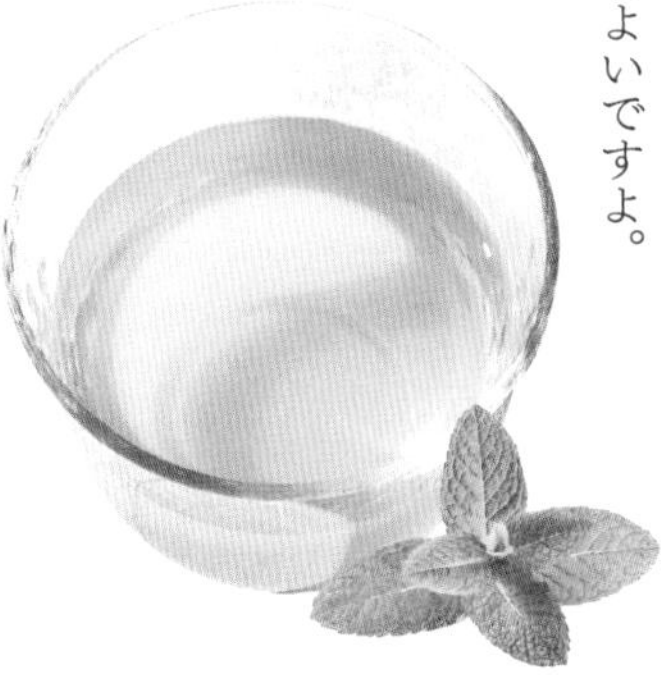

7/6

薬膳的
夏の野菜の選び方

・疲れには枝豆
・暑さにきゅうり
・クマくすみになす
・喉の渇きにはトマト
・情緒不安定にピーマン
・むくみにはとうもろこし
・お腹の冷え下痢に
かぼちゃ
・目の充血イライラには
ゴーヤ
・ゾクゾク風邪
引きそうならしそ

7/7

本格的に暑くなる少し前の「小暑《しょうしょ》」

梅雨が明けて少し暑くなってくる季節。

暑さで五臓の心《しん》に負担がかかると、動悸が出やすくなったりメンタルの不調や眠りの質が悪くなったりします。

苦味のゴーヤや緑茶などで心の熱を取り除いたり、ベリー類などでメンタルを安定させて眠りを整えられるといいですね。

年々暑さが増しています。気候は変えられないので、養生の知識をフル活用して快適に過ごせますように。

よく笑うのも夏の養生ですよ。

体質 気虚 陰虚　五性 平　五味 甘 酸

7/8 のどの渇きを癒す パイナップル

暑い日は、のどの渇きを癒すのにフルーツが役立ちます。特におすすめなのがパイナップル。体の熱を冷まし、渇きを止め、元気を補う効果があるので、暑さでぐったりしてしまう日にぜひ。食物繊維が多いので便秘にもよく、じつは二日酔いにも効果的。たんぱく質の消化を助ける酵素がたっぷりなので、肉料理との相性も抜群です。

私は、パイナップルの芯のドライフルーツや、家で漬け込んだパイナップルを炭酸などで割って、サワードリンクにして飲むのがお気に入り。汗をたくさんかいた日に取り入れてみて。

7/9 フルーツは高価？

漢方相談で乾燥の不調がある人にフルーツをおすすめすると「高いから買わない」と言われてしまうことがあります。確かに高価なイメージが強いですよね。でも、そんな人に限ってカフェで甘いドリンクを飲むのが好きだったりするので、「そのドリンクを1回我慢すればおいしいフルーツを楽しめるよ」とお伝えしています。実際フルーツを取り入れてみると体が潤って乾燥による不調が軽減したり、無駄にのどが渇かなくなるので、カフェに行く回数も自然と減ったりするのです。旬のフルーツはおいしくて心も満たされますよね。

7/10

梅雨明け前の重だる感に
冬瓜

体質 陰虚 陽盛 五性 涼 五味 甘 淡

まだ梅雨明けして間もないこの時期は、むくみや体の重だる感の相談が続きます。そんなつらい症状によいのが冬瓜。利尿作用があり、むくみを取り除いてくれます。余分な熱を冷ます、渇きを止める、体液を生み出すなどの効果も。おすすめレシピは「冬瓜とあさりのトロトロお吸い物」です。冬瓜もあさりも涼性の食材で、余分な水も熱も排出しつつ、体をじんわり潤します。あさりの旨みたっぷりのだしがしみ込んだジュワーッと柔らかい冬瓜が絶品。

冬瓜とあさりのトロトロお吸い物

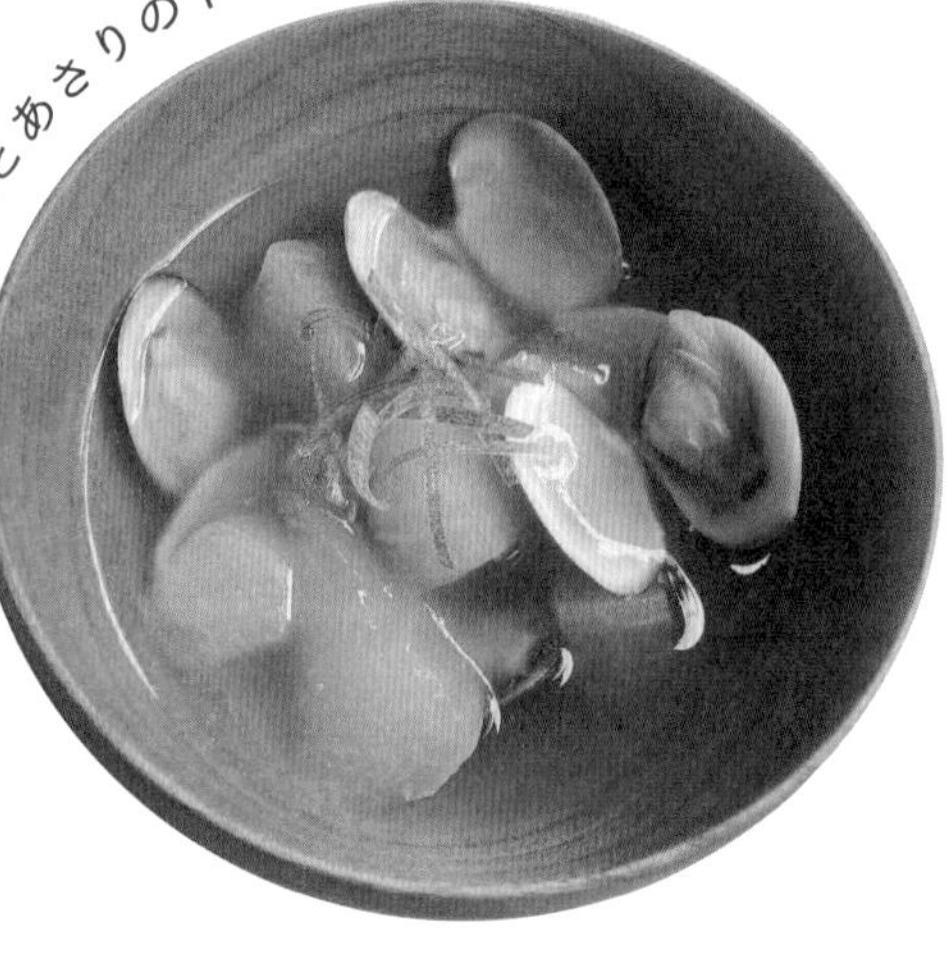

① 砂抜きしたあさりを熱した鍋に入れ、料理酒 1/2 カップを加え、蓋をして口が開いたらいったん取り出す。鍋に残った酒はそのままに。
② ①の鍋に水を入れ、皮をむいて種を取ってひと口大に切った冬瓜を加え、煮込む。
③ 冬瓜が透き通ってきたら①のあさりを戻し、白だしと醤油で味を調え、片栗粉でとろみを付ける。

すいかのシュワシュワモヒート

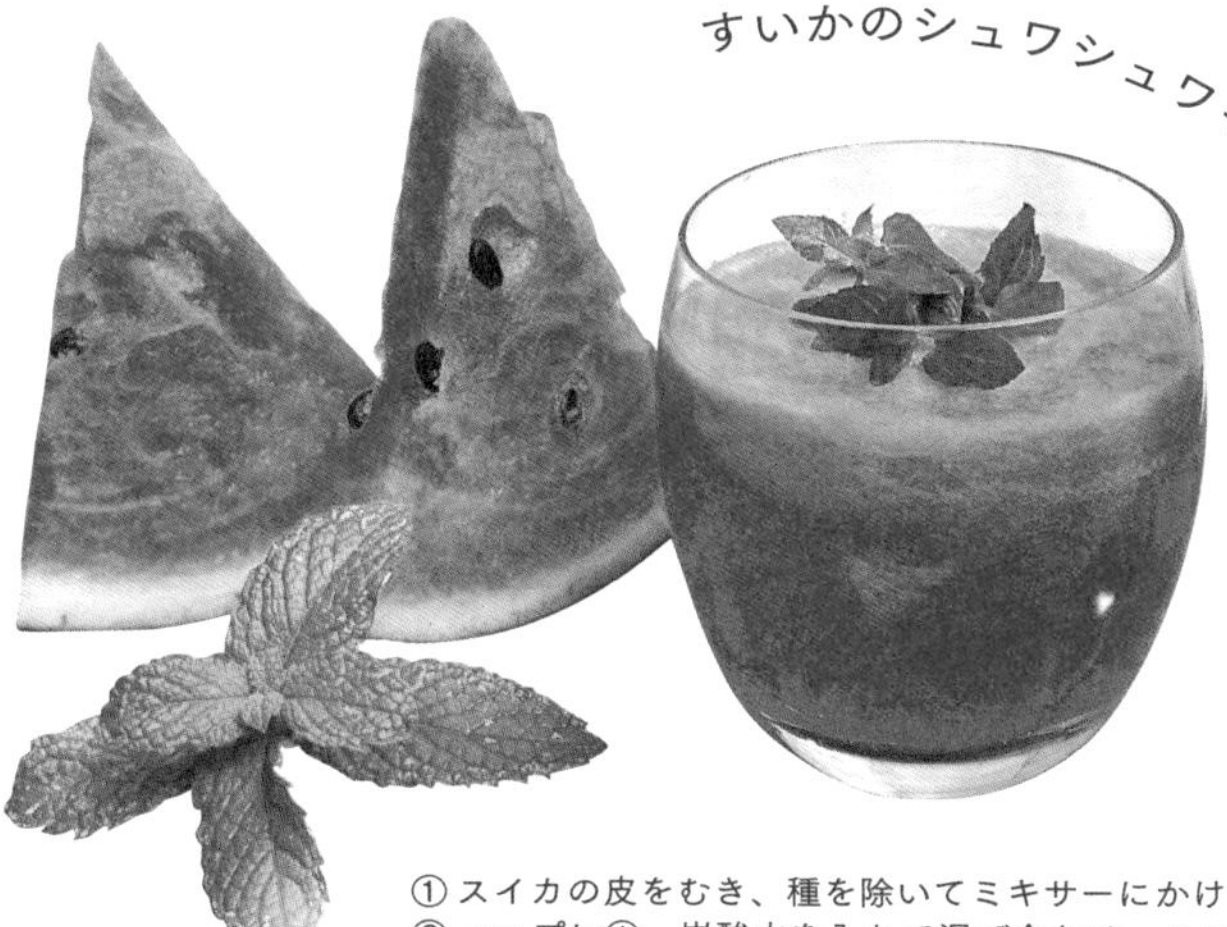

① スイカの皮をむき、種を除いてミキサーにかける。
② コップに①、炭酸水を入れて混ぜ合わせ、ミントを添える。ミントを少しつぶしながら飲むのがおすすめ。

7/11

熱中症対策に すいか

体質 痰湿 陽盛　五性 寒　五味 甘

すいかがおいしい季節です。すいかには、体の余分な熱を冷まし、渇きを止める効果や、利尿作用があります。皮のほうが効果が強いので、浅漬けや糠漬けなどにして、ぜひ皮も食べてくださいね。

暑くてジュースを飲みたくなったら「すいかのシュワシュワモヒート」。甘いアイスや飲み物は、逆にのどが渇いてしまいますが、コレはスーッと潤います。常温の材料で作っても、ちゃんと清熱効果があり、お腹は冷やさずスッキリできます。気を巡らす炭酸とミントの効果で、暑さのイライラも解消。夏の間に何度も出番がありそう！

抹茶甘酒　甘酒にお好みの量の抹茶を混ぜるだけ。

やさしい甘みと
苦味で癒される

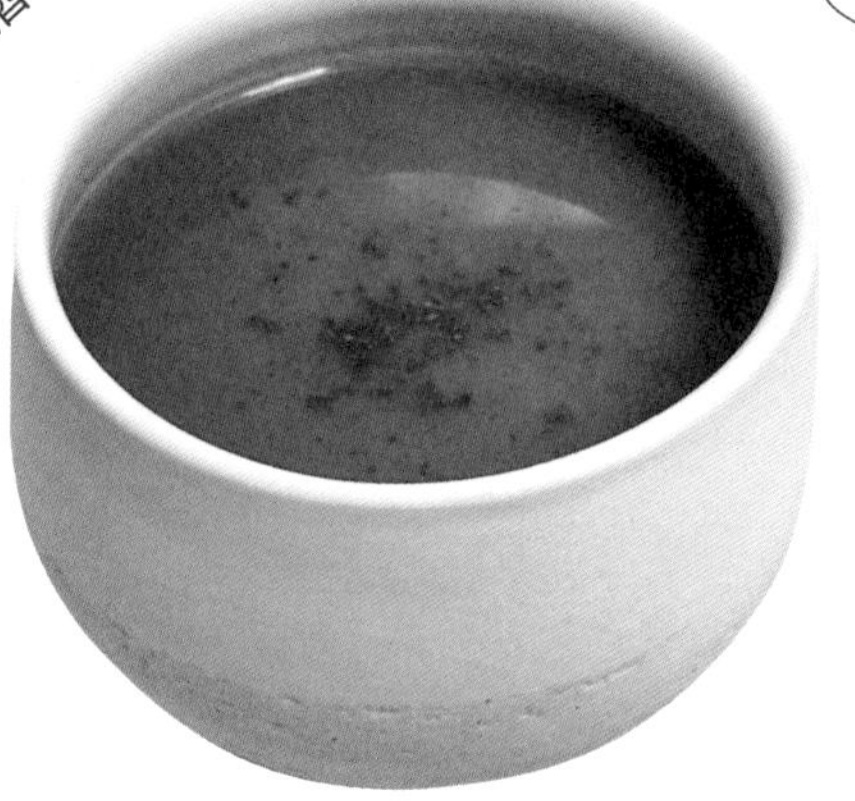

7/12

暑さ疲れが出始めたら
抹茶甘酒

夏バテで悩む人が出てくるこの頃には「抹茶甘酒」。抹茶で熱を冷ましつつ、甘酒で元気と潤いを補う組み合わせ。寒い時期に飲むイメージがある甘酒は、本来は夏の飲み物で、夏の疲労回復に最適。抹茶のほのかな苦味によって甘酒のまったりした甘さがスッキリして、飲みやすくなります。

甘酒には米麹甘酒と酒粕甘酒がありますが、私が使っているのは砂糖もアルコールも含まれていない米麹甘酒。甘いもの欲は満たしつつ、元気になれちゃうってうれしいですよね。

7/13 寝顔が残念？

寝ている時に目が半開き、口も開いてよだれがタラ～…どんなに昼間に可愛くメイクしていても寝顔が残念。これ実は、過去の私です（笑）。

母に「好きな人の前で絶対寝ちゃダメよ！　百年の恋も冷める」と言われた程です。寝顔なんて自分で直せないしと悩んでいたのですが、中医学に出会って改善。胃腸が弱っていると目や口を閉じる筋力が足りず、よだれも出やすくなるのです。赤ちゃんがまさにその状態で、まだ胃腸が未熟なので目や口が半開きでよだれが垂れていますよね。胃腸を整える養生をすると自然と寝顔も綺麗になってきますよ。

体質 気虚 血虚 陰虚 瘀血 陽虚　五性 温　五味 甘 酸

7/14 桃 体を冷やさず潤い補給

桃のおいしい季節です。桃は、体を温める、潤いを生み出す、血の巡りをよくする、気や血を補う、腸を潤し便秘を改善するなど、たくさんの効能がある果物。果汁たっぷりで体を冷やすイメージがあるかもしれませんが、じつは温めながら体を潤すことができるのです。桃の香り成分のピーチアルデヒドという成分には、気持ちの昂りを和らげ、精神を落ち着かせ、リラックスさせ、強迫観念を和らげる作用もあるとか。香りを嗅ぐだけで幸せな気持ちになるのは、そういう理由もあったんですね。

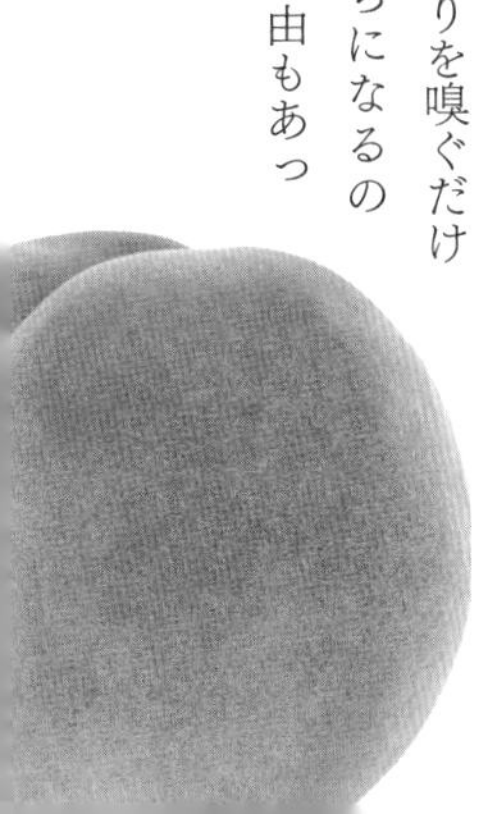

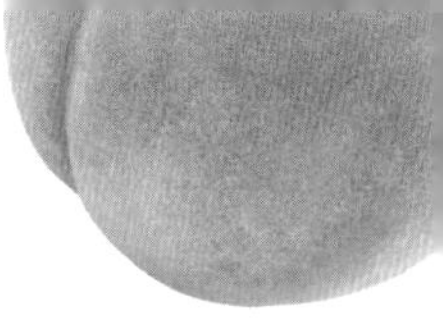

7/15

幸せの潤いドリンク「桃ラッシー」

汗をたくさんかいたからと水をガブ飲みしても、大事な潤いは補われません。逆に胃腸の負担になり、さばききれなかった水が溜まってむくんでしまうのに、潤ってほしい部分は乾燥している…という複雑な事態に。こういう時には、季節のフルーツで優しく潤いを補いましょう。「桃ラッシー」なら、冷えを防いで潤い補給ができます。桃もヨーグルトも体を冷やさないので、常温で作りましょう。桃の甘味とレモンの酸味で潤いを生む「酸《さん》甘《かん》化《か》陰《いん》」の組み合わせ。桃の甘く優しい風味とヨーグルトやレモンの酸味が溶け合い、飲んだ瞬間からジュワーッと潤います。甘味が足りないなら、少しはちみつを。小さくダイスカットした桃を入れるとさらにおいしくなるので、お試しあれ。

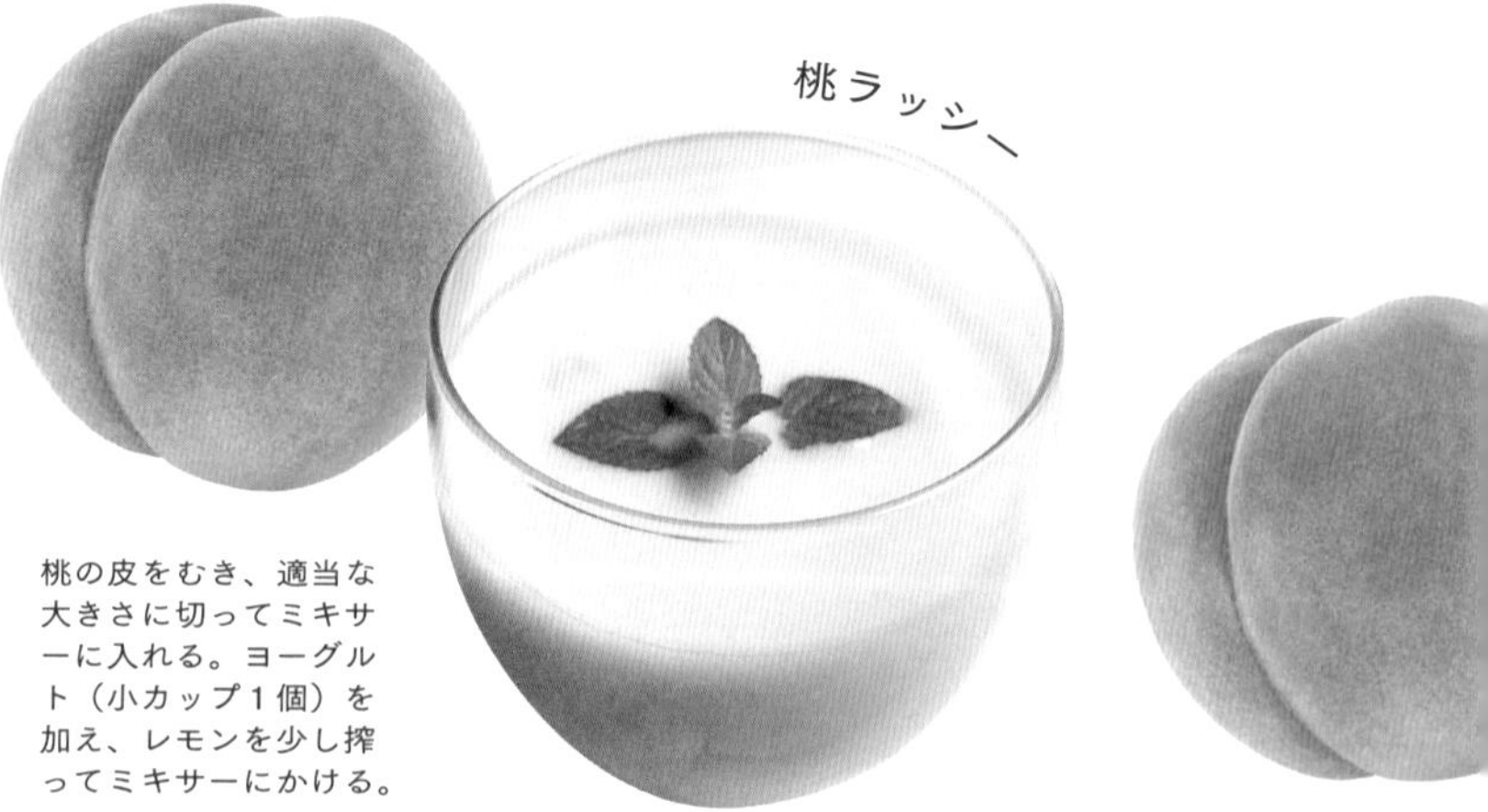

桃の皮をむき、適当な大きさに切ってミキサーに入れる。ヨーグルト（小カップ1個）を加え、レモンを少し搾ってミキサーにかける。

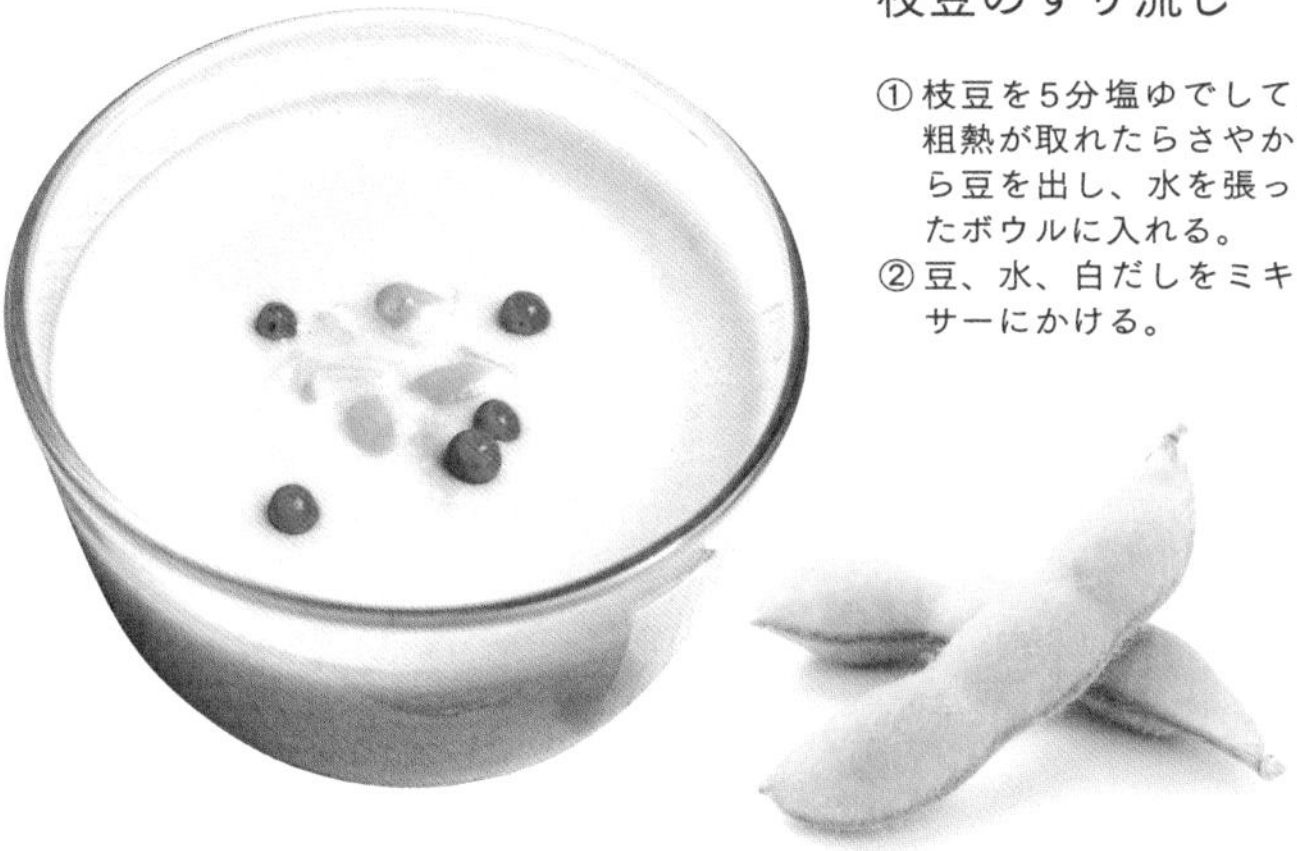

枝豆のすり流し

① 枝豆を5分塩ゆでして、粗熱が取れたらさやから豆を出し、水を張ったボウルに入れる。
② 豆、水、白だしをミキサーにかける。

体質 気虚 血虚 痰湿　五性 平　五味 甘

7/16

枝豆

夏の胃腸不調を優しくケア

夏のおつまみの定番、枝豆。アルコールの分解を助ける効果があるので、まさにおつまみに最適です。胃腸を健康にする、気血を補う、余分な水分を排出する、腎を補うなどの効果もあります。ジメジメした暑さで胃腸の不調や疲れ、重だるさなどが出やすいこの時期に、ちょうど枝豆が旬を迎えます。

　胃腸の弱りにいいのが「枝豆のすり流し」。ポタージュに見えますが、味付けは白だしのみで牛乳や生クリームを使っていないので、湿をため込まず胃腸の負担になりません。枝豆そのもののおいしさを堪能でき、エネルギーをしっかり補えて胃腸が元気に。食欲が出ず、さっぱりしたものが食べたいときにぜひ。

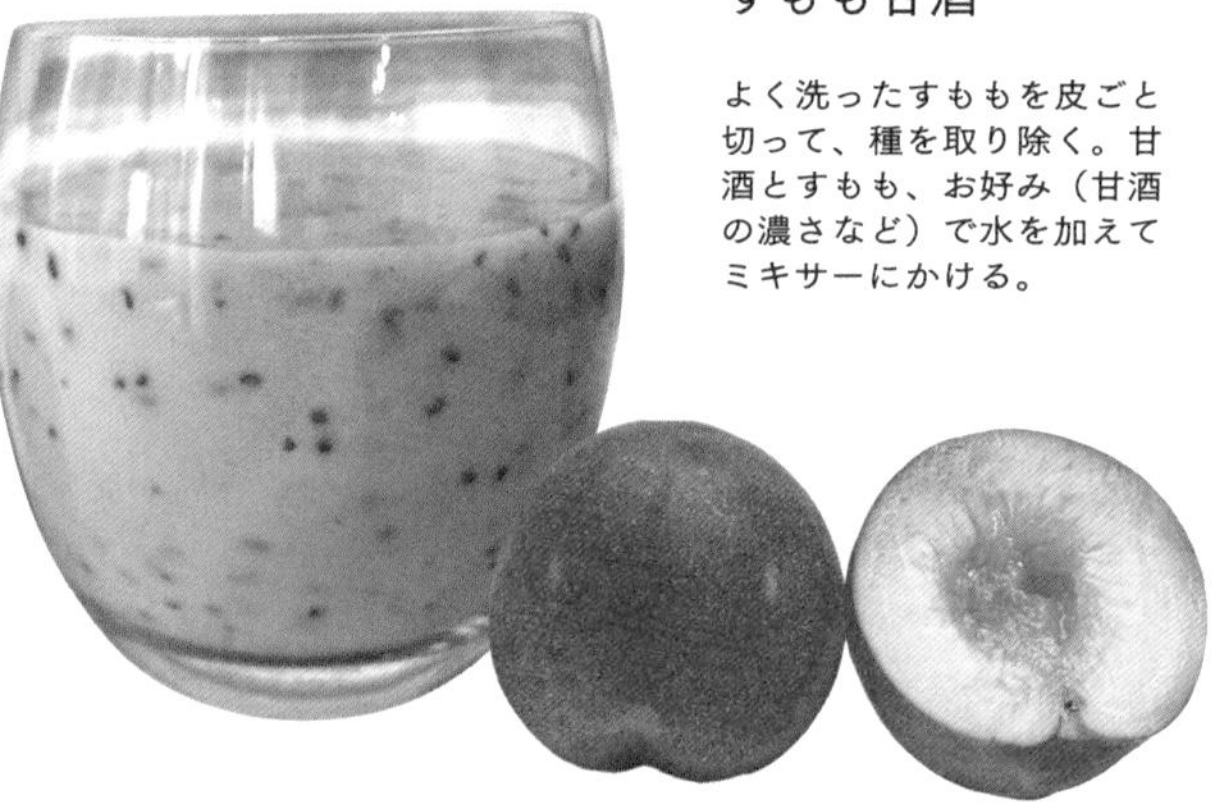

すもも甘酒

よく洗ったすももを皮ごと切って、種を取り除く。甘酒とすもも、お好み（甘酒の濃さなど）で水を加えてミキサーにかける。

7/17

五臓を補う「五果《ごか》」のひとつ
すもも

体質 陰虚 瘀血　五性 平　五味 甘 酸

すももは、6~9月頃が旬。桃より酸味が強いことが名前の由来になっていると言われ、甘酸っぱさが特徴です。中国では古くから、すもも、あんず、なつめ、桃、栗の5つを「五果」と呼び、五臓を養う働きがある果物として大切にされてきました。

すももには胃腸を調和する効果や、潤いを生み出し、消耗による体の熱を冷ます効果、利尿作用もあるので、暑さやむくみ、食欲不振などが気になるこの時期の強い味方。瘀血《おけつ》を除く効果もあるので、肌がくすむなど血巡りの悪さがあるときにも食べてみて。

甘酸味で潤す力が強いので、痰湿《たんしつ》タイプは控えめに。

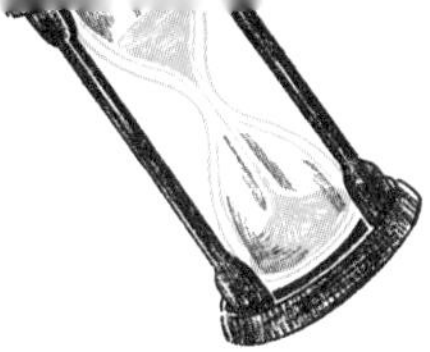

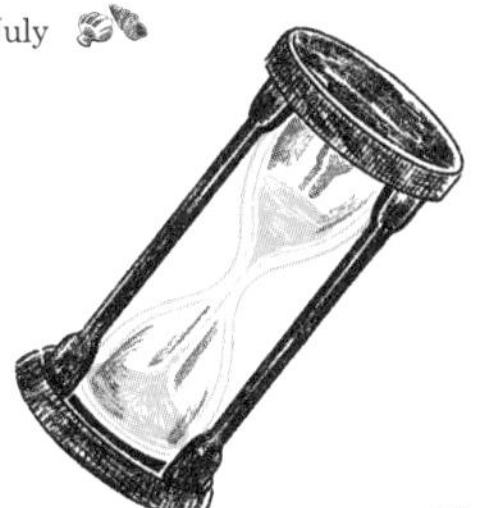

7/18

止めたい時は炒る

薬膳では食材の効能と共に調理法にも意味があります。汗や尿、血など漏れ出てしまうものを止めたい時は「炒る」「焼く」という調理法が効果的。

尿を止めたい時は銀杏を炒って使う、汗を止めたい時は山芋を焼いて使う、血を止めたい時は落花生の渋皮を炒って使う、などの調理法を施します。

逆に、尿などを出したい時は、炒らないほうが効果的だと考えます。

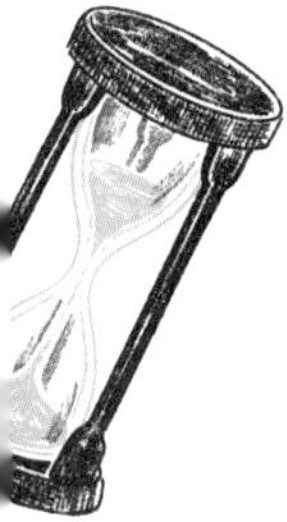

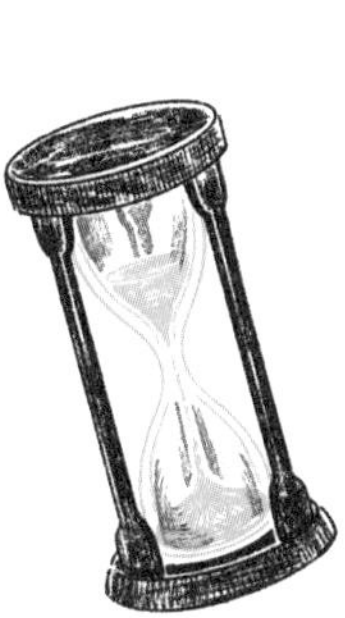

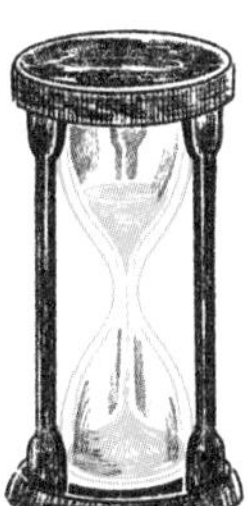

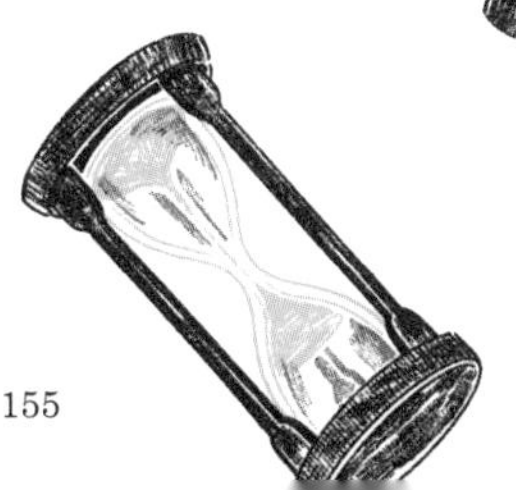

7/19

清熱効果抜群
ゴーヤ

体質 **痰湿** **陽盛**　五性 **寒**　五味 **苦**

ゴーヤのような苦味食材は、体の熱を冷ます効果があり、熱中症や夏バテ対策にぴったり。漢方薬で清熱力が強いとされている生薬に「石膏《せっこう》」がありますが、ゴーヤはその石膏にたとえられるほど。暑い日にゴーヤチャンプルーを食べるのは理に適っているのです。ほかに、目の不調を改善する効果や、解毒作用もあります。ゴーヤに含まれるビタミンCは熱に強く、加熱しても壊れにくいのもうれしい点。

「ゴーヤとしらすの塩昆布スープ」は、ゴーヤと昆布で清熱してスッキリクールダウンする組み合わせ。暑さで食欲不振でも、しらすで手軽に気血を補えます。しらすも塩昆布も塩気があるので、味付けは薄くするのがポイント。塩気が足りなかったら塩昆布で調整しましょう。

※清熱効果が強いので、胃腸の冷え、下痢、生理痛がある人は控えめに。妊婦さんにも向きません。

ゴーヤとしらすの塩昆布スープ

①鍋に湯を沸かしワタを取りスライスしたゴーヤを入れて軽く煮る。
②昆布だしと塩で薄味に調え、しらすを入れる。
③盛り付けて塩昆布を乗せたら完成。

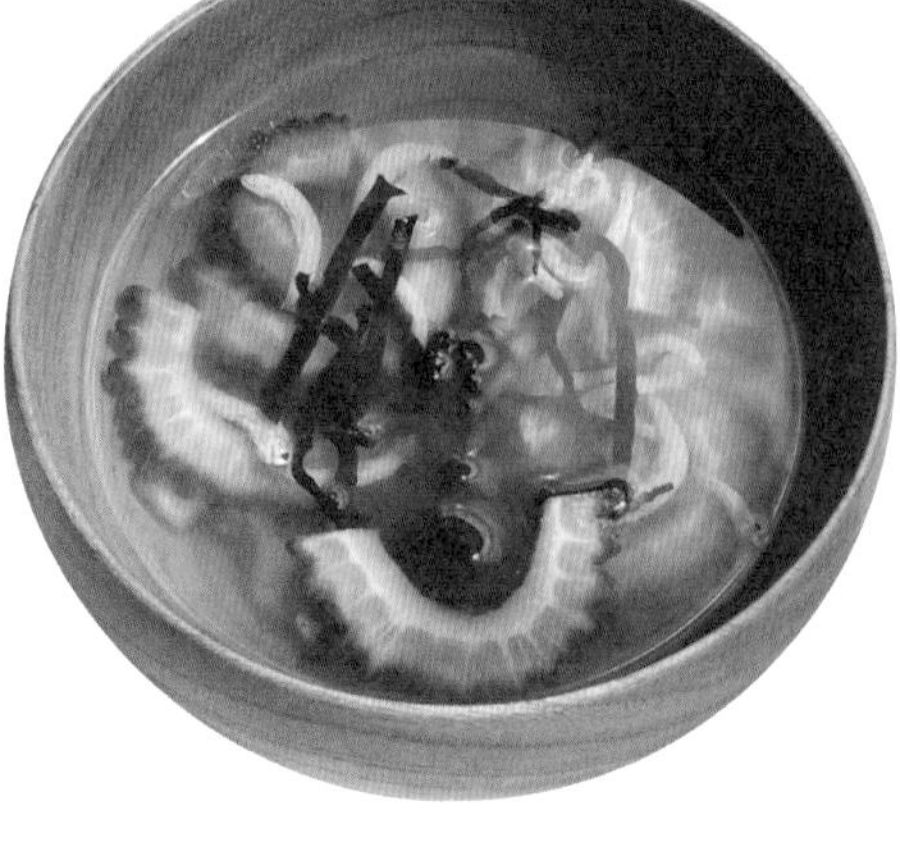

7/20

肝機能アップに しじみ

体質 血虚 痰湿 陽盛　五性 寒　五味 甘 鹹

しじみは1年に2回旬があり、夏の「土用しじみ」と冬の「寒しじみ」があります。特に7~9月頃が旬の土用しじみは、産卵期前なので身が太っていて、プリプリの食感が魅力。薬膳的な効能としては、清熱、利尿、解毒、痛みを止める、精神を安定させる、血を補うなどたくさんあります。また、メチオニン、タウリン、ロイシンといったアミノ酸が豊富で、肝機能の向上にもよいです。これらのアミノ酸はサプリメントも出ていますが、しじみのお味噌汁でとるほうが、肝臓に優しいですよ。

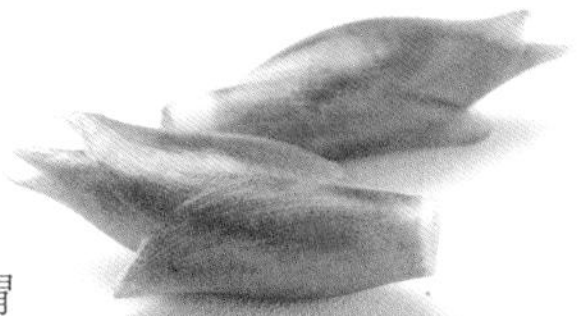

7/21

お腹がすっきり みょうが

体質 気滞 瘀血　五性 温　五味 辛

胃もたれでなんとなくお腹がすっきりしない。そんなときは、胃に未消化物がたまっている可能性大。そこでおすすめなのがみょうがです。6~8月が旬のみょうがは、消化を助け、お腹をスッキリさせてくれます。気血の巡りをよくする、痰を除く、咳を止める、月経を整えるなどの効果も。夏野菜は体を冷やすものが多いですが、みょうがは温性なので冷やす食材に薬味として合わせると、冷えにくくなります。シャキシャキ食感とよい香りで、お料理を風味豊かにしてくれるのもうれしいですね。

7/22 一年で最も暑さが厳しくなる大暑《たいしょ》

二十四節気の「大暑《たいしょ》」の時期。一年で最も気温が高い頃です。

立秋の前の18日間が夏の土用。年に4回ある土用の中で、夏の土用は古くから特に大切にされてきました。

ただでさえ暑さで不調が出やすい時期なので、胃腸に不調が出てしまうと大変だということを、昔の人はよくわかっていたのでしょうね。今は冷凍庫があるので、アイスや氷をすぐ食べられる環境なので、お腹を冷やしてしまわないよう気をつけて過ごしてくださいね。

どうしても食べたい時は、後から温かいお茶やスープでリカバリーを。

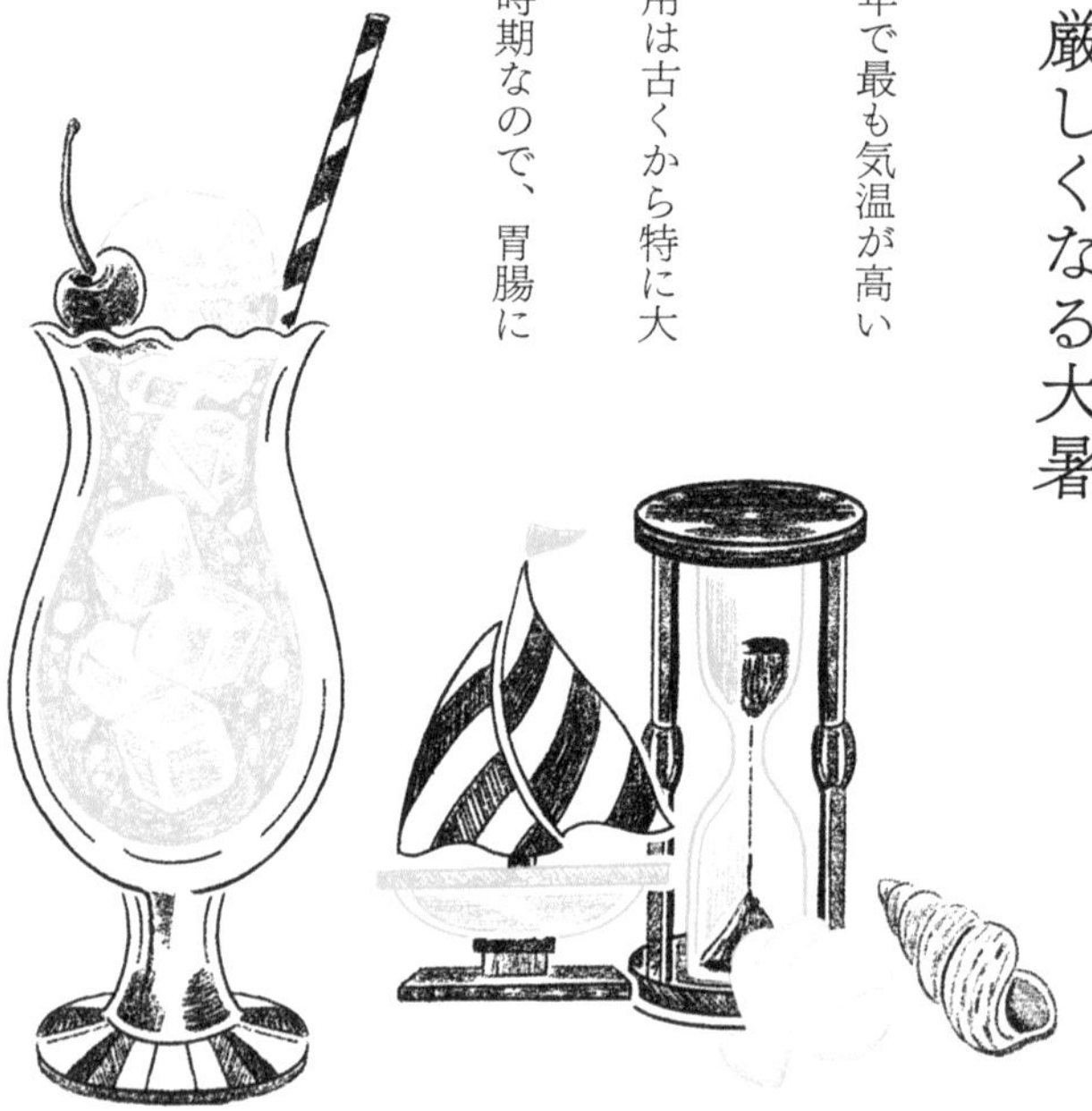

7/23

土用に食べて夏バテを防ぐ
うなぎ

夏の土用の時期ですね。土用の中でも「丑《うし》の日」には、夏バテ対策に「う」の付くものを食べるとよいと言われていて、その代表が「うなぎ」です。古くから滋養強壮のために食べられてきた魚で、肝と腎の働きを助けて、気と血を補うので、夏バテ対策に効果的です。老化を緩やかにする、滋養強壮、めまい、手足のしびれなどにもよいとされています。

薬膳では「祛風湿《きょふうしつ》」といい、リウマチの関節炎などによいとされています。ただ、この時期は湿度が高く胃腸の弱りやすい季節。うなぎは滋養の力が高い分、胃腸への負担も大きいので、胃腸が弱り消化不良になっている時は控えめに。蒲焼はタレがコッテリで痰湿《たんしつ》に変わりやすいので、少量にするか白焼きなどで食べるほうがおすすめです。

体質 気虚 血虚 瘀血 痰湿 陽虚
五性 平～温　五味 甘

※妊婦さんや喘息、皮膚疾患がある方は控えてください。

7/24

寝る支度を優先する

漢方相談ではとにかくみんな疲れ気味。仕事が終わって帰ってくるとヘトヘト。ご飯を食べるのがやっとでそのままソファで寝落ち。夜中に一旦目が覚めて、そこからしばらく寝られなくて疲れが取れない負のループ…なんて話をよく聞きます。

私がおすすめしているのは「何よりも先に寝る支度」。そうすれば眠くなったら寝落ちではなく、しっかり布団で寝られます。そこが変わるだけでも体の疲れはだいぶ軽減しますよ。みんなわかっちゃいるけど…なんですよね。

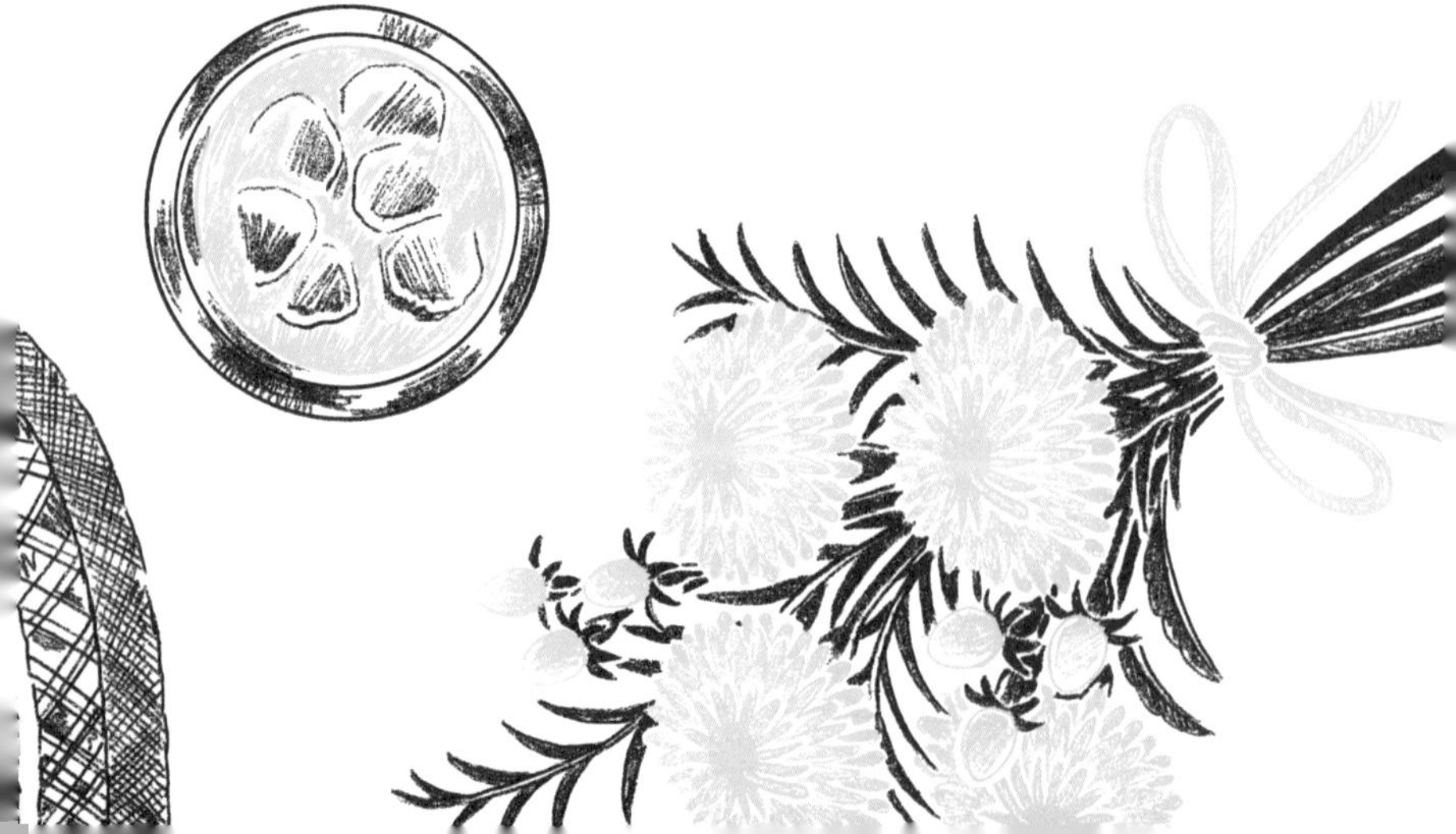

7/25

献立を楽しく考えるコツ

日々のご飯、作ることより何を作るか考えることのほうが面倒という人、多いですよね。

以前の私もそうでした。

疲れている時は、スーパーに行ってもレシピを考えて選ぶことすらしんどい。

薬膳の知識が少しあると、「今の体はどんな状態？　明日のお天気は？　じゃあコレ食べておくといいかも！」とスルスルと思いつくようになります。

そんなに難しいことまで分からなくても少し知っておくと、自分自身が楽に過ごせるようになりますよ。

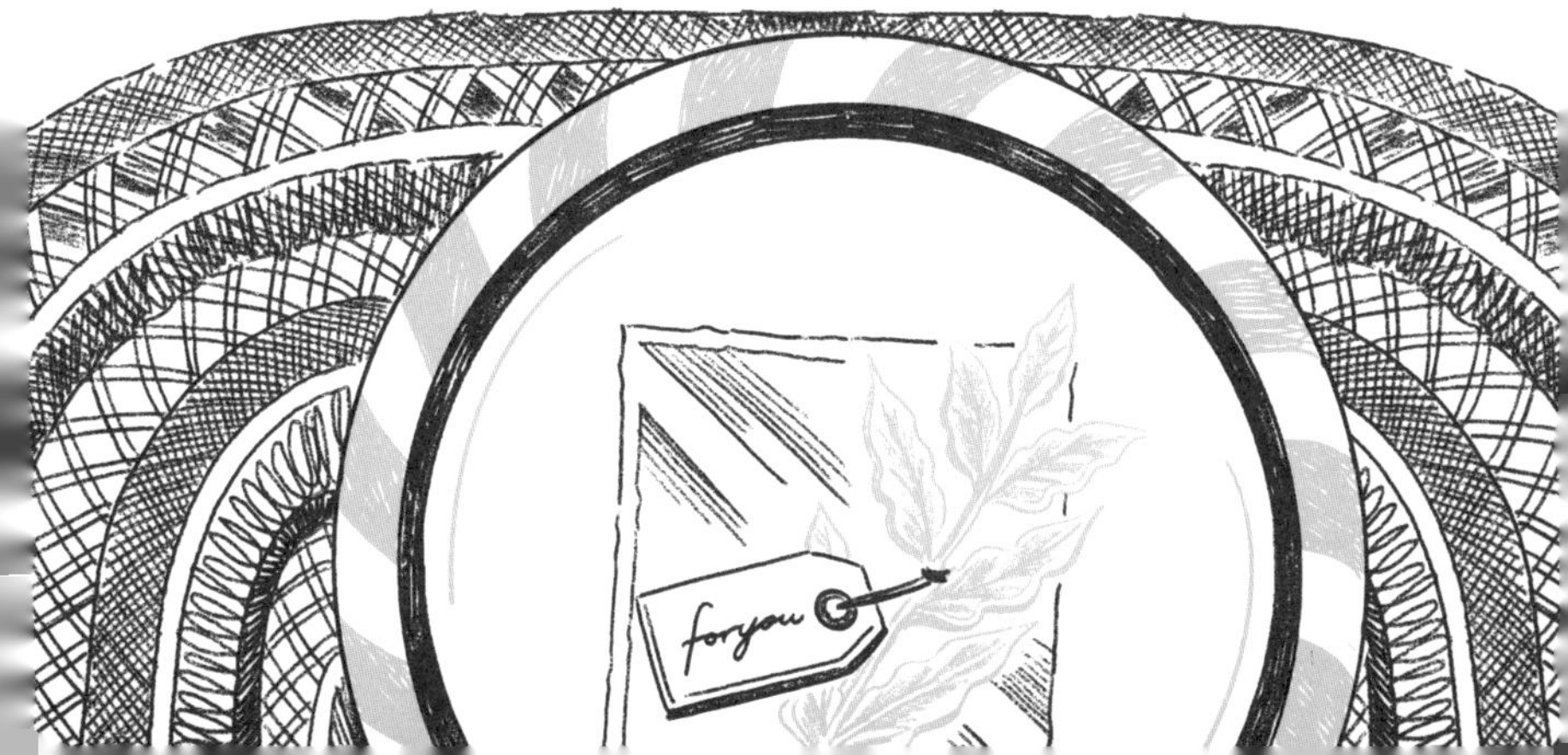

オクラとなめこと豆腐のお味噌汁

① 鍋に湯を沸かし、だしパックを入れる。
② オクラは5mm幅程度に切り、①に加えて煮る。
③ オクラに火が通ったら味噌を溶き入れて、なめこと豆腐を加える。

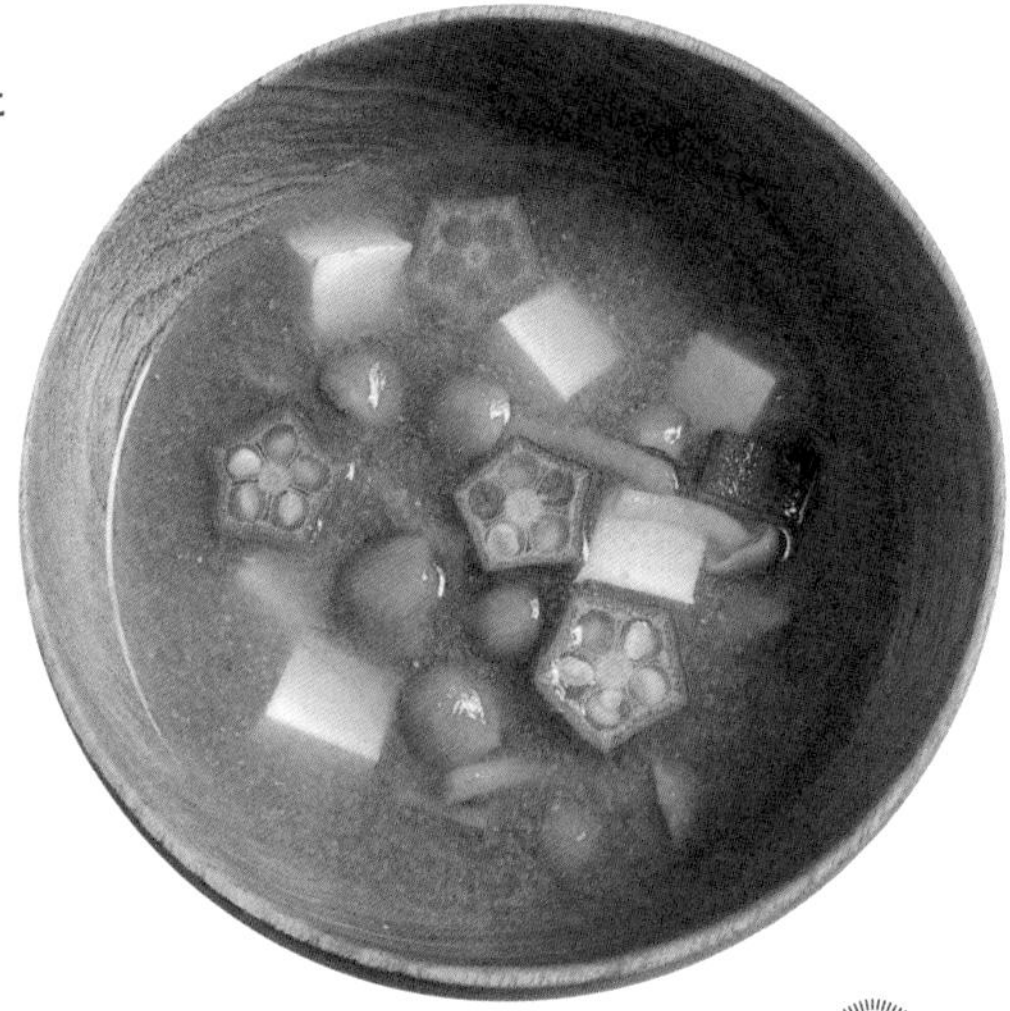

体質 気虚 陰虚　五性 平　五味 甘 苦

7/26

熱冷まし・乾燥便秘に
オクラ

夏が旬のオクラには、潤いを生み出す効果があります。汗で失った潤いを補い、熱を冷ます力がつき、体にこもった熱を取り除くことができます。腸も潤うので、乾燥からくる便秘の改善にも役立ちます。そのほか、胃腸を健康にし、未消化物を除く働きもあるので、この時期に起きる食欲不振も改善します。

おすすめレシピが「オクラとなめこと豆腐のお味噌汁」。この3つの食材は、体に潤いを補い、便通を整える組み合わせ。なめこは肌にいいムチンが含まれ、美肌にもいいお味噌汁です。

体質 陰虚 痰湿 陽盛 五性 涼 五味 甘

7/27 不快指数が高い日に きゅうり

気温も湿度も高くて、なんだか体が重だるい…。こんな不快指数が高い日はきゅうりを食べましょう。きゅうりは体の湿も熱も取り除き、重だるさを解消してくれます。潤いを生み出し、渇きを止める効果もあるので、汗をかいて潤いが不足し、渇きを感じたときにもよく、夏に欠かせない野菜ですね。ナムルやサラダでさっぱり食べましょう。このナムルは、余分なお水を排出してスッキリさせる食材の組み合わせです。

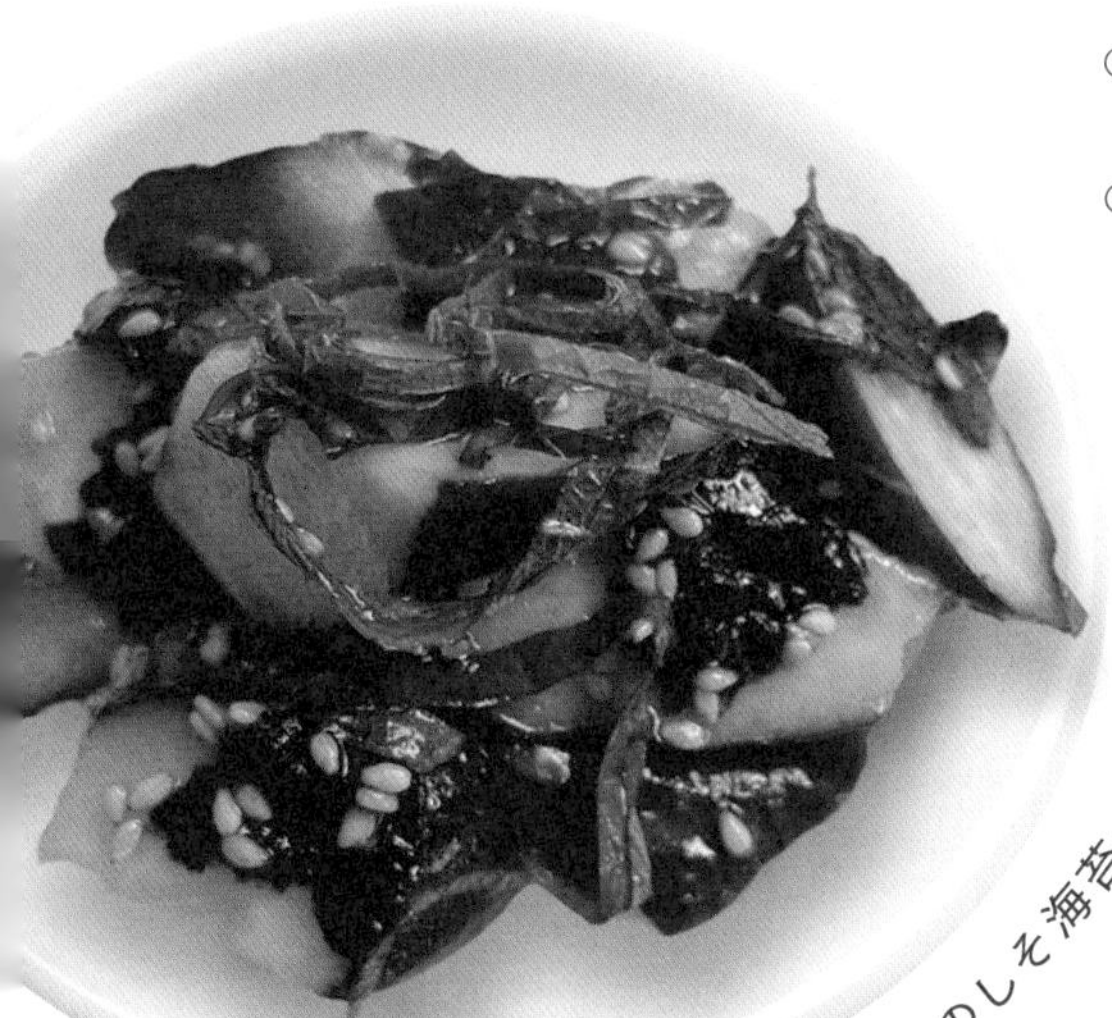

きゅうりとわかめのしそ海苔ナムル

① 乱切りしたきゅうり、わかめ、千切りのしそをボウルに入れる。
② すりおろしにんにく（少々）、ごま油（少々）、酢（大さじ１）、醤油（大さじ１）、鶏がらスープ（小さじ１）、白ごま（小さじ１）と、ちぎった海苔を和える。

7/28

お腹を冷やさず体の熱を冷ます お吸い物

オクラときゅうりを一緒にとれるのが「オクラときゅうりのお吸い物」。食欲不振でも汁物なら食べやすく、常温のお吸い物なので暑い日でも大丈夫。冷房で体が冷えているとき以外、夏に無理して熱いものをとる必要はありません。かといって冷製にするとお腹が冷えるので、やはり常温がベストです。オクラときゅうりが余分な熱をスーッと冷ましてくれます。汗で潤い不足になって便秘をしたときにも効果的。

オクラときゅうりのお吸い物（常温）

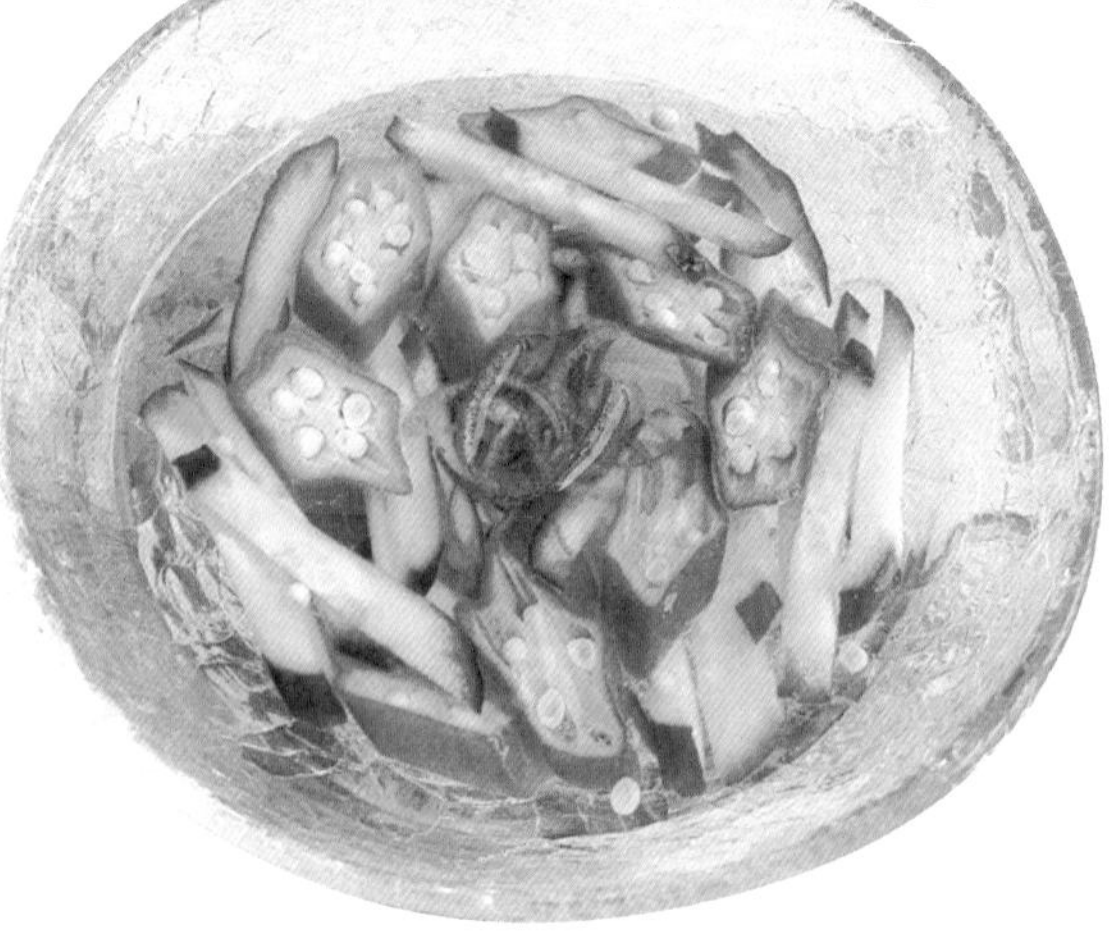

①オクラをサッとゆでて斜め切りにする。きゅうりは太めのせん切りに。
②白だしでベースを作り①を入れたら完成。彩りと香り付けに刻んだみょうがをのせる。

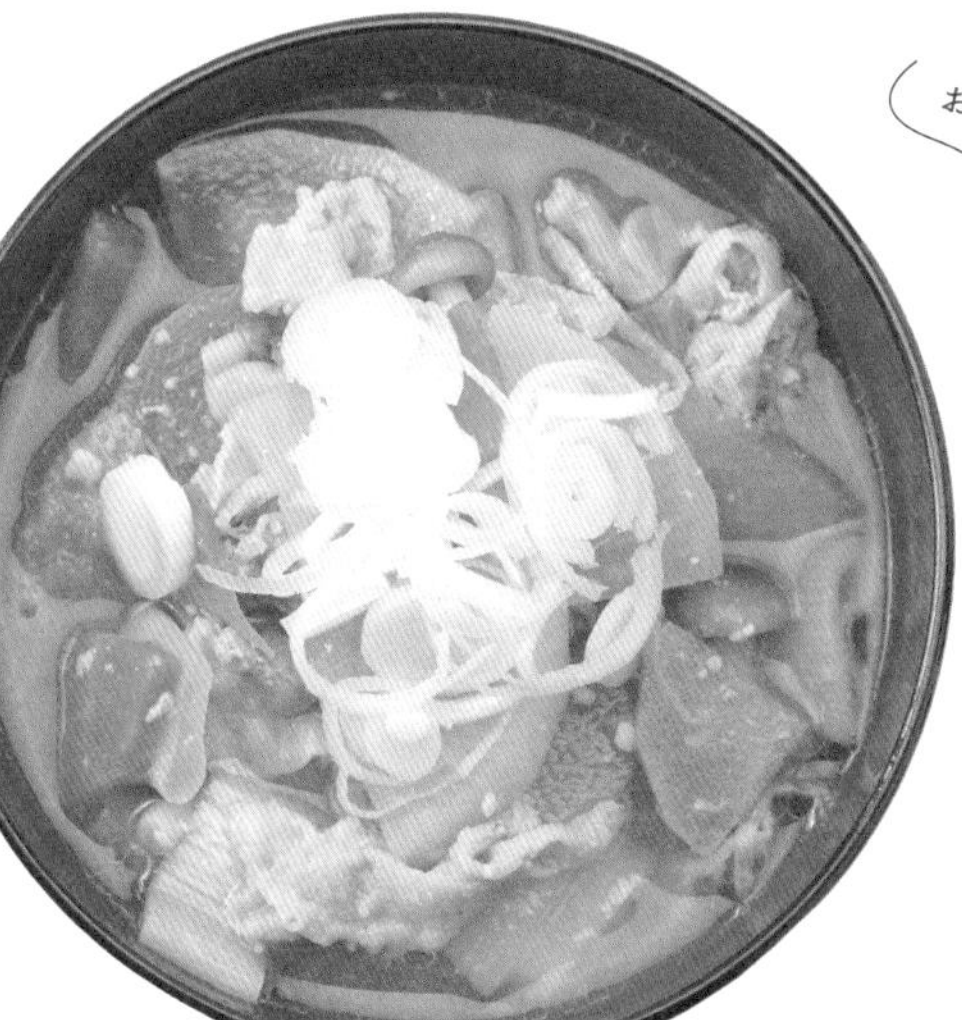

冷蔵庫の
おそうじにも！

7/29

夏におすすめの肉　豚肉

体質 気虚 陰虚　五性 平　五味 甘 鹹

薬膳で肉は、種類によって効能が違いますが、特に夏におすすめなのが豚肉。体を潤して熱を取り除く効果があるので、暑くて体に熱がこもったときによいのです。補気、補腎の効能もあるので、夏バテでぐったりしたときにもいいですよ。疲労回復によいビタミンB1が多く含まれているので、栄養学的にも夏バテ解消にぴったり。

豚汁は最強の美肌食です。豚肉と豆腐で動物性と植物性のたんぱく質が補えますし、根菜類やこんにゃくで食物繊維をしっかりとることができます。味噌は発酵食品なので腸内環境が整い、七味とうがらしやしょうがをプラスすれば血流もアップ。一品で栄養がしっかりとれるので、便利ですよ。

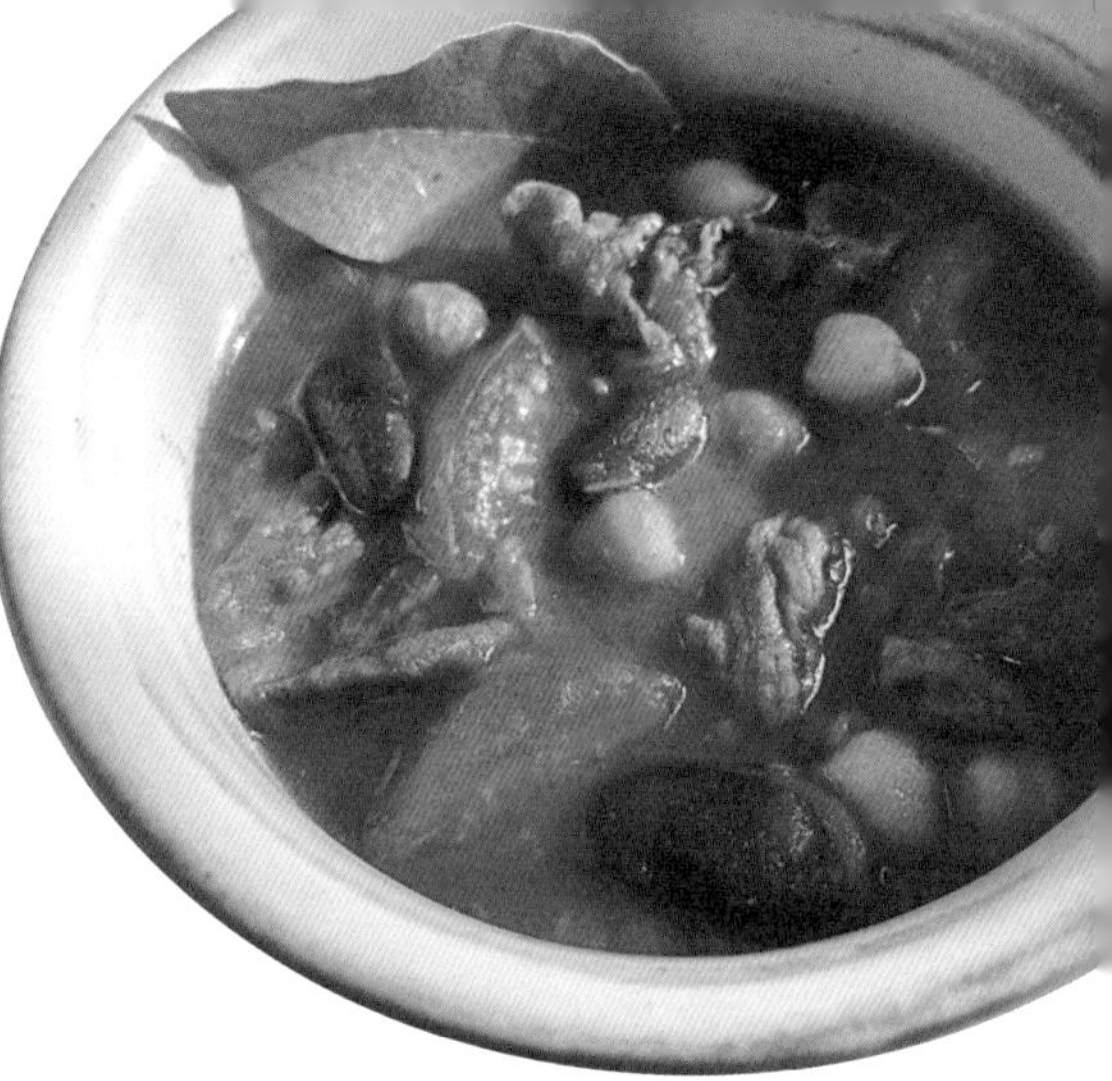

牛肉と豆の
トマトスープ

① 鍋にオリーブオイルを熱し、みじん切りのにんにくを炒め、香りが立ったらたまねぎと牛肉を加え炒める。
② トマトソース缶を入れ、お好みで希釈。コンソメで味を調える。
③ 蒸し豆の缶詰（又はパウチ）とトマトを加え、少し煮たら完成。

体質 **気虚** **血虚**　五性 **平**　五味 **甘**

7/30
夏の疲れが胃腸に出たら
牛肉

薬膳では、「牛肉は黄耆《おうぎ》の力に匹敵する」と言われています。黄耆は気を補う代表的な生薬。牛肉はそれほど気を補うということです。胃腸に負担がかかりそうなイメージがありますが、薬膳的には、胃腸の働きを補う、気血を補う、筋骨を丈夫にする効能がある食材。夏の疲れが胃腸に出る人にもよいです。ただし、〝疲れていたら焼肉！〟はNG。胃腸に負担をかけて余計に疲れてしまいます。脂身でなく、赤身を煮物や汁物などで少しずつとりましょう。「牛肉と豆のトマトスープ」は、トマトの酸味が牛肉の血を補う力をサポートし、牛肉で補った血をたまねぎが巡らせる、よい組み合わせです。ホクホクのお豆で食べ応えも抜群。疲れて食欲がないときはこれ一品で十分です。

体質 **気滞** **陽虚** 五性 **辛** 五味 **温**

7/31

イライラすっきり しそ

ジメジメムシムシ、気分がスッキリしない気候で胃腸もなんだか調子が悪い。そんな時には、しその出番です。発汗により体表にある邪気を取り除く、良い香りで気を巡らせる、魚介類の解毒などの効果があります。「安胎」（胎児を安定させる）効果があり、つわりがつらい妊婦さんにもおすすめ。

赤じそ 温める力が強く、風邪の初期に使うのがおすすめ。アントシアニンが豊富。

青じそ 赤じそほど温めすぎず解毒力が強いので蕁麻疹の時などにおすすめ。ベータカロテンが豊富。

「しそモヒート」なら、シュワシュワの炭酸としそとレモンの香りで、蒸し暑い梅雨に心身スッキリ。写真では母お手製の、甘くない夏みかんジャムを入れてみました。

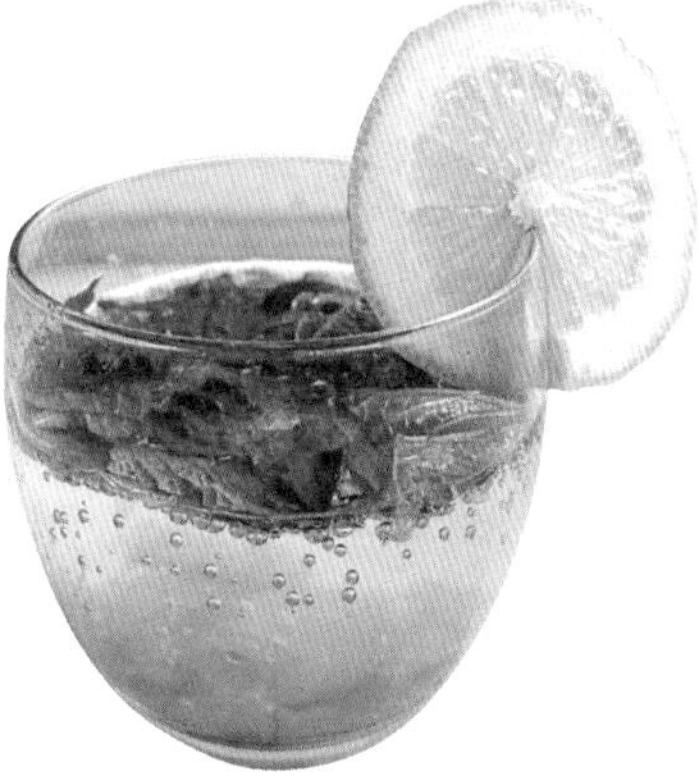

しそモヒート

① 4～5枚のしそを洗って水を切り、手のひらでパンっ！と叩いて香りを出し、ちぎってコップに入れて、炭酸を注ぐ。
② レモンスライスを入れ、お好みで柑橘系をプラス。柑橘系のジャムなども合います。

8/1

台風の重だる感にむくみ取りスープ

台風が近づくと体がむくんで重だるくなる…。こんなときは、「とうもろこしと春雨のむくみ取りスープ」でおいしく優しくむくみを解消。利尿作用があり、むくみ改善によいとうもろこしと春雨を使っています。より効果が高いとうもろこしのひげの部分も使用。ひげは正直あまりおいしくはないので、だしとして使っています。ほんのり甘味のあるとうもろこしの旨味がギューッとつまっただしがとってもおいしいですよ。

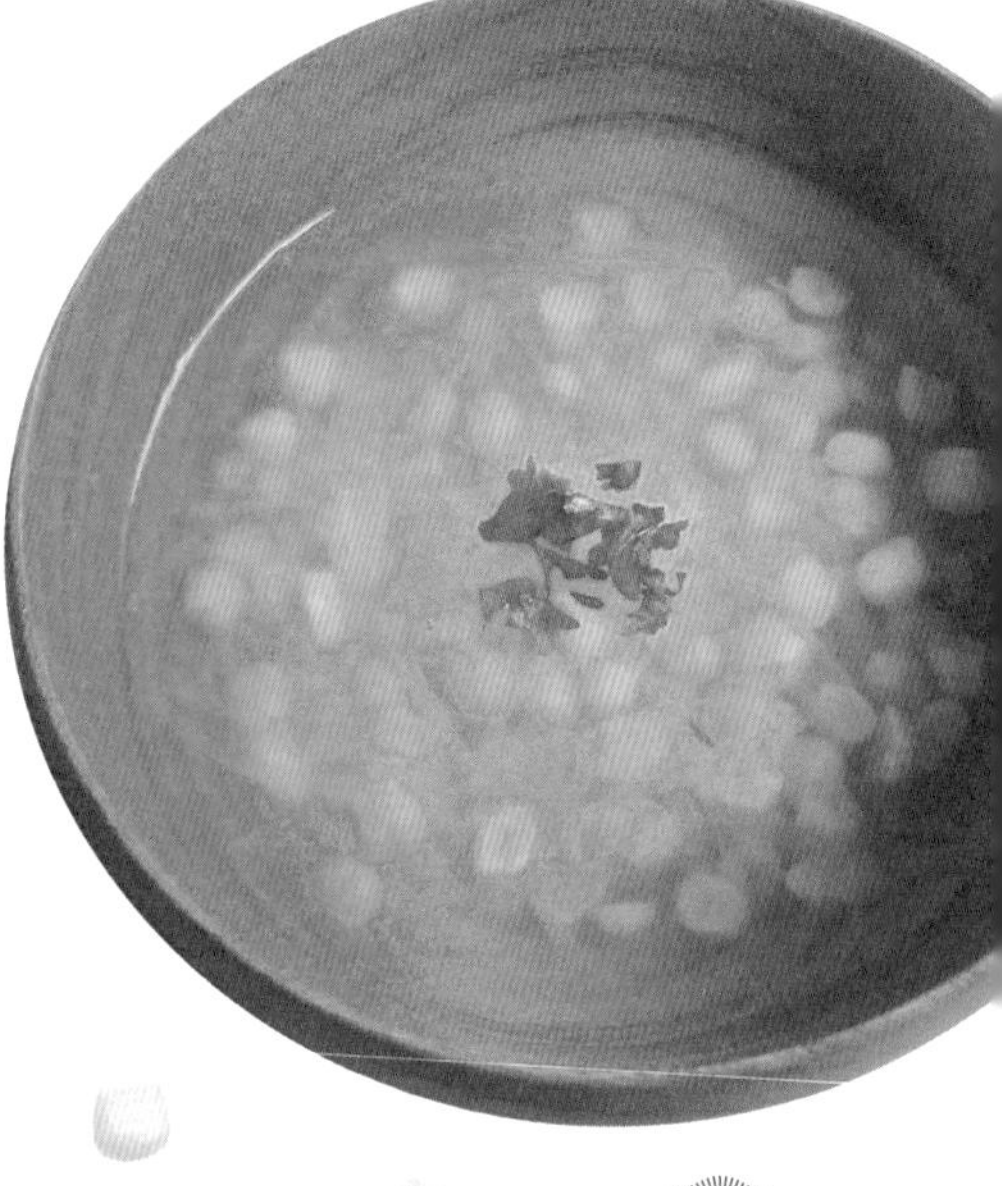

とうもろこしと春雨のむくみ取りスープ

① とうもろこしの皮とひげを取り除き、洗って鍋に入れ、水を入れて煮出す。
② その間にとうもろこしの実を包丁で芯から削ぎ取る。芯は①に加え、一緒に弱火で5分ほど煮る。
③ 芯と皮とひげを取り出し、とうもろこしの実を入れて10分煮る。その間に春雨をゆでておく。
④ 春雨を加えて鶏がらスープで優しく味を調える。

8/2

のぼせ頭痛に「ペパーミント」

暑さで体に熱がこもり、頭痛、イライラ、目の充血に悩んでいませんか。こんなときによい精油が「ペパーミント」です。ホホバオイル20mℓにペパーミントの精油を1滴垂らし、こめかみや首筋を優しくマッサージ。スーッと頭にこもった熱が取れて、頭痛が緩和しやすくなります。気の巡りもよくしてくれるので、暑さによるイライラの解消にもよいですよ。

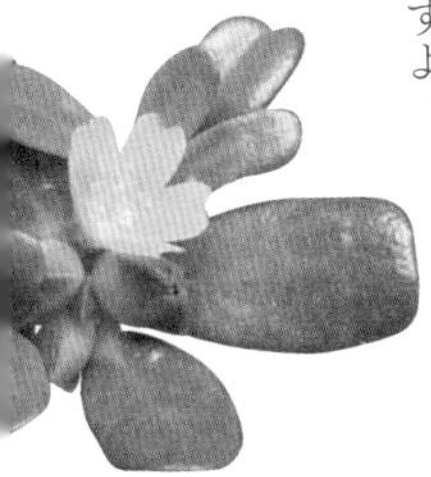

8/3

熱を冷ます力が強い 馬《ば》歯《し》莧《けん》

体質 **陽盛** 五性 **寒** 五味 **酸**

「馬《ば》歯《し》莧《けん》」は中国での名前で、葉が馬の歯の形に似ていることから、この名がついたと言われています。茎が赤、葉が緑、花が黄、根が白、実が黒と、五色揃っているため五行草という別名もあり、日本ではスベリヒユと呼ばれあちこちに生えています。東北では「ひょう」と呼ばれ、天日干ししてから煮て食べられているそうで、ほんのりとした酸味とぬめりがあるのが特徴です。漢方薬局などでは、顆粒のお茶も売られています。おもな効能は、熱を冷ます、血の熱を冷ます、解毒、止血、下痢を止めるなど。生命力が強く、清熱の力があることから、中国ではよくグラウンドカバーとして植えられているそうです。熱を冷ましたいときにおすすめですが、胃腸が冷えているときは控えましょう。

なすとセロリのスープ

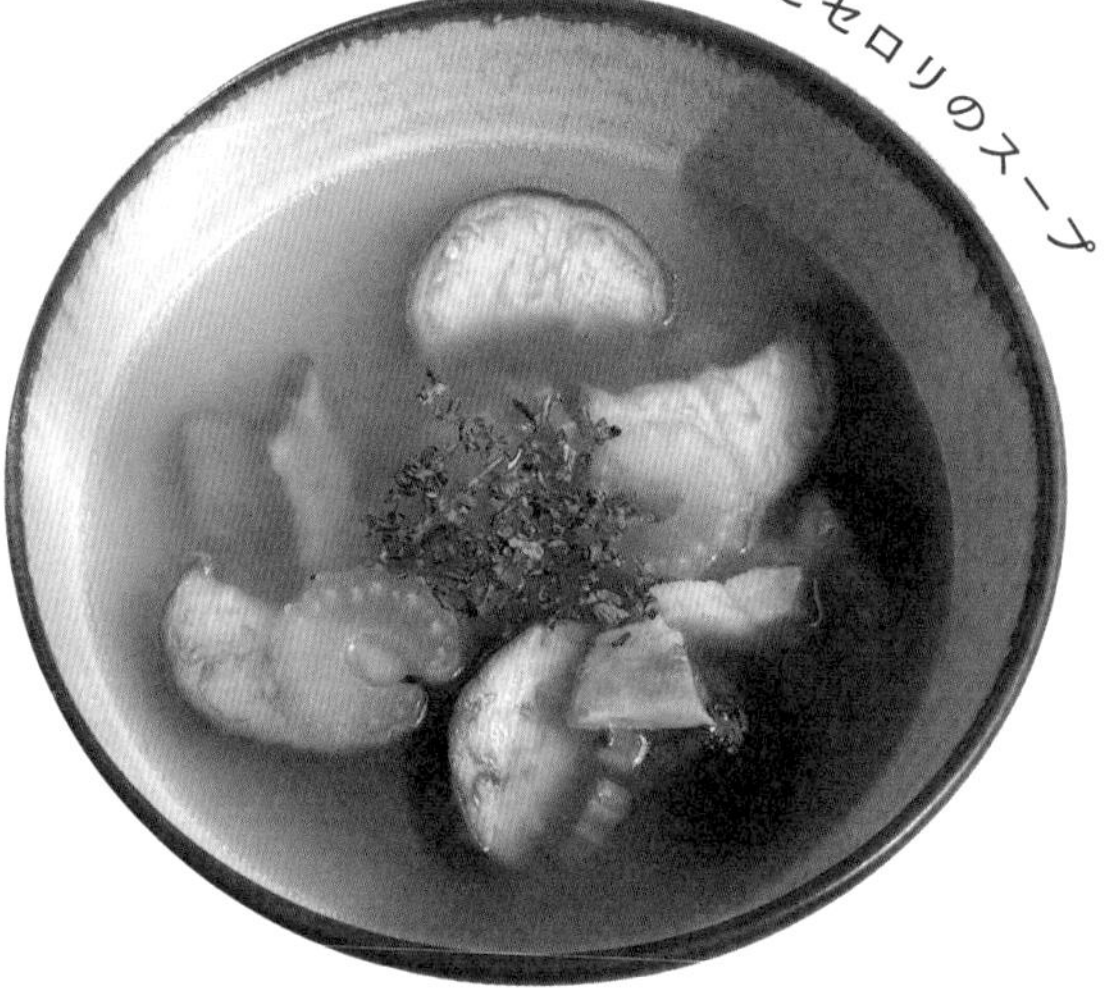

①鍋を熱し、ベーコンとみじん切りのにんにくを炒める。
②水を入れ、煮たったら半月切りのなすとスライスセロリを入れる。
③コンソメで味を調え、ドライバジルを散らす。

8/4

暑さ対策や炎症系のニキビに
なす

体質 瘀血 痰湿　五性 涼〜寒　五味 甘

夏が旬のなすには「涼血《りょうけつ》活血《かっけつ》」といって、体の熱を冷まし、血の巡りをよくする効果があります。この時期の暑さ対策や、赤みや痛みが強い炎症系のニキビ・吹き出物の改善にもよい食材。油で揚げたり炒めたりすると清熱効果が下がるので、浅漬けや和え物で食べるのがポイント。逆に冷えがあるときは、火を通しましょう。

利尿作用、消化器を健康にする効果、腫れや痛みを止める効果などもあり、むくみや痔、歯槽膿漏などの改善にもよいです。

※お腹が冷えて便がゆるい時は控える。

8/5 暑い時期にぴったり そば

体質 痰湿　五性 涼〜寒　五味 甘

そばは年越しに食べるので、寒い季節のイメージがあるかもしれませんが、実は体の余分な熱を冷ます効果があるので、暑い時期に特におすすめ。未消化物や湿を除く、解毒、毛細血管の強化、老化防止などの効果もあります。体を冷やすので、冷房冷えなどで体が冷えているときは、ねぎやえびなどの温性の食材を一緒に食べて調整しましょう。そば粉の割合が高いほうが効果も高いです。ゆで汁に効果が高いので、そば湯も飲みましょう。

※お腹が冷えて便がゆるい時は控える。

8/6 薬膳的そばのトッピング

- 疲れにちくわ
- 肩こりにはネギ
- むくみにはわかめ
- イライラにはみつば
- 眠りの質が悪い時は卵
- 消化不良には大根おろし
- エイジングケアには海老天
- 潤い不足でほてる時はとろろ

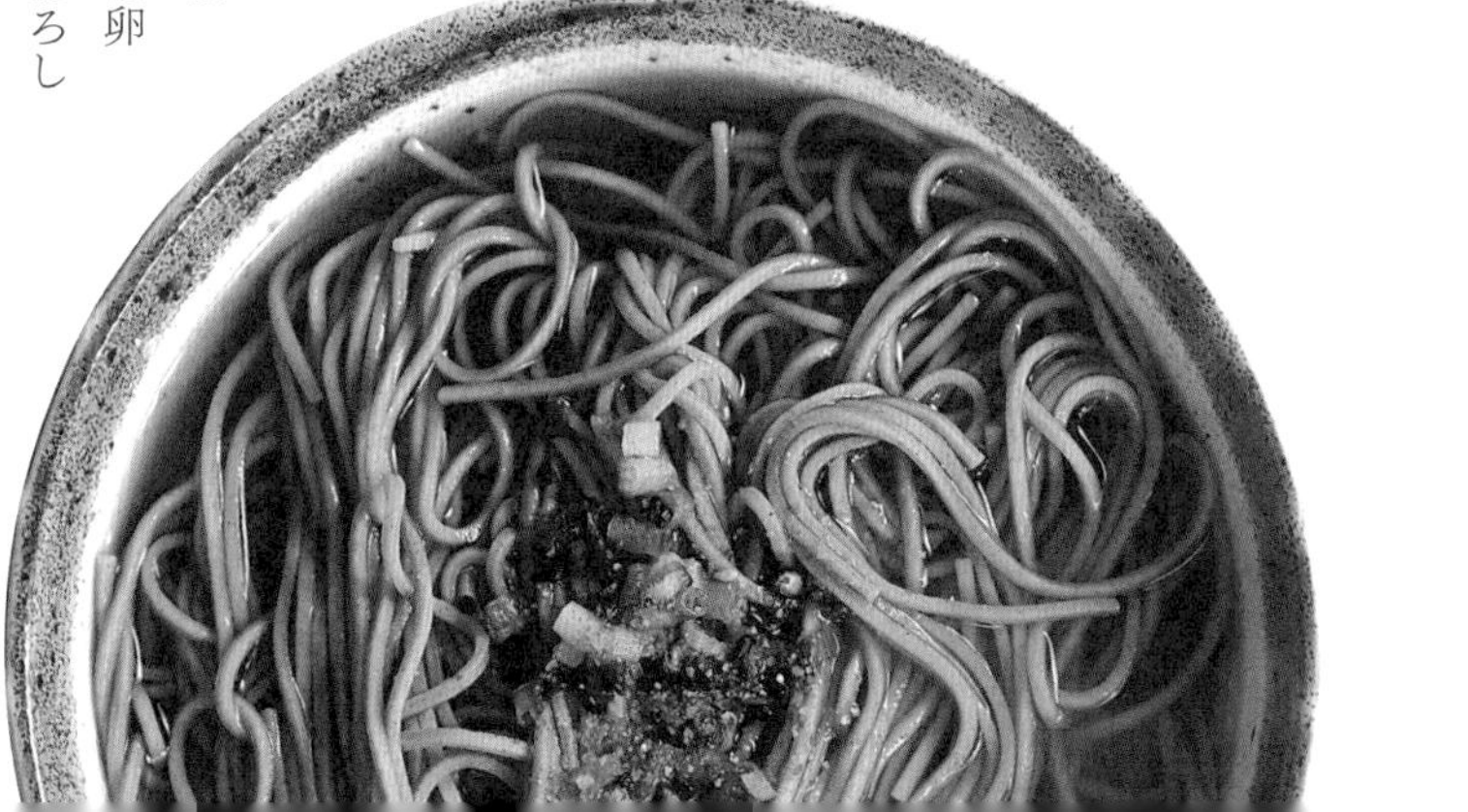

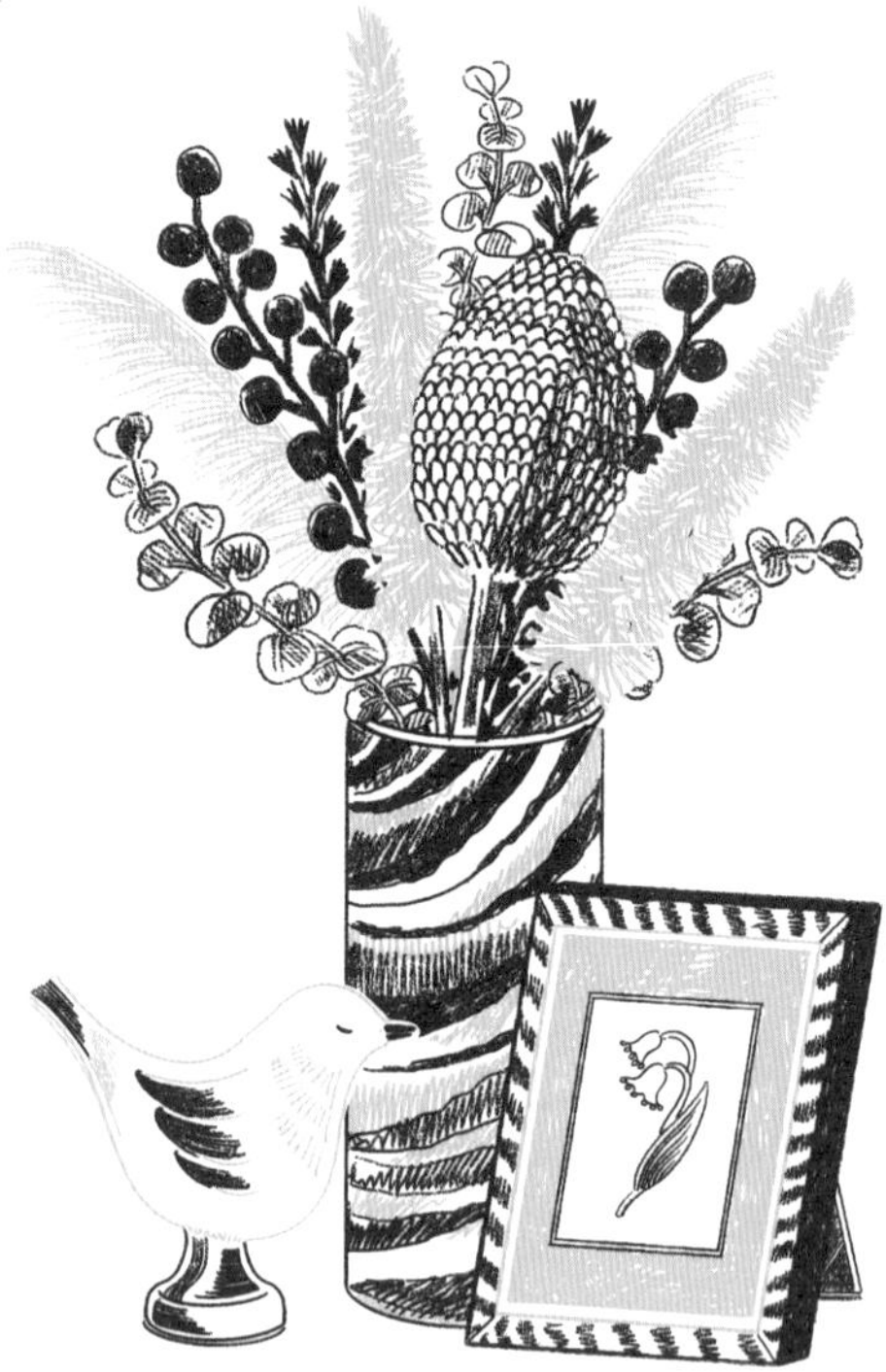

Chapter 3

秋

AUTUMN

秋の薬膳三ヶ条

実りと収穫の季節の秋。陰の気が増え、昼より夜が長くなっていきます。落ち着いて過ごせる時期ですが、空気が乾燥し始めることで、乾燥による不調が起きやすくなります。寒くなることでもの悲しさを感じやすくもなるので、潤い補給とメンタルケアが養生のポイントです。

1 秋の不調
肺《はい》が弱って悲の感情に

秋は五臓の「肺」とつながりが深い季節。肺は呼吸器だけでなく、皮膚や大腸とも関係があると考えられています。肺は乾燥に弱いので、乾燥すると肺が弱って空咳や喘息、肌の乾燥、便秘などが起きます。秋は感情では「悲」と関係が深く、肺が弱るとわけもなく物悲しくなります。

2 不調の場所
鼻と体毛

肺が弱ると変調が現れやすい部分が「鼻」。鼻水、鼻詰まり、秋の花粉症など鼻にトラブルが起きます。また、もうひとつの部分が「毛（体毛）」。体毛には体を守る役割があるので、肺に負担がかかると毛穴を閉じる力が弱まり、バリア機能が落ちて風邪を引きやすくなるなどの不調が出ます。

■辛味の食材
ねぎ、しょうが、たまねぎ、しそ

■白い食材
梨、白きくらげ、豆腐、えのき、ゆり根、

■おすすめドリンク
豆乳、烏龍茶、ココア、りんごジュース

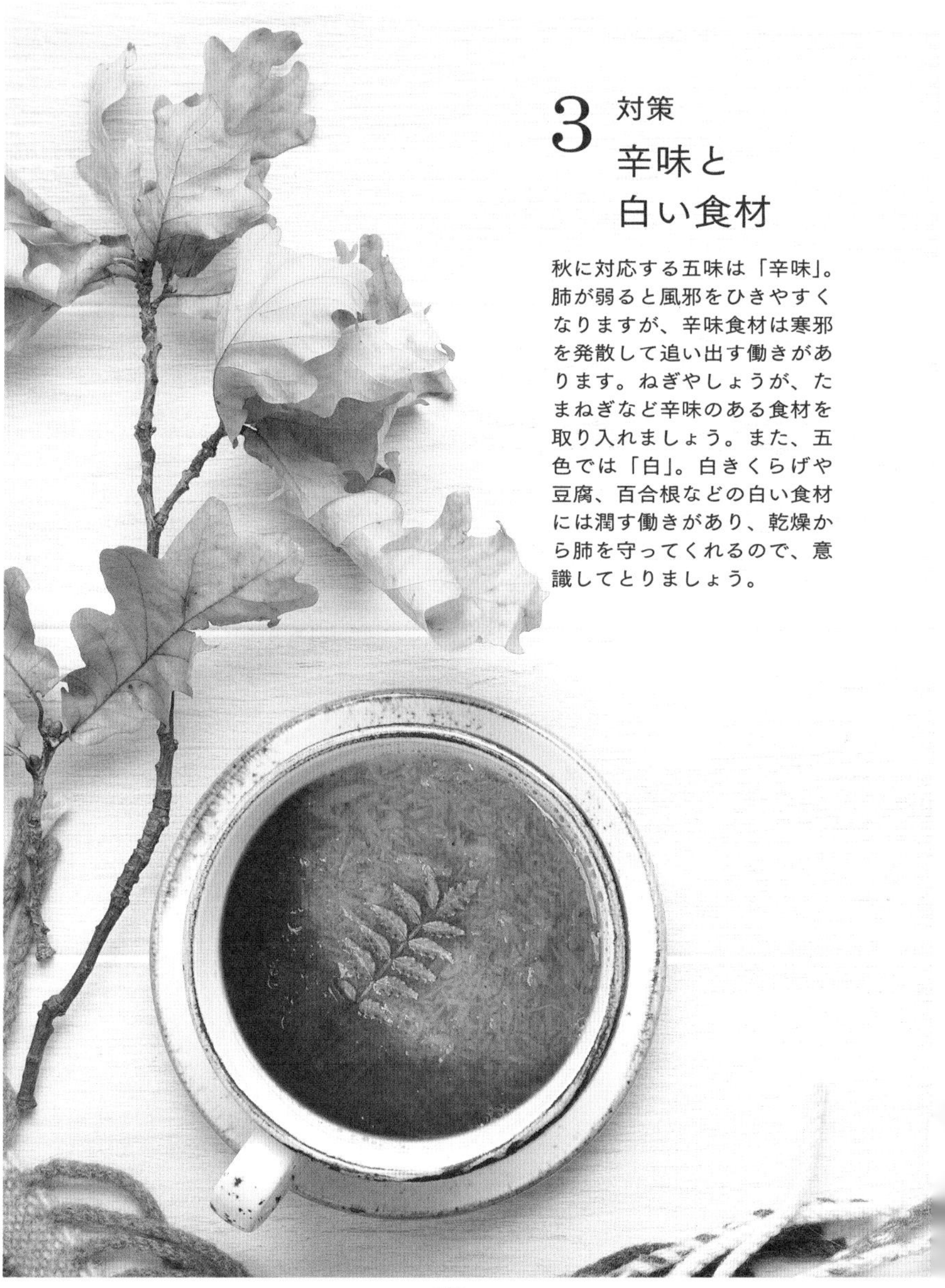

3 対策
辛味と白い食材

秋に対応する五味は「辛味」。肺が弱ると風邪をひきやすくなりますが、辛味食材は寒邪を発散して追い出す働きがあります。ねぎやしょうが、たまねぎなど辛味のある食材を取り入れましょう。また、五色では「白」。白きくらげや豆腐、百合根などの白い食材には潤す働きがあり、乾燥から肺を守ってくれるので、意識してとりましょう。

8/7

立秋からは早寝を意識

暦の上では秋の始まりですが、まだまだジメジメと暑い日が続きます。夏バテから残暑バテになり体力を消耗してしんどい、というご相談が急増します。

夏は少しくらい夜更かししても大丈夫な季節ですが、秋に差し掛かったら、とにかく早寝を心がけると疲れは取れやすくなります。

秋が旬のお米やきのこ、いも類などは全て補気食材。旬のものを食べていれば自然と夏の疲れが癒されていきます。

自然って優しいですね。

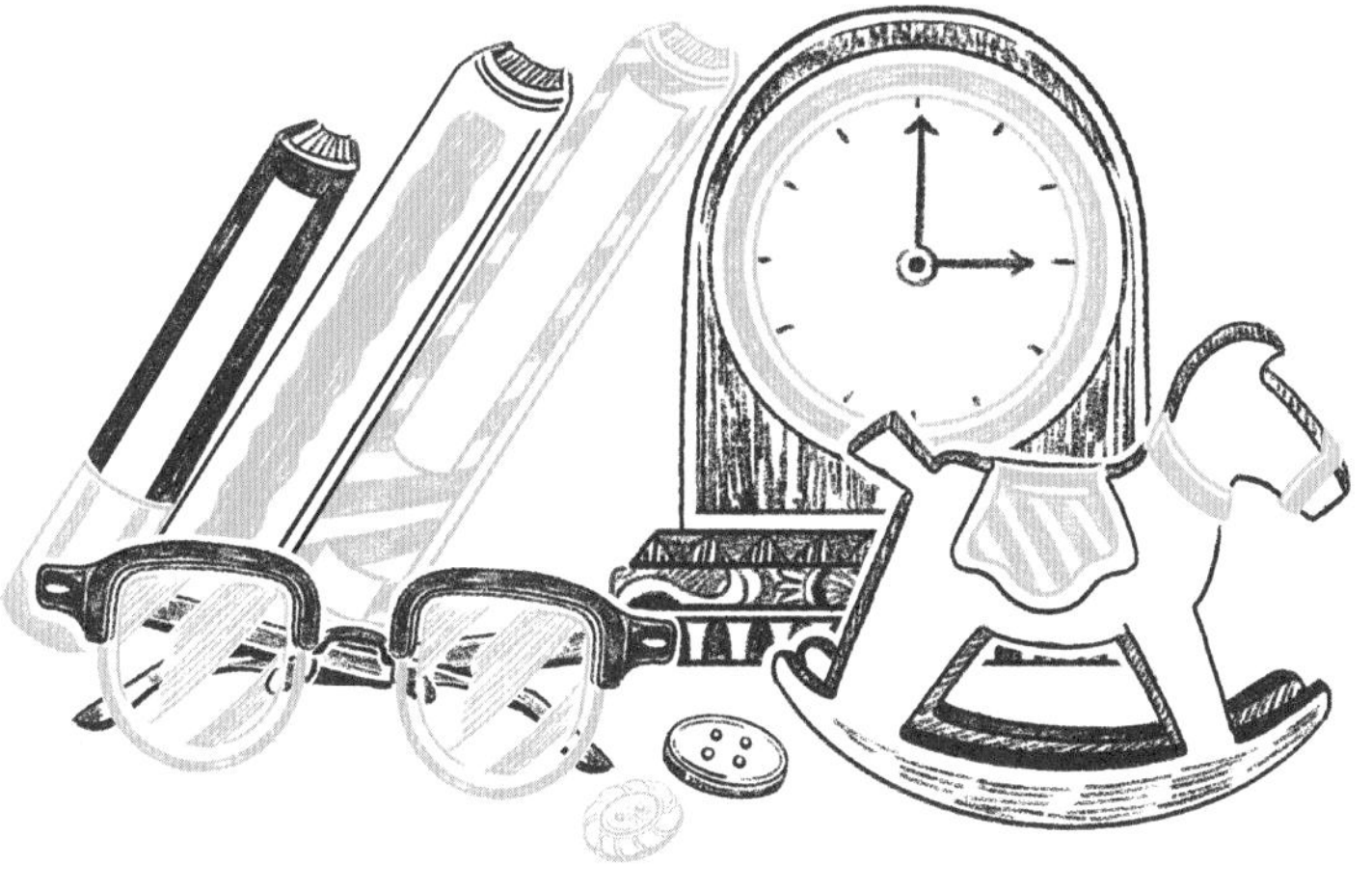

8/8 腸がすっきりキレイに　いちじく

体質 陰虚　五性 平　五味 甘

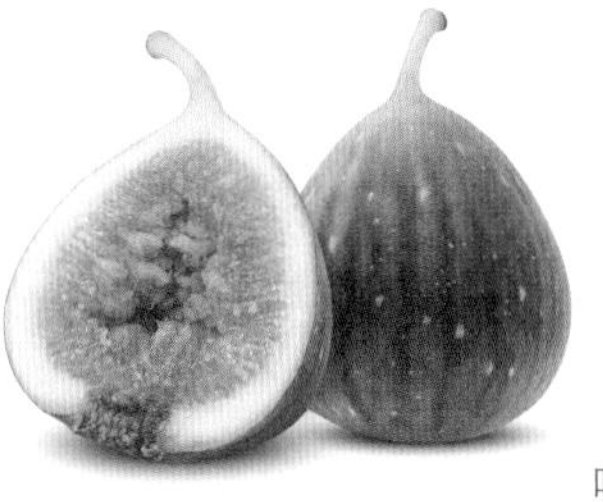

8～10月の夏から秋にかけての時期に旬を迎えるいちじく。上品な甘さとつぶつぶの食感がおいしいフルーツです。そんないちじくには、消化器を健康にし、腸をキレイにする効果があるので、胃腸の調子が悪いときや、便秘のときによい食材。肺を潤す効果や、咳を止める効果もあるので、秋に起きやすい空咳を止めたいときにもおすすめです。体を温めも冷やしもしないので、安心してとることができます。

※過食で痛みや痒みが出る場合があるので気をつける。

8/9 暑い日のおやつにぴったり　バナナ

体質 陰虚 陽盛　五性 寒　五味 甘

バナナには、体の余分な熱を冷ます、肺を潤す、便通改善、解毒などの効能があります。寒性のフルーツなので、暑い日のおやつにちょうどいいですね。暑さでほてりが出やすい人はヨーグルトに入れて食べるのがおすすめ。逆に体が冷えやすい人は控えめに。お腹が冷えているタイプの便秘の人も避けましょう。

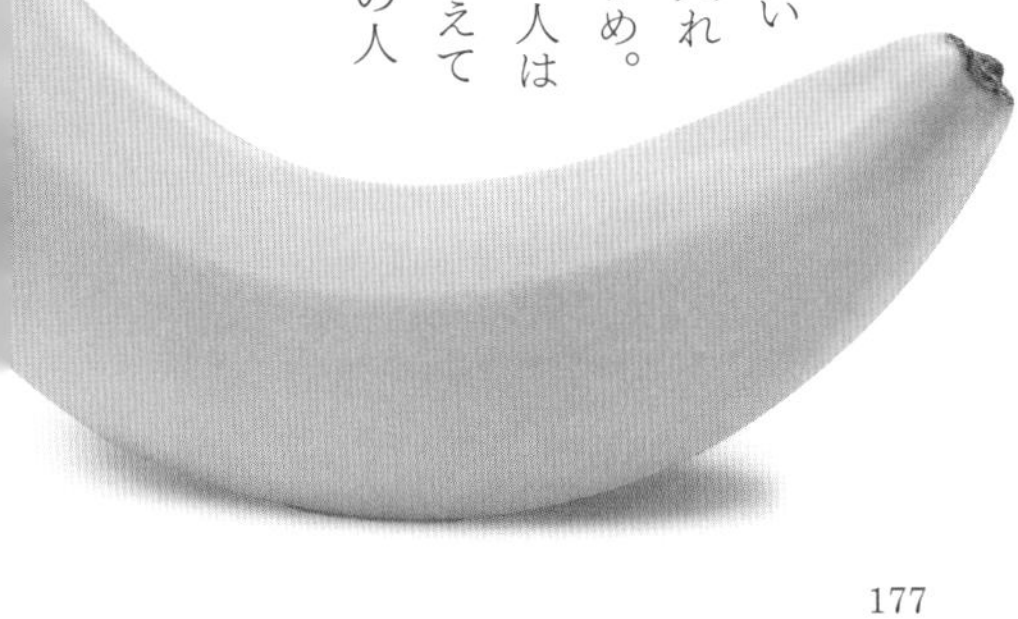

牛乳なしでも
おいしい！

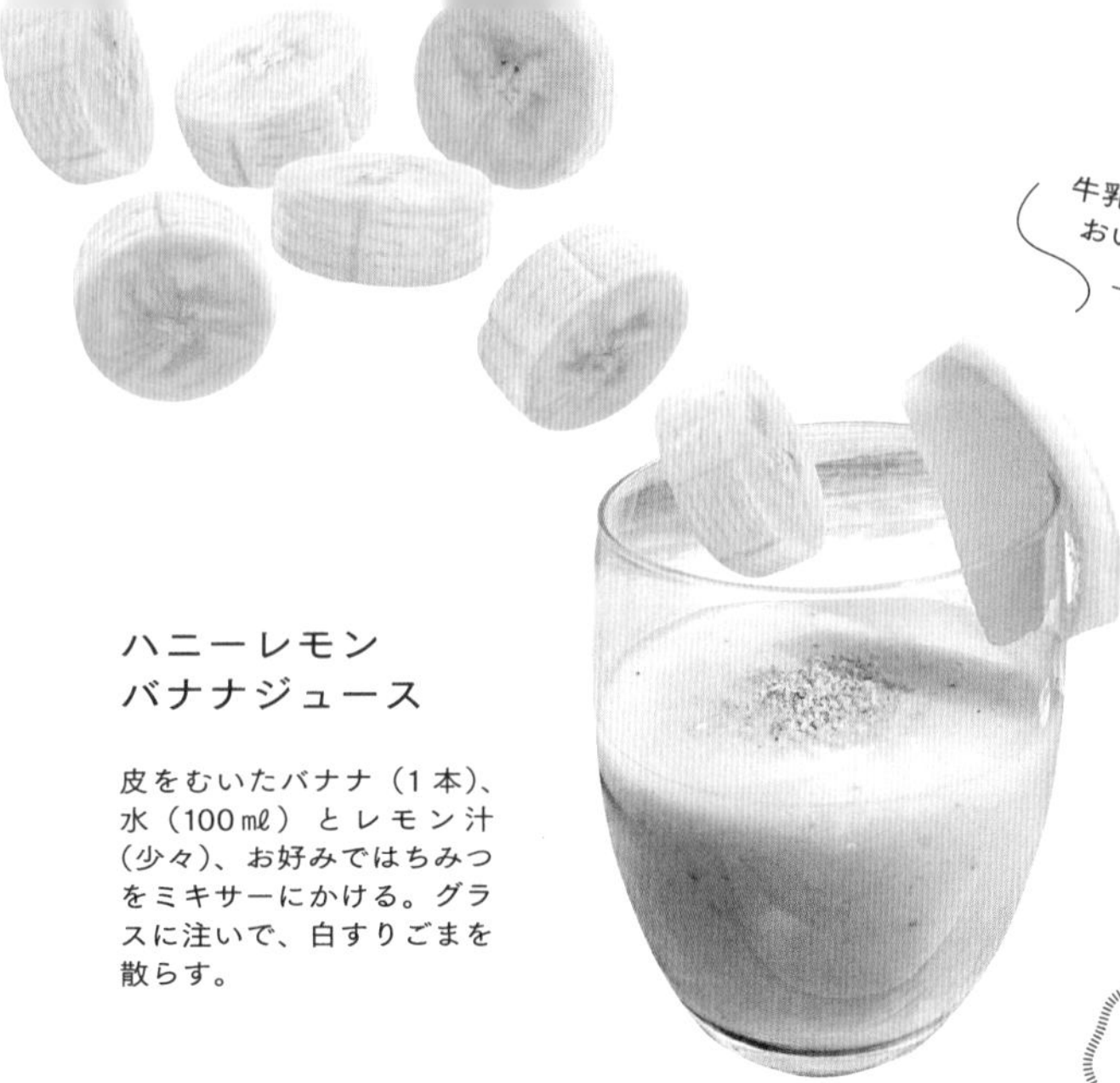

ハニーレモン
バナナジュース

皮をむいたバナナ（1本）、水（100㎖）とレモン汁（少々）、お好みではちみつをミキサーにかける。グラスに注いで、白すりごまを散らす。

8/10

潤い不足の便秘に効く牛乳なしのバナナジュース

漢方相談で一年を通して多いのが、便秘のお悩みです。便秘には原因によってさまざまなタイプがありますが、そのひとつが熱がこもって潤いが不足し、コロコロ便になるタイプの便秘。改善には「ハニーレモンバナナジュース」がぴったり。材料はバナナと水とレモン汁だけ。お好みではちみつを加えてもOK。

バナナジュースは牛乳を使うレシピが多いですが、熟したバナナを使えば牛乳なしで十分おいしくなります。レモン汁を入れるとバナナのベタッとした甘さがスッキリし、変色も防げます。はちみつは腸を潤し便通改善にいいので、加えれば効果がアップしますよ。

8/11

胆《たん》が弱いと優柔不断

ご飯を食べに行ってもオーダーをなかなか決められない。スーパーに行っても買うものをなかなか選べない。決断を迫られると答えをなかなか出せない。

そんな優柔不断ちゃんは、中医学では「胆《たん》」が弱っていると考えます。改善には、胆と表裏関係にある肝《かん》を養う食材(レバー、しいたけ、いちご、ししゃもなど)を食べるのがおすすめ。不思議と決断力がアップしてきますよ。

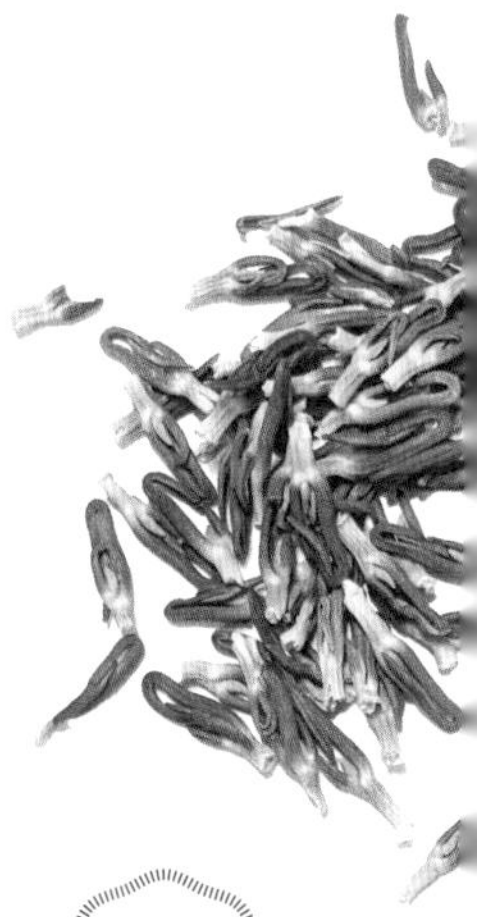

8/12

暑さをスッキリ取り除く蓮心茶《れんしんちゃ》

蓮心《れんしん》は、蓮の実の中心にある鮮やかな黄緑色の胚芽の部分。これだけかじるとビックリするくらい苦いです。この蓮心も生薬で、心機能の亢進を改善する、熱を除く、止血、精液がもれ出るのを防ぐ、情緒を安定させるなどの効能があります。蓮心はお茶として売られているので、手軽にとることができます。熱をスッキリ取り除く効果が高く、暑い日に飲むとその苦味も不思議とおいしく感じます。

体質 **陽盛**　五性 **寒**　五味 **苦**

※胃腸が冷えているときは控える。

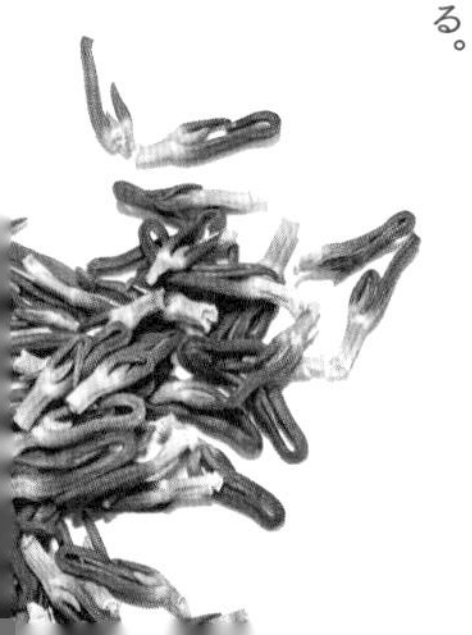

8/13

キウイ

潤い補給とエイジングケアに

体質 陰虚 陽盛　五性 寒　五味 甘 酸

体を潤して熱を冷まし、渇きを止める効果があるキウイは、この時期にぴったり。消化不良、しゃっくり、吐き気、空咳などの改善にもよいです。黒い食材には補腎効果があるとされ、キウイの種がまさにそれです。腎は生命エネルギーの源なので、補うと老化が穏やかになります。抗酸化作用が高いビタミンCも多く、紫外線が強いこの時期のシミ対策にも◎。キウイのおすすめレシピが「キウイラッシー」。キウイとヨーグルトの酸味とはちみつの甘みで、体に潤いを生み出す「酸甘化陰《さんかんかいん》」の組み合わせ。潤い不足からくるほてりを鎮めてくれます。お腹を冷やさないよう、材料を冷蔵庫から出してしばらくおくなど、常温で作るのがおすすめ。

※胃腸の弱りによる下痢、生理痛の時は控える。

キウイラッシー

皮をむいたキウイ、ヨーグルト、水、お好みではちみつ少々をミキサーにかけるだけ。

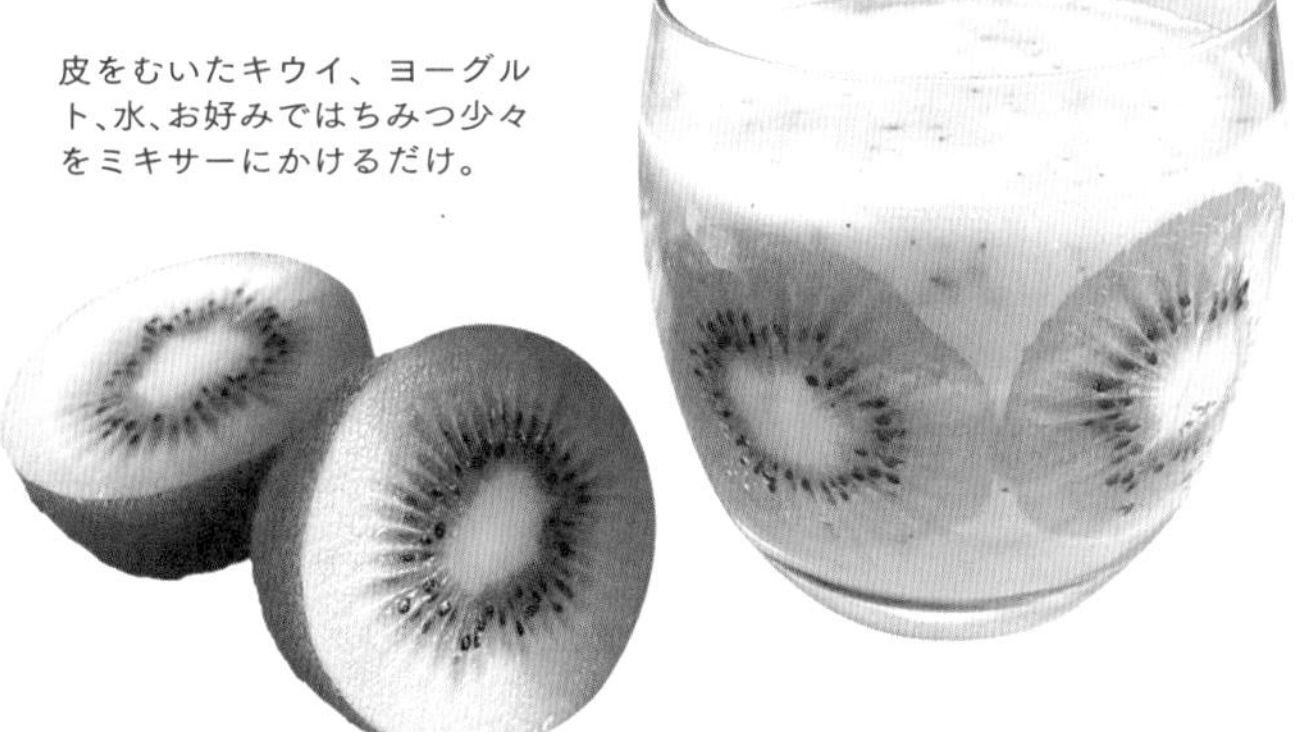

モロヘイヤと小松菜のほたてスープ

① 鍋に湯を沸かし、細かく刻んだモロヘイヤと小松菜、ほたて缶を入れる。
② サッと煮たら鶏がらスープで味を調え、ごま油を垂らす。

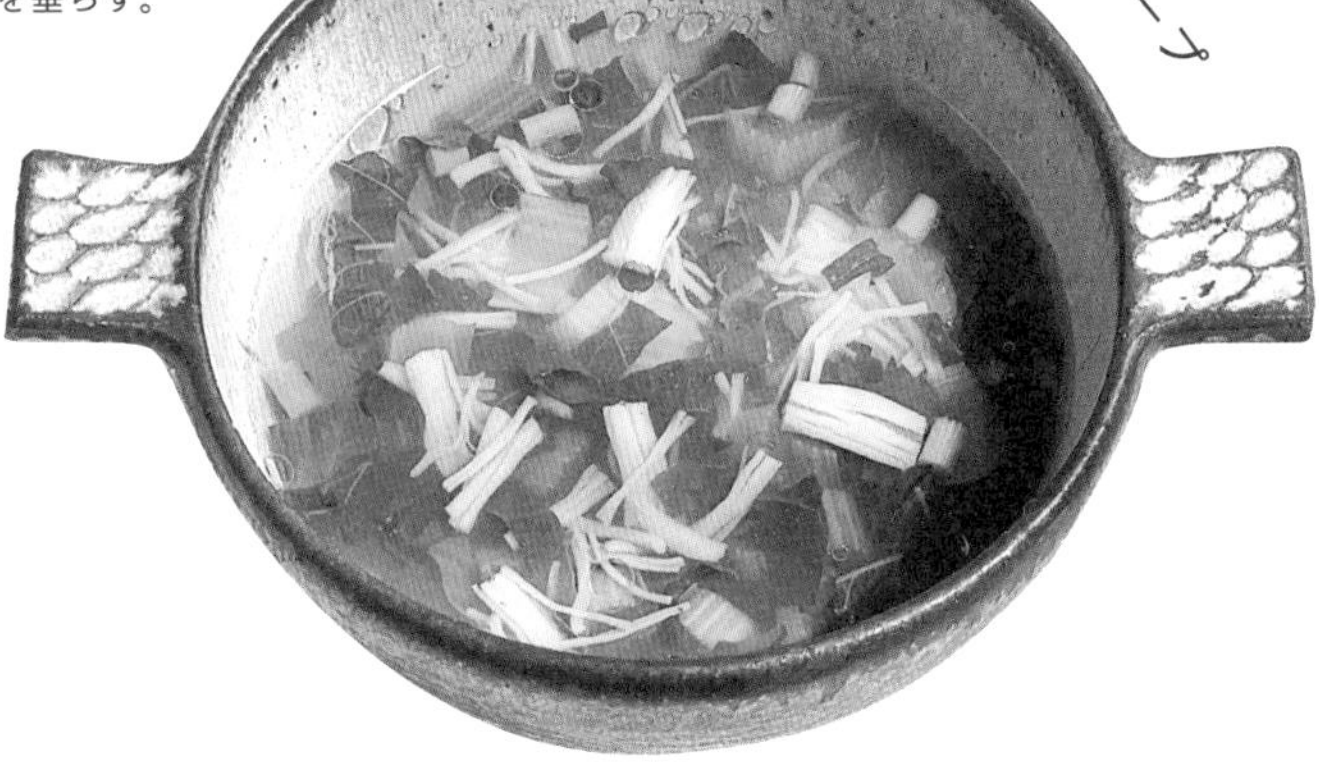

8/14

熱取り、夏バテ対策に モロヘイヤ

体質 血虚 瘀血 陰虚 陽盛　五性 涼　五味 甘 苦

モロヘイヤは、ビタミンやミネラルなどが多く含まれる栄養価が高い野菜。体の熱を取り、内側から潤す効果があるので、夏バテの解消に効果的。一説では、エジプトの故事に、王様が重い病気を治すのに用いられた野菜としての記述が残っていて、このことから「王様の野菜」とも呼ばれているそうです。おすすめレシピは「モロヘイヤと小松菜のほたてスープ」。胃腸を元気にしつつ体の余分な熱を除き、疲れて食欲がないときでもスルスル飲めますよ。

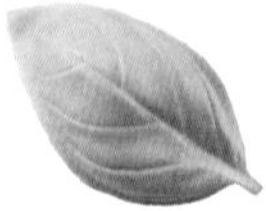

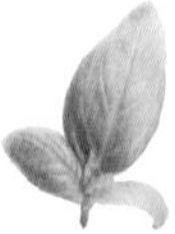

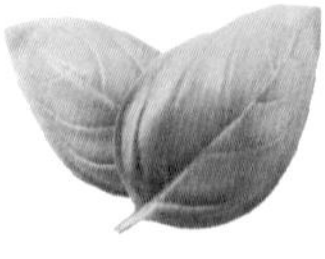

8/15

お腹を温め、気血を巡らす
バジル

体質 気滞 瘀血 陽虚　五性 温　五味 辛 甘

バジルは通年で店頭に並んでいますが、旬は夏です。爽やかな香りが特徴で、オリーブオイルやトマトを使った料理と相性バツグン。お腹を温め、気血の巡りをよくする効能があるので、冷たいもののとりすぎによるお腹の冷え、暑さによるイライラ、疲労などを改善してくれます。

家庭菜園でも育てやすく、私も庭で育てています。ワサワサに育ったらバジルティーを作ることも。フレッシュな香りが広がるスッキリした味わいで、イライラがスーッと消えていきます。

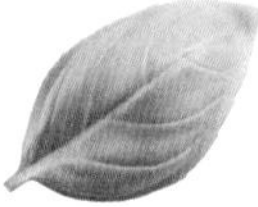

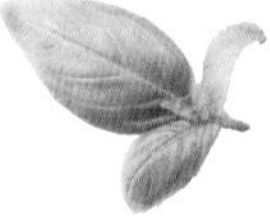

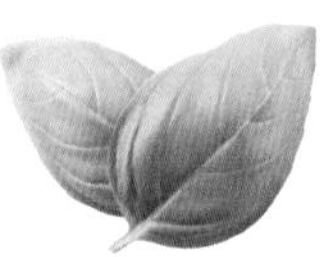

バジルティー

フレッシュなバジルを数枚洗ってティーポットに入れる。（私は５～６枚くらいで作ります）お湯を入れ、香りが立ったらカップに注いで完成。

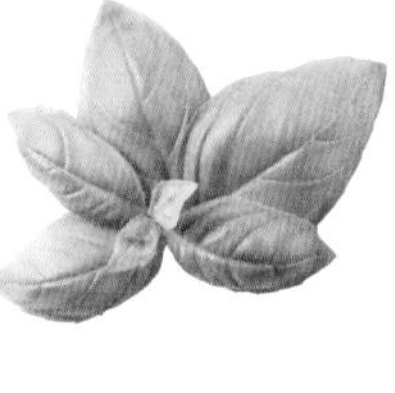

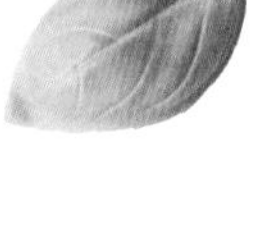

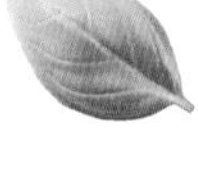

8/16 暑さのイライラに行間《こうかん》のツボ

暑くて暑くてイライラが止まらない。そんな時は「行間《こうかん》」のツボ。足の親指と人差し指の間、水かきのところにあるツボで、イライラ解消に効果的です。ぐ～っと広げるよう優しく伸ばしたり、つまむように押すのもいいですよ。下駄を履くと刺激される部分なので、夏は下駄やトングサンダルなどを履くのもいいですね。

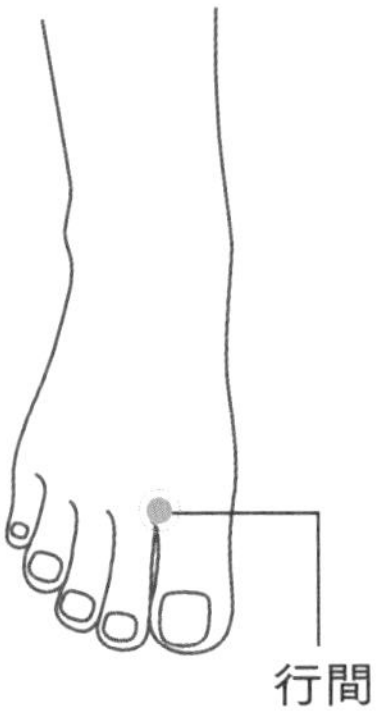

8/17 生野菜は体を冷やす？

生野菜は体を冷やす。これをダメなことと思っている人、多いですよね。もちろん冷えを感じる人は、生野菜を控えたほうがいいですが、潤い不足で熱がこもりやすい人は、むしろ冷ます力を生かして積極的に食べましょう、というのが薬膳的な考え方です。ひとりひとりの「今」に合わせて選ぶ。食材も調理法も。薬膳て、面白いですよね。

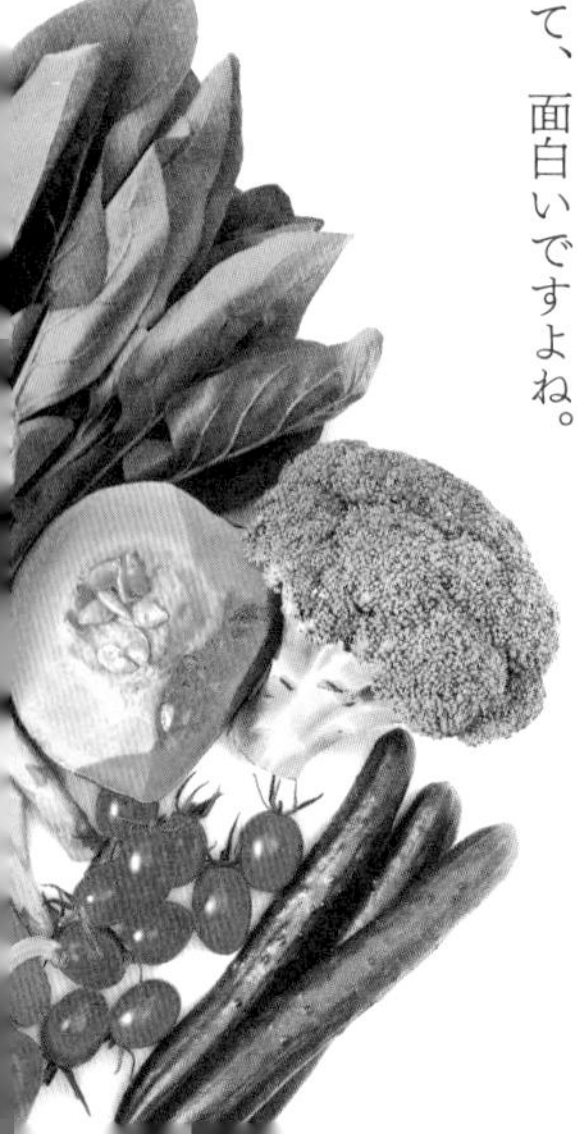

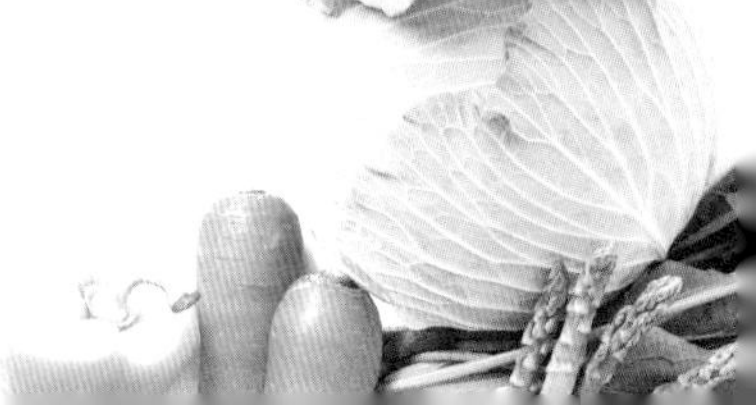

8/18

気《き》虚《きょ》みチェック

私は毎朝駅の階段で今日の「気虚み」をチェックしています。

・階段を目の前にしてエスカレーターを使いたくなったら気虚み強め
↓今日は無理しない
・階段を昇る気にはなったけど途中で息切れしたら、そこそこ気虚みあり
↓できるだけ無理しない
・スイスイ昇れたら気虚み少なめ
↓やっぱり無理しない

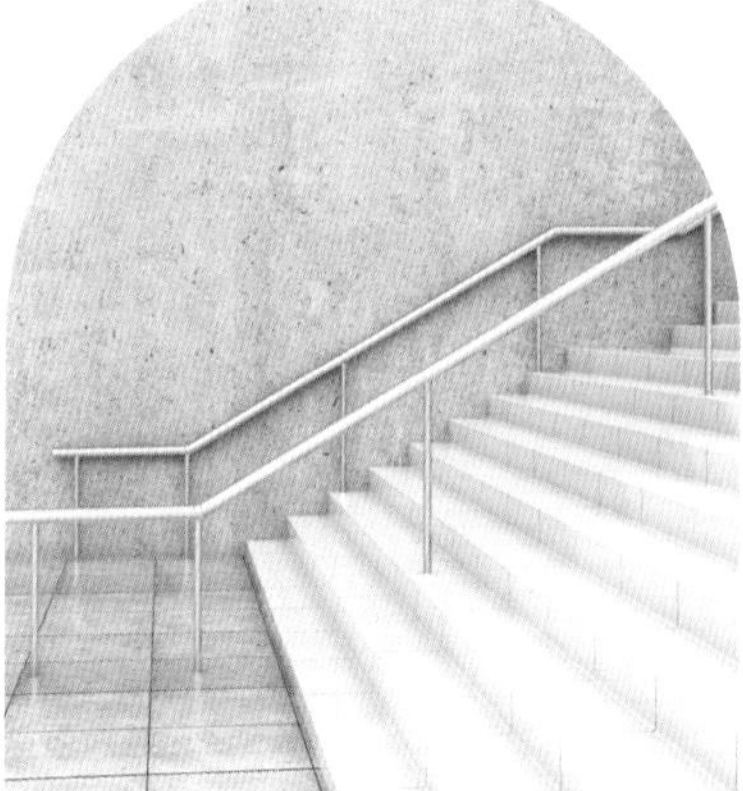

もともと気虚になりやすいタイプは、元気があると嬉しくなって、つい無理しがちで、すぐエネルギー切れ。そんな時こそ無理せずエネルギー貯金。

余裕ができるくらい貯まってきたら、少しずつ頑張ればいいですよね。

8/19

甘酒ポンチで元気と潤いをチャージ

夏の後半、疲れがたまってきたら「甘酒ポンチ」で乗り切りましょう。作り方は超簡単、好きなフルーツに甘酒をかけるだけです。フルーツと合わせると甘酒のまったり感が和らぎ、食べやすくなります。少し酸味の強いフルーツを加えると、「酸甘化陰《さんかんかいん》」で潤い補給の効果も加わります。それでも甘味が強い場合は、炭酸を足してもおいしいですよ。今回は補血効果のあるぶどうとブルーベリーのほか、サッパリ感と清熱効果のあるグレープフルーツを使いました。夏の後半も元気に乗り切りましょう。

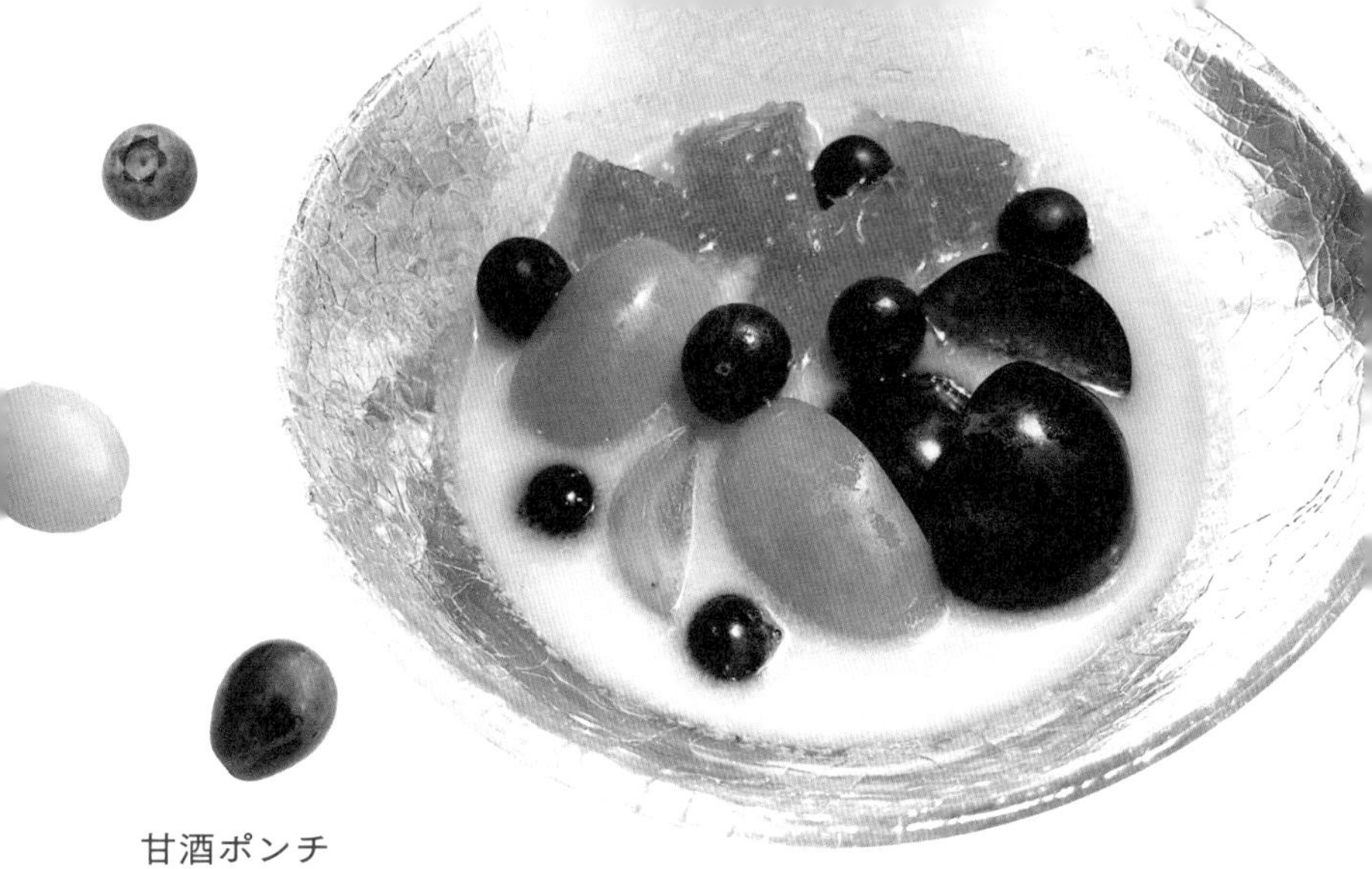

甘酒ポンチ

好きなフルーツに甘酒をかけて食べるだけ。（写真では、ぶどう、ブルーベリー、ピンクグレープフルーツを使用）

炭酸を加えてシュワシュワにしてもおいしい！

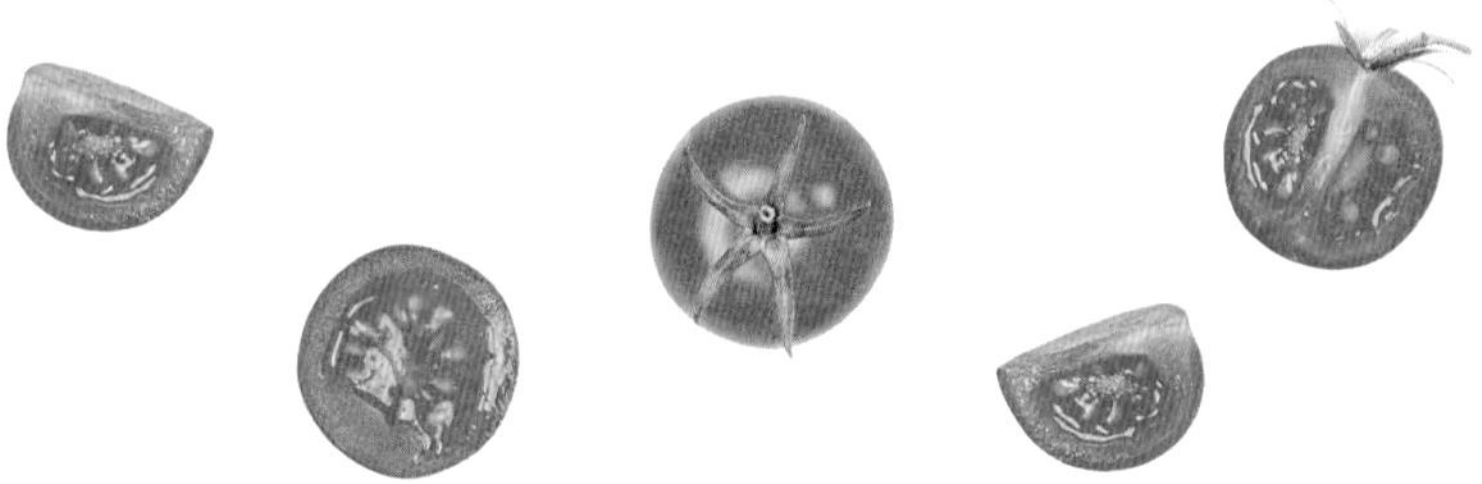

8/20

汗で失った潤い補給に
トマト

体質 陰虚 陽盛　五性 微寒　五味 甘 酸

トマトは潤いを補って渇きを癒す効果があるので、潤い不足によるのぼせやほてりを解消してくれます。ミニトマトを湯むきしてはちみつとレモン汁で和える「トマトのはちみつレモンマリネ」のような食べ方なら、はちみつの甘味とレモンの酸味の組み合わせによって、トマトの潤い効果がさらにアップ。

また、食べても食べてもすぐお腹が空く「胃熱」状態を改善する働きもあります。

※胃腸が冷えている時は控える。

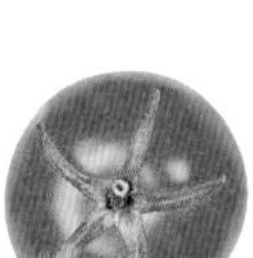

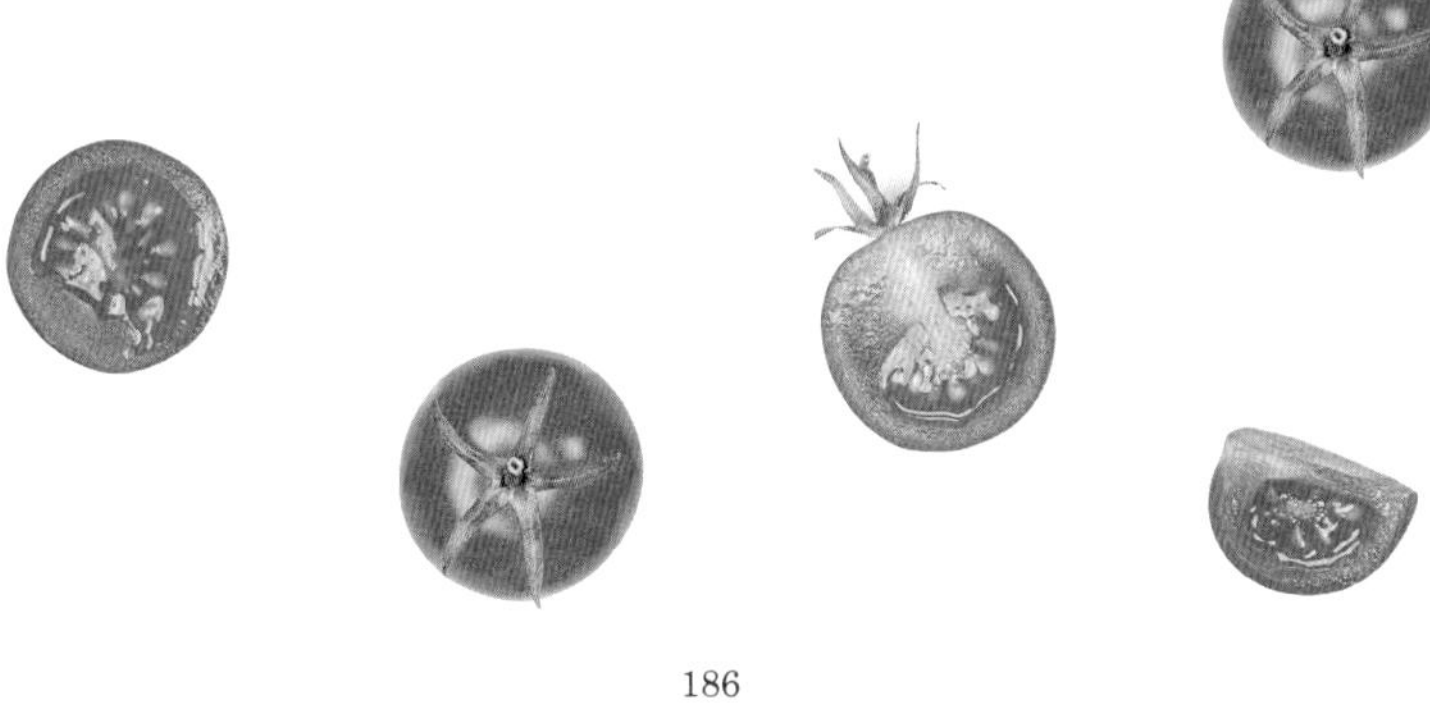

8/21

潤いには2種類ある

夕方あたりから手足や顔がホテホテしだす。寝る時に壁や布団の冷たい所に触れたくなる。クーラーをかけていても布団を剥いでしまい、朝に寝冷えしてのどが痛い…ひどい時は寝汗をかいている。世の中、温め信仰が強いですが、このタイプは温めちゃダメなタイプ。「潤して冷ます」が必要な場合もあるんですよね。

薬膳では、潤いにも2種類あると考えます。

サラリとした潤い　汗をかいたりして、瞬間的に失う潤い。

奥深い潤い　寝不足や過労、老化現象で失われる潤い。

分かれてはいるものの、どっちも補っておきたいので、合わせ技のレシピをご紹介。トマトときゅうりはサラリとした潤い補給に。生の山いもはもっと奥深い濃厚な潤いを補給してくれますよ。

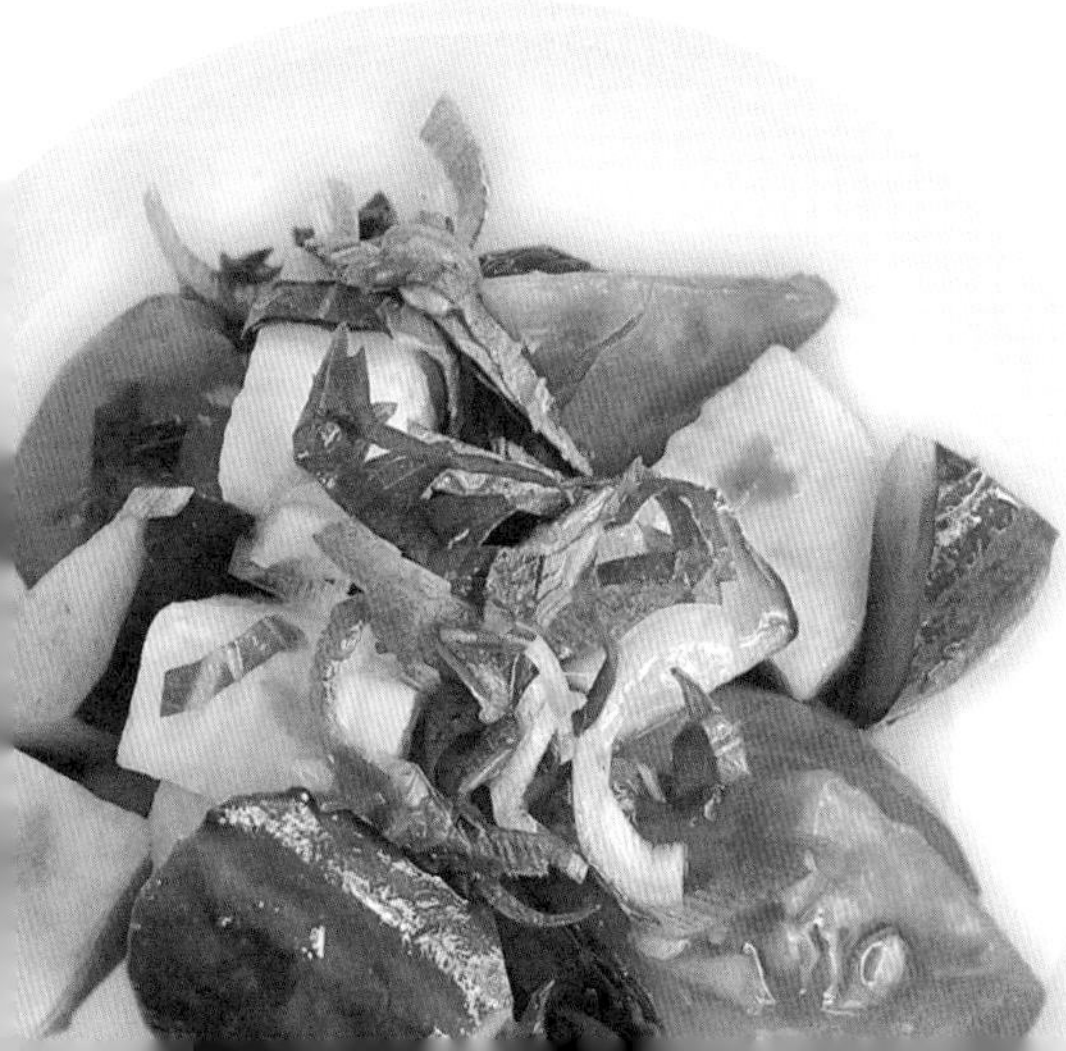

トマトときゅうりと山いもの さっぱり香味和え

① トマトときゅうりと山いもを一口サイズにカットする。
② しそ、みょうがを刻み①とかつお節、醤油で和えたら完成。

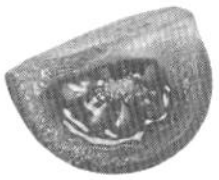

8/22

残暑のムシムシにピングレソーダ

立秋を過ぎ、暦の上では秋ですが、日中はまだムシ暑くてイライラ。こんなときは「ピングレソーダ」でシュワッと気分を晴れやかに。はちみつとレモンが汗で失った潤いを補い、グレープフルーツが気を巡らせてイライラを解消してくれます。ピンクグレープフルーツで作ると、見た目がより可愛く仕上がりますよ。

ピングレソーダ

ピンクグレープフルーツの皮をむいてほぐしたら、グラスに入れて炭酸を注ぎ、お好みではちみつとレモン汁を加える。

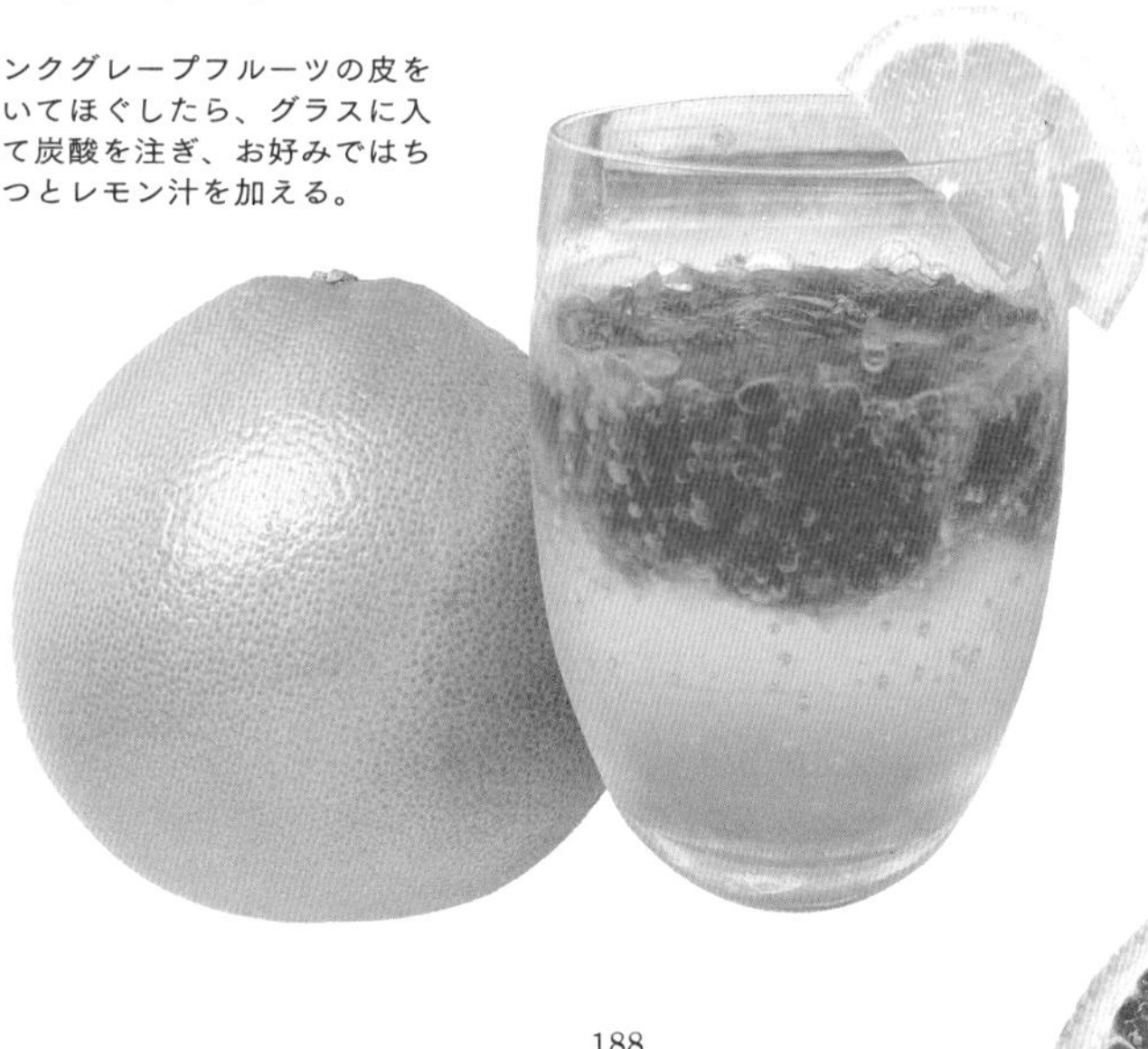

8/23

暑さが少しずつ落ち着く処暑《しょしょ》

二十四節気の処暑《しょしょ》の頃。

秋の虫の声が聴こえ、朝晩は徐々に暑さが和らいでくる季節。夏の疲れや汗をかきすぎたことによるダメージで抜け毛が増えたり、乾燥肌になってきたり…。美容面でもケアが大事になってくる頃。

汗をかくと陰血や気を消耗します。そこでおすすめは山いも、黒豆、豚肉など体を潤して元気にし、エイジングケアもしてくれる食材です。

消耗分をしっかり補ってこの先の秋冬、お肌も体も元気に快適に過ごせるといいですね。

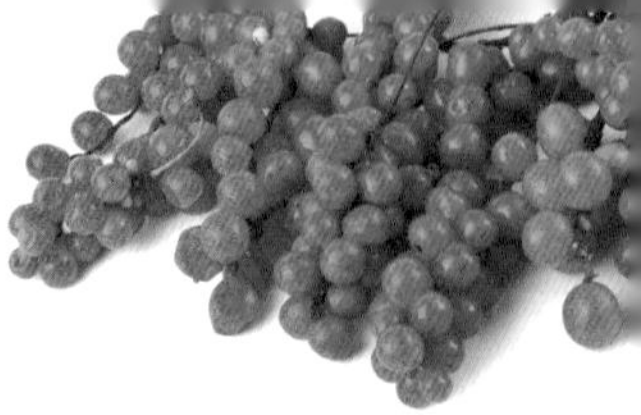

8/24

体調によって感じる味が変化する五味子《ごみし》

体質 陰虚　五性 温　五味 酸

五味子《ごみし》は、チョウセンゴミシという植物の、小さな赤い丸い実を乾燥させた生薬。その名の通り、五つの味（酸・苦・甘・辛・鹹《かん》）があるとされ、体調によって感じる味が違うと言われています。基本的には酸味が強く、その酸味でキュッと収れんさせる力があります。補腎、精神安定、固精（精気が外にもれないようにすること）、体液を生み出すなどの効果も。韓国では五味子茶（オミジャチャ）として一般的に飲まれていますが、日本では薬局や医師のもとでしか販売できない医薬品になっています。

8/25

むくみ・重だる・ほてりをスッキリ解消 蓮《はす》の葉

体質 痰湿 陽盛　五性 平　五味 苦 渋

6月27日に蓮の実のお話をしましたが、蓮は葉にも効能があります。おもな効能は、暑熱を冷ます、利尿作用、むくみを取る、止血などです。中国や東南アジアではお茶にしたり、料理に刻んで入れたり、ご飯を包んで蒸したりと、蓮の葉はさまざまなかたちで使われています。日本でもベトナム料理店などで、蓮の葉のお茶が出てくることがありますよね。漢方薬局でも、蓮の葉が配合されたお茶が売られています。むくみを改善して重だるさをスッキリさせ、暑さによるほてりを冷ましてくれるので、こんな症状があるときに取り入れてみて。

8/26

桃ドリンクで桃色美肌に

なんだかどんより肌がくすんでいて、特に午後は顔色が悪い…。そんなときによいのが、桃とお酢で作る「桃のサワードリンク」。桃もお酢も体を温め、血の巡りをよくする食材。冷房冷えに悩んでいても、これを飲めばくすみがとれて、顔色がよくなっていきます。炭酸で割っても、お湯で割ってもおいしいですよ。そろそろ旬が終わってしまう桃を、存分に味わってくださいね。

桃のサワードリンク

① 桃（200g）を洗ってキッチンペーパーで水気をしっかりふき取り、皮ごとくし切りにしたら、種と一緒に煮沸消毒した保存瓶に入れる。
② ①に氷砂糖（400g）と酢（2カップ）を加えて蓋を閉める。冷暗所で約1週間おく。1日1回優しく振って混ぜる。

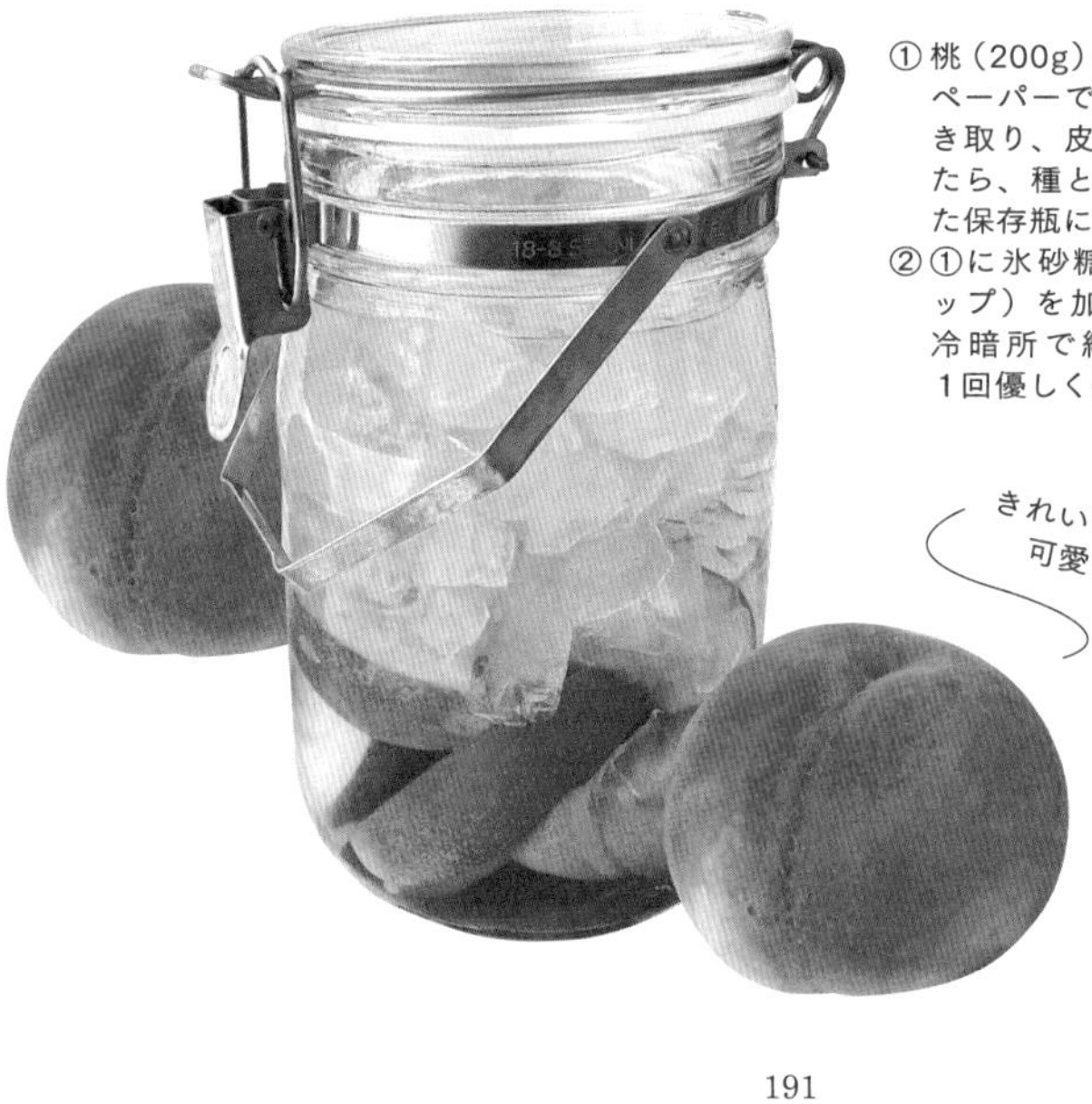

皮ごと漬けるときれいなピンク色が溶け出し、可愛い色になりますよ！

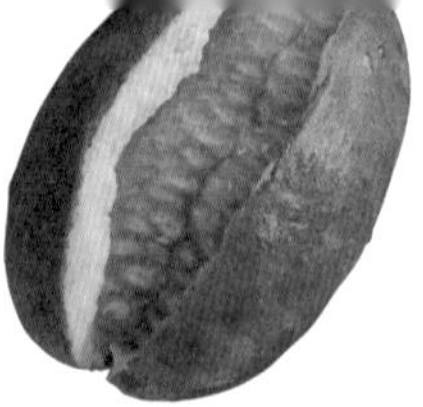

8/27

むくみやのどの痛み、口内炎に
あけび

体質 気滞 瘀血 痰湿 陽盛　五性 寒　五味 甘 苦

8月下旬から10月中旬頃に収穫期を迎えるあけび。熟すとパカッと皮が開いて中の実が顔をのぞかせます。熟した果肉はとろっとしたゼリー状で、酸味は少なく素朴な甘さがあり、皮も和え物や炒め物にして食べられるそうです。利尿作用や熱を冷ます効果があり、むくみ、のどの痛み、口内炎などに効果的。ツルの部分は「木通《もくつう》」という名で生薬にもなっていて、利尿作用などの目的で用いられています。そのほか、母乳の出をよくする効果もあります。

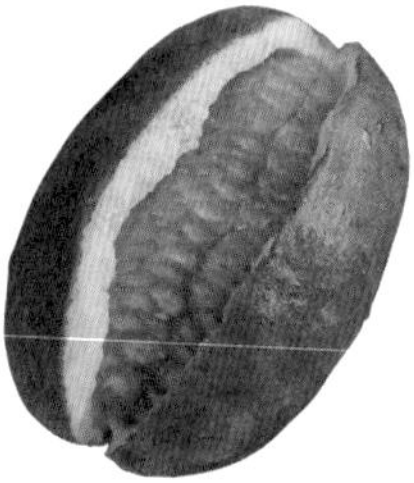

8/28

情緒不安定の原因は暑さかも？

「訳もなく情緒が不安定になってつらい」という相談は季節を問わず多いですが、この時期はやはり暑さが大きな原因です。中医学では、暑すぎると情緒をコントロールする「心《しん》」に負担がかかると言われています。暑すぎると、情緒を落ち着かせる神経伝達物質のセロトニンが活性化しないというデータもあるそう。この時期の情緒不安定は、あなたのせいじゃありませんよ。

8/29

ぶどう
暑さ疲れや情緒不安定に

体質 気虚 血虚 痰湿　五性 平　五味 甘 酸

ぶどうがおいしい季節です。ぶどうは気血を補うので、暑さで疲れやすい今の時期にぴったり。暑さに加え、血《けつ》が不足すると情緒が揺らいで余計にイライラしやすくなるので、ぶどうで血を補うのはこの時期にぴったりの対策です。筋骨を丈夫にする効果や、エイジングケア効果、利尿作用などもあります。ピオーネやナガノパープルのような、紫が濃くて皮ごと食べられる品種がおすすめ。皮もしっかり食べるほうが補血効果が高いうえ、抗酸化作用の高いポリフェノールもたっぷりとることができます。旬の味覚でおいしく、美と健康をキープしましょう。

ぶどうの
シュワシュワはちみつレモン

半分に切ったぶどうをグラスに入れ、炭酸水を注ぎ、輪切りのレモンとはちみつを加えるだけ。

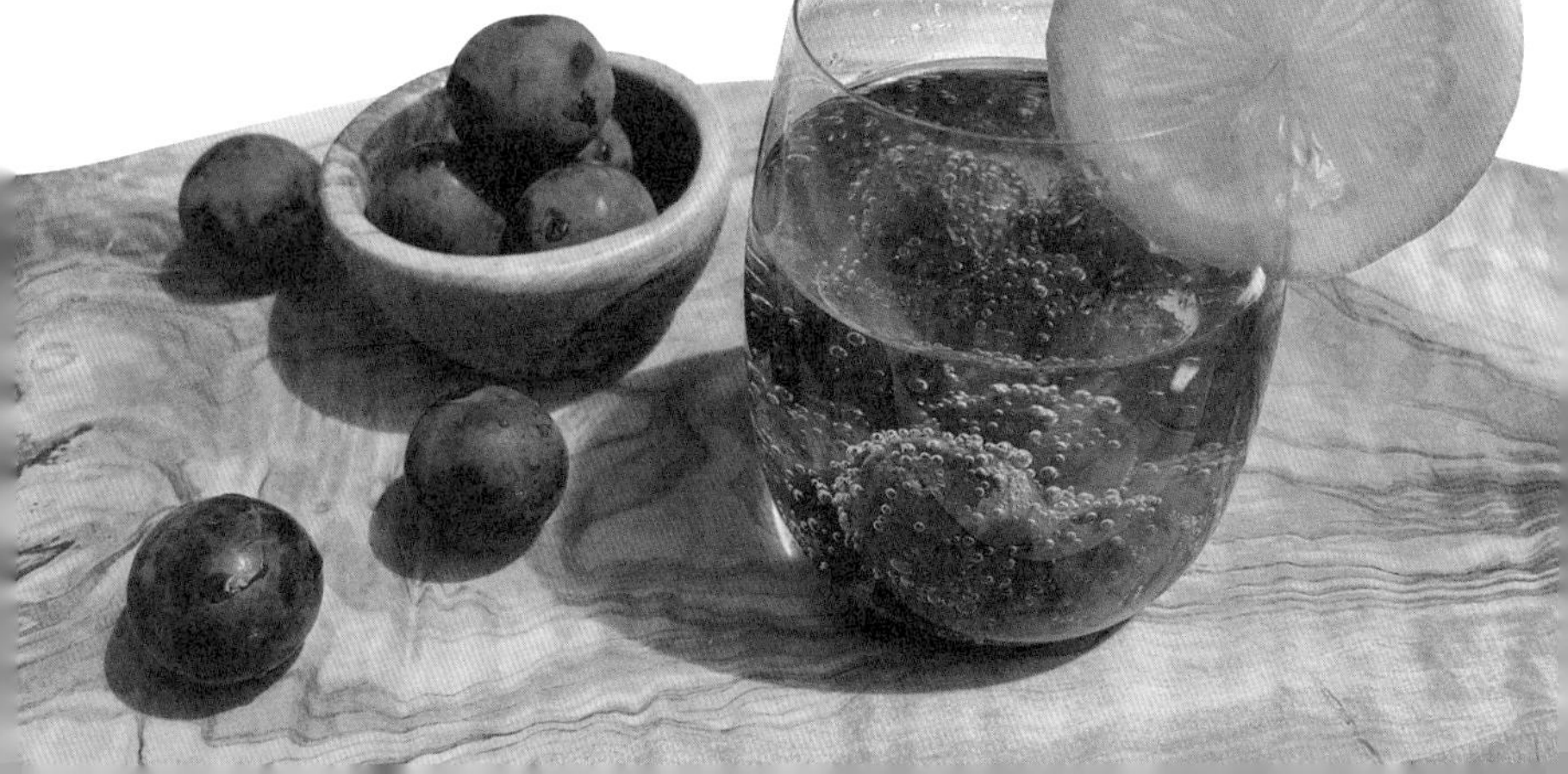

8/30

お腹ぽっこり、どっち？ 気滞《きたい》タイプ

なんだか最近お腹がぽっこり。こんな悩みは、原因によって対処の仕方が違います。

気滞《きたい》タイプ

お腹が張る感じでガスがよくたまる。ストレスがかかると悪化する。お腹のぽっこりしている所を指先でトントンすると「ポコポコ」と音が響く。

これは気滞タイプです。柑橘類や香りの良い野菜、深呼吸してストレッチなどがおすすめ。

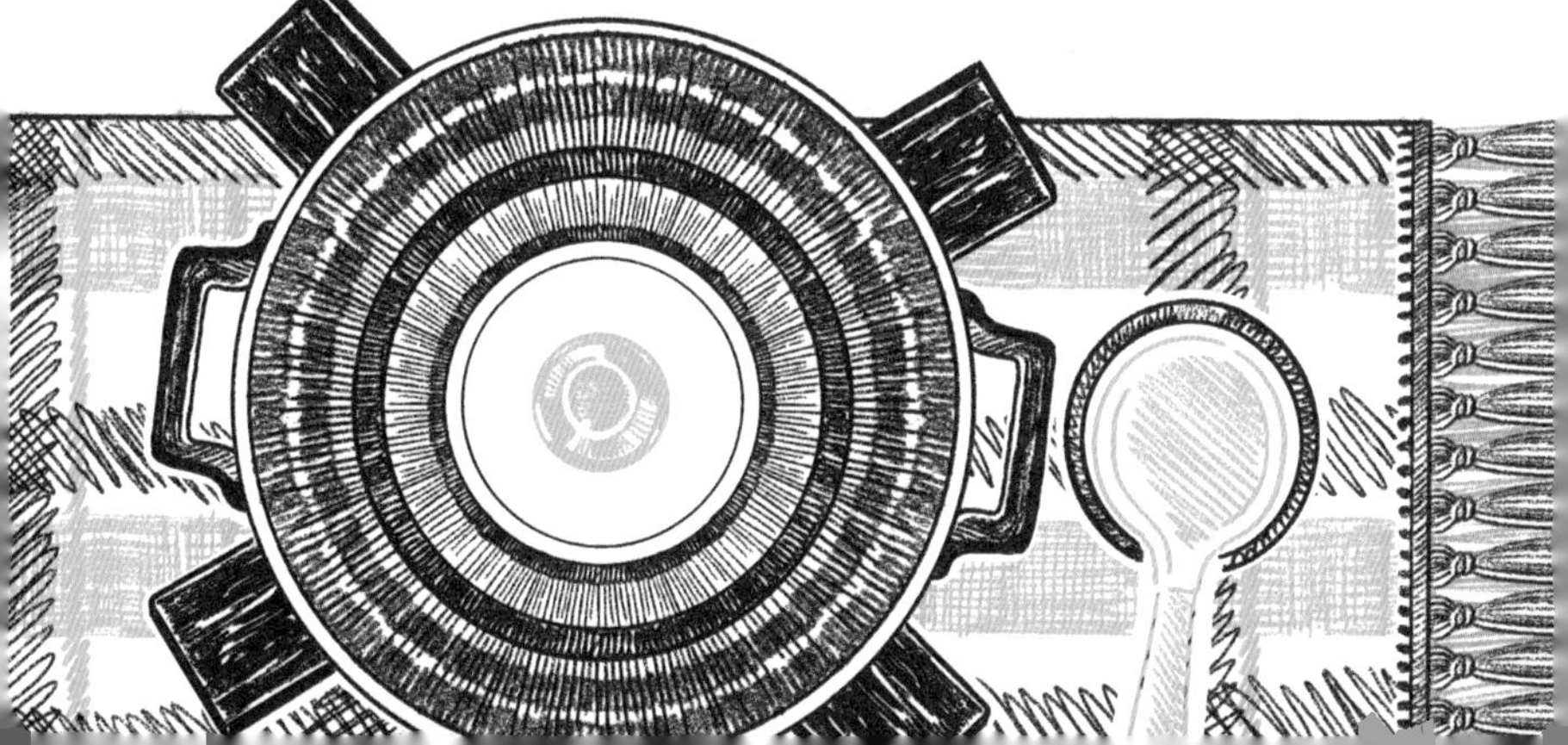

8/31

お腹ぽっこり、どっち？
痰湿《たんしつ》タイプ

淡湿《たんしつ》タイプ

食生活が乱れがちで舌に苔がべったり。お腹のぽっこりしている所を指先でトントンするとぽよぽよしていて音が響かない。

これは痰湿タイプです。脂っこいものや甘いものを控え、海藻類やこんにゃくなどで溜まった湿を排出するのがおすすめ。脂肪に変わってしまう前に、できるだけ早めの対処が肝心です。

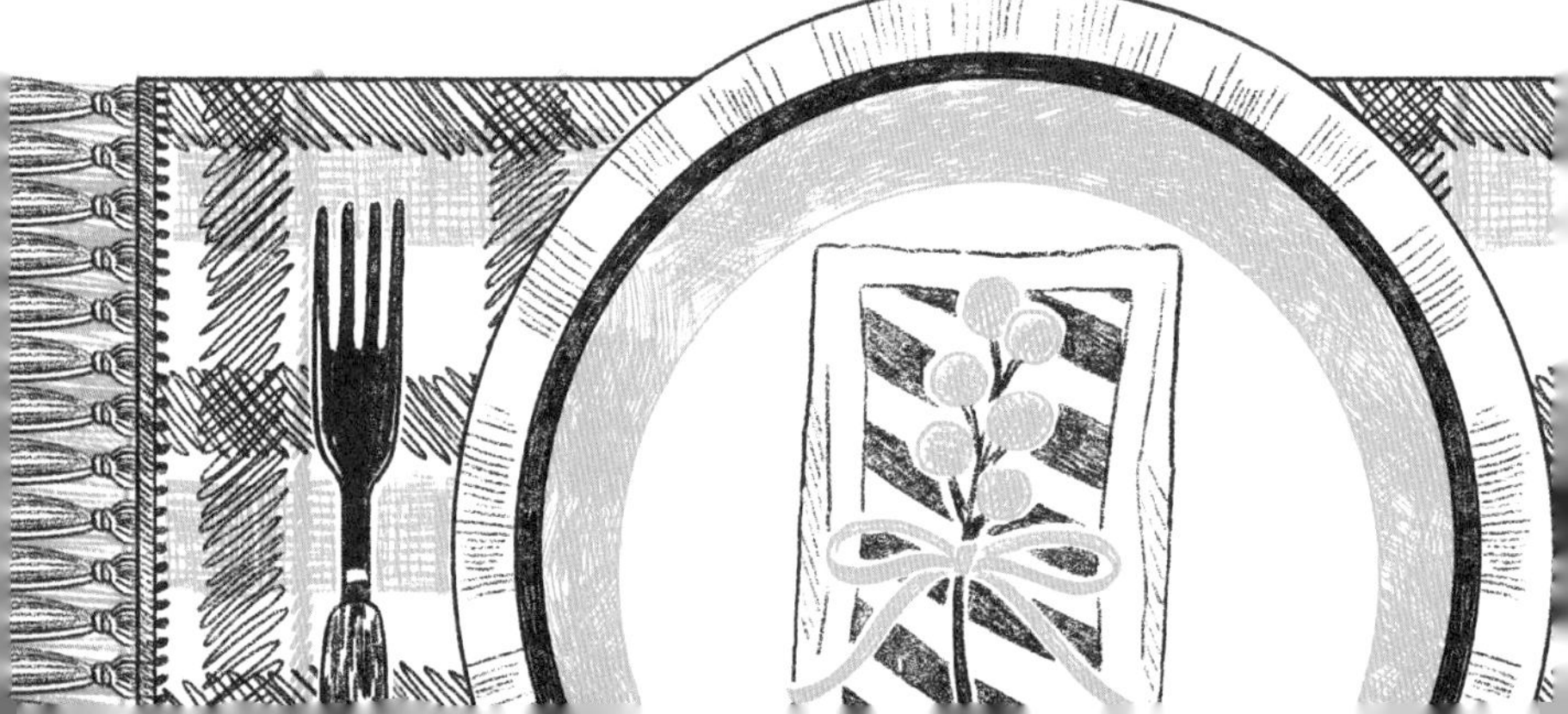

9/1 もの悲しさに膻中《だんちゅう》のツボ

秋は「悲しい」という感情と関わりの深い季節。何かあった訳ではないのになんとなくもの悲しくなってしまう時期です。そんな時は「膻中《だんちゅう》」のツボ。左右の乳首を結んだちょうど真ん中にあるツボ。

なんだか急にもの悲しくなってしまった時などは、手を重ねて膻中の上に置くだけで、ジンワリ癒され落ち着きます。動悸を落ち着ける効果もあります。緊張したり落ち着かない時、無意識で手がいくところですよね。

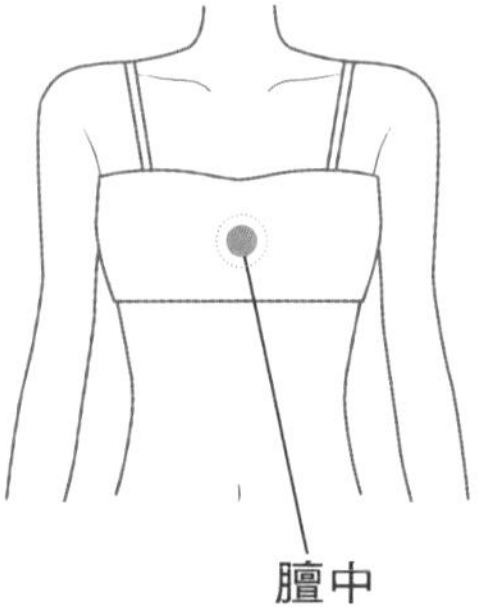

9/2 気血を補う しめじ

体質 気虚 血虚　五性 平　五味 甘

きのこ類は基本的に元気を補う「補気」食材ですが、種類ごとに異なる効果があり、しめじには補血効果があります。肌の乾燥や小ジワ、髪のパサつき、抜け毛など血の不足からくるトラブル、便通の改善に効果的。胃腸の元気を益《ま》す効果もあるので消化不良を改善したい時にもおすすめです。

旨味たっぷりで味噌汁やスープに入れるだけで簡単においしさがアップし、冷凍ストックもできます。合わない体質があまりないのも嬉しい、便利食材です。

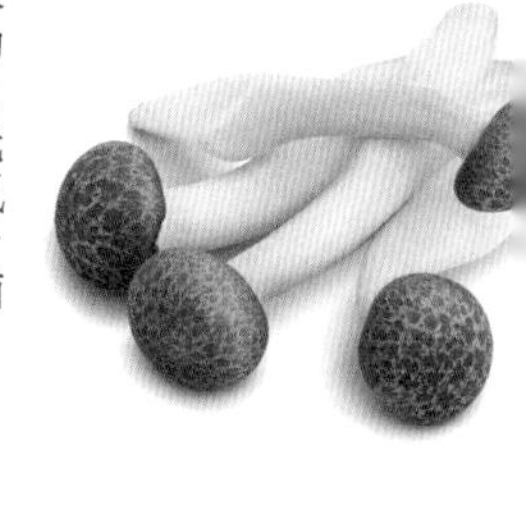

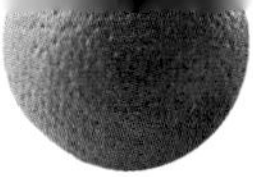

9/3

夏バテによる胃腸の疲れに
かぼす

体質 気滞 陰虚　五性 平　五味 酸 甘

夏の疲れが胃腸に出て、胃もたれや食欲不振などの不調が出やすい時期。そんなときにはかぼすの出番。すだちや青ゆずと似ていますが、かぼすのほうが大きいのがかぼすで、テニスボールくらい。一番大きいのがかぼすで、テニスボールくらい。旬は8～10月で、果肉は熟すと赤みのある黄色になりますが、青い実のほうが香りは豊かです。

食欲を出し、未消化物を取り除く効能があるので、胃もたれや食欲不振の改善に効果的。気を巡らせ、肺を潤し渇きを止める効能もあります。焼き魚の付け合わせ、鍋料理、ドレッシング作りと、さまざまな料理でフレッシュな香りを楽しんで。

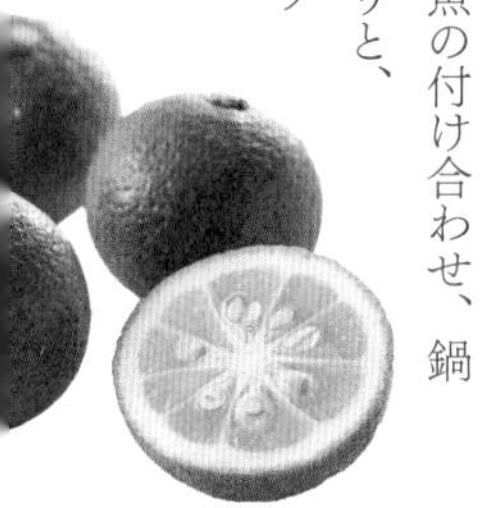

9/4

胃もたれ予防の常備菜
大根

体質 痰湿 陽盛　五性 涼　五味 辛 甘

脂による寝起きの胃もたれに悩んだら、大根の出番です。消化を助け、胃腸もスッキリ。夕飯が夜遅い人にもおすすめで、私はよく「大根の赤じそ和え」を作り置きしています。大根を細切りにし、塩もみして10分ほどおき、水気を切って赤じそふりかけを和えるだけ。大根は涼性なので、残暑で体に熱がこもりやすいこの時期にぴったり。胃腸の負担を軽くして、食卓がちょっぴり華やぐ常備菜です。

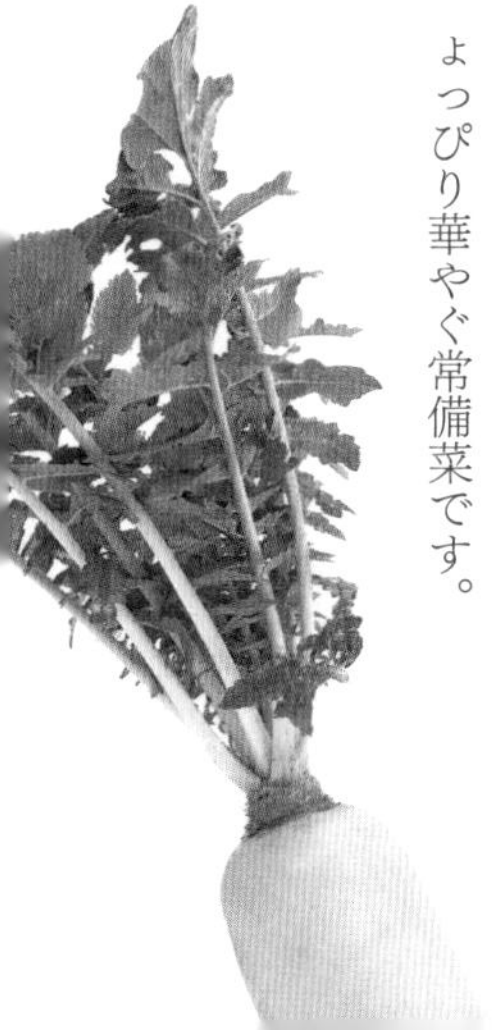

9/5

早朝目覚めてしまう不眠

中医学で、中途覚醒してしまう不眠は大きく2つのタイプに分かれます。(※他にも原因はたくさんあります)

気虚タイプ

気絶するように秒で寝てしまう、日頃から疲れていて比較的朝方に目覚める。これは朝まで寝る体力が足りない不眠です。いも、豆、きのこなどの補気食材で対策を。

9/6

寝つきが悪いタイプの不眠

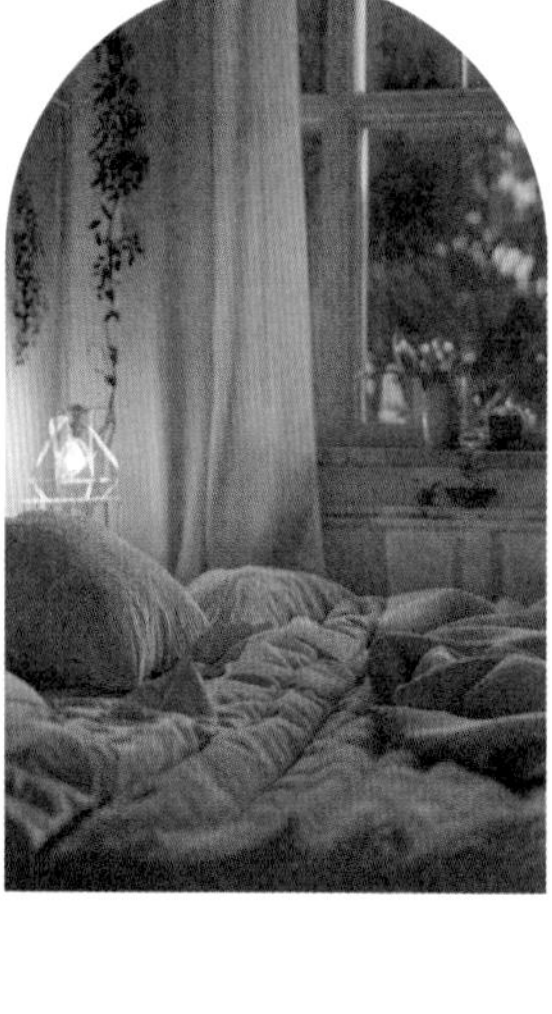

血虚タイプ

寝つきが悪くて、夢が多く、比較的夜中に目が覚める。これは眠りが浅いタイプの不眠。卵・にんじんなどの補血食材で対策を。

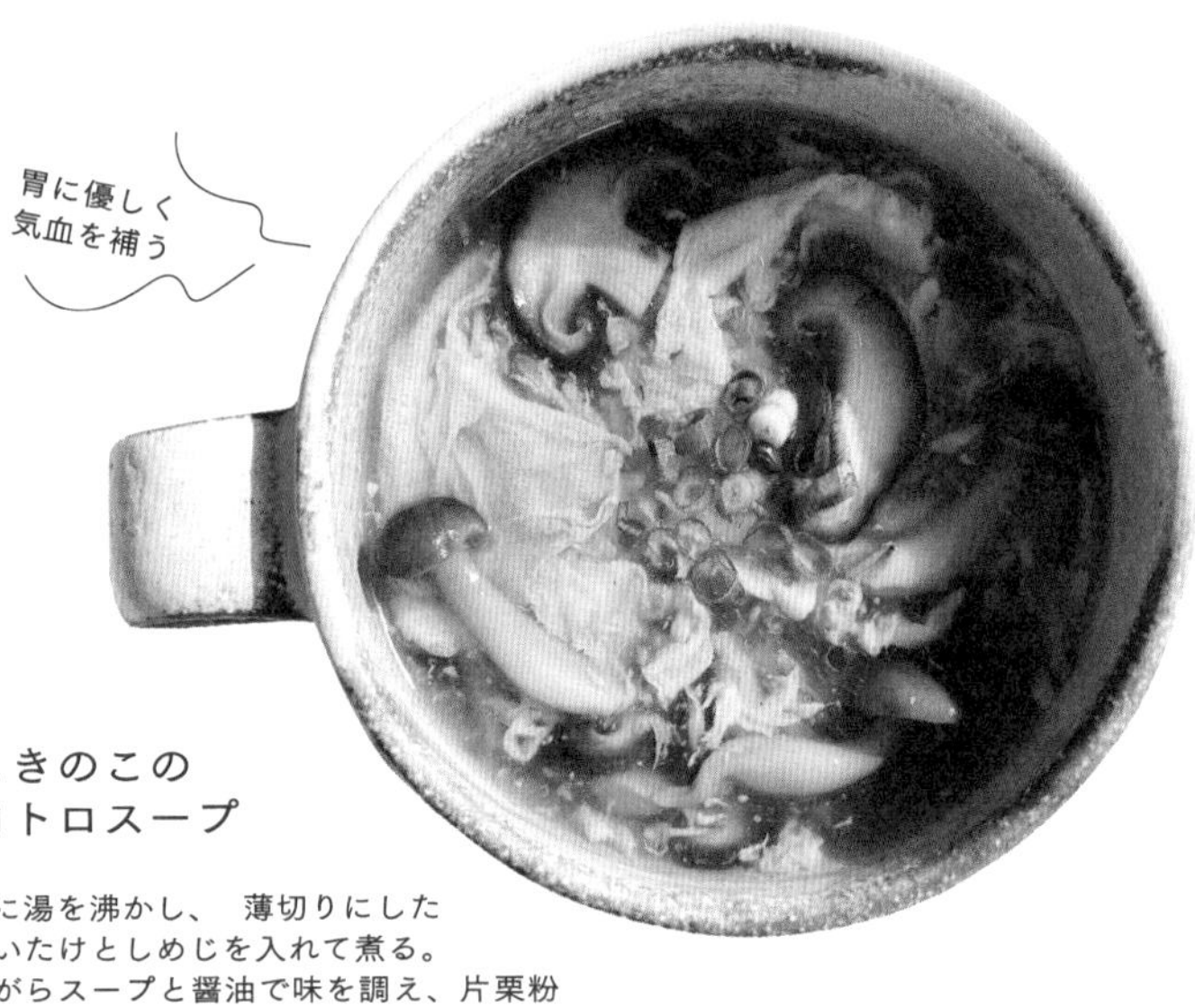

卵ときのこの
トロトロスープ

① 鍋に湯を沸かし、 薄切りにしたしいたけとしめじを入れて煮る。
② 鶏がらスープと醤油で味を調え、片栗粉でとろみを付ける。
③ 溶き卵を箸に伝わせて優しく流し入れる。

9/7

残暑疲れの不眠にきのこの卵スープ

この時期、残暑のへとへとで気血両虚タイプの不眠のお悩みが急増します。まずは寝るためのエネルギーを補ってあげないと、ぐっすり長く眠れません。とはいえガッツリ食べると、消化にエネルギーを使うからさらに眠れなくなる負のループに。こんなときのおすすめは「卵ときのこのトロトロスープ」。しいたけはきのこの中でも補気力が最強。卵は気血を補う効果があり、胃腸に優しい食材。きのこのだしが疲れた体に染み渡り、卵の安神《あんじん》効果で疲れた心がじんわり解きほぐされ、眠りの質が向上します。温かいスープで頑張った自分を労ってくださいね。

9/8

白露《はくろ》
冷え対策を始めよう

秋が深まり、朝晩の寒暖差が増してくる季節。草花に朝露がつく頃なので「白露《はくろ》」です。

アレルギーや風邪などの症状が出やすい季節なので、肺を元気にしてバリア機能を高めておくことが大切です。きのこやいも類、豆類などは、バリア機能アップにとてもよい食材。深呼吸やオイルマッサージなども、肺を元気にする効果があります。毛穴をキュッと閉じる力を助けてくれ、

そろそろ空気の加湿も始めるとよい頃ですね。

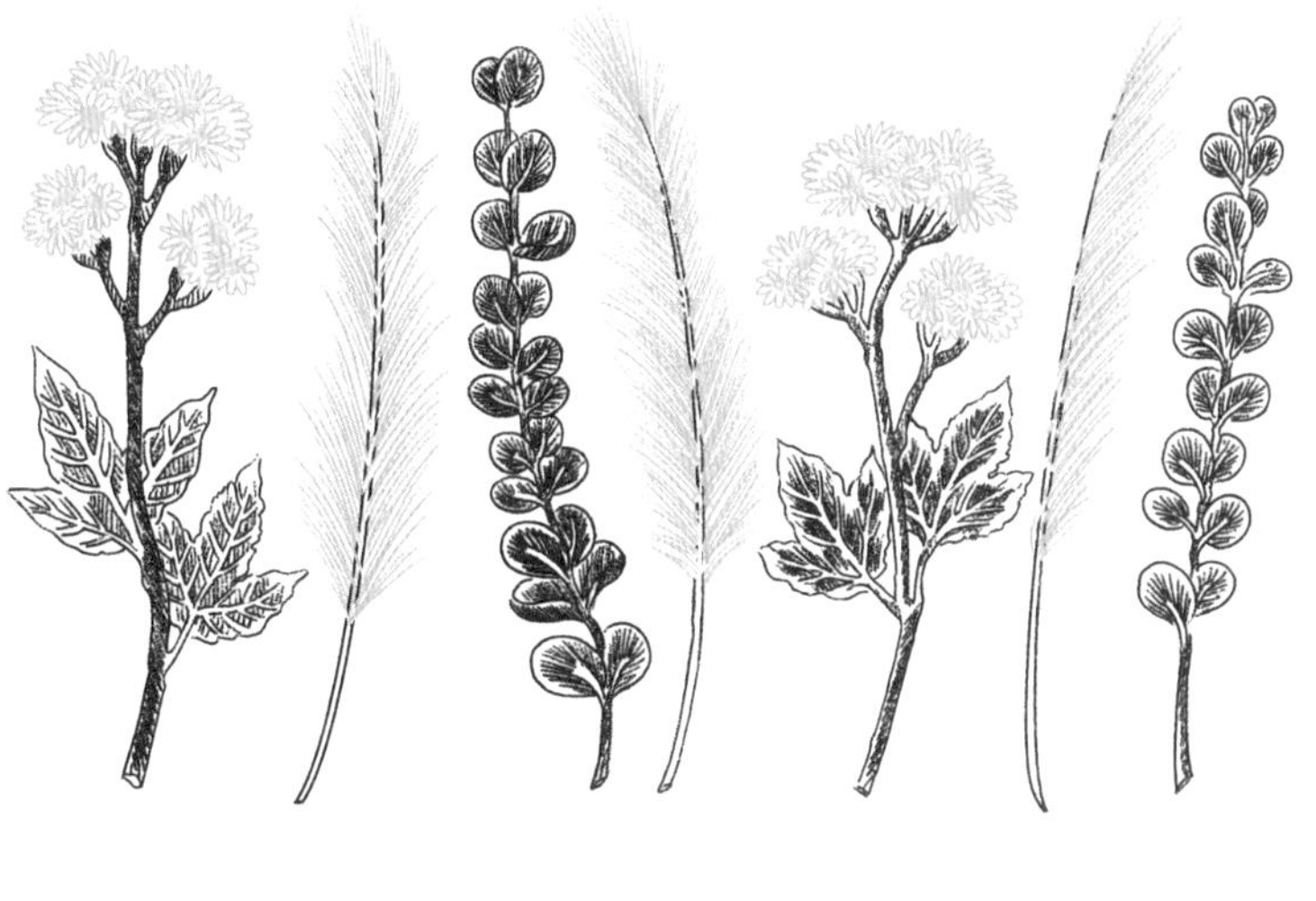

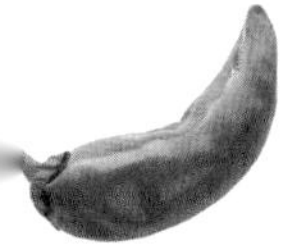

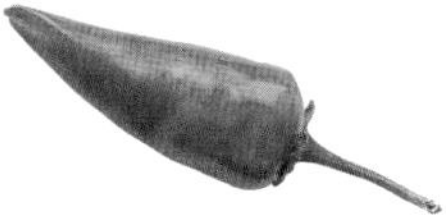

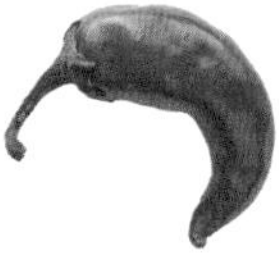

9/9

冷たいものの取りすぎに
とうがらし

体質 陽虚　五性 熱　五味 辛

とうがらしはお腹を温め寒さを散らす、胃を健康にして食欲促進、未消化物を除くなどの働きがあります。

夏の間に冷たいものを飲みすぎて食欲不振になってしまった時などは、とうがらしの力でお腹をポカポカ温めて、働きをよくしてあげましょう。

ちなみに、とうがらしは脂肪を燃焼してダイエットによいと言われていますが、薬膳的にはNG。胃を温め、食欲を増進するので逆効果なのです。肌の乾燥でシワができやすい人や、かゆみが出やすい人にもNG。辛味のある食材は体の潤いを消耗し、乾燥や炎症を悪化させるからです。食材の特性を知っておいて、うまく取り入れてくださいね。

※熱症、陰虚タイプは控える。
妊婦さん、高齢者、お子さま、胃炎がある場合も控える。

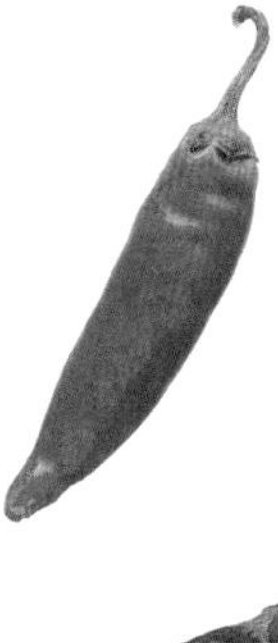

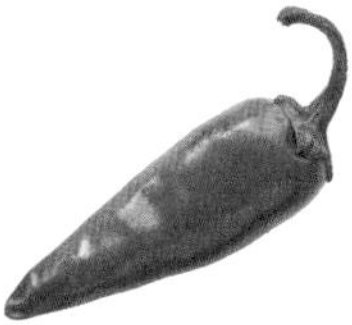

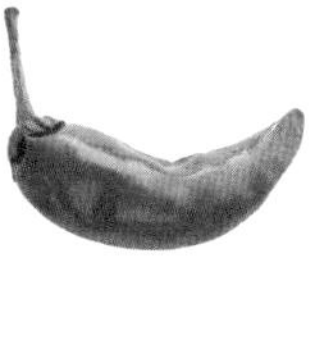

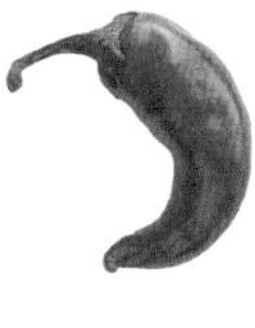

9/10

寝る前にエイジングケアのポーズ

仰向けに寝て、足の裏と裏を合わせて深い呼吸を。息を細く長くゆっくり吐いてから、深く腰のほうまで新鮮な空気が入っていくイメージで息をたっぷり吸う。

これを数分繰り返してリラックス。足の裏には腎と関わりの深い「湧泉《ゆうせん》」のツボがあるので合わせることで補腎に。ゆっくり深く吸う事でも腎を補う効果があります。

腰痛の緩和や眠りの質も改善しますよ。

9/11

悲しい気持ちにローズウッドの精油

秋は五行で「悲」という感情と関わりの深い季節。なんだか悲しい気持ちになりやすいのは季節のせいです。そんな時は「ローズウッド」の精油の力を借りて、気持ちをほっこり落ち着けましょう。

ローズウッドは甘いローズ系の香りで、落ち込んだ心を和らげてくれます。空気の乾燥からくるお肌の乾燥やエイジングもケアしてくれてとても心強い精油です。バスソルトに混ぜて、少しぬるめのお湯でリラックスタイムを。

9/12

梨

秋前半の「温燥《おんそう》」対策に

体質 陰虚 痰湿 陽盛　五性 涼　五味 甘 酸

薬膳では、秋の前半の今頃の時期を、夏の暑さが残っている状態に秋の乾燥が加わることから、「温燥《おんそう》」と呼びます。そんな時期にぴったりのフルーツが梨です。梨には潤いを生む効果と、体の熱を冷ます効果があり、暑さと乾燥を同時にケアできます。咳を止める効果もあるので、乾燥からくる空咳の対策にもよいです。そのほか、肌をきれいにする効果や、痰を取り除く効果、お酒の解毒効果も。旬は10月頃まで。潤い補給のお供に。

※お腹がゆるい時は控える。

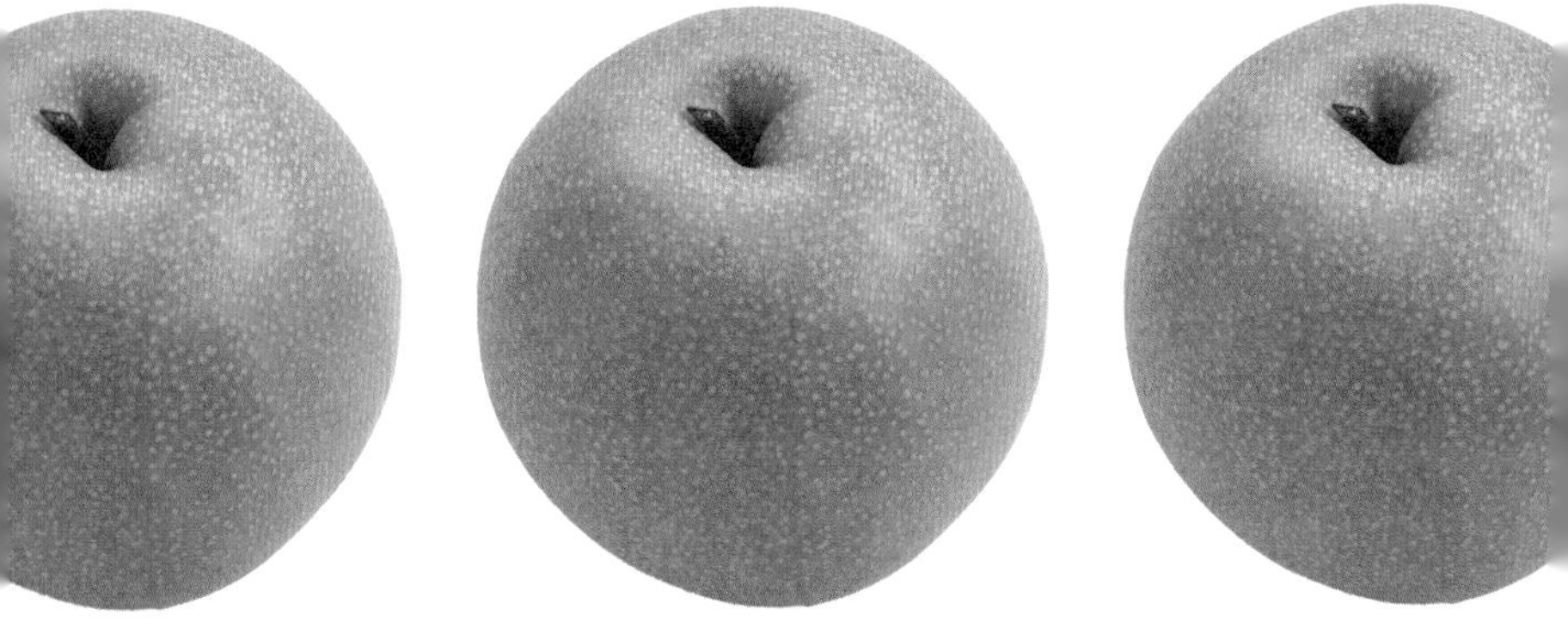

9/13

ケホケホ空咳に梨といちじくのドリンク

この時期になると増えるのが、ケホケホ空咳が出るというお悩み。話しているときや、寝る前などに空咳が止まらなくなるとつらいですよね。そこから風邪に進行する場合もあるので、早めの対策が肝心。

おすすめは「梨といちじくのシュワシュワドリンク」です。材料の梨もいちじくも、はちみつもレモンも、のどを潤し、咳を止める食材。シャリシャリプチプチ食感が楽しく、炭酸のシュワシュワでのどがスッキリします。空咳が増えるこの時期に梨やいちじくが旬を迎えるなんて、自然は本当に上手くできていますよね。

梨といちじくのシュワシュワドリンク

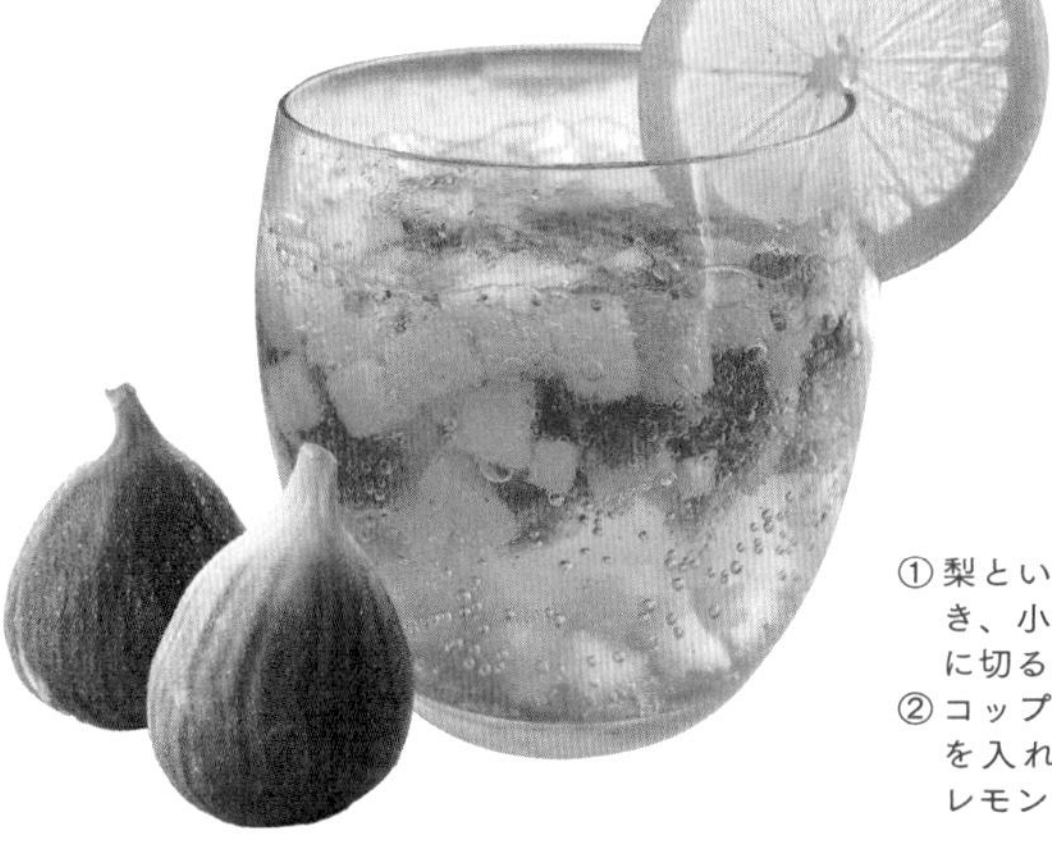

① 梨といちじくの皮をむき、小さなサイコロ状に切る。
② コップに①とはちみつを入れ、炭酸を注ぎ、レモンを添える。

9/14

満月不調を整えるシュワシュワポンチ

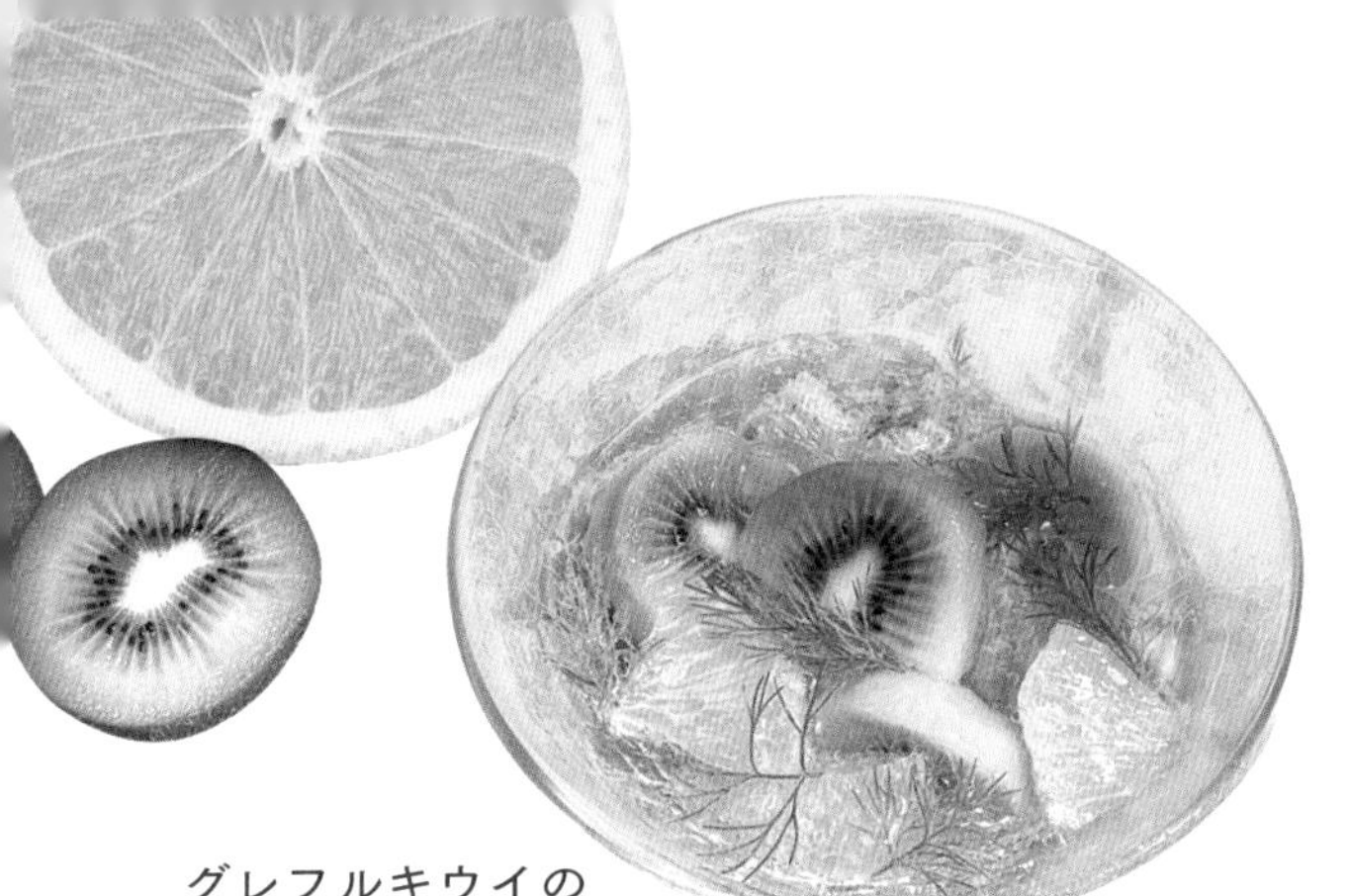

グレフルキウイのシュワシュワポンチ

皮を剥いてカットしたグレープフルーツとキウイを器に盛り、炭酸水をかけるだけ。あればフレッシュなハーブを散らすとなおよし。写真では庭で詰んだディルをのせました。写真のグレフルはなんと品種名が『月夜実』。

もうひとつ、この時期おすすめの炭酸レシピをご紹介。湿気が減り、空気が澄んで心地よくなる季節です。満月が綺麗にくっきり見えるこの時期のお月見は、一段と楽しいですよね。

満月は気血が充実し、髪や肌が艶やかで美しくなると中医学の古典には書かれています。ただし、気が滞っていたり、水が過剰だと、イライラやむくみ・頭痛などの不調が出やすくなります。そんな時は気を巡らせて水を排出するスッキリレシピ「グレフルキウイのシュワシュワポンチ」の出番。グレープフルーツの理気作用でイライラ改善に。キウイフルーツの利尿作用でむくみ・頭痛改善に。炭酸のシュワシュワが心身ともにスッキリさせてくれます。ハーブをのせると、いい香りでさらに気を巡らせて満月のイライラ解消にぴったり。

そのイライラは満月のせいにして早く寝ちゃいましょ。

9/15

美髪・美肌に
ひじき

体質 血虚 瘀血 痰湿 陽盛　五性 寒　五味 鹹

ひじきは、血《けつ》を補う効果があるので肌や髪にツヤがない、顔色が悪い、爪がもろいといった悩みにぴったり。薬膳では昔から特に髪を綺麗にする効果に優れていると言われています。体の熱を冷ます、炎症を取る、体の湿を取り除くなどの効果も。ほてり、むくみ、便秘、しこりタイプのニキビやニキビ跡、皮下脂肪などを改善したいときに用いられます。いつでも手軽にとれるように、私はひじきのふりかけを作り置きしています。真っ黒な見た目がいかにも「補腎」して髪を綺麗にしてくれそうなレシピです。

梅しそひじきのふりかけ

① ひじきをサッと炒める。
② 粗く刻んだしそと、たたいた梅干しを加えて軽く炒めて、醤油とみりん各大さじ１を入れて煮詰める。

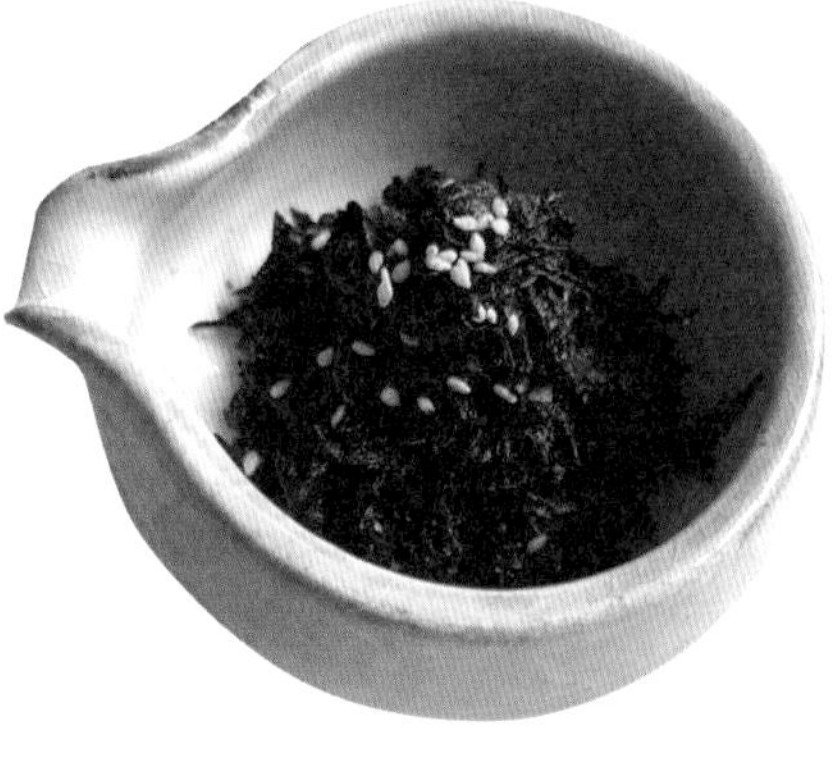

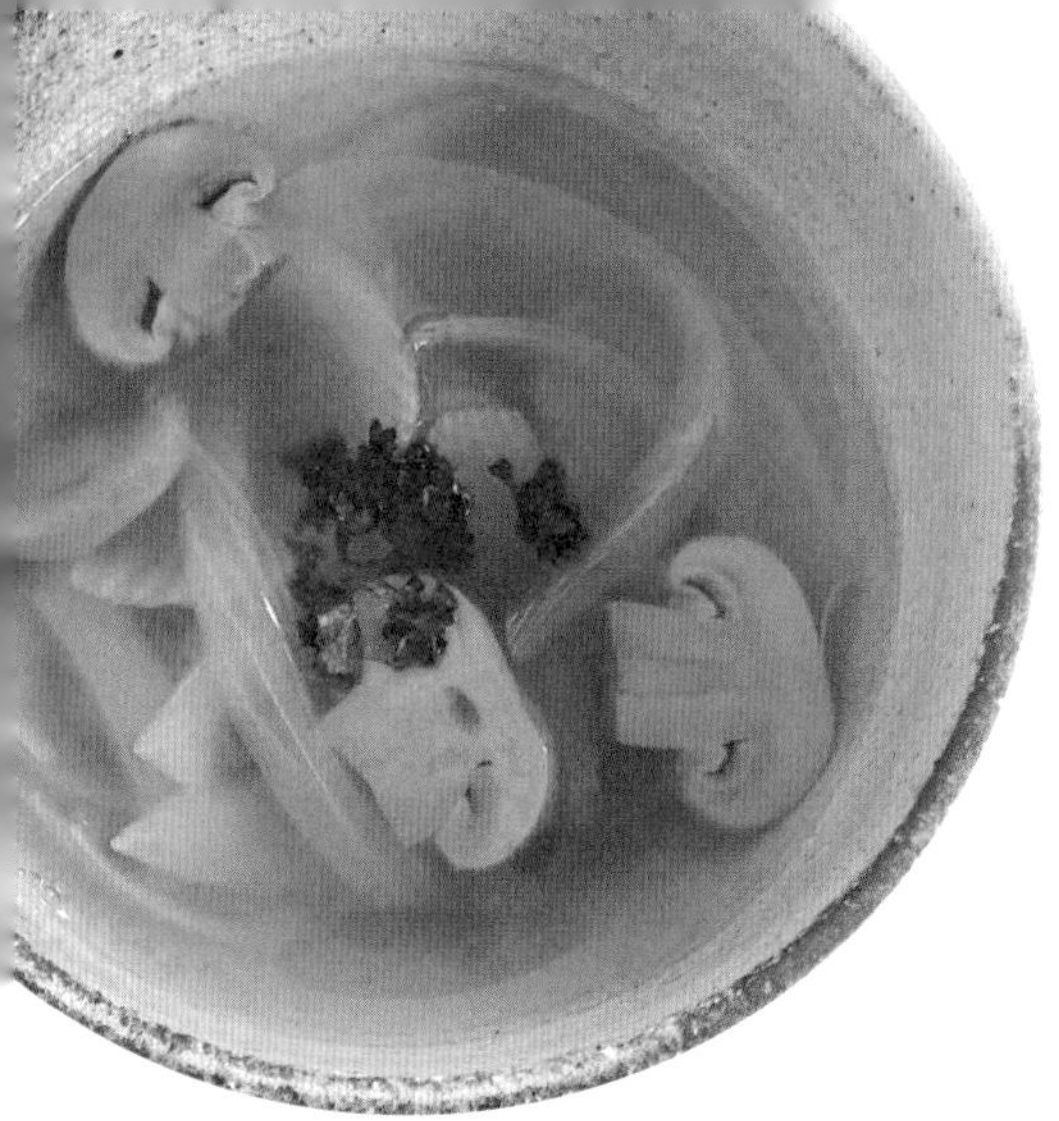

胃腸も気分もスッキリ

たまねぎとマッシュルームのスープ

① 鍋に湯を沸かす。
② 薄切りにしたたまねぎを入れ、弱火で煮る。
③ マッシュルーム缶を加え、コンソメで味を調えたら器に盛り、刻んだパセリを散らす。

9/16

イライラや胃の不調を改善
マッシュルーム

体質 気虚 気滞　五性 平　五味 甘

きのこが旬の季節です。薬膳できのこは元気を補う補気食材。中でもマッシュルームは特に香りがよく、気の巡りをよくする効果もあるので、疲れてイライラしたときにぴったり。胃腸を整える、食欲改善、便通改善などの効果もあります。

おすすめレシピは「たまねぎとマッシュルームのスープ」。マッシュルームもたまねぎも胃を整える食材。パセリには消化を促し、未消化物を除く効果が。ストレス過多による食欲不振やお腹の張り、胃もたれなどによい組み合わせです。優しい味わいのスープでお腹がポカポカ温まり、気持ちもスッキリしますよ。

9/17

消化を助ける 山査子《さんざし》

体質 瘀血 痰湿　五性 微温　五味 甘 酸

8～10月頃に、小さなりんごのような可愛らしい赤い実がなる山査子《さんざし》。中国や台湾では、食べ歩き用に串刺しで売られています。消化を助けて未消化物を除く作用があり、食後に食べると肉や乳製品など重めのものの消化もスムーズになり胃がスッキリ。痰を取り除く、血の巡りをよくする、肺を潤し渇きを止めるなどの効能も。中国ではお茶請けやお茶やジャムなど多様な使い方があります。山査子入りの漢方薬は甘酸っぱくて飲みやすく、お腹がスッキリするので人気の高い処方です。

※妊婦さんや、胃酸過多の方は控えましょう。

9/18

ストレス不調に すだち

体質 気滞 陰虚　五性 平　五味 甘 酸

お腹の張り、ガスがたまる、脇腹が張って痛い、側頭部が張って痛い、肩が張る、食欲に波がある、情緒に波がある、便通に波がある。こんな不調が出ていたらストレスがたまっているサイン。そんな時にすだちは気の巡りをよくしてストレスの解消を助けてくれます。消化不良を改善し、食欲を増す働きもあるのでお腹の不調の改善にも効果的。肺を潤し、渇きを止める効果も。「すだちモヒート」はよい香りとシュワシュワの炭酸で気を巡らせ、ストレスの解消をサポート。この季節に出やすくなる空咳の改善にもいいですよ。

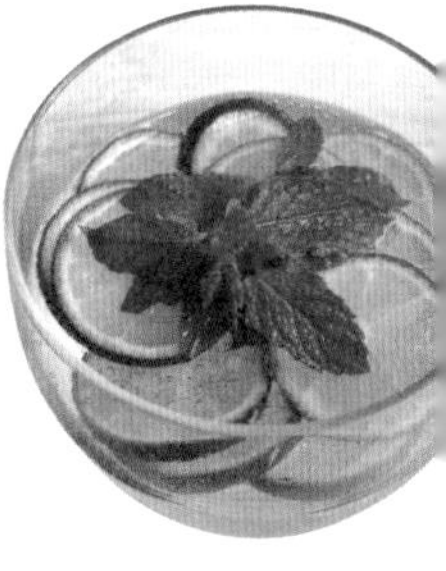

すだちモヒート　すだち、炭酸、ミントを混ぜるだけ。

9/19

ジワジワ痛む頭痛ににんじんのすり流し

漢方相談で多いお悩みが、そんなに激しくはないけれどジワジワと痛む頭痛。生理の後半や、目を使い過ぎたときなどに悪化しやすいのが特徴です。このタイプの頭痛は血《けつ》が不足した血虚の状態で起きやすくなります。おすすめレシピは「にんじんのすり流し」。にんじんは、胃腸を元気にしながら優しく血を補う食材。目を健康にする効能もあるので、目の疲れからくる頭痛の改善にもよいです。にんじんの甘さがだしにじんわり溶け込んだ優しい味わい。先に油で炒めると、栄養の吸収率が上がります。日頃から食べ物で補血して、頭痛にならないように整えておけるといいですね。

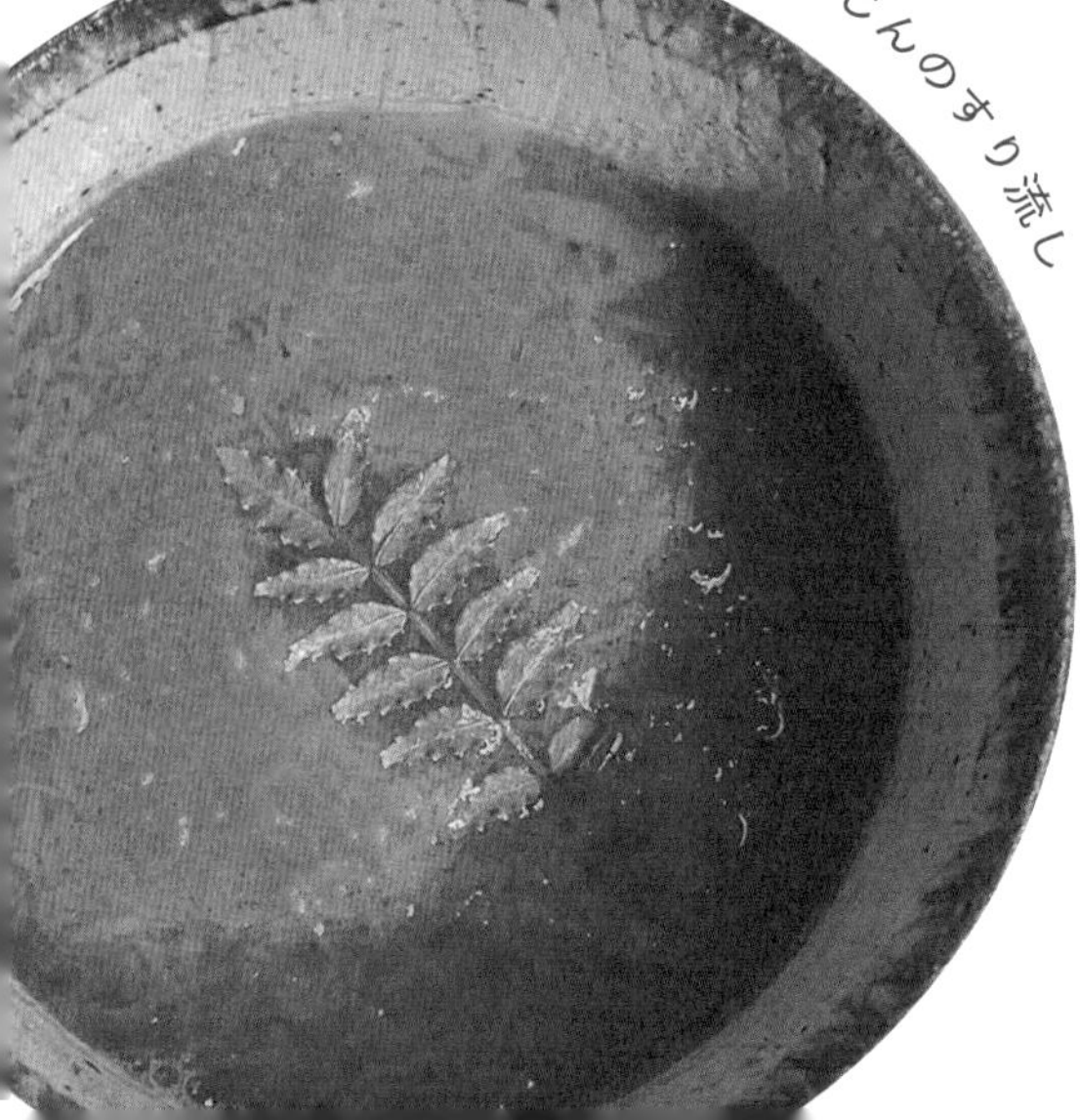

にんじんのすり流し

優しい甘みがじんわり

① にんじん1本をすりおろす。
② 鍋に油を熱し、①を入れて軽く炒め、水2カップ、だしパックの中身を取り出して加え、弱火で煮る。
③ 白だしで味を調える。

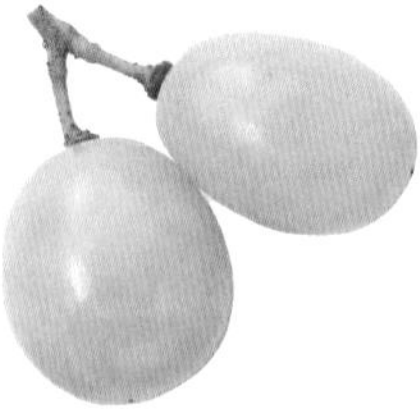

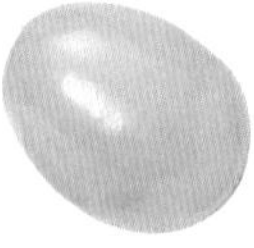

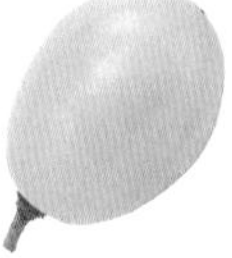

9/20

肌の乾燥対策に
マスカット

体質 気虚 血虚 陰虚　五性 平　五味 甘 酸

9月下旬頃に増え始める肌の乾燥によいのが、この時期に旬を迎えるマスカットです。マスカットは、ほかのぶどうと同じように、気血を補う、筋骨を丈夫にするほか、エイジングケアや利尿などの効果があります。皮ごと食べると肌への効果はさらに高くなるので、シャインマスカットのような種類がおすすめです。シャインマスカットを半分に切ってレモン汁とはちみつで和え、アールグレイの茶葉をまぶして食べるのが、私のお気に入り。アールグレイで気が巡り情緒安定の効果も。お口の中が幸せでいっぱいになります。

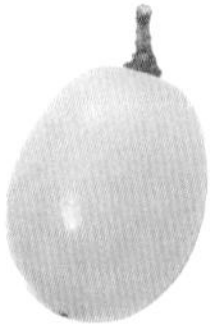

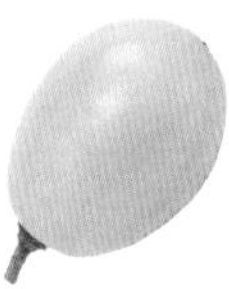

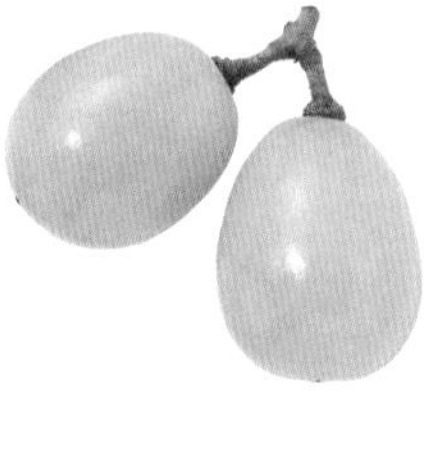

9/21

止まらない空咳に効果抜群 梨れんこんドリンク

空気が乾燥し始めるこの時期に増える空咳のお悩みには、「梨れんこんのドリンク」もおすすめ。のどを潤し、咳を止め、熱を冷ますのによい、薬膳の古典処方のドリンクです。このレシピを紹介すると、ほとんどの人が「えっ⁉ 生のれんこんで作るの⁉」と驚きます。でも作ってみると意外とおいしいのです。ドキドキする方はれんこんの分量を少なめにしてみて。私のSNSの投稿をきっかけに、プロのシンガーさんも愛飲してくださっているほど、効果はテキメン。空咳がつらい人は、ぜひ試してみて。

梨れんこんのドリンク

① 梨（100g）の皮をむいて芯を取り、一口大に切る。れんこん（100g）の皮をむき、一口大に切る。
② 梨とれんこん、水少量、はちみつ（お好み）をミキサーにかける。

意外とおいしい
組み合わせ

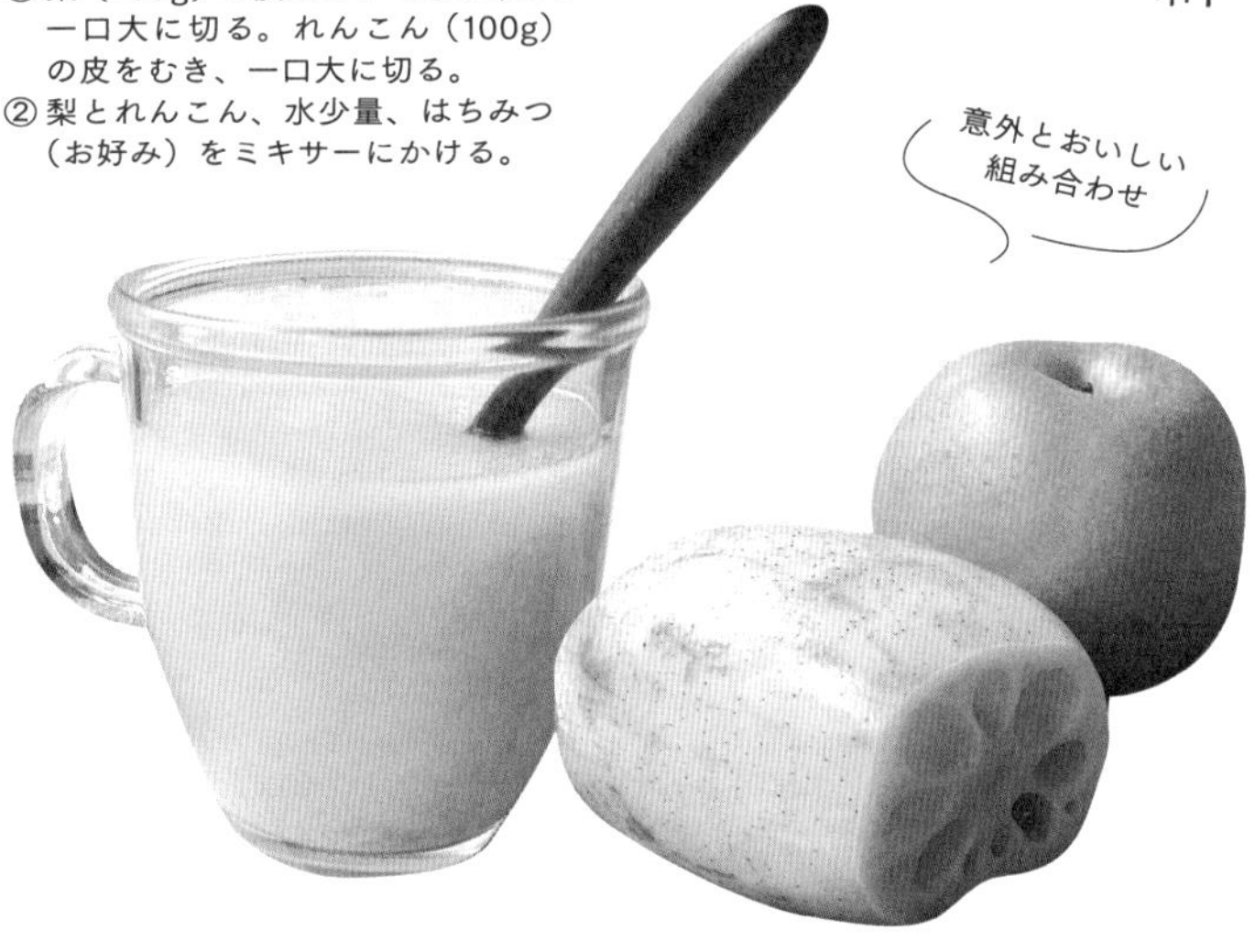

9/22

のどの痛み・エイジングケアに
ごぼう

体質 陽盛　五性 涼　五味 辛 苦 甘

乾燥が進むこの時期は、のどが痛む風邪をひきやすくなります。こんなときによい食材がごぼうです。のどの炎症や腫れを治める効果や、体の余分な熱を冷ます効果があるので、風邪のひき始めにごぼうをとって、悪化を防ぎましょう。便秘改善や、エイジングケアにも。おすすめレシピは、「ごぼうと豚肉のお味噌汁」。豚肉もエイジングケアによい食材。体を潤して冷ます組み合わせなので、過労でオーバーヒート気味の人や、更年期でほてりやすい人などにもぴったり。シャキシャキのごぼうと豚肉のよい油がジュワーッとおいしい、ほっとする味です。

※胃腸が冷えてお腹がゆるい場合は控える。

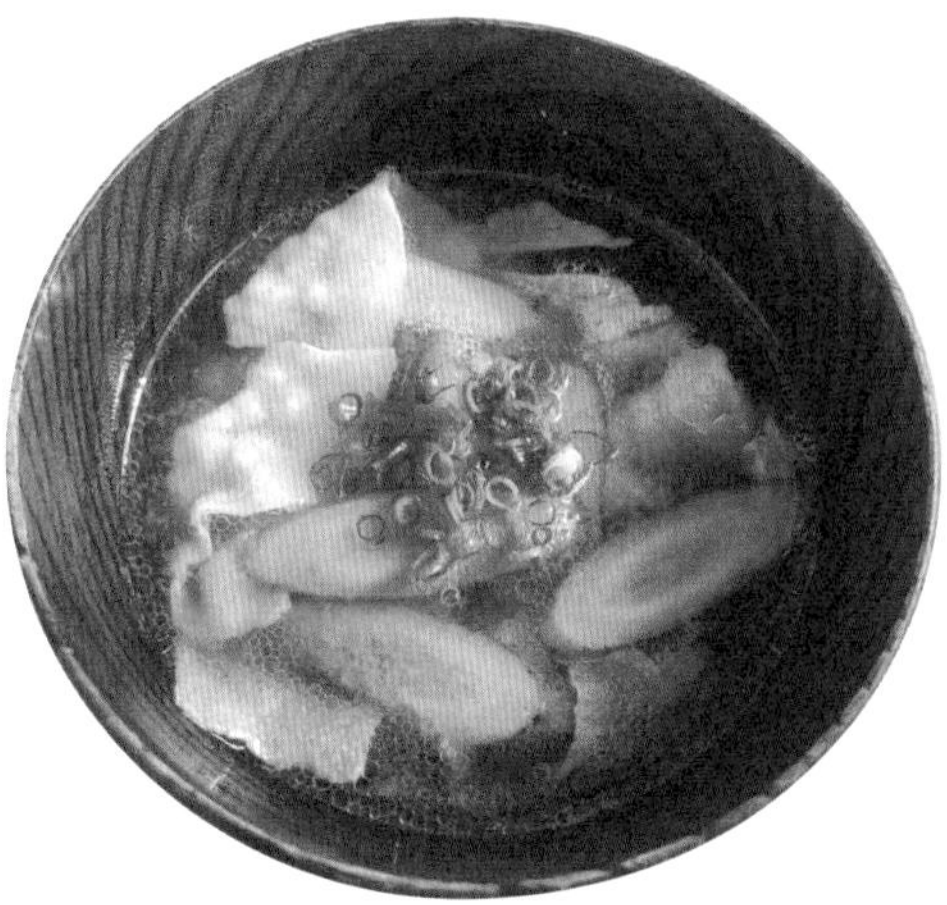

ごぼうと豚肉のお味噌汁

① 鍋にだしをとり、斜め薄切りにしたごぼうを入れて煮る。
② 豚肉を加え、火が通ったら味噌で味を調える。お椀に盛り、小ねぎを散らす。

9/23

秋分の日

秋分の前後3日間を含めた7日間は秋のお彼岸です。「暑さ寒さも彼岸まで」。そろそろ暑さも落ち着き、涼しい秋の風にホッとできる頃ですね。

春のお彼岸がぼた餅なのに対し、秋はおはぎ。こちらも優しい甘さの小豆《あずき》がおいしいですよね。本来はご先祖様へのお供えが目的ですが、暑い日々を頑張って乗り切れた自分を、おいしいおはぎで労《いたわ》ってあげてくださいね。

9/24

血が巡って肌の透明感アップ

さんま

体質 瘀血　五性 平　五味 甘

代表的な秋の味覚、さんまを食べると、翌朝肌のくすみが取れて透明感がアップする気がします。これはさんまに血を補って巡らす効果があるから。血液をサラサラにするDHAやEPAなども多いので栄養学的にも◎。寒くなると血巡りが悪くなって肌がくすみやすくなります。肩こりや生理痛、体の冷えも血巡りの悪さから起こるので、こんな悩みがある人にさんまは特におすすめです。胃を健康にする効果も。さんまの旬は9～10月頃と短いので、存分に味わってくださいね。

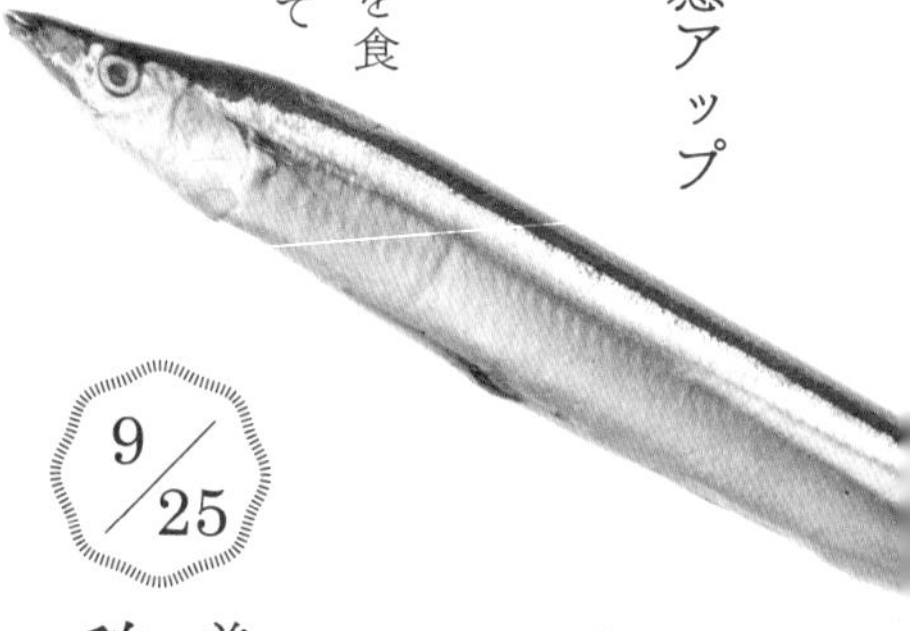

9/25

美肌・体力低下に

鶏肉

体質 気虚 陽虚　五性 温　五味 甘

鶏肉は、体を温め、元気や精を補う食材の代表。体力の低下や病後、産後など、体を養いたいときにとてもおすすめです。骨付きの鶏肉をコトコト煮出してスープで食べると、気血をたっぷり補えて、疲労や美肌にもよいですよ。

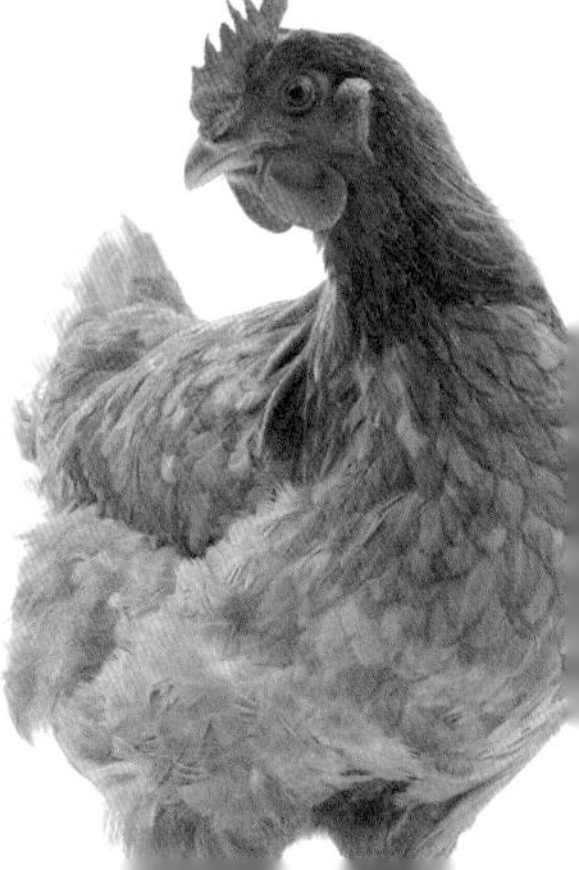

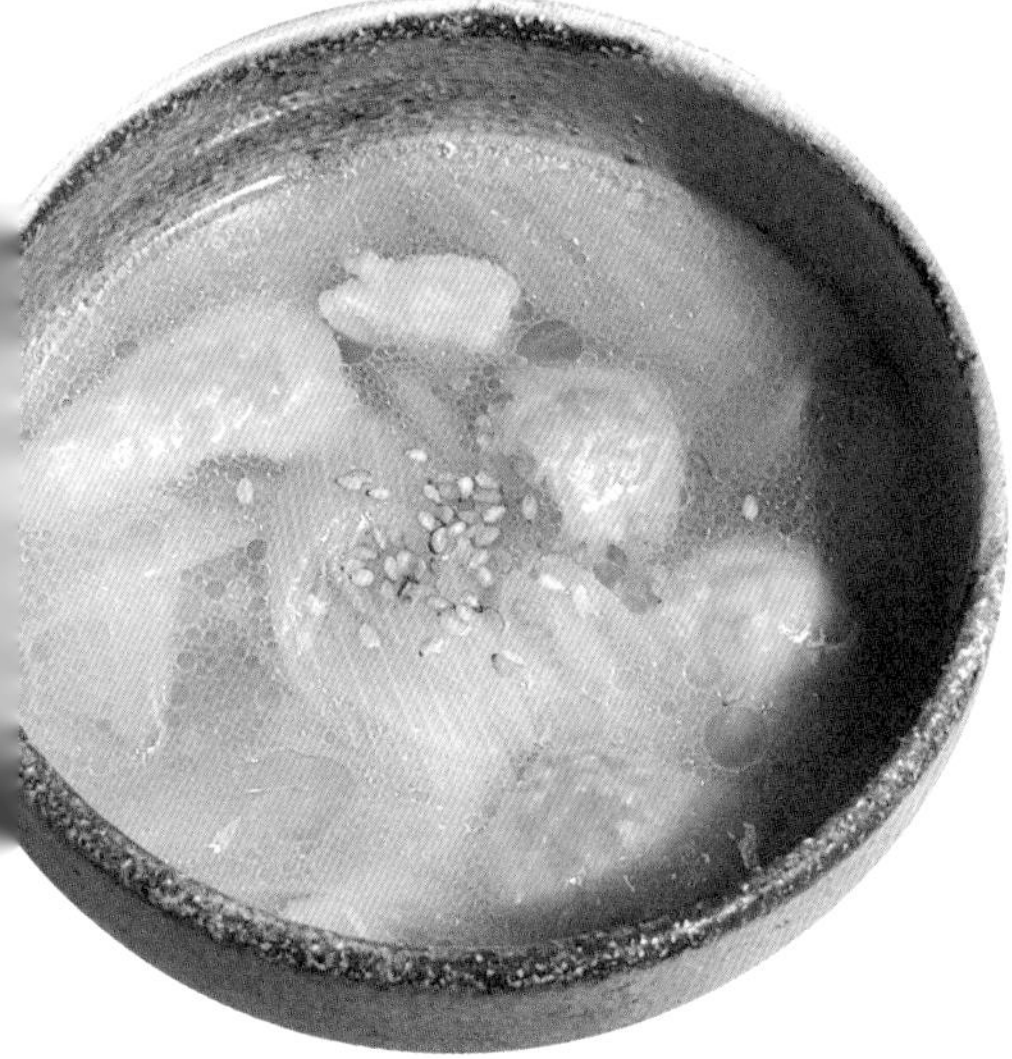

鶏皮とねぎのプルプル美肌スープ

① 鶏皮を刻んで鍋で炒め、水を加える。
② たっぷりのねぎを刻んで鍋に加えて煮る。
③ 塩または鶏がらスープで味を調え、ごま油を垂らす。器に盛り、白ごまを散らす。

9/26

鶏皮の美肌スープで秋の乾燥肌対策

秋は「肺《はい》」が弱りやすく、肺と関わりの深い皮膚にも乾燥によるトラブルが起きやすくなります。乾燥肌には「鶏皮とねぎのプルプル美肌スープ」。薬膳の「自分の体の補いたい部分と同じ部位の食べ物をとる」という考え方に則ると、肌によいのは鶏肉でも「皮」。鶏皮は最高の美肌食材なのです。そしてねぎは血《けつ》を巡らす活血食材。よい血を肌に届けて代謝をアップし、透明感を高めてくれます。鶏皮のよい油とねぎの甘味がじんわり染み入るコク深いスープで、乾燥した肌にもジュワッと染み入るのを感じるはず。

9/27

手を上げて寝るのはストレスが原因

漢方相談では時々「手を上げて寝ていて、気づけば布団から出ていて手が冷える」と言っている人がいます。

寝ている間の無意識なことなので、なかなか治せず困りますよね。手を上げて寝るのはストレス症状の現れです。

手を上げると体側部が伸びますよね。体側にはストレスと関わりの深い経絡が通っていて、そこを伸ばしたくて寝ている間に調整しようとしているのだとか。体って本当に面白いですよね。ストレスケアしていると改善されてきますよ。

9/28

秋のスーパーフード 栗

薬膳で、秋のスーパーフードといえば栗。体を温める、胃腸を健康にする、筋骨を丈夫にする、血の巡りをよくする、咳や痰を止める、エイジングケア、止血、健脳と、効果が盛りだくさん。甘いものを食べたい欲が止まらない人は、胃腸が弱っているか、体が疲れているサインなので、お砂糖たっぷりのお菓子でなく、栗のような自然の甘味をとりましょう。栗の渋皮には抗酸化作用の高いポリフェノールが多いので、渋皮煮などにして食べるとさらにいいですよ。

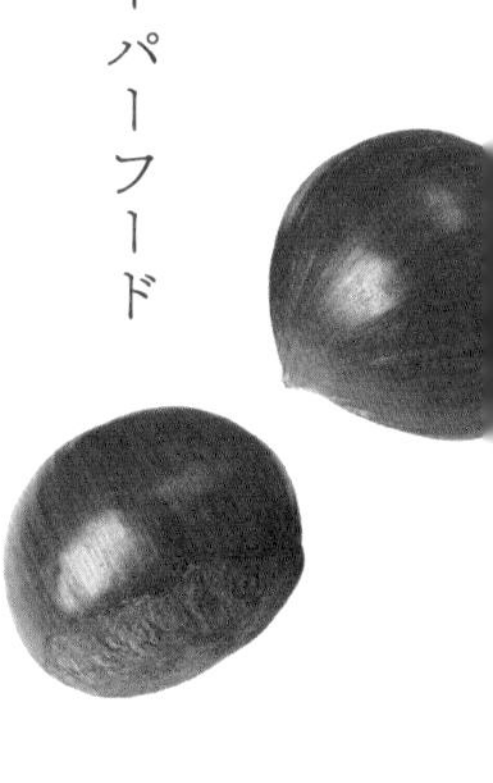

体質 気虚 瘀血 痰湿 陽虚　五性 温　五味 甘

※気滞、膨満感がある時は控える。

9/29

寒暖差のヘトヘトに甘栗甘酒

やっと秋の風が吹いて涼しくなってきたと思ったら、突然猛暑になることもあるこの時期。寒暖差に合わせて体温を維持するためにずっとエネルギーを使い続けるうえ、自律神経も乱れやすくなるので、体調をくずしやすくなります。こんなときは「甘栗甘酒」でひと息つきましょう。甘酒で気を補えば、寒暖差に動じない体を作れます。栗のパワーで寒暖差からくる胃腸の不調の改善もサポート。素材に自然な甘味があるので、砂糖不使用でもまるでスイーツのよう。秋を感じる幸せなおいしさです。

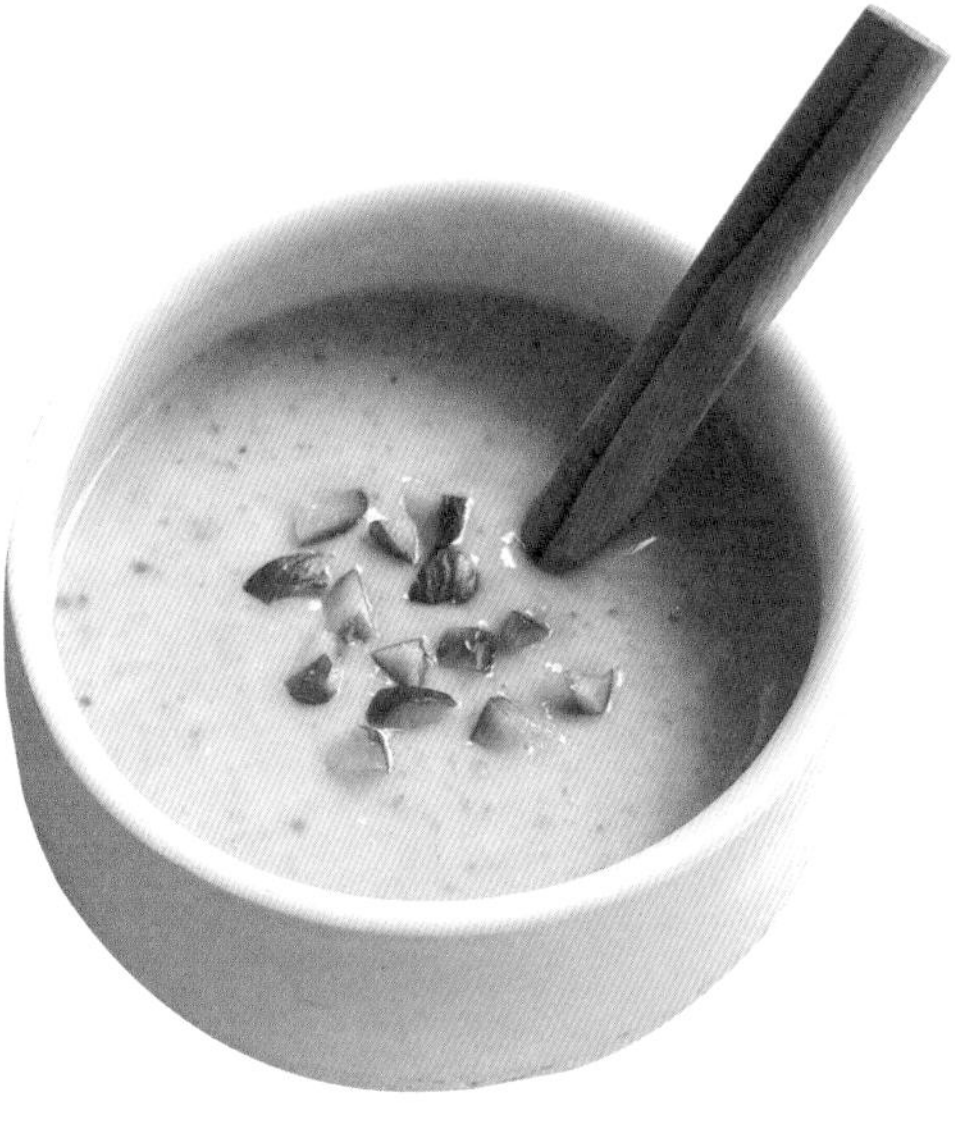

砂糖不使用でも
とっても甘い！

甘栗甘酒

① 市販の甘栗をミキサーに入れ、甘酒を注ぐ（希釈はお好みで）。
② ミキサーにかけたら小鍋に移して温め、カップに注ぐ（レンチンでもOK）。お好みでシナモンスティックを入れてもOK。

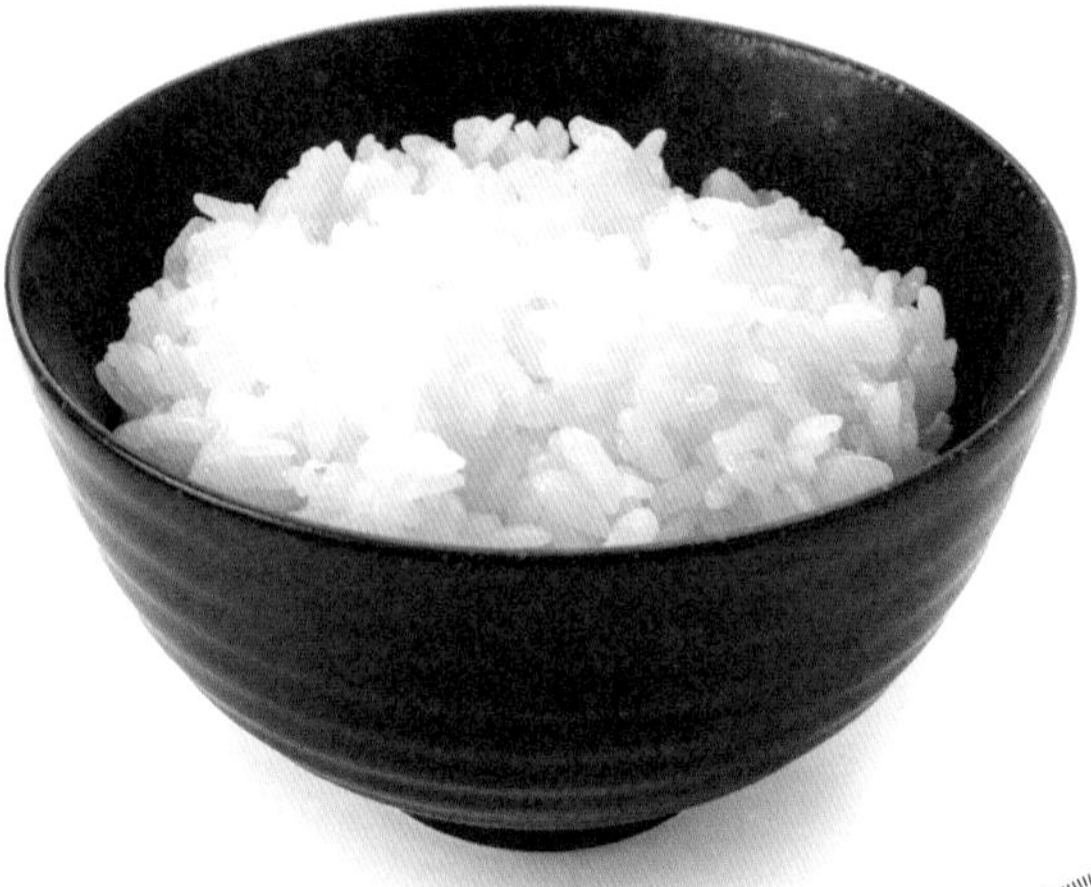

9/30

米
元気の源をおいしく食べよう

体質 気虚 陰虚　五性 平　五味 甘

新米のおいしい時期ですね。薬膳でお米は、胃腸を健康にし、元気を補う食材の代表です。糖質オフのブームでお米の消費量が減っているようですが、お米は元気の源。「お米の産地には美人が多い」とも言われているように、パンからお米に切り替えるときめ細かな肌になっていきます。しっかり食べてくださいね。

胃腸が弱い人には、もちもち系のコシヒカリより、さっぱり系のササニシキやあきたこまちのほうが胃腸への負担が少ないのでおすすめです。

10/1

秋の花粉症にティートリーの精油

秋は中医学的に「肺《はい》」と関わりが深く、肺の防御機能が落ちやすいので花粉などの外的刺激に敏感になります。こんなときにはティートリーの精油。

ティートリーは肺系の精油で、肺を元気にするので、肺と関わりが深い肌のバリア機能も高まり、花粉による肌荒れも起きにくくなります。精油を垂らしたティッシュを掃除機に吸わせると、排気から精油の爽やかな香りがして部屋の空気がフレッシュになり、気持ちがいいですよ。

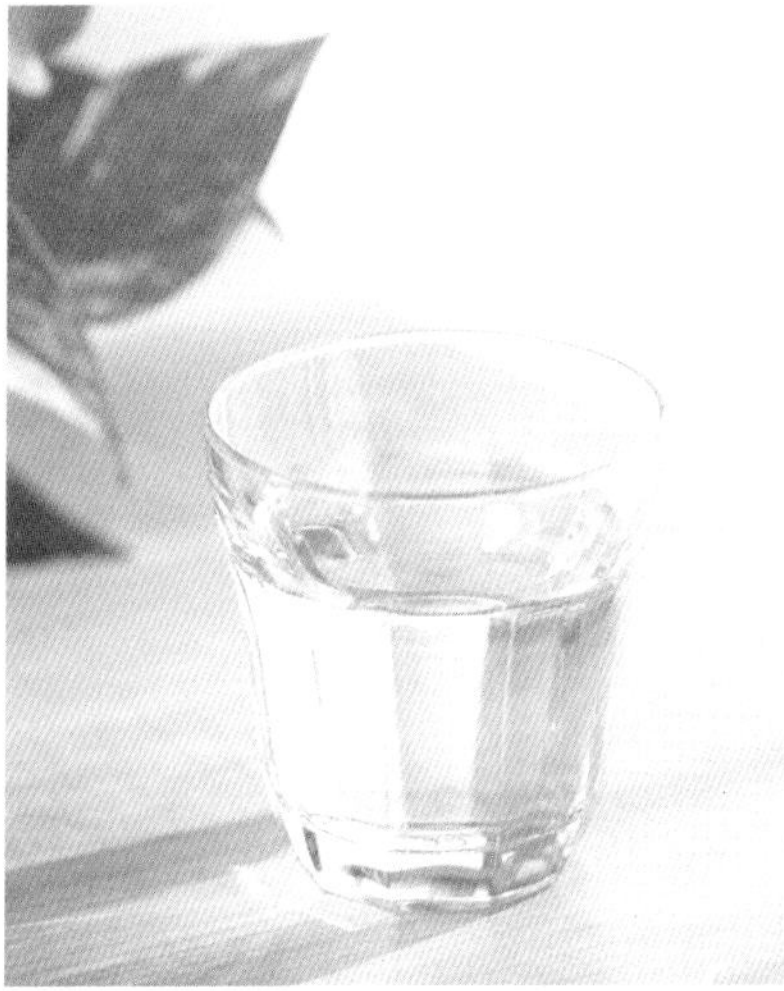

ティートリーの精油の使い方

- コップ1杯の水に1滴垂らしてうがいをする。
- マスクの端っこに精油をちょこっと付ける。鼻やのどがスッキリします。
- 精油を垂らしたティッシュをちぎって、掃除機に吸わせる。排気が爽やかな香りになり、お部屋の空気がフレッシュに。

10/2

女性の果実
ざくろ

体質 陰虚 陽虚 ※ほてりが出ている場合は控える
五性 温　五味 甘 酸 渋

ざくろは古くから「女性の果実」と呼ばれ、健康や美容のために食べられてきました。薬膳的に潤いを生み出し渇きを止めたい、慢性的な下痢や不正出血を止めたい時などに使われています。女性ホルモンと同じ分子構造をもつ植物性エストロゲンが種子から発見されており、まさに女性の果実ですね。皮には有害物質が含まれているので丸かじりはNG。種も食べられますが、硬い場合は残してください。グレナデンシロップという赤いシロップはざくろからできており、カフェなどではドリンクやノンアルコールカクテルの彩りと甘み付けによく使われています。

10/3

情緒不安定時のティーブレイクに
烏龍茶

体質 陰虚 痰湿　五性 平　五味 甘 苦

中国には数百種類のお茶があり、それぞれに効果効能があります。発酵していない緑茶は涼性なので体を冷やしますが、烏龍茶は半発酵なので平性で、冷やしも温めもしません。ただし冷蔵庫で冷やして飲むと体を冷やすので、これからの季節は温かい状態で飲むのがおすすめ。烏龍茶には情緒安定の安神効果もあるので、イライラや落ち込みを解消します。

金木犀《きんもくせい》（桂花《けいか》）の香りを吸着させた桂花烏龍茶というものがあります。桂花はお腹を温め、気の巡りをよくするので、寒い時期にぴったり。秋を感じるよい香りとともに味わって。

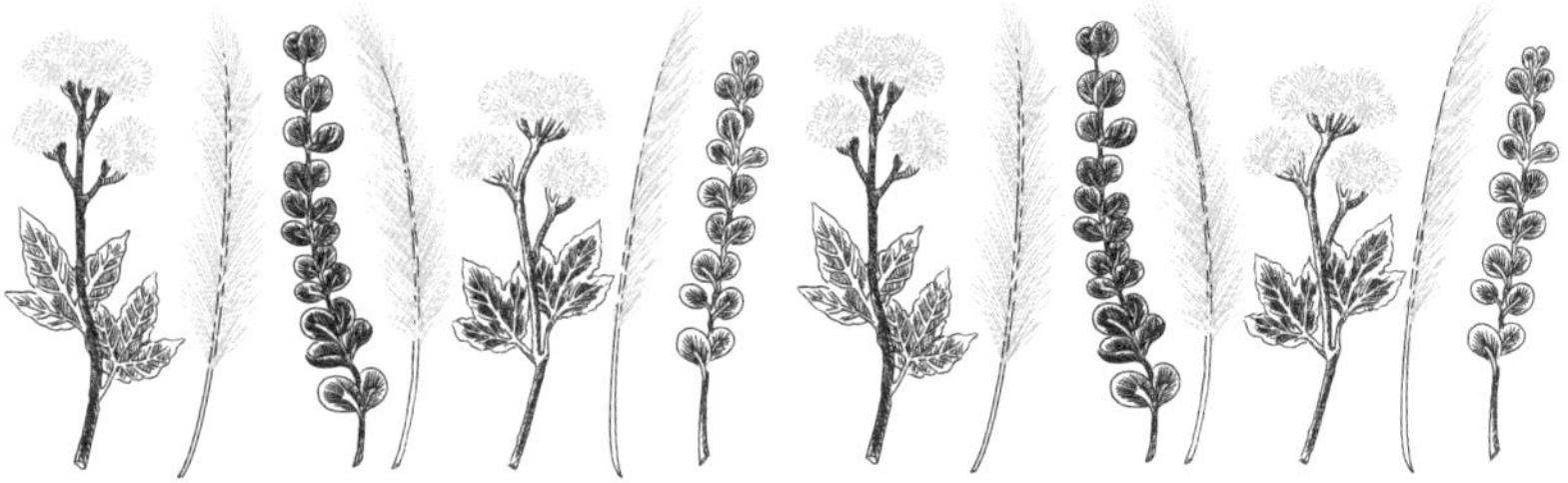

10/4

烏龍茶と油

烏龍茶は、油などベタベタしたものを洗い流す効果があります。脂っこいものを食べる時などは一緒に飲むとよく、ダイエットにも効果的。

私が師事していた中医師の先生は、ドライフルーツなどオイルコーティングでベタベタしているものは、烏龍茶で洗ってから食べると言っていました。さすが本場の中国は日本よりも烏龍茶の使い方が幅広くて面白いですよね。

※胃腸が弱っている時は控えめに。

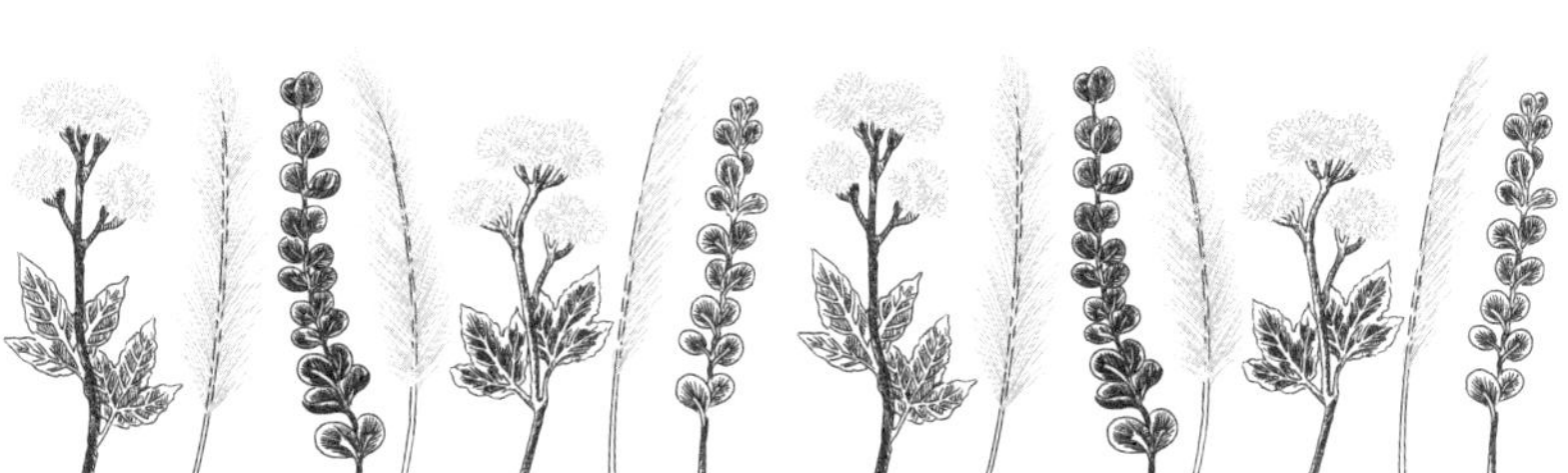

10/5

肌と心を優しく潤す えのきとトマトと卵のスープ

秋冬に肌や髪の乾燥、コロコロ便秘に悩みがちな人は、今のうちからしっかり潤しておきたいですね。おすすめは「えのきとトマトのふんわり卵スープ」。えのきもトマトも卵も、潤いを生み出す食材です。卵にトマトの酸味を組み合わせることで、卵の補血効果をアップ。卵の情緒安定効果で、寒さによる落ち込みもやわらぎますよ。ふんわりトロトロの卵とあったかいトマトのジューシー感が、シャキシャキのえのきとマッチして、肌だけでなく心も潤います。

えのきとトマトのふんわり卵スープ

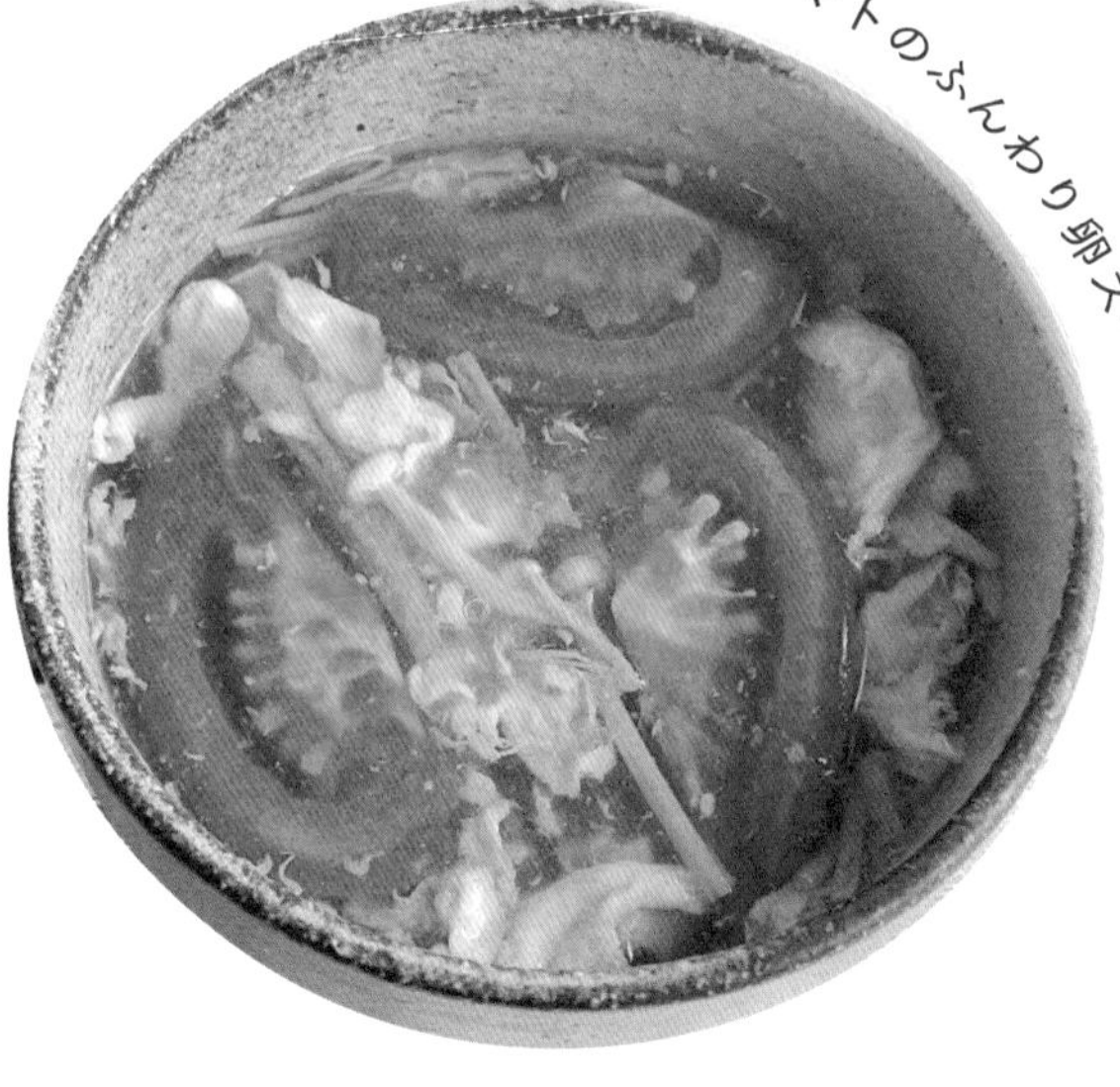

① 鍋に湯を沸かし、コンソメを加える。
② 食べやすく切ったえのきとトマトを加え、片栗粉で少しとろみをつける。
③ 溶き卵を箸に伝わせて流し入れる。

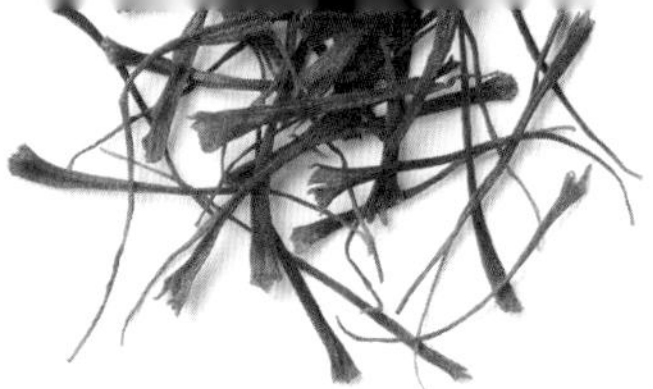

10/6 血の巡りをよくする サフラン

サフランは、サフランの花のめしべを乾燥させたスパイス。1g採るのに160個もの花が必要とも言われる、とても貴重なものです。見た目は赤色ですが、食品を黄色く着色します。スペイン料理のパエリアや、フランス料理のブイヤベースなどの黄色い色はサフランによるものです。生薬名は「番紅花《ばんこうか》」で、紅花よりも血《けつ》を巡らせる効果が高いと言われています。月経を調整する、血の熱を冷ます、解毒、鬱を解消して情緒を整えるなどの効能があります。月経不順や、情緒不安定の改善、鎮静にも効果的です。

体質 **瘀血** 五性 **平** 五味 **甘**

10/7 やる気スイッチに 合谷《ごうこく》のツボ

残暑疲れの季節。秋と関わりの深い臓腑の肺が弱ると、気を作り出す力が弱まるのでさらに疲れ、なんだかやる気が出ない。そんな時は合谷《ごうこく》のツボを押してみて。手にあるツボなので仕事や家事の合間、通勤途中などでも押しやすいですね。疲れやすく便秘がちな時にも、とても効果的なツボです。

逆の手の親指で、痛気持ちいいくらいの圧で押しましょう。

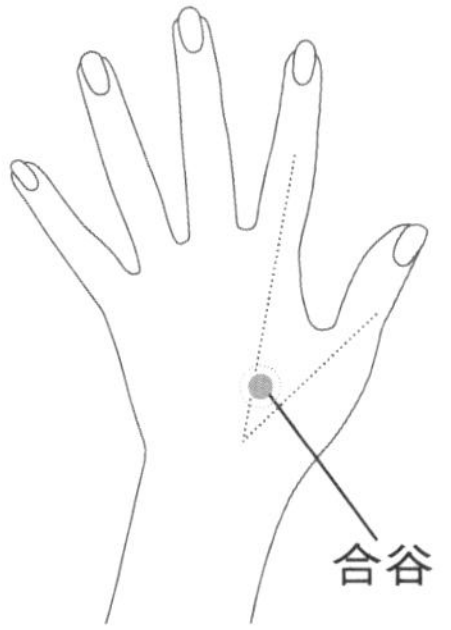

10/8

寒露《かんろ》 草木に冷たい露が降りる

急に空気が冷え込む日が増え、草木に冷たい露が降りるので「寒露《かんろ》」。空気が乾燥してくると胃腸が元気になるので、体も自然と元気になり、とても過ごしやすい季節です。

ただし気をつけたいのは食欲の暴走です。自然界では実りの秋。体は食欲の秋。危ない条件が揃っています。緑茶やグレープフルーツなど苦味食材で上手く食欲をコントロールしつつ、おいしく楽しく食欲の秋を堪能できるとよいですね。

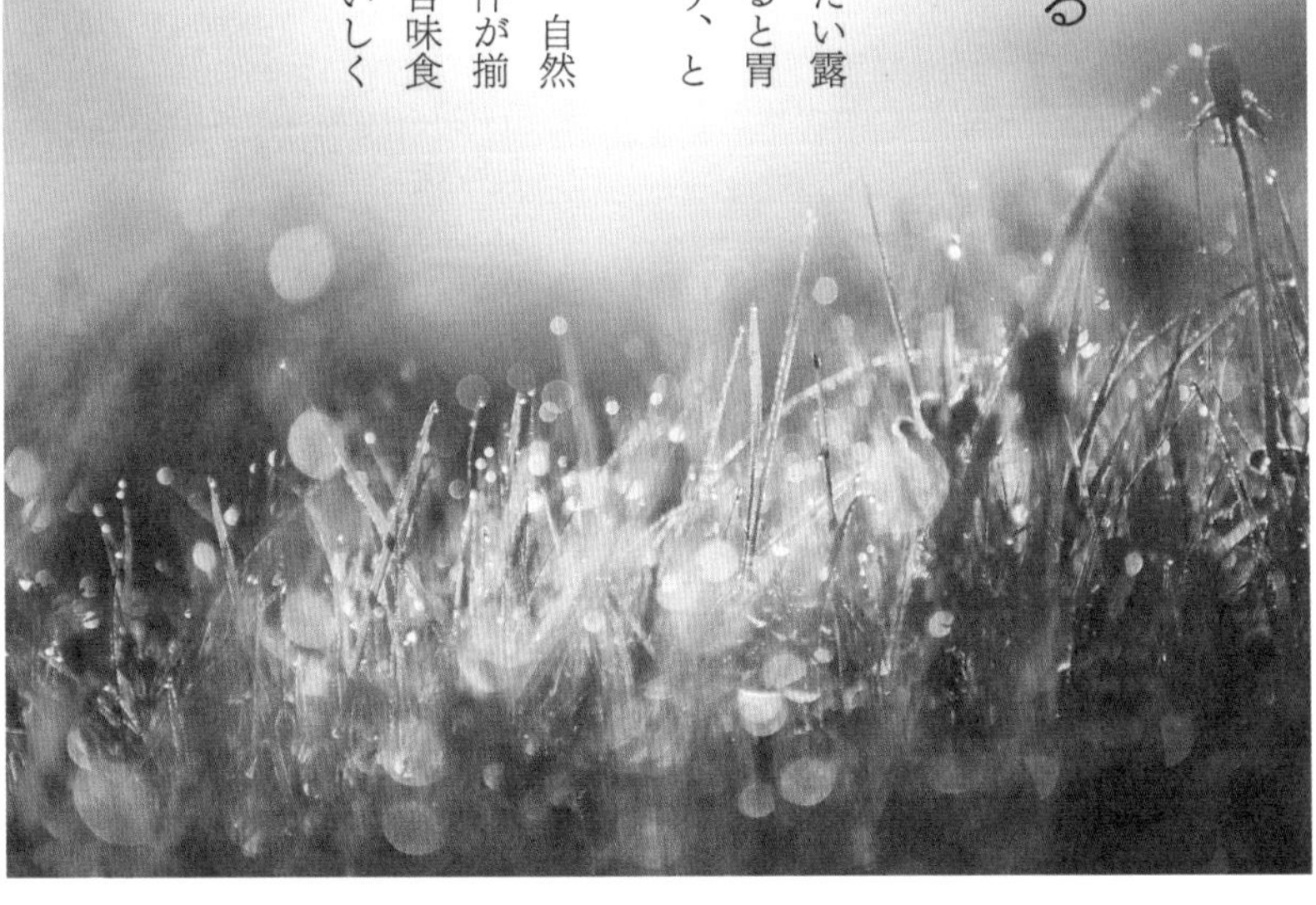

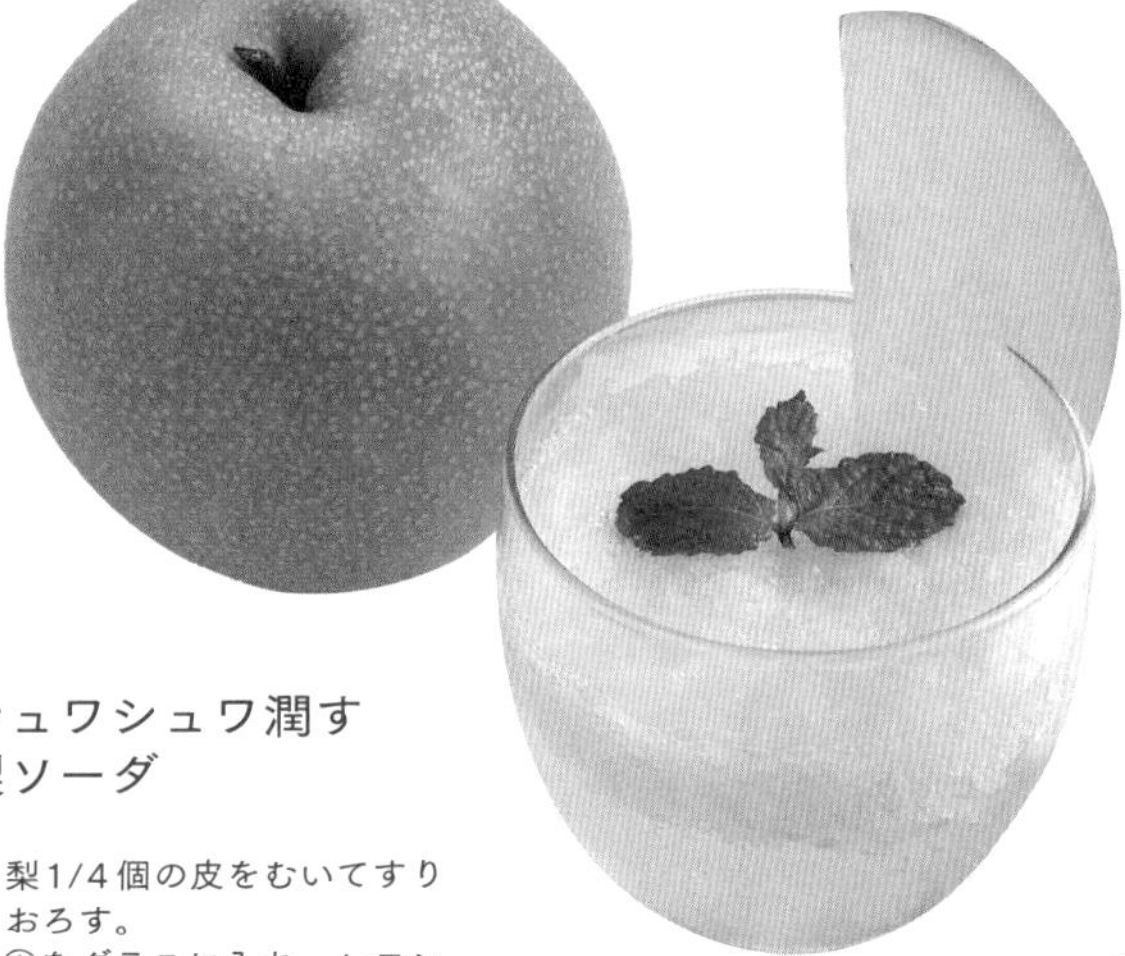

シュワシュワ潤す
梨ソーダ

① 梨1/4個の皮をむいてすりおろす。
② ①をグラスに入れ、レモン汁とはちみつを加えて混ぜ、炭酸水を優しく注ぐ。

10/9

暑さが戻った日に梨ソーダ

突然暑さが戻る日があるのに、空気の乾燥は日に日に進む。こんな時期には「シュワシュワ潤す梨ソーダ」。梨・はちみつ・レモンは潤い食材。さらに梨とレモンには余分な熱を冷ます効果があります。炭酸とレモンで気を巡らせて、寒暖差ストレスによるイライラも解消。シュワシュワの中に梨のシャリシャリがおいしい爽やかドリンクです。

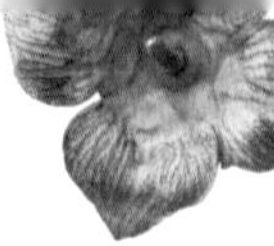

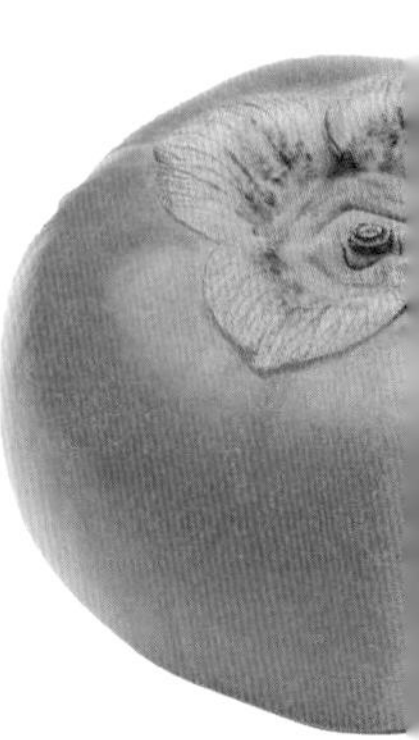

10/10 柿 二日酔い対策に

体質 陰虚 陽盛　五性 寒　五味 甘 渋

食欲が増す秋は、ついお酒も飲み過ぎてしまう。そんな人は、今が旬の柿を食べてみて。柿は、お酒を解毒する効果があるので二日酔い予防に効果的。おつまみに柿を食べるのもいいかもしれません。体の余分な熱を冷ます、肺を潤す、渇きを止める効果もあります。

※体を冷やすので冷え性の人や、お腹がゆるい時は控えましょう。

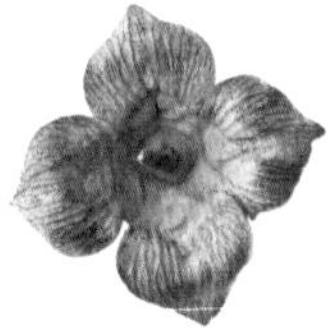

10/11 柿のヘタでしゃっくりを止める

あまり知られていませんが、柿はヘタの部分にも効能があります。中医学では古くから柿のヘタはしゃっくりを止めるのによいと言われ、「柿蔕湯《していとう》」という柿のヘタを使った漢方薬があるほどです。昔の人はなぜしゃっくりが出たときに柿のヘタを煎じて飲んでみようと思ったのか…。不思議で仕方がないですが、本当によく効くからさらに不思議ですね。

柿のヘタとクローブ（丁《ちょう》子《じ》）、しょうがを一緒にコトコト煮出すとしゃっくりに効果的なお茶ができますよ。

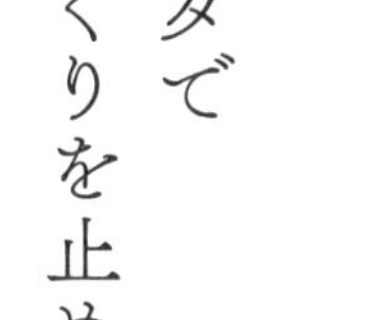

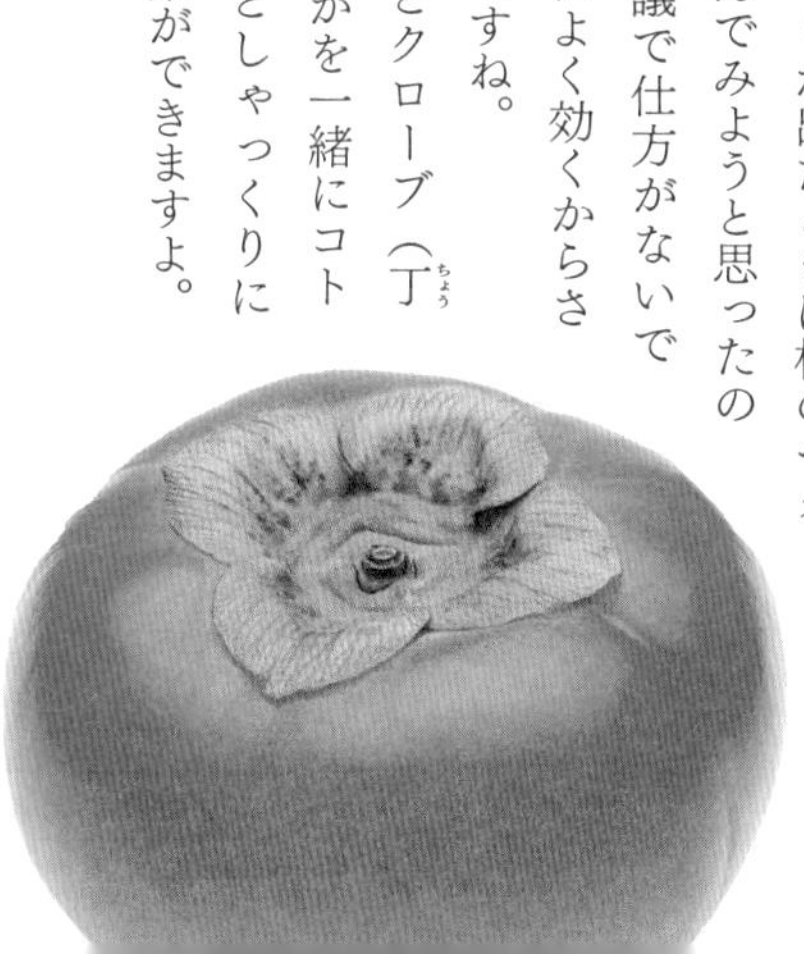

10/12

豆乳
体の中から潤う

体質 気虚 陰虚 痰湿　五性 平　五味 甘

10月12日は豆乳の日。大豆製品には色々ありますが、効能や性質は少しずつ違い、豆腐は涼性ですが、豆乳は平性。温めも冷やしもしないので取り入れやすいのが利点です。体に潤いを生むので、乾燥が気になるときによいですよ。咳を止める、痰を取り除く効果のほか、大豆と同じく母乳の出をよくする効果も。

※舌苔がべったりの時や、お腹がゆるい時は控えめに。

10/13

里いも
痰や咳を防ぐ

体質 痰湿　五性 平　五味 甘 辛

痰のからんだ咳が出る場合によいのが里いもです。里いもには、痰を取り除き、咳を止める効果があります。その効果は、痰を取り除く「化《か》痰《たん》」効果のある生薬の半夏《はんげ》にたとえられるほど。消化器を健康にする、解毒などの効果も。便秘や、消化不良、むくみやしこりがある時におすすめです。

※ガスがたまりやすい時は、控えめに。

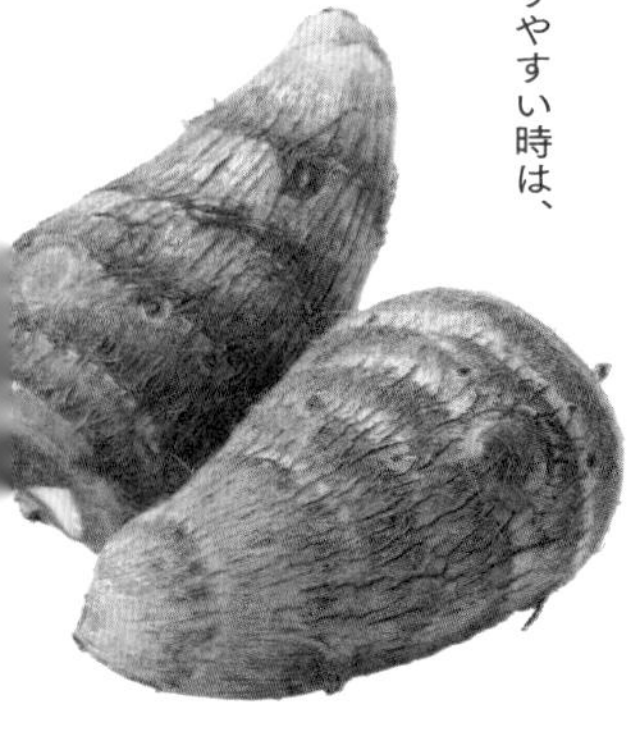

10/14

寒暖差の風邪にぶどう甘酒

暑い日は暑がり、涼しくなってきたら寒がりに。こんなふうに、寒暖差に弱く、油断するとすぐに風邪をひいてしまうのは、バリア機能が不足しているタイプです。体には体表を守る「衛気《えき》」というバリアがあり、過労や寝不足、食事の乱れなどで衛気が少なくなると、先に挙げたような症状を引き起こします。そんな時は「ぶどう甘酒」で対策しましょう。ぶどうも甘酒も気を補う食材。皮ごと使うと補血効果もアップします。甘酒の優しい甘さとぶどうの風味が溶け合った癒されるおいしさ。甘酒は胃腸に負担が少なくしっかり元気を補えるので、疲れて食欲がなかったら、一食これに置き換えるのもいいですよ。

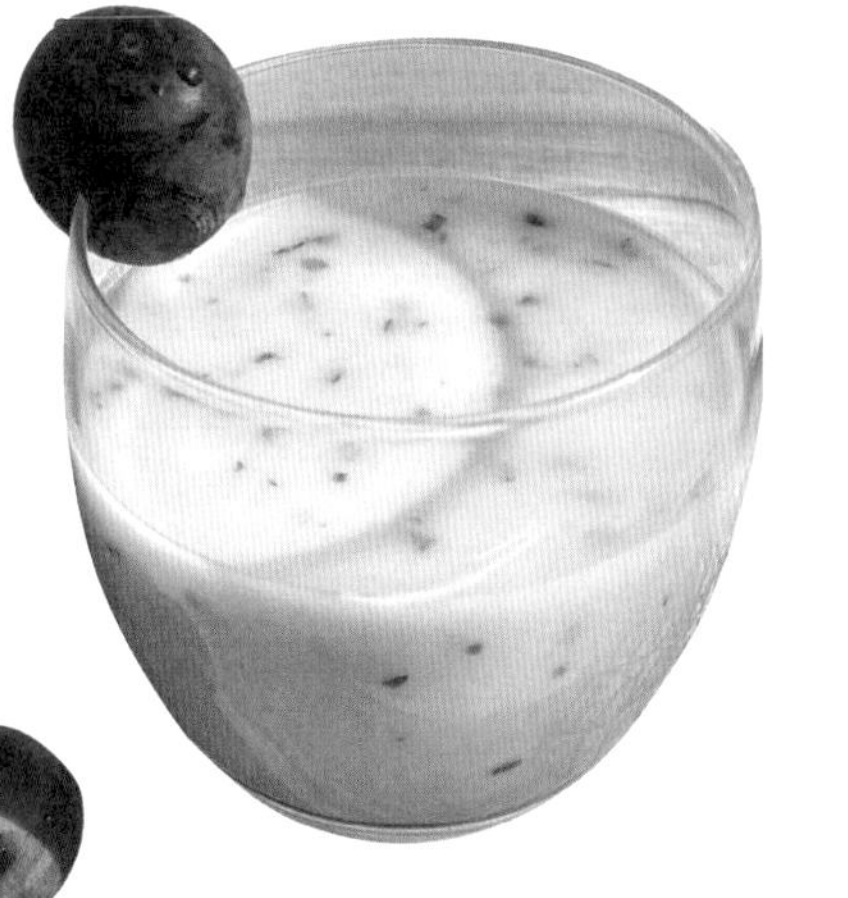

ぶどう甘酒

よく洗ったぶどう（皮ごと）と甘酒をミキサーにかけるだけ。

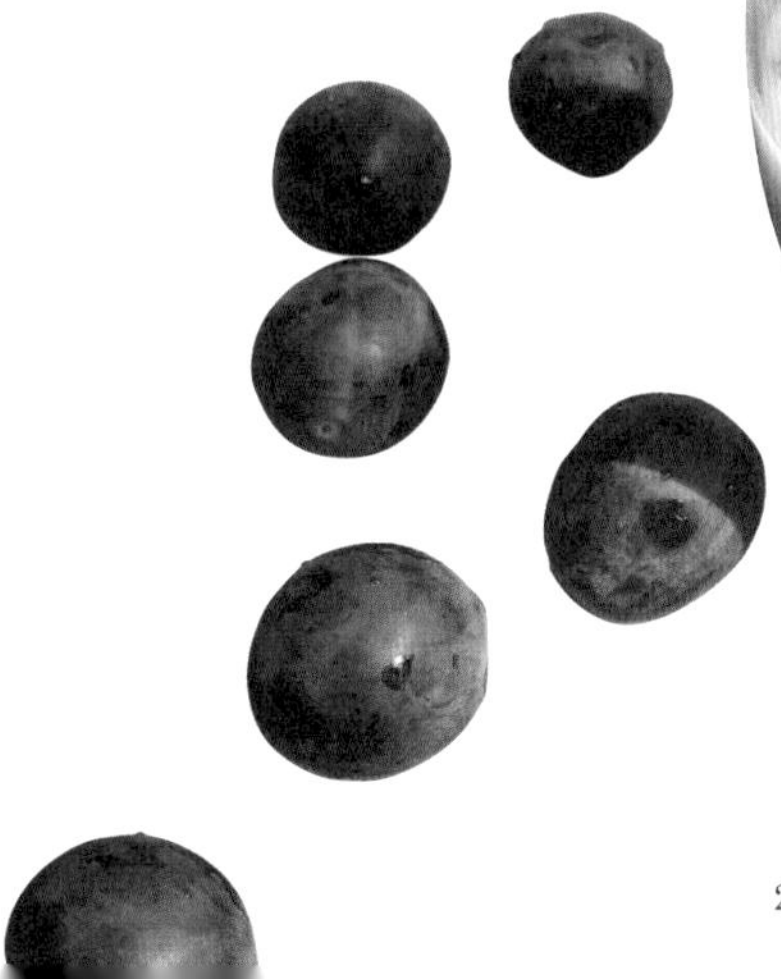

※個人的には、このドリンクでは希釈は薄めが好き。甘栗甘酒（9/29）は濃いめ。希釈によって味が大きく変わるので、好きな濃さを試してみてくださいね。

10/15

白髪が出る位置はどこ？

耳の上、側頭部に出る

↓ストレスが原因

柑橘や香りのよいものを食べましょう。アロマやストレッチ、側頭部のブラッシングもおすすめ。

頭頂部

↓腎の弱りが原因

黒豆、黒ごま、ひじきなど黒いものを取り入れましょう。くるぶしやアキレス腱周りのマッサージもおすすめ。

10/16

疲れや健脳にまいたけ

体質 気虚 痰湿 陽虚　五性 微温　五味 甘

きのこは補気や便通改善によい食材。種類ごとの効果もあり、まいたけが持つのが利尿、健脳効果です。むくみが気になる人や、受験生など頭をよく使う人によいです。

さらにまいたけは、免疫機能を高めるとされるβ-グルカンが多いことでも知られています。旨味たっぷりなので、料理に使うとおいしく仕上がるのも魅力ですね。

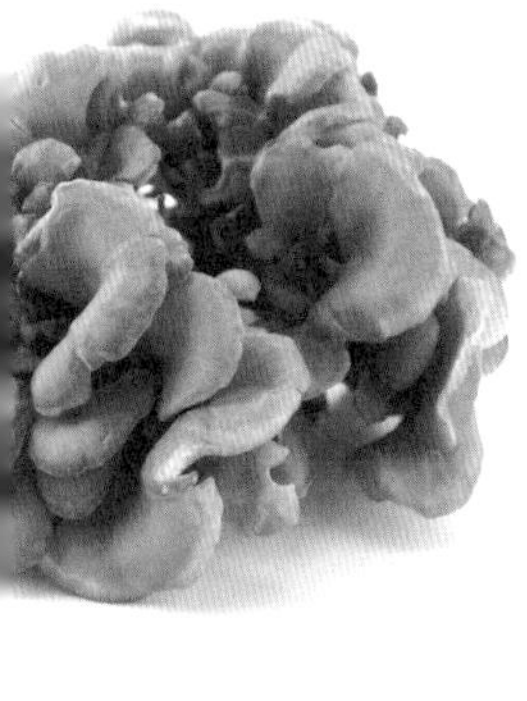

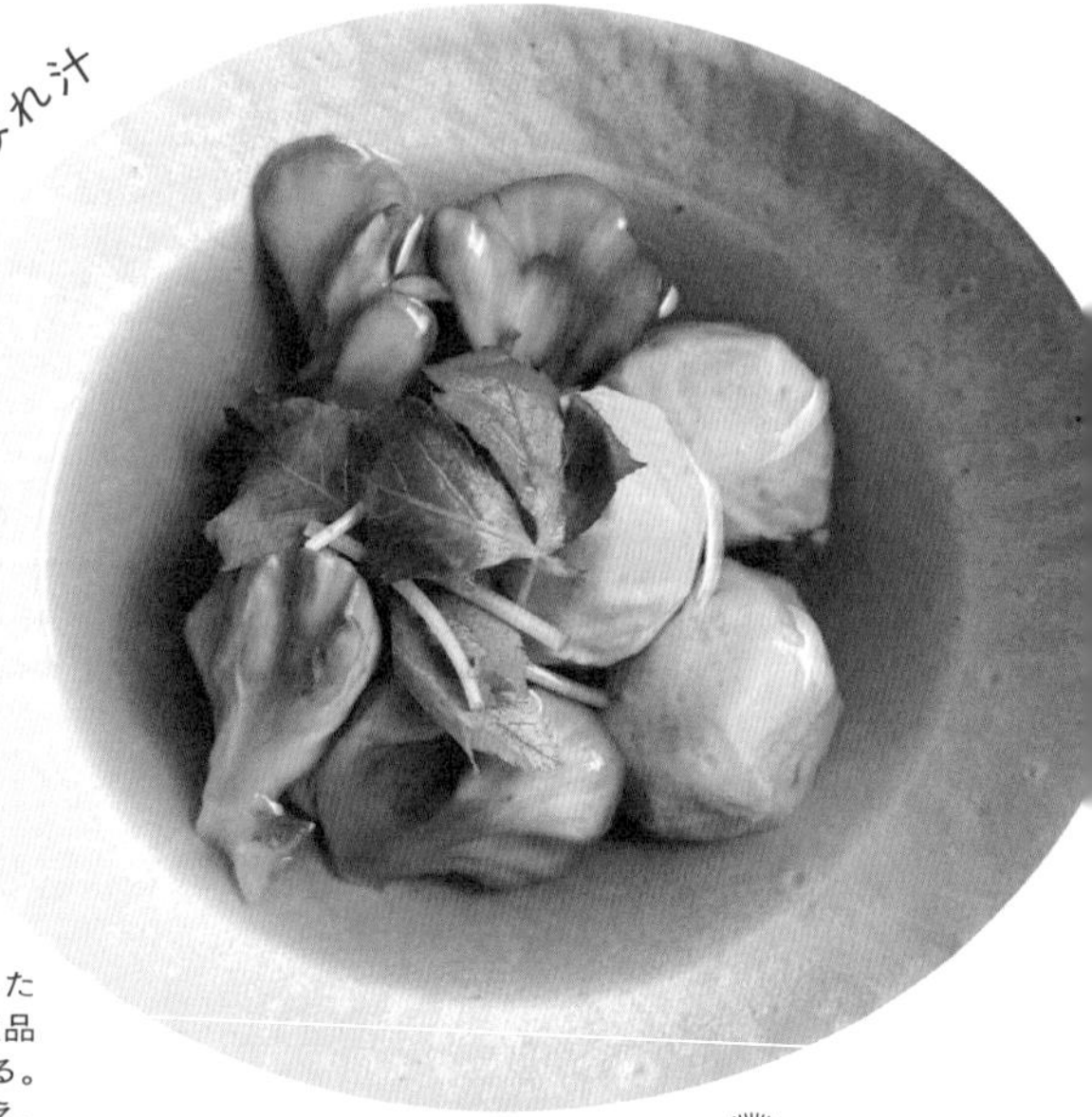

まいたけといわしのつみれ汁

① 鍋にだしをとり、ほぐしたまいたけとつみれ（市販品でOK）を入れ、少し煮る。
② 醤油、酒、塩で味を調え、器に盛り、みつばを添える。

10/17

頭の働きがアップするつみれ汁

患者さんとお話をしていると、資格を取る勉強をしている方が多くて、みんな本当に素敵だなぁと心から感じます。そんな方々への応援レシピが「まいたけといわしのつみれ汁」です。まいたけもいわしも、頭の働きをよくする健脳効果のある食材。いわしは栄養学的にも不飽和脂肪酸のDHAやEPAが豊富なブレインフード。みつばを添えると気の巡りもよくなり、受験のストレスケアもできます。忙しかったら、市販のおでん用のつみれでもOK。食べ応えがあるから、受験勉強中の夜食にもいいですよ。

10/18

のどの違和感に 金銀花《きんぎんか》

金銀花《きんぎんか》は生薬のひとつで、スイカズラの蕾《つぼみ》を乾燥させたもの。スイカズラは日本全土で普通に見られるツル性植物で、5~6月頃に花を咲かせます。優しい甘さと爽やかさのある香りが特徴で、「ハニーサックル」とも呼ばれ、香水や精油にも使われます。冬になっても葉っぱが枯れずに落ちないことから「忍冬《にんどう》」という別名もあります。かの徳川家康は「忍冬酒」を愛飲していたとか。

おもな効能は、熱を冷ます、解毒、風熱の邪気を散らす、血の熱を冷ます、下痢を止めるなど。漢方薬局では金銀花が配合されたのど飴が人気で、のどの違和感をスーッと改善してくれます。お茶にもなっているので手軽にとることができます。

体質 陽盛　五性 寒　五味 甘

※腸が冷えているときは避ける。

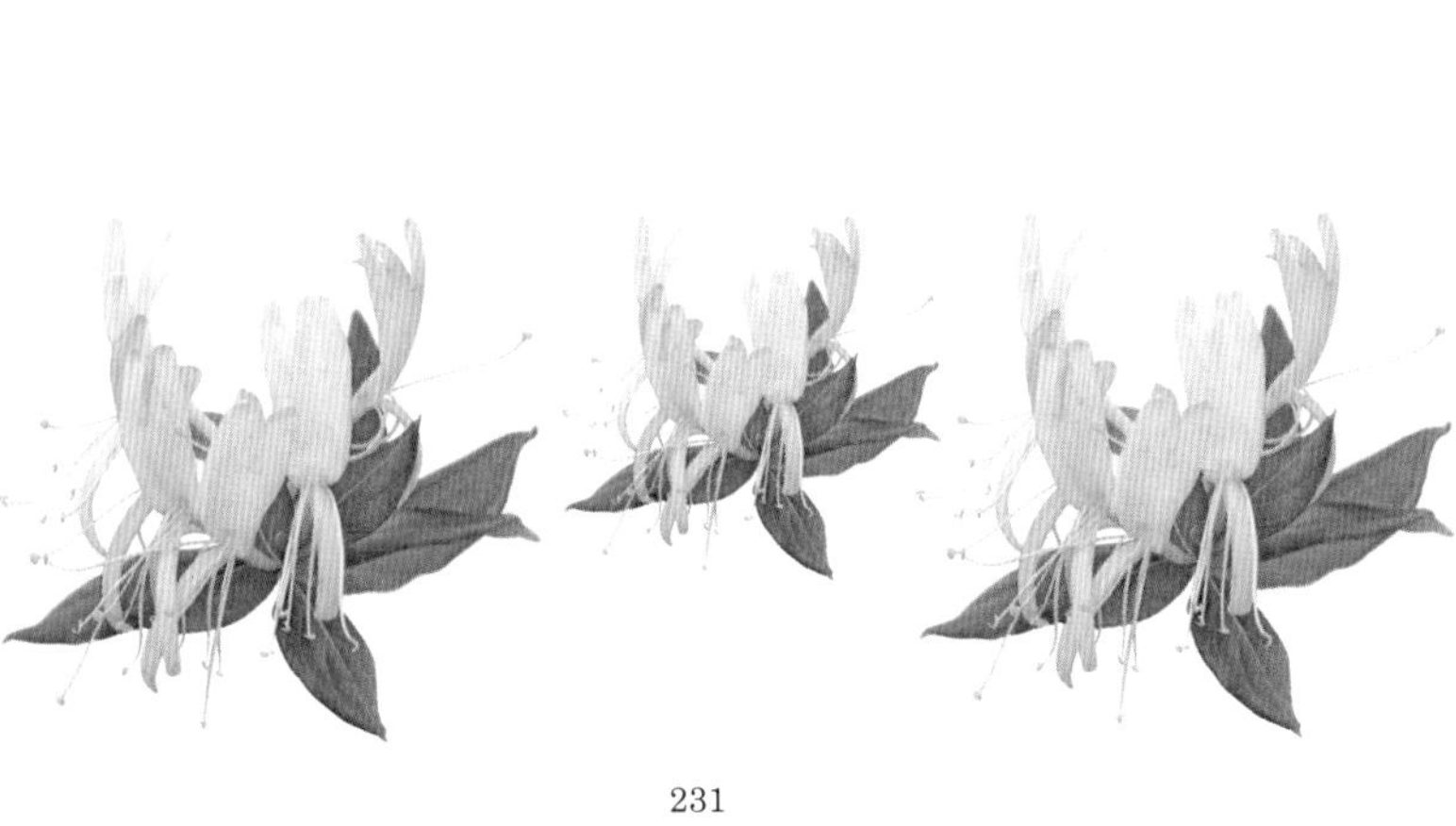

10/19

寒暖差アレルギーにきのこと冬瓜のスープ

この時期に増えるのが寒暖差アレルギーのご相談。急激な寒さに体がびっくりして、鼻水やのどのイガイガが出やすくなります。こんなときは「きのこと冬瓜のスープ」で優しくケアしましょう。

寒暖差に弱いのは、疲れなどでバリア機能が弱まっているから。きのこでしっかり元気を補って、冬瓜で体の余分な水分を排出すれば、鼻水タラタラも改善。トロッと優しい冬瓜ときのこの旨みが、寒い日にじんわり染み入ります。

きのこと冬瓜のスープ

① 鍋に油を熱し、みじん切りのにんにくを炒め、香りが立ったら水を入れる。
② 皮と種を除き一口大に切った冬瓜と、きのこ（しいたけ、まいたけ、しめじなどお好みで）を入れて煮る。冬瓜はむいた皮も一緒に煮込んで後で取り出せば効果がアップします。
③ 冬瓜が透き通ってきたらコンソメと醤油少々で味を調え、片栗粉で少しとろみをつける。

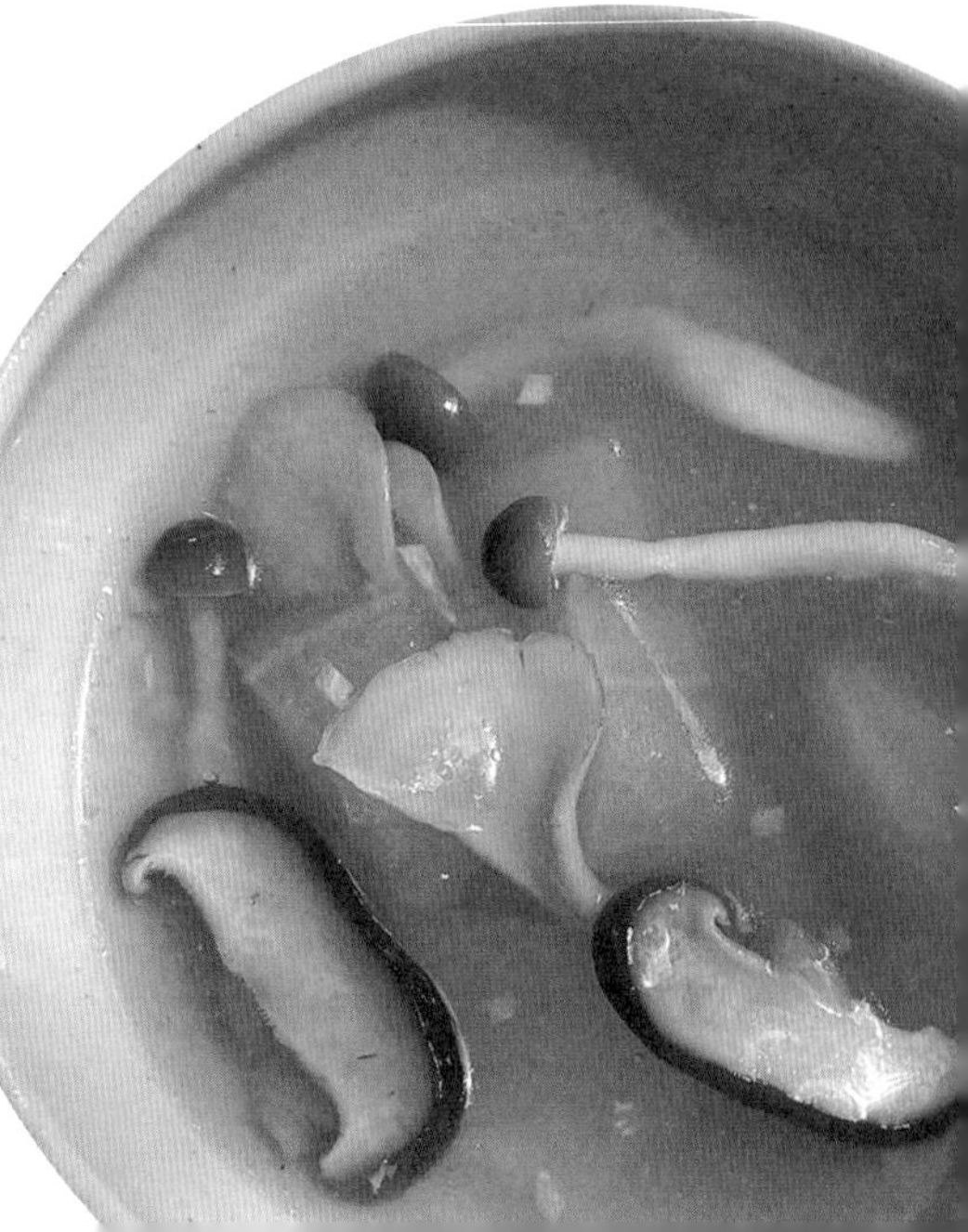

10/20

秋のメンタル不調をケア
ちんげん菜

体質 瘀血 陽盛　五性 平　五味 甘

秋は、ちょっとしたことでクヨクヨと落ち込み、不安になりやすい季節です。日照時間が短くなって、夕方になると薄暗くて肌寒いから、仕方ないですよね。こんなときは、情緒安定の安神効果のあるちんげん菜を食事に取り入れてみて。落ち込みや不安感をケアしてくれ、余分な熱を冷ます、血の巡りをよくする、胸苦しさを取り除く、胃腸を健康にするなどの効能もあります。薬膳の力で体を整えて、秋を笑顔で過ごしてくださいね。

※胃腸が冷えている時は控える。

10/21

情緒不安定や不眠に
牡蠣《かき》

体質 血虚 陰虚　五性 平　五味 甘 鹹

気持ちが落ち込みやすい秋に、もうひとつおすすめなのが牡蠣《かき》。牡蠣にも安神効果があるので、情緒不安定や、眠れないときに最適です。補血効果もあって、体も元気になります。五臓の腎を補うので、更年期の不調改善にも。牡蠣は海のミルクと呼ばれているほど栄養豊富。肝機能を助けるタウリンが多く含まれているから、飲みすぎによる疲れにもよいです。牡蠣が苦手な人は、牡蠣のエキスたっぷりのオイスターソースを使いましょう。

※胃腸が弱っている時や、痰湿タイプは控える。

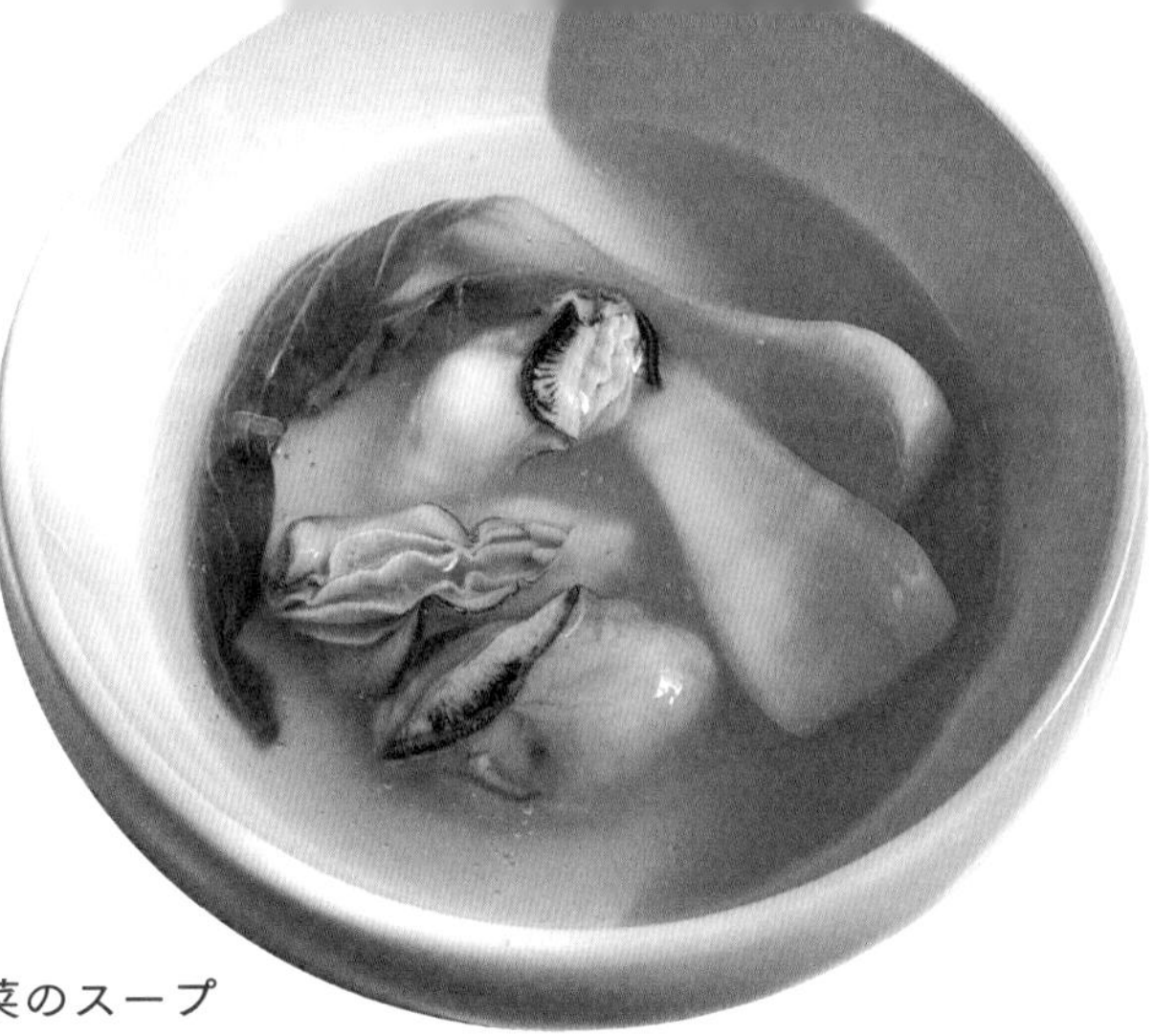

牡蠣と
ちんげん菜のスープ

① 鍋にお湯を沸かし、ちんげん菜と牡蠣を入れて煮る。
② 白だしで味を調え、片栗粉でとろみをつける。

10/22

クヨクヨ気分に牡蠣とちんげん菜のスープ

情緒を安定させる2つの食材をとれるのが「牡蠣とちんげん菜のスープ」。牡蠣の旨味が染み出したとろりと優しいだしがおいしく、ちんげん菜のシャキシャキ感がよいアクセントに。牡蠣は加熱用のお手頃な物でも、缶詰を使ってもOK。しんどいときは簡単に作れるほうがいいので、缶詰を常備しておくとよいですね。クヨクヨしたときは温かいものを食べると、それだけでもほっと落ち着きます。ほっこりスープや日向ぼっこで、のんびり過ごしてくださいね。

10/23

痰や便秘、肌荒れに
エリンギ

体質 陰虚 痰湿　五性 平　五味 甘

きのこの中でもエリンギは、潤いを補う、痰を取り除く、便通をよくする、解毒、肌荒れ改善に効果的。この季節、風邪をひいて痰がからんだり、冷えや乾燥から便秘になったり、肌が乾燥で荒れやすくなるので、そんなときにおすすめです。食欲不振や胃もたれにもよいとされるので、なんだか食欲が湧かない時など、エリンギを入れたスープでお腹をほっこり温めてあげるとよいですね。「エリンギとえのきの切り干し大根スープ」は、潤いを補うエリンギとえのき、食物繊維たっぷりで便通改善にいい切り干し大根の組み合わせで、お腹スッキリ美肌効果抜群のスープです。

エリンギの
お味噌汁にしても！

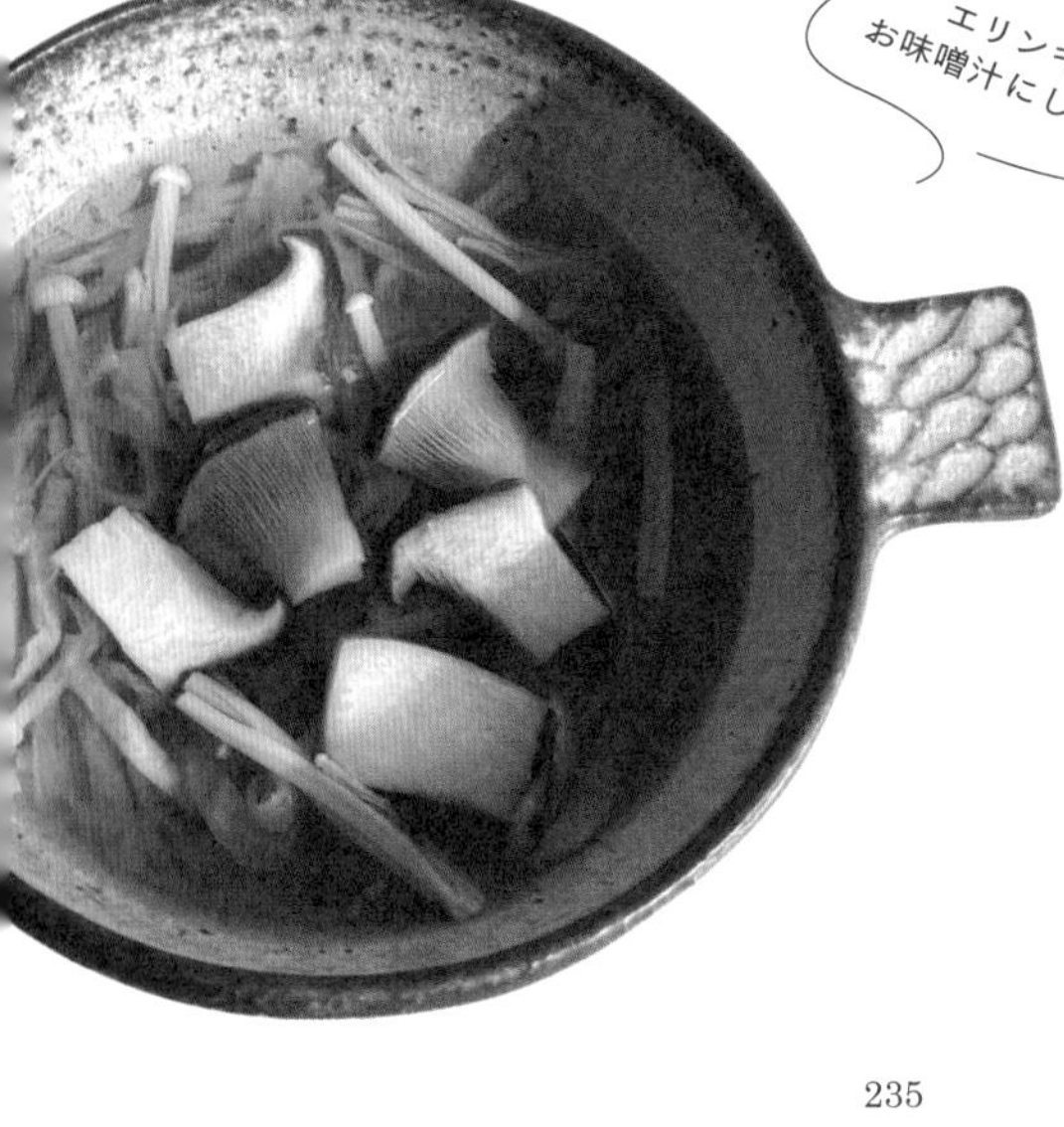

エリンギとえのきの切り干し大根スープ

① 切り干し大根をサッと洗って水で戻し食べやすいサイズに切る。
② ①の戻し汁と水を鍋に入れて沸かし、切ったエリンギとえのき、①を加えて煮る。
③ 醤油、塩で味を調える。

10/24

霜降《そうこう》

早朝に霜が降り始める

寒い地域ではそろそろ霜が降りる頃。立冬の前の18日間は秋の土用。秋の土用は「青いもの」を食べるとよいといわれています。さんまがおいしい季節ですから青魚はバッチリ。

徐々に秋が深まると、メンタル不調も出やすくなります。日が短くなり、落ち葉がはらはら、何となくもの悲しくなりやすい。そんな時はほっこり温まる養生ドリンクやスープで気持ちを穏やかに。紅茶は好きな素材をトッピングしやすく、薬膳的に情緒を安定させる働きがあるので、お家や職場に好きなものを置いておくとよいですね。ドリンク養生、参考にしてみてくださいね。

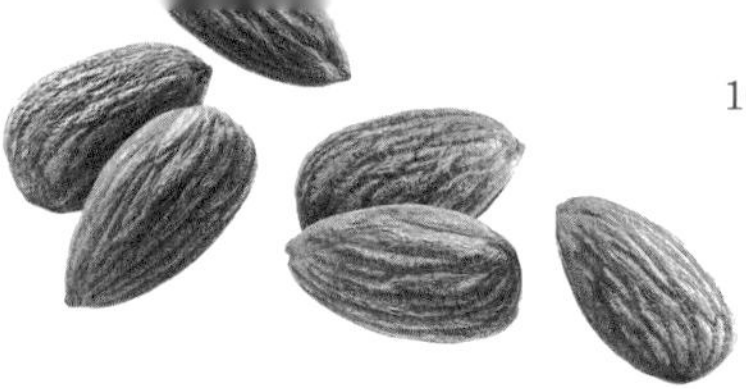

10/25

気持ちをゆるりと和らげる
アーモンド

体質 血虚 陰虚 痰湿　五性 平　五味 甘

秋に陥りがちな情緒不安定に、もうひとつおすすめの食材がアーモンド。アーモンドにも安神効果があります。肺を潤す、咳を止める、痰を取り除く効果もあるので、この時期に増える空咳や、痰がある咳の改善にも効果的です。ほかに、血《けつ》を補う、胃腸を健康にする、筋骨を丈夫にするなど、多くの効能があります。そのまま食べてもいいですし、アーモンドミルクでとってもOK。

気持ちが落ち込んだときには「ほうじ茶アーモンドミルクラテ」を。ほうじ茶に含まれる「ピラジン」という香り成分には、リラックス効果や血流促進、疲労回復作用があるとされ、アーモンドとともに心も体も癒してくれます。

優しく香ばしいほうじ茶の風味とほんのり甘いアーモンドミルクの味わいに癒されますよ。

※アーモンドは痰湿タイプは控えて。過食しないよう気をつけましょう。

ほうじ茶
アーモンドミルクラテ

ほうじ茶を濃いめに淹れてカップに注ぎ、温めたアーモンドミルクを加える。

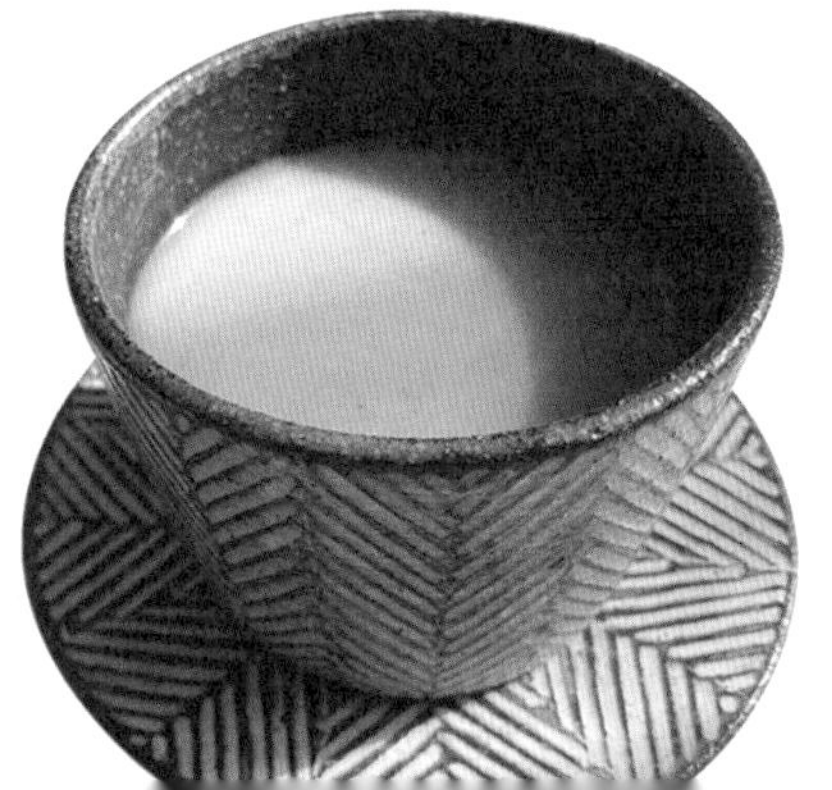

10/26

ばたばたな時期のお助け作り置きスープ

日々お仕事で疲れてクタクタ。ご飯を考えるのも作るのもしんどい。そんな忙しい週になりそうなときに、前の週末に作り置きができるお助けレシピが、「八宝菜風具だくさんスープ」。冷蔵庫の余り物をどんどんいれて、グツグツするだけ。毎日コトコト温め直せば、日が経つほどに野菜が溶けて味が深まり、本当においしくなります。クタクタで頭が回らない夕方、「何作ろう…」と考えるのが一番しんどい。帰ったらこんなスープがドーンとあれば、心強いですよ。平日の自分のためを想って休日に作るのも、ちょっと楽しい。海鮮系を入れても美味。

こういう食養生を知っておけば、これから本格化する冬の寒さも、ちょっと好きになれますよ。

八宝菜風具だくさんスープ

① 刻んだ長ねぎ、鶏ひき肉、おろししょうが、醤油と酒少々を混ぜておく。
② 鍋に湯を沸かし、好きな具材を刻んでコトコト。
③ スプーンで①を丸めながら煮立った鍋に入れ、鶏がらスープと醤油で味を調えて、最後にごま油少々。

■ ポイント
できるだけたくさんの種類の具材を入れましょう。写真では、ちょうど８種類。もっと多くても、少なくても。

・にんじん　・干ししいたけ
・白菜　・長ねぎ　・黒きくらげ
・しょうが
・うずらの卵（水煮缶）
・鶏肉（ひき肉）

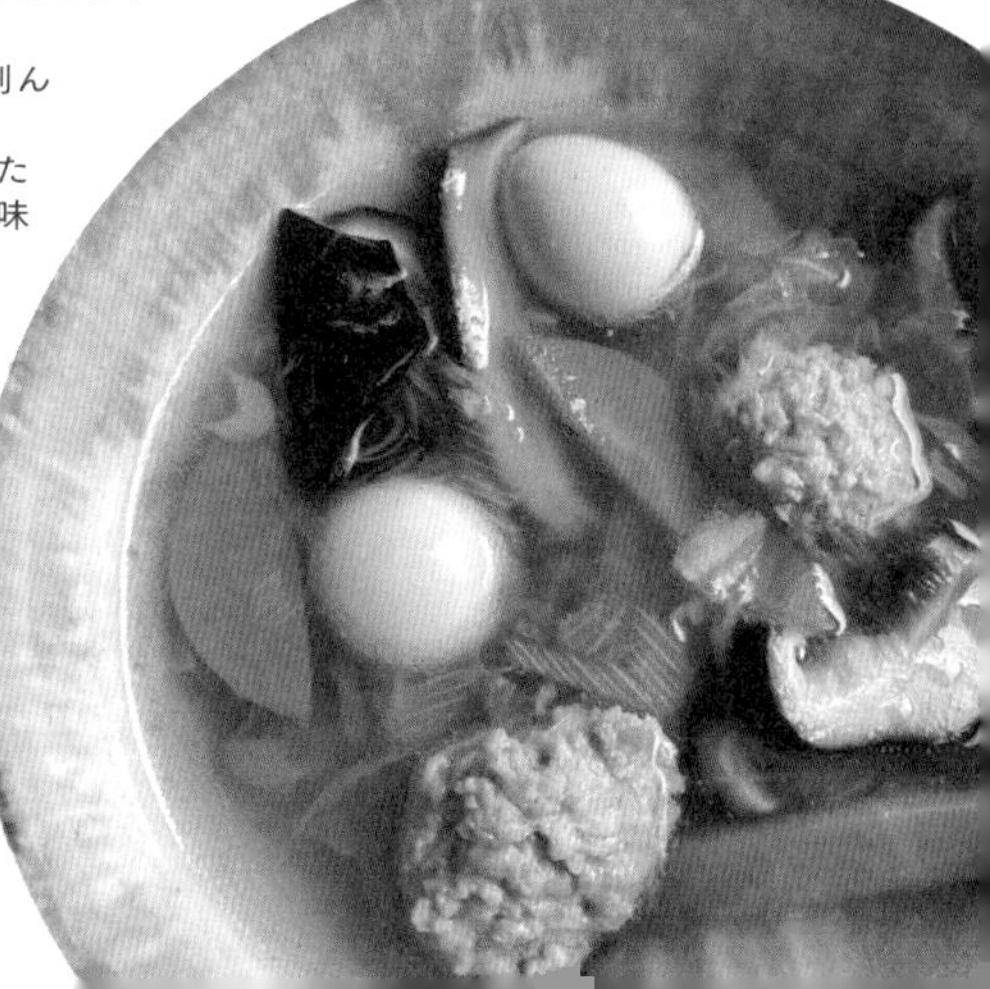

10/27 ゾクッときたらしょうがと赤じその即席ドリンク

油断していると、この時期の寒暖差でゾクゾク。やばい、風邪かも⁉ と思ったら、即席で作れる熱々のドリンクを。このゾクゾクは「寒邪《かんじゃ》」という体表にいる邪気を体が追い出そうと戦っている状態。寒さを散らすしょうがと赤じそで、ふーふーしながら汗がかければ、寒邪の追い出し成功です。

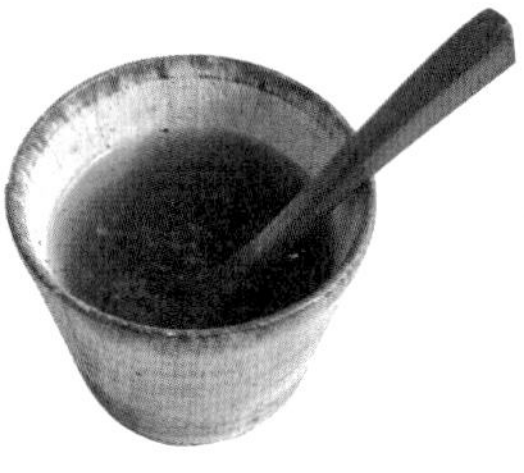

しょうがと赤じそのポカポカドリンク

① しょうがひとかけをすりおろしてカップに入れ、熱々のお湯を注ぐ。できれば生のしょうがを、なければチューブ3cm分。
② 赤じそふりかけ（小さじ1/2）を入れ、混ぜながら飲む。

体質 気虚 血虚 瘀血 陰虚　五性 寒　五味 甘 鹹

10/28 最強の美肌食材たこ

肌のカサカサによいもうひとつの食材が、たこです。たこは、薬膳的に「生肌《しょうき》」と言って肌の再生を促し、整える働きがある最強の美肌食材。夏にたくさん汗をかくと、潤いとともに血《けつ》も消耗し、秋のカサカサ肌の原因になります。たこには補血効果があるので、内側から潤う肌に導いてくれます。この時期にとっても頼もしい味方ですね。

ほかに、補気効果や、筋骨を丈夫にする効果も。タウリンがたっぷり含まれ疲労回復も助けてくれます。私は野菜と一緒ににんにくで炒めて、アヒージョ風にするのがお気に入り。残ったオイルでパスタを作ると2度楽しめます。

※胃腸が弱っている時は控える。

10/29

「たことプチトマトのスープ」でしっとり潤い肌に

たこを使った乾燥肌ケアによいレシピが「たことプチトマトのスープ」。

最強の美肌食材のたこと、体を潤すトマトの組み合わせ。血《けつ》を補って肌も潤し、整えてくれます。たこの旨みとジューシーなトマトが口いっぱいに広がる幸せなスープです。パスタやリゾットにもしたくなる味なので、お好みでアレンジを楽しんで。

① 鍋に油を熱し、みじん切りのにんにくを炒める。
② 水を入れ、一口大に切ったたこ、ミニトマト、トマトソース缶を加えて煮る。
③ コンソメとハーブソルトで味を調える。

たことプチトマトのスープ

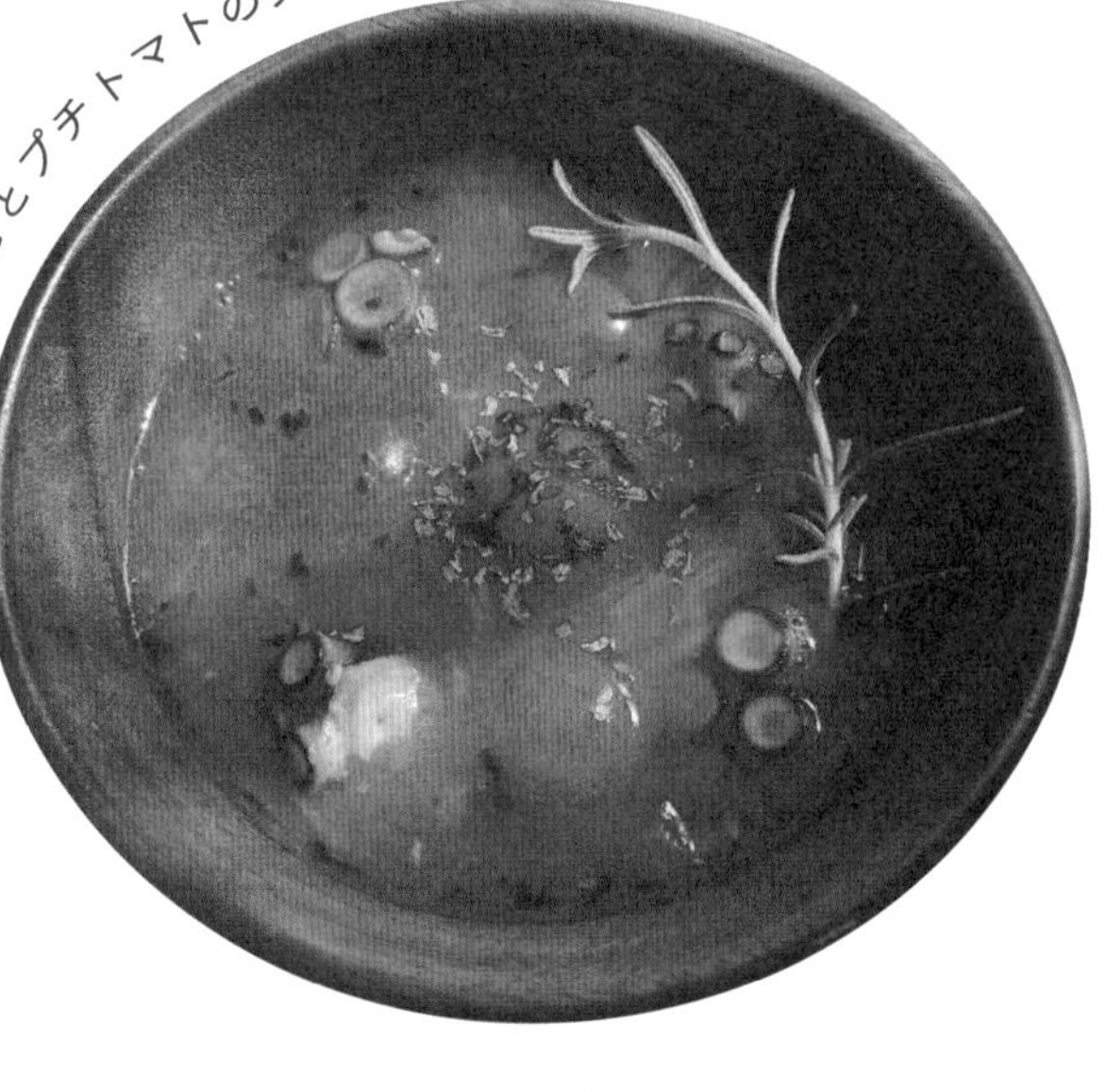

10/30 胃腸を整え元気になる さつまいも

体質 気虚 陰虚　五性 平　五味 甘

さつまいもがおいしい季節です。薬膳では、黄色くて自然な甘味がある食材には、胃腸を健康にして元気を補う効果があるとされます。さつまいもにはほかに、潤いを生み出す、便通をよくするなどの効能も。胃腸が弱くて疲れやすい、お腹に力が入らず便秘気味といった症状にぴったりです。つらい症状が早く改善しますように。

さつまいもでお腹が張るときは、柑橘を合わせて食べると気が巡って緩和できます。ふかしたさつまいもにすだちを搾るとおいしいですよ。

10/31 クタクタ寝落ちに さつまいも甘酒

毎日疲れてクタクタで、帰ってきたらご飯を食べて寝落ち…。こんな疲れに「さつまいも甘酒」。食後すぐに眠くなるのは胃腸の弱りのサインですが、どちらも胃腸を健康にして元気を補う食材。小鍋やレンチンで温めるとより効果的です。夕飯をこれに置き換えると、消化に余計なエネルギーを使わず、眠りの質が上がり、疲労回復につながります。

さつまいも甘酒

① さつまいもを薄切りにして蒸す。（面倒ならレンチン、または買ってきた焼き芋でもOK）
② ①と甘酒を、お好みで希釈してミキサーにかける。

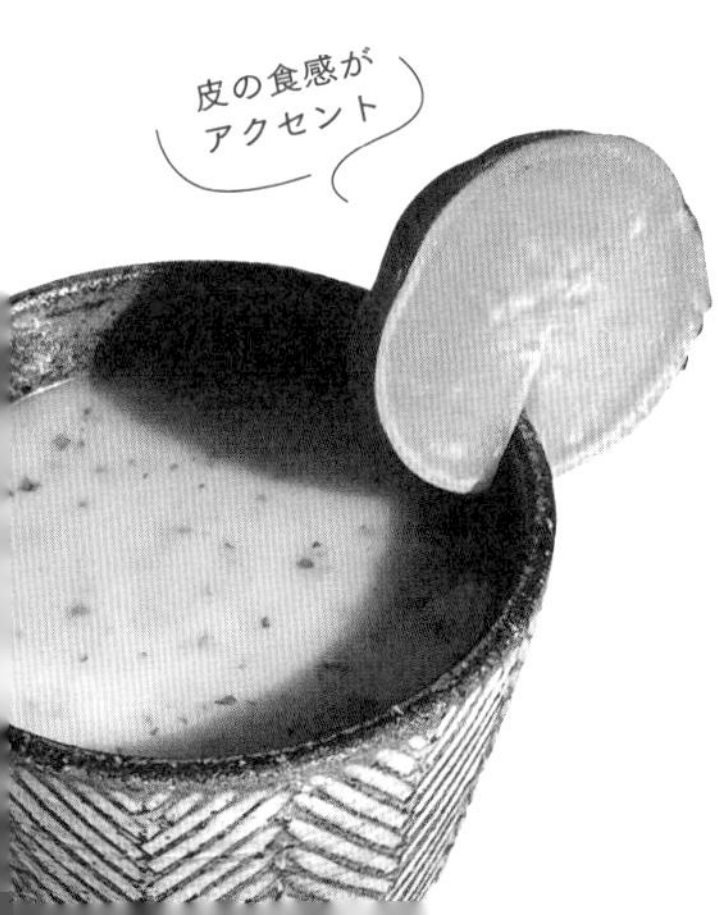

11/1

エイジングケアに太谿《たいけい》のツボ

エイジングと関わりの深い腎《じん》は冷えに弱い臓腑です。寒くなって髪や肌に衰えを感じやすい人、多いですよね。そんな時は「太谿《たいけい》」のツボ。つまむようにして優しく揉みながら押すと効果的です。お風呂の中やテレビを見ながら、アキレス腱をモミモミする習慣をつけるといいですね。私はエイジングケアのために、暇さえあれば押しています。

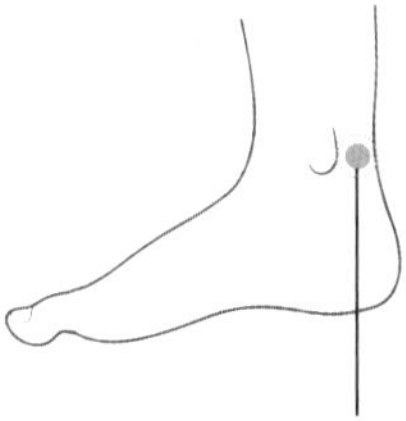

太谿

内くるぶしとアキレス腱の真ん中のくぼみの部分。

11/2

咳を鎮め、呼吸を楽にする銀杏《ぎんなん》

体質 **気虚** 五性 **平** 五味 **甘** **苦** **渋**

秋の味覚、銀杏《ぎんなん》。イチョウには雄の木と雌の木があり、銀杏がなるのは雌の木です。銀杏は、炒って塩をつけて食べるとおいしいですよね。銀杏の効能は、肺を補い咳を鎮める、呼吸を楽にする、過剰なおりものや尿を止めるなど。特に渋皮部分の効果が高いので、残したまま調理して食べるのがおすすめ。薬膳では「炒る」と留める力が強くなると考えるので、渋皮ごと炒って食べると、尿もれや過剰なおりものを止めるのにとても効果的。

※妊婦さん、胃腸虚弱の方、小児は控えめに。大量に食べると食中毒を起こす場合があるので10～15粒までに。

11/3

コロコロ便タイプの便秘に「いちじくラッシー」

カラッとした秋晴れが気持ちいい季節。日に日に乾燥が進むこの時期に増えるのが、コロコロ便タイプの便秘のお悩み。これは腸が乾燥しているサインなので「いちじくラッシー」で対策しましょう。消化器を健康にし、腸をきれいにするいちじくと、腸を潤すヨーグルト&はちみつの組み合わせは、このタイプの便秘改善にぴったり。酸味が好きなら、はちみつなしでもよいですが、はちみつには腸を潤し、便通を促す力があるので少し入れるとより効果的。いちじくのプチプチ食感がおいしいラッシーです。いちじくをスライスしてグラスの内側にペタリとつけると見た目もかわいいですよ。

いちじくラッシー

皮をむき、適当な大きさに切ったいちじくとヨーグルト、お好みで水、はちみつをミキサーにかける。

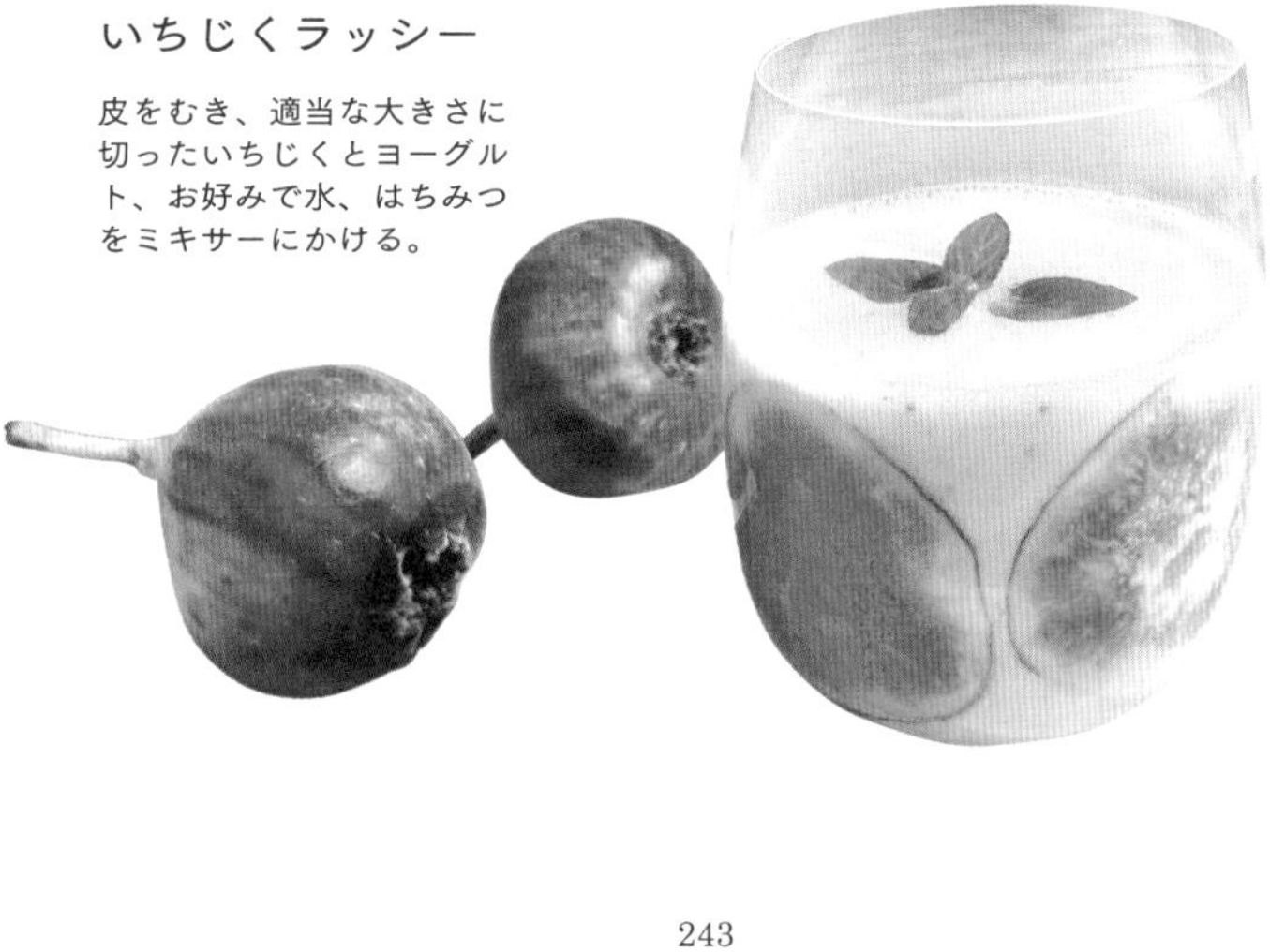

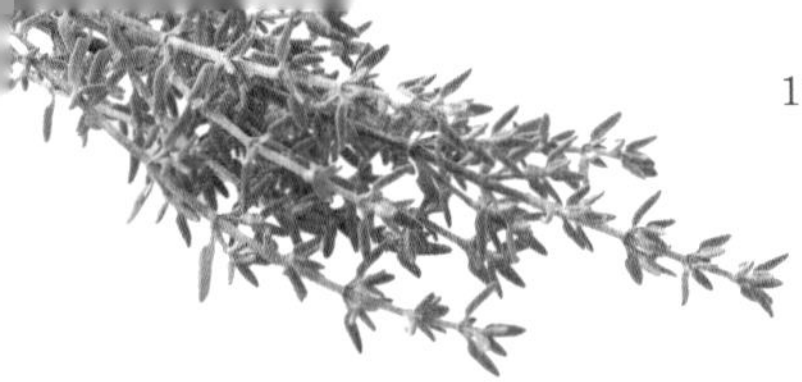

11/4

消化不良や疲労回復に
タイム

体質 痰湿 陽虚
五性 平～温 五味 辛 苦

タイムは肉や魚、卵や野菜などどんな食材にも合う使いやすいハーブのひとつ。特に魚との相性がいいことから「魚のハーブ」と呼ばれ、品種はなんと350種以上あります。それぞれに香りの特徴が違うのでお好みのタイムを見つけられるといいですね。

胃腸を温め健康にし、消化不良改善や疲労回復、頭痛やのどの痛みを止める働きがあります。魚のグリルやお肉のトマト煮込み、ピクルスを漬ける時など本当に様々な用途に活用できます。スーパーで売っているフレッシュなタイムを挿し木すると、自宅でも育てることができます。

11/5

肌や髪に艶がない人に
松の実

体質 血虚 陰虚 陽虚 五性 温 五味 甘

松の実は中国で「長寿果」と呼ばれ、「1日3回、毎日食べると仙人になれる」と言われているほど薬効が高く、滋養強壮に欠かせない食材です。肺を潤す、腸を潤して便通をよくする、咳を止める、血を補う、皮膚を潤す、髪を美しくするなど、うれしい効果がたくさんあります。肌や髪が乾燥し、艶がない人に特におすすめです。

※痰湿が溜まっている時、お腹がゆるい時は控える。

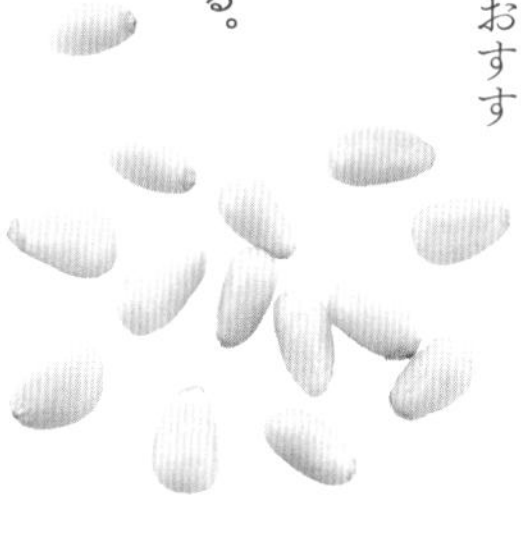

11/6

疲れて気分が落ち込んだら にんじんと卵のスープ

最近疲れやすくて、気分も落ち込みやすくてしんどい…。これは気血不足の状態。こんなときは、「元気を出すためにお肉！」ではなくて、胃腸に優しい食材で、じんわり補ってあげることがポイントです。ぴったりなのが「にんじんたっぷりトロトロ卵スープ」。卵は動物性なので気血を補う力がしっかりありつつ、胃腸に優しい優秀食材です。にんじんも胃腸を元気にしつつ気血を補えるので最高の組み合わせ。オイスターソースで補血効果がよりアップ。優しい卵と甘いにんじんが心と体にじんわり染み入ります。

にんじんたっぷりトロトロ卵スープ

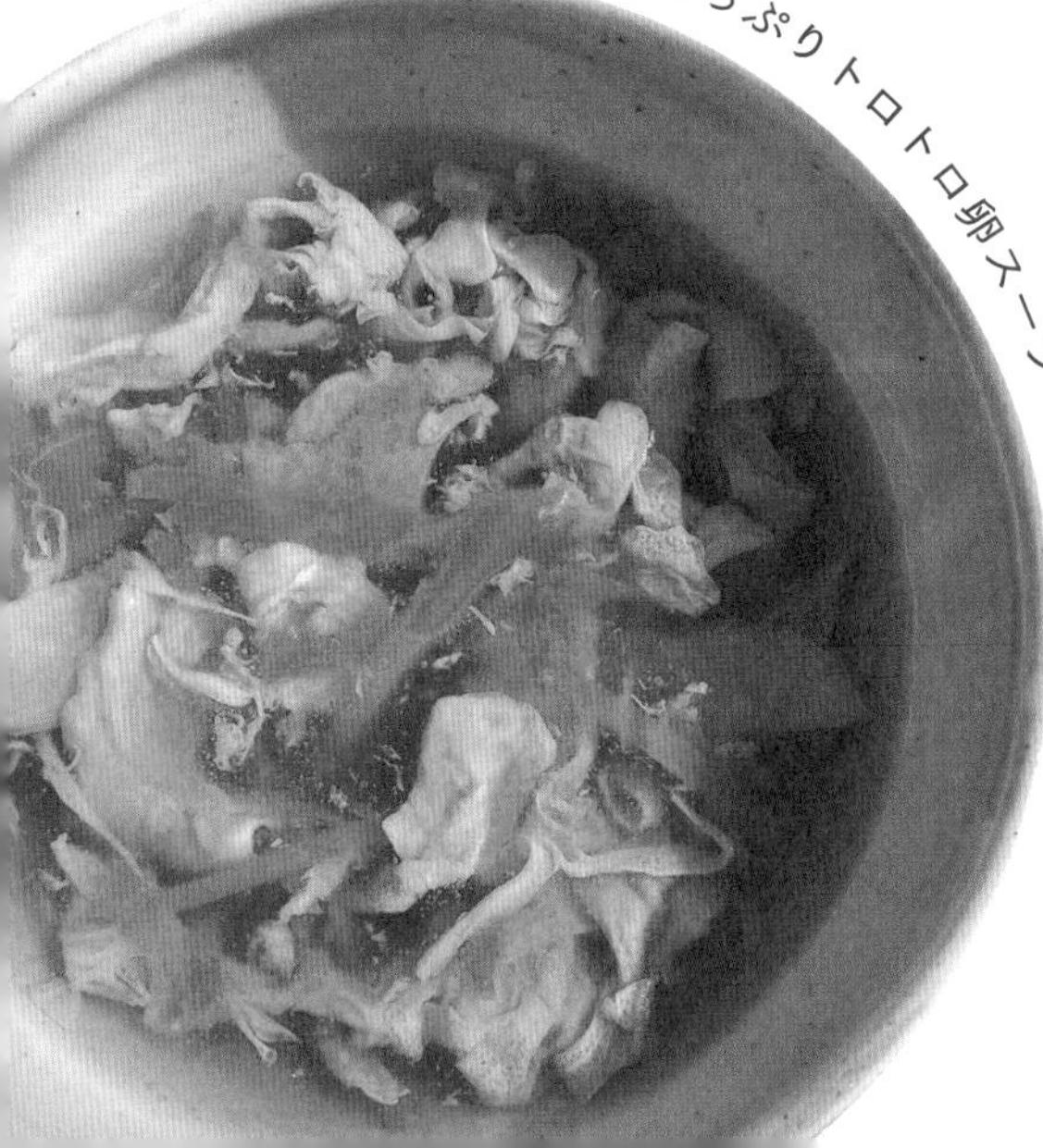

①鍋にお湯を沸かし、せん切りにしたにんじんを煮る。
②オイスターソースと鶏がらスープで味を調え、片栗粉で少しとろみをつける。
③溶き卵を箸を伝わせてゆっくり回し入れる。

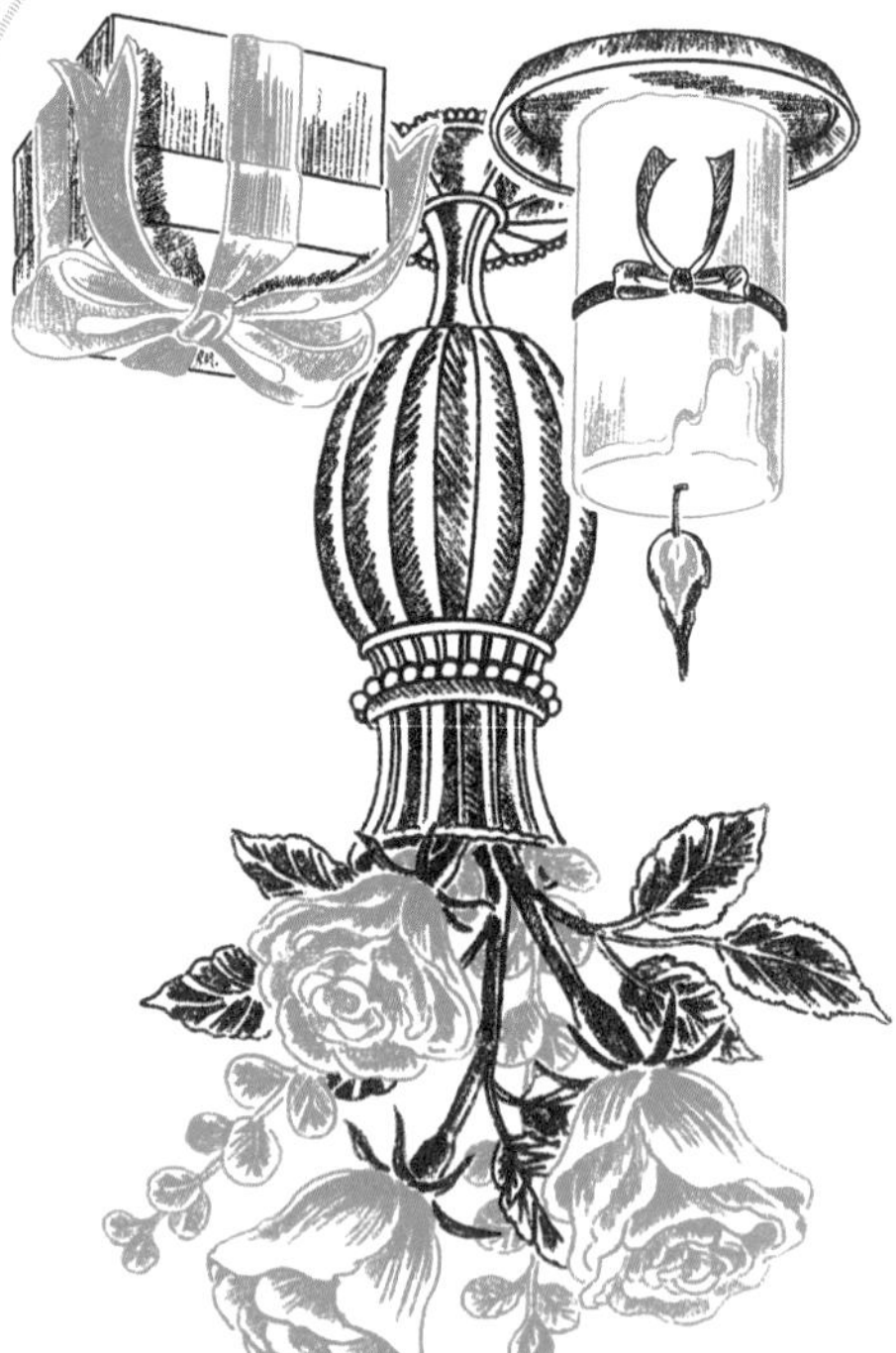

Chapter 4

冬

WINTER

冬の薬膳三ヶ条

陰の気が強まり、1年で最も寒くなる冬。生物が冬眠するように、人も春に備えてエネルギーを消耗せず蓄える時期です。寒さから血行不良になり、肩こりや生理痛などの不調が起きたり、乾燥がさらに進むことによる不調も起きがちに。冷えと乾燥対策が冬の大切な養生です。

1 冬の不調
腎《かん》が弱って恐の感情に

冬は五臓の「腎」と関係が深い季節。腎は寒さに弱く、寒さによって腎が弱ると、足腰の筋力低下や、頻尿などの尿トラブル、記憶力の低下など、老化による不調が生じやすくなります。冬は感情では「恐」と関係が深く、腎が弱ると、怖がりになって、ビクビクしやすくなります。

2 不調の場所
耳と髪

腎が弱ることで変調が現れやすい部分が「耳」。低音の耳鳴りがするようになったり、聞こえづらくなったりなど耳にトラブルが起きます。また、もうひとつが「髪」。腎が弱ると抜け毛や白髪、髪のやせ細りなど髪のトラブルが出現。冬に抜け毛が増える大きな原因は腎が弱るためです。

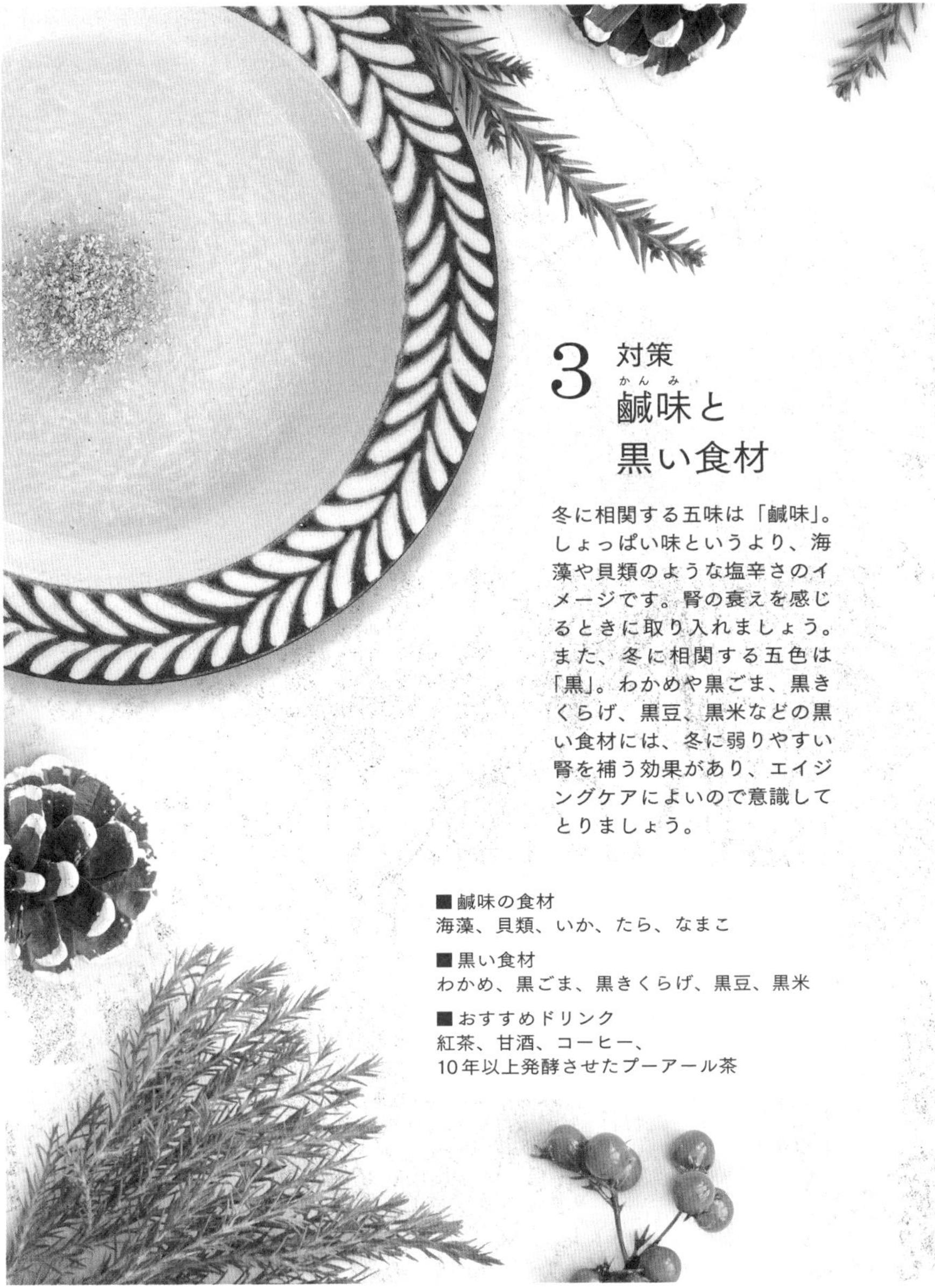

3 対策 鹹味《かんみ》と黒い食材

冬に相関する五味は「鹹味」。しょっぱい味というより、海藻や貝類のような塩辛さのイメージです。腎の衰えを感じるときに取り入れましょう。また、冬に相関する五色は「黒」。わかめや黒ごま、黒きくらげ、黒豆、黒米などの黒い食材には、冬に弱りやすい腎を補う効果があり、エイジングケアによいので意識してとりましょう。

■鹹味の食材
海藻、貝類、いか、たら、なまこ

■黒い食材
わかめ、黒ごま、黒きくらげ、黒豆、黒米

■おすすめドリンク
紅茶、甘酒、コーヒー、
10年以上発酵させたプーアール茶

11/7

立冬《りっとう》からは補腎食材

二十四節気の「立冬《りっとう》」。ここから立春《りっしゅん》までが暦の上での冬。薬膳的キーワードは「補腎」です。

冷え対策にはにら、えび、くるみ、シナモンなど。乾燥対策には山いも、牡蠣、ほたて、ごまなど。

ここでしっかりエイジングケアできているかどうかで、見た目と体内、両方を若々しく保てるかどうか、差が出ますよ。寝不足でも腎を消耗するので、老けの原因に。冬は「早寝遅起き」を心がけて、たっぷり寝るのが大事な養生です。

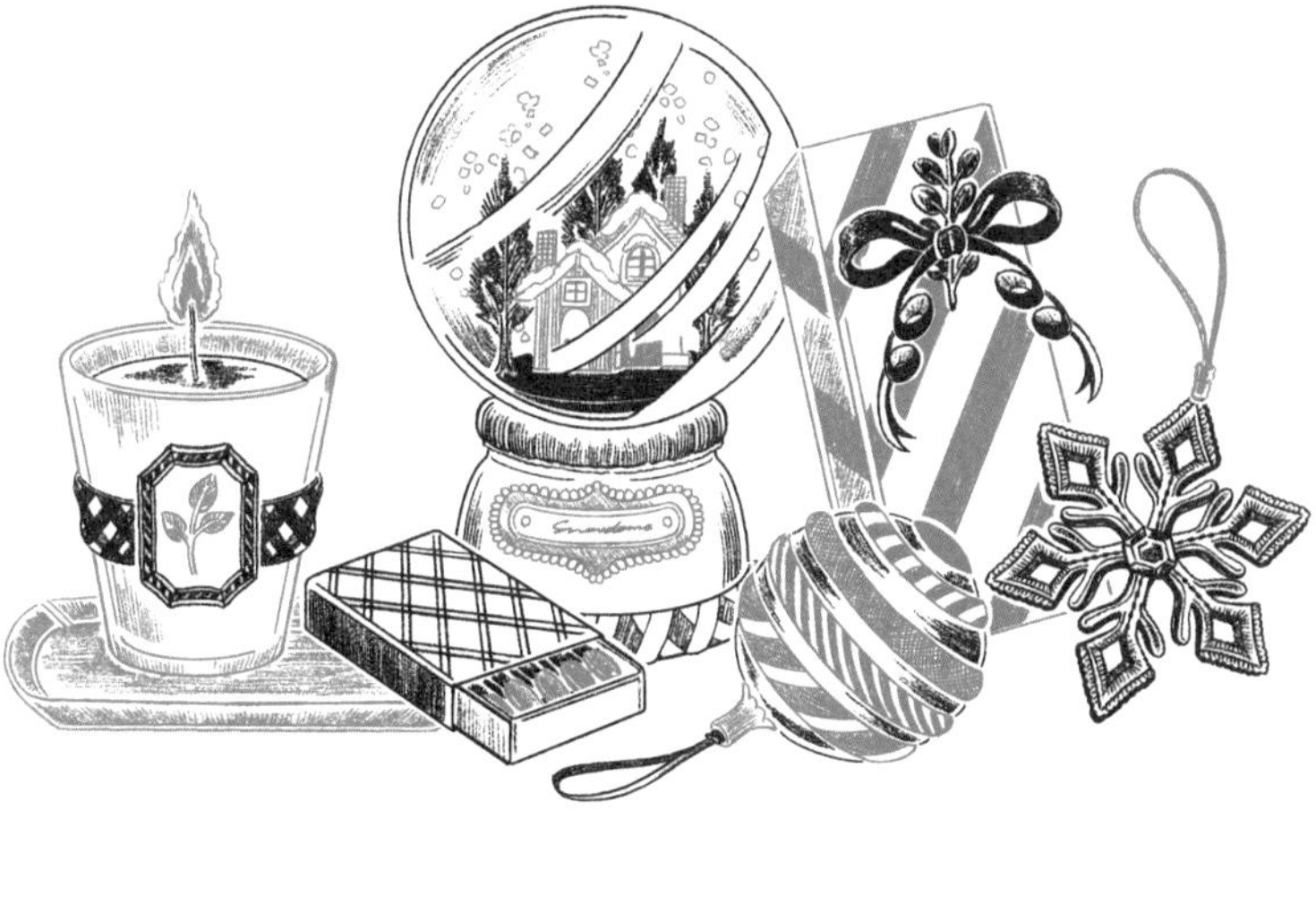

11/8

お腹が冷えたら にんじんとりんごの ホットジンジャースムージー

だんだんと寒さが増して、お腹の調子を壊していませんか。そんな方には「スリスリにんじんとりんごのホットジンジャースムージー」。にんじんもりんごも優しく胃腸を整える食材。しょうがは冷えてお腹の調子が悪いときや、吐き気があるときなどにぴったりで、はちみつの優しい甘さには痛みを緩和する力があります。じんわり優しいホットスムージーでお腹を整え、寒さを元気に乗り切ってくださいね。

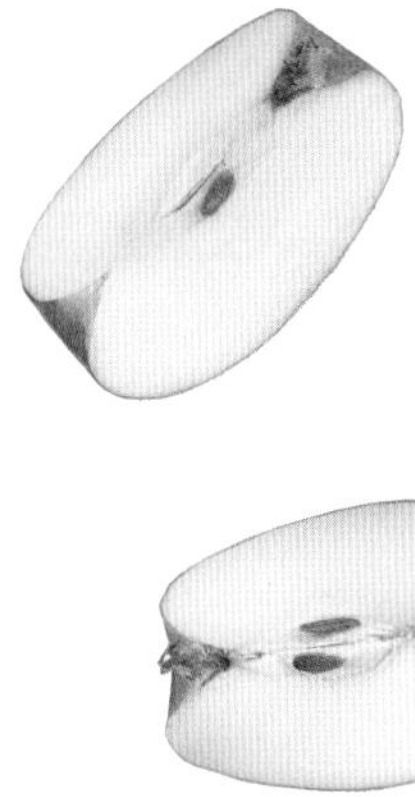

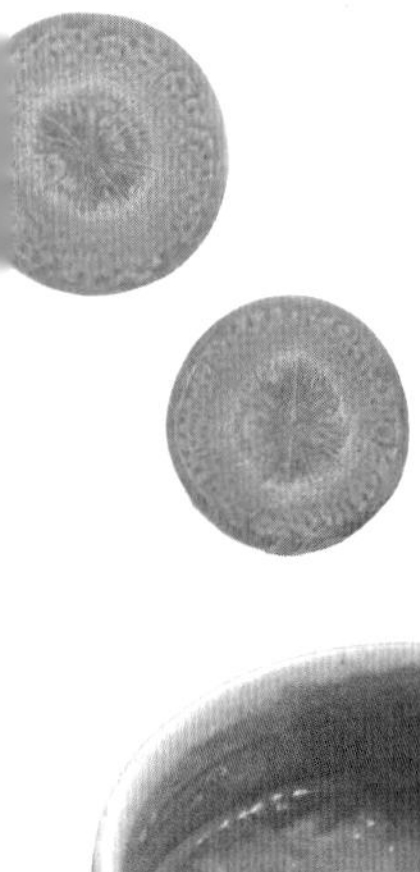

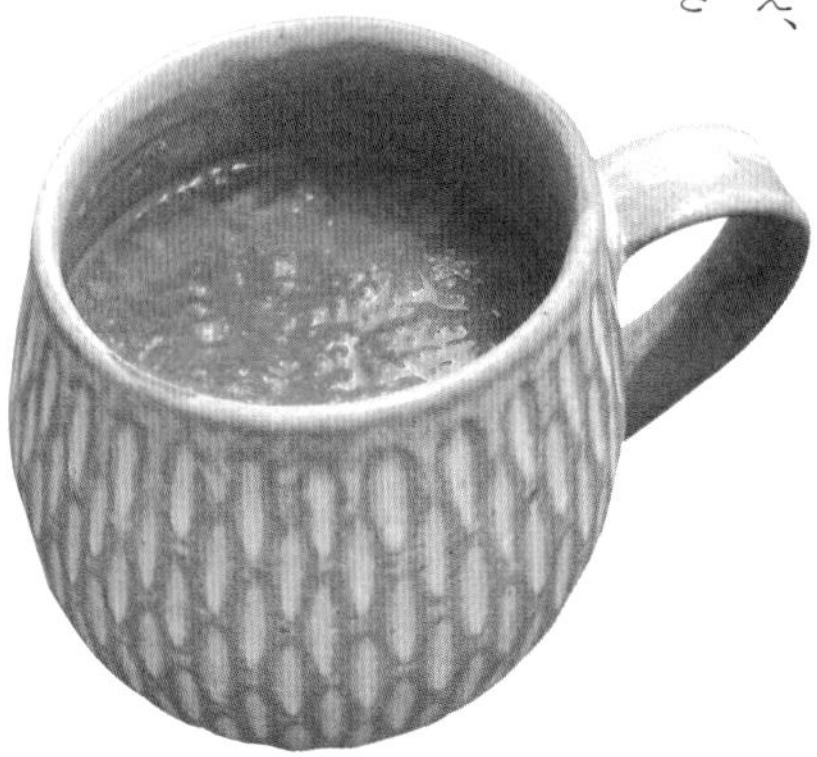

スリスリにんじんとりんごのホットジンジャースムージー

① りんごとにんじん各1/2個をすりおろして小鍋に入れる。あればレモン汁少々を混ぜる（変色止めのため）。
② 水分量に合わせてお好みで水を足し、火にかけて温まったらカップに移す。はちみつとおろししょうが各少々を加えたら完成。

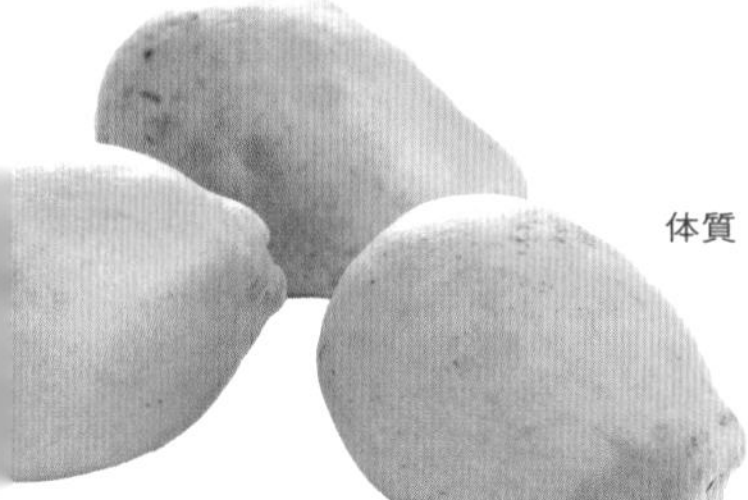

11/9 咳を止めたいときに かりん

体質 陰虚 痰湿　五性 平　五味 酸 渋

かりんは、のど飴にもなっているように、咳を止めたり、痰を排出する力が高い果物。古くから喘息や咳止めの生薬としても使われています。渇きを潤す、胃を整える、吐き気を止める、お酒を解毒するなどの効果もあります。香りはとってもよいのですが、生食すると毒性があるので生食は禁忌。果実酒やかりんシロップなどにして楽しみましょう。

11/10 頭を使う人に くるみ

体質 陰虚 陽虚　五性 温　五味 甘

ナッツ類には腸を潤す力があるので、便秘改善によく用いられます。種類ごとに効能が違い、くるみの代表的な効果が「健脳」です。薬膳ではくるみが脳の形に似ていることから、古くから健脳に用いていたそうです。現代の栄養学的にも、良質の油であるオメガ3系脂肪酸を多く含むことから、脳の機能がよくなる「ブレインフード」と呼ばれています。何千年も前からそれがわかっていたなんて、中医学はすごいですよね。ほかに、腎陽を補う、精液が漏れ出るのを止める、喘息を改善するなどの効果もあります。おやつ代わりなどにぜひ取り入れてみてくださいね。

※痰湿タイプ、お腹がゆるい時は控える。

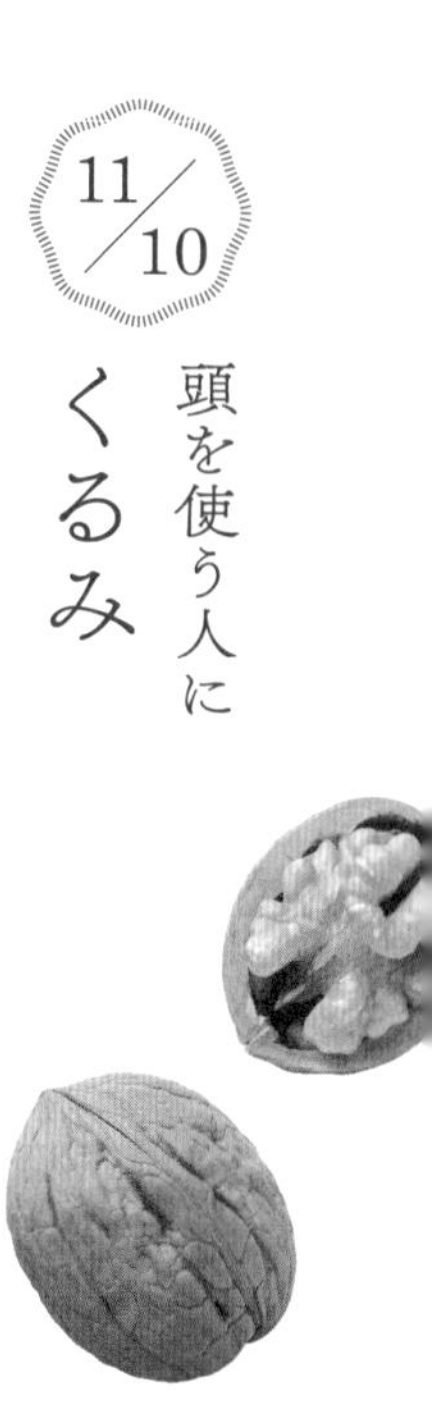

11/11

いか
女性の悩みの強い味方

体質 血虚 陰虚　五性 平　五味 鹹

いかには、血《けつ》と潤いを補い、生理を整える効果があり、女性の強い味方です。血不足による情緒不安定・肌や髪の乾燥対策や、潤い不足によるほてり、生理不順などに効果的です。タウリンも豊富なので疲労回復にもばっちり。煮物などで柔らかくして、よく噛んで食べましょう。ちなみに、いか墨には血流をよくする働きがあると言われています。「にんじん入りいか大根」は、にんじんの補血効果がプラスされて、生理のゆらぎにいいレシピです。

※胃腸が弱っている時は控える。

にんじん入りいか大根

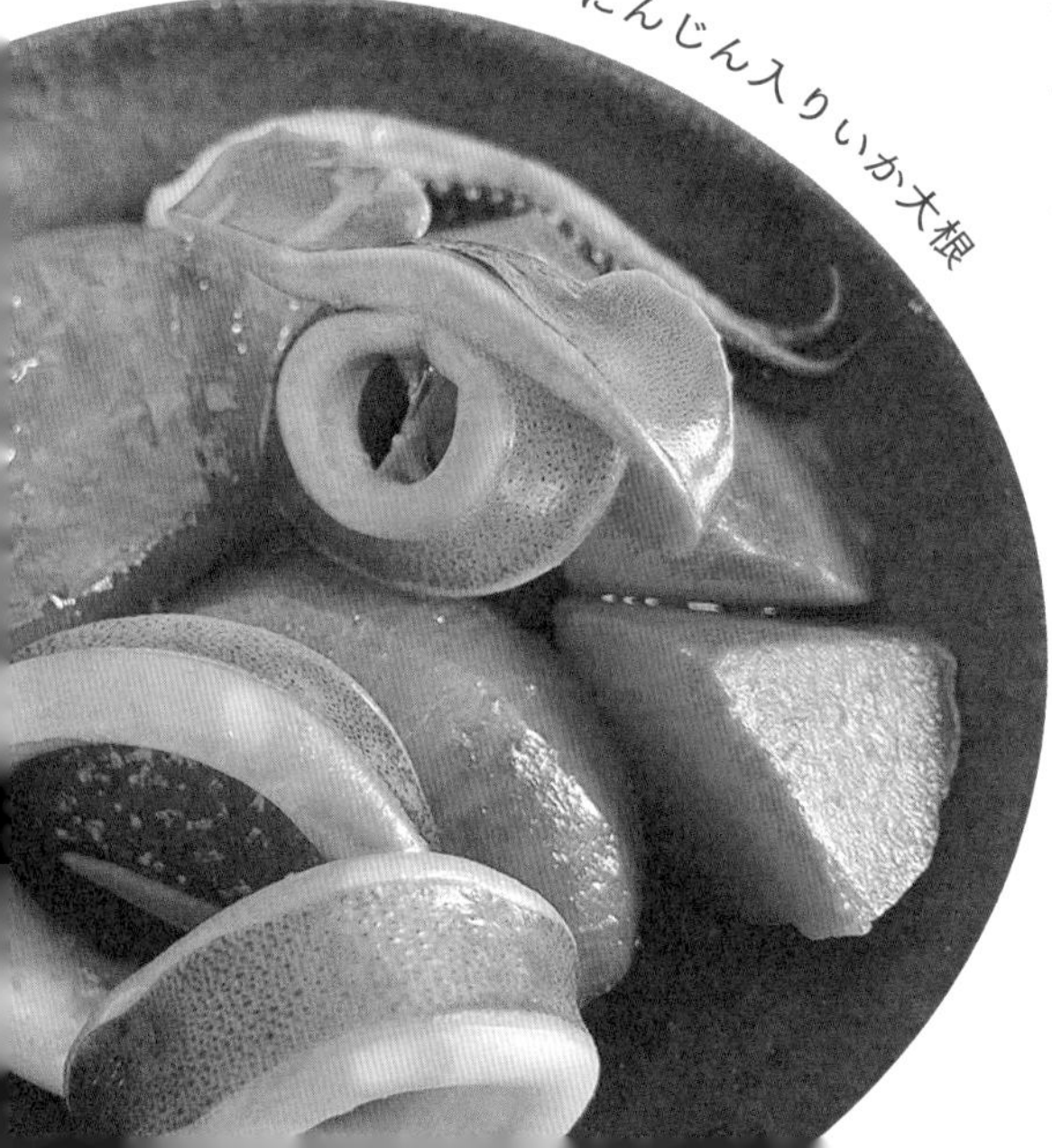

① 大根（1/2本）は半月切りにして下ゆでする。
② いか（2杯）のワタをとり、胴は輪切り、足は適当な長さに切る。
③ ①の鍋に醤油・酒・みりん（各大さじ2）スライスしょうが（適宜）、乱切りのにんじん、②を加える。
④ 3分程煮たら一旦いかを取り出してコトコト煮詰め、また戻して火を止めて冷ます。

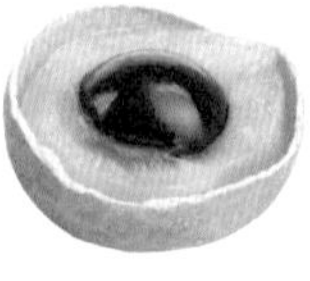

11/12

クヨクヨ不眠に
竜眼肉《りゅうがんにく》

体質 気虚 血虚　五性 温　五味 甘

竜眼肉《りゅうがんにく》は、タイや中国などでよく食べられている、ライチのような食感と甘みがあるジューシーな果実。日本でも最近は、スーパーなどで手に入るようになってきました。ドライの竜眼肉は紅茶に入れてふやかすとプルプルに戻り、とてもおいしいです。おもな効能は、胃腸を補う、気血を補う、心を養う、情緒安定、胃を整えるなど。動悸や、不眠、健忘、食欲不振などによいとされています。気持ちが落ち着かず、眠れないときに取り入れてみてください。

※お子さんや妊娠中の人は控えめに。むくみやすいなど、体に湿がたまっているときにも避ける。

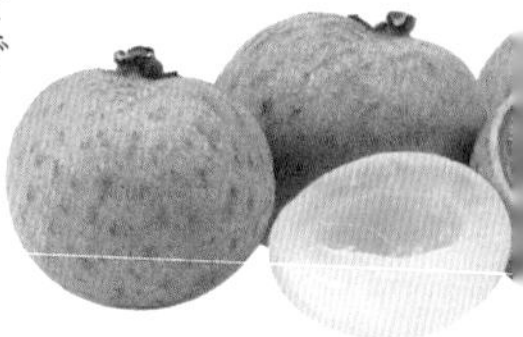

11/13

精神・目・脳・消化器に
しらす

体質 気虚 血虚 瘀血 陽虚　五性 温　五味 甘 鹹

しらすとは、いわし類や、うなぎ、あゆなどさまざまな魚の稚魚を指しますが、市販されているものはいわしの稚魚が一般的。つまり、効能としてはいわし（5月16日参照）と同じです。精神を落ち着かせる安神《あんじん》効果や、目の健康、脳の健康、血の巡り、消化器の健康によい、筋骨を丈夫にする、気血を補う、体を温めるなど多くの効能があります。カルシウムや鉄、亜鉛など、魚の栄養を丸ごととれるのもうれしい点。料理に混ぜたり、トッピングしたりと、好みでアレンジを楽しんで。

11/14

生理前の情緒不安定にしらすのスープ

生理前になると決まってイライラ。PMSのせいだとわかっていてもつらいですよね。そんな時は、日頃から気の巡りをよくしたり、補血すると情緒が安定しやすくなります。そのためのレシピが「マッシュルームとしらすのキャベツスープ」。しらすが気血を補い、マッシュルームが気を巡らせるよい組み合わせ。キャベツは、生理前に起こりがちなお腹の張りやガスだまりを改善してくれる食材。マッシュルームとしらすのだしがスープに溶け込み、よい香りが気を巡らせてイライラを緩和してくれます。

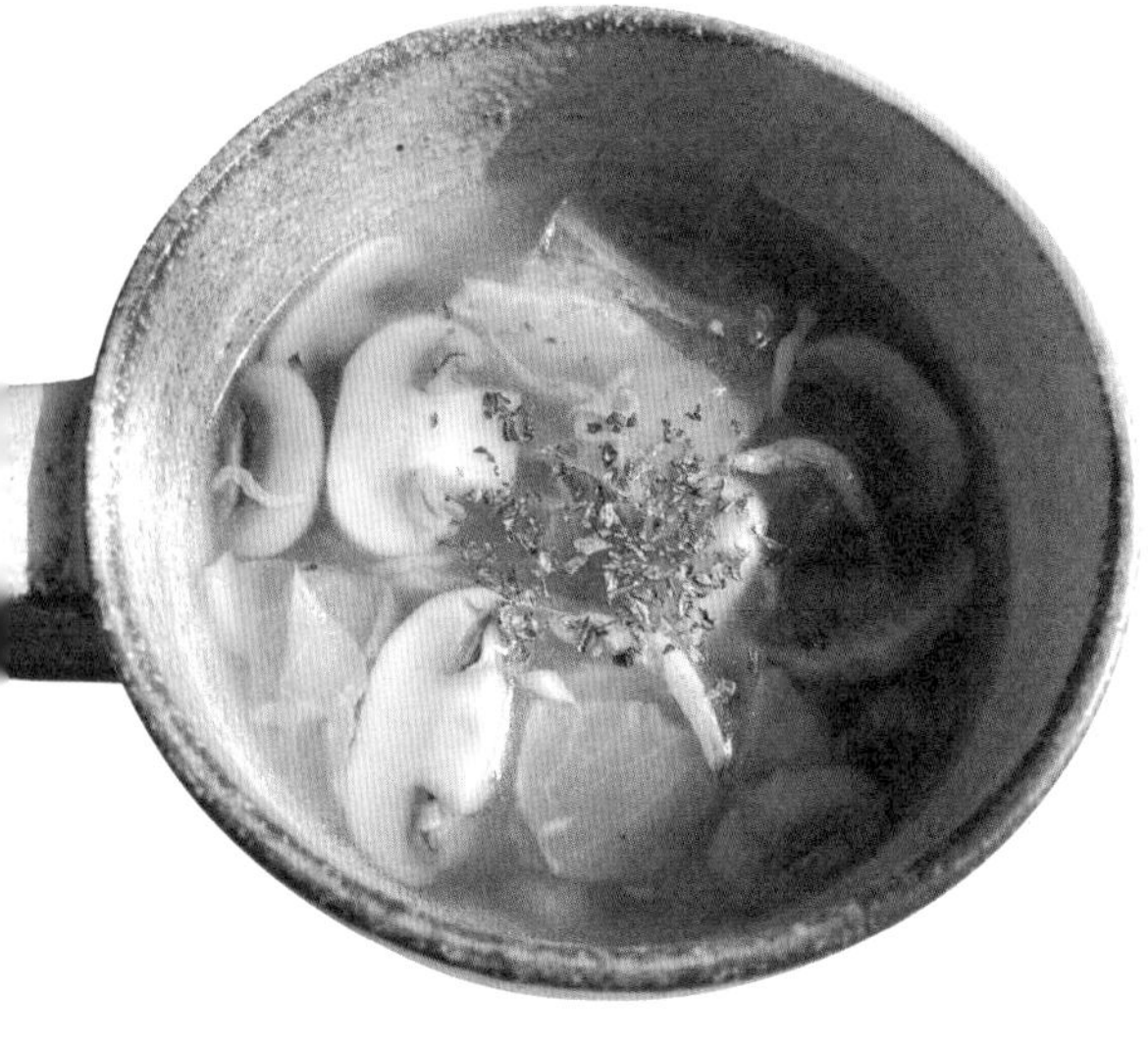

マッシュルームとしらすのキャベツスープ

① 鍋にオリーブオイルを熱し、みじん切りのにんにくを炒め、厚めにスライスしたマッシュルームを加えて炒める。
② マッシュルームがしんなりしてきたら、水とざく切りキャベツを加えて煮る。
③ しらすを加え、コンソメで味を調えたら完成。あればドライバジルを散らす。

11/15

寒くて落ち込んだら
紅茶

体質 陽虚　五性 温　五味 甘 苦

寒くなると気持ちも落ち込みやすくなりますが、そんなときによい飲み物が紅茶です。紅茶は体を温め、情緒を安定させる効果があります。体が冷えて訳もなく気持ちが落ち込みがちなら、紅茶でほっこりポカポカ温まってくださいね。紅茶には、渇きを止める作用や、利尿作用もあります。しょうがやりんごなど、目的に合わせてほかの食材を入れて、自由にアレンジが楽しめるのも紅茶の魅力。本書でもたくさん紹介しています。

※陰虚でほてりのある時などは控える。

11/16

気血を巡らす
玫瑰花《まいかいか》

体質 気滞 瘀血　五性 温　五味 微苦

玫瑰花《まいかいか》は、バラ科のハマナスの蕾を乾燥させた生薬です。鮮やかなピンク色と華やかな香りが特徴で、特に女性に人気。気血の巡りをよくしたり、月経痛、痔の出血、鬱などの改善によいとされています。ちなみに、ハーブティーに使われるローズは涼性なので体を冷やしますが、玫瑰花はそれとは別もの。温性なので体を温めます。気分が上がらないときに、紅茶などのお茶に加えてみてください。見た目も可愛いので、ガラス瓶に入れて部屋に飾りながら保存するのもおすすめですよ。

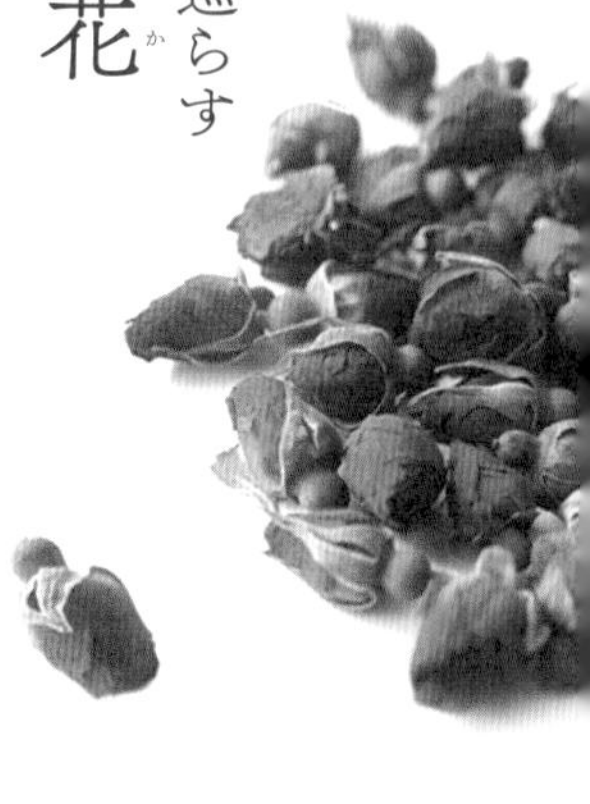

11/17

便秘・空咳・胃腸の健康に
れんこん

（生）体質 陰虚 陽盛　五性 寒　五味 甘
（加熱）体質 気虚　五性 平　五味 甘

薬膳では、れんこんのような白い食材には潤いを補う効果があるとされます。そのため空咳や皮膚の乾燥、コロコロ便タイプの便秘などの改善に効果的。ただし、れんこんは生の状態、加熱した状態で効能が変わるのが特徴。目的に合わせて選び方も変えましょう。

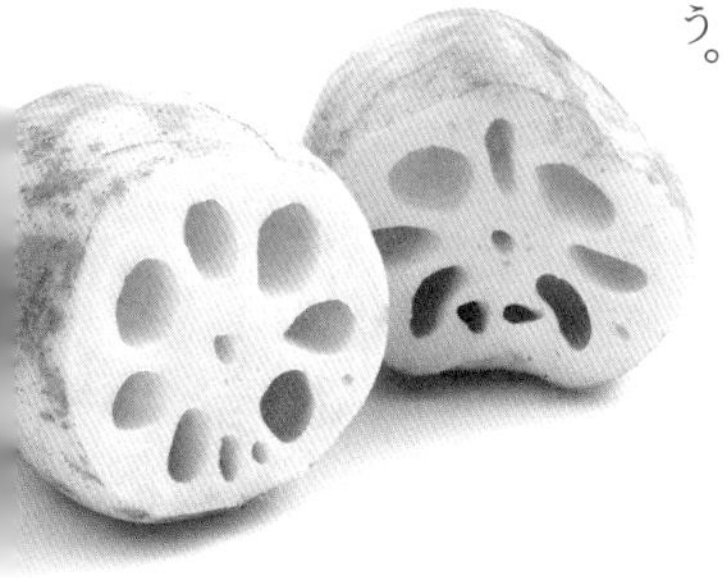

生での効果
潤いを生み出す、渇きを止める、熱を冷ますなどの効果。

加熱後の効果
胃腸を健康にする、五臓を補うなどの効果。お腹が冷えやすい人は、加熱してとるのがおすすめ。

補気が目的
大きいものを選んで火を通してホクホクと。

潤い補給が目的
小さいものを選んで生食でシャキシャキと。

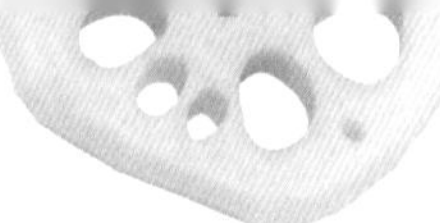

11/18

胃がシクシク痛むときは「トロトロれんこんスープ」

胃がシクシクと痛んで、食事をとるのもつらい…。そんなときは、「トロトロれんこんスープ」にしましょう。トロトロの優しいれんこんが、胃粘膜の修復を助けてくれます。分量はお好みでOK。超簡単に作れるから、疲れているときにもおすすめの一杯です。

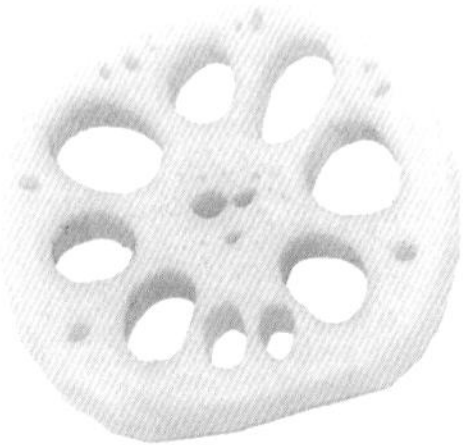

トロトロ れんこんスープ

①れんこんをすりおろす。
②①を鍋に入れ、水を加える。
③火にかけてトロトロになったら、鶏がらスープを加えて味を調える。

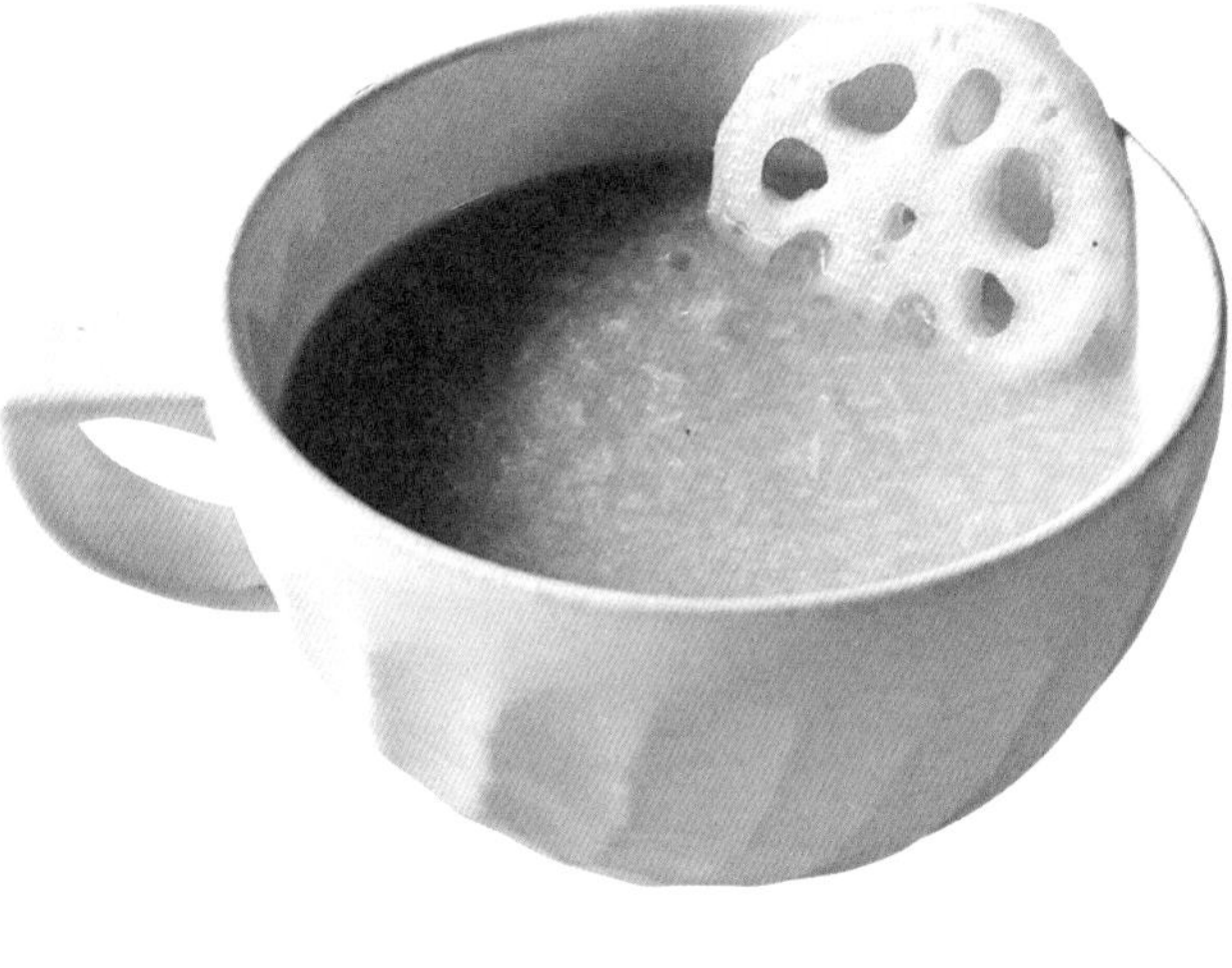

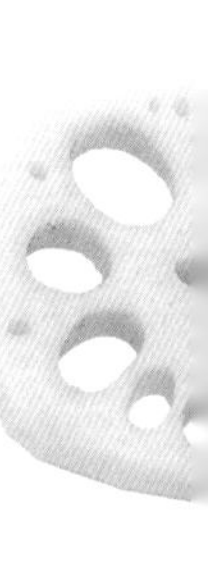

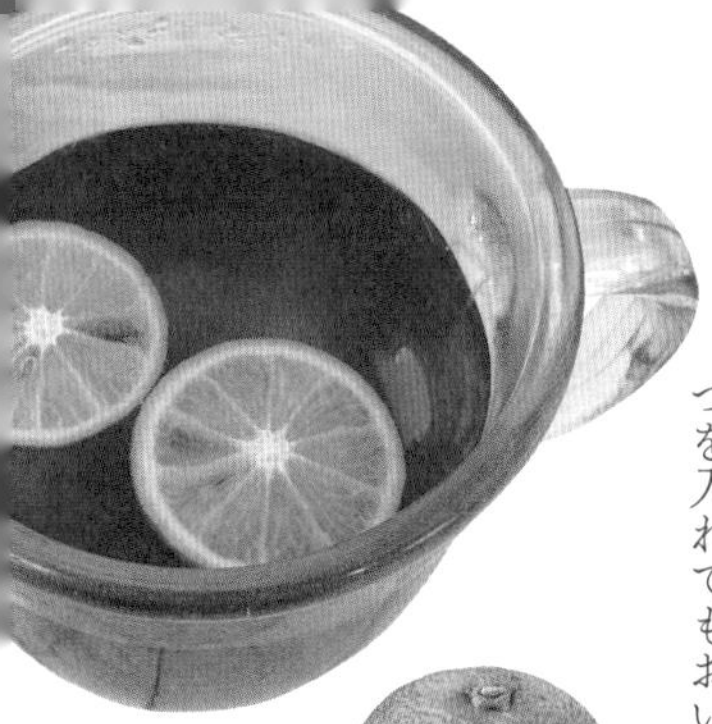

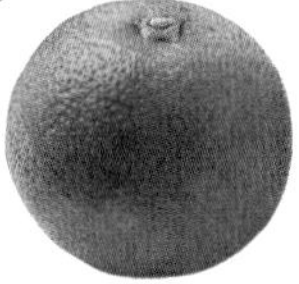

11/19 冬の心身を癒す すだちティー

寒さが増すと外に出て発散する機会が減るせいもあって、落ち込みやすくなったり、イライラしやすくなったり。こんなときは旬のすだちを使った「すだちティー」でひと息つきましょう。すだちのよい香りで気が巡ってスッキリ。紅茶の安神効果で気持ちが落ち着きます。乾燥が気になるときは、少しはちみつを入れてもおいしいですよ。

すだちティー

① ティーカップに紅茶を淹れる。
② スライスしたすだちを2〜3枚浮かべる。紅茶の種類はお好みで。

11/20 温め食材の代表選手 えび

寒さで寝起きがつらい方に！

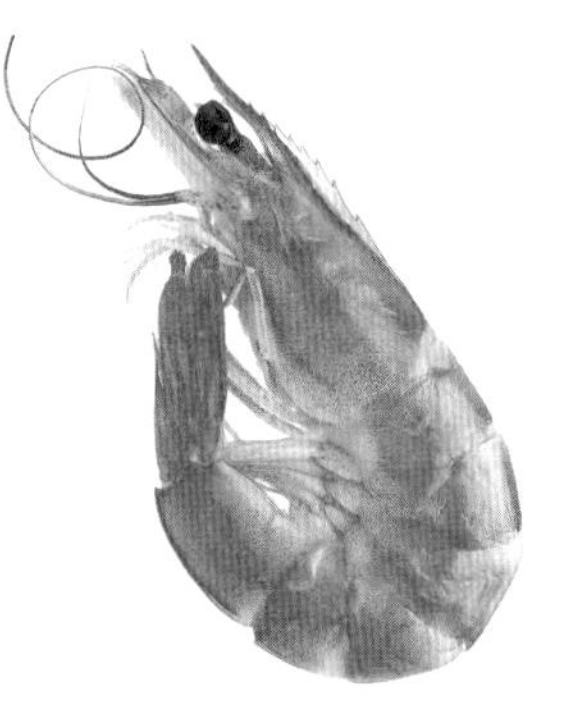

体質 **気虚** **陽虚**　五性 **温**　五味 **甘** **鹹**

えびは、薬膳で温め食材の代表選手。冷えが強い人は、えびを食べてくださいね。腎を補う効果もあるので、エイジングケアにもいいですし、元気を補う効果もあります。朝、寒くて起きられない方にもぴったり。ちなみに同じ海の食材でも、かには寒性で体を冷やすので、寒い時期はえびを選びましょう。（桜えびは12月3日参照）

11/21

体が芯から冷えた日は「えびにら酸辣《さんらー》スープ」

急激に気温が下がって体が芯から冷えた…。こんな日の夕食は「えびにら酸辣《さんらー》スープ」に。材料のえびもにらもしょうがも、体を温める食材です。にらやえびは奥深くからじんわり温めて、体を温める力を根本から補うイメージ。しょうがは、汗をかかせて体表にまとわりついてる寒い邪気を追い払うイメージ。さらに調味料のお酢と辣油《らーゆ》にも温め効果が。つまり最強の温めスープなのです。

しょうがの風味とお酢の爽やかな酸味、えびのプリプリ感、にらのシャキシャキ感が混ざり合ってとてもおいしく、食べているそばからポカポカになりますよ。

※のぼせやほてりがある人は控えてください。

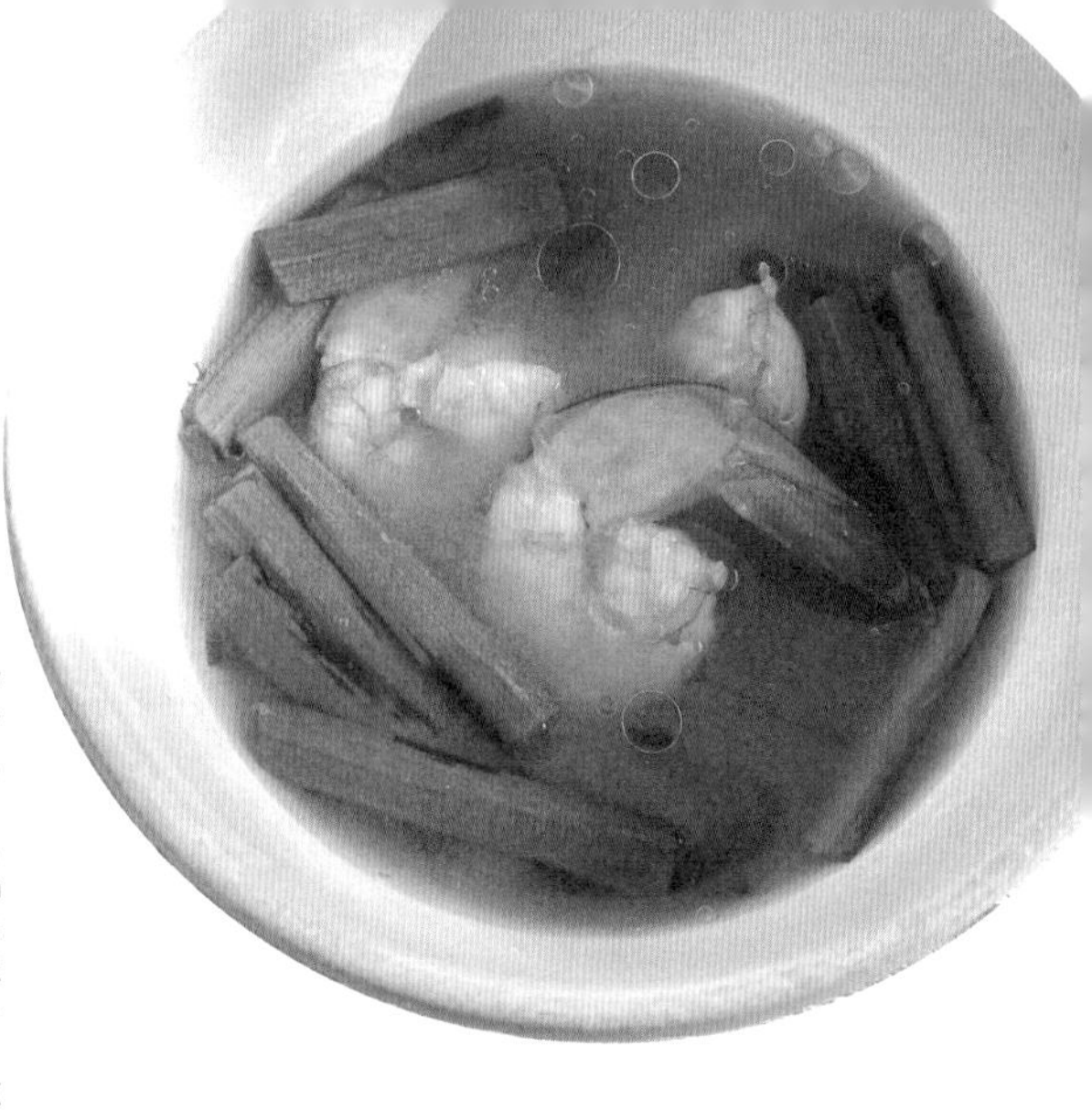

最強のポカポカ
温めスープ

えびにら酸辣スープ

① 鍋にお湯を沸かし、おろししょうがと殻をむいて背わたを取ったえびを入れて煮る。
② お酢、鶏がらスープ、醤油で味を調え、4cm幅程度にざく切りしたにらを加え、ひと煮立ちさせる。ナンプラーがあれば入れてもOK。
③ 器に盛り、お好みで辣油を垂らす。

11/22

小雪《しょうせつ》からは「守り」を意識

二十四節気の「小雪《しょうせつ》」の頃。徐々に寒さが増し、木枯らしが吹く季節。冷え対策として、まずは温めるより「冷やさない」ことが大事になってきます。冷たい飲食を控えるのはもちろん、体を冷やす食べ物（生物や果物など）の過食に気をつけたり、足首を冷やさないようにすると、冷えは改善しやすくなります。

冬は「守る季節」。頑張りすぎず体を守って過ごしてくださいね。

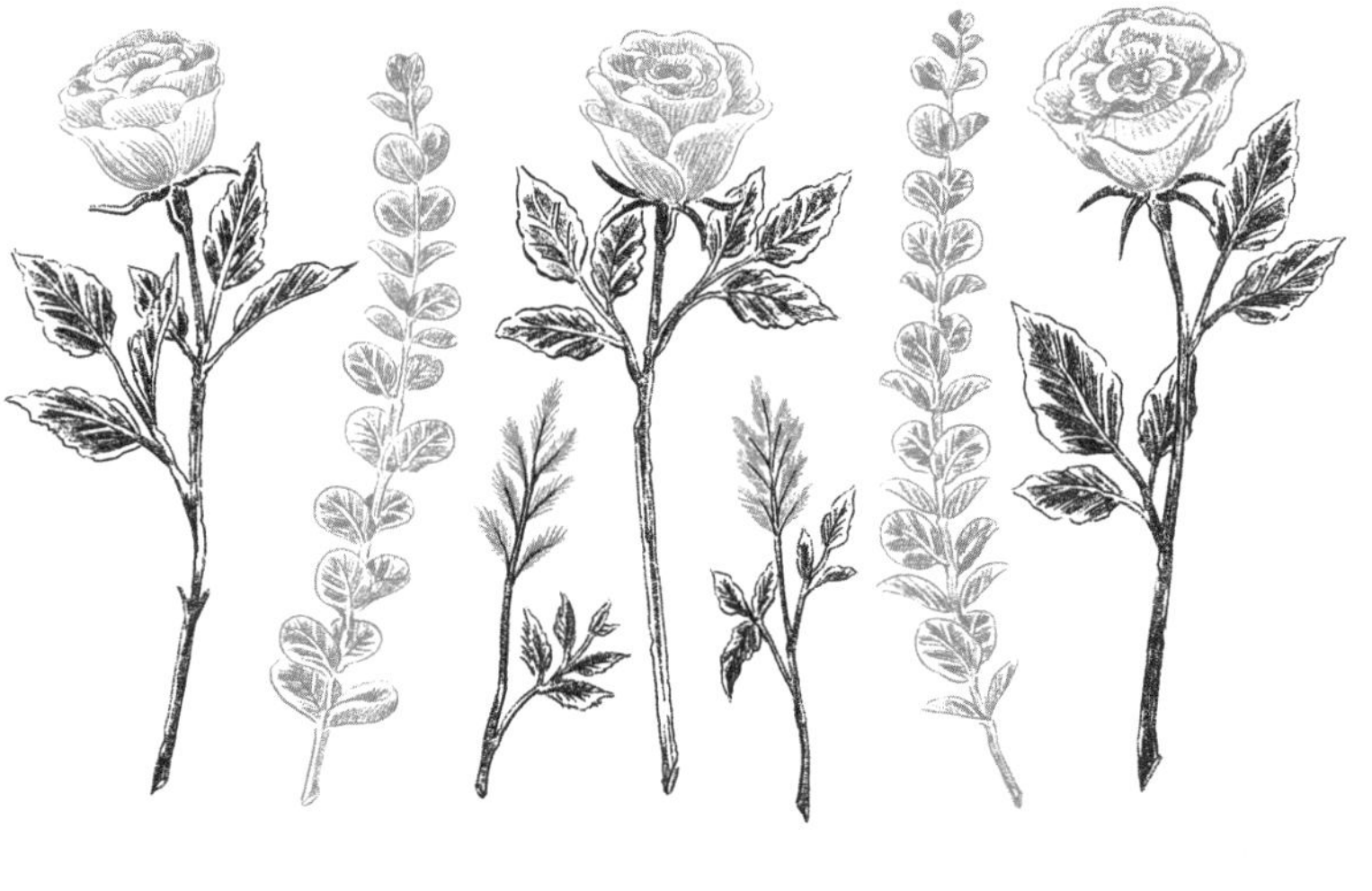

11/23

心身を潤す鎮静スープ

「最近、なんだか胸がザワザワして落ち着かず、肌やのどは乾燥するし、ほてりやのぼせも出やすい」。乾燥するこの季節は、そんなご相談が増えます。こんなときにいいのは、潤して鎮静する食材をとること。おすすめレシピは「ほたてとちんげん菜のトロトロスープ」です。ほたてとちんげん菜は体を潤し、情緒を安定させるよい組み合わせ。お肌も潤い、お腹の調子も整えてくれます。気持ちを優しくなだめてくれる、癒しのスープです。

ほたてとちんげん菜のトロトロスープ

① 鍋に湯を沸かし、ほたて（缶詰でもOK）を入れる。

② ちんげん菜を加え、火が通ったら鶏がらスープで味付けし、片栗粉でとろみを付ける。器に盛り、ごま油を垂らす。

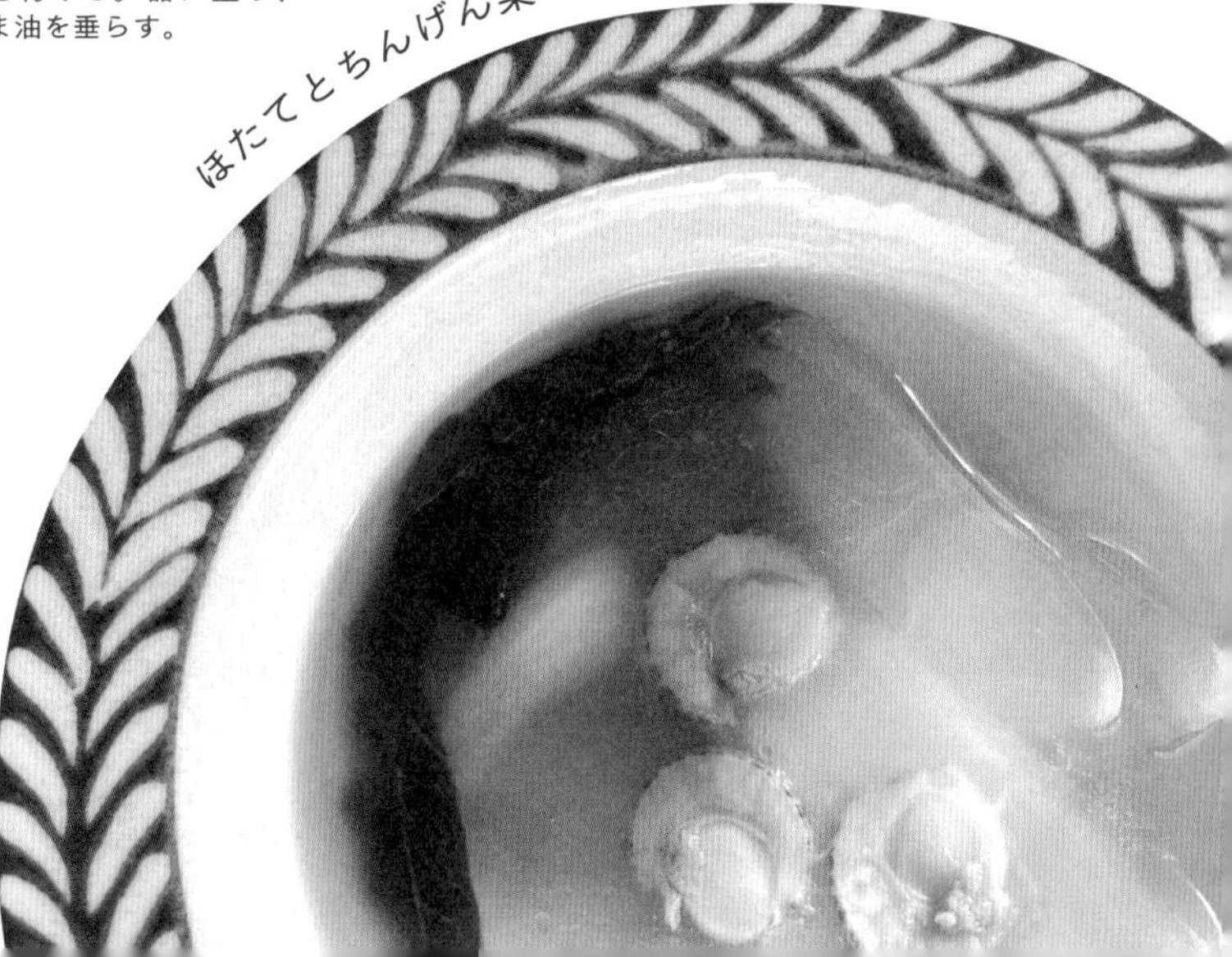

11/24

心を安らげる
小麦

体質 陰虚 陽盛　五性 涼　五味 甘

グルテンフリーが流行っていますが、小麦粉はそこまで悪者ではありません。精製していない小麦粉には心を安らげる効果があるので、全粒粉のパンは特におすすめ。全粒粉には抗ストレス作用のあるGABAが多く含まれるので、栄養学的にも心を安らげるのに効果的。そのほか、エイジングケアによい補腎効果や、渇きを止める効果、熱を冷ます効果などもあります。体を少し冷やすので、冷える人はとりすぎに注意してくださいね。

※消化不良、痰湿タイプは控える。

11/25

五臓を補う・老化対策に
ブロッコリー

体質 気虚　五性 平　五味 甘

寒さによって腎が弱ると、老化が進んでしまうから要注意。冬場は特に、腎を補う食材をとりましょう。おすすめは、今が旬のブロッコリー。腎をしっかり補ってエイジングケアをしてくれます。ほかに、胃腸を健康にする効果や、強壮作用、五臓を補う効果などもあります。ブロッコリーの力を借りて冬老けを防ぎましょう。

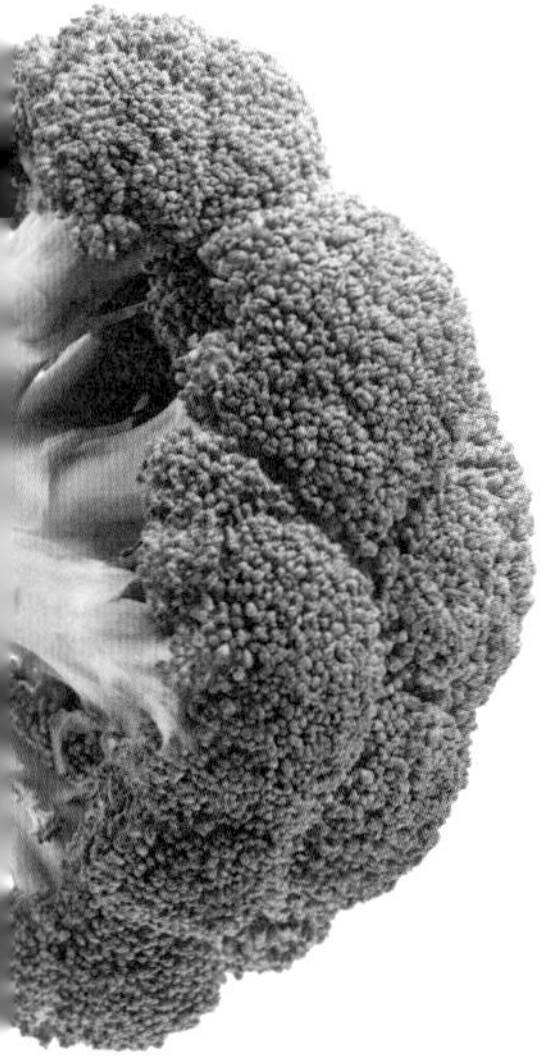

11/26

冬のエイジング対策に えびとブロッコリーのスープ

寒さによる腎の弱りが原因の老化対策によいレシピが「えびとブロッコリーのガーリックスープ」。えびは体を奥深くからじんわりと温めます。材料のにんにくやこしょうにも温め効果があります。そして、えびもブロッコリーもベーコンも補腎食材。トリプルで補腎して、しっかりエイジングケアができます。

にんにくとえびって、なぜこんなに合うんでしょうね。えびの下処理が面倒な人はむきえびを使ってもいいですし、桜えびでもおいしくできますよ。

えびとブロッコリーのガーリックスープ

桜えびでもOK！

① 鍋にオリーブオイルを熱し、みじん切りのにんにくを炒め、香りが立ったらベーコンを炒める。
② 殻と背わたを取り除いたえびを加え、軽く炒めたら、水を加えて少し煮る。
③ 食べやすい大きさに切ったブロッコリーを加え、コンソメで味を調える。

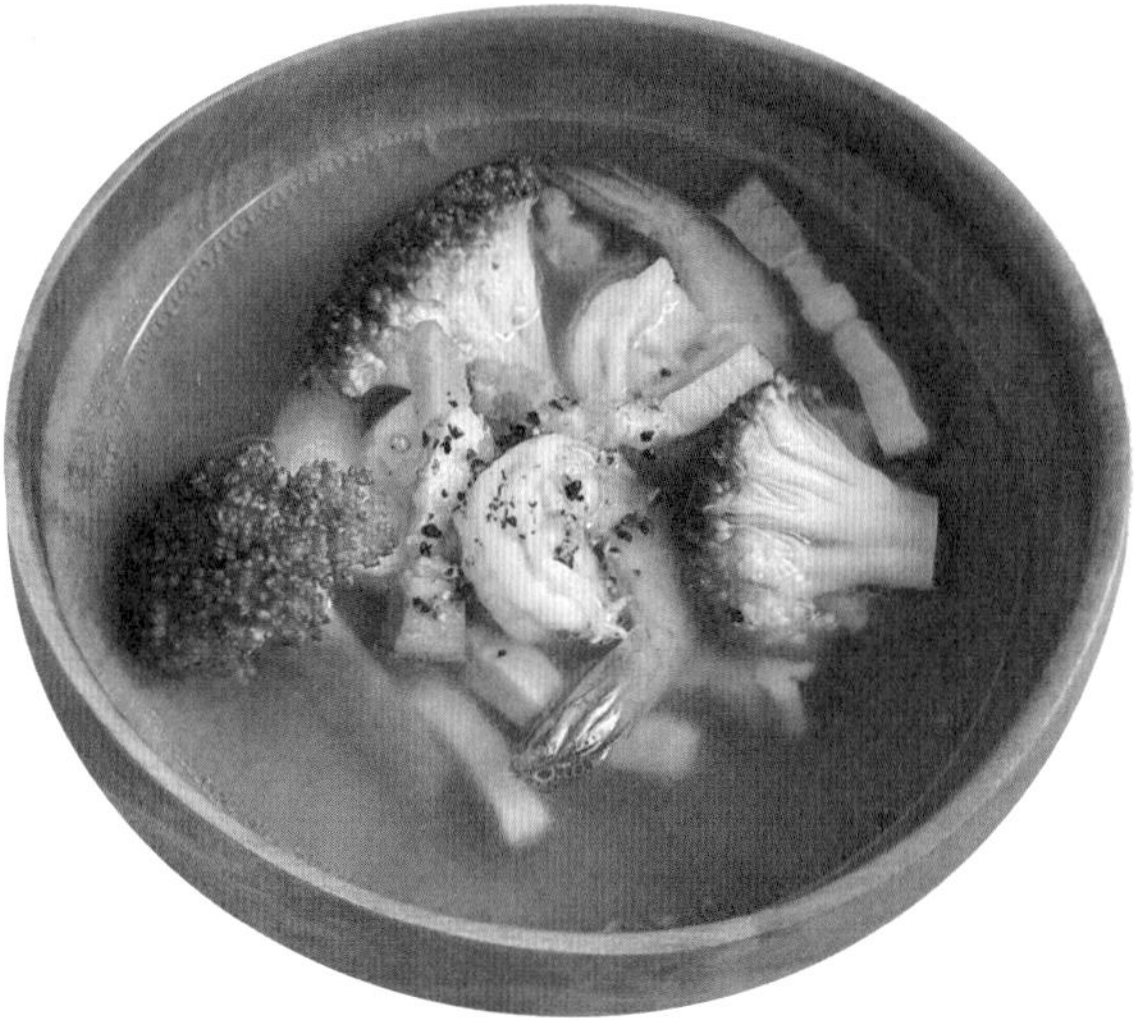

11/27

あざができやすい？

ぶつけた記憶もないのによくあざができている。重たい荷物を持った時など腕に内出血ができてしまう。ひどいと腕を掴まれただけであざになってしまう。

これは胃腸が弱っているサインです。「脾《ひ》不《ふ》統血《とうけつ》」といって、胃腸の働きが弱ると血が漏れ出やすくなり、結果的にあざができやすくなります。

このタイプの人は不正出血や鼻血、歯茎の出血なども起こりやすいので、胃腸を労わる養生を心がけてくださいね。

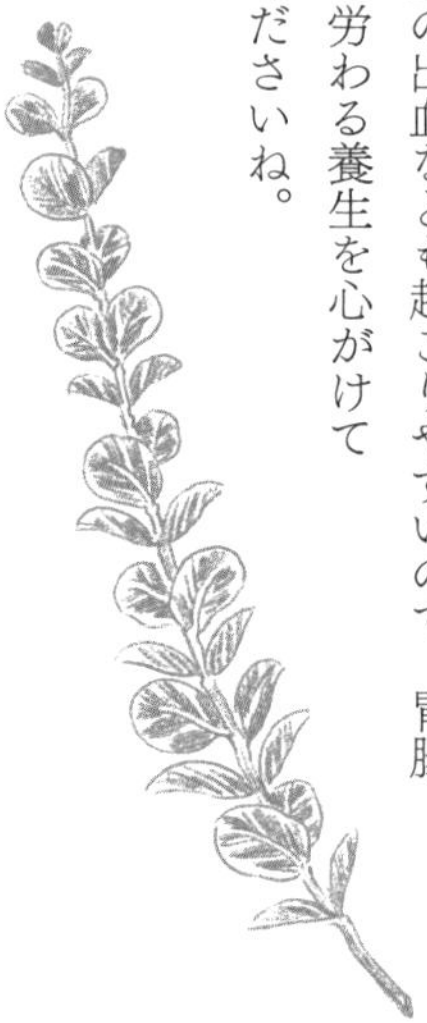

11/28

目から分かるアレコレ

- 瞼《まぶた》がピクピク…ストレス、血《けつ》の不足
- 瞼のむくみ…肺や胃腸の弱り
- 瞼のくぼみ…腎の弱り
- 瞼が垂れ下がってくる…胃腸の弱り
- 目の輝きが弱い…精神疲労
- 目尻がつり上がる…ストレス
- 涙袋がぷっくり…胃腸の弱り
- クマができる…血の滞り、腎の弱り
- ドライアイ…血の不足
- 目やに…痰湿
- 充血…熱がこもっている

11/29

目の酷使疲れに にんじんとツナのスープ

年末が近づき、パソコン作業がてんこ盛りで、目を使い過ぎて、かすんだり、乾いたり…。特に生理中は目を使いすぎないほうがいいのですが、仕事だとそうも言っていられないですよね。こんなときによいのが「ひらひらにんじんとツナのスープ」。人間の体は首が急に細くなっているのでそこで血《けつ》が滞りやすく、目までしっかり巡らないと疲れ目やドライアイの原因に。このスープは、目を健康にし、血を補う効果があるにんじんと、気血を補うツナの組み合わせ。スープで体が温まることで補った血の巡りが促進。にんじんの甘みとツナのだしが効いた、とっても癒される味です。冷えが強い人はすりおろししょうがを少し入れると、さらに体が温まります。

① 鍋に湯を沸かす。
② ピーラーで薄くスライスしたにんじんとツナ缶を加え、弱火で煮たら、コンソメで味を調える。

ひらひらにんじんとツナのスープ

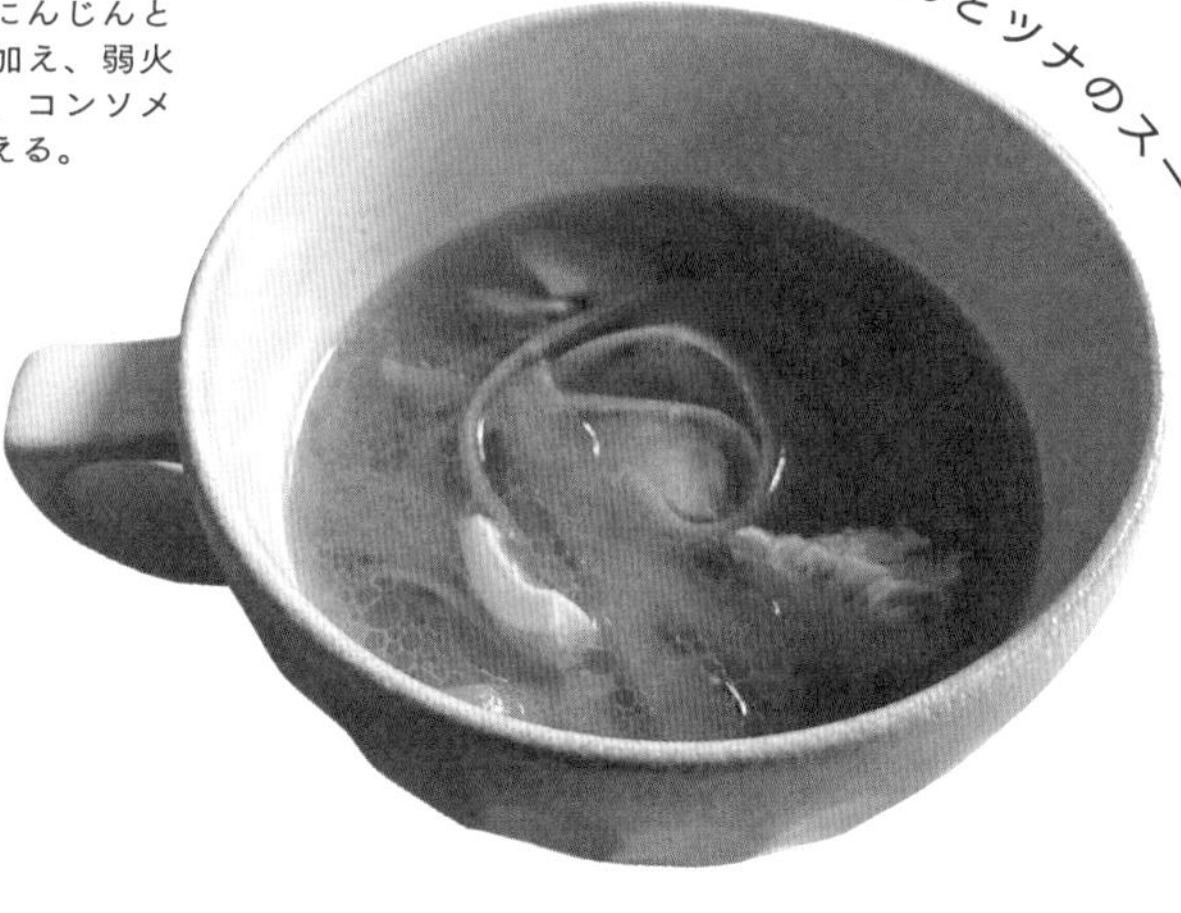

洋梨とキウイのシュワシュワモヒート

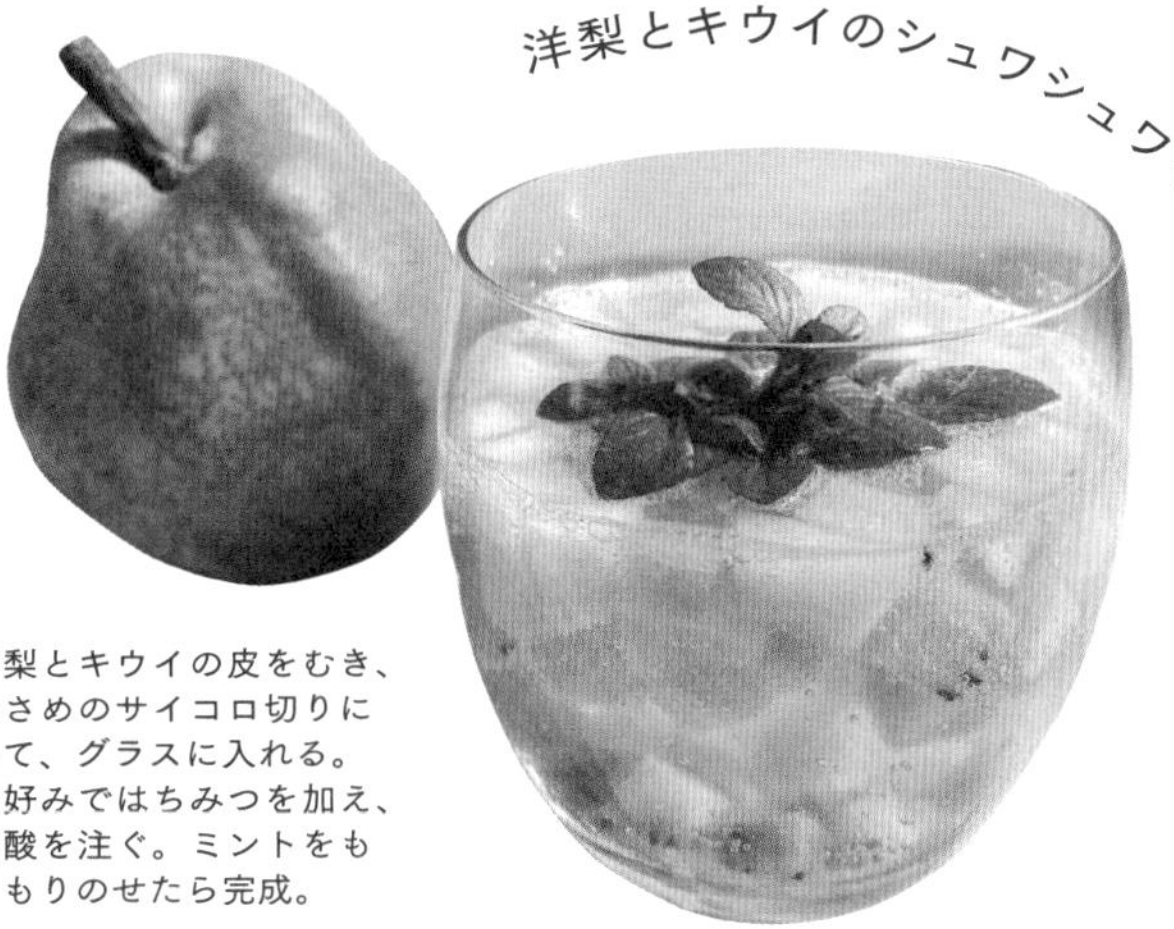

① 洋梨とキウイの皮をむき、小さめのサイコロ切りにして、グラスに入れる。
② お好みではちみつを加え、炭酸を注ぐ。ミントをもりもりのせたら完成。

11/30

のどのイガイガに洋梨とキウイのモヒート

空気が乾燥して、のどのイガイガに悩む時期。放っておくと風邪に進行してしまうことも。こんなとき、あわててしょうががやねぎがたっぷりのスープなどを飲みがちですが、炎症があると悪化させてしまうのでNGです。寒い時期でも、熱を冷まして炎症を取り除くものをとるのが正解。おすすめは「洋梨とキウイのシュワシュワモヒート」。体熱を冷まし、潤いを生み出す洋梨とキウイに、体を潤して咳を止めるはちみつ、のどの炎症を取るミントをプラス。甘酸っぱい味にも潤いを生み出す効果があります。のどを潤しつつ炎症を取り除いてくれる優しいドリンク。お腹を冷やさないよう、フルーツも炭酸も常温でとって、飲みすぎに注意しましょう。

12/1 足先の冷えに八《はっ》風《ぷう》のツボ

とにかく足先が冷えて辛い時は、温める食材や巡らせる食材をとるのとともに、八《はっ》風《ぷう》のツボ押しも合わせて行うと効果的。水かき部分を指でつまむように押すと、足先まで気血が巡って、ポカポカしてきますよ。

冷えていると痛く感じるかもしれないので、優しく揉みほぐしてくださいね。

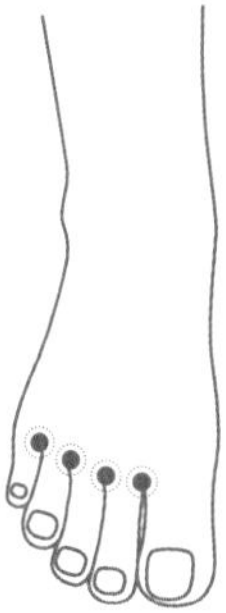

八風

足の親指から小指までそれぞれの指の股の付け根部分にあるツボ。

12/2 薬膳的冬の野菜の選び方

- 便秘に白菜
- 冷えにはかぶ
- イライラに春菊
- 胸苦しさに小松菜
- 止まらない咳に大根
- 乾燥から咳にれんこん
- クラクラ貧血にほうれん草
- エイジングケアにブロッコリー

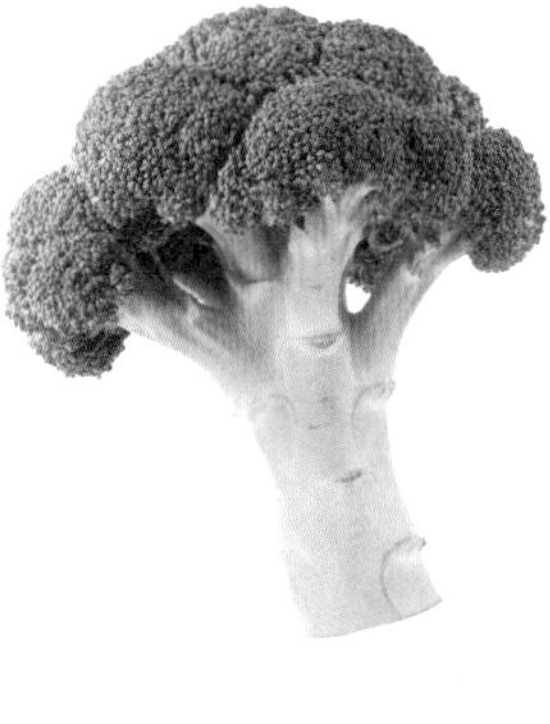

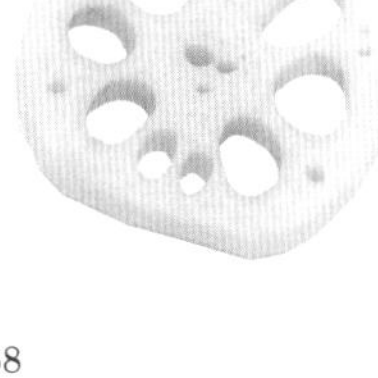

12/3

小さいけれどパワー絶大！
桜えび

体質 気虚 陽虚　五性 温　五味 甘 鹹

桜えびの効能は、えび（11月20日）と同じく、体を温める、補腎、補気、風邪を取り除くなどです。ただし、薬膳では小さい食べ物のほうがパワーが凝縮されている分、効能が高いと考えられているので、えびより桜えびのほうがより高い効果が期待できます。旨みもたっぷりなので、スープやサラダ、卵焼きに混ぜたりと、いろんな料理にプラスしてみてくださいいね。

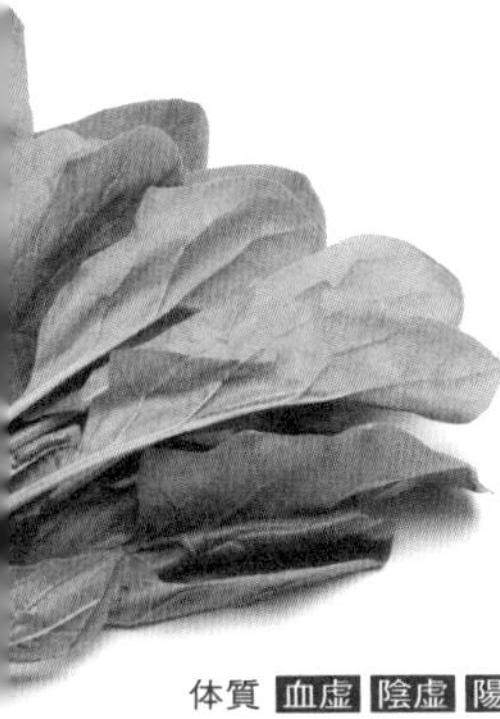

12/4

髪のパサつきに
ほうれん草

体質 血虚 陰虚 陽盛　五性 涼　五味 甘

乾燥で髪がパサつきがちなこの時期によい食材が、ほうれん草です。血《けつ》が不足すると髪がより乾燥しやすくなります。ほうれん草は血を補い、潤いを生み出す効果があるので、髪のパサつきや、顔色の悪さ、ドライアイの改善にも効果を発揮します。余分な熱を冷ます、胸苦しさを取り除く、便通をよくするなどの効果も。栄養学的には、鉄分が多く含まれているので貧血の改善も助けてくれますよ。

12/5

新月には気血を補うほうれん草の卵スープ

なんだか疲れやすくて、気持ちが落ち込む…。こんな症状は「新月」のせいかもしれません。新月の日は気血が不足して疲れやすく、情緒も低迷しがち。こんなときは無理をせず、気血を補う優しいスープをとって、早く寝るのが何よりの養生。おすすめレシピは「クタクタほうれん草のトロトロ卵スープ」です。血《けつ》を補うほうれん草と、気血を補う卵の最強の組み合わせ。卵には情緒安定効果もあり、心身ともにぐったりしやすい新月の日にぴったり。トロトロ卵と、クタクタのほうれん草が口の中でとろける優しいスープです。

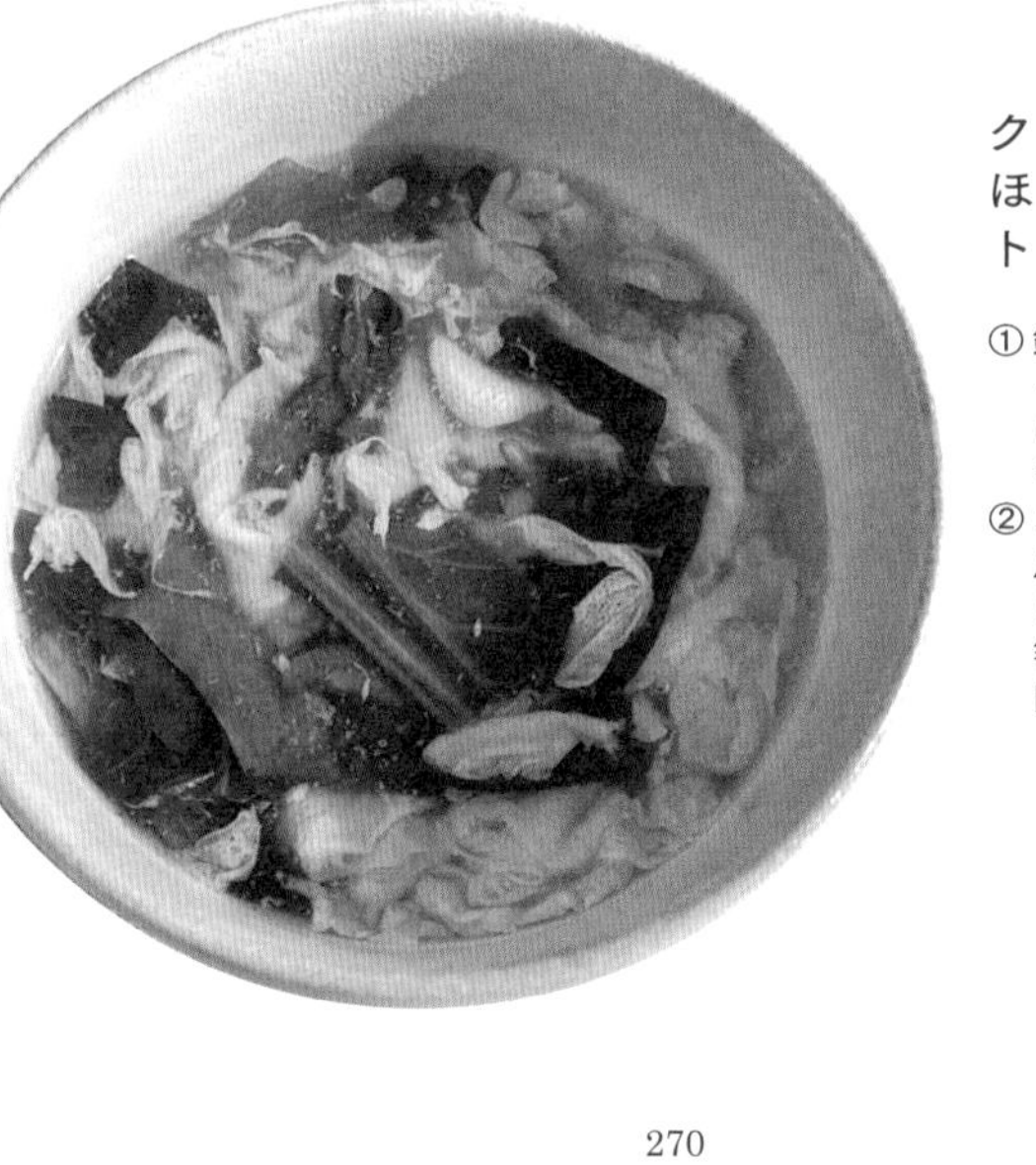

クタクタ ほうれん草の トロトロ卵スープ

① 鍋に湯を沸かし、洗って食べやすい長さに切ったほうれん草を入れて煮る。
② コンソメで味を調え、片栗粉でとろみを付けたら、溶いた卵を箸に伝わせて優しく回し入れる。

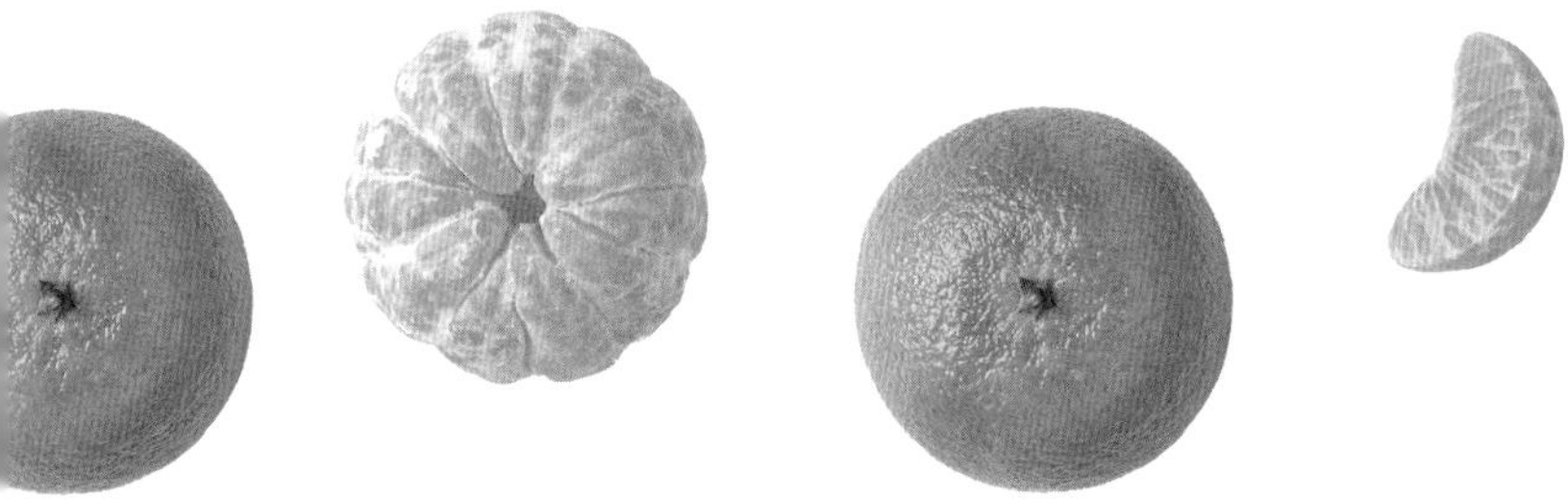

12/6

みかん

イライラ解消・潤いに

体質 気滞 陰虚　五性 平（皮は温）五味 甘 酸

みかんのおいしい季節ですね。みかんには、胃を元気にして食欲を増す、気を巡らす、肺を潤す、潤いを生み出し、渇きを止めるなどの効能があります。食欲不振や乾燥による咳の改善にも効果的。また、みかんの皮は、「陳皮《ちんぴ》」（**1月18日参照**）という名で生薬にもなっていて、気を巡らす効果が高く、イライラの解消に用いられます。

みかんの実は体を温めも冷やしもしない平性ですが、この時期は常温でも冷たいので、そのままで食べると体が冷えることも。焼きみかんにしたり、紅茶にみかんを入れたみかん紅茶などにして温かい状態でとるのがいいですよ。

※食べすぎると痰湿がたまるので注意。

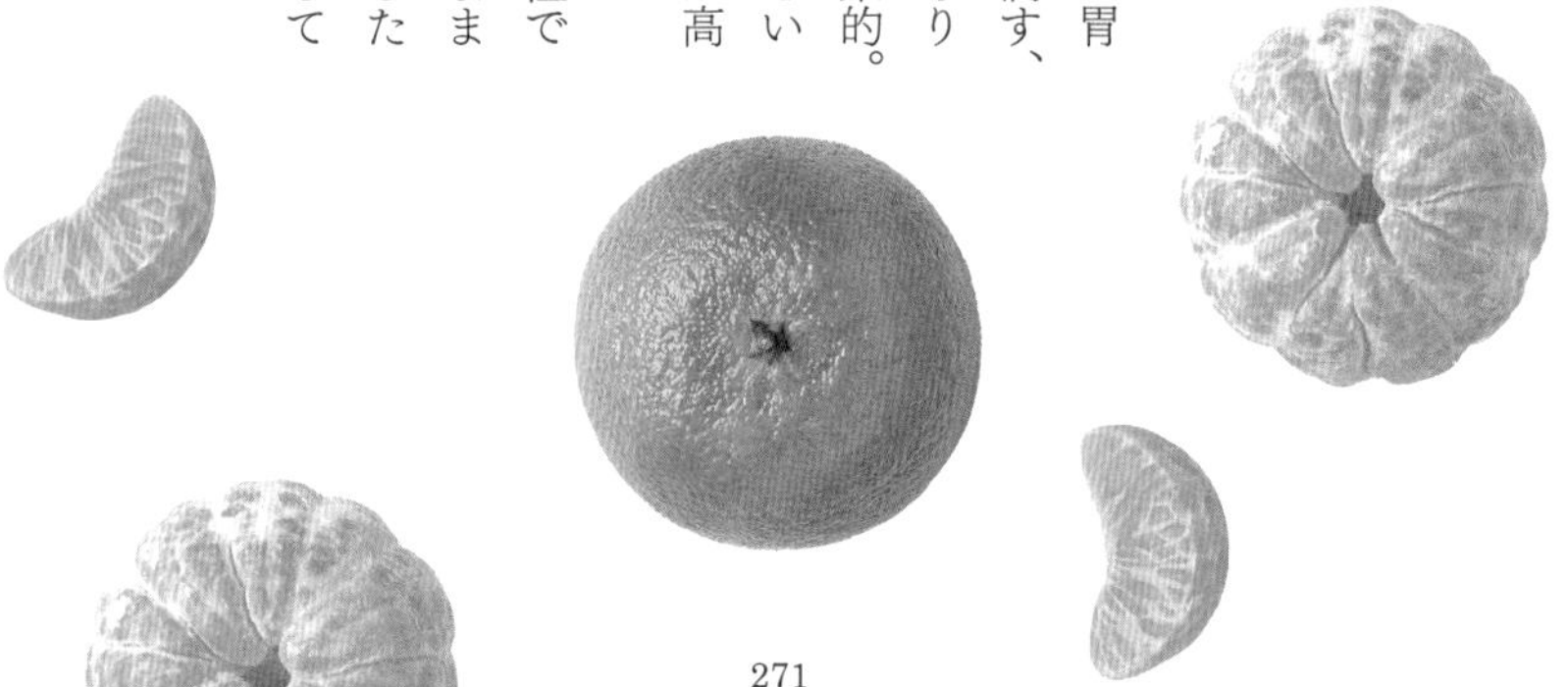

12/7

大雪《たいせつ》
食べ物から陽を補う

二十四節気の「大雪《たいせつ》」の頃。雪が降る地域では本格的に積もり始める季節です。

朝の冷え込みが強くなり太陽が昇るのも遅いので「起きづらい」というご相談が増える時期でもあります。

やはりここでも、にら、えび、くるみ、シナモンなど「補《ほ》陽《よう》」の食材を取り入れて、起き上がるために必要な陽のエネルギーを食べ物から分けてもらいましょう。

晴れた日にしっかり日向ぼっこするのも、補陽にいいですよ。無理せずゆるりと養生してくださいね。

12/8

春菊

気の巡り、情緒安定に

体質 気滞 痰湿　五性 平　五味 辛 甘

春菊は「春」という文字がついていますが、旬は11月～2月頃にかけての冬。今がちょうどおいしい時期です。春菊には、肺の熱を取る、痰を除く、気の巡りをよくする、胃を整える、目を健康にする、情緒を安定させるなど、多くの効能があります。この時期は、鍋の具材として使うのもいいですね。香りを感じながら旬のおいしさを味わえば、イライラや不安がスーッと消えていきますよ。

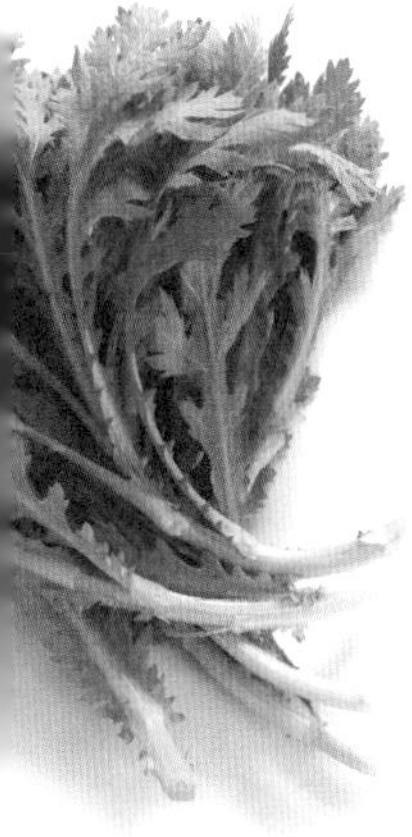

12/9

ゆず

師走のストレス解消に

体質 気滞 痰湿　五性（皮）温（果実）涼
五味（皮）苦 辛（果実）甘 酸

ゆずは旬が2回あり、夏に収穫される青ゆずは、薬味やゆずこしょうの原料などに使われます。そして10～12月に収穫される冬が旬の黄色いゆずは、今がちょうどおいしい時期です。そのよい香りが気を巡らすので、師走のストレス解消に効果的です。消化不良の改善、吐き気を止める、痰を除く、魚介類の解毒、お酒の解毒などの効果も。忘年会など外食が増えて胃もたれしやすいこの時期にぴったりです。皮は温性なのですが、実は涼性なので、体が冷えるときは皮のほうを使って、実は少量にしましょう。

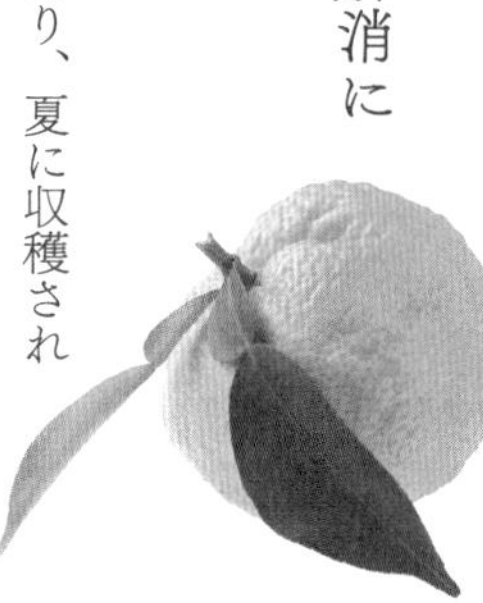

12/10

ストレス不調に鶏団子スープ

何かと落ち着かない師走は、お腹の張りや便通の乱れ、メンタルの浮き沈みなどストレスによる不調が体に出る人が増えます。特に嫌なことはなくても、忙しさや寒暖差だって立派なストレスですからね。「春菊とゆず鶏団子のスープ」で、多少のストレスでは揺らがないように心身を整えておきましょう。春菊とゆずのよい香りが、気の巡りをよくし、イライラをスルンと受け流せるようにしてくれます。春菊の胃を整える効果、ゆずの消化不良改善効果、鶏肉のお腹を温める効果で、ストレスからくるお腹の不調も改善します。グツグツ煮込みすぎず、よい香りを感じながら食べてくださいね。

春菊とゆず鶏団子のスープ

① ボウルに、鶏ひき肉、刻んだ長ねぎ、ゆずの皮を入れ、酒、醤油で軽く味付けして混ぜ合わせる。
② 鍋に湯を沸かし、白だしで味を調えて①をスプーンで丸めながら入れる。
③ 鶏団子に火が通ったら、春菊を加える。サッとひと煮立ちさせたら器に盛り、ゆずの皮を散らす。

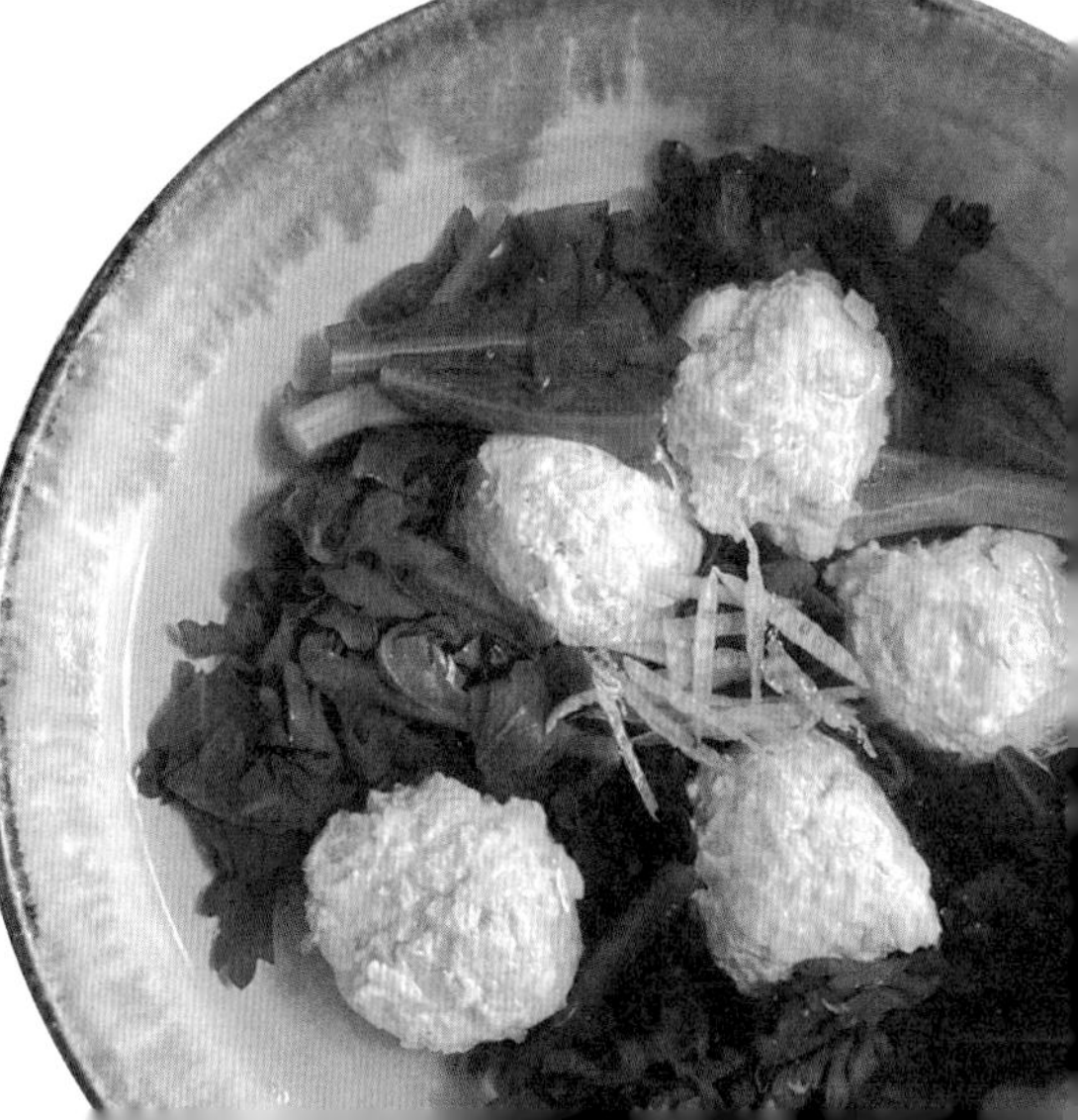

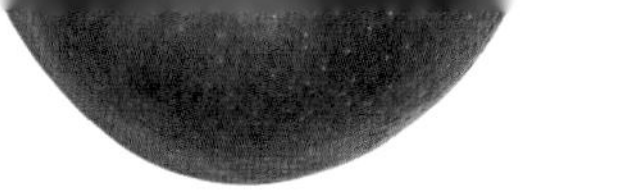

12/11

冬の乾燥対策に
りんご

体質 陰虚　五性 平　五味 酸 甘

イギリスには「一日一個のりんごは医者を遠ざける」という言葉があります。りんごには、それくらい体によい効能がたくさんあります。薬膳的効能は、胃腸を健康にする、食欲を増す、肺を潤す、痰を除くなどで、乾燥しやすいこの季節にぴったりです。また、下痢や便秘、寝汗などにもよいとされます。体を冷やしも温めもしない平性なので、一年中安心してとれます。紅茶や甘酒などに入れるとおいしいですよ。

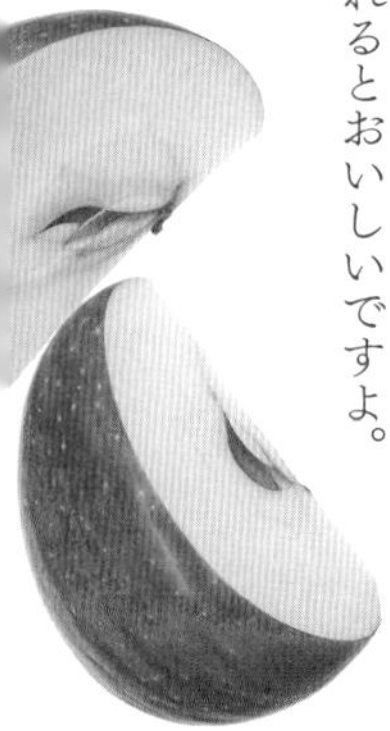

12/12

寒さの不調を取り除く
しょうが

体質 痰湿 陽虚　五性 温　五味 辛

しょうがと言えば、体を温める効果が知られています。薬膳的には、発汗によって「寒邪《かんじゃ》（寒さからくる不調）」を取り除く効果のほか、お腹を温める、吐き気を止める、解毒、利尿など多くの効能があります。風邪の初期で悪寒がするときや、嘔吐、冷えによる下痢、食欲不振などにもよいですよ。夜にたくさんとらないよう、気をつけて。

※熱や皮膚の炎症があるときは控えめに。

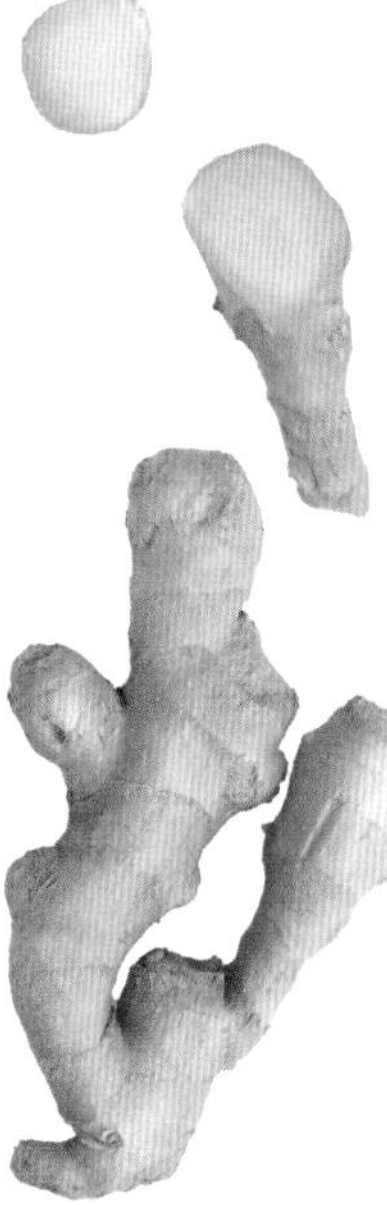

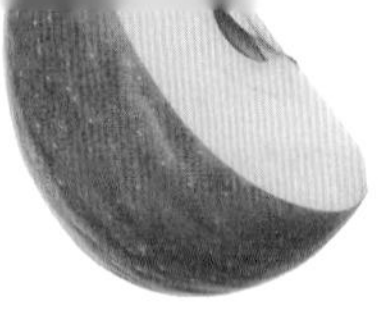

12/13

急な寒さの胃腸トラブルにしょうがとりんごのドリンク

急激に寒くなる時期は、体がついていけずにいつの間にか疲れがたまります。特にお腹が冷えやすい人は胃腸の調子が悪くなり、そのせいでエネルギー不足になってメンタルにも影響し、クヨクヨ思い悩みやすくなってしまうことも。こんなときはお腹をほっこり温める「ホットジンジャーすりりんご」で元気を出しましょう。胃腸を温めて元気にするしょうがと、胃腸を健康にするりんごの組み合わせ。お好みで、はちみつを加えると潤い効果もアップします。スプーンですくってふぅふぅしながら食べるとお腹がポカポカに。食欲がないけれど何か食べなきゃ、というときにも、これなら胃腸への負担を心配せずに食べられます。

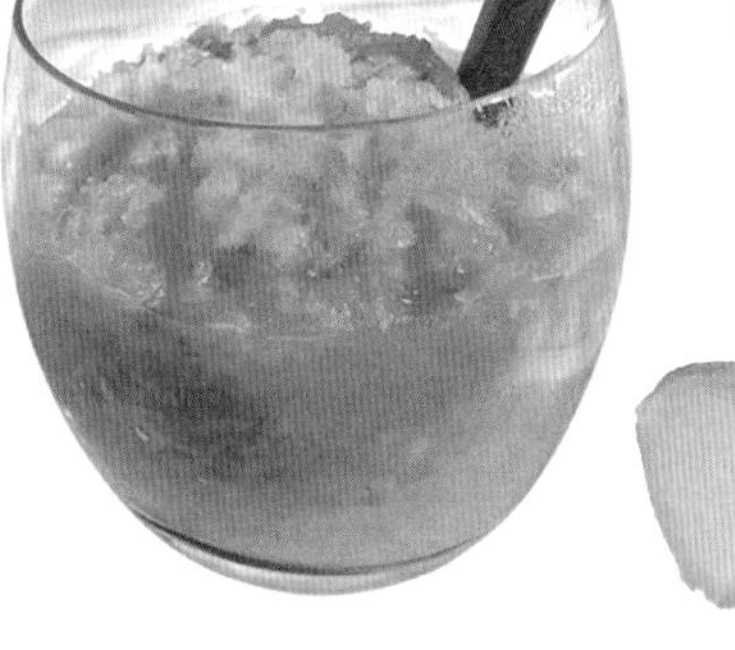

ホットジンジャーすりりんご

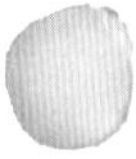

① りんごをよく洗って皮ごとすりおろす。
② 小鍋に①を入れ、レモン汁（小さじ1）としょうがのおろし汁（少々）を火にかけ、温まったらカップに移す。お好みではちみつを少し加える。

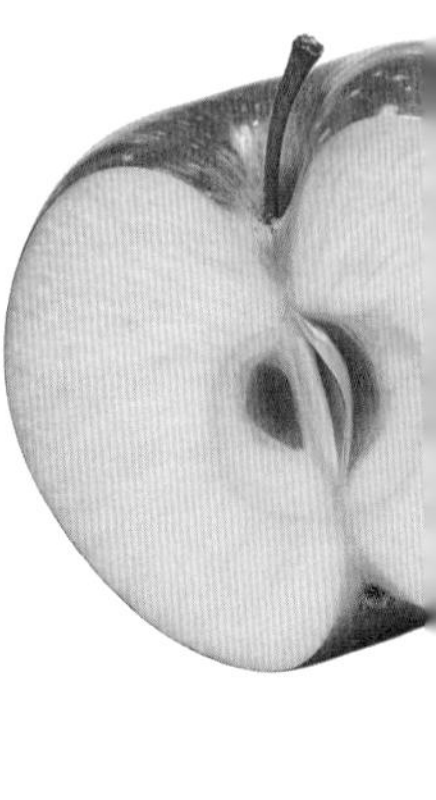

12/14

長ねぎ

寒さを追い出す

体質 陽虚　五性 温　五味 辛

昔から風邪をひいたときによいとされる長ねぎ。これは、長ねぎに殺菌効果があるアリシンなどの成分が含まれていることなどが関係しているようです。「解《げ》表《ひょう》」や「散寒《さんかん》」と言って、体を温めて汗により寒さを外に追い出す働きがあるので、風邪の初期によい食材です。ほかに、胃腸を健康にする、陽の気を通すなどの効果があります。寒い日はスープなどにたっぷり入れて、もりもり食べてくださいね。

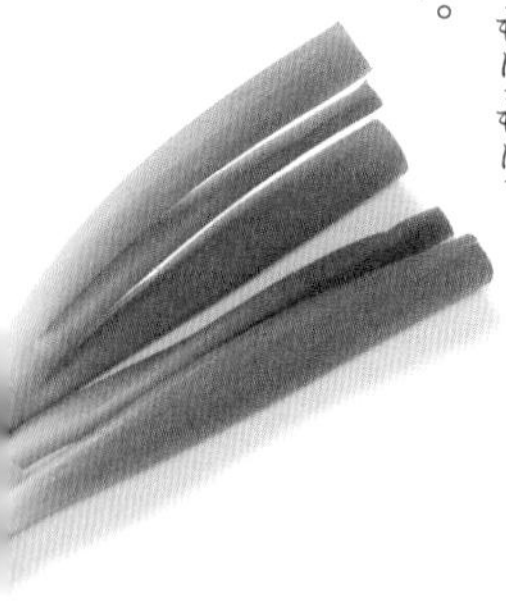

12/15

鮭

冬の疲労回復・温めに

体質 気虚 血虚 瘀血 陽虚　五性 温　五味 甘

鮭は、気血を補って全身に巡らせる効果や、お腹を温める効能がある温性食材。体を温める力がとても強く、体が冷える時、寒い時期にお腹を壊しやすい時、風邪をひきやすい時、顔色が悪い時などにおすすめです。また、体が冷えているとにも鮭はぴったり。気を補いながら温め、疲れが慢性化しがちですが、そんなときくれます。体を芯から元気にして疲れを取り除いてからないので、食欲がないときにも安心して食べられます。消化がよく、胃腸に負担がかスタキサンチンが豊富なので、美容にもいいですよ。

美肌にも！

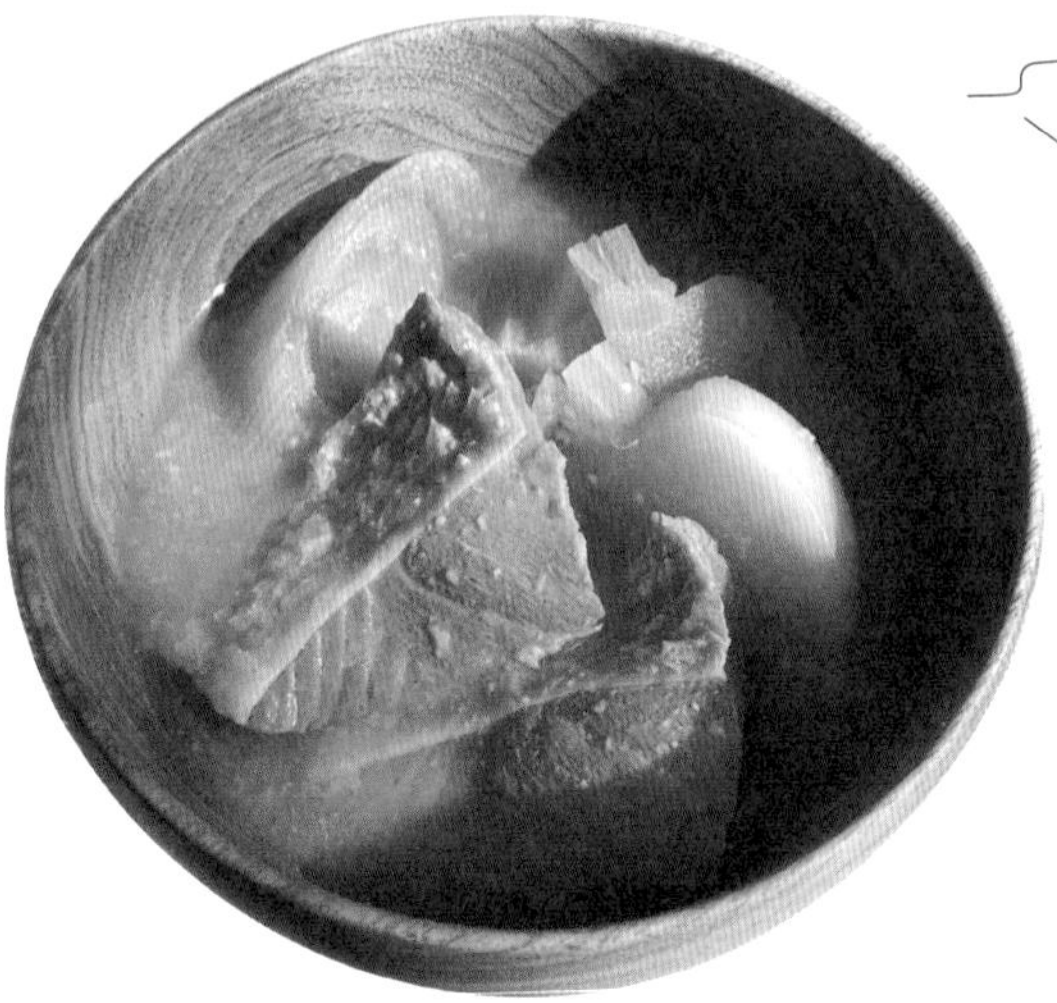

鮭とかぶと長ねぎのポカポカ粕汁

① 鍋に湯を沸かし、だしをとる。
② 鮭と長ねぎとかぶを入れて煮る。
③ 味噌と酒粕を溶いて加える。

12/16

素早く体を温める鮭の粕汁

体が芯から冷えてしまって、素早く温めたい、という日のイチオシレシピが「鮭とかぶと長ねぎのポカポカ粕汁」です。材料の鮭、かぶ、長ねぎ、酒粕、味噌は、すべて体を温める食材。気血を補って巡らせるよい組み合わせで、最強の冷え対策レシピです。「飲む美容液」とも呼ばれる酒粕と、アスタキサンチンが豊富な鮭との組み合わせで美肌効果も大。シャキシャキの長ねぎと、とろりと柔らかいかぶ、鮭の旨みと酒粕の風味が最高にマッチして、体もぽかぽかに。寒い季節はおいしいものがいっぱい。嫌なことばかりに目を向けず、楽しんで過ごしましょうね。

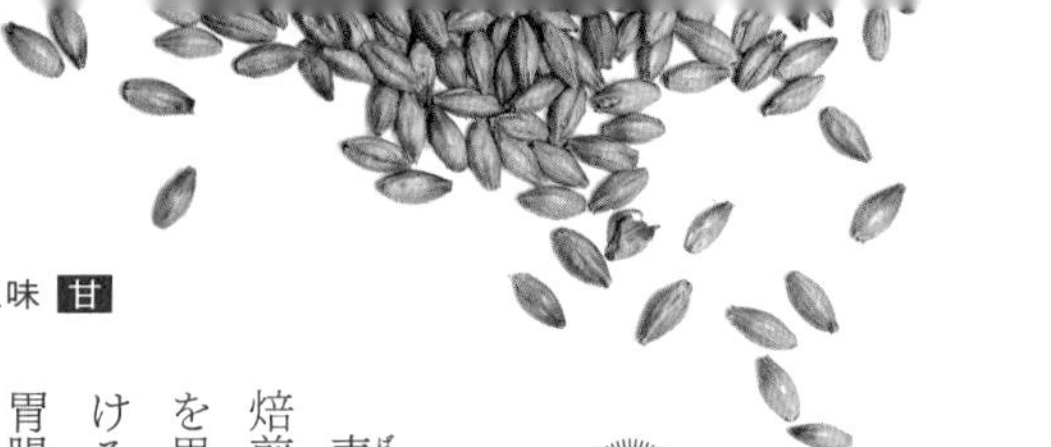

12/17

消化を助け、胃腸を健康にする
麦芽《ばくが》

体質 食滞（消化不良）　五性 平　五味 甘

麦芽《ばくが》は、大麦の種子を発芽させ、乾燥焙煎したものです。麦芽というとビールを思い浮かべますが、漢方では消化を助ける処方に欠かせない生薬です。ほかに、胃腸を健康にする、食欲を増進するなどの効果もあります。麦芽には糖質が多く含まれますが、悪者にされがちな糖質も薬膳では大切な体のエネルギー源。麦芽は糖質の消化も助けてくれるので、煮出してお茶として飲むなど、上手に取り入れてくださいね。

※母乳の分泌を抑える効果があるので授乳中は控える。

12/18

二日酔いやむくみに
味噌

体質 気虚 瘀血　五性 平　五味 甘 鹹

味噌には、お腹を温める、胃腸を健康にする、吐き気や下痢を止める、血の巡りをよくするなどの効果があり、お腹の冷えや不調を整えたいときに効果的。気を益《ま》す効果や、解毒効果もあり、二日酔いやむくみの解消も助けてくれます。忘年会ラッシュで二日酔いがつらい朝は、お味噌汁を飲むといいですよ。朝作るのが面倒な人は、ラップに味噌と具（乾燥わかめなど）と粉末だしをのせてキュッと包んだ「味噌玉」を冷凍保存しておくと便利。お湯を注ぐだけで、即席味噌汁ができます。お弁当に持って行くのもおすすめ。

12/19

憂鬱を忘れさせる
金針菜《きんしんさい》

体質 血虚 痰湿 陽盛　五性 涼　五味 甘

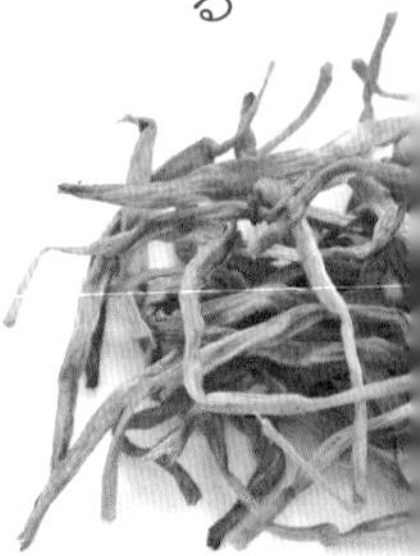

金針菜はユリ科の花の蕾《つぼみ》。情緒安定の力が高いとされ、憂鬱を忘れさせることから、別名「忘《ぼう》憂草《ゆうそう》」と呼ばれています。沖縄では「眠り草」として安眠やリラックスに用いられています。熱を冷ます、補血、解毒、利尿、止血、動悸、咽頭痛、乳腺炎、むくみ、排尿困難、めまい、耳鳴りなどにも効果的です。生と乾燥の2タイプがあり、生は小ぶりなししとうのような形。炒めて食べるとシャキシャキの食感で、噛んでいるうちにトロトロしておいしいですよ。生だと毒があるので必ず加熱し、多食は控えましょう。乾燥した金針菜は、水で戻して煮物にしたり、黒きくらげなどと一緒に佃煮にして常備菜に。

※胃腸が冷えているときや、お腹がゆるい時は控える。

12/20

〝食べると難が去る〟
梅干し

体質 陰虚　五性 平　五味 酸 渋

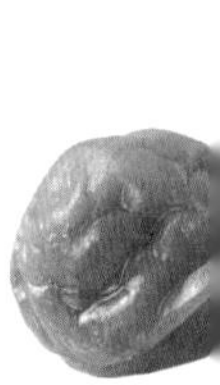

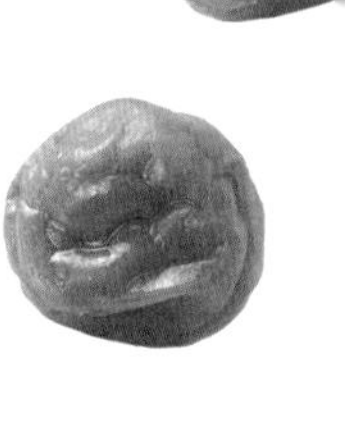

空気の乾燥や花粉などで、のどがイガイガするときによい食材が梅干しです。昔から「食べると難が去る」と言われ、薬膳で梅は、潤いを生む、咳を止める、汗の出すぎや尿もれを抑える、腹痛・嘔吐・関節痛・腰痛・老化防止…と、書ききれないほどたくさんの効能が。まさに「難が去る」食材ですね。潤い不足を感じたら、おにぎりの具を梅干しにするだけでもOKです。

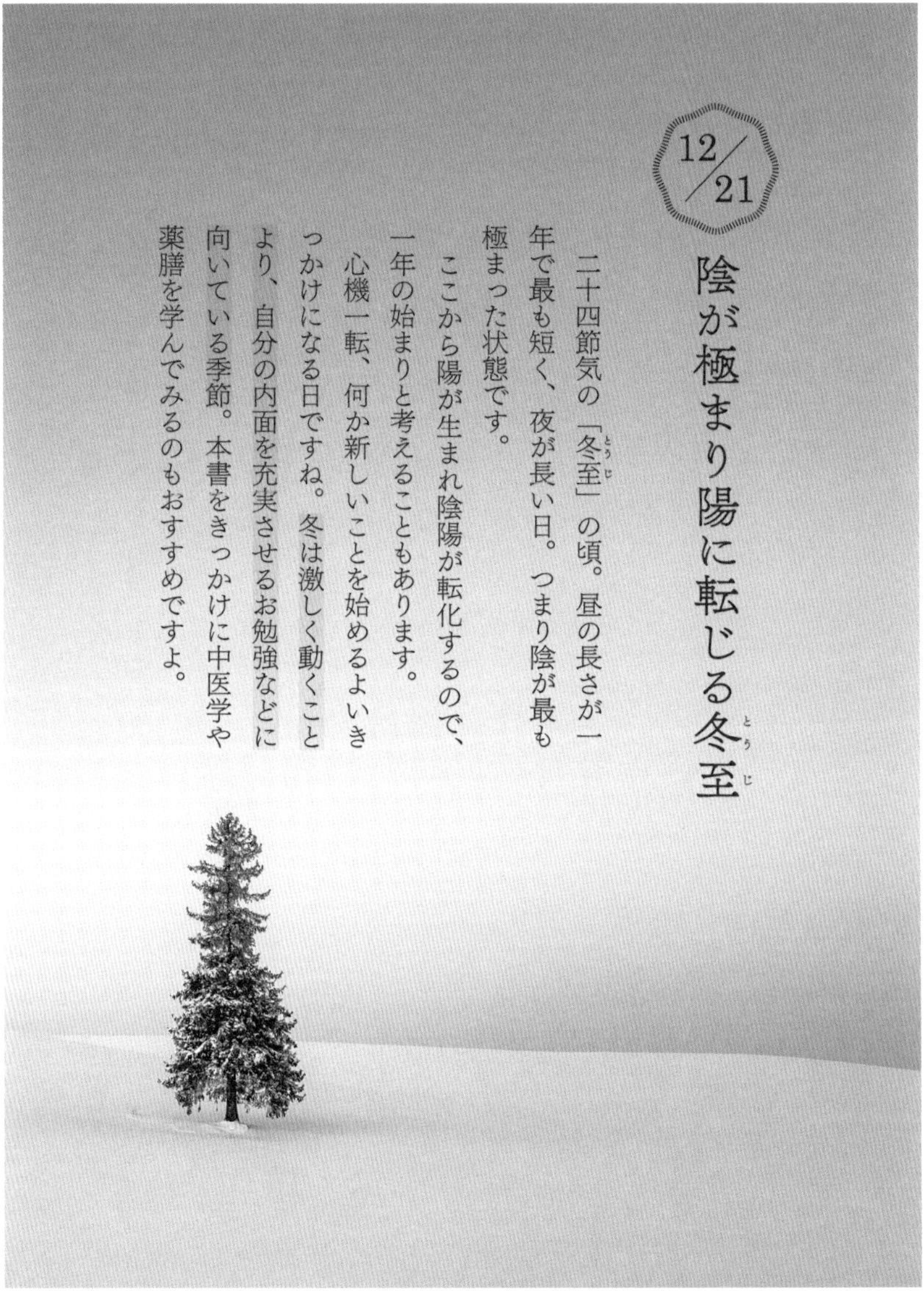

12/21

陰が極まり陽に転じる冬至《とうじ》

二十四節気の「冬至《とうじ》」の頃。昼の長さが一年で最も短く、夜が長い日。つまり陰が最も極まった状態です。

ここから陽が生まれ陰陽が転化するので、一年の始まりと考えることもあります。

心機一転、何か新しいことを始めるよいきっかけになる日ですね。冬は激しく動くことより、自分の内面を充実させるお勉強などに向いている季節。本書をきっかけに中医学や薬膳を学んでみるのもおすすめですよ。

12/22

渇きを止めて五臓を補う
バター

体質 気虚 血虚 陰虚　五性 平　五味 甘

バターは五臓を補う、気血を補う、潤いを補い、渇きを止めるなどの効果があります。口の渇き、皮膚の乾燥、便秘などの対策におすすめ。

チベットには、「バター茶」というミルクティーにバターを溶かした飲み物があり、みんないつもそれを飲んでいるそう。

標高が高く空気が乾燥しているので、バターをとって皮膚や粘膜を乾燥から守っているのだなぁと効能を知ると納得ですね。

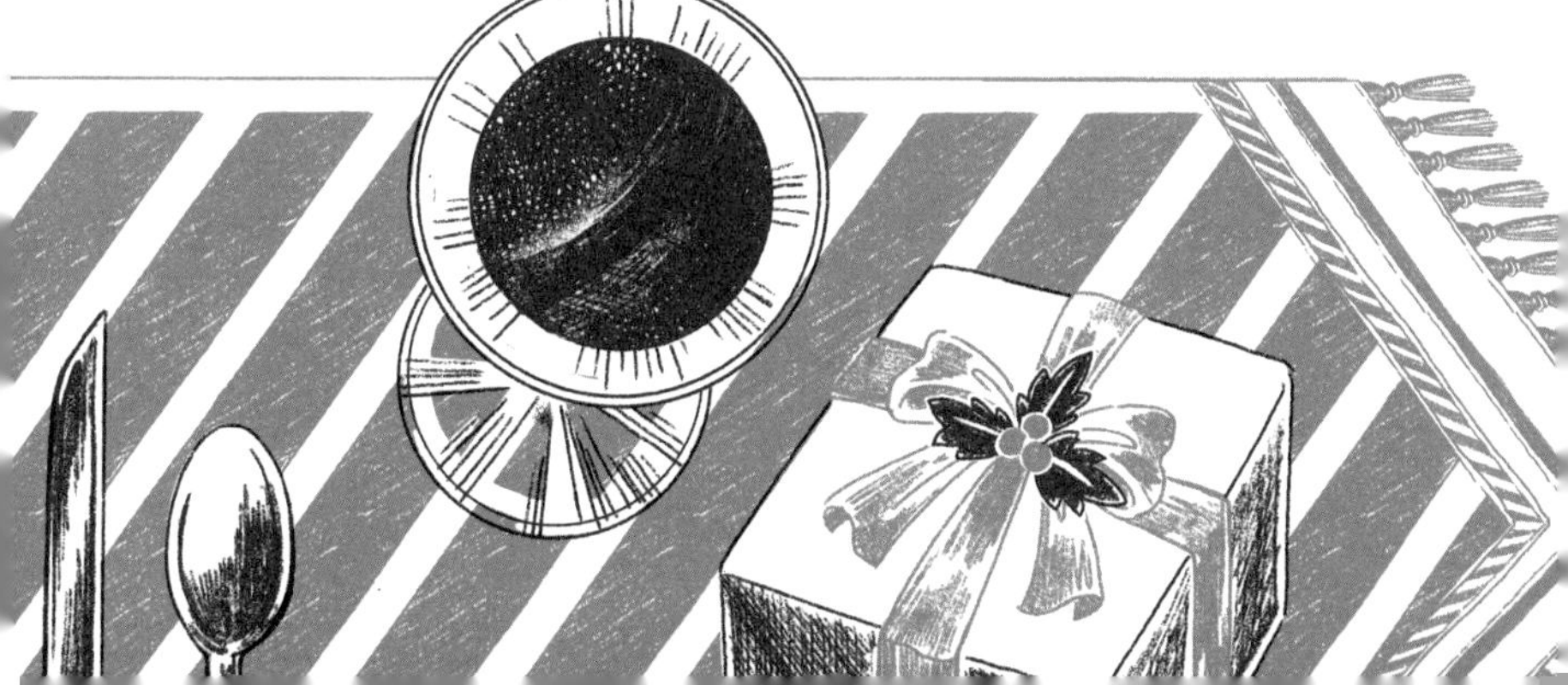

12/23

空咳・乾燥便秘に
チーズ

体質 陰虚　五性 平　五味 酸 甘

クリスマスの時期には、グラタンやラザニアなどチーズを使った料理が大活躍。チーズには、体を潤し渇きを止める、肺や腸を潤すなどの効果があります。空咳やコロコロ便タイプの乾燥便秘、皮膚や粘膜の乾燥を改善したい時におすすめ。ただしベタベタとたまりやすい性質があるので、痰湿タイプは控えめに。漢方相談をしていると、チーズを常食している方は舌苔《ぜったい》がべったり、むくみや重だるいという不調を抱えている場合が多いです。

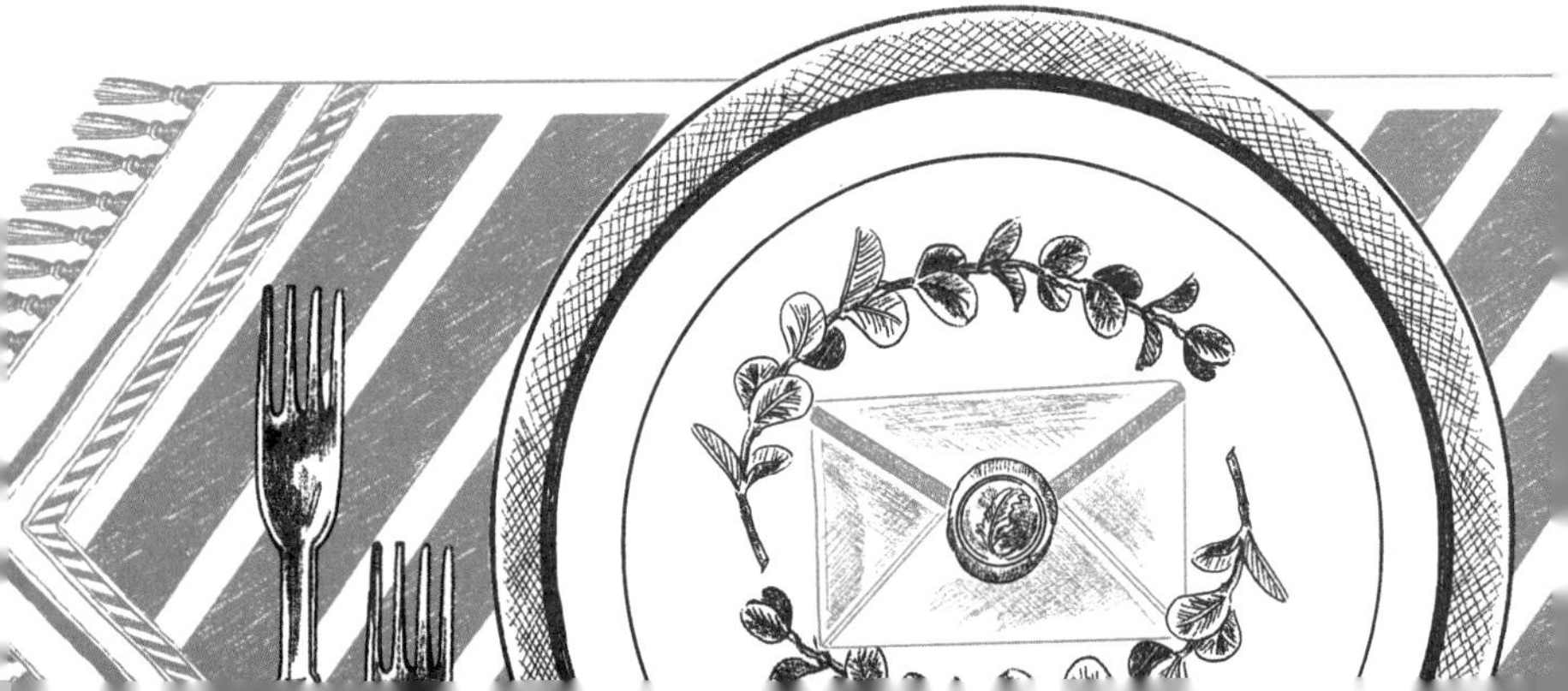

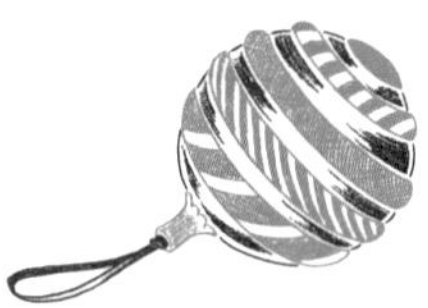

12/24

情緒安定に

ワイン

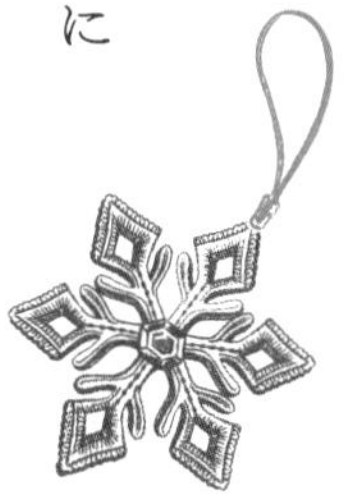

クリスマスにワインを飲む人も多いかと思います。薬膳的にワインは赤と白で効能が少し違うと考えられています。

赤ワイン

気の巡りをよくする、情緒安定、補陽(体を温める)、鬱改善

白ワイン

胃腸の健康、気の巡りをよくする、滋陰(潤いを補う)、情緒安定

12/25

お酒も楽しもう

スパークリングワインは、炭酸のシュワシュワとよい香りで「理気」(気を巡らす)の力が抜群です。お酒の力を味方にして、適量を楽しく飲み日頃のストレスを発散しましょう。お酒が弱い人は、スパイス入りのホットワインでアルコールを少し飛ばして飲むか、ぶどうジュースで楽しみましょう。

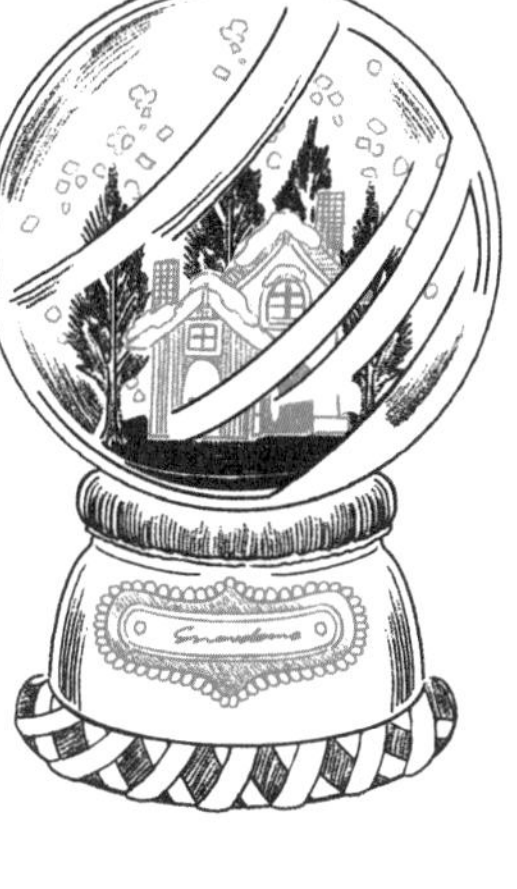

12/26

漠然とした不安に自然な甘味のさつまいもココア

飲み会や外食続きで胃腸が弱り気味。楽しいはずなのに、訳もなく不安な気持ちにも…。年末になると、こんな漢方相談が増えます。中医学で「脾《ひ》」(胃腸)は「思」という感情と関わりが深く、胃腸が弱るとクヨクヨ思い悩みやすくなったり、訳もなく不安になったりしやすいのです。こんなときは「さつまいも甘酒ココア」で優しく元気を補いましょう。さつまいもや甘酒のような自然な甘味には、胃腸を元気にする力があります。胃腸が元気になることで、情緒不安定を根本から改善できます。ココアも不安感の解消をサポート。また、さつまいもも甘酒もココアも補気食材なので、疲れからくる倦怠感も改善できます。刻んださつまいもをトッピングして、一緒にスプーンですくって食べると極上スイーツのようにおいしいですよ。

まるで極上スイーツ！

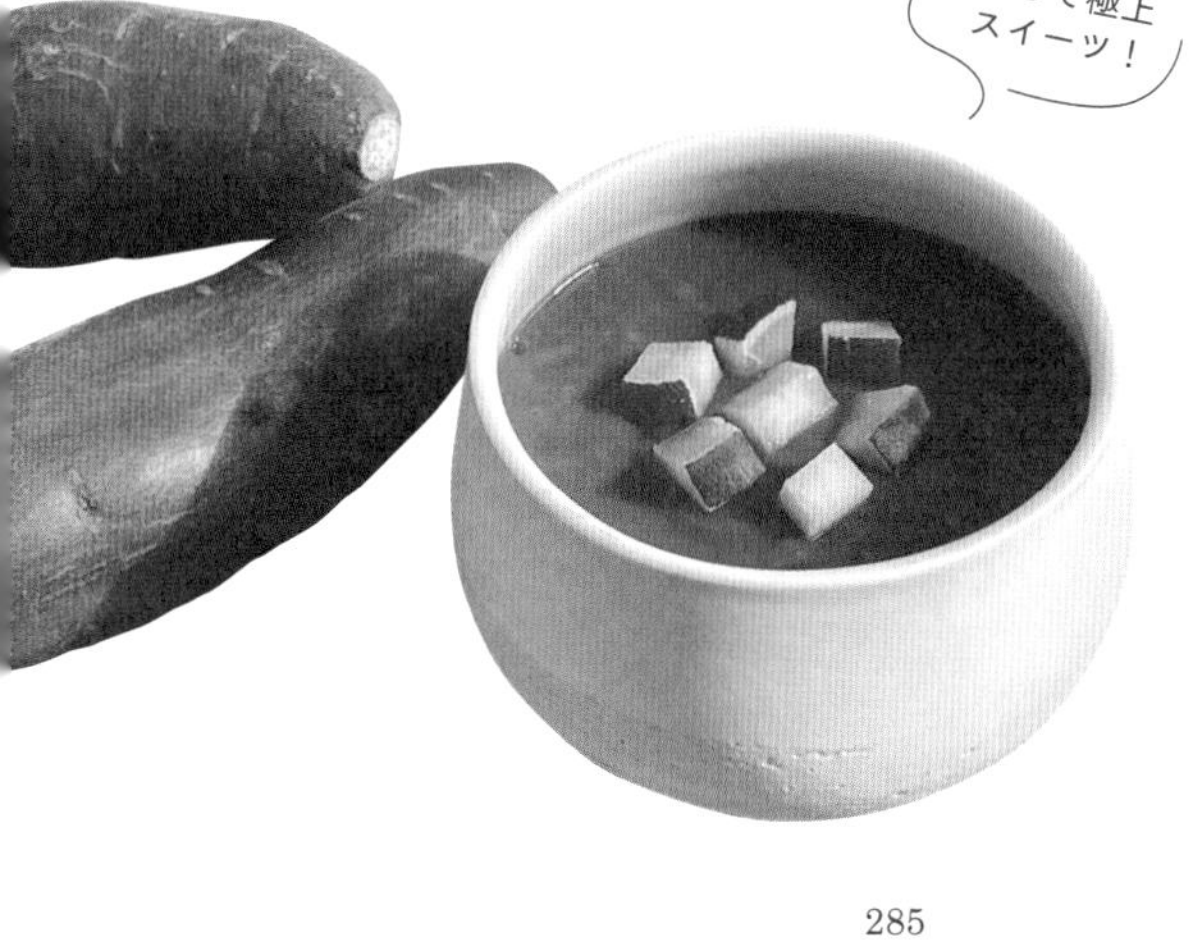

さつまいも甘酒ココア

① さつまいもを輪切りにして蒸す(面倒な場合は少し水をかけてレンチンしてもOK)。
② 粗く刻んだ①、甘酒、ココアを、お好みで希釈してミキサーにかけ、小鍋で温める。

12/27 病を止める よもぎ

体質 陽虚　五性 温 ※生は 涼　五味 辛 苦

よもぎは、日本でも古くからお茶やお餅などに使われている植物。漢方薬では「艾葉《がいよう》」という名で生薬として使われ、病を艾（止）めるという意味からこの名前が付いたと言われているほど、効能の高い植物です。お灸のもぐさ、入浴剤やよもぎ蒸しなど、さまざまな用途があります。体を温める効果が高いので、冷えやすい人に特におすすめ。ほかに、止血、痛みを止めるなどの効能があり、不正出血や過多月経、生理痛、関節痛などにもよいとされます。

※乾燥して熱がこもりやすい人や、妊婦さん、キク科の植物にアレルギーがある人は控える。

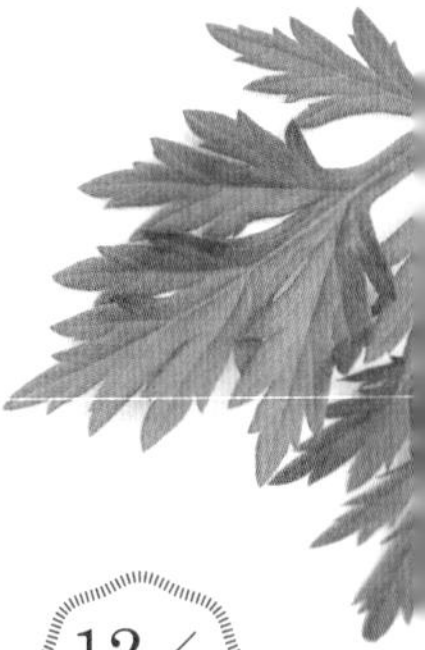

12/28 食べすぎのデトックスに こんにゃく

体質 痰湿　五性 平　五味 辛 苦

食べすぎが続いて、お腹がすっきりしないときにおすすめの食材が、こんにゃくです。こんにゃくには、利尿、痰を取り除く、血の巡りをよくする、便通をよくする、解毒などの効果があり、未消化物や老廃物の排出を助けてくれます。肥満やむくみ、便秘、痰のある咳などの改善にも効果的。年の瀬のこの時期、こんにゃくでデトックスを。

※胃腸が弱り
お腹がゆるい時は
控えて。

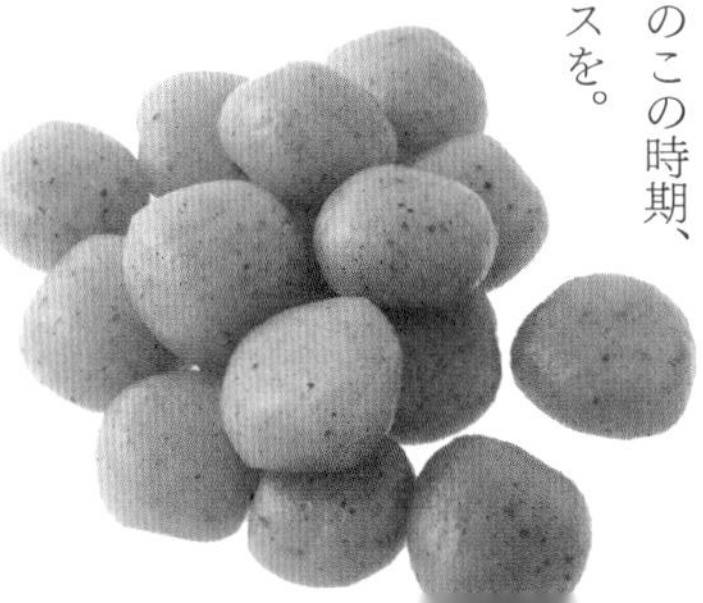

体の中も
スッキリ！

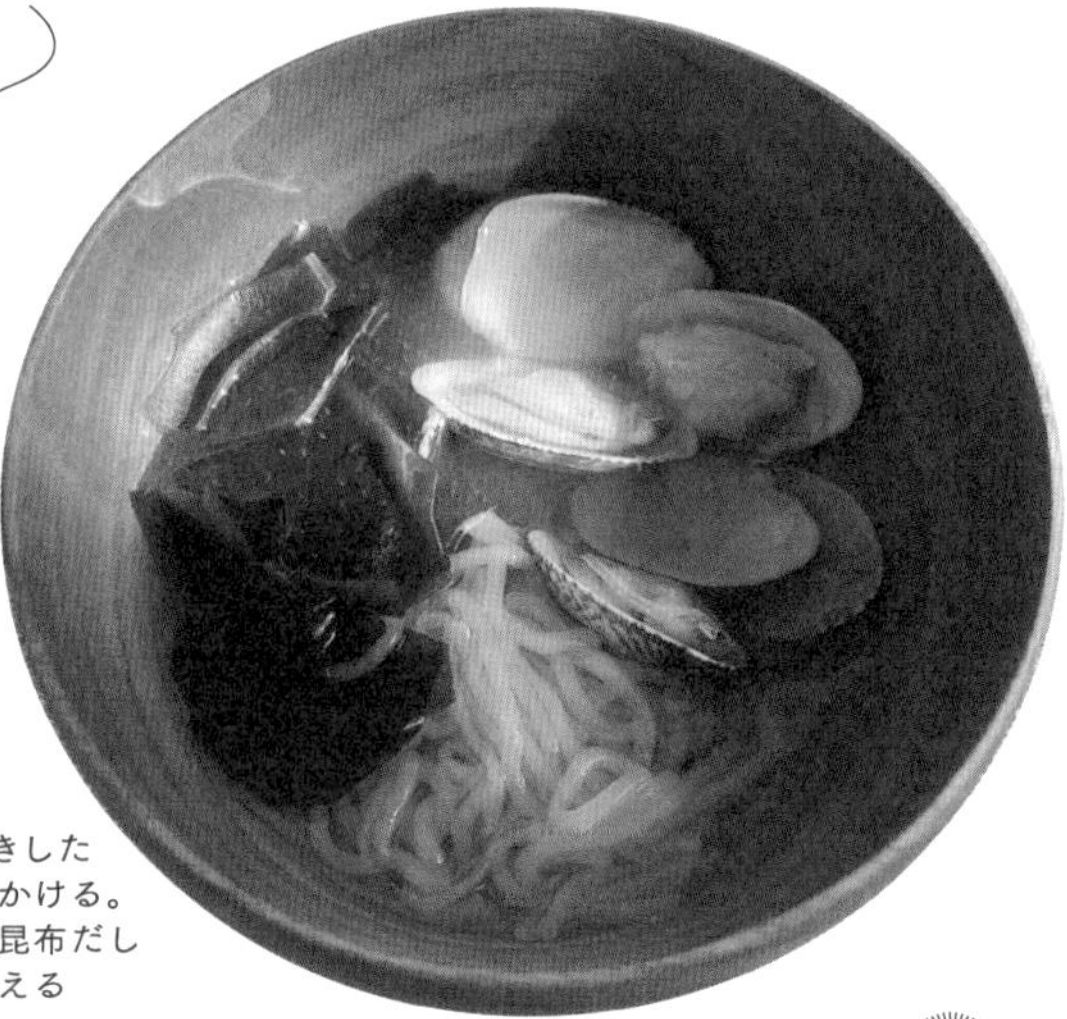

糸こんとわかめのあさりスープ

① 鍋に水を入れ、砂抜きしたあさりを入れて火にかける。
② あさりが開いたら、昆布だしと醤油、塩で味を調える（できるだけ薄味に）。
③ 糸こんにゃく（しらたきでもOK）とわかめを入れて軽く煮る。

12/29

年の瀬のお腹の大掃除スープ

外食や飲み会が続いて、普段食べないような重めな食事が増えると、それが体にたまってしまうことがあります。これは「痰湿《たんしつ》」（P12）といって、ベタベタした水がたまっているイメージ。放っておくと脂肪に変わってしまうので、お掃除系食材でしっかり排出しておくことが重要です。おすすめレシピは、「糸こんとわかめのあさりスープ」。こんにゃくもわかめもあさりも排出系の食材で、むくみや重だるさを解消し、ダイエットにも効果的。ベタベタをするんと流してくれます。年末に体も大掃除して、クリーンな体で新年を迎えましょう。

12/30

冷えて滞った血《けつ》を巡らせる

さば

体質 気虚 血虚 瘀血 痰湿 陽虚　五性 温　五味 甘

寒い時期は体が冷えて血《けつ》が滞りやすくなりますが、そんなときによいのがさばです。さばは、体を温め、血を補って巡りをよくしてくれる食材。肩こりや刺すような痛みがある頭痛、生理痛、クマやくすみ、シミなど、血の巡りの悪さが原因で起きる不調の改善に効果を発揮します。気を補い、胃腸を健康にし湿を排出する働きもあるので、師走の忙しさや忘年会での胃腸の疲れ、むくみ、体の重だるさの改善によいです。さば缶を常備しておくと便利ですよ。さば缶を味噌汁に入れると、血を巡らす味噌との相乗効果でさらに巡りがよくなります。

※妊婦、皮膚の炎症、喘息の時は控える。

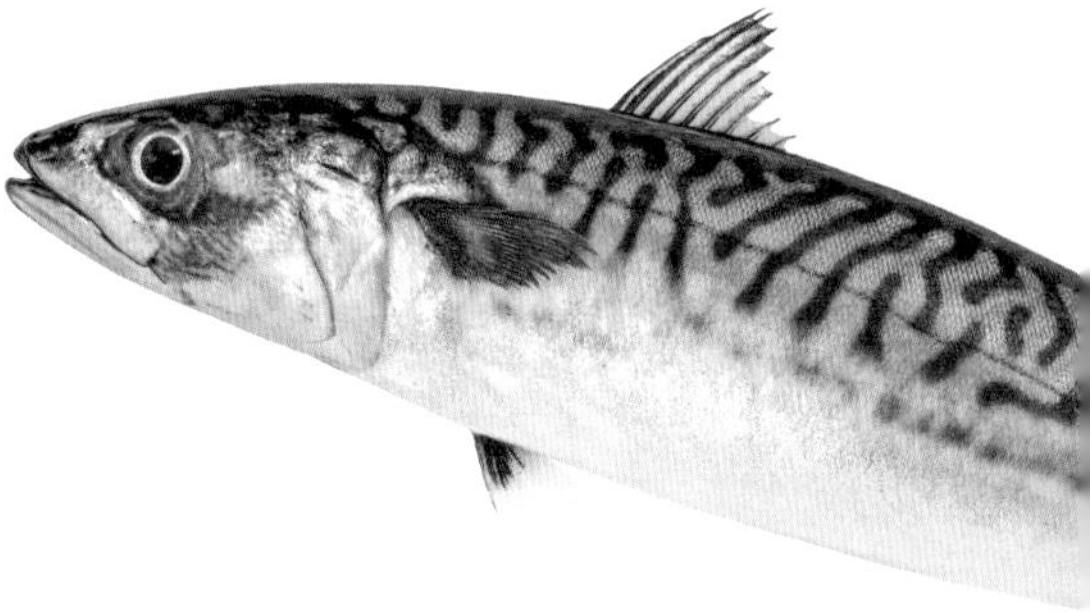

12/31

年末を元気に過ごせるさばスープ

年末ですね。今年も本当に一年間お疲れ様でした。「さばの血巡りスープ」で頑張った自分を労ってあげてくださいね。

トマトの酸味でさばの補血効果がさらにアップ。気血をしっかり補って、たまねぎ・なす・パセリで巡らせるよい組み合わせです。さば自体にも血を巡らせる効果が。

「瘀《お》血《けつ》は万病のもと」という言葉があります。瘀血は血がドロドロになっていたり、滞っている状態。この時期は外食で痰湿が溜まったり、冷えや乾燥、寝不足などなど…瘀血の原因が盛りだくさん。さばのスープでしっかりケアして、元気に新年を迎えられますように。

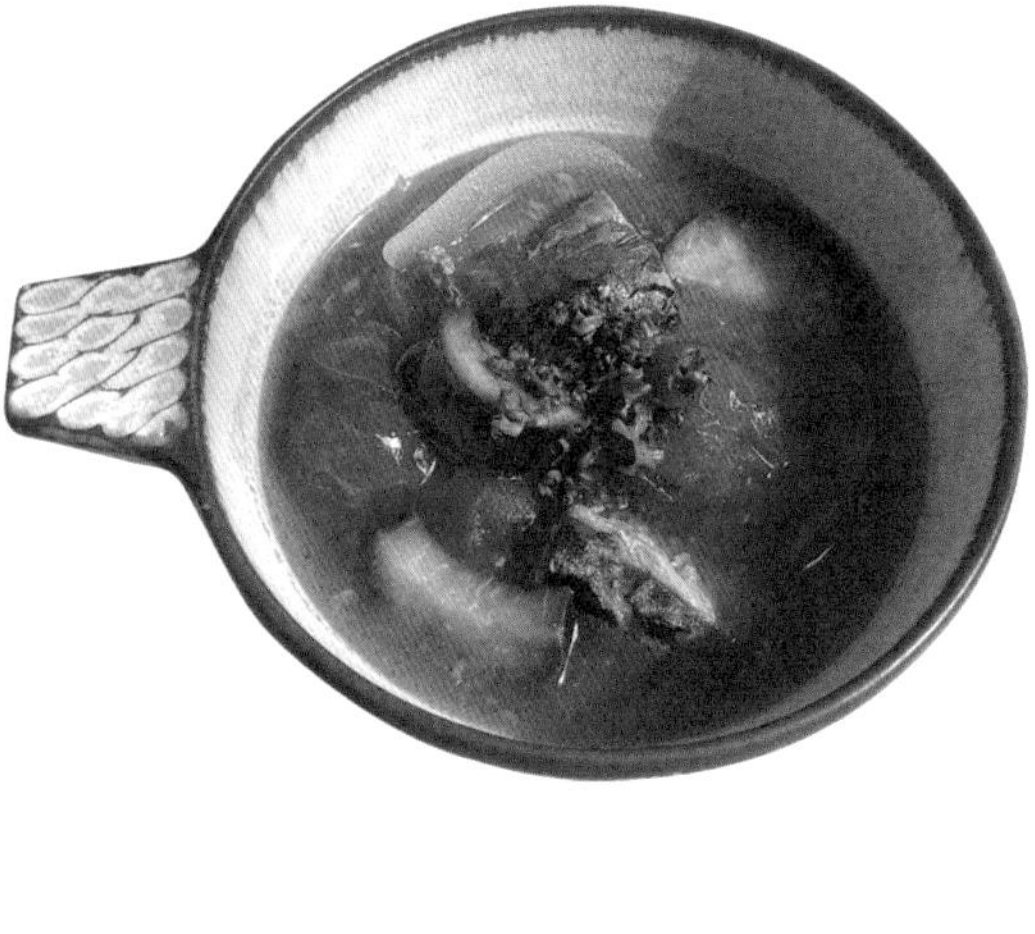

さばの血巡りスープ

① 鍋に油を熱し、みじん切りのにんにくを炒める。
② 水とトマトジュースを入れ、切ったたまねぎとなすを加えて煮込む。
③ さば缶とミニトマトを入れ、ハーブソルトで味を調える。盛り付けたらパセリを散らす。

にんにくやハーブソルトで、さばの臭みが気にならなくなりますよ。

1/1

補気効果バツグン！久保家のお雑煮

明けましておめでとうございます。ドタバタの年末が過ぎて、ほっとひと息つくお正月は、意外と疲れがたまっているもの。挨拶や集まりなどで気を消耗し、気虚になりやすくなります。こんなときはお雑煮で気を補いましょう。我が家のお雑煮の具材は、鶏肉、干ししいたけ、なるとで、シンプルにだしでいただきます。お餅も鶏肉も干ししいたけも、白身魚が原料のなるとも、補気食材。補った気を、トッピングのみつばとゆずが巡らせてくれます。お餅は体に湿熱をこもらせます。皮膚炎がある人などは悪化する可能性もあるので、食べすぎには気をつけて。大根おろしを一緒に食べると、消化を助け、余分な湿熱を取り除いてくれますよ。

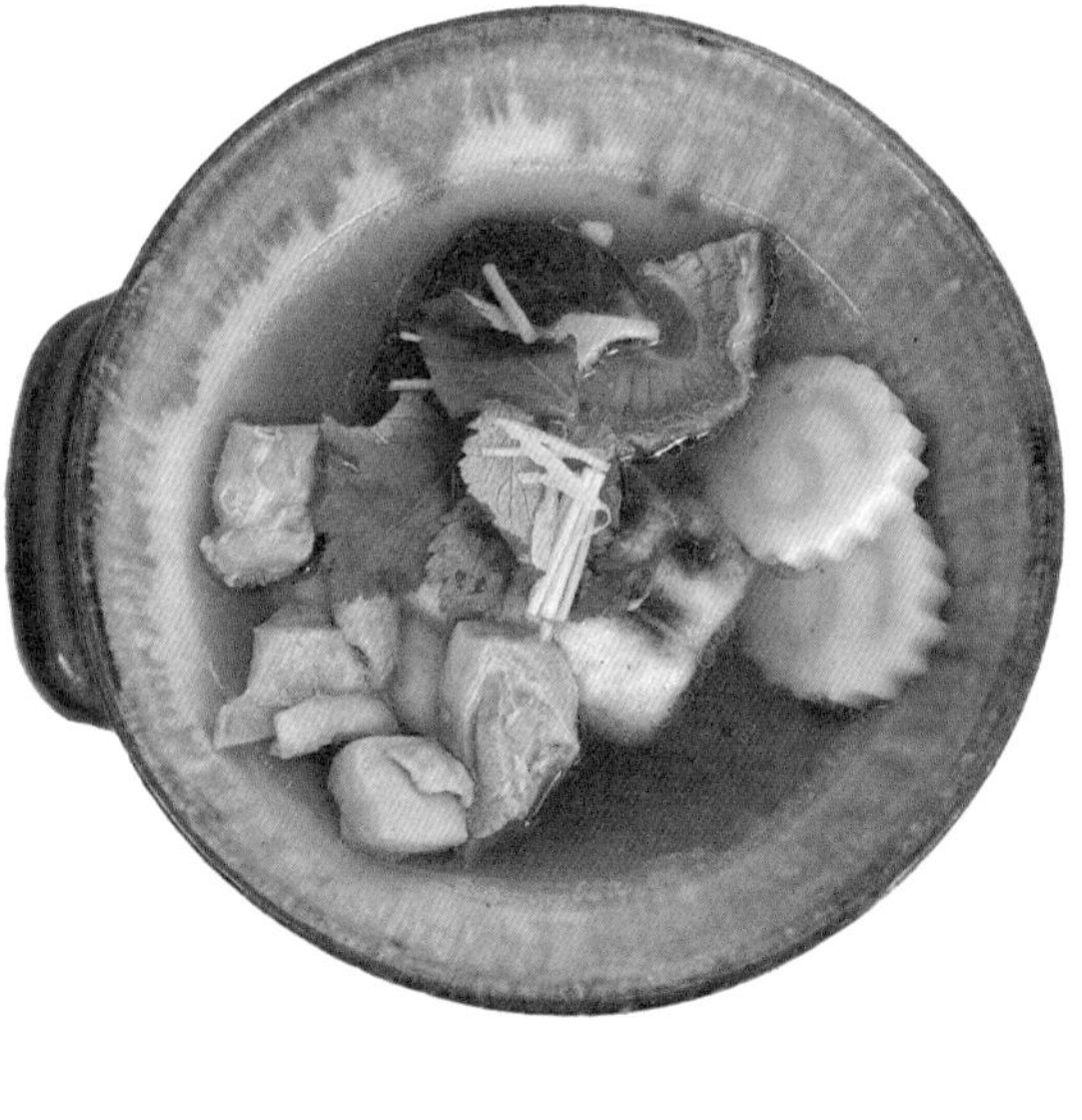

久保家のシンプルお雑煮

① 干ししいたけを水で戻す。
② ①の戻し汁と水を鍋に入れ、火にかける。
③ 煮立ったら、鶏肉と、食べやすい大きさに切った干ししいたけを入れ、醤油・酒・塩で味を調える。
④ 網で焼いて少し焦げ目を付けた餅を加え、煮立ったら器に盛り、みつばとなると、ゆずの皮をのせる。

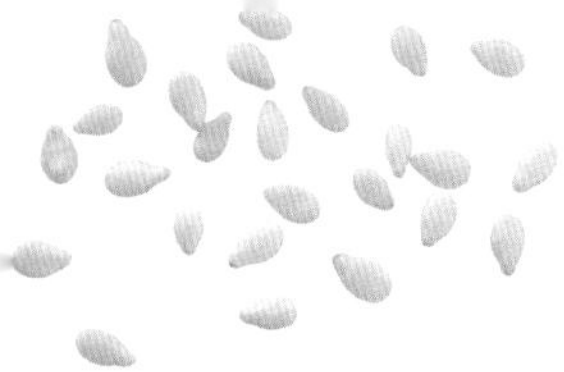

1/2

潤いチャージに
白ごま

体質 陰虚　五性 平　五味 甘

乾燥によるトラブルが起きやすいこの季節によい食材のひとつが、白ごまです。薬膳では、白ごまも白い食材として、潤いを補う効果があるとされています。この時期に起きがちな、空咳や、肌の乾燥のほか、潤して腸の滑りをよくするので、コロコロ便タイプの便秘などの改善に効果的。いろいろな料理にトッピングして手軽にとりやすいので、ぜひ取り入れて潤いをチャージしてくださいね。

※痰湿タイプ、お腹がゆるい時は控える。

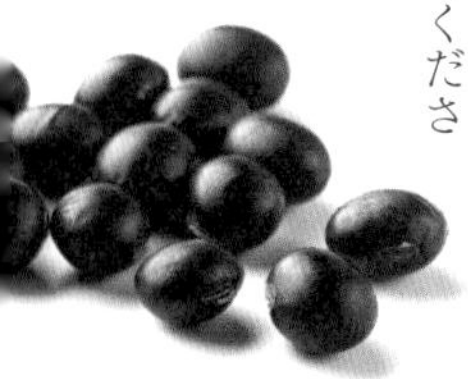

1/3

エイジングケアの代表
黒豆

体質 血虚 陰虚 痰湿 瘀血　五性 平　五味 甘

おせち料理の定番で、この時期に大活躍の黒豆。漢方相談で「若さを保つためには何を食べたらいいですか？」と聞かれたら、迷わず「黒豆」と答えます。薬膳で黒豆は、腎を補う代表的な食材。血《けつ》と潤いを補って巡りをよくし、胃腸を元気にして、余分な水を排出し、老化を緩やかにしてくれます。しかも他の補腎食材は補う力が強い分、重たくて胃腸に負担がかかりがちですが、黒豆は胃腸に負担をかけないどころか元気にしてくれます。黒豆、最高すぎます。とらない手はありませんよ。

1/4

カサカサ肌に「黒豆ヨーグルト」

肌のカサカサやハリ不足、保湿してもなかなか潤わない。こんな悩みがあれば「黒豆ヨーグルト」で体の内側から潤いましょう。どちらも潤いを補う食材。内側からしっかり潤して、エイジングもケアしてくれるよい組み合わせです。ヨーグルトのサッパリした酸味と黒豆の甘さがマッチした、くせになる味わい。コロコロ便タイプの便秘や、ほてりなどの改善にも効果があります。おせちの黒豆が余ったら、作ってみてくださいね。

おせちのあまりで！

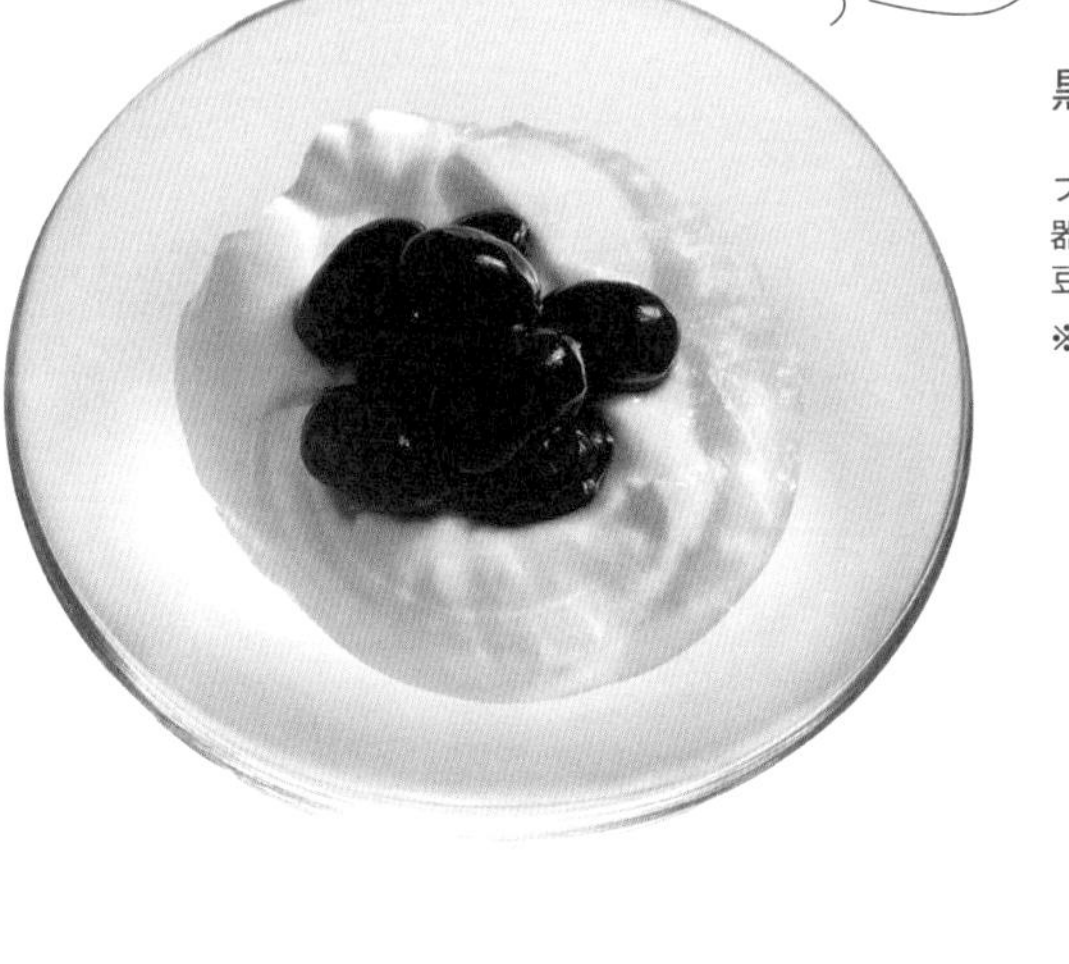

黒豆ヨーグルト

プレーンヨーグルトを器に盛り、甘く煮た黒豆をのせる。

※甘すぎるとベタベタ痰湿に変わってしまうので、優しい甘さで煮るのがポイント。

1/5

小寒《しょうかん》
胃腸を休めて労わろう

二十四節気の「小寒《しょうかん》」の頃。寒さが最も厳しい時期の始まり「寒の入り」です。年末年始で暴飲暴食した方は、そろそろ胃腸を休めて労わってあげたい時期。優しいお粥やスープなら、ほっこりお腹から温まり寒さも和らぎますよ。寒いと気分が落ち込みがちになりますが、胃腸が元気になるとクヨクヨ思い悩む事が減るので、明るい気持ちで心地よく過ごせるようになります。

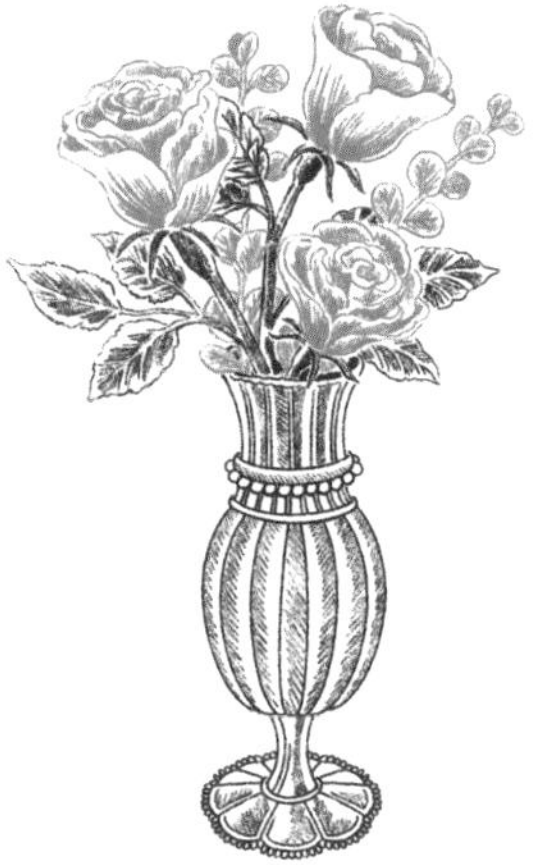

1/6

体を温め気血と潤いを補う
ぶり

11〜2月にかけてのぶりは「寒ぶり」と呼ばれ、身がよく締まり、脂もよくのって特においしいですよね。そんなぶりには、体を温め、気血と潤いを補い、消化器を健康にする効果があります。気血が不足して疲れやすい時、目の疲れや頭がボーッとする時などにおすすめ。滋養強壮にもとても効果的。寒さがつのるこの時期に、ぶりで気血を補って元気に過ごしましょう。

体質 気虚 血虚 陰虚 陽虚　五性 温　五味 甘 酸

1/7

血流悪化の肩こりに「ぶりと長ねぎのスープ」

寒さで肩に力が入り、血流が滞って肩こりが悪化しやすい時期。こんなときは、血を補って体を温めて巡らせる「ぶりと長ねぎのスープ」がおすすめ。ぶりで気血を補い、長ねぎが気血を巡らすよい組み合わせです。食材の旨味がスープに溶け込み、食べているそばからお腹がポカポカ温まって血流がよくなるのを感じられます。シミやくすみの改善にもよいですよ。

ぶりと長ねぎのスープ

① 鍋に湯を沸かし、ぶり（写真ではぶりの若魚のいなだを使用）と切った長ねぎを煮る。
② 白だしで味を調え、器に盛る。細切りのしょうがをのせ、ごま油をたらす。

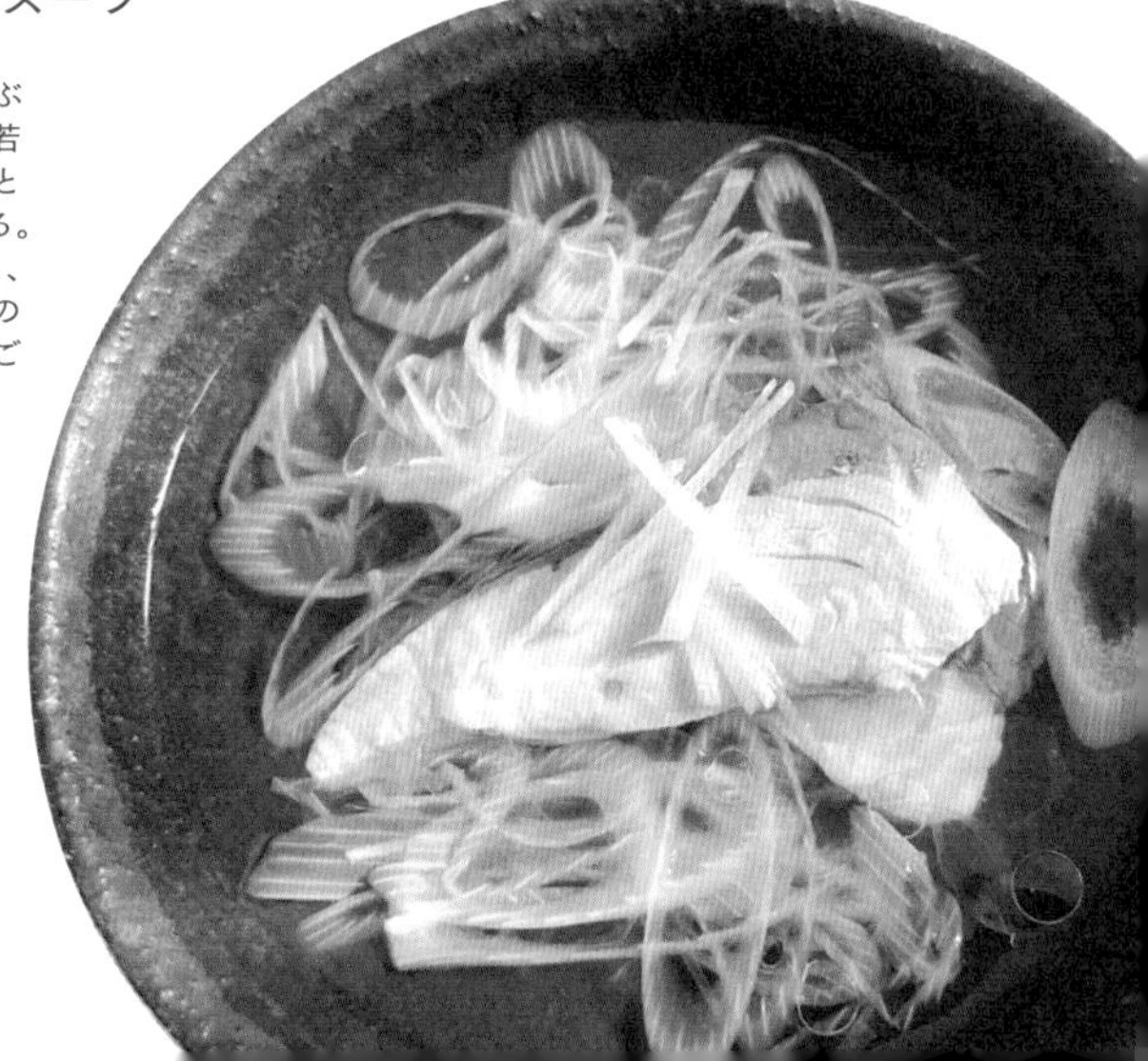

1/8

体を温め、健脳にも
コーヒー

体質 痰湿　五性 温　五味 甘 苦

コーヒーは、体を冷やすイメージがあるかもしれませんが、豆を炒ってあるので温性で、体を温めてくれます。おもな効能は、健脳、強心、利尿作用などで、情緒不安定、物忘れ、むくみ、倦怠感の改善などにも効果があります。お酒の解毒作用もあるので、二日酔いにも効果を発揮。ただし、不眠や胃腸不調のある人は控えめに。

また、コーヒーに含まれるタンニンは鉄の吸収を妨げるので、食後すぐは避けて、30分以上はあけてから飲むのがおすすめです。

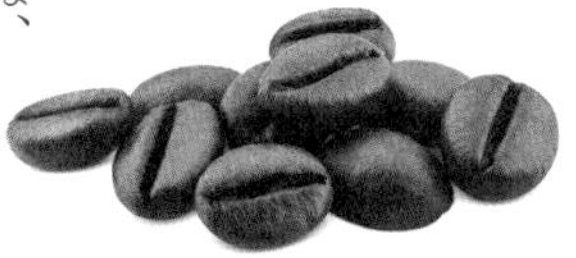

1/9

冷えや生理前の不安に
こしょう

体質 気滞 痰湿 陽虚　五性 熱　五味 辛

スパイスの一種であるこしょうは、熱性食材で、お腹を温める力がとても強いのが特徴です。上がった気を下ろす、痰を取り除く、解毒などの効能もあります。冷えてお腹が痛むときや、吐き気、食欲不振のときなどによいです。また、こしょうの香りにはホルモンバランスの変化からくる不安を軽減する働きもあるとされ、更年期や生理前などに不安感を感じやすい人にぴったりです。

※潤い不足でほてりや炎症がある人は控えめに。

1/10 カッサで美肌・デトックス

寒くて体を動かす機会が減り、年末年始のあれこれをため込んだままになって、むくみやたるみが悪化していませんか？

古くから中医学では気血の滞りをとりデトックスを促す為にカッサが使われてきました。むくみとりやリフトアップにはとてもおすすめ。むくみをとり、眠りをよくしたり、痩身効果や小顔効果、血行を改善し美白効果など様々な嬉しい効果があります。

頭皮もとても気持ちよく、気血の巡りがよくなり、髪の健康に効果的です。美容液やクリームなどを塗布して摩擦を防ぎ、気になるところを気持ちよく流してスッキリさせましょう。

※カッサの素材は天然石がおすすめ

1/11 止まらない食欲にグレフル緑茶

食べても食べてもお腹が減る胃熱の状態には「グレープフルーツ緑茶」。グレープフルーツと緑茶が苦味で熱を冷ましつつ、よい香りで気を巡らし、ストレスによる食欲を抑えてくれます。グレープフルーツには食欲抑制効果があるナリンギンという成分も含まれています。よく洗って皮ごと使うと効果アップ。

グレープフルーツ緑茶

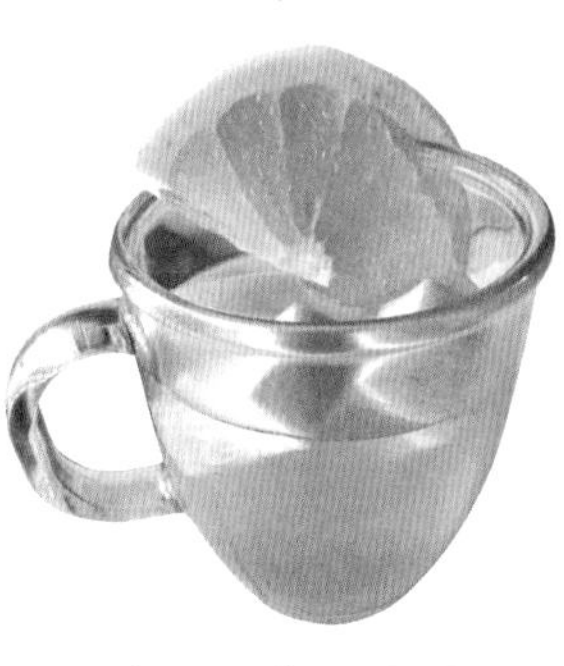

濃いめに淹れた緑茶に、皮のまま切ったグレープフルーツを浮かべるだけ。

にらと長ねぎのポカポカ味噌汁

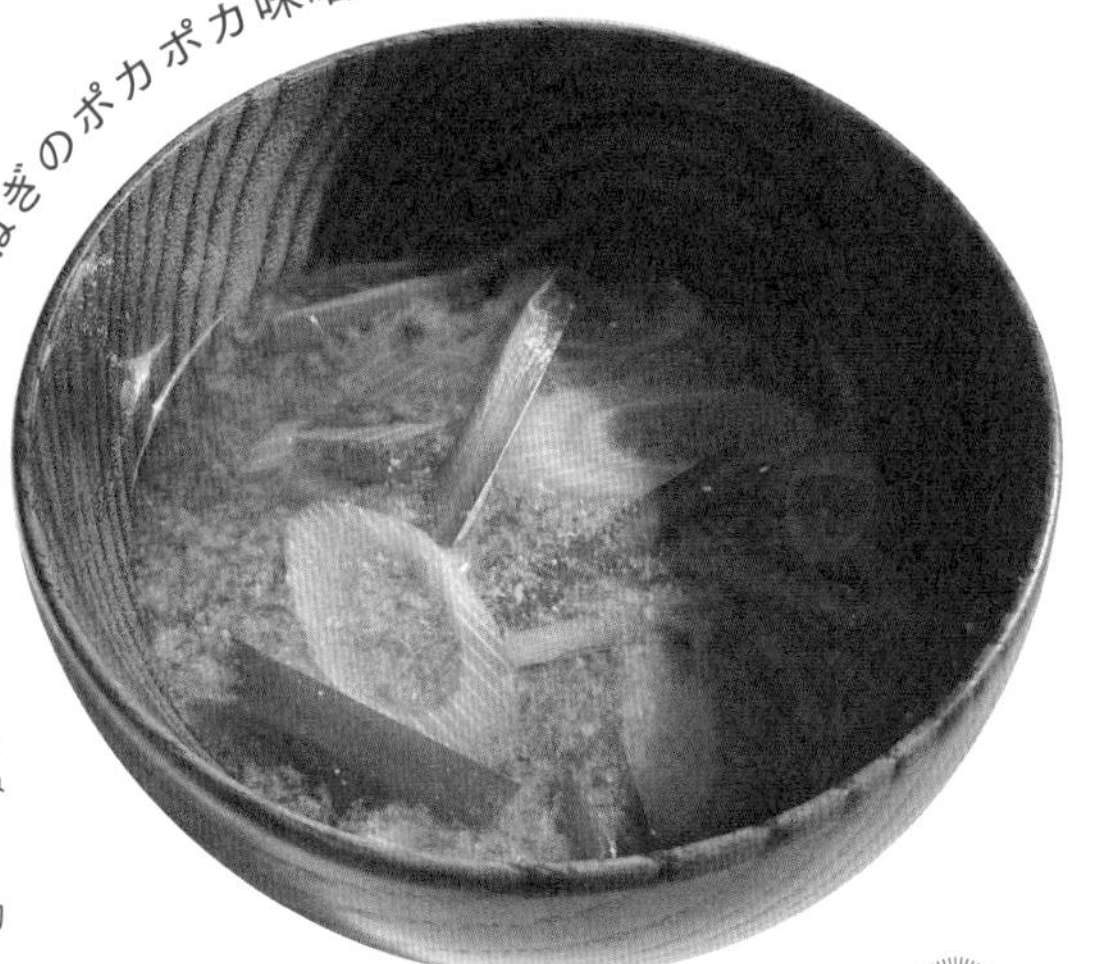

① 鍋にだしをとり、斜め切りした長ねぎを入れて煮る。
② 長ねぎに火が通ったら3cm程度に切ったにらを加え、味噌で味を調える。

1/12

冬のつらい寝起きににらと長ねぎの味噌汁

寒さが厳しいこの時期の朝に、少しでも楽に起きるためには、体に「陽」を補っておきましょう。そこでおすすめが「にらと長ねぎのポカポカ味噌汁」。にらは「起陽草《きようそう》」の名の通り、冷えを取って血《けつ》の巡りをよくし、体を温める力が強い食材。文字通り「陽を起こす」のです。ちなみに味噌長ねぎも味噌も温性食材。ちなみに味噌は発酵度合いで温める力が変わるとされ、長期熟成した赤味噌は温める力がより強いので、私は半分ほど赤味噌を使っています。指先までポカポカと温かくなるのを感じるはず。

1/13

八角《はっかく》

お腹の冷えや痛みに

体質 陽虚　五性 温　五味 辛 甘

中華料理によく使われ、独特な風味をもつスパイスが八角《はっかく》。生薬名は大茴香《だいういきょう》、ハーブ名はスターアニス。角煮の風味付けやピクルス、チャイなどにもよく使われます。お腹を温める、胃を整える、寒さを散らす、痛みを止める、気の巡りをよくするなどの効能があります。紅茶と一緒に八角を軽くコトコト煮て黒糖を入れて飲めば、お腹がポカポカになり、痛みが緩和しやすくなります。香りは揮発性が高く、長時間煮込むと効果が弱まるので気をつけて。

※潤い不足で熱がこもるようなときや、お子さん、妊婦さんは避ける。

スパイスオレンジティー

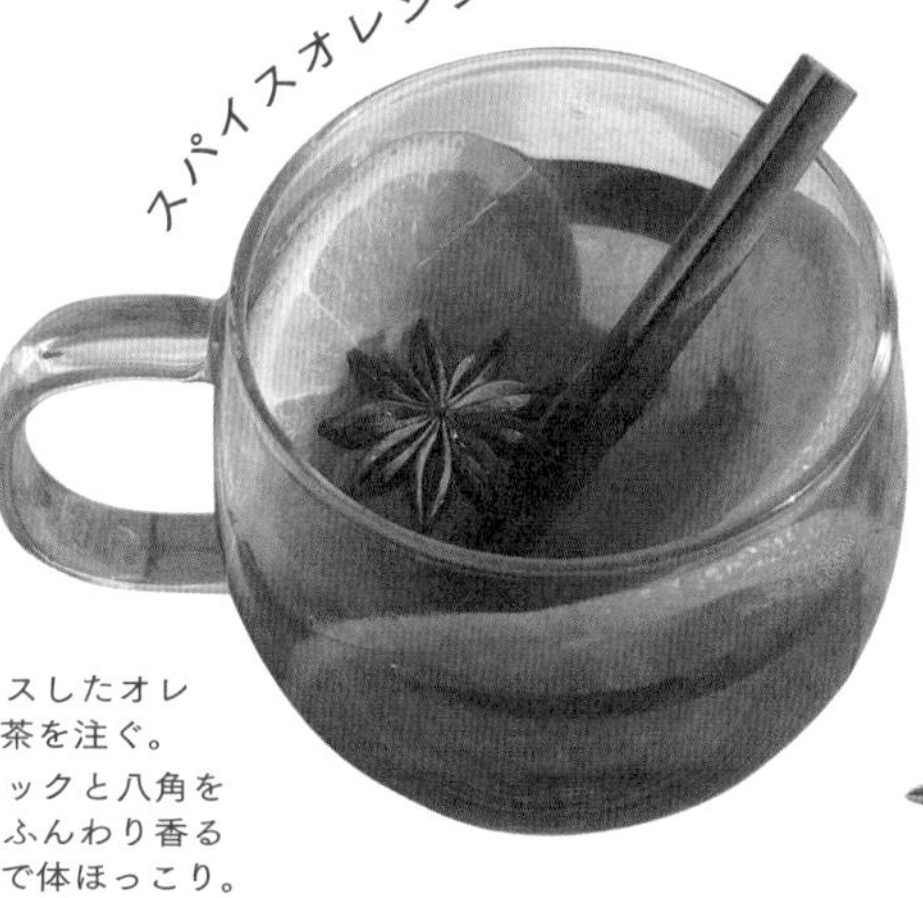

① グラスにスライスしたオレンジを入れ、紅茶を注ぐ。

② シナモンスティックと八角を浮かべて完成。ふんわり香るシナモンと八角で体ほっこり。

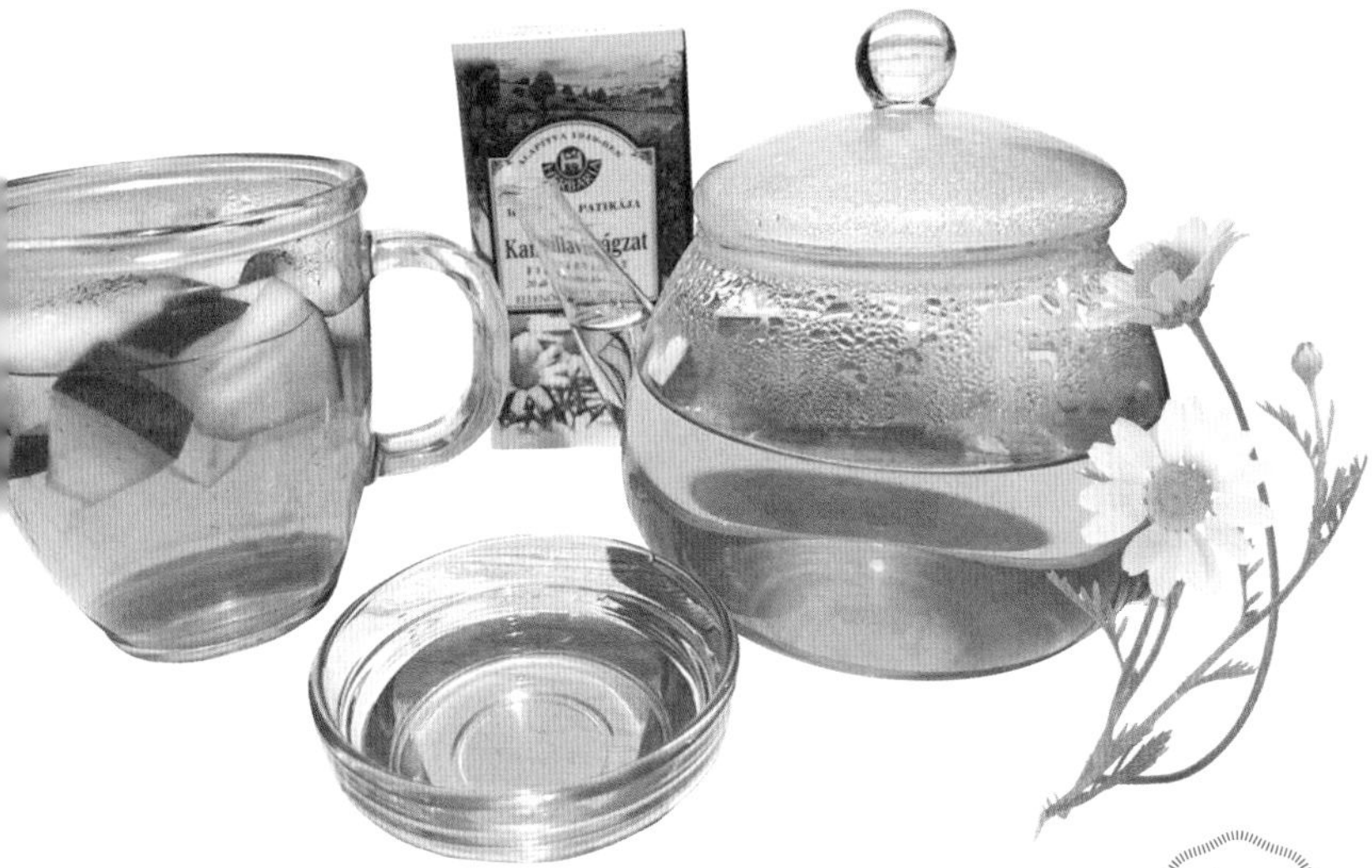

1/14

止まらない空咳にアップルカモミールティー

空気が乾燥する時期は、空咳が止まらなくなることがあり、電車やエレベーターで焦る…なんてことも。こんなときには「アップルカモミールティー」。カモミールは清熱、鎮静して咳を止め、りんご、はちみつは、潤して咳を止める、空咳が出るときにぴったりの組み合わせ。ゆっくりとのどを潤しながら飲むとよく、いい香りで気持ちもほっこり落ち着きます。ノンカフェインで、咳で眠れない夜にもおすすめ。炎症でのどに熱感や腫れがある場合は、ミントを加えるのもいいですよ。

アップルカモミールティー

カップにひと口大に切ったりんごを入れ、上からカモミールティーを注ぐ。少し蒸らして、りんごの香りが立ったらお好みではちみつを加える。

1/15

最高のエイジングケア調味料
オイスターソース

体質 血虚 陽盛　五性 涼　五味 酸 苦

若々しさを保ちたい人におすすめの調味料が、オイスターソースです。オイスターソースには腎を補う効果があり、老化を緩やかにしてくれます。補血効果や、胃腸を元気にする効果があり、旨みたっぷりで食欲増進効果も。しっかり味がつく割には、醤油より低塩分なのもうれしい点。炒め物だけでなく、煮物やスープ、鍋のだしに使ってもおいしいですよ。

1/16

寒さを散らし、湿を乾かす
花椒《ホアジャオ》

体質 陽虚　五性 熱　五味 辛

四川料理によく使われるスパイスが花椒。麻婆豆腐にも花椒を加えるだけでグッと本場っぽい味になります。おもな効能は、寒さを散らす、気を下ろす、湿を乾かす、胃を健康にする、痛みを止める、利尿など。冷えて腹痛があるときや、体に湿がたまってむくんだとき、下痢をしたときなどによいです。花椒は香りが大切なので、調理時間はできるだけ短く、最後にフワッと香りを纏《まと》わせるように使いましょう。

※潤い不足で熱がこもるときや、お子さん、妊婦さんは避ける。

1/17

お腹を温め寒を除く
クローブ

体質 陽虚　五性 温　五味 辛

クローブは、歯医者さんのような独特な香りが特徴的。ホットワインなどに合う、寒い季節に重宝するスパイスです。漢方薬では丁香《ちょうこう》という生薬として使われています。和名は丁字《ちょうじ》。インドでは歯が痛い時に口に含んで痛みを抑える、まさに香り通りの歯医者さん的な植物。おもな効能はお腹を温める、寒さを除く、腎を温める、吐き気を止めるなどで、冷えて痛む腹痛、胃の冷えによる嘔吐の際にぴったりです。

※イライラが強い時、潤い不足によるほてりの時は控える。

1/18

よい香りでイライラ解消
陳《ちん》皮《ぴ》

体質 気滞 痰湿 陽虚　五性 温　五味 辛 苦

陳皮《ちんぴ》は、みかんの皮を干したもので、漢方の生薬としても用いられています。効能は、体を温める、気の巡りをよくする、胃腸を健康にする、湿を乾かす、痰を取り除くなどで、イライラ、お腹の張り、ゲップ、嘔吐、消化不良、痰の多い咳などの改善によいです。よい香りで呼吸が深まり気が巡るので、みかんの皮の香りをかぐだけでも効果的。鍋や麺類などの薬味にも使えます。

手作り陳皮

無農薬みかんを入手して、カビが生えないよう気をつけて陰干しする。

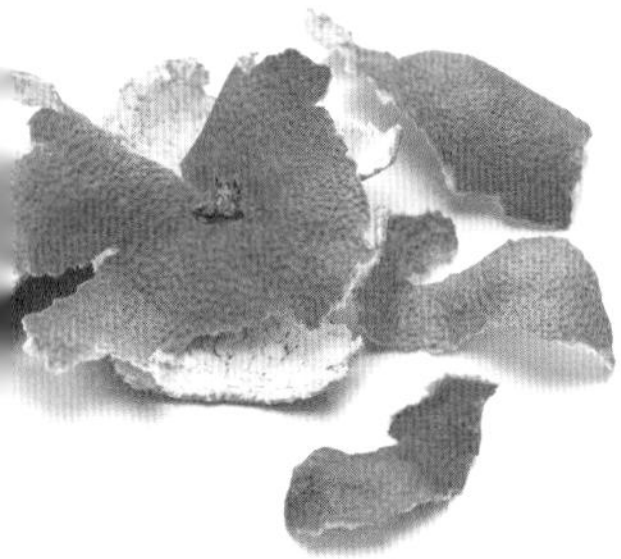

※ほてりやのぼせなど熱によるトラブルがあるときは控える。

1/19

ひどい手足の冷えに
シナモン

体質 陽虚　五性 熱　五味 辛 甘

手足が異常に冷える人によいスパイスがシナモン。寒さを散らし、経絡を温めて流れをよくしてくれます。薬膳では、シナモンは粉末とスティックでは効く場所が変わり、上半身を温めたいときは粉末、下半身を温めたいときはスティックがより効果的とされます。たとえば、脚が冷えるなら紅茶にシナモンスティックを入れてとるのがおすすめ。

シナモンを使ったドリンクが「くるみシナモン甘酒」。くるみもシナモンも甘酒も、温め効果のある食材。くるみとシナモンは「腎陽（奥深いところを温める力）」を補い、エイジングケアもしてくれます。甘酒の優しい甘さにシナモンの香りとくるみの食感と風味が合わさり、ドリンクというよりまるでスイーツ。冷えやすい人のエイジングケアにぴったりです。

※のぼせやほてり、炎症があるときや、妊婦さん、月経過多の方は避ける。

くるみシナモン甘酒

① くるみをフライパンで乾煎りして電動ミルなどで粉砕する。
② 小鍋に甘酒とシナモンスティックを入れて煮る。
③ ②を器に注ぎ、①を入れる。

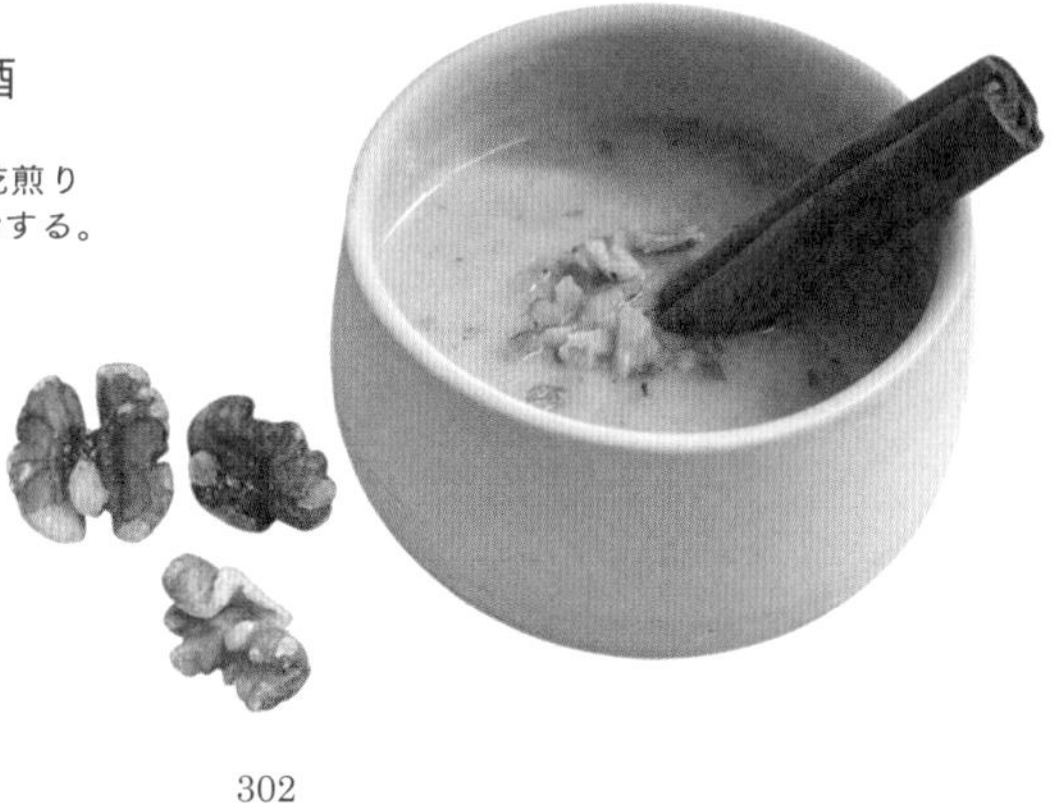

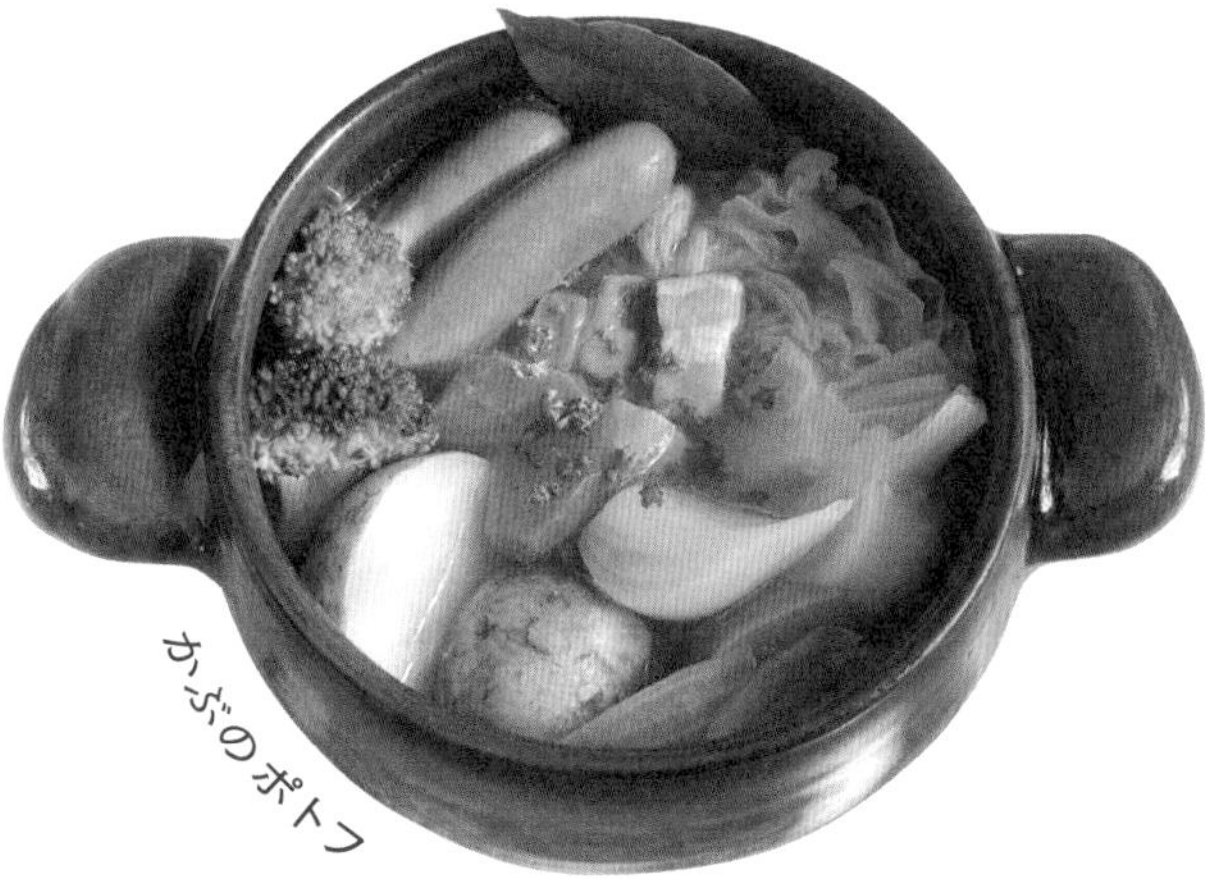

かぶのポトフ

① 鍋にオリーブオイルを熱し、
刻んだにんにくを入れ、香りが立ったらベーコンを炒める。
② にんじん、たまねぎ、じゃがいもなどお好きな野菜と水、
コンソメ、あればローリエを入れてコトコト。
③ かぶ、キャベツ、ブロッコリーなど煮崩れしやすい野菜は
後入れ。ウインナーも破裂防止に後入れ。野菜に火が通れば完成。

1/20

雪の日特有の不調に かぶのポトフ

雪が降ると、ズーンと重い感じの頭痛や、膝や腰の重い痛みなど、雪の日特有の不調が出る方がいます。冷え、湿、気圧、トリプルパンチのこんな日は、温かくサッパリした「かぶのポトフ」にしませんか。体を温め咳を止めるかぶ、気血を補うにんじん、強壮作用のブロッコリー、消化器を健康にするじゃがいも、気と腎を補う豚肉（ベーコン）などなど…難しいことは考えずに色々入れてコトコト煮れば、自然とバランスが整います。寒くてお料理するのもおっくうな日は、こんなスープで十分。あとはポカポカゆるゆる過ごしてくださいね。

1/21

大寒《だいかん》には「ひ」のつく食べ物を

二十四節気の「大寒《だいかん》」の頃。冬至から陰陽が転化して春に向かっているとはいえ、寒さはこの頃がピーク。とにかく寒い。立春の前の18日間は冬の土用です。未の日にはヒラメ、ヒラタケ、ひじきなど「ひ」のつくものを食べるとよいとされています。薬膳的には、寒さ対策にぜひ羊肉を食べてポカポカして欲しいですね。

また、赤いものがよいとされますが、トマト、いちご、赤ピーマンなどはどれも体を冷やすので、えびやなつめ、赤身の肉魚などを使ったスープがおすすめです。

1/22

食欲暴走に 白菜

体質 痰湿 陽盛　五性 平　五味 甘

白菜は、中国で古くから、大根や豆腐とともに「養生三宝」と呼ばれ珍重されている食材です。余分な熱を冷ます、胃腸を健康にする、胸苦しさを取り除く、便通をよくする、利尿作用など嬉しい効能がたくさん。

胃熱を緩和して食欲暴走を落ち着ける働きもあるので、お正月後の胃腸トラブルが出やすいこの時期、鍋やスープの具材などにしてたっぷりとってくださいね。

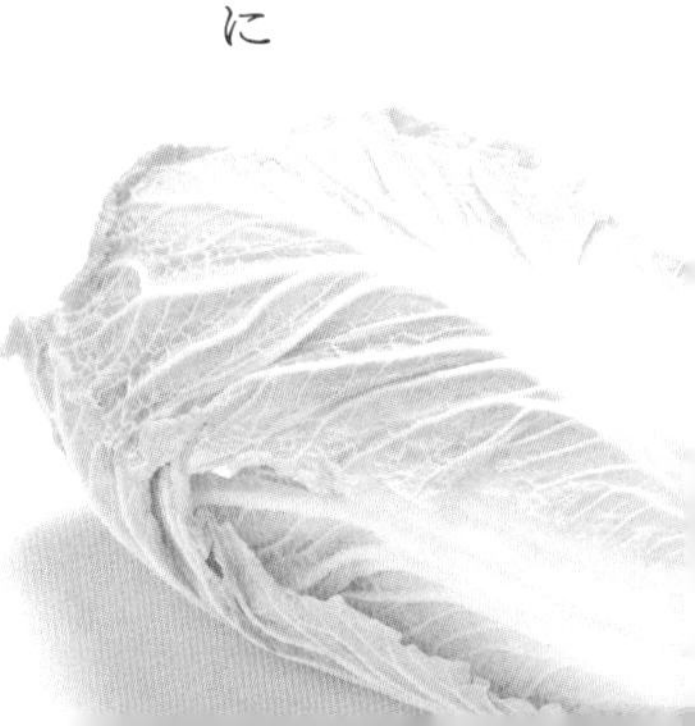

1/23

ソワソワ落ち着かない人に、白菜と豆腐の卵スープ

いつもソワソワ落ち着かず、じっとしてるのが苦手で、せっかち気味。こんな状態は、「陰血不足」のことが多いです。余分な熱を冷まして落ち着けるための潤いや、気持ちを安定させる血《けつ》が不足しているので、ソワソワと落ち着かなくなるのです。元々の性格だと思いがちですが、体がそうさせている場合もあります。こんな人におすすめなのが「白菜と豆腐のトロトロ卵スープ」。豆腐も卵も潤いを補う食材。卵には気血を補う効果もあり、白菜は胸のザワつきを落ち着かせてくれます。トロトロの食感で優しく潤いと血を補うことができ、消化吸収がいいのでお腹にも優しいのがうれしい点。肌の乾燥やコロコロ便タイプの便秘改善にもいいですよ。

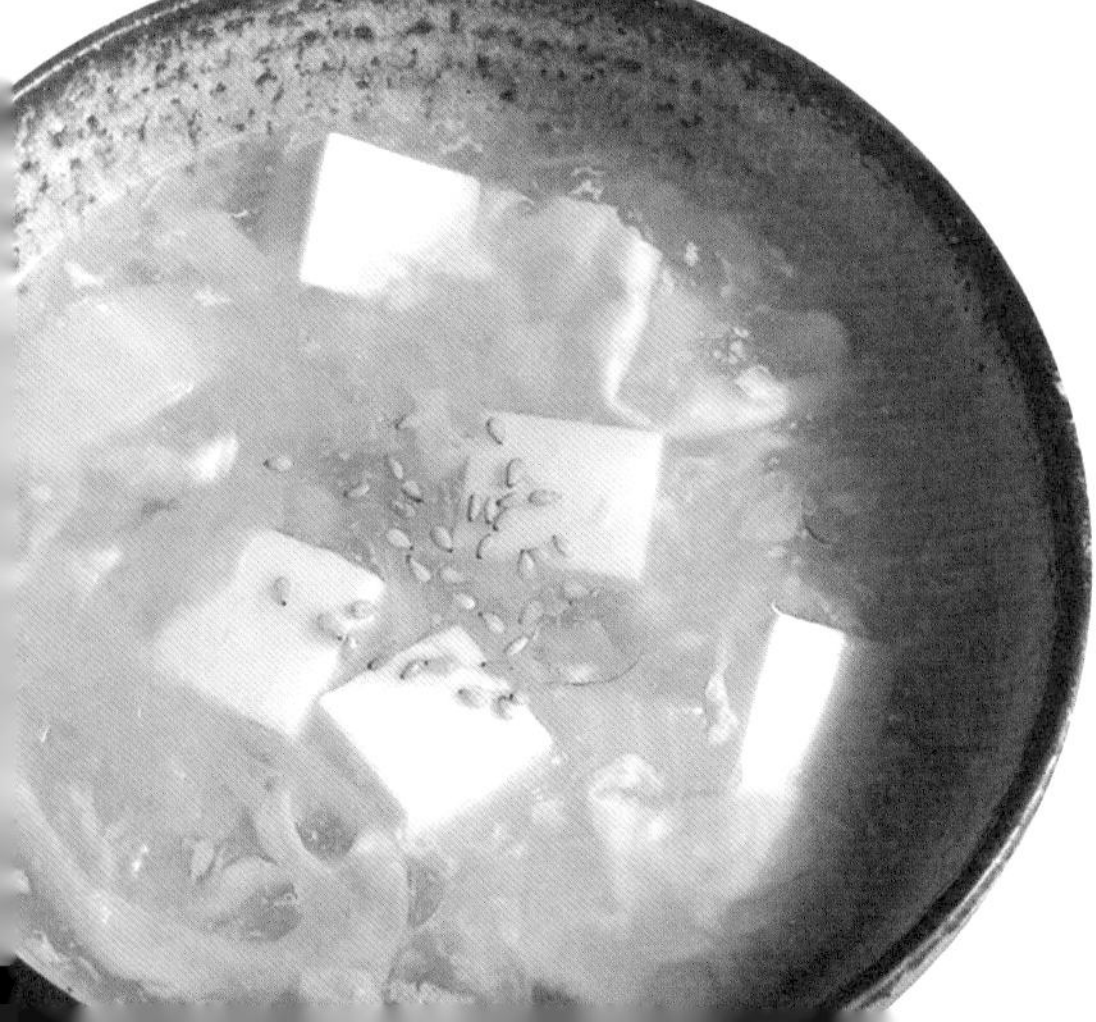

白菜と豆腐のトロトロ卵スープ

① 鍋にお湯を沸かし、2cm幅に切った白菜を煮る。
② 白菜が柔らかくなったら鶏がらスープで味を調え、片栗粉で少しとろみをつける。
③ 溶き卵を箸を伝わせて優しく回し入れ、最後に豆腐を入れる。

1/24

冷えによる胃腸不調に
にんにく

体質 痰湿 陽虚　五性 温　五味 辛

お腹が冷えて胃腸の調子がよくないときには、にんにくの出番。にんにくには、お腹を温めて、胃腸を健康にする効果があります。咳を止め、痰を除く効果もあるので、痰がからまる咳が出るときにもおすすめ。ほかに食欲促進や解毒効果も。栄養面では、疲労回復効果のあるビタミンB_1の吸収を助けるアリシンが多く含まれているので、疲れにもよい食材。料理に使うと格段に風味がよくなるので、常備していろんな料理に取り入れてみてくださいね。

1/25

くすみやクマの解消に
紅花茶

体質 瘀血 陽虚　五性 温　五味 辛

寒さが厳しいと、血流の悪さから、肌がくすむ、クマが気になる、こりがひどいなどのご相談が増えます。こんな悩みには紅花茶。紅花は生薬としても使われる植物。体を温め、血《けつ》の巡りをよくする働きがあり、体の隅々まで血を届けてくれます。少量使うと「養血美肌」といって、美肌によいとされています。乾燥した紅花はネット通販などで手軽に買うことができ、お湯を注ぐだけで紅花茶に。色もキレイで見た目も可愛いです。味にややクセがあるので、苦手なら少量を他のお茶に少し混ぜて飲むのもOK。

※活血作用が強いので妊婦さんは避ける。

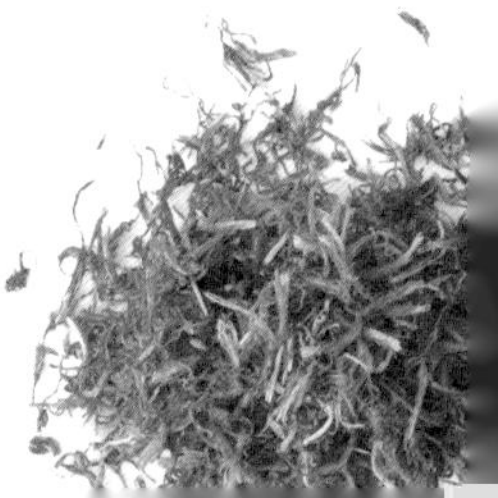

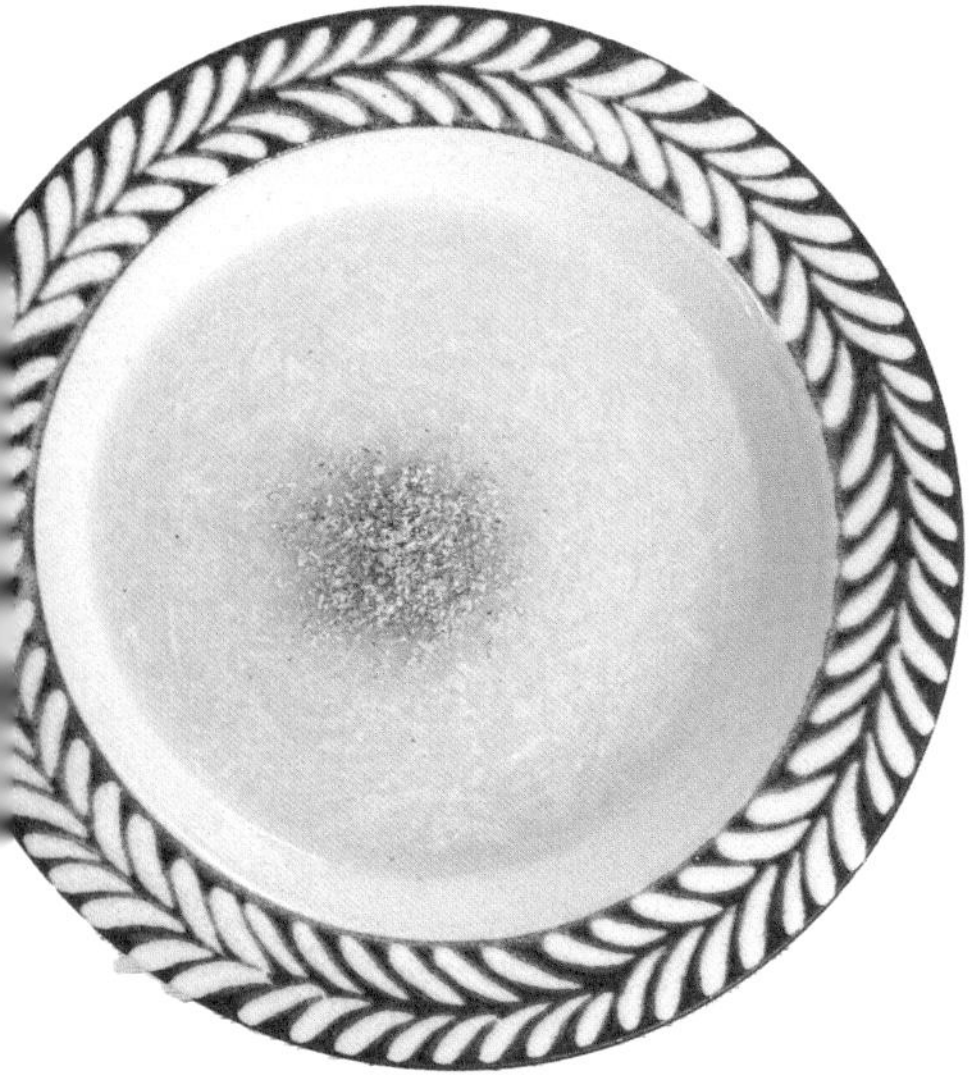

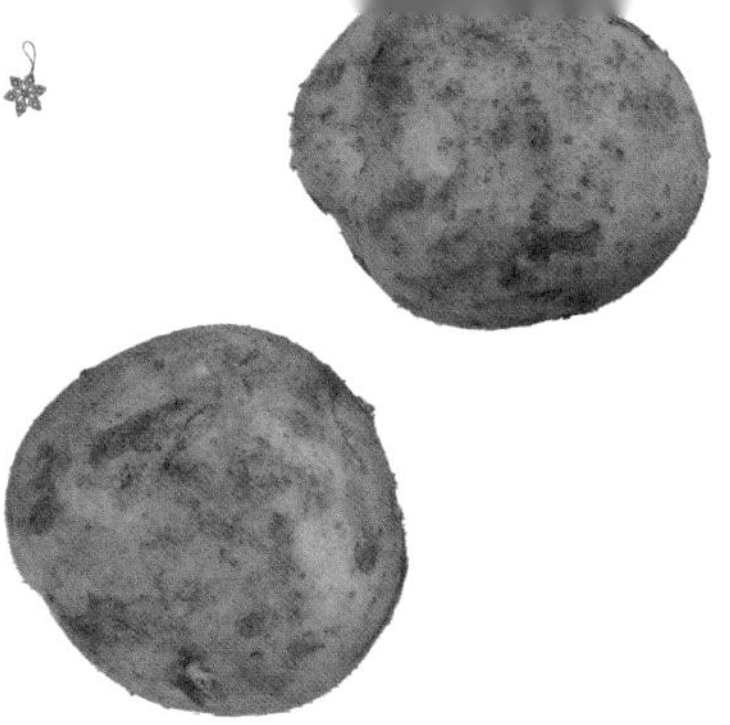

じゃがいものポタージュ

①じゃがいも1個の皮をむき、すりおろす。
②鶏がらスープ1カップを鍋に入れて煮立て、①を加える。
③軽く煮立ったら器に盛り、白すりごまをたっぷりかける。

1/26 気虚便秘に最高のじゃがいもポタージュ

少し動いただけですぐ疲れてしまう。そしていつも便秘気味。これは、気の不足でお腹に力が入りにくく、便を押し出す力が足りない「気虚便秘」の可能性大。お年寄りや女性に多いタイプの便秘です。こんな方には「じゃがいものポタージュ」。実はこれ、薬膳の国際試験にも出る気虚便秘改善の代表レシピ。気を補うじゃがいもで押し出す力をつけて、白ごまで腸の滑りをよくする最高の組み合わせです。肌のたるみや毛穴の開き、皮膚の乾燥の改善にもよい組み合わせで、美容にも効果絶大。とろりと優しく癒される味で、お子さんの便秘にもよいですよ。

1/27

靴のかかとすり減ってない？

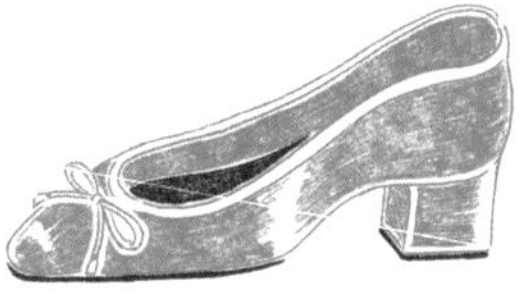

中医学でかかとは「腎」と関わりの深いところ。かかとを引きずるようにズリズリ歩くのは、体の老化のサインと言われています。

歩き方は自分ではなかなか気づけないので、普段履いている靴のかかとをチェックしてみて。踵だけすり減っているようなら腎が弱っているサイン。寝不足や過労に気をつけて、日頃から黒い食材を意識して取り入れてみてください。

1/28

風邪やインフルエンザ、コロナ予防に 板藍根《ばんらんこん》

体質 陽盛　五性 寒　五味 苦

新型コロナウイルスの感染拡大で知名度が上がったのが「板藍根《ばんらんこん》」です。これは、アブラナ科の根を乾燥させたもので、お茶や飴が有名です。抗ウイルス効果のほか、熱を冷ます、解毒、のどの炎症を取る、血の熱を冷ますなどの効果があり、発熱、頭痛、のどの腫れや痛みなどに効果的。中国では家庭の常備薬で、板藍根を煮出したお茶でうがいをして、ウイルスから身を守るそうです。

※胃腸が冷えている時は控える。

1/29

血《けつ》を補い情緒を安定させる ミニトマトの卵スープ

気持ちが落ち込みやすく、不安感があって眠りも浅い。これは気持ちを安定させ、眠りの質をよくする血《けつ》が不足した状態。

こんな症状には「ミニトマトの卵スープ」。卵は気血を補う、情緒安定の効果があり、ミニトマトの酸味は卵の補血の力をサポートしてくれます。優しく効果的に血を補って気持ちを落ち着かせてくれるスープです。にんにくの効果で、お腹が温まり、胃腸も元気に。溶き卵は少しずつ優しく入れて、かき回さないのがふわふわに仕上げるコツです。

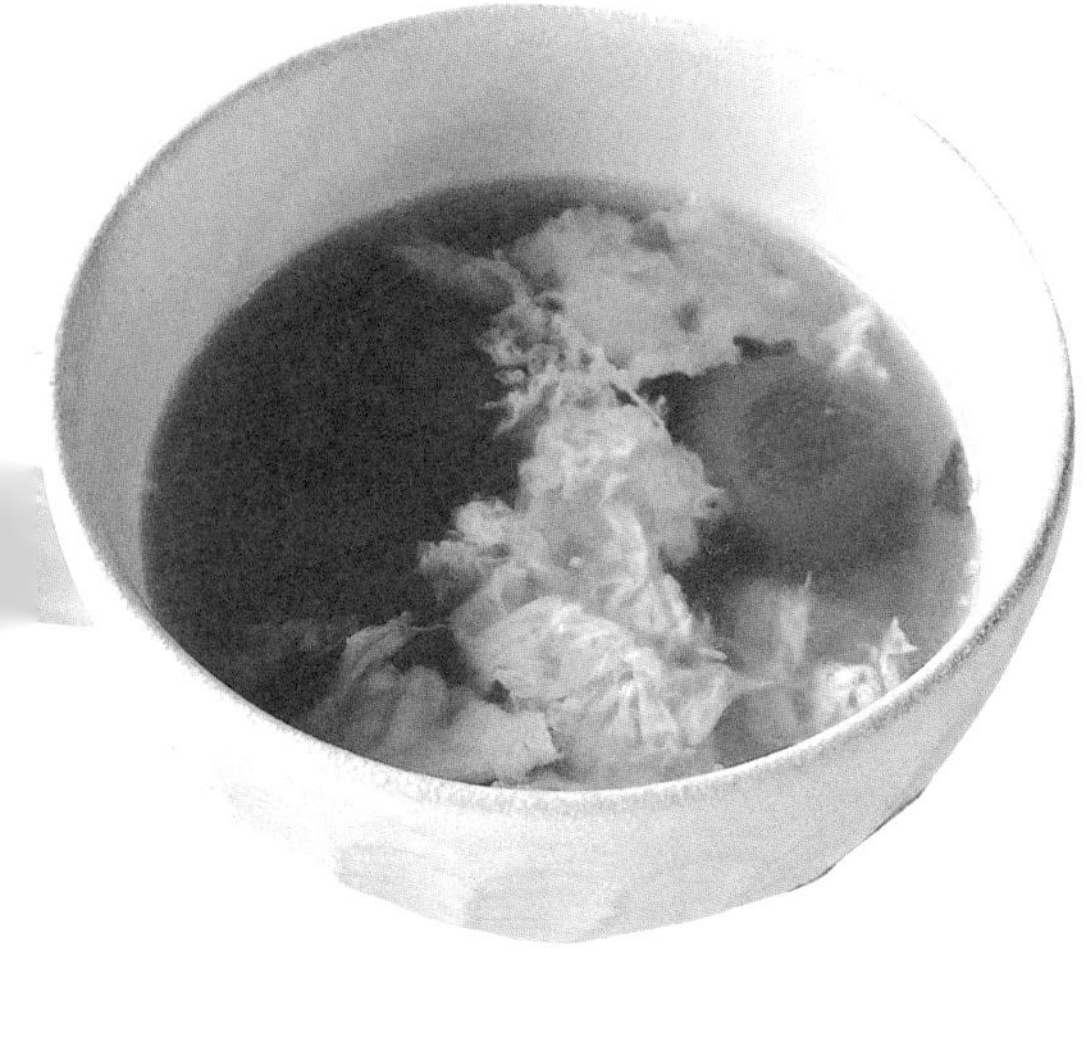

ミニトマトの卵スープ

① みじん切りのにんにくをオリーブオイルで香りが立つまで炒める。
② 洗ってヘタを取ったミニトマトを加え、軽く炒める。
③ 水を入れ、コンソメと醤油で味を調える。
④ 溶き卵を少しずつ優しく流し入れる。

1/30

温め効果抜群の
羊肉

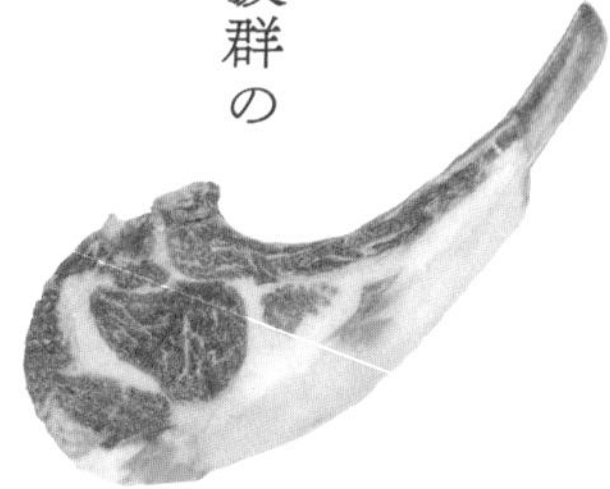

体質 **気虚** **陽虚**　五性 **温**　五味 **甘**

お肉は種類ごとに効能が異なりますが、寒い時期に特にいいのが羊肉です。羊肉は、お肉の中でも鹿肉に次いで体を温める効果が高く、特にお腹や膝・腰を温める効果バツグン。北海道で羊肉がよく食べられているのは理に適ったことなのですね。元気を補う、母乳の出をよくする効果もあるので、産後のママさんにもおすすめです。

※潤いが不足してほてりが出やすい時、皮膚に炎症がある時は、悪化しやすいので控えめに。

1/31

胃を荒らさずお腹を温める
豆板醤《とうばんじゃん》

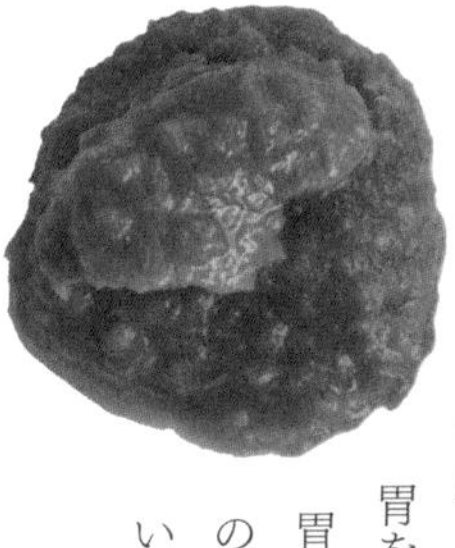

体質 **痰湿** **陽虚**　五性 **熱**　五味 **辛** **甘**

胃腸が冷えてお腹の調子が悪い時によい調味料が豆板醤です。豆板醤は、空豆に、塩、赤とうがらし、麹などを加えて発酵させた中国・四川地方のとうがらし味噌。とうがらしは熱性で、寒邪を取り除く効果があるのでお腹の冷えによいのですが、刺激が強く胃を荒らしやすいのが難点。でも、発酵させて作る豆板醤は、胃腸を健康にし湿を取り除き、胃を傷つけにくいので安心。胃腸が弱いけれど辛いものが食べたいときにも使いやすいですよ。

2/1 仕事中の末端冷え性にホットジンジャーエール

漢方相談をしていると、「普段は大丈夫だけど、仕事中だけ末端が冷える」というお悩みをもつ方が少なくありません。冷えにも様々なタイプがありますが、これは、気が滞ることによって血《けつ》も滞り、末端だけ冷えてしまうタイプです。こんな時には「ホットジンジャーエール」。このタイプの冷えは、ただ温めるだけではなく、気の巡りをよくすることがポイント。炭酸やレモンは気を巡らせるので、まさにぴったり。「えっ⁉ 炭酸をレンチン⁉」と驚く方も多いですが、案外おいしいんです。スッキリして仕事もはかどるので、ぜひ試してみて。

**ホット
ジンジャーエール**

① 辛口のジンジャエールを耐熱グラスに入れて電子レンジ（500W）で２分加熱。
② スライスしたレモンを添える。

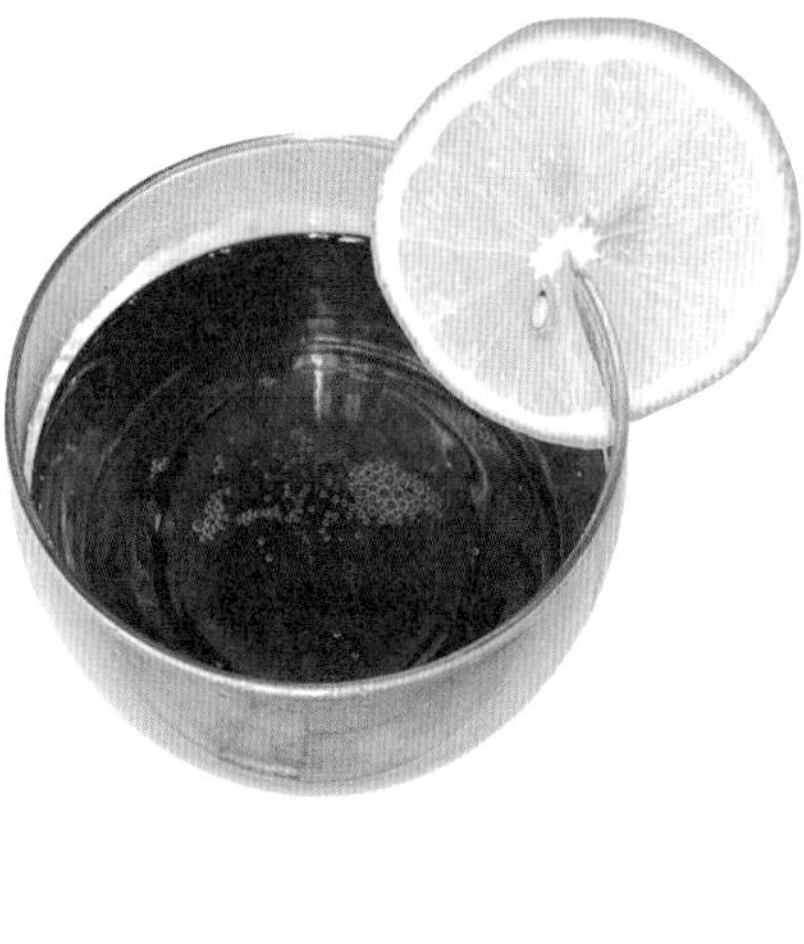

2/2

食欲暴走の胃腸疲れに大根とほたてのスープ

この時期、年末やお正月以来、食欲の暴走が止まらないというご相談が増えます。そのせいで食べすぎたり、普段食べ慣れない物を食べてしまったりして、胃腸がお疲れ気味になっている人も。こんなときは優しく胃腸を整えてくれる「ひらひら大根とほたてのスープ」を。

消化を助ける大根と、胃腸を補うほたては、疲れた胃腸を整えるのによい組み合わせ。この時期のみずみずしい大根をピーラーでスライスすると、きしめんのようにちゅるちゅる食感になり、ほたての旨みも溶け込んで優しく癒される味わいに。胃腸が整うと異常な食欲も抑えられます。意外にも食べ応えはあるので、胃腸が疲れたら、一食をこのスープに置き換えてもＯＫ。胃腸が整うと自然と適正体重に近づくので、ダイエットにもいいですよ。

大根がちゅるちゅる麺に

ひらひら大根とほたてのスープ

① 鍋に湯を沸かし、大根1/8本をピーラーでスライスして煮る。
② 大根が透き通ってきたら、ほたて缶を汁ごと加え、鶏がらスープで味を調える。
③ 器に盛り、ごま油をたらす。

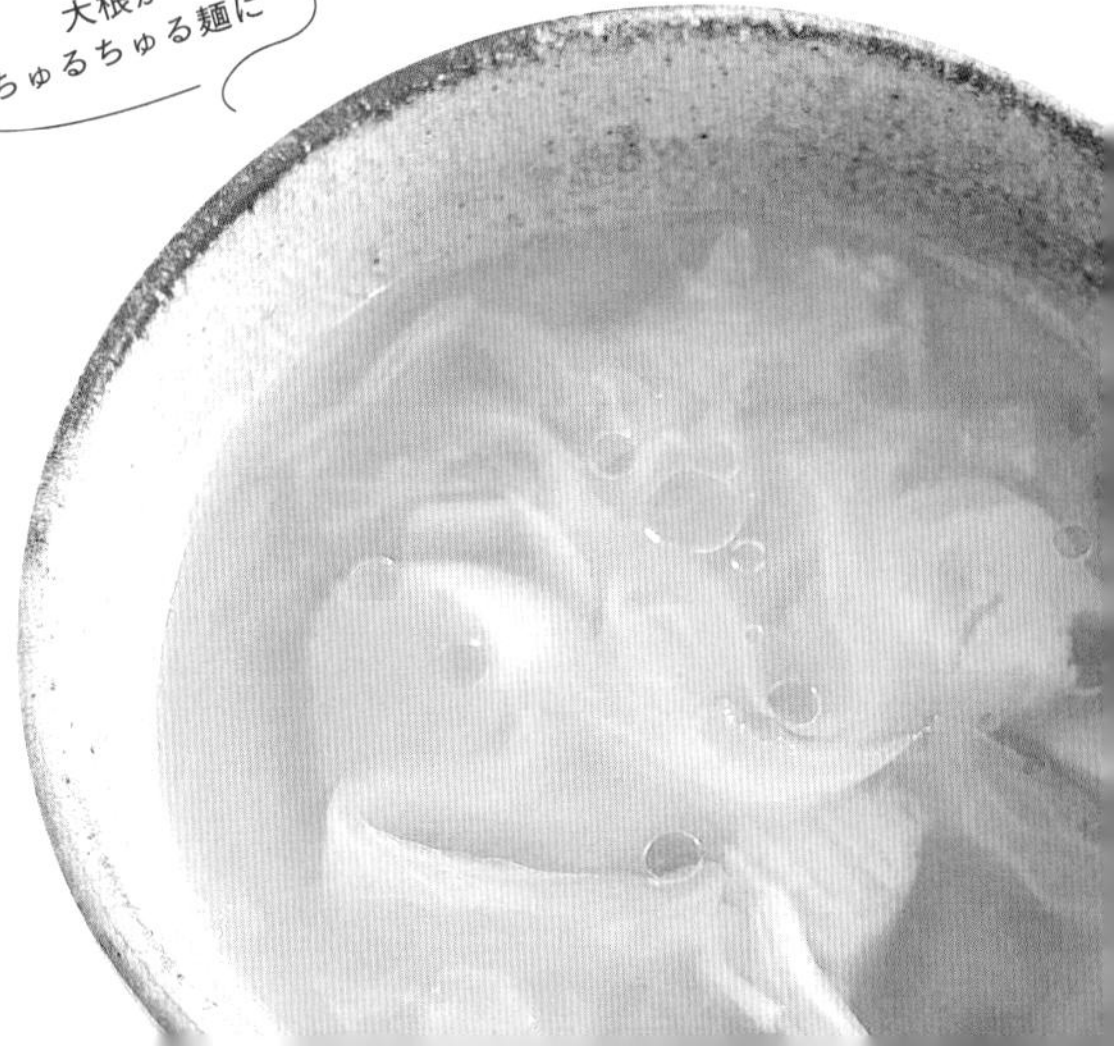

2/3

薬膳のチカラ

私の著書やSNSに載せている簡単レシピを見て「今まで使わなかった食材を色々使えるようになってきた！」と言っていただけることが多く、とても嬉しく思います。

今の体の状態やそれに合う食材、効能など難しいことがわからなくても、色々な食材を満遍なく取り入れていけば、自然と偏りが減りますよね。それは食養生の第一歩だと思うのです。

毎日同じものを食べているとどんどん体は偏ってしまいます。

むずかしいことは考えず、できるだけ色々な食材を取り入れて、偏りをなくしていけるといいですね。

■食材別・索引

食材から引ける索引です。主にレシピや食材の効能を調べられます。

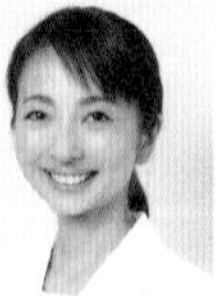

久保奈穂実
（くぼなおみ）

国際中医薬膳管理師。漢方アドバイザー。成城漢方たまりで年間約2000人を対象に漢方相談・薬膳講師を行う。女子美術大学造形科卒業。芸能・音楽活動を行い、ハードな生活で身体のバランスを崩す。漢方薬に助けられた経験から興味を持ち、イスクラ中医薬研修塾にて中医学を学ぶ。SNSにて発信する1日1つの養生ネタや、カンタン薬膳レシピが大人気。総フォロワー約12万人。著書に『1日ひとつ、疲れが消える　おいしい漢方365』（世界文化社）『かんたん おいしく 体が整う 缶詰ひとつで養生ごはん』（監修：yoyo／Gakken）がある。

X（旧Twitter）●@naominkubo
Instagram & Threads●
naomin_yakuzen

※本書は著者のSNSの投稿内容をもとに、
　大幅な加筆修正を加えて編纂いたしました。

執筆協力	和田美穂
イラスト	ニシイズミユカ
デザイン・図版	柿沼みさと
校 正	株式会社円水社
写 真	久保奈穂実 Adobe Photo Stock
編集協力	平井 幸・石丸 光
編 集	杉山亜沙美

おいしい漢方《かんぼう》365
いたわりスープと
ごほうびドリンク

発行日　2024年7月10日　初版第1刷発行
　　　　2024年8月20日　第2刷発行

著 者　久保奈穂実《くぼなおみ》
発行者　岸 達朗
発行・発売　株式会社世界文化社
〒102-8187
東京都千代田区九段北4-2-29
電話 03-3262-5445（編集部）
03-3262-5115（販売部）
印刷・製本　株式会社 リーブルテック

©Naomi Kubo, 2024. Printed in Japan

ISBN978-4-418-24304-4

落丁・乱丁のある場合はお取り替えいたします。
定価はカバーに表示してあります。
無断転載・複写（コピー、スキャン、デジタル化等）を禁じます。
本書を代行業者等の第三者に依頼して複製する行為は、
たとえ個人や家庭内での利用であっても認められていません。

不調別 ドリンクリスト

キリトリで使える!

- 緑茶 … 涼性 口の渇き、消化不良、のぼせほてり、目の充血
- 烏龍茶 … 平性 情緒不安、皮膚の乾燥、便秘、ダイエット、消化不良、お酒の解毒
- 紅茶 … 温性 冷え症、血流が悪い時
- アールグレイ … 温性 イライラ、情緒不安、冷え性
- ジャスミン茶 … 涼性 イライラ、のぼせほてり
- 麦茶 … 涼性 胃腸の弱り、消化不良、のぼせほてり
- プーアール茶 … 寒性（10年以上発酵させると温性）消化不良、ダイエット、便秘、お酒の解毒
- ハトムギ茶 … 涼性 胃腸の弱り、むくみ、肌荒れ、イボ
- ハブ茶 … 微寒性 目の充血、疲れ目、便秘
- 甘酒 … 温性 疲れ、食欲不振、乾燥、血の巡りが悪い時
- ココア … 平性 食欲不振、情緒不安、整腸
- コーヒー … 温性 健忘、むくみ、倦怠感
- 牛乳 … 微寒性 皮膚の乾燥、便秘、疲労
- 豆乳 … 平性 から咳、便秘、疲労
- 黒豆茶 … 平性 疲労、むくみ、エイジングケア、クマくすみ、腰痛
- とうもろこしの髭茶 … 平性 むくみ、尿の出が悪い
- 小豆茶 … 平性 むくみ、尿の出が悪い、体が重だるい
- りんごジュース … 平性 消化不良、から咳、便秘、食欲不振、口の渇き
- オレンジジュース … 涼性 ストレス、お腹の張り、食欲不振、二日酔い、口の渇き
- ミントティー … 涼性 喉の痛み、頭痛、熱ごもり、目の充血、憂鬱
- カモミールティー … 涼性 熱風邪の初期、咳、情緒不安、不眠、疲れ目
- ハイビスカスティー … 涼性 暑気あたり、むくみ、シミ、クマ、くすみ、肩こり

※ルイボスティーは薬膳的な効能は不明とされますが、南アフリカ原産であることから涼性という説も。

改訂版

学びの技

14歳からの探究・論文・プレゼンテーション

登本洋子・伊藤史織・後藤芳文

玉川大学出版部

改訂版 はじめに

これからの社会では、知識をただ覚えるだけでなく、知識を活用して問題を解決したり、創造したりする力が必要です。自ら課題を見つけ、研究を深めていけるような生涯にわたって学び続けるためのラーニングスキルをできる限り早い段階で身に付けてほしい。そのような願いの中から生まれたのが本書『学びの技』です。

人は生まれたときから「これはどうなっているのだろう」「もっと知りたい」という知的好奇心を持っています。しかし、テストの点数ばかりを意識した勉強や教科にとらわれすぎた学習を重ねていくと、いつの間にかそれらの大切な気持ちを見失いがちです。自らの興味や関心に基づいて幅広く学び、自分が興味を持ったことをじっくり掘り下げていくのが探究学習で、それはとても楽しいことです。普段疑問に思ったこと、もっと知りたいと思っていることを、立ち止まって深く考えてみたいと思いませんか。好奇心を大切にしてください。「知りたい」と思ったことをどうかそのままにしないでください。そして、労を惜しまずに探究してみてください。自分が一歩前に踏み出したとき、世の中が違って見えてくるはずです。普段の教科の学習も、とたんに輝き出します。

でも、「自分でテーマを見つけて、それを深めてごらん」と突然言われても、戸惑ってしまう人が多いのもたしかです。「学びの技」は、どうしたら生徒自身が自分の興味・関心からスタートして、学びを深めていくことができるか、担当教員のたくさんの思いと時間をかけて作り上げてきた玉川学園中学 3 年生の必修の授業です。授業の内容をテキストとしてまとめたところ、ほしいという声を多くいただき、2014 年秋に初版『学びの技』を出版することになりました。個人での購入をはじめ、多くの小学校や中学校、高等学校の授業だけでなく、大学でもテキストとしても採用され、多くの人に手に取ってもらうことができました。

そこから約 10 年を経て、授業「学びの技」はさらに発展を遂げ、書籍『学びの技』も改訂を行うことになりました。探究的な学習も一般的になり、生徒自身が自分で学習を進めていくことも大きく着目されるようになってきました。今回の改訂では、まず Chapter の項目と順序を整理し、特に「論理的に考えること」をより深く掘り下げました。また、学習環境に ICT が導入されたことに対応するため、資料のデジタルでの管理やオンライン発表について加筆しました。生徒のプレゼンや論文執筆の助けとなるよう、伝わりやすいプレゼンテーションの組み立て方や論文の表現についても大幅に加筆しました。さらに全体にわたって、探究学習で教員や生徒が迷いがちなところへの説明を大幅に加え、ゴールまでの道筋がより明確になるよう、初版の一字一句にわたるすべてを見直し、カラーページを増やしてわかりやすさを追求しています。

『学びの技』は、「探究のテーマってどうやって設定するの？」「文章を書くのはちょっと苦手」「発表しなければならないけれど、気が重たいな」という中高生のために、そして「論文ってどうやってまとめたらいいの？」「研究って？？」という大学生のために書かれています。文章をまとめることに戸惑いのあるいわゆる文章の初心者が手に取れば、困っているところから読み進められるように作られています。あふれている情報の中から価値ある資料を探し出すノウハウがたくさん掲載されています。集めた情報をどのように取捨選択・分析し、自分の主張につなげていくか、論理的に組み立てる方法についても丁寧に説明しています。

これから研究を始める人は、初めから読むとどのように研究を進めていけばよいのかがわかります。レポートや論文を書くことに困り果てている人は、論理的にまとめる際の基本事項が記されているので、ステップに沿って進めていくことができます。豊富な例文も用意されているので、書き出しに悩むこともありません。発表するのが苦手という人も、発表の組み立て方や気持ちの持ち方、準備の方法が書かれているので、安心して人前に出ることができるようになるでしょう。次の探究につなげるための、振り返りや評価の方法についても加筆しました。

お手に取っていただき、どこを開いていただいても構いません。どこかの部分が、誰かの役に立てばと願ってやみません。この本がみなさんの探究学習だけではなく、生涯続く学びの一助となれば幸いです。

著者を代表して　登本洋子

目次

Prologue

0

探究に向かう技

Prologue 0 探究に向かう技

子どもは時として大人を困らせる質問を投げかけます。みなさんも「なぜしゃっくりは出るの？」「なぜおにぎりは三角なの？」「波はどこから来るの？」というような疑問を抱いたことがあったと思いますが、大人の素っ気ないあしらいで、その疑問は封殺され、やがてはそういう疑問を自分が抱いていたということも忘れてしまっているかもしれません。

みなさんがこれから向かう探究は、このような「なぜ」という何気ない素朴な疑問からスタートします。つまり、「なぜ」という疑問が探究に向かう一つ目の技なのです。しかし、当然のように感じていることに改めて「なぜ」という疑問を持つことはあまりありません。疑問を持たなくても全く困らないからです。また、普段からこういう疑問を抱いている人は、この疑問を解明するのが探究だと思ってください。

まず､普段当たり前と感じていることに疑問を抱くことの重要性を知りましょう。たとえば、スマホ。私たちは、もうすでにスマホのない生活が想像できないほど必要不可欠な存在になっていますが､「なぜ」こんなに小さい箱にこれほど高い機能が搭載されているのか、少し考えてみれば不思議ですね。ここに疑問を持てば、そしてその仕組みを知りたいと思えば、すでにあなたは探究に向かっているのです。「でも、そんなこと知らなくても、いいじゃん。使えればいいんだし」と私たちはついついせっかく開きかけた探究の扉を閉ざしてしまいがちです。閉ざしてしまうと、スマホに詰め込まれた現代技術の幅広い奥深さを知ることはなくなります。最新の科学の成果を技術に転化し、それを最小、最軽量のものにするのに、どれほどの試行錯誤と工夫と努力があったのか、その知恵を知ることはなくなります。

また、「なぜ」日本人はお辞儀をするのか。これも一つの動作の中に長年培われてきた日本の文化が込められていることや他国にもお辞儀は存在していることなど、この疑問を出発点として様々なことを解き明かすことができます。つまり、素朴な「なぜ」という疑問は、私たちの世界がどのように成り立っているのかを知ることができる大きなきっかけになるのです。

次に、普段、あまり疑問を抱かない人はどうすれば疑問を持つことができるか考えてみましょう。都会にしか住んだことのない人は、都会の生活に疑問を持つことはありません。しかし、旅行で田舎を訪ねると、都会と田舎を比較することができます。「なぜ都会は〜」「なぜ田舎は〜」という疑問がすぐに湧いてきます。日本にしか住んだことのない人は、日本のことに疑問を持つことはないかもしれません。しかし、実際に海外に行ってみたり、メディアで海外のことを調べると、日本と海外とを比較することができます。「なぜ日本は〜」「なぜ海外は〜」と探究が始まります。

つまり、疑問を持つためには、比較することが一つの有力なきっかけとなります。古今東西の多くのことを知り、「いま・ここ」で生きている自分とその生活が絶対のものではないことを知ることが大事です。そうすると広い人間の世界にはこういうこともあるんだ、と思うと同時に、なぜそうなんだろうと勝手に思考が動き出します。

「なぜ」という素直で素朴な疑問を解き明かしたいと思う気持ち。私たちが探究に向かうためには、このような気持ちがぜひとも必要なのです。この気持ちのエネルギーを使ってあなたの探究の歯車を始動させてください。

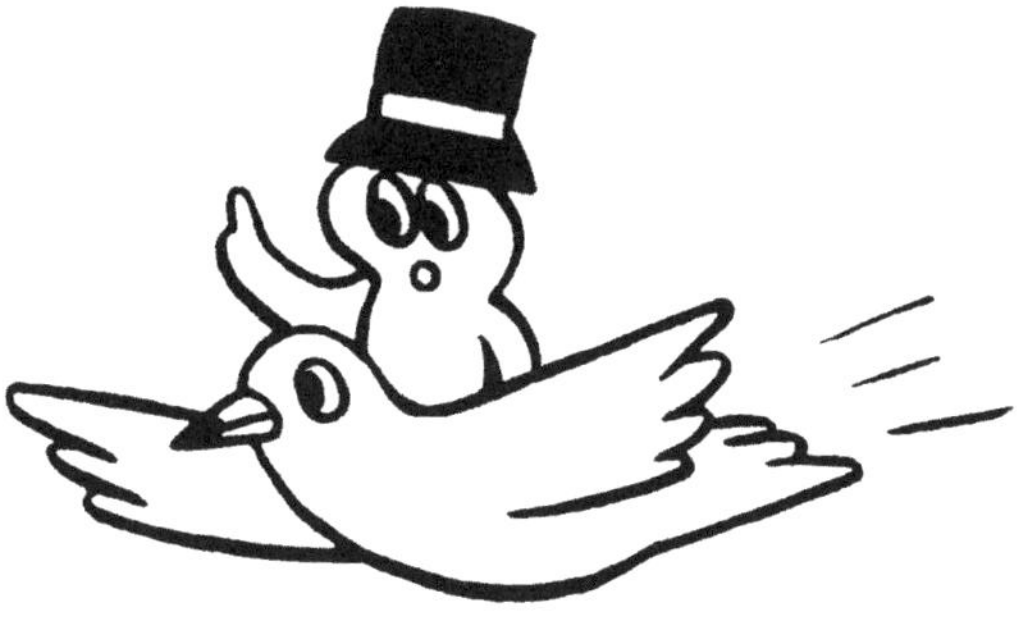

1 目標を設定する

研究や探究学習に限らず「目標を設定すること」がすべてのことにおけるスタートです。目標が定まらないとどこに向かって進んでいいのかわかりません。目標がないという人も、なりたい自分を思い描いてみましょう。なりたい自分になるためには、少しずつ手が届く目標を設定します。「実現可能」「実現不可能」はさておき、こうありたいという希望を自由に描きましょう。近くても遠くても、自分の未来をよく考えてみることは、研究テーマを決めて探究する際にも役に立ちます。興味があるテーマを定め、その分野のプロフェッショナルになるように取り組むことが探究学習です。

＞夢を描く

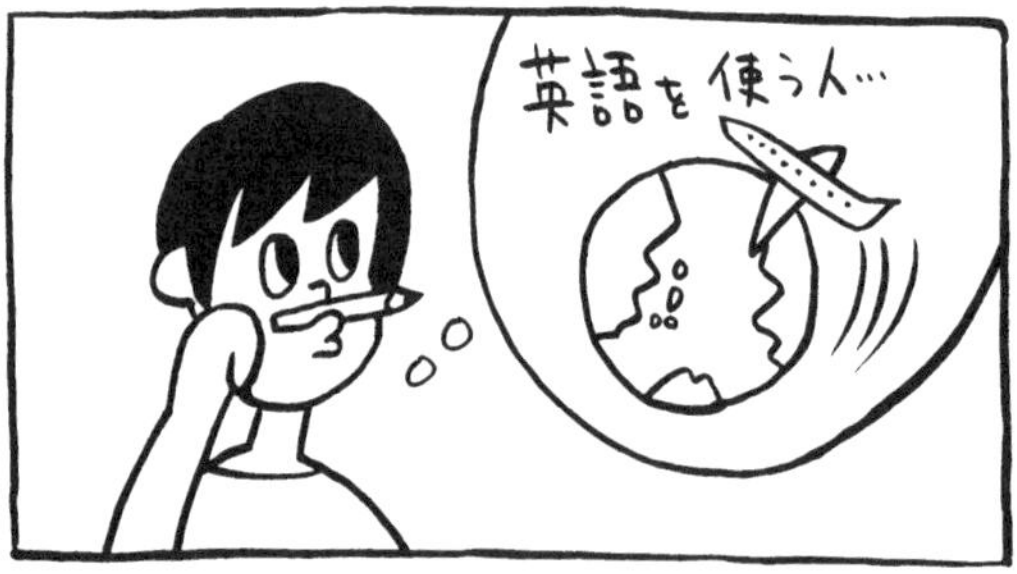

どんな人になりたいか、どのようなことができるようになりたいか。
どのように生きていきたいか、漠然としていてもいいので、夢を描きましょう。

＞大きな目標を決める

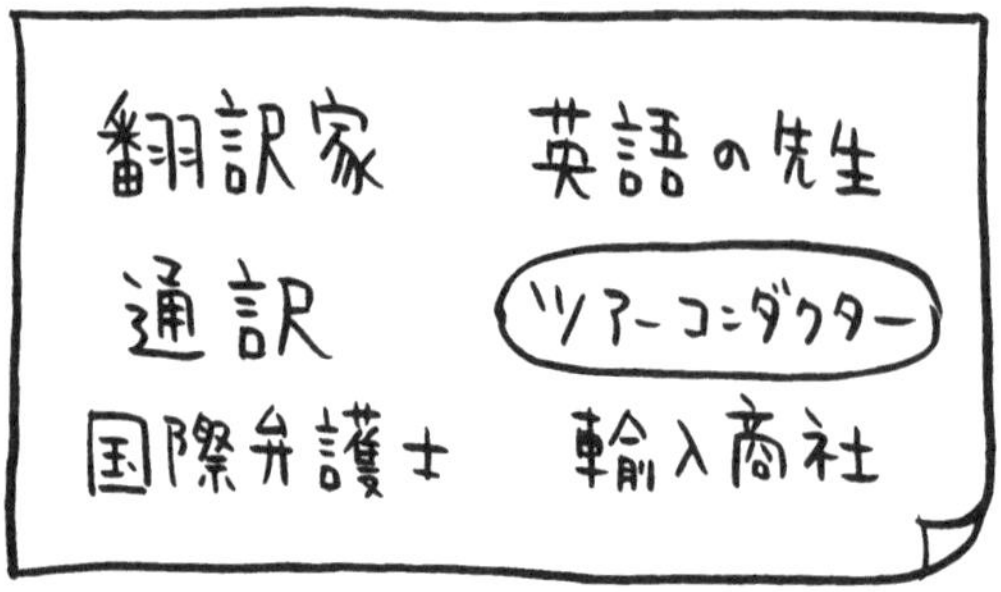

描いた夢の中から目標をできる限り具体的に考えましょう。

＞プロセスを考える

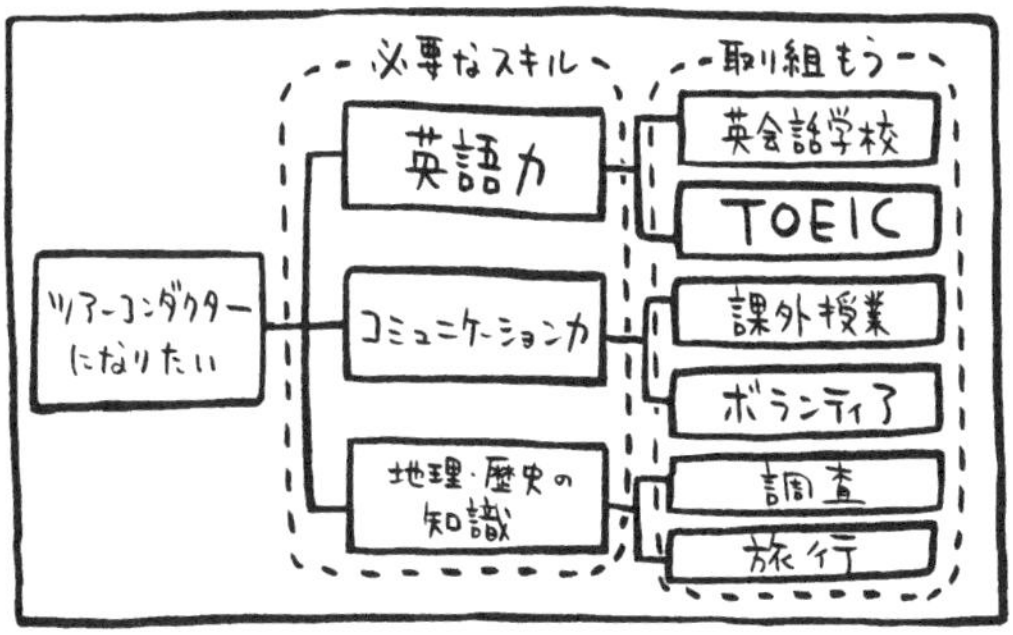

どうしたら目標を達成できるか考えましょう。

＞小さな目標を決める

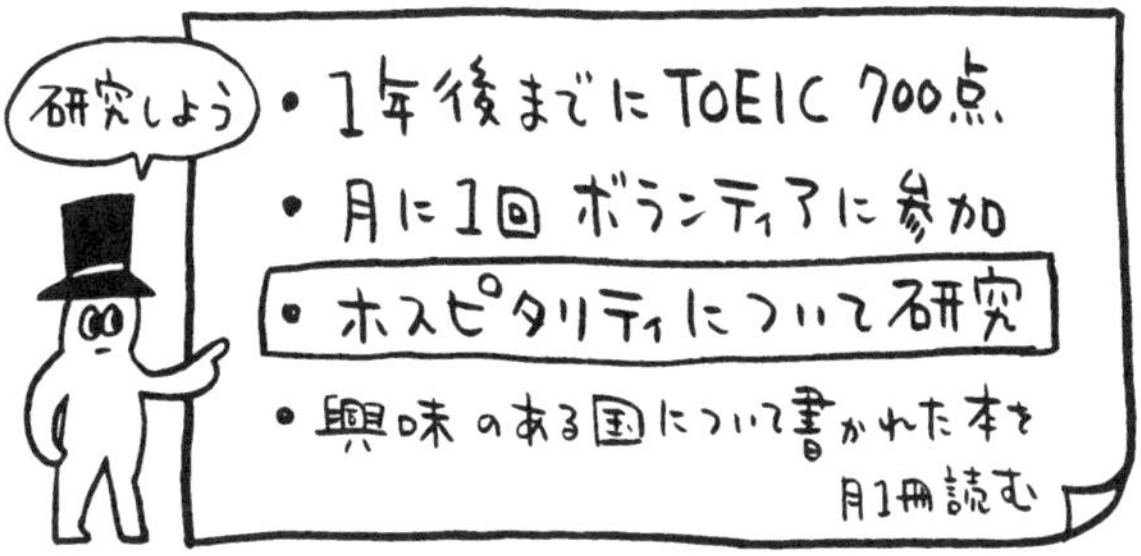

各プロセスでの小さな目標を決めましょう。

＞実行する

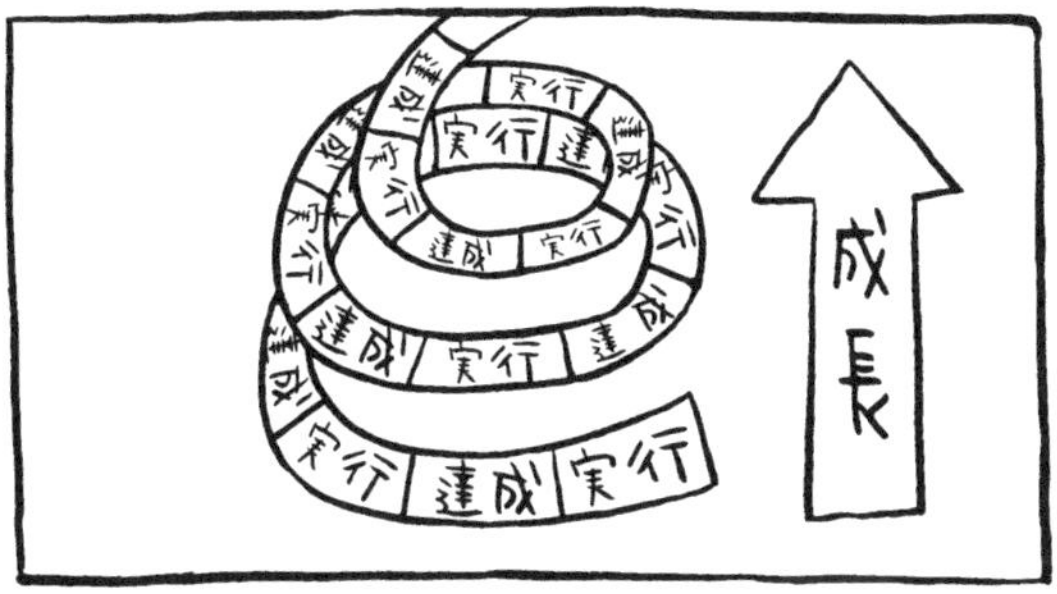

一つの小さな目標が実現できたら、次の目標に移ります。
これを繰り返すことにより、人は成長することができます。

Prologue 0 ／探究に向かう技

2 調べ学習のその先へ

小学校１年生から高校３年生までの９年間、１時間目から６時間目までを基本として、授業が進んでいきます。こんなにも時間をかけて学習するのに、何のために学ぶのかを考えたことはありますか。また、自分が好きなことを勉強していいと言われたら、何を勉強しますか。

「学びの技」は、自分の興味・関心から出発して、学び方を学ぶための授業です。大人になっても、勉強は続きます。しかし、そのときになって自分が好きなことが何かわからなかったり、自分で勉強したいと思ったりしても、学び方すらわからないということにならないようにしたいものです。

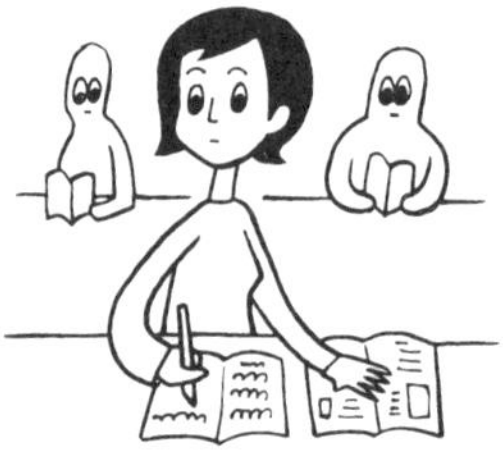

＞全力でテーマを探そう

学校での学びの多くは、すでに内容が決まっていて、先生や教科書を中心に進んでいくかもしれません。でも、探究でテーマを自由に設定してよいと言われたら、自分で学ぶ絶好のチャンスです。全力で自分で見つけましょう。

そして、「中学校や高等学校でがんばったことは何ですか？」と聞かれたときや、大人になって振り返ったとき、「探究でこのようなテーマに取り組みました」と自信を持って答えられるくらい真剣に取り組んでみてください。夢中になって取り組むことで、開ける道があります。

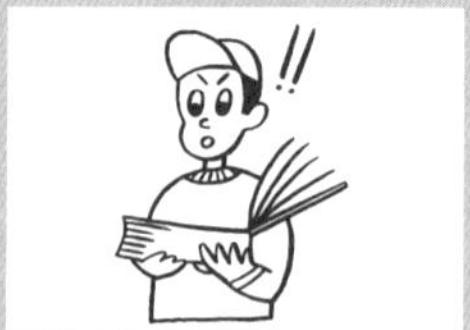

何か謎があって、その謎を調べないと気がすまないという気持ち。この好奇心を持ち続けている限り、人間は生き甲斐を感じるのではないか。

手塚治虫

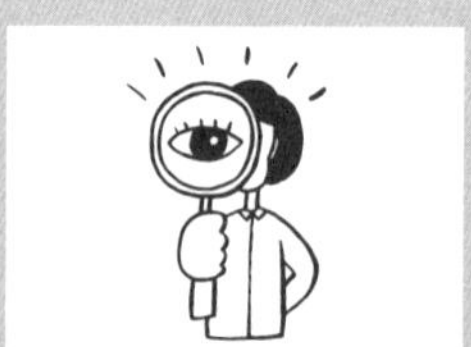

私たちは前進を続け、新しい扉を開き、新たなことを成し遂げていく。なぜなら好奇心旺盛だからだ。好奇心があればいつだって新たな道に導かれる。

ウォルト・ディズニー

>調べ学習と探究学習の違い

インターネットでいくつかのサイトを調べれば、それなりに内容が集まるかもしれませんが､それでは十分な探究とは言えません。インターネットだけでなく､様々なメディアから情報を探し、それらの情報を分析して、自分なりの答えを見つけましょう。また、調べる過程で自分なりの疑問を見つけ、さらに調べるということを繰り返していきます。それこそが探究です。

調べ学習	探究学習
与えられた論題（問い）で完結	自分なりの リサーチクエスチョンがある
すでに存在している情報を まとめる	対象や情報を分析して 自分なりの答えを出す

時代が要請する能力

世界は、貧困、紛争・戦争、自然災害、差別、格差など、一朝一夕には解決することができない様々な問題を抱えています。また、VUCAとは、Volatility（変動性）、Uncertainty（不確実性）、Complexity（複雑性）、Ambiguity（曖昧性）の頭文字から成る造語で、未来は今よりも予測困難で不確実、複雑で曖昧な時代になるとされています。このように混沌とした未来で生きていかなければならない時代においては、自分で問題を発見し、解決策を創造していく力が必要とされています。

2015年、野村総合研究所はオックスフォード大学との共同研究で、10～20年後には日本の労働人口の約49%が就いている職業は、AIやロボット等で代替されるというレポートを発表しました。AIやロボットに代替されない仕事は何なのでしょう。生き残ることができる仕事に就くには、私たちは何を学んでおけばよいのでしょう。

しかし、これからは「仕事がなくなる」ということを悲観的に捉えるのではなく、「AIやロボットに仕事を任せられるのであればいいではないか」と肯定的に捉え、仕事をしなくてもみなが幸せに生きていくことができる世の中を創造するくらいの発想と行動が求められるとも言えます。

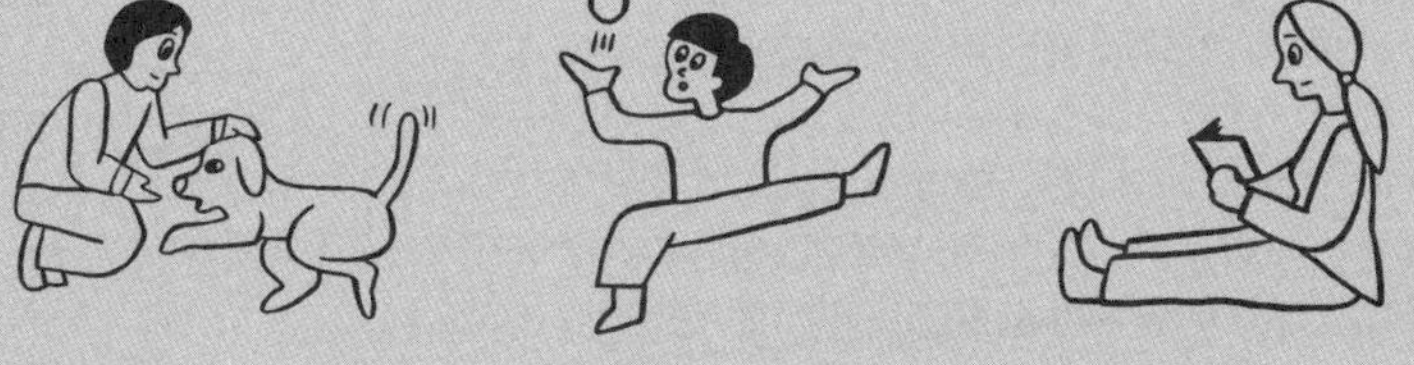

3 探究との向き合い方

探究は、答えが一つとは限らず、答えが複数あることも、答えが見つからないこともあります。先生が一つひとつ教えてくれるものでもありません。次の三つのことを大切にして探究を進めていきましょう。

1. 主体的に向き合う

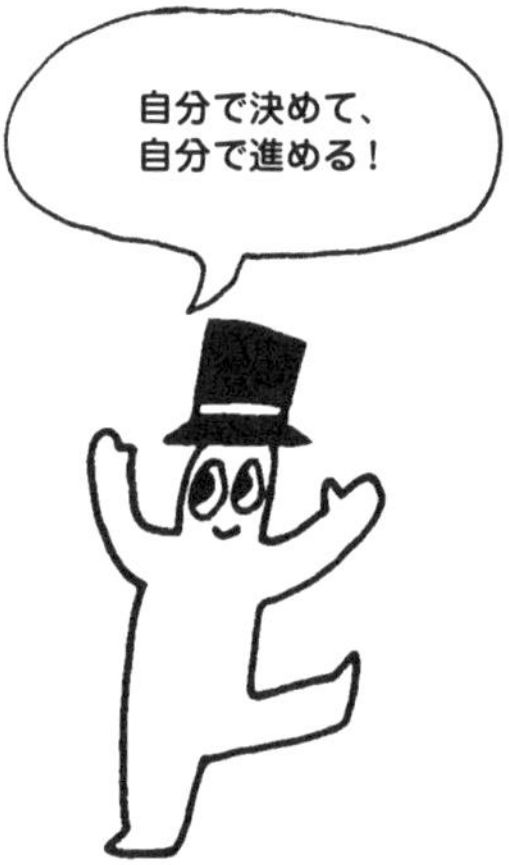

いろいろなことを自分で判断しなければならない探究では、自ら進んで取り組む姿勢、つまり主体的に向き合うことが大切です。主体的に何かに取り組むとき、そこには自己決定があります。自分で取り組むことを決めることが、その後の成果に影響を及ぼします。また、自分で選んで取り組んでいるということで、この自己決定の機会が多い人ほど、人生における満足度が高いという研究結果*もあります。

探究では、誰かに頼りきるのではなく、次のように主体的に向き合って、自分で進めていくことを心がけましょう。

- **興味を持ったことを深く掘り下げる**
- **最後まで投げ出さず、忍耐力を持って取り組む**
- **何事にも挑戦する意欲を持つ**

2. 批判的思考を駆使する

探究では、自分が考えたことを発表したり、論文を書いたりします。いずれも人に伝えるには、筋道を立てて考える論理的思考が必要になります。そして、探究でさらに必要とされるのは、批判的思考です。

批判的思考とは、多角的·多面的に考えることです。論理的思考が、前提や問いから結論に向けて一直線に垂直に向かう思考というイメージに対して、批判的思考は横に広がりつついろいろな点を検討して結論に向かう思考というイメージです。他者に自分の考えを伝える際に、論理的思考は必須ですが、批判的思考を交えると、より説得力が備わります。

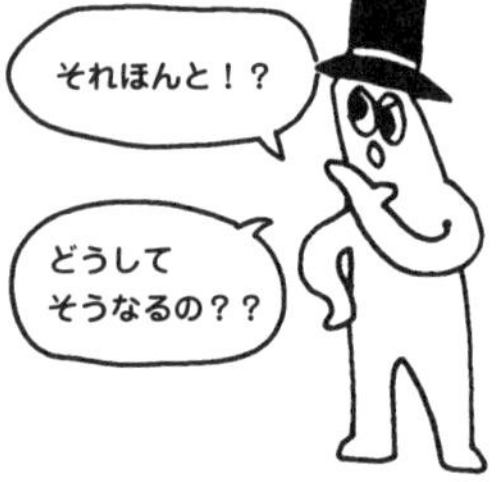

探究で発揮する批判的思考とは具体的には次のような力です。探究では、常に批判的思考を駆使して物事を考えることを心がけて取り組みましょう。

・自分の中の固定概念に縛られない柔軟性
・情報の価値を見極め、鵜呑みにしない慎重さ
・別視点から物事を見ることができる視野の広さ

3. 将来を構想しながら進める

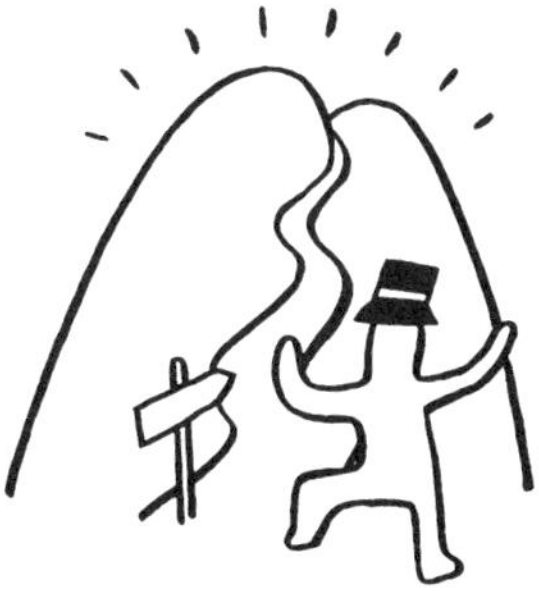

探究でどのような内容に取り組んだとしても、自分の将来も構想することを忘れないでください。高校までの教育は、将来の土台を固めることに費やされます。大学では、その土台をもとに、より専門的な学問を修めることになります。

探究は、興味・関心からスタートして、より深く追究していきます。先人の研究成果を参考にしながら、自分が抱いた疑問を解決しようと試みることの連続です。そこでは、大学の専門課程で読むような文献をも読み、専門分野に触れることになります。このことは、自分の進路を考えるうえで大いに役立ちます。大学に入学してから授業を受けてはじめてこんな学問だったのか、と違和感を抱くことが意外と少なくありません。事前に探究を通じて志望する学部学科の概要を知り、さらには何をどういうふうに学んでいきたいのかという計画を立てられた方が、より進学した大学や将来とのミスマッチが少なくなるでしょう。

このため、次のように自分の将来を構想することも意識しながら進めましょう。

・普段から好奇心や向上心を持つ
・取り組んでいる研究テーマに関する大学の研究室を探してみる
・自分がこの先、どのようにして生きていきたいか考える

＊西村和雄、八木匡「幸福感と自己決定――日本における実証研究（改訂版）」経済産業研究所　2020 年

4 探究学習のステップ

探究学習は、下図のステップで1から6へと進めていくだけでなく、実際には行ったり来たりしながら進めます。常に自分の活動を高い位置から眺めて振り返ることが重要です。各ステップが本書のどこに該当するのか示したものが右の表です。探究学習を始めから行うのであれば、本書を順番に読み進め、すでに学習中の場合は、気になったページから開いてみましょう。

＞探究学習のステップ

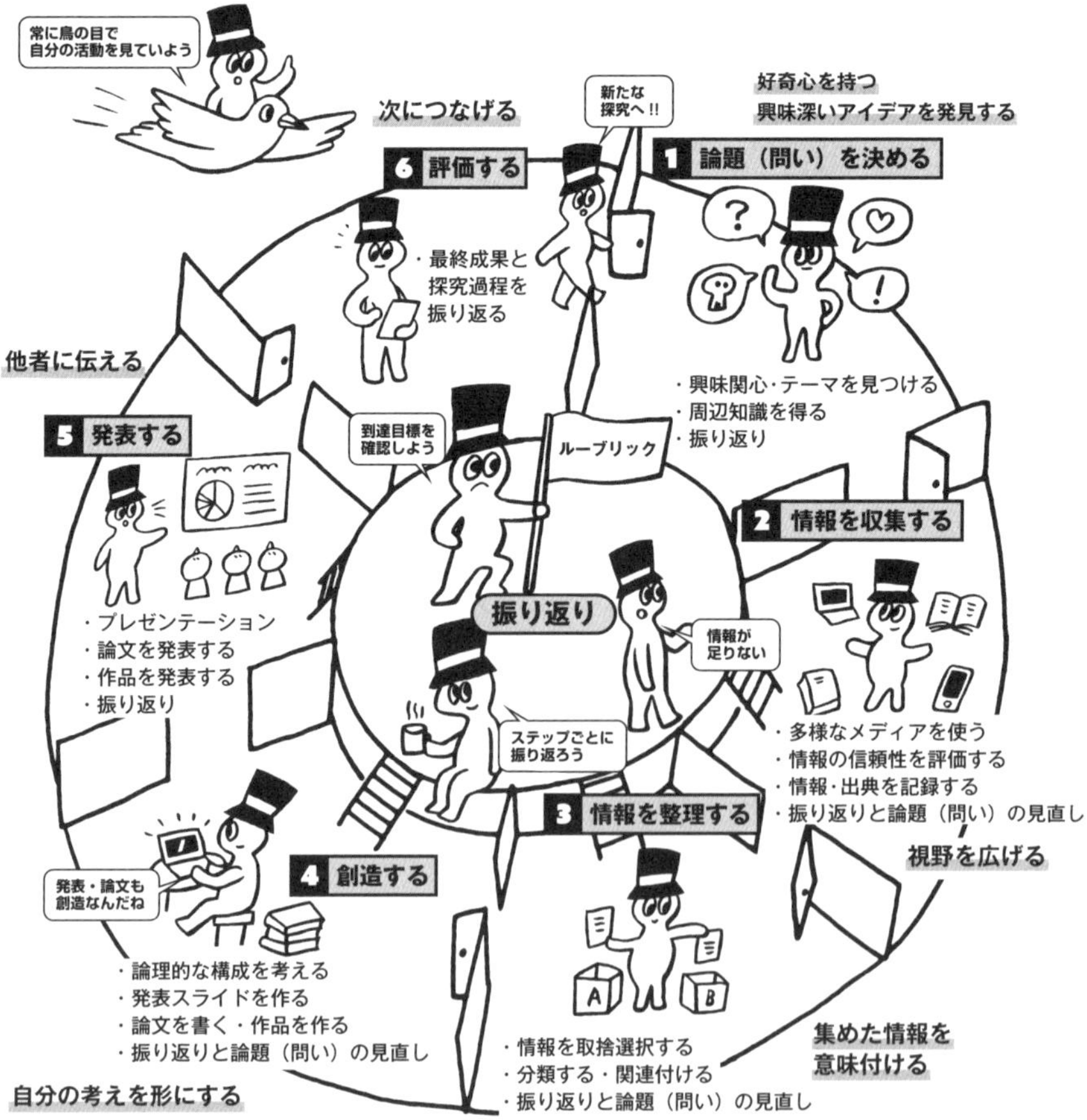

参考：Alberta, Alberta Learning, Learning and Teaching Resources Branch, 2004

＞探究学習のステップと感情の変化・Chapter とワークシートの対応

探究が進むにつれて、次のような感情が生じることが研究によって明らかになっています＊。各ステップで起こるとされている感情の変化を参考に、探究と上手に向き合って研究を進めていきましょう。

探究学習のステップと感情の変化	Chapter・ワークシートと対応
1 論題（問い）を決める 何を求められているのか不安を感じたり、これからの作業量に圧倒されたりすることがあります。どのような研究テーマにするか迷っている間は多少不安になることがありますが、問いが決まると一時的に気持ちが高揚します。その後、問いの大きさに不安を感じることもあります。 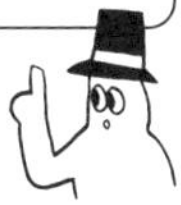	【Chapter 1】 ・マインドマップ（pp.20-21） ・問いを作るワークシート -周辺知識から作る（pp.24-25） -ぶつける質問から作る（pp.26-27）
2 情報を収集する 収集した情報が自分の問いに関する仮説や先入観と一致しないと、矛盾や混乱を感じ、研究をやめてしまいたいという気持ちに駆られることもあります。この段階はプロセスの中で最も困難なものです。時には挫折、落胆を感じながらも、自分の考えを整理したり、新しい知識を構築したりして自分の視点を形成しておくことが大切なプロセスです。 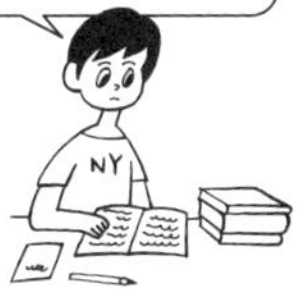	【Chapter 2】 ・エビデンスブック（p.36、pp.64-67） ・参考文献記録ページ（p.37）
3 情報を整理する 事実や考えを整理し、どのような視点で追究したらよいか、自分の考えがなかなかまとまらないと思うことがあります。異なる視点や情報の矛盾に戸惑ったり、なかなか進まないことにイライラしたりすることもあります。研究の目的や焦点が定まるとやり遂げる自信へと変わっていきます。 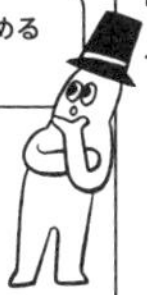	【Chapter 3・4・5】 ・証拠収集シート（pp.76-77）
4 創造する 情報収集や整理・分析のときに自分の考えを組み立てていた人は、自分の進歩に達成感や満足感を得ることができます。しかし、情報を急いで探したり、ここまでに研究の焦点を定めなかったりして、自分の考えを展開できなかった人は、失望を感じることになります。 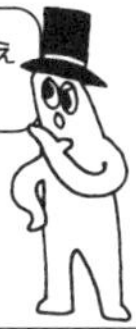	【Chapter 3・4・5】 ・探究マップ（pp.78-81）
5 発表する 自分の研究を達成できたことに安堵するとともに、自分が調べたことや考えたことを多くの人に聞いてもらいたい、知ってもらいたいという感情が生まれます。 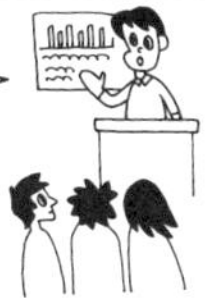	【Chapter 3・4・5】 ・発表の相互評価シート（p.152） ・論文のチェックシート（pp.140-141）
6 評価する 多くの人が自分の成長に満足しますが、ここまでのプロセスがうまく進んでいない場合、自分の発表や論文が期待どおりにいかず、失望を覚えることもあります。	【Chapter 6】 ・ルーブリック（pp.146-147） ・振り返りシート（p.149）

＊ Kuhlthau, Maniotes, & Caspari, 2007; 2012; 2015

5 スケジュールの管理

目標達成のためにやらなければならないことを書き出し、時間の締め切りを決めて、チェックしながら進めていきます。スケジュールを管理するときには、ゴールから逆算して計画を立てていくとよいでしょう。時間の制約がなく、個人的に探究学習を進める場合でも、スケジュールを立てておくと目安になり、自分のペースがわかります。

1. 目標を書き出す

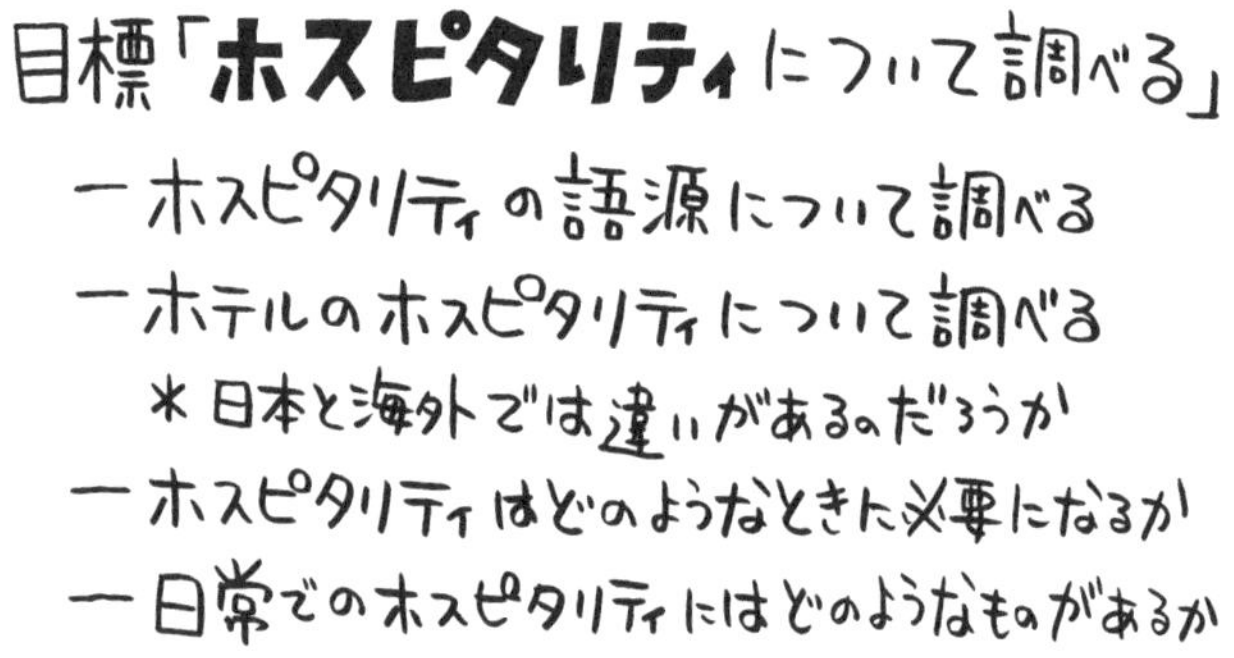

スペースに余裕を持って書くようにし、考えていることなども付け足します。

2. 大まかな予定のあと、詳細な予定を立てる

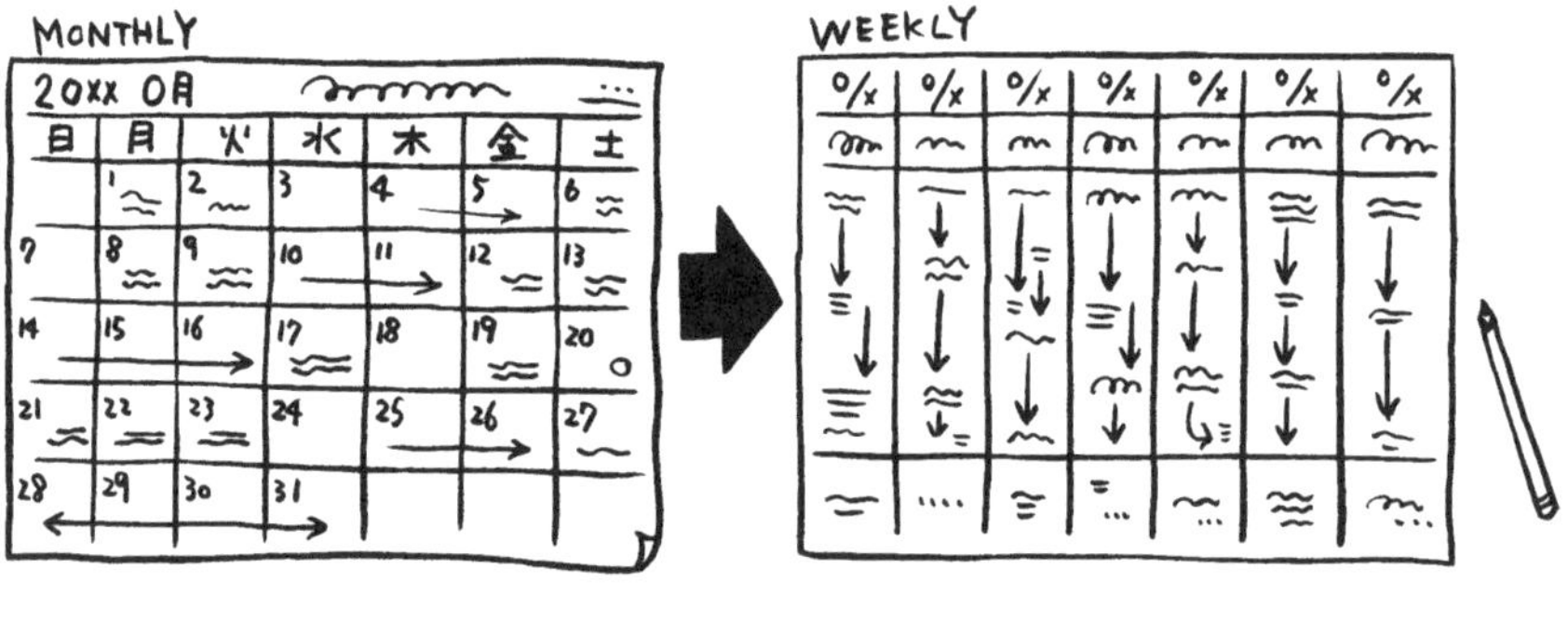

まずは目標を大きな単位でスケジューリングし、さらに細分化した計画を立てます。

> 書き方の例

目標を立てたら人に宣言するのもよいでしょう

やるべきことを書き出しましょう

	やるべきこと（予想される時間）	目標・期限	実際
1	論題（問い）を決める（1 時間 × 4 日）	5/30 まで 〇〇先生にも 相談してみる	5/27 に達成
2	情報を収集する（2 時間 × 5 日）	6/15 まで 〇〇図書館にいく	6/23 にできた。 急ごう
3	情報を整理する（3 時間 × 5 日）	8/31 まで 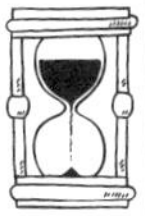	
4	発表する（準備・練習 2 時間 ×4 日）	10/15 に発表練習 10/28 に発表本番	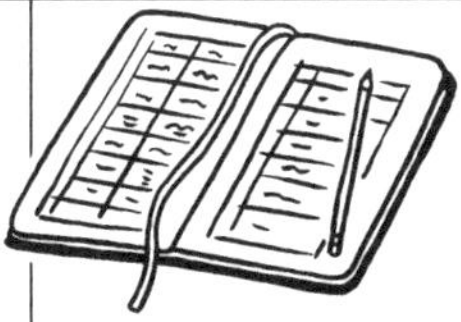
5	論文を書く（2 時間 × 10 日）	1/10 が締切日 14 時までに 共有ドライブに提出	
6	評価する	2/19 まで	

結果を書き込むと達成できたときにはやる気がアップし、できなかったときには調整の目安になります

モチベーションが高まる言葉も OK。スケジュールの書き方に決まりはありません

スケジュールはよく目に付く所に置き、いつでも見たり書き込んだりできるようにしておきましょう

締め切りは余裕を持って設定します

column
ミニ探究

探究学習は、自分で論題（問い）を立てて、発表や論文まで進めていくため、長いスパンでの取り組みになります。しかし、英語や数学などの学習と違い、どのように進めたらよいのかわからず、停滞してしまうことがあります。そこで、初めての人でも探究学習の全体をイメージしやすいように、探究学習のステップをまずは体験してみようというのが玉川学園の「学びの技」で実施しているミニ探究です。ミニ探究では、みんなで同じテーマに取り組み、テーマに関する資料は先生が用意してくれます。クラスのみんなや先生の力を借りることで､探究をどのように進めるのか､探究学習のステップに集中して取り組むことができるようになっています。

つまりミニ探究は、自分の研究に取り組む前に、どのように論題（問い）を立てたらよいのか、どのような情報を集め、どのように整理したらいいのか、論文はどのように書くのか、探究学習のステップをコンパクトに体験できるようになっているというわけです。

ミニ探究で、探究学習のステップを体験しておくと、次に何をするのか見通すことができるようになります。探究学習のステップは、直線的に進むわけではなく、各ステップを行ったり来たりもします。そのときに、ミニ探究を事前に体験しておくこと、各ステップを行き来しやすくなるという効果もあります。

学校でこのようなミニ探究がない場合は､本書を読んで､自分で探究学習のステップを簡単にシミュレーションしてから、自分の論題（問い）に向かうことをお勧めします。

玉川学園におけるミニ探究の進め方（3回×50分）

共通の論題（問い）:「中高生は夜22時以降のスマホ利用をやめたほうがいいのか」

	探究学習のステップ	内　容
1回目	1. 周辺知識を得る	スマホに起因して生じている問題の概要を読み、前提となる知識を得ます。
	2. 問いを決める	スマホに関する問題から、どのような問いが考えられるか、クラスで案を出し合います。 ＊問いをどのように決めるかを体験したら、ミニ探究では全員共通の問いで取り組みます。
2回目	3. 情報の収集	決めた問いに関連して、さらに資料を読んで知識を広げます。
	4. 情報の取捨選択	「利用をやめたほうがいい」か「利用をやめなくてもいい」か、自分の立場を決め、賛成となる意見に赤線、反対となる意見に青線を引き、情報を整理します。
3回目	5. 論理的にまとめる	論文の書き方の例を見ながら、600～800文字の意見文としてまとめます。
	6. 発表する	書いた内容を発表します。
	7. 振り返る	ミニ探究で取り組んだことを各自で振り返ります。

Chapter

1

論題設定の技

Chapter 1 論題設定の技

発明王として有名なトーマス・エジソンは、白熱電球、蓄音機、映写機など無数の発明をしましたが、子どもの頃から徹底的な探究心を発揮していました。授業中も「リンゴはなぜ赤いのか」「なぜ 1+1 は 2 になるのか」など、教師を困らせる発言を繰り返し、小学校を退学させられます。母親の個人教育と独学で成長し、その後もその探究心は衰えることなく、いろいろなものを発明していきます。しかし、その発明は自分の探究心を満足させるためのものではなく、「万人が欲するもの」に向かいます。当時、夜間の照明は灯油ランプでしたが、白熱電球の発明によって「世界から夜が消えた」と称されました。この発明のとき、エジソンの頭の中には、夜間でも明るい照明のもとで生活できる「夢」や「理想」があったと思われます。灯油ランプの生活という「現実」とその「夢」や「理想」との差が、エジソンの発明の原動力となっていたことでしょう。

灯油ランプの生活が当然だと思っていた人には、その生活は「問題」にはなりません。一方、エジソンの頭の中には、「現実」と「夢」や「理想」との差から生じた「問題」がありました。「人々が夜の暗闇から解放されるにはどうしたらよいか」という「問題」です。「問題」は、客観的に存在するのではなく、「夢」や「理想」と「現実」との差を感じる人々の頭の中にあるのです。

では、あなたが自分なりの「問題」を持つにはどうしたらよいでしょうか。まず、自分がどういう興味や関心を持っているかを知るところから始まります。そして、その領域に関する情報を集め、「現実」をしっかり認識するのです。同時に、自分の「夢」を考えるのです。そうすると、「現実」と「夢」の差が見えてきて、「問題」が発見できます。そして、その「問題」解決が、自分の「論題」となります。

たとえば、あるテーマについて調べてまとめるだけでも、それなりに形になり探究学習のように見えるかもしれません。でも、これはレポートです。レポートは、基本的に「調べ学習」ですので、調べたことを順序よく並べていけば完成します。一方、探究学習では、調べたことに「探究」の要素がなければいけません。この「探究」とは「自分なりの視点を持って深く調べ、自分なりの意見を持つ」ということです。

たとえば、授業で「生活保護」について探究のテーマが設定されたとしましょう。「生活保護」についての自分なりの視点とは、「生活保護の予算を削減すべきである」

という専門家の意見に対して、なぜそうした意見が出てくるのか、などと疑問を持つことです。この疑問が、探究学習のスタート地点です。「生活保護について」という漠然としたテーマから、切り口のはっきりした「なぜ生活保護の予算を削減すべきであると主張する専門家がいるのか」といった論題にするわけです。

しかし、このような論題の設定でも、まだ不十分です。なぜなら、この「なぜ生活保護の予算を削減すべきであると主張する専門家がいるのか」の論題では、最終的に自分の意見を述べなくても済むからです。「生活保護の予算を削減すべき」という提案に対して、自分は賛成なのか、反対なのか、結論はどちらにせよ、根拠を持って自分はこう思う、という地点までいかないと、探究学習としての深まりは出てきません。この「根拠を持って自分はこう思う」に行き着くために、本書では、論題の設定の仕方に工夫をしています。

テーマが与えられていない場合、自分の興味や関心から探しましょう。自分のことは、自分がいちばんよくわかっていると思ってはいけません。ここでは、マインドマップや問いの生成シートなどのツールを使って、自分の興味や関心を言葉に表し、研究テーマと論題（問い）を見つけましょう。

探究学習は、自分でテーマを設定し、自分で研究を進めることを通して自分自身を発見する旅でもあるのです。

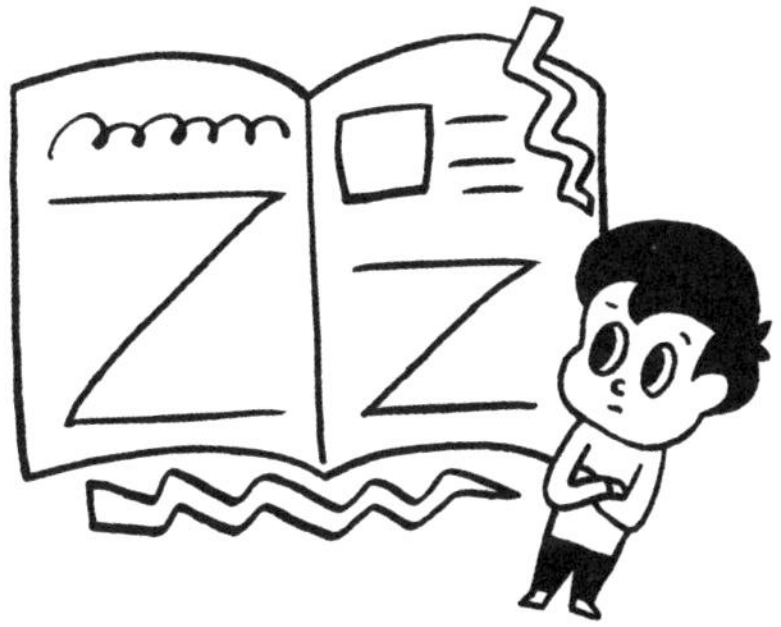

1 良い論題（問い）とは？

探究学習において、論題を作ることはもっとも重要な位置を占めています。良い論題が設定できれば、その研究は成功に大きく近づきます。楽しみながら、ぜひ夢中になれるような論題を見つけてください。本書においてテーマとは「宇宙開発の展望」のように、研究のおおまかな方向性を表す主題のことを指します。論題（問い）は「日本は宇宙開発に力を入れるべきか」のようなリサーチクエスチョンを指します。

＞論題作りの流れ

論題は①研究テーマを決める、②周辺知識を得る、③論題（問い）にする、の三段階で作ります。まず研究したいことをキーワードで書き出します。次にキーワードの周辺知識を調べ、論題のアイデアを探します。周辺知識をもとに論題（問い）を作る方法と、キーワードと疑問形を組み合わせて論題（問い）を作る方法があります。

＞良い論題は「問い」の形になっている

問いの形にすることで、明らかにしたいことが明確になり、迷いなく研究を進めることができます。

Yes か No で答えられる問いで仮説を立てよう

Yes か No で答えられる論題（問い）にすると、論証すべきことが明確になり、研究初心者でも取り組みやすくなります。たとえば「子どもの運動能力は低下したのか」という論題（問い）では、必然的に「低下した」（Yes）か「低下していない」（No）のどちらかで答えることになります。結果、Yes か No かを考えるだけで、仮説（自分の意見）を立てることができるのです。このように最初に仮説を立てると論文のゴール設定と収集すべき情報が明確になり、論理的一貫性が保ちやすくなります。

論題（問い）の設定例

	ぶつける問い	絞り込んで疑問形にした論題 (Yes か No で答えられる)
1	日本のサンゴについて	日本のサンゴは絶滅してしまうのか
2	世界平和の実現	核兵器の削減は世界平和につながるのか
3	日本の農業の未来	日本はスマート農業の支援を充実させるべきか
4	感情が人間に与える影響	泣くことはストレス解消になっているのか

＞良い論題（問い）作りのためのポイント

①自分が好きなこと

趣味や特技など自分が好きなこと、興味関心があることをテーマに選ぶことが大切です。

②社会課題に関すること

世界には解決に至っていない多くの問題があります。たとえば環境問題、差別、経済格差、食糧危機などから取り組むべき課題を見つけるのもよいでしょう。

③将来や進路に関わること

自分が学びたいことや将来就きたい職業などに関連するテーマもおすすめです。

④面白そうだと感じること

ニュースや本などから、あなたが面白い（興味深い）と感じたこともテーマになります。

＞研究を進めるときに苦労する論題（問い）の例

①予想・予言の類	NG例）サッカー日本代表はW杯でベスト4に入れるか
②「How to」もの	NG例）どうすれば筋肉量は増やせるか
③調べたことを羅列するだけのもの	NG例）世界にはどのようなダンスがあるか
④調べればすぐわかるもの	NG例）○○の発明はいつか
⑤大きすぎる論題（問い）	NG例）音楽は人に影響を与えるか 【改善例】クラシック音楽に癒し効果はあるのか
⑥絞り込みすぎの論題（問い）	NG例）盲導犬にチワワを採用すべきか 【改善例】補助犬に小型犬を採用すべきか
⑦専門的すぎる論題（問い）	NG例）○○病（難病）は根治できるか 【改善例】特定疾患治療研究事業は見直すべきか
⑧資料や調査する方法がないもの	

「研究を進めるときに苦労する論題（問い）の例」は、宅間紘一『論文の考え方・書き方 ── はじめての論文作成術』（新泉社　2021年）の「研究テーマの候補を挙げよう」を参考に作成したものです。

「論題、変えてもいいですか？」

探究学習の過程で、論題を変更していくことはむしろよいことです。論題を変えたいと思うのは、あなたが論題の背景知識を得て、より適切な論題設定が行えるようになった証拠でもあります。随時、見直しましょう（詳しくは1-❻参照）。

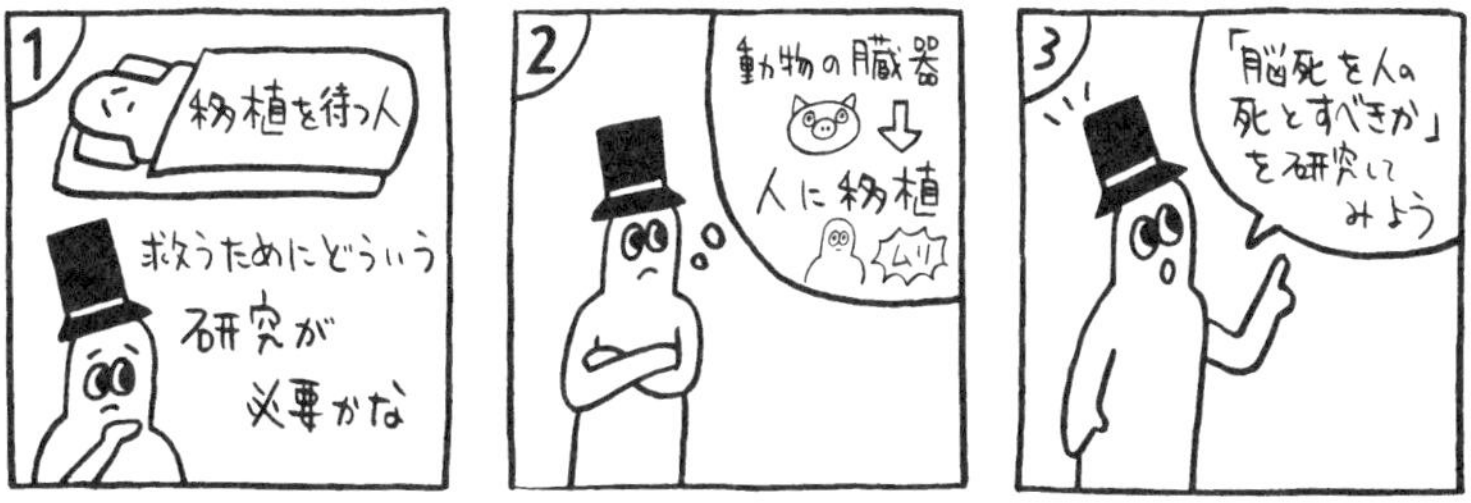

2 研究テーマの見つけ方

自分の興味・関心のあるテーマであれば、探究学習は苦になりません。自己分析を通じて、自分は何が好きなのか、何をやりたいのかを発見してください。テーマ作りは探究学習をわくわくしたものにするための大事な一歩です。まずは取り組みたい研究テーマを探して、そこから論題（問い）を作っていきましょう。

＞マインドマップで自分の興味を分析をしよう

テーマが見つからない場合は、「マインドマップ」*を使って自己分析を行い、自分の興味・関心を書き出してみましょう。取り組みたい研究テーマが明確な人もこのマインドマップに取り組むことによって、自分の隠れた関心に気付き、新たな研究テーマを発掘できる可能性があります。

＞マインドマップのメインブランチの作り方

中央から伸びる枝（メインブランチ）は８本、たとえば以下の項目から作ります。

「得意なこと」「好きなもの」「興味・関心」「好きな教科」「目標」「性格」「解決したい社会課題」「将来の夢・職業」「疑問」「研究したいこと」

＞マインドマップから研究テーマの候補となるキーワードを探す

マインドマップから、研究してみたいキーワードをいくつか探して丸を付けましょう。これがあなたの研究テーマの候補です。これをもとに、論題（問い）を作成していきます。

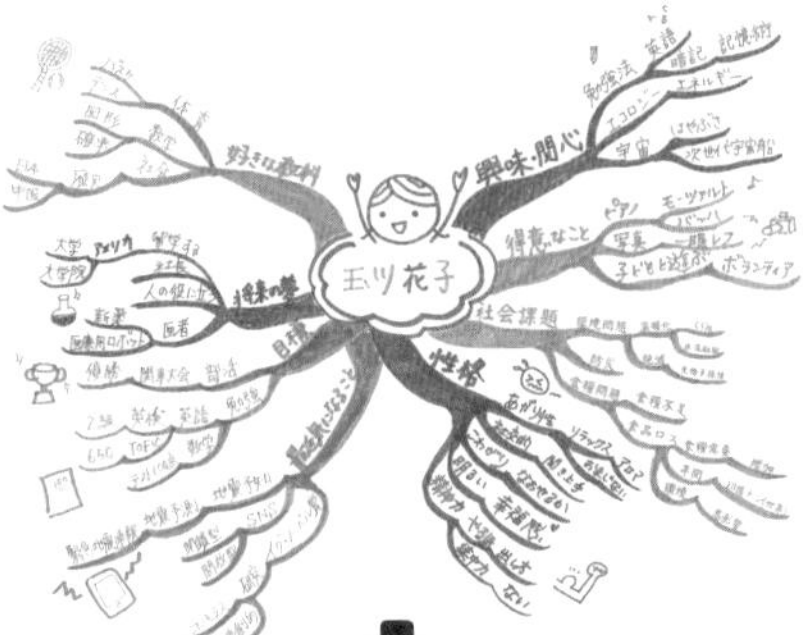

研究テーマの候補：英語勉強法、医療用ロボット、怖がり

＊ Mind Map® およびマインドマップ ® は Buzan Organization Limited（1990）（www.ThinkBuzan.com）の登録商標です。

＞マインドマップの書き方

マインドマップは、多方向に思考を広めつつ、情報を整理することができる思考ツールです。具体的な絵や、色を使うことで記憶の定着にも役立ちます。

例）地球環境問題から研究テーマを見つけたい場合のマインドマップ

1. 3色以上の色でセントラルイメージを描き、もっとも興味があるキーワードを書きます。

2. 八つのメインブランチに、セントラルイメージから関連するキーワードを書きます。

3. メインブランチからサブブランチをなめらかに伸ばしていきます。一つの枝につき1色を使用します。ブランチの上にはキーワードと簡単なイラストも載せるようにします。

1. 2.

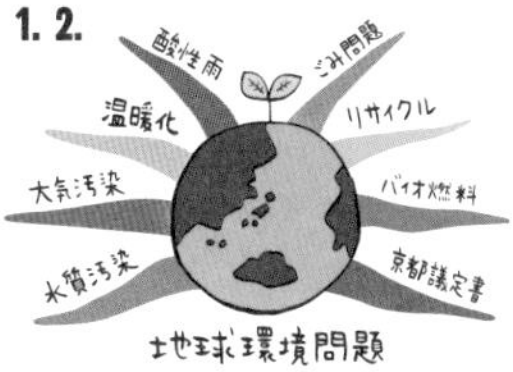

3.

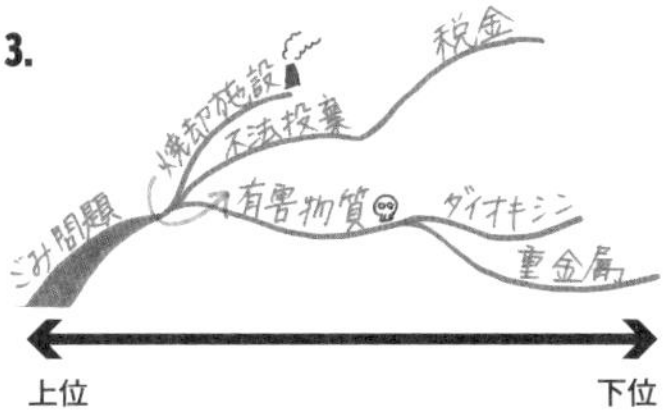

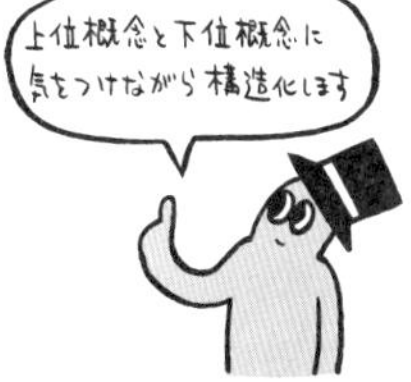

4.　完成したら関連性があるところを矢印でつなぎ合わせたり囲ったりして、もっとも自分の興味のあるキーワードを選びます。ブランチがのびないところは情報が少ないまたは関心が薄く、研究テーマにはしづらいキーワードです。

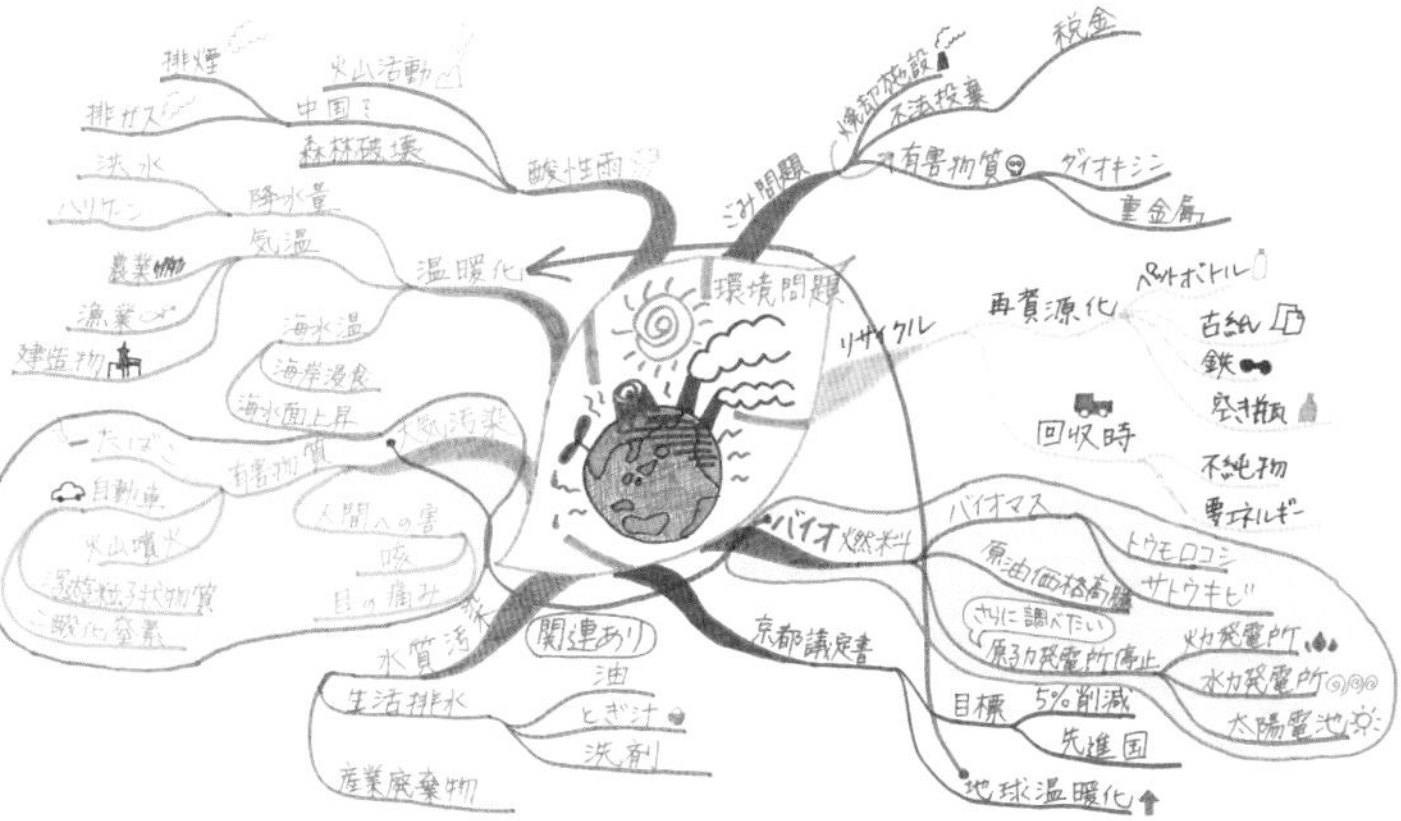

セントラルイメージのキーワードの概念が大きすぎると、テーマにまで落とし込めないことがあります。そのようなときはブランチの中のキーワードでいちばん興味があるものを、もう一度セントラルイメージに書きます。新たにマインドマップ作成を繰り返すことで、問題をさらに絞り込むことができます。

3 周辺知識から論題（問い）のアイデアを探す

良い論題（問い）を作るためには、研究テーマに関する基本知識や周辺知識が必要です。論題（問い）を作る前に、研究テーマの多様な資料をパラパラとたくさん読みながら、テーマに関する概要をつかんでいきます。論題（問い）を作る前に行う情報収集では、論題（問い）のアイデアを探すことと、基本知識や周辺知識を得ることを意識しましょう。

＞百科事典で用語の定義や概要を確認して論題（問い）のアイデアを探そう

情報収集のときに最初に見るべき資料は百科事典です。百科事典は専門家によって書かれており、信頼できる情報源です。事柄の定義や用語の正式名称を把握し、概要を読んで論題（問い）のアイデアを探しましょう。たとえば「食品ロス」の概念が「事業系ロス」と「家庭系ロス」に大別されるとの説明から研究対象を絞ることもできます。

百科事典に記載された関連キーワードも論題（問い）作りに役立ちます。「食品ロス削減推進法」などの関連キーワードが新たな論題（問い）のヒントになるかもしれません。ぜひテーマ探しの視点で百科事典を読んでみてください。

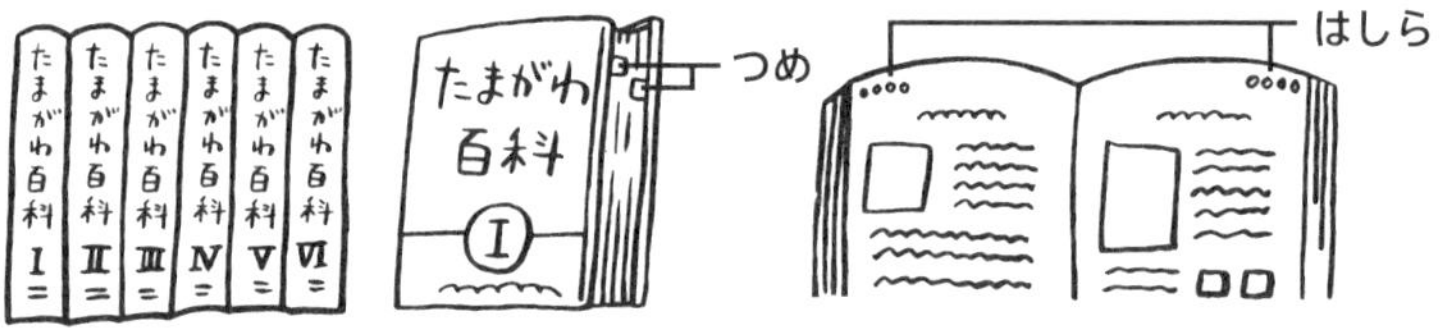

情報収集の精度と効率を上げるため、まずは百科事典をチェックしましょう。図書館によっては百科事典データベースが使用できます。

＞百科事典サイト「コトバンク」 https://kotobank.jp/

「コトバンク」は無料で利用できるウェブ百科事典です。辞書や百科事典、用語集やデータベースを横断検索できます。

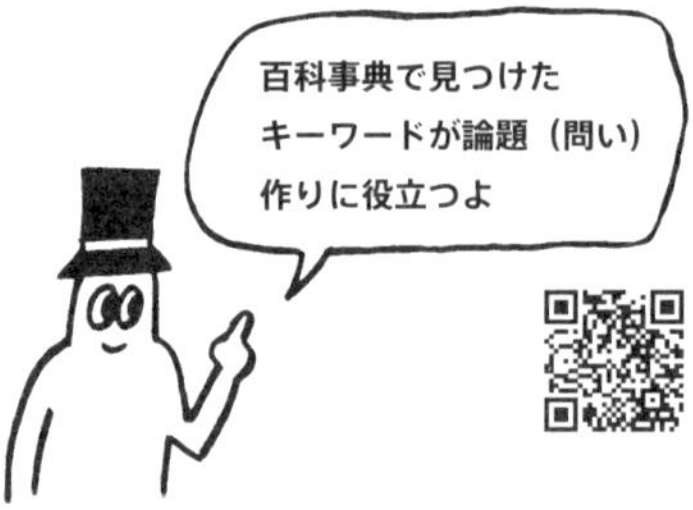

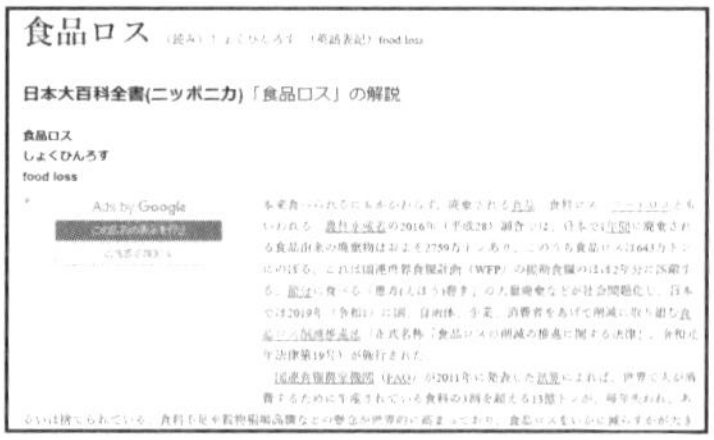

>ブラウジングでパラパラたくさんの資料に目を通そう

資料をパラパラ読む読み方を「ブラウジング」と言います。一つの資料をじっくり読むのではなく、できる限り多くの資料をブラウジングしましょう。

「ブラウジング」で使いたい読みのテクニック

☑スキミング（ざっと読む）　　**☑スキャニング（キーワードを拾い読む）**

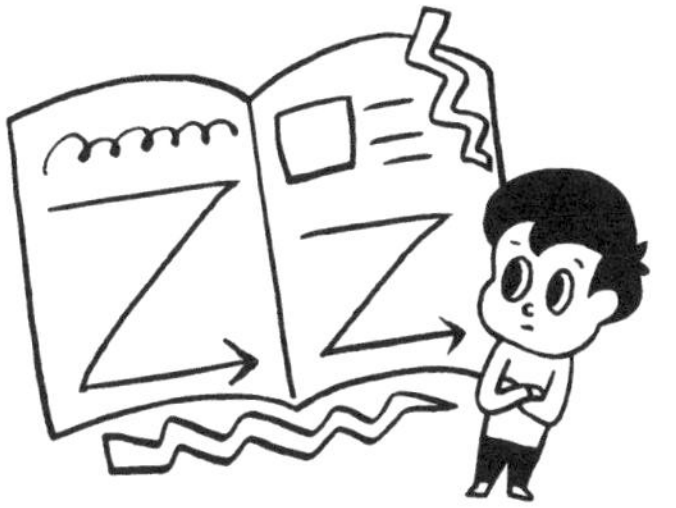

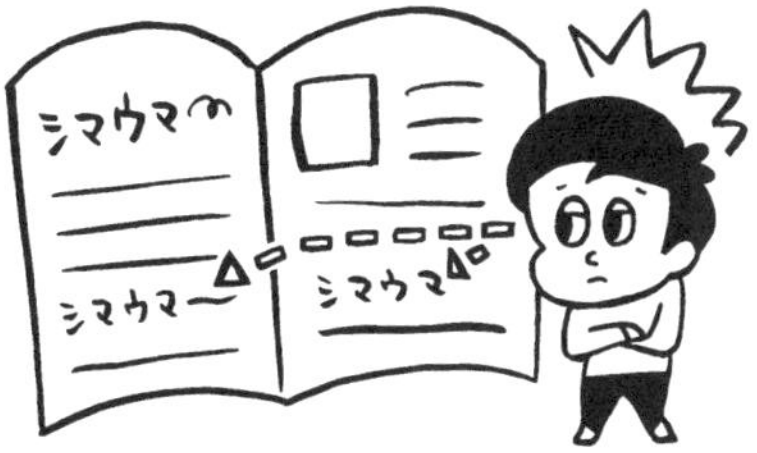

>図書のブラウジング

様々な本や雑誌をブラウジングして、論題（問い）のヒントを探しましょう。その本をブラウジングするかどうかは次の項目で判断します。

書名	はじめに・まえがき	目次	索引
書名は内容を表す 	対象読者や内容、 読み方がわかる 	本の内容と構成がわかる 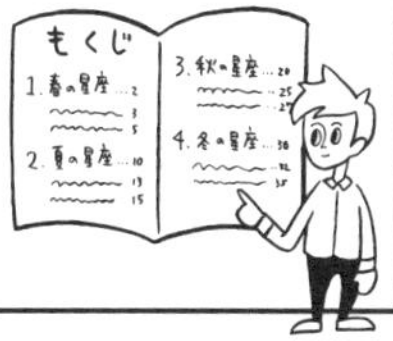	重要語句が巻末に掲載 （五十音・アルファベット順） 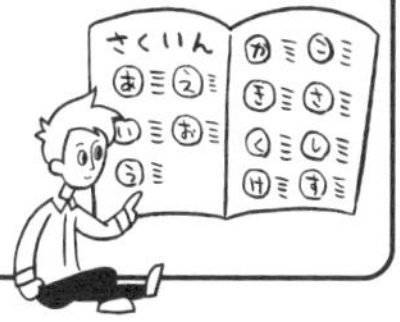

>論文のブラウジング

Google Scholarなどの論文検索サイトを使用して、研究テーマに関してどのような研究がされているのか、論文タイトルを確認し、興味がわいた論文はアブストラクト（抄録）をざっと読んでみましょう。

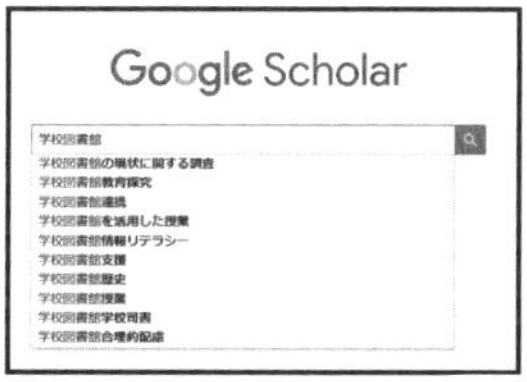

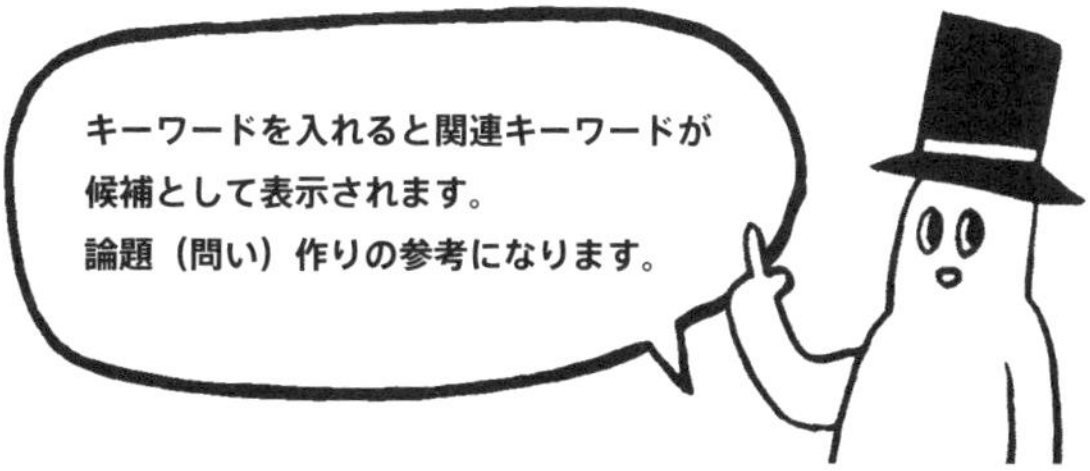

4 論題（問い）の作り方① ：周辺知識 ver.

基本知識や周辺知識を調べながら、論題（問い）を考えます。情報をワークシートに記録し目に見える形にすることで、着想を得ることができます。

＞周辺知識から論題（問い）を作る流れ

❶キーワード（研究テーマ）

マインドマップなどから見つけた研究したいことのキーワードを書きます。
例）「サッカー」「宇宙開発の展望」など（一つのワークシートにつき１テーマ）

❷基本知識・周辺知識を調べる

百科事典やウェブサイト、本や論文検索サイトなどをざっと調べながら、論題（問い）のアイデアを探します。調べる過程で記入欄にメモしていきます。！欄に調べてみて興味を持ったり驚いたりしたこと（「へぇ～」「そうだったの！？」と思った情報）を抜粋して箇条書きで記録します。また、疑問に思ったことは？欄に疑問形で記録しましょう。

？欄に作成した疑問をもとに、さらに調べたことを！に書き加えるなど、？と！を行き来しながら書きましょう。

例）？ 女子サッカーの競技人口が増えないのはなぜだろう
→ ！ 中学校の女子サッカー部が少ない・小学生の競技人口が中学生になると半減

❸❷の？！の情報をもとに、Yes/No で答えられる問いを作成する

例）中学生の女子サッカー選手の受け皿が少ないことの問題を検討したい
→ 中学校に女子サッカー部を作るべきか

周辺知識を得るときのヒント：百科事典サイトの使い方

周辺知識を得るための情報収集には、複数の辞書や事典を横断検索できるサービス（「コトバンク」や「ジャパンナレッジ」など）も便利です。これらのサービスは欲しい情報が必ずしも一番上に表示されるわけではありません。たとえば「サッカー」で検索すると、複数の辞典・事典の結果がヒットします。「辞典・辞書」では言葉の意味や用法がわかりますが、周辺知識は得られません。周辺知識について調べるときは「百科事典」や「専門事典」の項目を確認します。

＞問いの生成シート（周辺知識バージョン）（例）

1 キーワード（研究テーマ）

サッカー

2 基礎知識・周辺知識を調べながら書こう

！ 興味や驚きを感じたこと 「へぇ～」「そうだったの！？」と思ったことなどを書きましょう

- 起源は紀元前にさかのぼる。ギリシア、ローマ時代の壁画等。
- 1993年Jリーグ開幕。企業スポーツと学校体育の伝統が劇的に変化。
- 2002年ワールドカップで初勝利、以降3大会で決勝トーナメント進出。
- 元企業クラブはJ1に多く、地域型クラブはJ2、J3に多い。
- 女子サッカーはW杯に3大会連続で出場し、2011年には優勝もしたが競技人口が拡大していない。
- 中学の女子サッカー部が少ない・競技人口が小学生→中学生で半減・指導者不足・ジェンダーバイアス
- FIFAは世界のサッカー協会に対し総登録選手の10%が女子選手になるように普及を促している。

？ 疑問に思ったこと

- Jリーグが日本のサッカーの進化に果たした役割は何か。
- Jリーグが地域振興に果たした役割は何か。
- なぜ女子サッカーの競技人口は増えないのか。

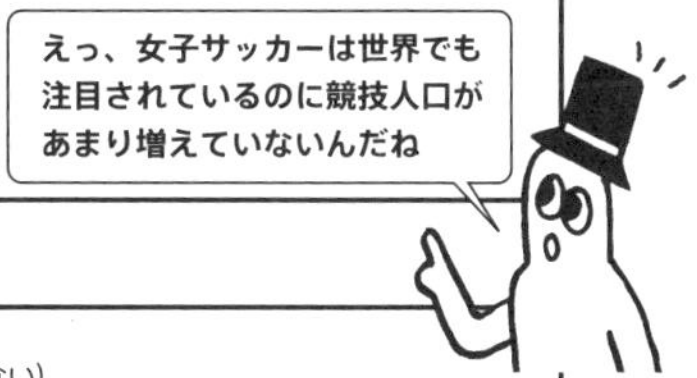

3

候補の論題（問い）① Yes/No で答えられる問い（？を付けない）

☐ 日本の女子サッカー選手の競技人口を増やすことはできるか

候補の論題（問い）② Yes/No で答えられる問い（？を付けない）

☑ 中学校に女子サッカー部を作るべきか

候補の論題（問い）③ Yes/No で答えられる問い（？を付けない）

☐ Jリーグが日本のサッカーを世界レベルに引き上げたのか

上記①～③から論題（問い）を決めて✓を入れましょう。最も興味があるものに限らず、議論が分かれそうなものや広がりがありそうな論題（問い）を選ぶのもよいでしょう。

5 論題（問い）の作り方② : ぶつける質問 ver.

気になるキーワードに質問をぶつけて論題（問い）を作ることもできます。

＞問いの生成シート（ぶつける質問バージョン）（例）

1. 自分が気になるキーワードをできるだけたくさん挙げます。

キーワード（問いを作るための素材）
サンゴの白化現象　蝶々の生態　バッティング　いじめ　祭り　英語　留学
神社　K-POP　Instagram　eスポーツ　給食

2. 1 で挙げたキーワードに「ぶつけ方 1・2・3（見本）」を参考にして、質問をぶつけて論題（問い）の候補を作成します。ここで Yes/No で答えられる論題（問い）にすると、同時に仮説を設定することができます。

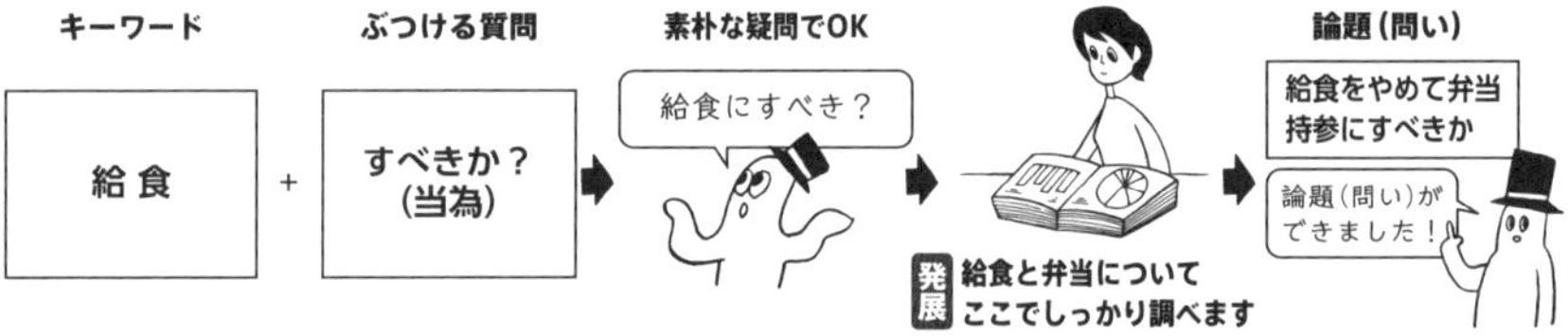

□	筋肉を鍛えればバッティングは上達するのか（「バッティング」+方法）
□	都市化が進む中で神社は人々に安らぎを与えることはできるのか（「神社」+特殊化+結果）
☑	給食をやめて弁当にすべきか（「給食」+当為）

＞ぶつけ方 1・2・3（見本）

自分のキーワードで論題（問い）を考えるときの見本です。大変なのでぶつけ方 1・2・3の表を作る必要はありません。

ぶつけ方 1.「ぶつける質問」から作成

	ぶつける質問		調べる	取り出される論題（問い）
1	When	いつ（から／まで）？ （時間）	⇨ ⇨	地球温暖化は産業革命から始まったのか 気温上昇は 2100 年までに抑えられるのか
2	Where	どこで？ （空間）	⇨	地球温暖化は中東で問題になっているのか
3	Who	誰が？ （主体）	⇨	先進国が地球温暖化を引き起こしているのか
4	What	何を？ （対象）	⇨	地球温暖化の最優先課題は水資源の安定化か
5	Why	なぜ？ （原因・根拠）	⇨	地球温暖化は化石燃料の燃焼が原因なのか

6	How	いかにして？ （経緯）	⇨	地球温暖化の進行は省エネ政策で抑えられてきたのか
7		どのように？ （様態）	⇨	地球温暖化によって砂漠化が加速しているのか
8		どのくらい？ （量・程度）	⇨	気候変動で気温上昇 1.5 度は許容できるのか
9	基本	どういう意味？ （定義）	⇨	エコバックの利用はエシカル消費と言えるのか
10	比較	他ではどうか？ （比較）	⇨	環境教育が最も優れているのはドイツなのか
11	汎化・特化	これについては？ （特殊化）	⇨	感染症の増加も地球温暖化が関係しているのか
12		これだけか？ （一般化）	⇨	地球温暖化の影響は対流圏以外にも及んでいるのか
13		すべてそうなのか？ （限定）	⇨	すべての COP 加盟国が気候変動計画を実行できるか
14	目的	何のため？ （目的）	⇨	地球温暖化懐疑論は企業の利益のためか
15	評価	本当に？ （信憑性）	⇨	地球温暖化は本当に起きているのか
16		だからどうなの？ （価値評価）	⇨	そもそも生物多様性が失われることは問題なのか
17	未来	どうなる？ （結果）	⇨	地球温暖化対策は環境破壊につながるのか
18		すべきか？ （当為）	⇨	地球温暖化対策のために交通インフラを見直すべきか
19		どうやって？ （方法）	⇨	地球温暖化はパリ協定で防止できるか

ぶつけ方２．もう一度質問をぶつけて作成

	ぶつけ方１で取り出された問い	ぶつける質問		調べる	取り出される論題（問い）
1	誰が？（主体） 先進国が地球温暖化を引き起こしているのか	＋	これだけか？ （一般化）	⇨	地球温暖化を引き起こしているのは先進国だけか
2	何を？（対象） 地球温暖化の最優先課題は水資源の安定化か	＋	どこで？ （空間）	⇨	日本でも地球温暖化の最優先課題は水資源の安定化か
3	なぜ？（原因・根拠） 地球温暖化は化石燃料の燃焼が原因なのか	＋	これについては？ （特殊化）	⇨	太陽活動も地球温暖化の原因の一つなのか
4	どうなる？（結果） 地球温暖化対策は環境破壊につながるのか	＋	すべきか？ （当為）	⇨	環境破壊よりも地球温暖化対策を優先すべきなのか
5	どうやって？（方法） 地球温暖化はパリ協定で防止できるか	＋	誰が？ （主体）	⇨	途上国はパリ協定に納得しているのか

ぶつけ方３．二つのぶつける質問を組み合わせて作成

	ぶつける質問			調べる	取り出される論題（問い）
1	誰が？ （主体）	＋	本当に？ （信憑性）	⇨	市民のエコ活動は温暖化防止に本当に貢献しているのか
2	何を？ （対象）	＋	すべきか？ （当為）	⇨	容器包装リサイクル法のように洋服を回収する法律を定めるべきか
3	何を？ （対象）	＋	どうやって？ （方法）	⇨	気温上昇をカーボンニュートラルで抑えることができるのか
4	これについては？ （特殊化）	＋	どこで？ （場所）	⇨	石炭の使用禁止を途上国に強いてよいのか
5	どうやって？ （方法）	＋	どうなる？ （結果）	⇨	脱炭素社会は経済活動を阻害するのか

「ぶつけ方１・２・３（見本）」は、戸田山和久『最新版論文の教室――レポートから卒論まで』のビリヤード法（NHK 出版　2022 年）を参考に作成したものです。

6 論題（問い）のブラッシュアップ

テーマに関する知識が増えると、論題（問い）を変えたくなるものです。ためらわずに論題（問い）は随時見直してください。論文執筆中もその見直しは続きます。あなたの知識が深まるにつれ、論題（問い）も進化するのです。

＞進化する問いの例

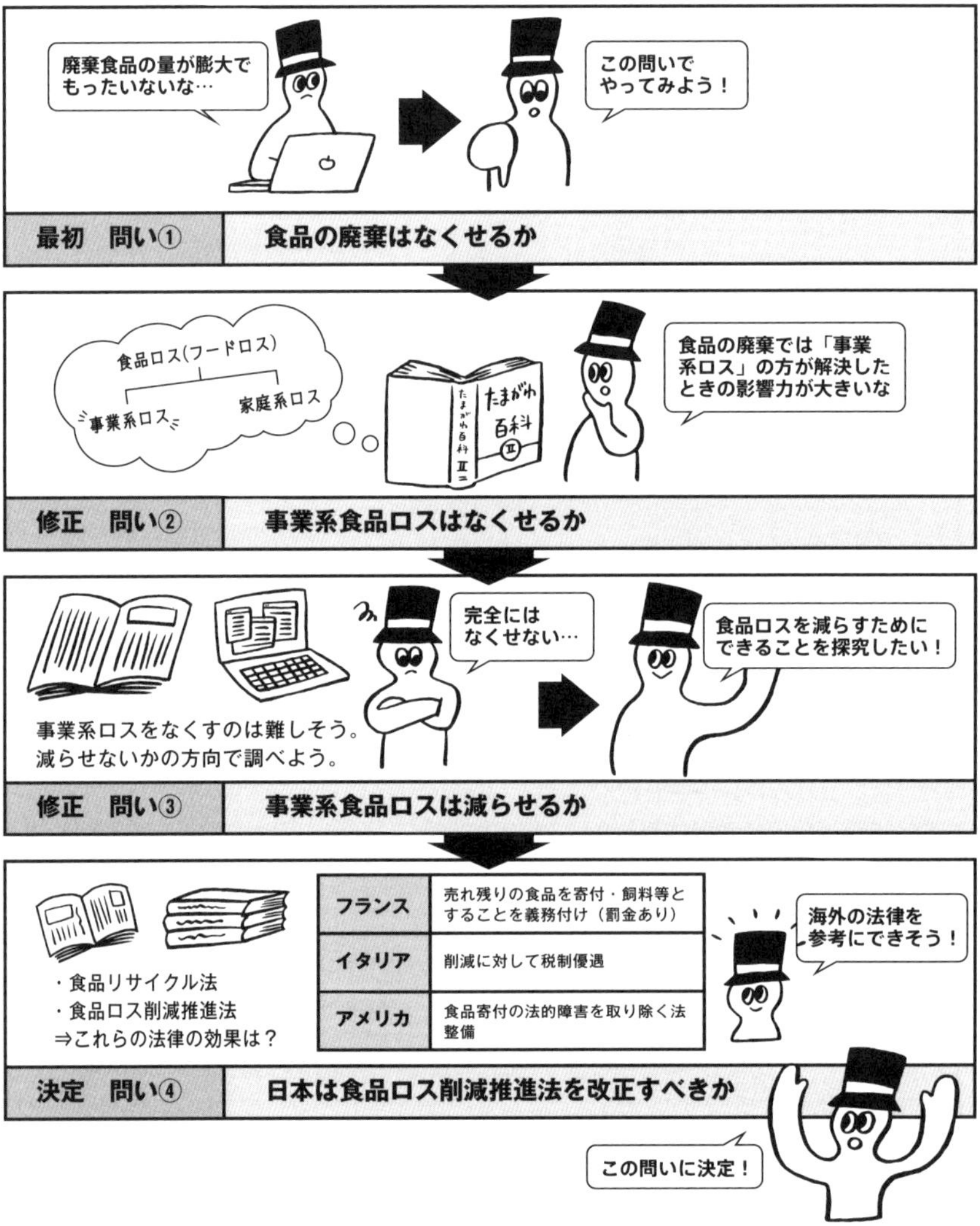

>論題（問い）の見直し方

研究に行き詰ったときは、論題（問い）を考え直してみましょう。研究の初期段階では「いじめはなくせるか」のように、真偽を問う論題（問い）にしてしまいがちですが、少し難度が上がります。大きな論題（問い）になりがちで、何を調べるべきか、ねらいを定めにくいからです。研究が行き詰っていたら「いじめを減らすために◯◯すべきか」のように、具体化し焦点を絞った論題（問い）に変形させると取り組みやすくなります。

>論題（問い）の見直しの例

	Before	After
1	〈解決策を検討する〉 「いじめはなくせるか」で調べ始めたが、法律の面から解決策を検討したくなり、論題（問い）と研究したい内容が合わなくなってきた。フランスのいじめ厳罰化法がヒントになりそう。	
	いじめはなくせるか	**いじめを減らすために厳罰化は有効か**
2	〈対象を限定する〉 百科事典などで調べると「ネット上のデマ」は抽象的で範囲が広いことがわかった。「フェイクニュース」の方が自分が言いたいことに合った内容だった。	
	ネット上のデマは防げるか	**フェイクニュースは規制すべきか**
3	〈自分の興味関心に立ち戻って考える〉 水着になることが嫌で水泳の授業が憂鬱。水泳の授業の廃止を提案したいけど、研究するうちに水泳の授業の重要性を理解できた。本来の興味関心に立ち戻り、着ることに抵抗のない水着の採用を提案したい。	
	水泳の授業は廃止すべきか	**学校はジェンダーレス水着を採用すべきか**
4	〈小さすぎる論題（問い）を大きくする〉 論題（問い）が具体的すぎて、資料や論じることが少なくて行き詰ってしまった。給食費未納問題は徴収方法の問題というより、経済的な事情などと関係が深い。徴収方法に限定せず、給食費を徴収すべきかどうかという、より大きい論題（問い）に設定し直した。	
	学校給食費の現金徴収はやめるべきか	**学校給食を無償化すべきか**

副題を付ける

副題を付けて具体的に示す方法もあります。

例）**Before**　「いじめはなくせるか」

　　After　「いじめはなくせるか―フランスのいじめ厳罰化がもたらす影響の検討」

>研究動機（目的）を書いて、論題（問い）を見直してみよう

「論題（問い）」が決まったら、研究動機（目的）を書いてみましょう。自分が行いたいこととずれていないか、確認することができます。

column
学習空間としての学校図書館 ―マルチメディアリソースセンター（MMRC）―

本書は､玉川学園の中学３年生の総合的な学習の時間「学びの技」の取り組みをまとめたものです。「学びの技」を支えるのは、活動の場であるマルチメディアリソースセンター（以下 MMRC）です。2006 年９月に玉川学園の幼稚園児から高校生までの読書活動と学習活動を支える総合情報図書館・情報センターとして、誕生しました。ラーニングスキルの育成という基本理念のもとに、自ら探究し学ぶ力を育む拠点として、施設や資料の整備、学習支援を行っています。

利用のしやすさを重視した利用者主体の姿勢は、MMRC のデザインにも表れています。館内は防音のスペースが用意され、静けさと活発な学習活動が共存できるよう配慮されています。Wi-Fi は MMRC はもちろん学校の全館で完備されています。

MMRC では生徒たちがこの環境を十分に生かせるように、調べ方やレポートの書き方などの支援も行っています。生徒たちはごく日常的に、本や雑誌、新聞などの資料を調べたり、グループで話し合ったり、発表資料をまとめたりするなどの活動を行っています。データベースや電子図書館は、館内だけでなく教室や自宅での学習活動も支えています。生徒は自分のパソコンを持っていますが、館内のノート PC には編集や統計などの便利なアプリが充実しており、専門的な活動にもチャレンジできます。普段から多様なメディアに親しみ、活用していくことで、探究心と問題解決力を持つ、たくましい人間の育成を目指しています。

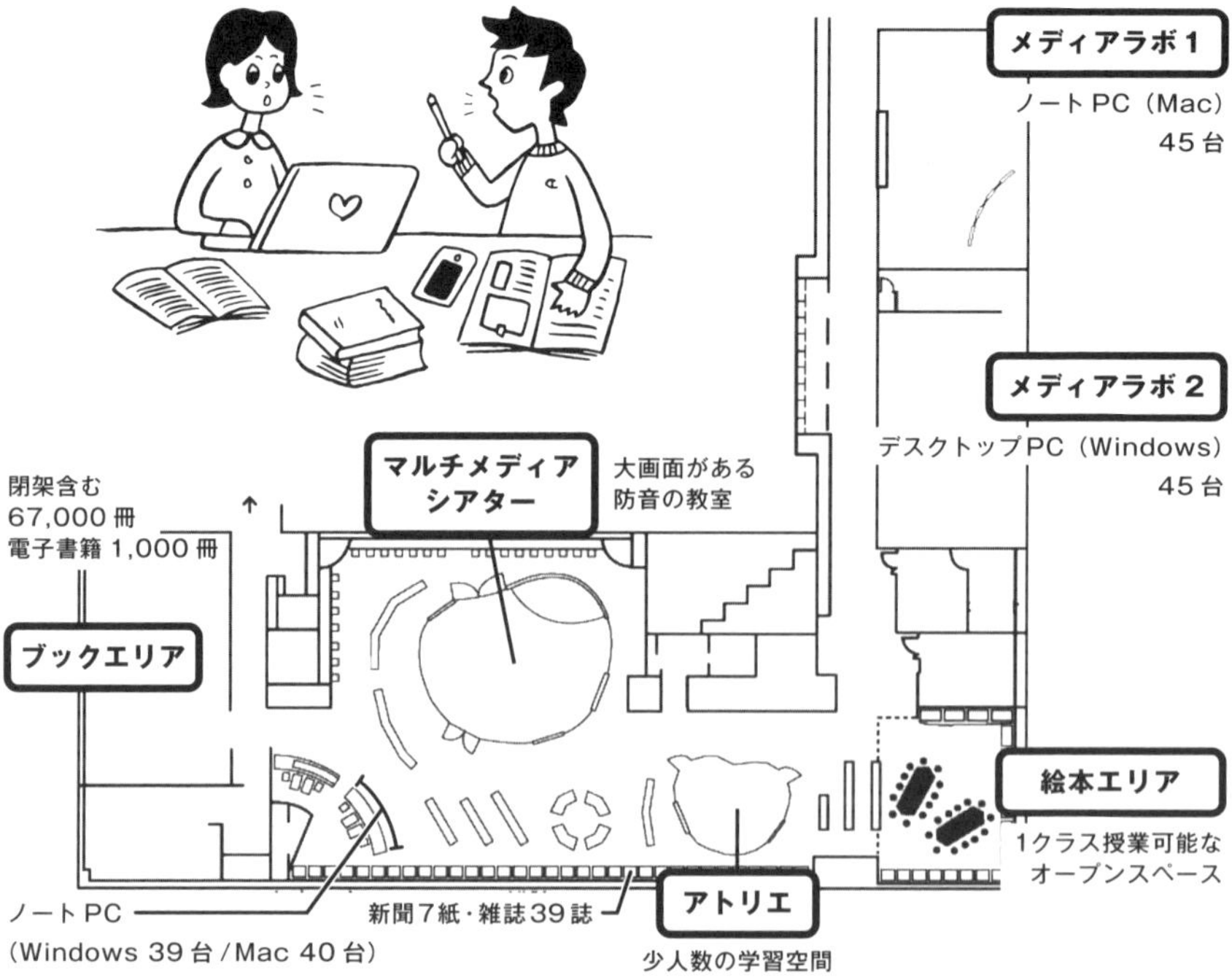

2023 年 10 月現在

Chapter

2

情報収集の技

Chapter 2 情報収集の技

情報収集の段階は、自分が設定した論題（問い）はこれでよいのか、自分が集めている情報は、はたして意味があるのか、どれくらい情報を集めたらよいのかなど、不安になる時期です。でも、これは誰もが感じることなので、焦ることはありません。

情報収集では、もしかしたらこの情報は不要かもしれないと思うような情報も残しておきましょう。なぜなら、論題（問い）は変わっていくからです。探究学習は、進んでいけばいくほど、様々な疑問が出てきます。一つの問いの答えに行き着く前に解決しなければならない問いも出てきます。あそこが山頂だと思っていたのに、そこにたどり着いたら、雲の向こうに目指すべき山頂が見えたということもあります。

たとえば、「地球温暖化を引き起こしているのは先進国だけか」という論題（問い）の場合で考えてみましょう。この問いを追究していく過程で「地球温暖化の原因は、化石燃料の燃焼だけが原因なのか」「化石燃料を使わない産業構造に転換したら地球温暖化は収まるのか」といった新たな疑問が浮かんでくることがあります。この疑問こそが、新たな論題（問い）なのです。そして、「地球温暖化を生み出さない産業構造は可能か」「地球温暖化は、教育で解決できるのか」のように、より深く本質的な問いに変わっていきます。情報収集を行いながら浮かんだ疑問を、さらなる情報収集によって解決していくことにより、研究が深まるのです。

情報収集で心がけたいことは、多様なメディアを使用することです。手軽だからといって安易にインターネットのみで調べてはいけません。メディアには、それぞれ特徴があるので、それを生かして情報収集することが大事です。本章では、図書、雑誌、新聞などを使った資料の探し方、インタビューやフィールドワークでの情報収集について紹介しています。

その中で、特に強調しておきたいことは、図書館の活用です。本屋では、売れ行きのよい本が優先的に置かれ、購入費も必要です。しかし、図書館は、絶版になってしまった有用な本も含め、数多くの多様な本が収められ、資料の専門家である司書の見識をもとに体系的に蔵書が形成されています。しかも、無料で借りられます。蔵書検索システムを使って目的の本を探すこともできますが、書棚を自分で探すと、目指す本の周りで、関係のある本に偶然出会えることもあります。

また、フィールドワークには、既存のものではないオリジナルなものを見いだす可能性があります。予想もしなかったものに出会い、多くの発見をもたらしてくれますので、チャレンジしてほしいと思います。

一方、収集した情報は時として膨大になり、行き当たりばったりの状態で作業を進めると、自分がどういう情報を集めたのかも、おぼろげになってしまいます。たまたま目にした情報や印象に強く残っている情報だけを手掛かりに情報収集を続けていくと、作業効率が落ちますし、見落としも生じ、いざ活用しようと思っても、うまく活用することができません。そのため、本章では、集めた情報の記録の取り方も紹介しています。また、多くの先行研究があり、その土台の上に自分の研究があるという意識を持たなければいけません。それらに敬意を払うという意味でも、情報源の入手先は必ず記録に残し、発表や論文の際には参考文献として記載します。

論文や作品には「著作権」があることも認識しておく必要があります。他者の意見を自分の意見のように書き記す剽窃《ひょうせつ》は問題行為です。著作権も侵害しますし、何より自分のためになりません。引用の箇所を明確にし、出典を明記します。

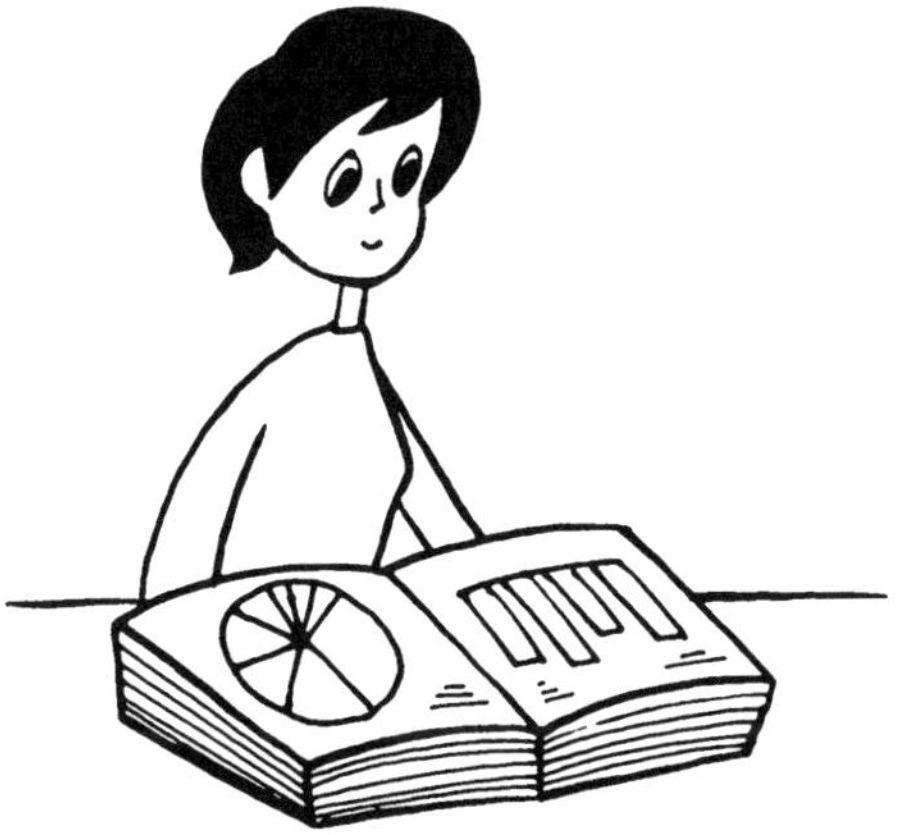

1 メディアの特性

「図書」「雑誌」「新聞」「論文」「データベース」など、情報を伝える媒体や手段のことをメディアと言います。情報の送り手はメディアを使い、意図を持って発信しています。情報を発信するしくみや特性を理解することが情報を判断する材料になります。それぞれのメディアには長所と短所があります。それらの特性を踏まえ、豊富でかたよりのない情報収集が大切です。情報を鵜呑みにしないよう、複数のメディアを使って情報を確かめるよう心がけましょう。

＞探究学習における主な情報源

ウェブサイトだけでなく、私たちの周りには様々な情報源があります。

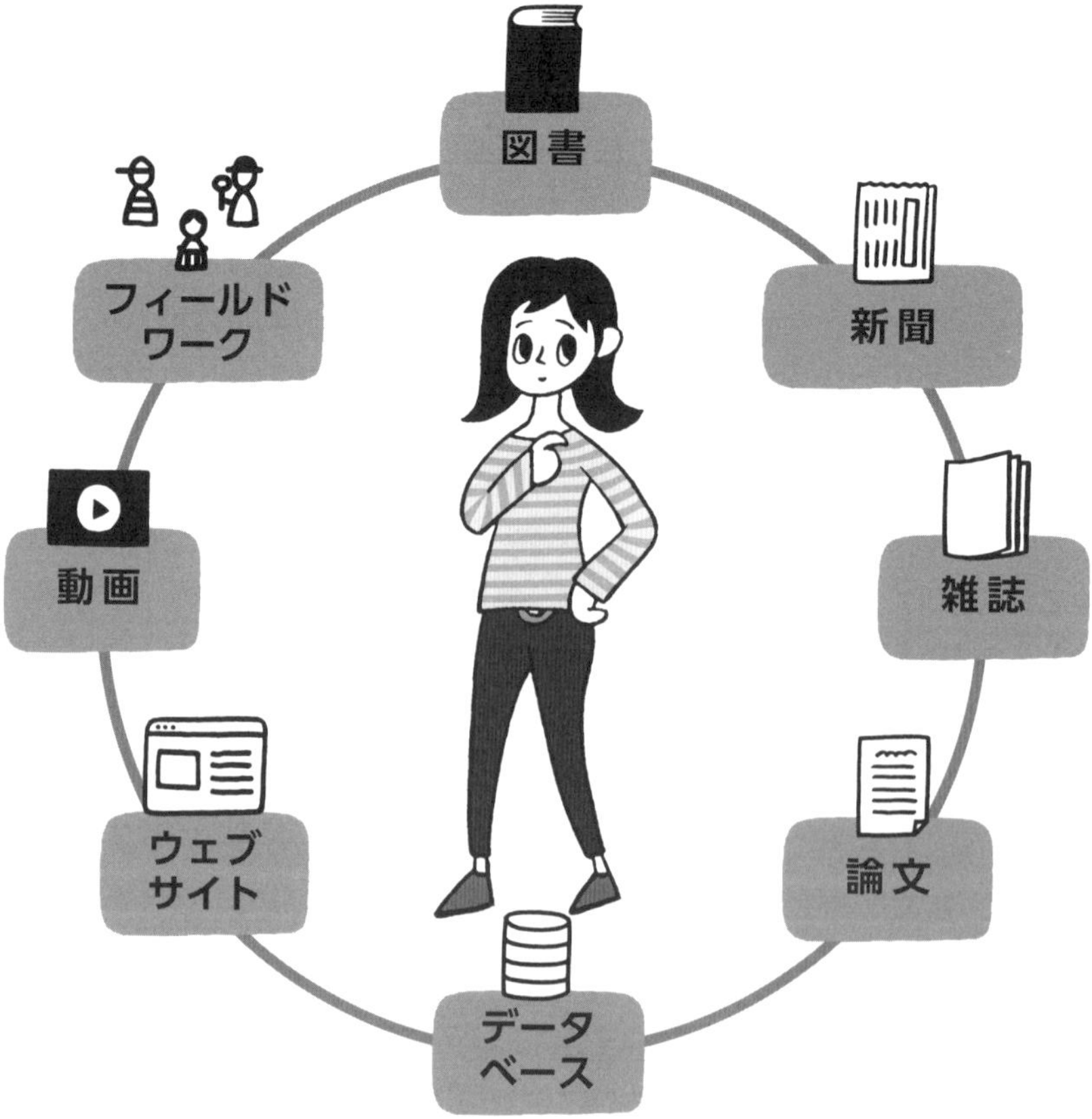

＞メディアの特性

一般的に作成から公開までの期間が短いほど、第三者のチェックが入りにくくなり、信頼性が低くなりやすいですが、速報性という別の価値もあります。真偽が気になる情報は著者（発信者）の経歴や評価を調べるか、別の資料で確かめるのも良い方法です。情報収集には図書館の利用がおすすめです。

メディア	特性
図書	編集者などのチェックを受けてから出版されるため、信頼性は高め。出版後に情報は更新されないので、いつの時点の情報なのか発行年月日で判断する。 電子書籍は既存の本を電子化して出版されることが多く、その場合の信頼性は紙媒体の本と変わらない。しかし電子書籍のみで出版される場合や、編集者や出版社などを経由することなく手軽に出版できる仕組みもあるため、信頼性の判断には注意が必要。
新聞	日刊・週刊などがあり、継続して定期的に刊行されるという特性がある。特に日刊新聞の速報性は高い。新聞（一般紙）は時事や幅広い分野のニュースを取り扱っており、読者が多く影響力が大きい。地方紙はその地域の情報に強い。
雑誌	週刊・月刊などがあり、継続して定期的に刊行されるという特性がある。速報性では日刊新聞には劣るがその分野の比較的新しい情報を掲載する。特定の分野に分かれていることが多い。号ごとに特集が組まれ、一つのテーマについて多角的に情報を得ることができる。
論文	論文雑誌等に掲載され世に発表される。データベース化されることも多い。信頼性は著者の専門性のレベルによって異なるが、引用や参考文献を明記してあるため比較的高い。読解には専門的な知識が必要とされる場合も多い。
データベース	出版社など信頼性の高い発行元が発信する情報が、インターネット経由で提供されている。多くが有料で、百科事典や新聞・雑誌のデータベース版などがある。発行後も図書などより速い修正が可能で信頼性は高い。
ウェブサイト	速報性に優れ、発信されている情報をリアルタイムに入手できる。情報に手軽にアクセスしやすく利便性に優れている。しかし、誰でも情報が公開できるため、信頼性の判断には十分な注意が必要。官公庁や研究機関等から発信されている情報は信頼性が高いことが多い。
SNS	発信されている情報をリアルタイムに入手できる。投稿が瞬時に拡散されることもあり、その場合の影響力は大きい。誰でも情報が発信できるため、信頼性の判断には十分な注意が必要。
動画	ウェブ中継は速報性に優れている。見やすさ・聞きやすさに優れ、わかりやすい反面、YouTube など動画投稿サイトは誰でも掲載できるため信頼性の判断には注意が必要。
テレビ	テレビ中継は速報性に優れている。視聴者が多く、影響力が強い。

2 参考文献の記録の取り方

集めた資料は、出典と調べた内容を記録します。出典は、メディア別に記録すべき項目があり、必要事項を漏れなく記録するために参考文献記録ページを作成します（出典の書き方は 5-10 参照）。

＞参考文献とは

研究の過程で調べた資料や、その情報源（出典）の記録は参考文献と言い、著作権を守り、読者のために何を調べたかを示すために重要なものです。もし、参考文献を書かずに引用すれば「剽窃《ひょうせつ》＝他人の作品を自分のものとして発表すること」となり、つまりパクリとみなされます。しかし、正しく参考文献を示せば、「よく調べている」と評価されるだけなく、先人に敬意を表することにもつながります。

＞エビデンスブックの作り方：集めた情報を 1 冊のノートに集約しよう

「エビデンス」とは、証拠や根拠、裏付けという意味です。本書では、集めた情報を記録・整理しておくノートをエビデンスブック（2-16 参照）と呼び、最初の 10 ページほどを「参考文献記録ページ」として、以降を情報の記録ページとして使用します。

＞参考文献記録ページの書き方

メディアごとの出典の書き方は、右の例を参考にしてください。参考文献番号とは、エビデンスブックと参考文献記録ページの記録を管理するための記号です。「本 1、本 2……」「ウ 1、ウ 2……」のように、各メディアの名称の 1 文字目と数字で管理します。参考文献記録ページにあらかじめ記入しておくと便利です。

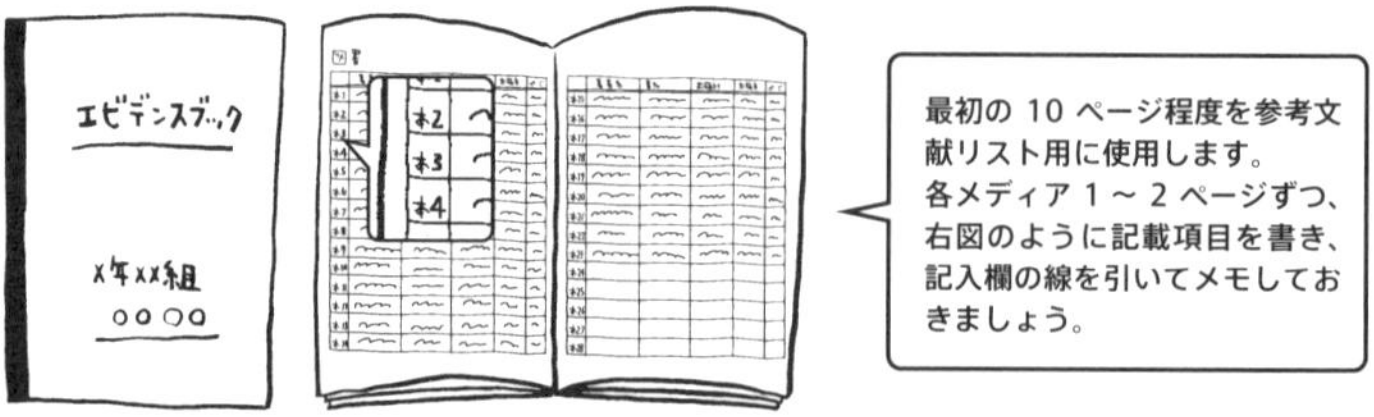

参考文献を記録するその他の方法

- 表計算アプリ（Google スプレッドシートや Microsoft Excel など）で記録する
- テキストファイルに記録する
- ノート等に手書き
- フリーの参考文献管理アプリを利用する

＞参考文献記録ページの作り方（例）　※網掛けが記入必須項目

図書

	著者名	書名	出版社名	出版年	ページ
記入例	玉川花子	東京の草花	玉川大学出版部	2023年	20 - 21
本1					

参考文献番号

新聞

	執筆者名（記者・文責者）	記事タイトル	新聞名	記事日付	朝夕刊	版	ページ
記入例	玉川太郎	台風9号爪痕深く　土石流注意呼びかけ	毎朝新聞	2023年11月1日	夕刊	14	1
新1							

雑誌

	執筆者名（記者・文責者）	記事タイトル	雑誌名	刊行年	巻（号）	ページ
記入例	玉川太郎	動物は言葉をどこまで理解するか？	動物ジャーナル	2023年	468（2023年11月号）	35-38
雑1						

論文

	著者名	論文タイトル	雑誌名	巻（号）	発表年月	ページ
記入例	塩谷京子、堀田龍也	児童生徒の情報活用スキルの習得と司書教諭の指導効果に関する検討	教育メディア研究	17(2)	2011年3月	25-39
論1						

データベース

	執筆者名	登録タイトル	データベース名	記事日付	アクセス年月日
記入例	小川詩織	空をこえて、山のかなた　H2A打ち上げ成功	朝日けんさくくん	2021年12月23日	2023年9月1日
デ1					

テキストファイルに記録する方法が手軽

ウェブサイト

	著者名	アクセスしたページのタイトル	トップページタイトル	サイト開設者
記入例	玉川太郎	「お手伝い」すると学力が伸びる	TAMAGAWA ONLINE	玉川通信社
	URL			アクセス年月日
	https://www.tamagawa.net/articles/september/56789			2023年10月1日
ウ1				

動画

	名前またはユーザー名	動画タイトル	メディア	出版社または投稿者名
記入例	文部科学省 /mextchannel	教材⑱ 著作物を公開するためには（全編）	動画ファイル／ YouTube	文部科学省
	投稿年月日	URL		アクセス年月日
	2020年12月3日	https://www.tamagawa.net/articles/september/56789		2023年7月1日
動1				

インタビュー・フィールドワーク

	情報の種類	情報提供者名	情報提供者の所属	調査年月日
記入例	電話インタビュー	○○○○○○○○○○	××××協会	2023年8月1日
フ1				

3 図書館の本の探し方① ：レファレンスツール

図書館は、無料で利用できる便利な公共施設です。一般の書店では入手できない、絶版になった本を含む様々な資料を所蔵し、他の図書館から資料を取り寄せることもできます。図書館では、あらゆる調査研究ができるように本だけでなく、新聞や雑誌、データベースなど多様なメディアの情報を提供しています。Wi-Fi やパソコンが使用できる図書館もあります。図書館はあらゆる情報を一つの場所で提供する「知識のワンストップサービス」であり、知識基盤社会を支える拠点なのです。

>図書館の資料を探す方法

本棚で探す（NDCの利用）	蔵書検索する（OPACの利用）	レファレンスツールを利用する	司書に聞く
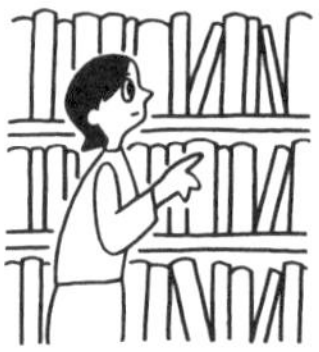	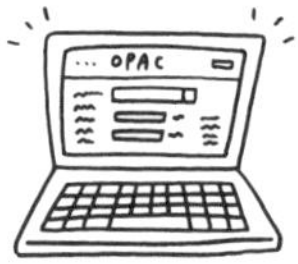	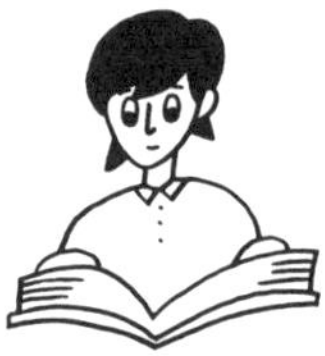	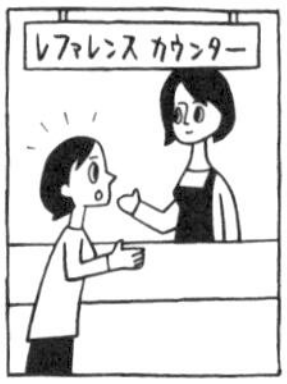

>レファレンスツールを活用しよう

レファレンスツールは調べるための資料やツールのことです。百科事典、事典、辞書、白書、年鑑の他、他の資料へのガイドとなる書誌や目録なども含まれます。紙媒体のものは「参考図書」とも言い、データベース化されているものもあります。参考図書は多くの人がそれぞれ必要な一部分のみを使うため、持ち出しや貸出ができない「禁帯出」として別の場所に配架されることが一般的です。

>レファレンスサービス

資料を探していてなかなか見つからないときは、図書館のカウンターで司書が相談に乗ってくれます。それを「レファレンスサービス」と言い、図書館の基本的なサービスです。ウェブサイトから資料探しの相談ができる図書館もあります。効率的に資料を探すために、上手に利用しましょう。

> OPAC（Online Public Access Catalog：オパック／オーパック）

図書館の蔵書検索システムを OPAC と呼びます。多くの公共図書館や大学図書館が OPAC をウェブサイト上に公開していて、図書館に行かなくても、本を探したり、貸出状況を確認したりすることができます。OPAC は「書名」「著者名」などの書誌情報を検索する仕組みになっており、本の全文を調べられるわけではありません。たとえば「睡眠と健康の関係」と検索するよりも、「睡眠」「健康」などのようにキーワードで検索すると見つかりやすくなります。

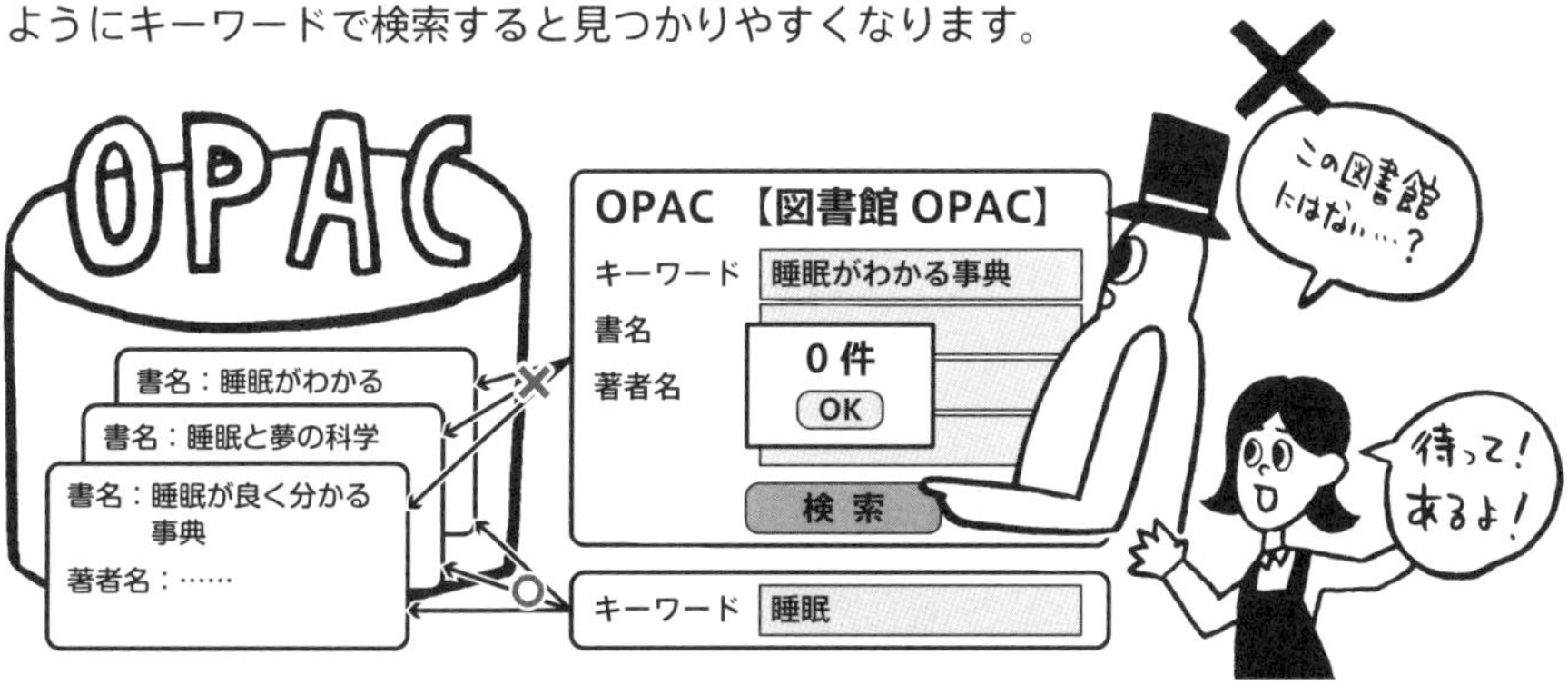

書誌情報には、「件名」というその本のテーマを表す言葉が登録されています。よい本を見つけたら、その本の件名を確認して同じ件名で調べてみましょう。

データベース

データベースはインターネット経由で利用できる発行元がはっきりした情報源で、雑誌や新聞記事、百科事典などがあります。紙媒体とは異なり、検索性に優れ、高頻度で更新されるため、新しい情報を入手することができます。各図書館によって提供しているデータベースは異なります。身近な図書館で使えるデータベースを確認しておきましょう。

>データベースの例

新聞データベース
　朝日新聞：朝日けんさくくん、朝日新聞クロスサーチ
　日本経済新聞：日経テレコン
　読売新聞：ヨミダス for スクール、ヨミダス歴史館
　毎日新聞：毎索、毎索ジュニア
事典・辞書
　ジャパンナレッジ School ／ Sagasokka! ／ Britannica School
科学系
　理科年表プレミアム

4 図書館の本の探し方② ：本の並び

日本の図書館では、NDC という図書の分類法で本が並んでいます。これを理解しておけば、日本中のほとんどの図書館の利用方法がわかるようになります。

＞ NDC（Nippon Decimal Classification：日本十進分類法）

内容ごとに分類されるので、本棚に本が並んだときに同じテーマの本が一箇所に集まります。

①類目表（第 1 次区分）

0	総記
1	哲学
2	歴史
3	社会科学
4	自然科学
5	技術・工学
6	産業
7	芸術・美術
8	言語
9	文学

②綱目表（第 2 次区分）

40	自然科学
41	数学
42	物理学
43	化学
44	天文学・宇宙
45	地球科学
46	生物科学
47	植物学
48	動物学
49	医学・薬学

③要目表（第 3 次区分）

450	地球科学
451	気象学
452	海洋学
453	地震学
454	地形学
455	地質学
456	地史学
457	古生物学・化石
458	岩石学
459	鉱物学

①あらゆる知識が九つの分野に分けられ、「1」～「9」の数字が付いている。どこにも分類できないもの（百科事典など）は「0」に分類されている。

②その一つがさらに 10 に分けられ、どこにも分類できないものは「0」に分類される。

③その中でさらに 10 に分けられる。

もっと細かい分類もできます。

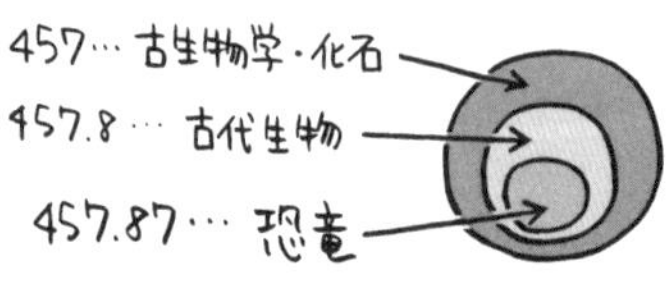

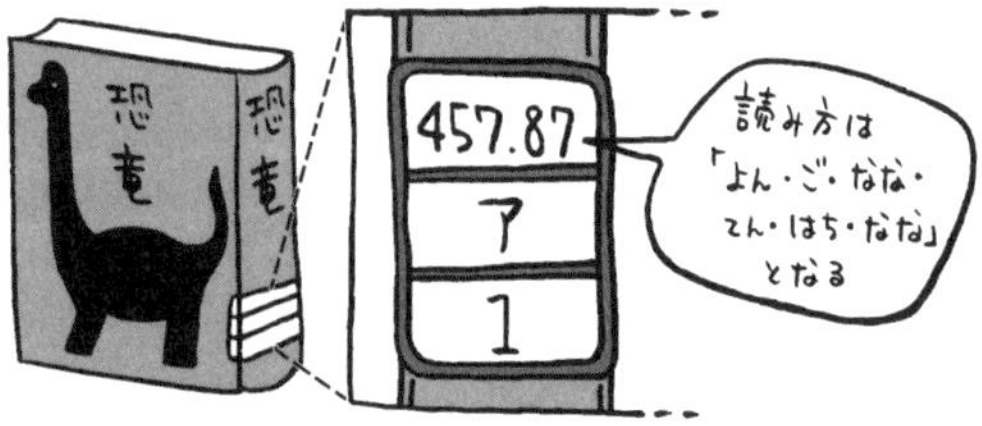

NDC の分類表を見ながら、学校図書館や公共図書館で本を探してみましょう。

日本十進分類法 **NDC** Nippon Decimal Classification	000 総記 010 図書館・図書館学 020 図書・書誌学 030 百科事典 040 一般論文集・一般講演集 050 逐次刊行物 060 団体 070 ジャーナリズム・新聞 080 読書・全集・選集 090 貴重品・郷土資料	100 哲学 110 哲学各論 120 東洋思想 130 西洋哲学 140 心理学 150 倫理学・道徳 160 宗教 170 神道 180 仏教 190 キリスト教
200 歴史 210 日本史 220 アジア史・東洋史 230 ヨーロッパ史・西洋史 240 アフリカ史 250 北アメリカ史 260 南アメリカ史 270 オセアニア史・両極地方史 280 伝記 290 地理・地誌・紀行	300 社会科学 310 政治 320 法律 330 経済 340 財政 350 統計 360 社会 370 教育 380 風俗習慣・民俗学・民族学 390 国防・軍事	400 自然科学 410 数学 420 物理学 430 化学 440 天文学・宇宙科学 450 地球科学・地学 460 生物科学・一般生物学 470 植物学 480 動物学 490 医学・薬学
500 技術・工学 510 建設工学・土木工学 520 建築学 530 機械工学・原子力工学 540 電気工学・電子工学 550 海洋工学・船舶・兵器 560 金属工業・鉱山工業 570 化学工業 580 製造工業 590 家政学・生活科学	600 産業 610 農業 620 園芸 630 蚕糸業 640 畜産業・獣医学 650 林業 660 水産業 670 商業 680 運搬・交通 690 通信事業	700 芸術・美術 710 彫刻 720 絵画・書道 730 版画 740 写真・印刷 750 工芸 760 音楽・舞踊 770 演劇・映画 780 スポーツ・体育 790 諸芸・娯楽
800 言語 810 日本語 820 中国語・その他 830 英語 840 ドイツ語 850 フランス語 860 スペイン語 870 イタリア語 880 ロシア語 890 その他諸言語	900 文学 910 日本文学 920 中国語文学・その他 930 英米文学 940 ドイツ文学 950 フランス文学 960 スペイン文学 970 イタリア文学 980 ロシア・ソビエト文学 990 その他諸文学	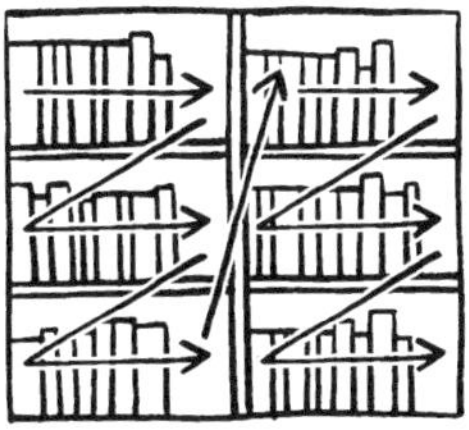 図書館の本はこの順に、左から右へ、上から下へと並んでいる。

もりきよし原編、日本図書館協会分類委員会改訂「日本十進分類法 新訂 10 版」日本図書館協会　2014 年

5 図書館の本の探し方③：公共図書館

学校の図書館に探している資料がない場合やもっと良い資料がないか探したい場合、地域の公共図書館も利用してみましょう。他の図書館からの取り寄せもできますのでカウンターで相談してみましょう。

＞カーリル　https://calil.jp/

全国にある複数の公共図書館、大学図書館の蔵書を同時に検索することができ、貸出状況がリアルタイムに表示されます。

①図書館を選ぶ

地域を選ぶと、その地域内にある公立図書館や大学図書館、専門図書館を候補として示してくれます。

②本を探す

キーワードを入力し検索すると、本の一覧が表示されます。①で選んだ図書館の貸出状況（貸出可／貸出中）が確認できます。「蔵書なし」と表示されるものはAmazonなど他のサービスから本の情報を得ることができます。

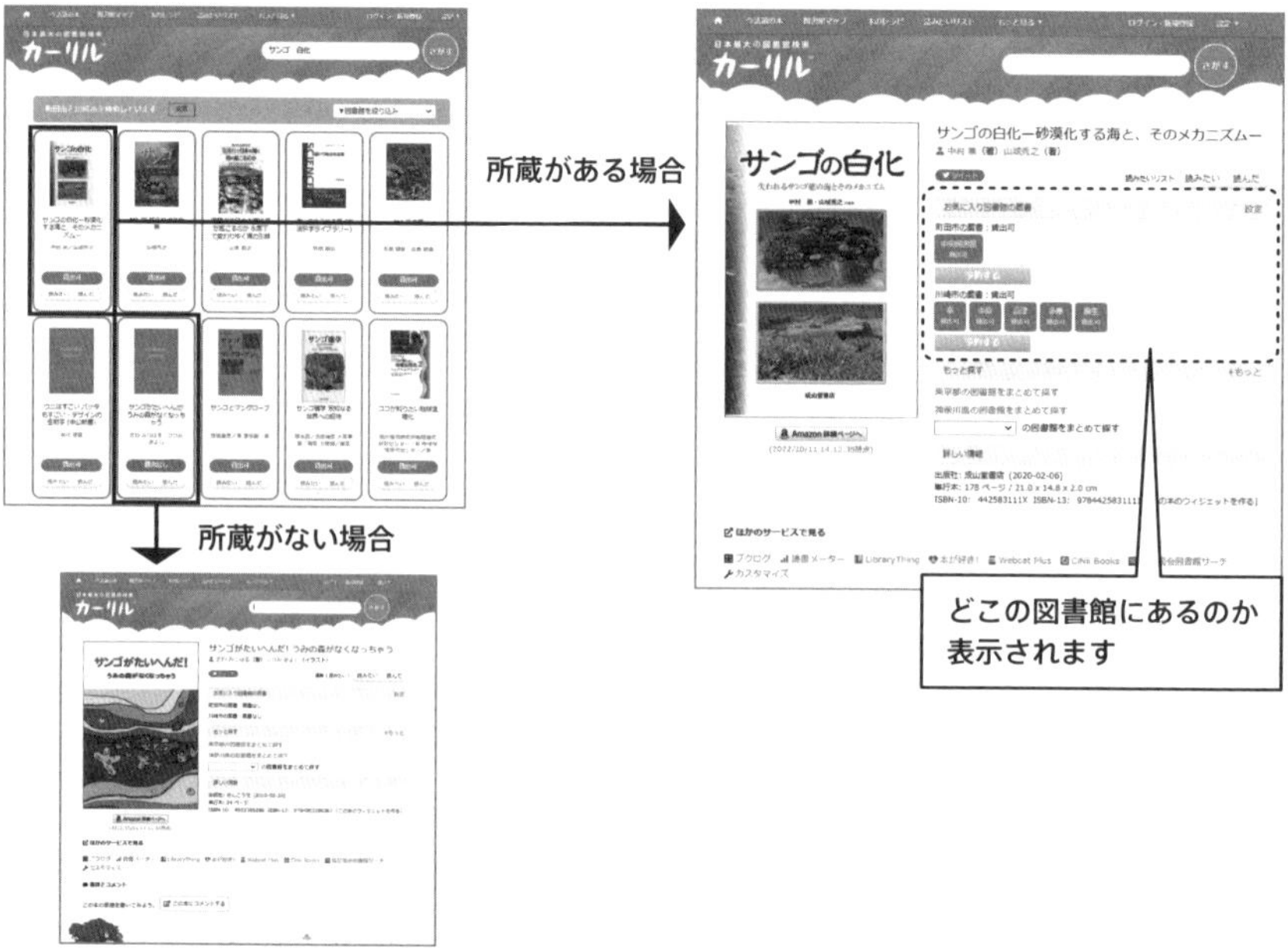

＞本の出典［奥付］の見方

奥付はたいてい本の最後にあります。

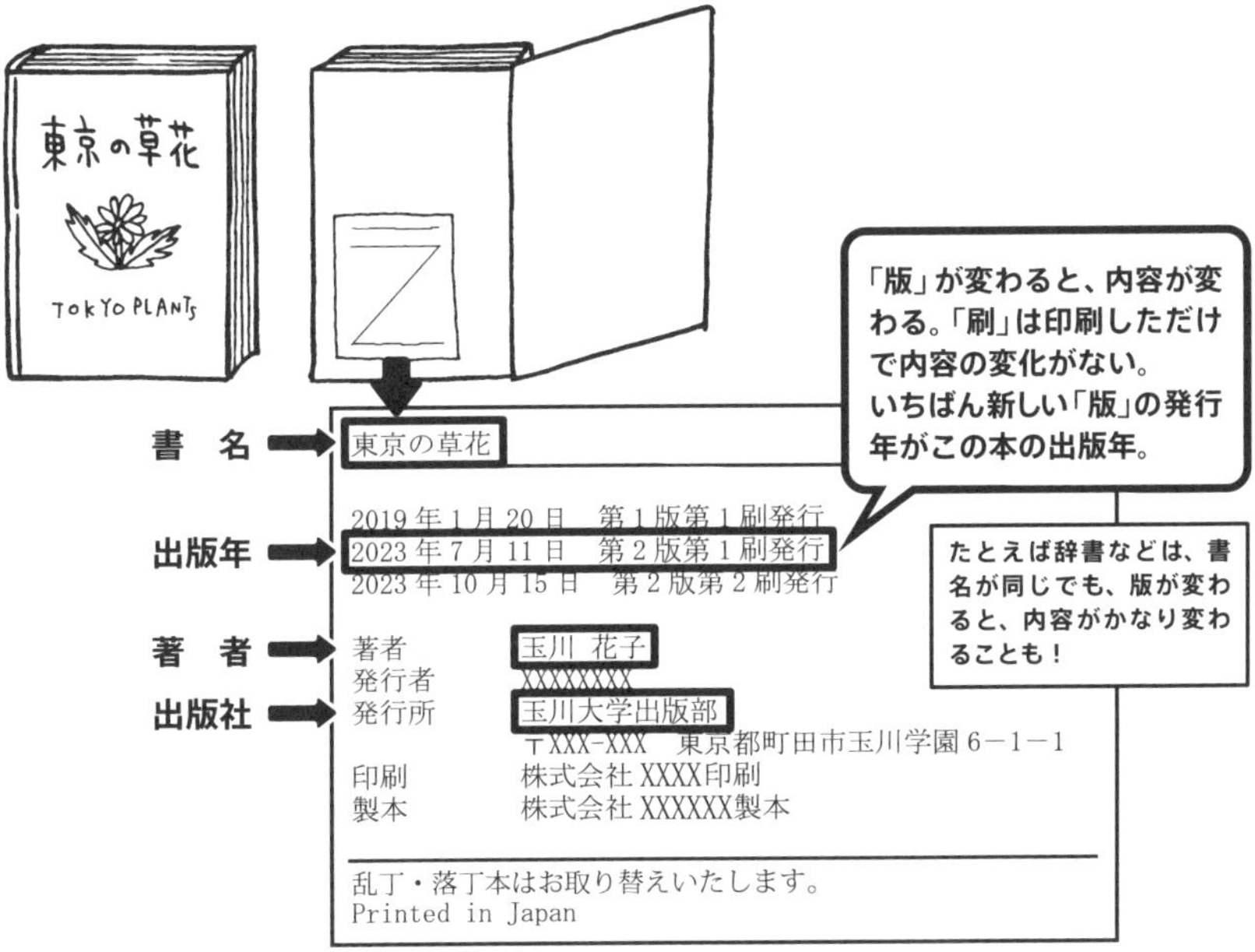

本の出典の書き方の例　著者名『書名』出版社名　出版年

玉川花子『東京の草花』玉川大学出版部　2023 年

国立国会図書館デジタルコレクション　https://dl.ndl.go.jp/

国立国会図書館デジタルコレクションは、国立国会図書館で収集・保存しているデジタル資料を検索・閲覧できるサービスです。図書や貴重書をはじめとした古典籍、雑誌、さらに歴史的音源や録音資料などが収録されています。タイトルと目次はインターネットを利用して自宅からも検索･確認ができます。著作権など権利状況に問題がないことが確認できたものは、本文もインターネットで公開されています。このようなデジタルコレクションは、海外の図書館や美術館でも広く行われています。実物は遠くまで行かなければ見られない貴重な資料を見ることができるでしょう。

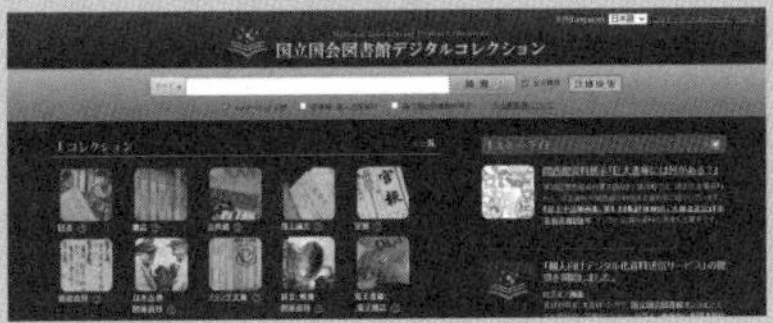

6 新聞・雑誌の探し方

新聞・雑誌は定期的に発行されるという特徴があります。刊行頻度にもよりますが、いずれも時事や様々な分野の新しい情報を掲載するメディアです。

雑誌 雑誌の多くは得意とする特定の分野を持っています。その分野の最新ニュースや特集記事などを掲載し定期的に発行しています。信頼性は雑誌ごとに異なりますが、基本的にはその分野に精通した記者が取材を行い、責任の所在が明らかにされ、信頼性は比較的高いと考えられます。雑誌は図書館のOPAC（蔵書検索）で雑誌名などから検索できます（学術誌掲載の論文の探し方は2-7参照）。

＞雑誌の出典の見方

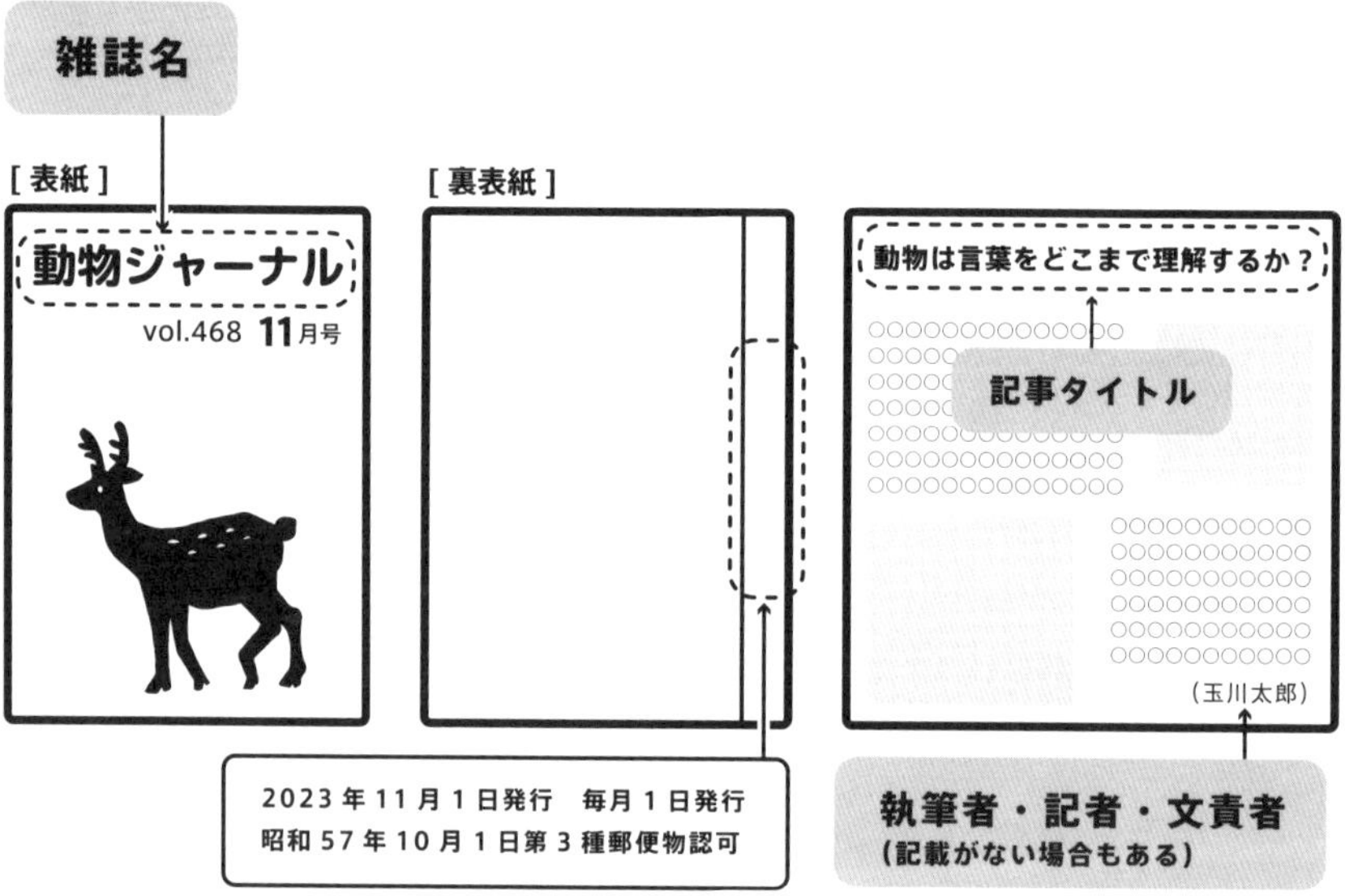

雑誌の出典の書き方の例　執筆者（記者・文責者）「記事タイトル」『雑誌名』巻（号）

玉川太郎「動物は言葉をどこまで理解するか？」『動物ジャーナル』468（2023年11月号）

※ 記事の執筆者が不明の場合は記事タイトルから書く
※ 巻号に刊行年月が含まれる場合は刊行年月は記載不要

新聞　新聞は信頼性と速報性が高く、多くの人に広く伝えるマスメディアの一つです。時事関連に強く、多様な記事が掲載されています。新聞社によって考え方が違うため、取り扱う記事や内容が異なります。一覧性に優れ、記事・見出しの大小で重要度が把握できます。記事は新聞紙だけではなく、ウェブ、データベースなど様々なメディアで発信されています。記事を全国の新聞から集めた雑誌「切抜き速報」（ニホン・ミック）もおすすめです。同じ記事でも、掲載メディアによって出典の書き方が異なります。

＞新聞データベース（朝日けんさくくん）の出典の見方

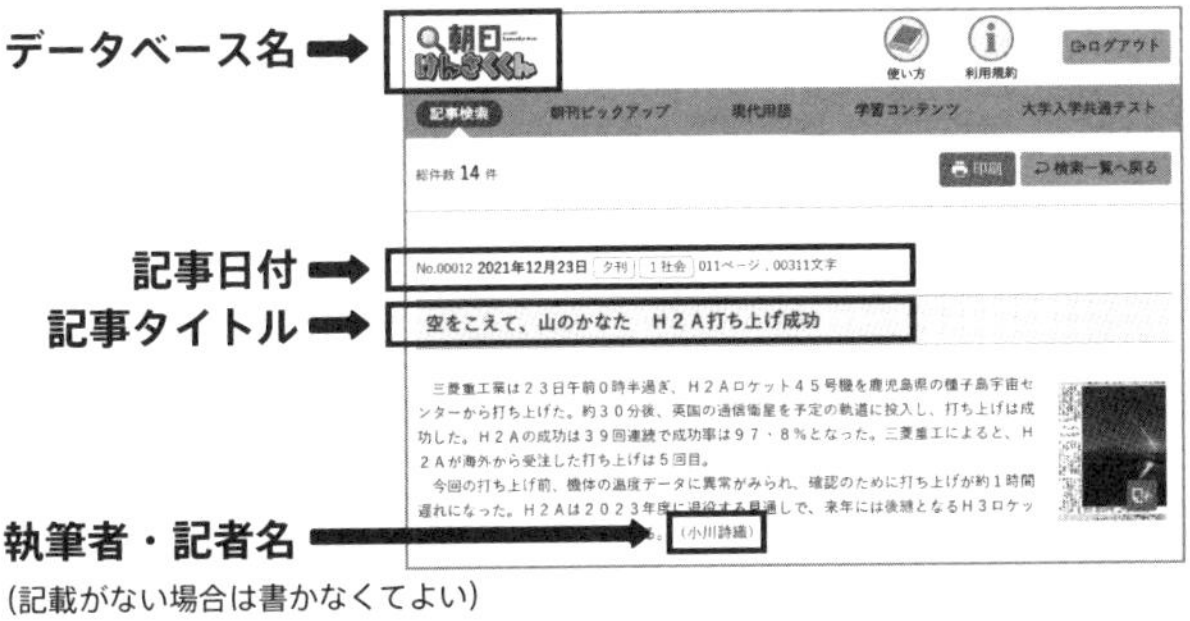

新聞データベースの出典の書き方の例　執筆者名「記事」『データベース名』記事日付 URL アクセス日

小川詩織「空をこえて、山のかなた H2A 打ち上げ成功」『朝日けんさくくん』
2021 年 12 月 23 日 夕刊 http://kensaku.asahi.com アクセス日：2023 年 9 月 1 日

＞新聞の出典の見方

ページ数	記事日付	新聞名		朝夕刊	版
1	2023 年 11 月 1 日	毎朝新聞	34567 号	夕刊	14

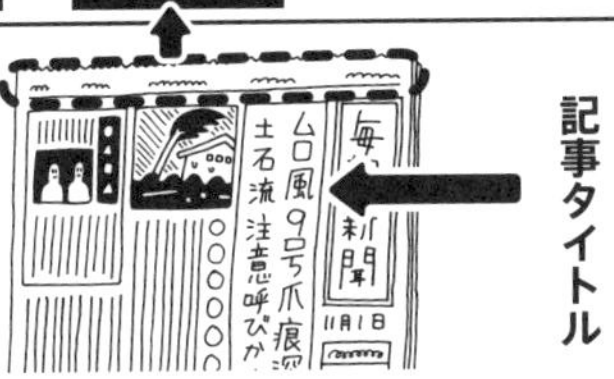

新聞の出典の書き方の例　執筆者名「記事名」『新聞』記事日付　朝夕刊　版（ページ）

玉川太郎「台風 9 号爪痕深く 土石流注意呼びかけ」『毎朝新聞』2023 年 11 月 1 日　夕刊　14 (1)

7 論文の探し方

研究成果の多くは、まず学術雑誌に掲載されます。論文には、①先行研究を知ることができる、②最新の研究成果を閲覧できる、③多くの参考文献が載っている、といった利点があります。論文検索サービスには、有料のものもありますが、無料で手に入る論文も数多くあります。日本語以外の言語で書かれた論文も検索可能です。

＞代表的な論文検索サービス

学術専門誌、論文、書籍、要約、記事を検索できます。

- **CiNii Research（サイニィリサーチ）** https://cir.nii.ac.jp
- **J-STAGE（ジェイステージ）** https://www.jstage.jst.go.jp/browse/-char/ja
- **Google Scholar（グーグルスカラー）** https://scholar.google.co.jp/

＞ Google Scholar を使って論文を検索してみよう

Google Scholar は論文全文を検索するため、関連度の低い論文が混じることもありますが、論文の PDF のありかや参考文献の表示がわかりやすく、論文検索サービスを使い慣れていない人にも使いやすいサービスです。

①キーワードを入れて検索する

検索結果の精度と効率を上げるため、その分野で使われる正確な用語で論文を検索しましょう。

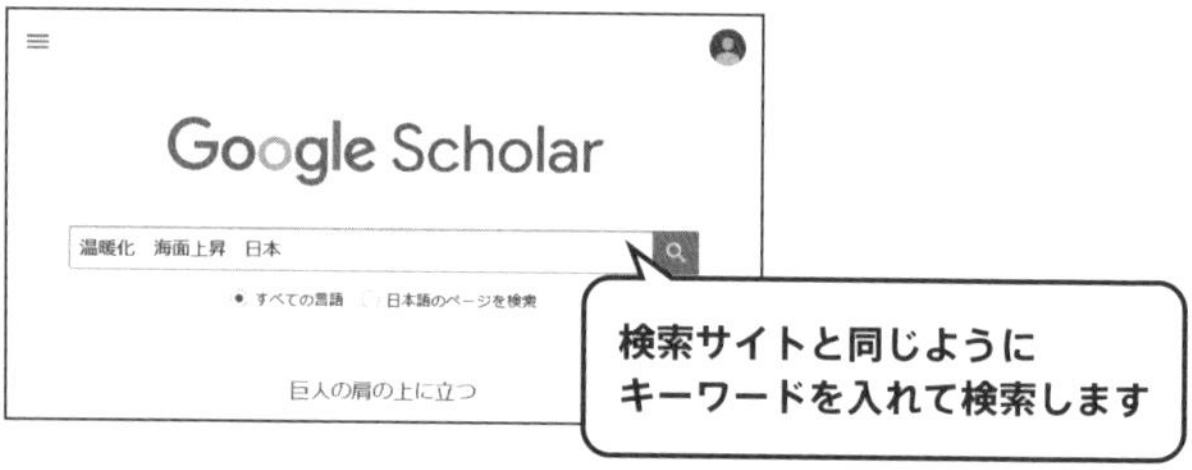

論文の「アブストラクト」を活用しよう

論文をすべてを読むのは時間もかかり、効率的とは言えません。その論文が研究に役立つかどうかを知るために、論文内容を要約した「抄録＝アブストラクト」を読むとよいでしょう。

②検索結果の見方

検索結果の中から PDF へのリンクがある記事を選び、読んでみましょう。PDF へのリンクがないものは他サイトでユーザー登録が必要になるなど、すぐに読むことはできません。

検索結果が多ければ、期間を限定して検索し、引用数の多い論文を優先的にチェックしてみましょう。引用数が多いほど影響力や重要度が高い論文であると考えられています。

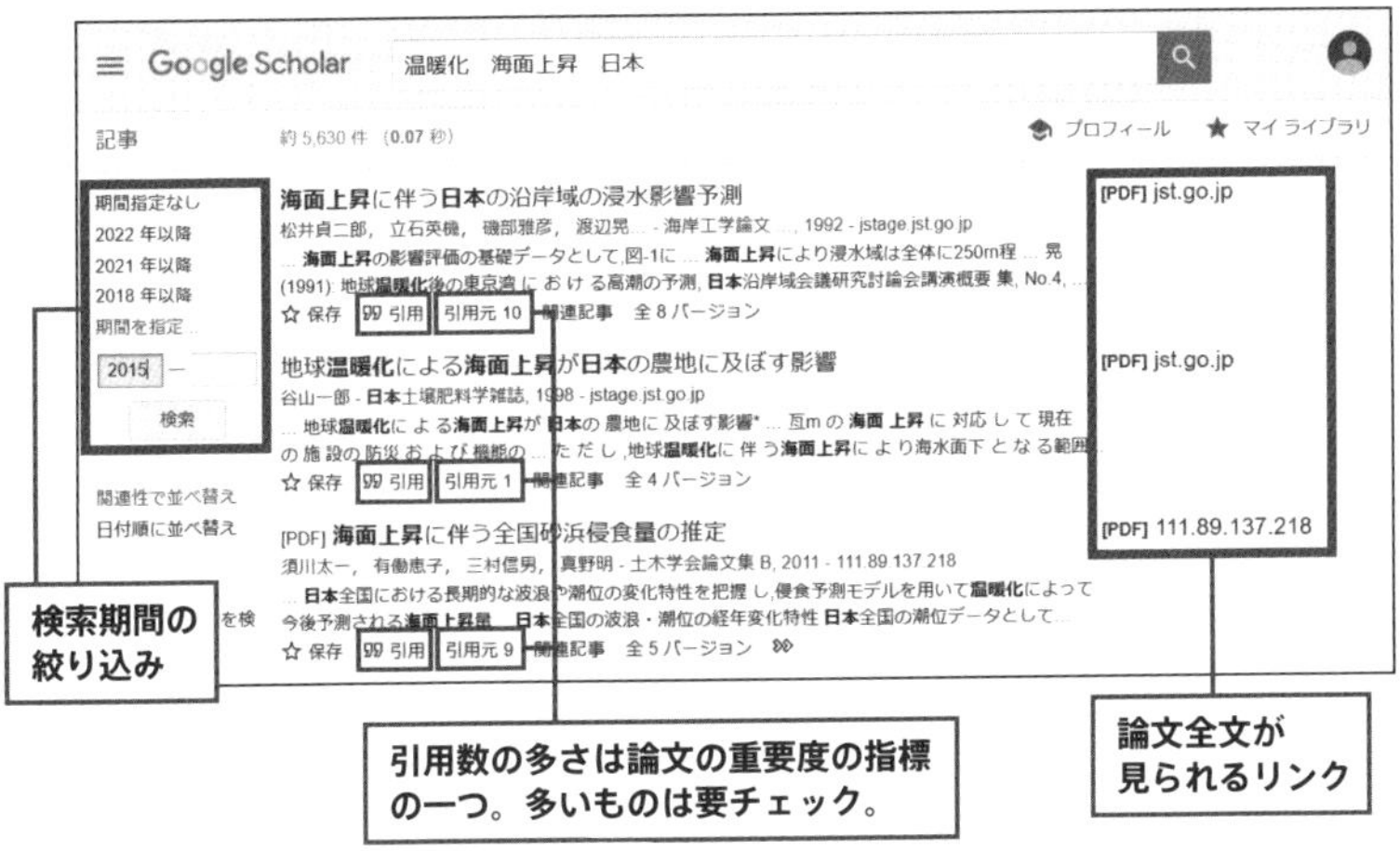

＞出典の書き方

上の図の「99 引用」をクリックすると代表的な書式で該当論文の出典が表示され、コピーできます。

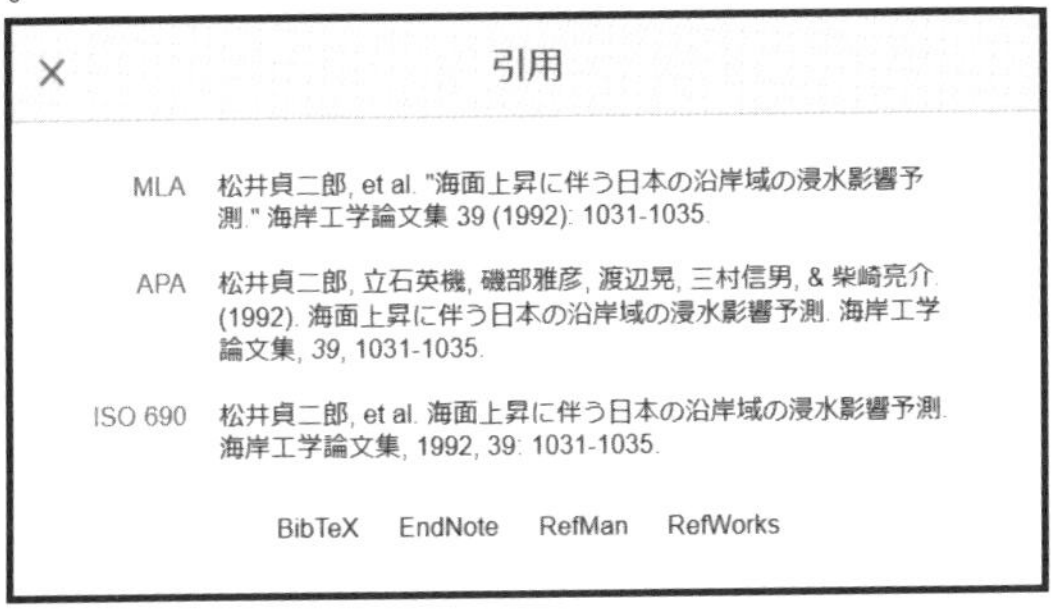

論文の出典の書き方の例　著者名「論文タイトル」『雑誌名』巻（号）　発表年月　ページ

塩谷京子、堀田龍也「児童生徒の情報活用スキルの習得と司書教諭の指導効果に関する検討」『教育メディア研究』17（2）　2011 年 3 月　25-39

8 ウェブサイトの探し方

ウェブサイトは、速報性に優れ、大量の情報の中から目的の情報に簡単にアクセスできるというメリットがあります。ウェブサイトの情報の信頼性は、単純に「低い」わけではありません。有益な情報もある一方、誰でも情報発信できるため、不確かな情報や誤った情報も混在した状態である、という点に注意が必要です。使いこなすためには、情報の信頼性を判断する力を身に付けましょう。

キーワードを見つける

ウェブ検索するときには、調べたい事柄のカギとなる大切な言葉、キーワードが必要です。まず、調べたい事柄に関するキーワードを考えてみましょう。そして、良い情報が得られるまで何度もキーワードを変えながら繰り返し検索します。キーワードを変えていく過程で調べたい事柄の中身がより明確になります。

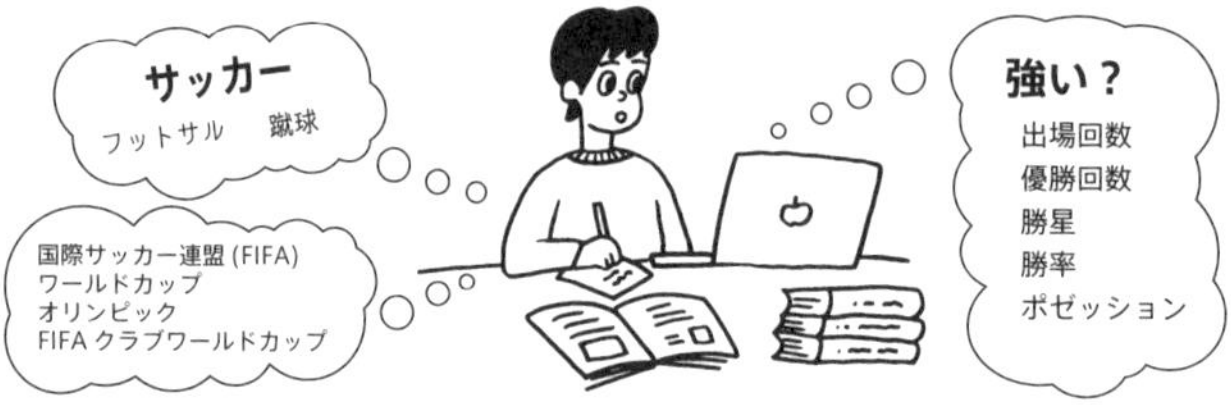

検索結果を絞り込む

キーワードを組み合わせて検索することで、情報を絞り込み、必要な情報を入手します。キーワードを入れ替えたり表現を変えたりするだけで検索結果も変わり、別の情報を入手することができます。

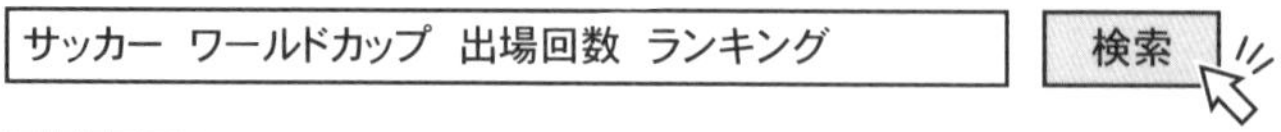

POINT !

ウェブサイトの信頼性の判断の仕方

- ☑開設者・運営組織が信頼できるか、開設者の情報が開示されているか
- ☑引用や参考文献を示しているか
  情報源が明記されていない情報は信頼性が低い
- ☑広告が多すぎないか、広告と内容が区別できるか
- ☑リンク切れなどがなく新しい情報が更新されているか

＞ウェブサイトの出典の見方

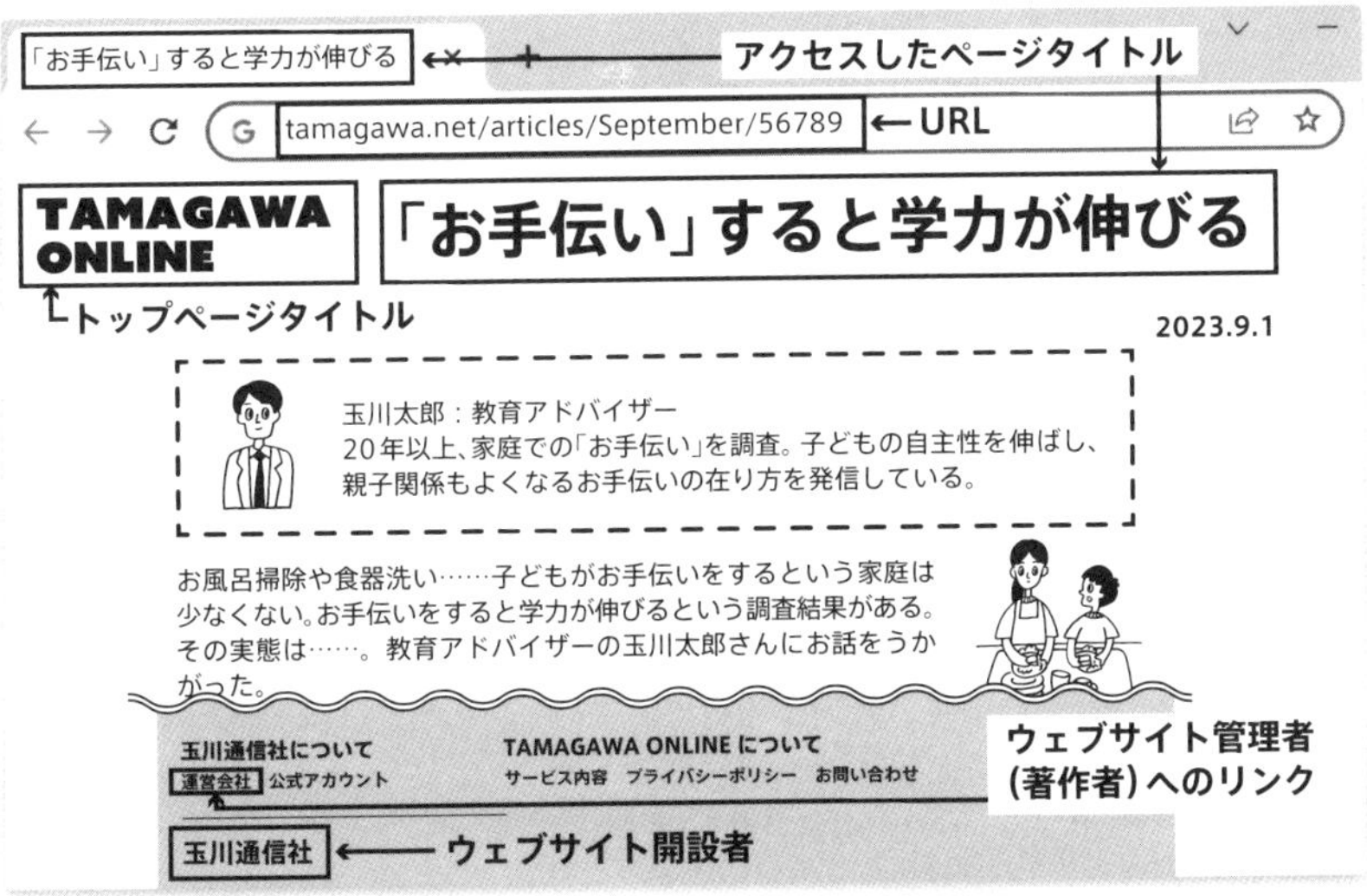

「ウェブサイト管理・運営者」は、トップページの最下部に記されていることが多いです。「このサイトについて」「管理者」「問い合わせ先」「About us」などをクリックしてみましょう。記載がなかったり、ニックネームしか見つからなかったりするサイトは、管理者が確認できる別のサイトで裏付けを取りましょう。

ウェブサイトの出典の書き方の例

著者名「アクセスしたページのタイトル」『トップページタイトル』サイト開設者 URL アクセス日

玉川太郎「『お手伝い』すると学力が伸びる」『TAMAGAWA ONLINE』玉川通信社
https://www.tamagawa.net/articles/september/56789 アクセス日：2023年10月1日

※「学校法人」や「株式会社」等の法人の種類を表す名称は、出典を書く際には省略します。

画像検索で表示される画像を使用する場合

「Google 画像検索」などは出典ではありません。画像の参照元のページで使用の可否を確認して使用しましょう。フリー画像も、利用規約を確認し、条件の範囲で利用します。

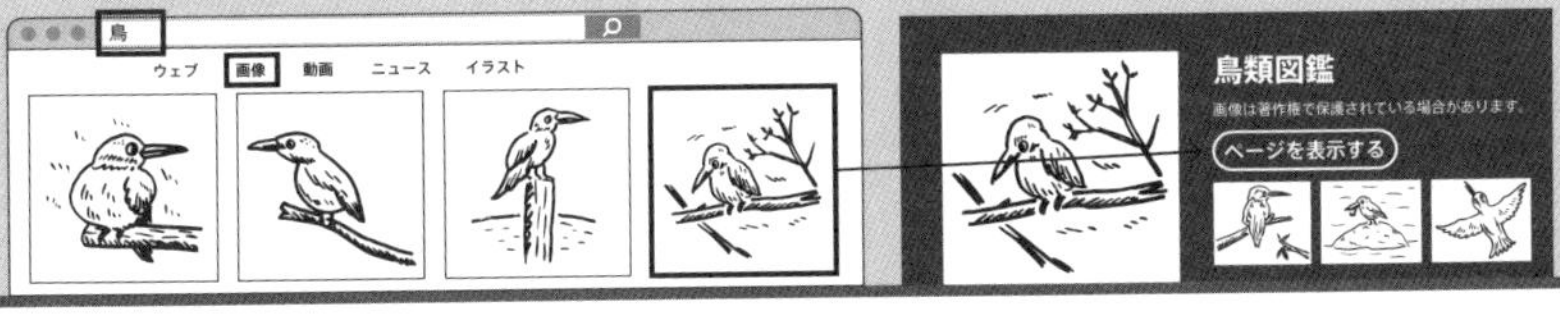

9 統計の探し方

統計を論文や発表資料に使用すればわかりやすくなり、根拠に説得力が生まれます。統計を使うメリットは、事象を正確に把握でき、動向の予測や分析に役立てられる点にあります。たとえば「多い」という表現は人によって受け止め方が異なりますが、数値で表せば間違いありません。他との比較や推移、ランキング、相関関係なども、統計によって得られる情報です。ウェブサイトでも、様々な統計が公開されています。

>統計書・年鑑・白書

冊子の形で出版されている他、ウェブサイトで公開されているものもあります。

統計書	幅広い分野にわたる統計を利用しやすい形に編集してまとめたもの。総合統計書（日本国勢図絵・日本の統計など）や自治体の統計書などがある。
年　鑑	ある事柄や分野の１年間の社会の動きや展望、統計を解説·収録したもの（食糧年鑑·日本子ども資料年鑑など）。
白　書	官公庁などが刊行する政治社会経済の実態や政府の施策の現状をまとめたもの（環境白書・経済財政白書など）。

統計を探せるサイト

e-Stat（イースタット）

https://www.e-stat.go.jp/

官公庁や研究所のウェブサイトは信頼できる統計資料の宝庫です。各府省のホームページ上で提供されている統計をまとめて検索可能で、データのダウンロードもできます。

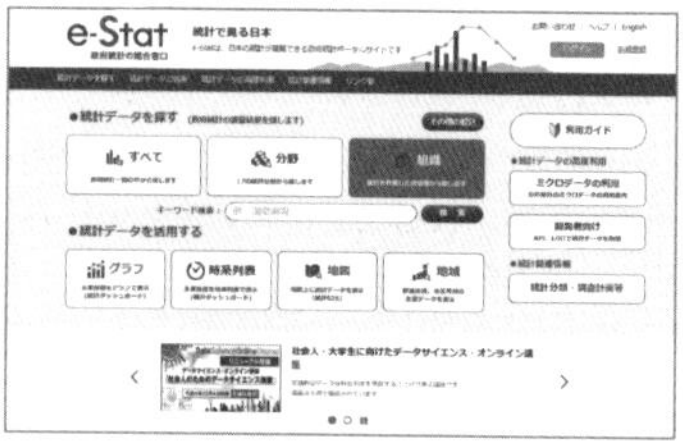

統計ダッシュボード

https://dashboard.e-stat.go.jp/

国や民間企業などが提供している主要な統計をグラフ化して、わかりやすく掲載しています。

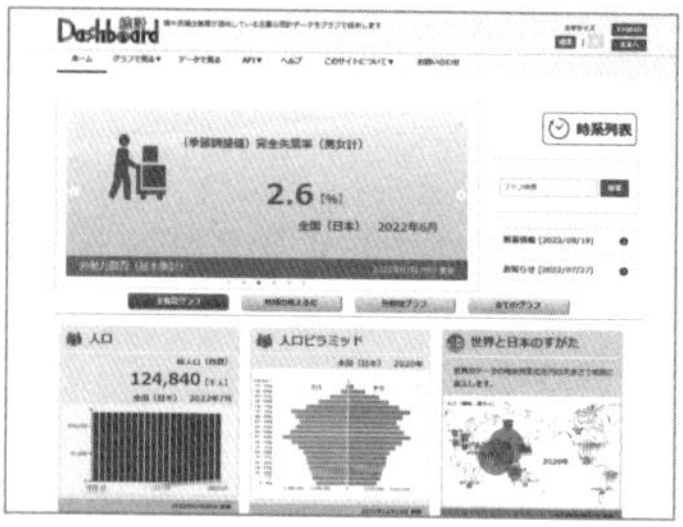

社会実情データ図録
Honkawa Data Tribune

https://honkawa2.sakura.ne.jp/

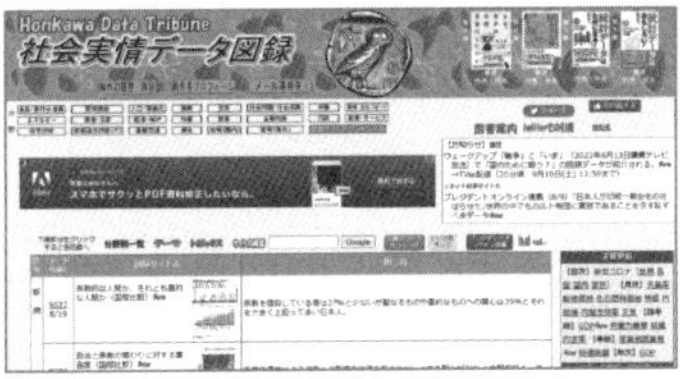

官庁や国際機関、新聞社などが作成した様々な統計データをまとめた、専門家によるウェブサイトです。「睡眠」や「保育」、「学力」など中高生にとって身近な統計データが見つかります。

地域経済分析システム（RESAS：リーサス）

https://resas.go.jp/

経済産業省と内閣官房デジタル田園都市国家構想実現会議事務局が地方創生に関する情報を提供しています。

統計の見方・使い方・分析の仕方などを学べるサイト

なるほど統計学園

https://www.stat.go.jp/naruhodo/

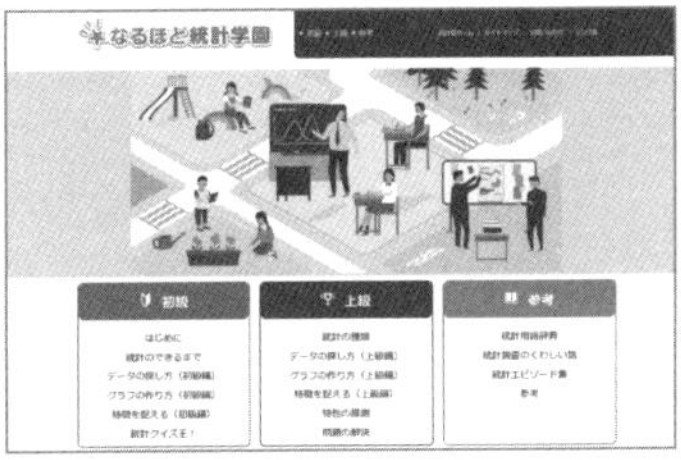

総務省統計局が公開する中高生向けの統計サイトです。統計を学べる資料やグラフの作り方のアドバイスや事例、自由研究の進め方なども収録されています。

統計を活用する力の重要性

　データは「新しい資源」とも呼ばれ、社会課題を解決する価値のあるものになっています。日本でもデータ分析や統計、統計教育の重要性が高まっています。その証拠に現在の学習指導要領では小学校から「データの活用」領域が設けられ、高校入試や大学入試でも統計の内容が出題されます。大学では次々にデータサイエンスを学べる学部が誕生しています。企業ではデータサイエンティストと呼ばれる専門家が、ビジネスの様々な問題を解決し、分析結果から動向を予測するなど大いに活躍しています。統計データを調べる力や、統計から新たな情報を読み取る力、それらをもとに問題を解決する力が求められています。統計で考える力は、現代を生きるうえで強力な武器になります。

10 アンケートの実施手順

アンケートとは、自分が調べたい質問に、複数の人に回答してもらい、情報を集める方法です。知りたい情報が書籍やウェブサイトになくても、アンケートを行うことで、自分で集めることができます。比較的コストや時間をかけずに、一度に多くの人に尋ねることができます。近頃は、オンラインアンケートも手軽に利用できるようになりましたが、安易に実施して協力者に迷惑をかけることがないよう、よく準備して実施しましょう。

>アンケートの実施手順

①調査目的（知りたいこと・明らかにしたいこと）を明確にする

アンケートを行うと、現状把握や、自分の問いや仮説を検証することができます。しかし、調査目的があいまいなまま実施すると、意味のある回答が得られにくくなります。アンケートを実施するときは、何を明らかにしたいのか、はっきりさせておきましょう。

質問や選択肢によって得られる結果が変わる

「学食のメニューの満足度」を「満足」「不満」の2択で答えてもらうと左のグラフに、「満足」「やや満足」「不満」の3択で答えてもらうと右のグラフになります。「どうでもいい」「気にならない」と思っている人がいたとしても、どちらのアンケートからもその意見は見えてきません。

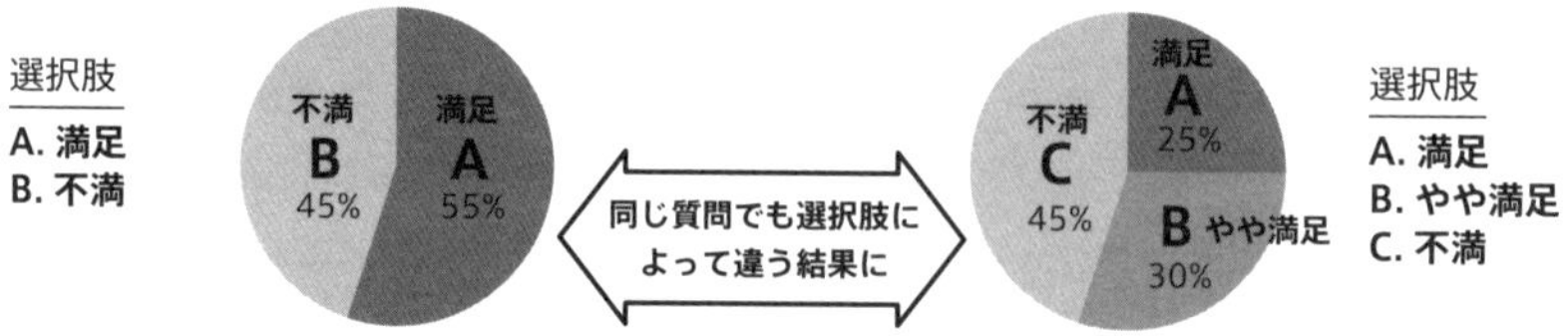

「どちらでもない」などの項目を入れると「不満」「満足」以外の回答数が見えてきます。

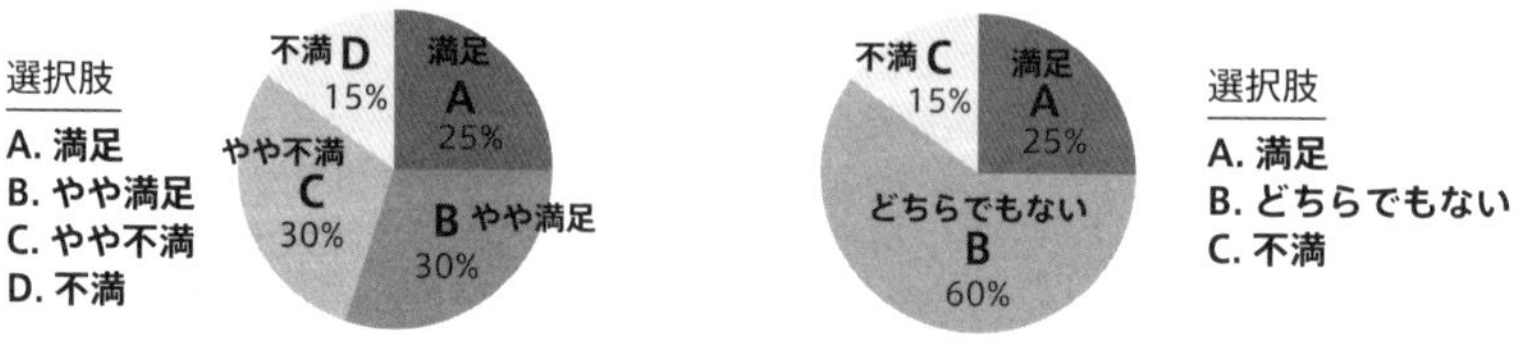

これらの円グラフでどれが正しいということではありません。何を明らかにするのかによって、質問や選択肢が変わり、得られる結果が変わってきます。

部活動の満足度調査

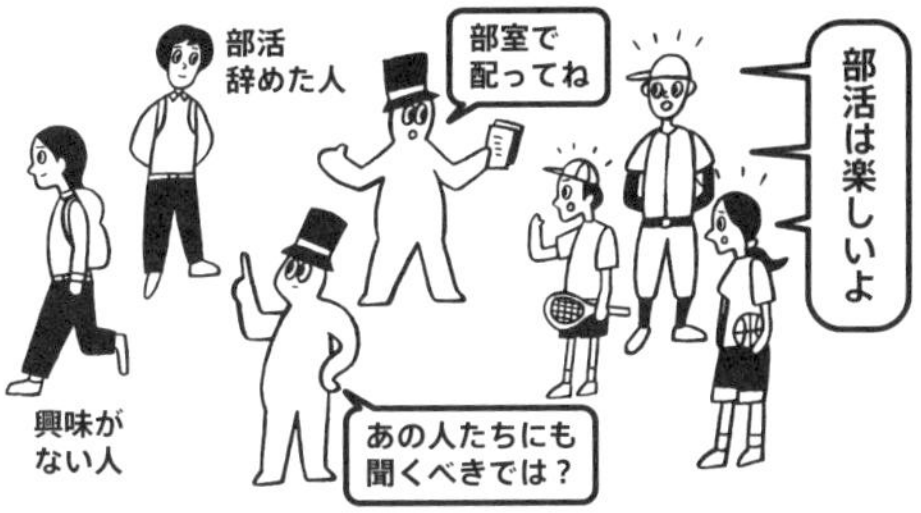

②調査対象者を決める

誰にアンケートを実施すれば、知りたいことを明らかにできるか、いろいろな属性の対象者がいることを踏まえて、調査対象者を決めましょう。

③調査人数を決める

アンケート対象者が極端に少ないと適切な情報が得られません。より多くの人から回答を得られるほどデータの精度が高くなりますが、多くなると実施や回収、集計に時間がかかることもあります。

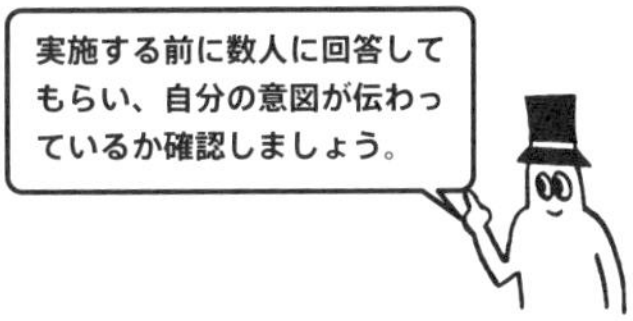

④アンケートを作成する

自分の得たい情報が集められる質問となっているか、十分に検討して質問と選択肢を作ります。調査後に「これも尋ねておけばよかった」と思っても、実施後に質問を変更することはできません。アンケートの冒頭には、アンケートの調査目的や回収したデータの利用範囲、調査者名（所属）、回答期限、回収方法などを記載します。アンケートは、答えやすい質問から始め、回答者の負担にならない程度の質問数にしましょう。

⑤アンケートを実施する

紙で調査する場合は、印刷枚数や配布・回収の方法を考えます。オンラインアンケートを用いると、調査データをダウンロードできたり、表やグラフの形式で集計したりすることができます。

SNS のアンケート機能を用いた調査では、調査対象者に偏りが出たり、質問の意図が十分に伝わらなかったりすると、回答の精度が下がります。

尋ねてはいけない質問

回答者が傷付くような質問はいけません。名前や生年月日、住所などの個人情報や、年収などの社会的身分、身体的特徴などにも注意が必要です。質問項目がこれらに該当しそうな場合、倫理的に問題がないか学校の先生に相談してから調査を行いましょう。

回収したアンケートの取り扱い

回収したアンケートは、個人情報の有無にかかわらず、みだりに人に見せてはいけません。保管の必要がなくなった際には、紙面の場合はシュレッダーにかけ、データの場合は完全に消去します。

11 アンケートの質問・選択肢の作り方

アンケートに回答してくれる人が迷わず答えられる質問や選択肢にします。選択肢は数字や記号にすると回答者は答えやすくなります。

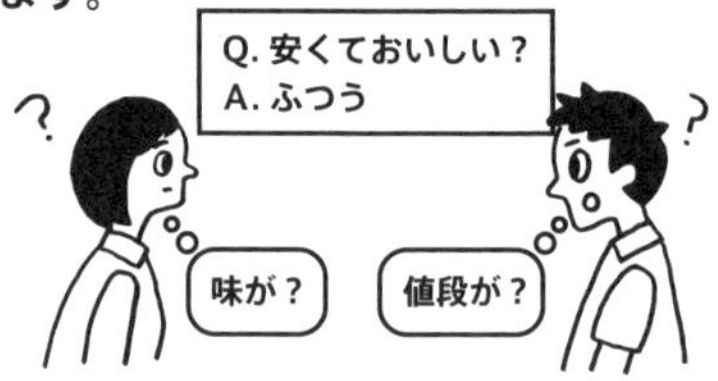

＞質問の作り方

一つの質問で複数のことを尋ねない

回答者によって受け取り方が異なる質問をしない

「よく学校の図書室を利用しますか？」のように、「よく」が「週に２回程度」なのか、「毎日」なのか、回答者の捉え方に違いが生じないようにします。

GOOD

図書室の利用頻度を調べる
Q 学校の図書室の利用頻度を教えてください。 1. ほとんど使わない　2. 月に1～3回程度　3. 週に1～3回程度　4. ほぼ毎日

効率よく質問する

同じような質問が続く場合は、マトリクス（表）形式で質問します。回答者の負担が減り、一つの質問で複数の回答を得ることができます。

	とても満足	満足	不満	とても不満
Aランチ	○	●	○	○
Bランチ	○	○	●	○
Cランチ	●	○	○	○

発展　データの種類を知っておこう

データはその性質によって「名義尺度」「順序尺度」「間隔尺度」「比例尺度」の四つに分けられます。尺度によって、分析するときのデータの扱いが異なります。

データの種類	尺度	説明
質的データ 文字情報の分類に用いられる	**名義尺度**	他と区別するためのもの。 例）クラス、性別、背番号、都道府県など
	順序尺度	順番に意味があるもの。 例）マラソンの順位、松・竹・梅、L・M・Sなど
量的データ 数値として意味を持つ	**間隔尺度**	間隔に意味があるもの。 例）西暦、気温、温度、偏差値など
	比例尺度	間隔と比率に意味があり、ゼロは何もない状態を表すもの。 例）長さ、重さ、人数、速度など

＞選択肢の作り方

質問に応じて、回答者が答えやすい選択肢を用いましょう。

選択回答：質問者が準備した選択肢から選ぶ

単一選択　回答は一つに限られる

例）あなたが生まれた元号に丸を付けてください。

1. 大正　2. 昭和　3. 平成　4. 令和

2 択：「はい」「いいえ」、「賛成」「反対」で答えられる

例）海外に行ったことがありますか。

1. はい　2. いいえ

評定（リッカート／4 件法・5 件法など）：満足度や同意の程度を選ぶ

例）最も当てはまるものに丸を付けてください。

計画を立ててから学習する。

1. あてはまらない　2. あまりあてはまらない　3. ややあてはまる　4. あてはまる

複数選択　回答は一つとは限らない

例）あなたの趣味に丸を付けてください。（いくつでも）

1. 映画鑑賞　2. インターネット　3. スポーツ　4. 読書　5. 旅行　6. その他

順位回答：質問者が用意した選択肢に順位を付ける

例）おいしかった順に番号を書いてください。

A ランチ　B ランチ　C ランチ　D ランチ

自由回答：数値や単語、文章で自由に記述する

回答者は選択肢のほうが答えるのが楽です。選択肢にできず、回答者の考えを広く尋ねたい場合は、自由回答で尋ねます。

例）前の問いで選んだ「就職先を選ぶときに重視すること」の理由を教えてください。

選択肢は漏れがないようにする（MECE《ミーシー》）

選択肢は必ずどれかに当てはまるように作成します。他の選択肢との重複や、どれにも該当しない、ということがないよう気を付けます。

NG

あなたの通学時間を教えてください。

① 30 分～1 時間　② 1～2 時間

1 時間の人はどっち？

30 分未満の人は？

2 時間以上の人は？

GOOD

あなたの通学時間を教えてください。

① ～1 時間未満　② 1～1.5 時間未満

③ 1.5～2 時間未満　④ 2 時間以上

12 アンケートの集計方法

アンケートを回収したら、質問ごとに集計を行います。表計算アプリを使って、集計やグラフ化を行います。

＞人数を数える

表計算アプリには、数値を数える機能があります。おしゃれが好きと答えた人の数を数えるには、COUNTIF 関数を使います。検索条件を「1」（＝大好き）とし、選択した範囲の中で「1」が何個あるかを集計します。

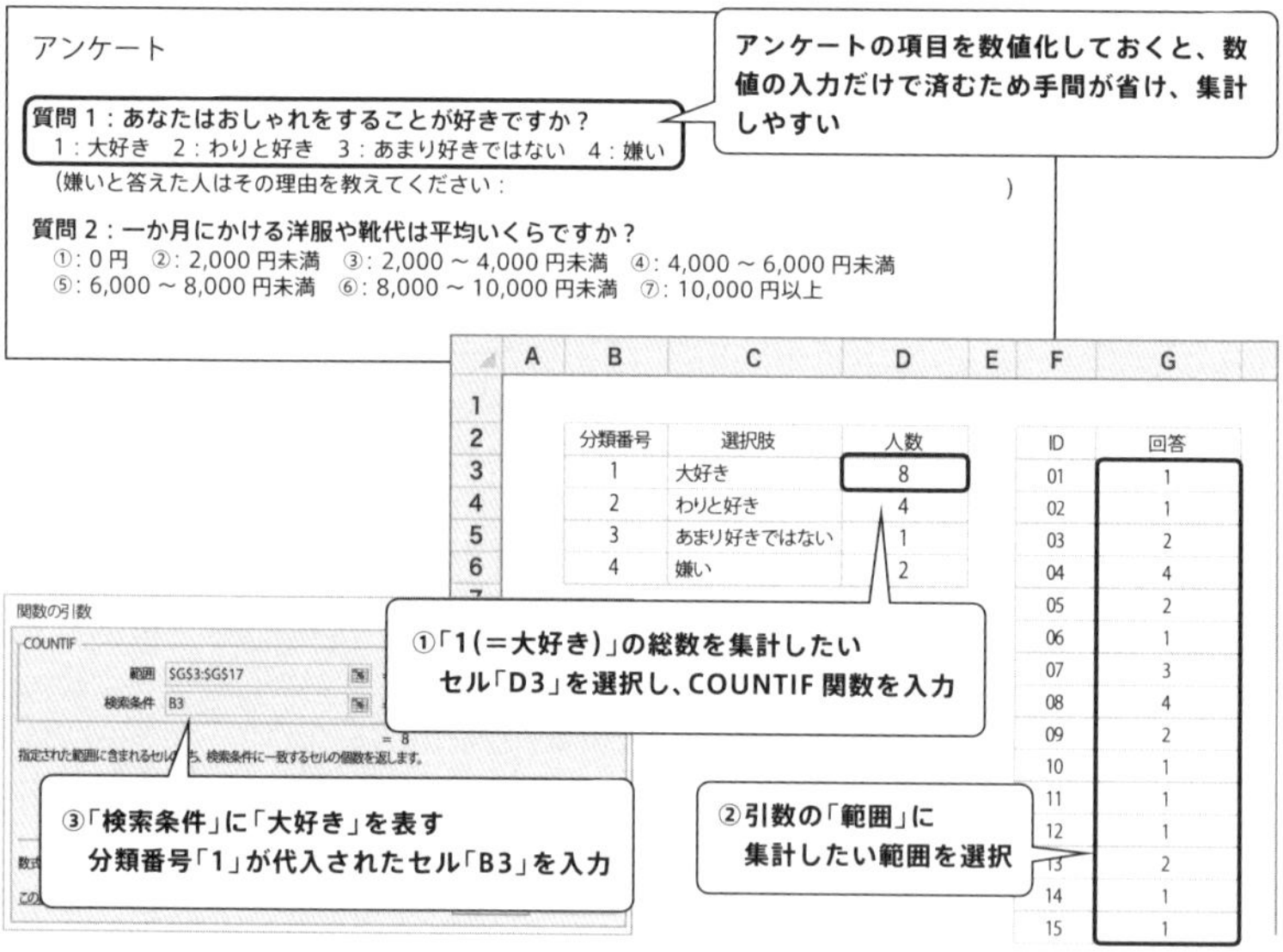

＞一つのセルには一つのデータ

一つのセルには、一つの回答のみ入力します。一つのセルに「1, 2, 3」のように複数の回答を入力すると、数値として処理することができません。

一つのセルに複数の回答を入力すると数値として扱うことができない。

回答者 1	2,4,5
回答者 2	3
回答者 3	4
回答者 4	2,4

セルを選択肢の最大数分、準備する。
例）最大 5 色から選択する場合、
五つのセルを準備

回答者 1	2	4	5		
回答者 2	3				
回答者 3	4				
回答者 4	2	4			

	1	2	3	4	5
	赤	青	黄	白	黒
回答者 1		1		1	1
回答者 2			1		
回答者 3				1	
回答者 4		1		1	

回答があったところに「1」を入れると集計しやすい

＞数値をグラフ化する

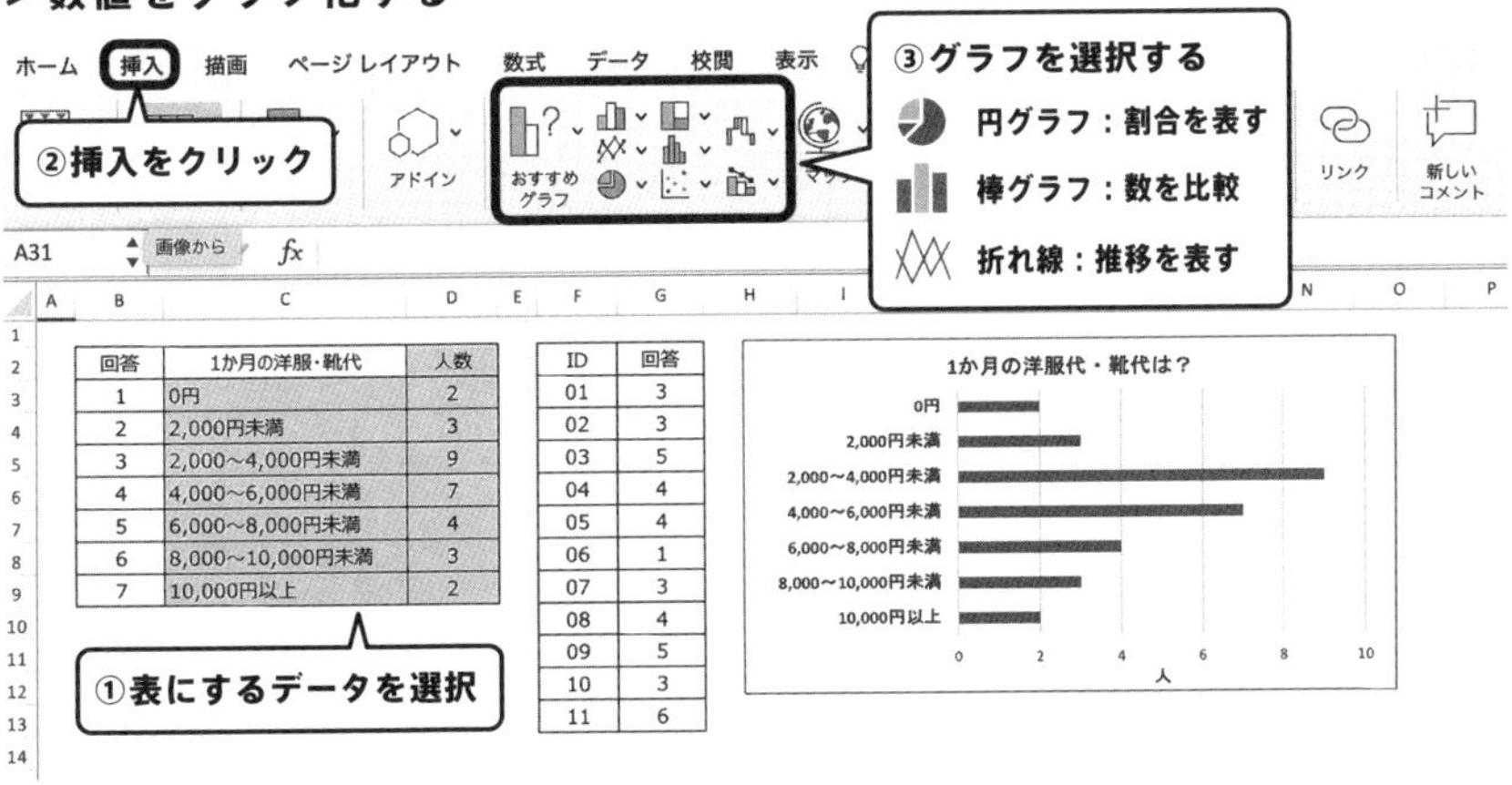

＞適切なグラフを選択する

同じデータでも、グラフの種類によって伝わり方が変わります。

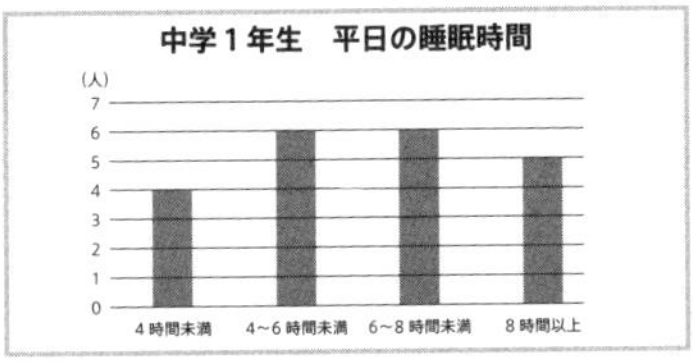

棒グラフは数値の大小が比較しやすい

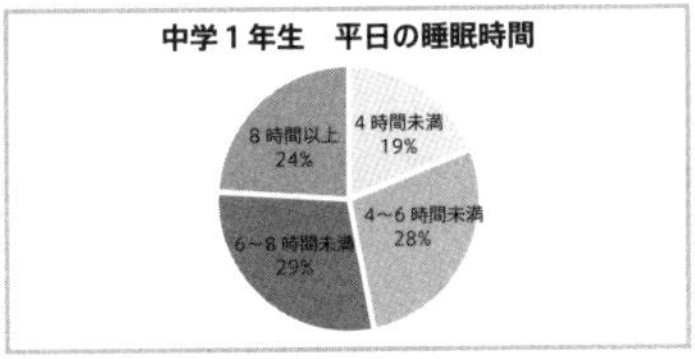

円グラフは割合が比較しやすい

＞軸の間隔で与える印象が変わる

同じグラフでも色や軸の目盛りの取り方によって与える印象が変わります。

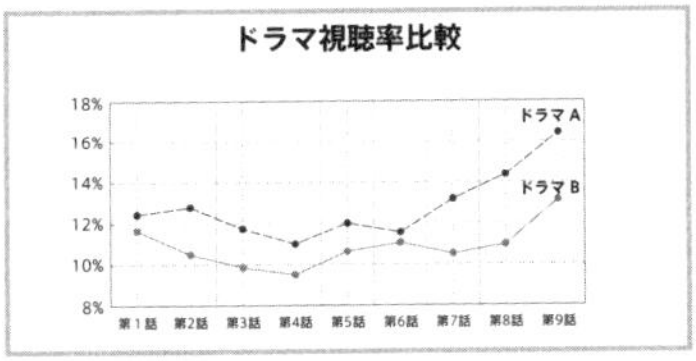

大きな差があるように見える

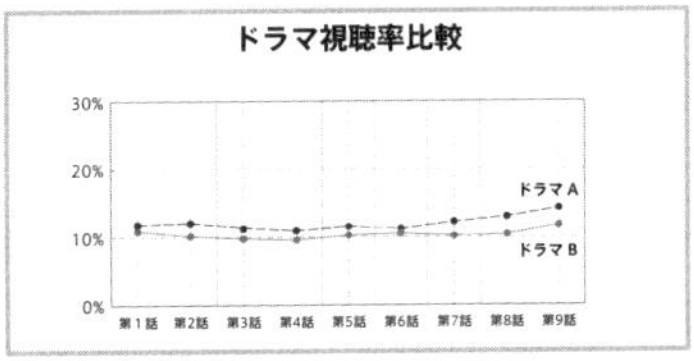

差があまりないように見える

＞テキストの分析

テキストマイニングを用いると、自由回答などのテキストを分析することができます。文章を単語や文節に分け、出現頻度や相関から、数値データと同じように、どのようなことが書かれていたか、可視化することができます。分析するときには、「スマホ」「スマートフォン」「携帯」などの類似語に気を付けます。頻度が高いものだけでなく、低いものにも注目するようにしましょう。

13 インタビューの仕方

インタビューとは、直接人から話を聞くことです。本やインターネットでは得られない生の情報が得られる貴重な機会ですが、インタビューを受けてくださる相手に失礼のないよう十分な準備と配慮が必要です。

＞インタビューの仕方

①インタビューの相手を決める

どんな目的で誰にインタビューするのか考えます。その分野の専門家に質問をしましょう。

例）外国製の和紙と手すき和紙業界の現状について話を聞きたい

×　**趣味で手すき和紙を作っている友達のお母さんに話を聞いてみよう！**

○　**手すき和紙職人のほとんどが加盟している「全国手すき和紙連合会」に話を聞いてみよう！**

→趣味で和紙作りをしている人は、和紙業界のことにまで詳しいでしょうか？
専門機関に問い合わせて、可能ならインタビュー対象者を紹介してもらうのもよいでしょう。

▼

②質問の内容を決める

テーマの下調べをして、疑問に思ったこと、詳しく知りたいことなどを整理します。

▼

③インタビューを申し込む

必ず伝えること	所属、名前、インタビューの目的、大まかな質問項目、希望日時、訪問人数等

▼

④インタビューの準備

【服装】制服もしくは状況に応じた清潔感のあるもの

【持ち物・準備物】

●筆記用具・ノート（メモ用紙）・スマホ（録音用／必要な場合）・事前に調べた資料・取材先までの地図等

●質問を書いたメモ（自分のメモ用・相手用）

●インタビューの相手に渡す資料

自分の所属、氏名、取材目的（課題名など）、最終的に取材したものがどのように使われるかを記載し、インタビューの相手に事前に掲載許可を得ておきましょう。

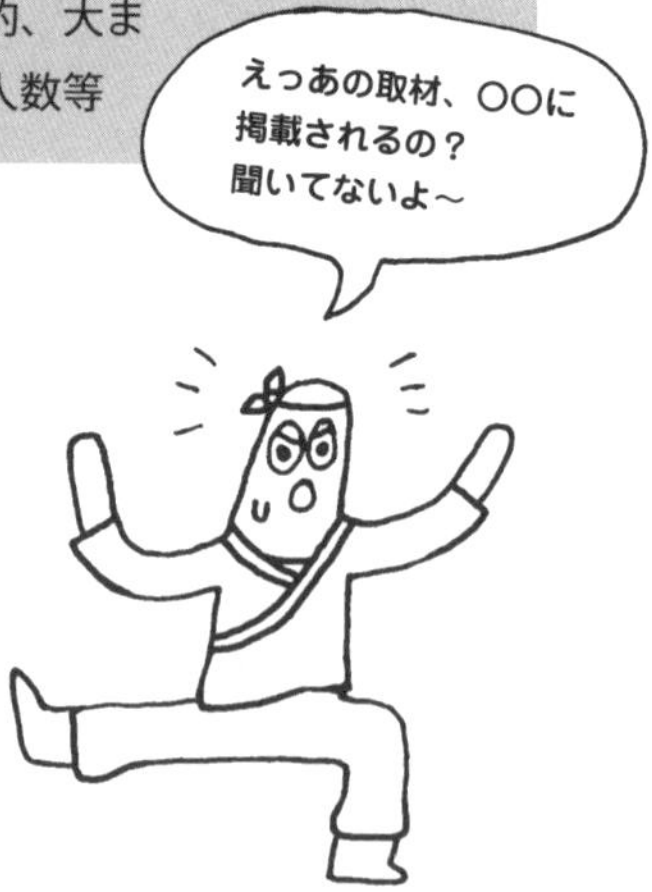

⑤インタビューをする（対面）

1. 挨拶、自己紹介

例)「○○大学の○○です。本日はお忙しい中このインタビューのためにお時間をいただき、ありがとうございます。」

2. インタビューの目的を伝えてから始める

例)「今日は手すき和紙職人の○○さんに和紙作りの煮熟から乾燥までの作業と、この地方特有の手すき和紙文化について伺いたいと思います。よろしくお願いします。」

3. 丁寧な言葉で相手の目を見てはっきり話そう

話題がずれたら、いったん相手の言葉を受け止めてから話を戻す。

例)「うちの和紙は今この商品が人気でね」「そうですか。ぜひのちほど見せてください。ところで、海外からの輸入和紙の現状ですが、……。」

4. 最後はお礼と挨拶を忘れずに

例)「今日はお忙しい中、貴重なお時間をいただきありがとうございました。」

※録音したい場合は必ずインタビューを始める前に許可を取ろう

▼

⑥お礼の手紙（電話・メール）を出す

取材後すぐ　インタビューの相手に、電話やメール、手紙などでお礼を伝えます。

例)「たいへんお忙しい中、貴重なお話を聞かせていただき、ありがとうございました。」

▼

⑦聞いたことを整理する

時間が経つとすぐ忘れてしまうので、記憶が新しいうちにまとめましょう。

▼

⑧結果を報告する

後日（完成後）

論文や発表スライド、掲載紙などの成果物があれば、郵送やメールでインタビューの相手に送り、改めて感謝の気持ちを示します。相手は「あのインタビューは、その後どうなったかな」と気にかけているものです。

14 電話のかけ方・メールの書き方

研究を進めていく中で、他の人の手を借りなければならないこともあります。たとえば、見学や調査の依頼、研究内容に関する相談、研究結果のチェックなどが考えられます。これらは、自分の研究のために、他の人に時間を割いてもらい協力してもらうことにほかなりません。趣旨を説明し、丁重にお願いしましょう。

＞電話のかけ方

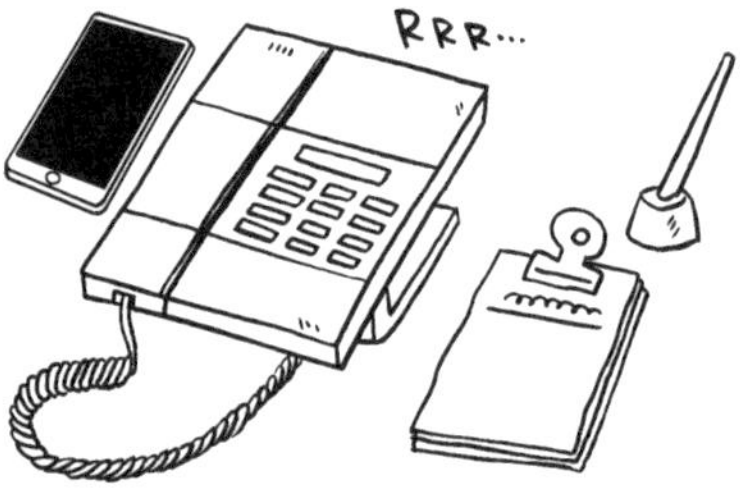

電話は、お互いの姿が見えないので、明るく、丁寧な言葉遣いを心がけましょう。必ずメモを取り、あいまいな表現をしないようにします。

質問項目やメモ用紙を用意する。

①第一声

所属 の 氏名 と申します。今日は、用件 の件でお電話いたしました。
○○さん はいらっしゃいますか。

▼

②用件を伝える

本日は、用件 について教えていただきたくお電話いたしました。
日付 にお会いしたいのですが（○分ほどお時間いただきたいのですが）
ご都合いかがでしょうか？

○都合がよいとき → お礼を言って質問をする
例）「ありがとうございます。では○点、質問させていただきます。……」

○都合が悪いとき → 都合のよい日時を聞く
例）「たいへん失礼いたしました。よろしければご都合のよい時間をいくつか教えていただけますか？」（すぐ調整できないとき：「では、こちらから再度ご連絡させていただきます。いつ頃ご連絡させていただけばよろしいでしょうか？」）

▼

③締めくくり

本日は、ありがとうございました。失礼いたします。

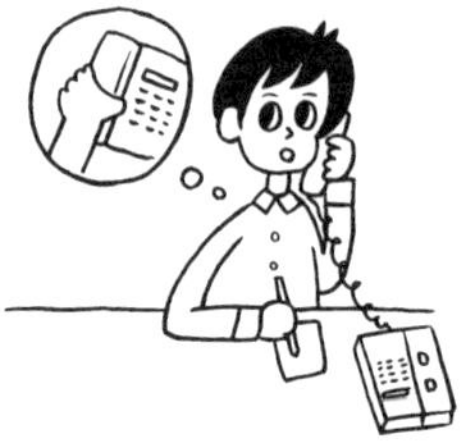

電話はかけた側が切るのが原則だが、依頼の電話の場合は、相手が電話を切ったのを確認してから切ることが望ましい。

＞メールの書き方

メールを使うと時間を気にせず、メッセージの送受信ができます。「添付ファイル」として資料を添付したり、同時に複数の人に送ることができます。一方、文だけで伝え合うことになるので、言葉遣いや表現に十分気を付けましょう。

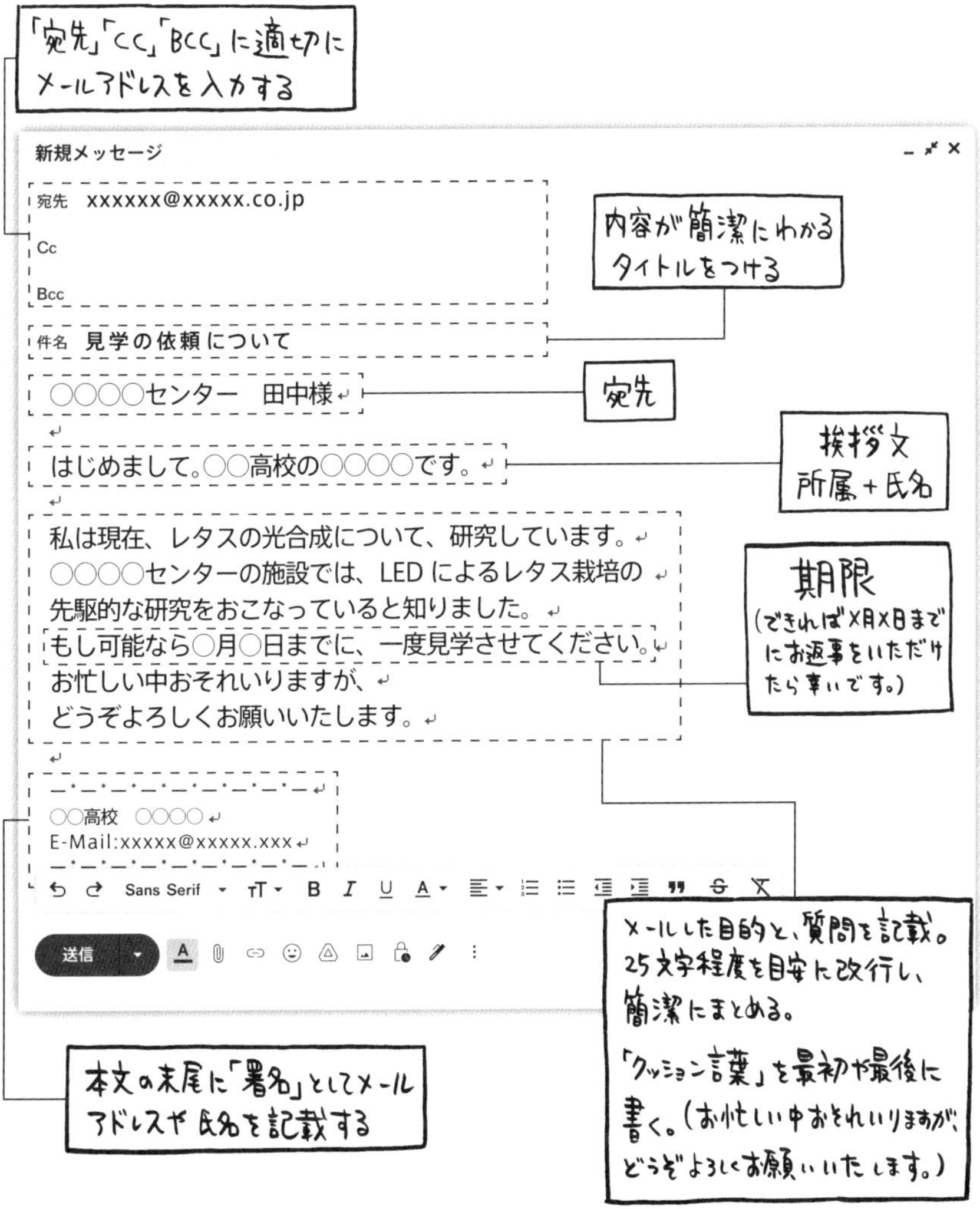

15 フィールドワークやその他の調査方法

研究テーマに応じた場所を実際に訪れたり、その対象を直接観察や見学をしたり、関係者にインタビューやアンケート調査などをすることをフィールドワークと言います。フィールドワークの際には、見聞きしたことや気になったことを、忘れないうちに、すぐに詳しくメモしておき、現地で入手した資料や撮影した写真をノートやファイルに貼り付けておきましょう。もし予想した内容と異なっていても、失敗だと思わないでください。フィールドワークでは実際の記録に価値があります。なぜそうだったかを分析することで、新たな発見につながるかもしれません。

＞自分の研究にフィールドワークは必要？

自分の研究でフィールドワークが有効なのか、まず確認しましょう。社会学や地質学、古生物学など、フィールドワークが重視される分野と、そうでない分野があります。すでに調査されていないか、フィールドワークでしか得られない情報なのかを考えてみましょう。

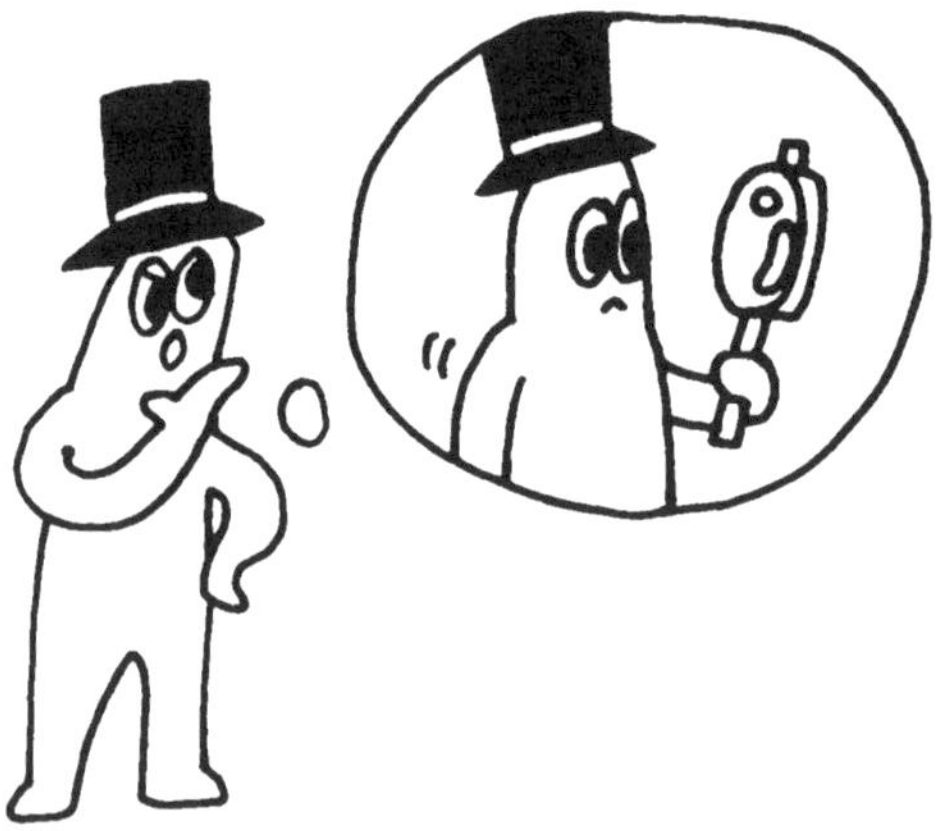

＞フィールドワークの対象

人、集団、国、動植物、土地など多岐にわたります。何を調べて、どんな情報を得たいのかを明確にしておきましょう。

＞フィールドワークの方法

野外調査、参与観察（地域や集団に参加して調査）、文献調査（予備調査）、アンケート調査、インタビュー調査などがあります。

＞その他の調査方法

博物館・美術館・歴史館・科学館

研究の初期の段階で関連する分野の博物館などへ足を運び、研究対象に関してより理解を深めましょう。

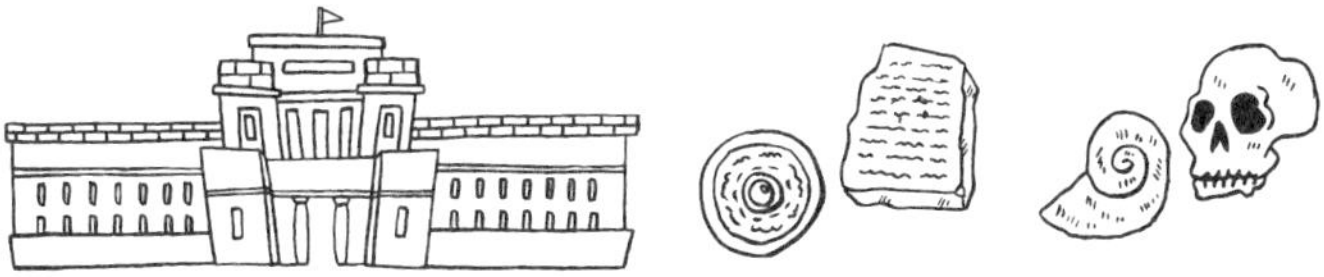

実験

仮説が正しいかどうかを検証するため、あるいはいろいろな条件のもとで測定を行うことにより知識を得るための手法です。実験は、場合によっては手間や道具が必要になります。何を明らかにしたいのか（仮説）、そのために必要な実験は何か、実験の方法、実験に必要なものを確認し、指導担当者や専門家に相談しましょう。

時間やお金には限りがありますので、現実的な範囲で行うことが原則です。

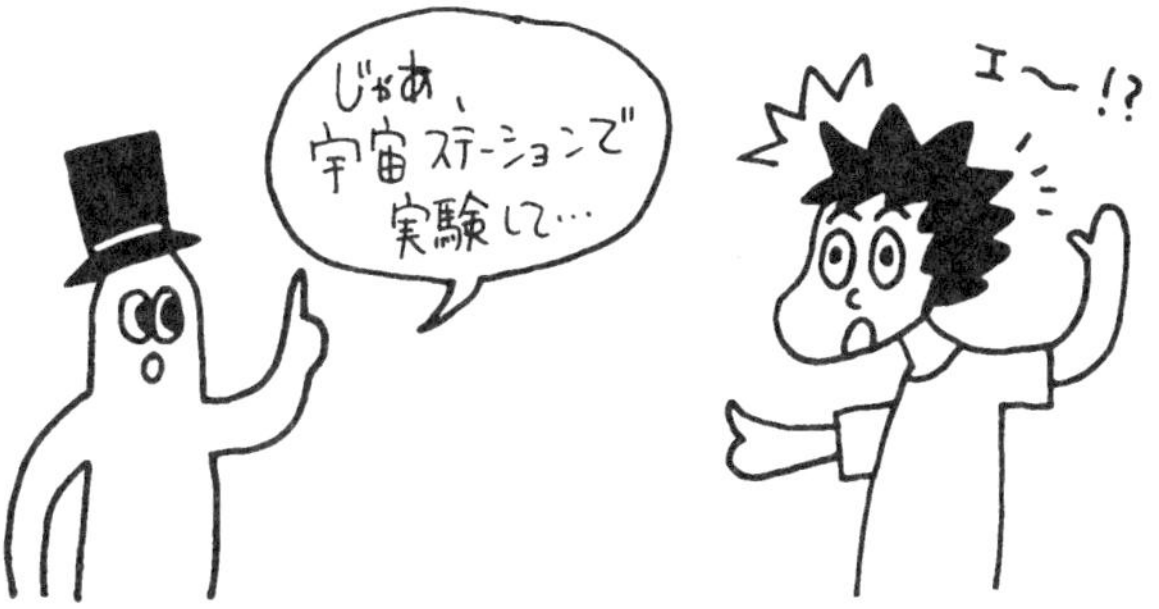

観察

対象の実態を知るために注意深く見て、その変化を記録します。何を明らかにしたいのか、観察の条件や方法、記録する事項を確認しましょう。

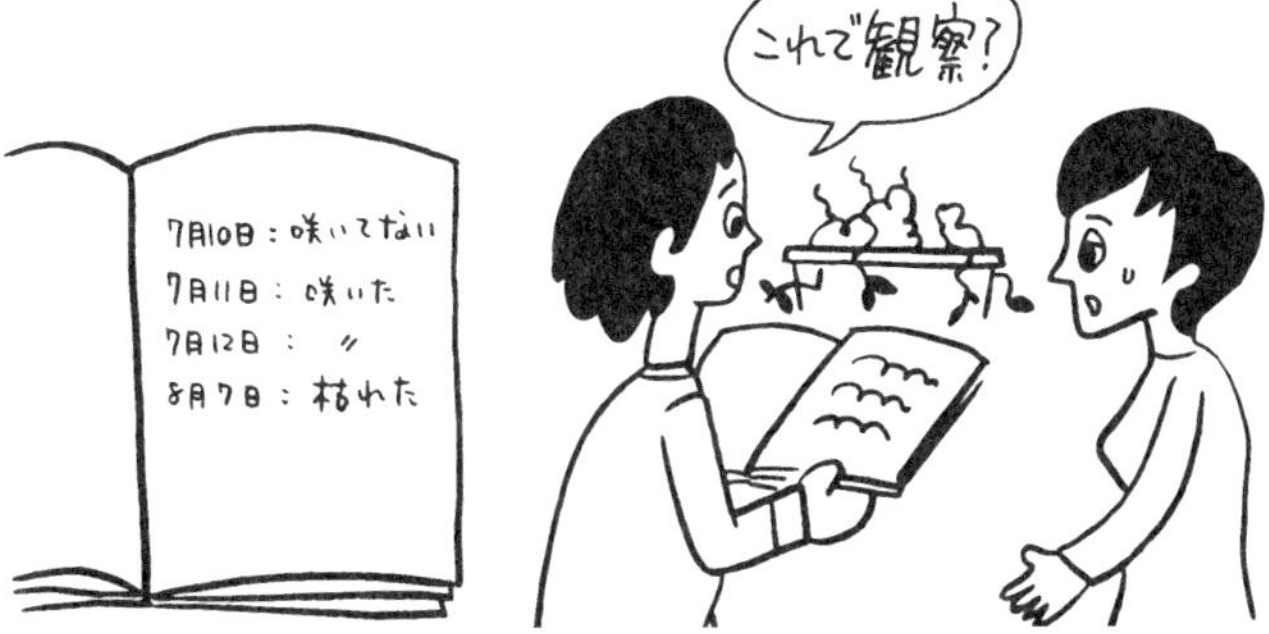

16 情報の記録の取り方①：抜き書き・要約

エビデンスブックで様々な情報を上手に記録・整理することが情報を使いこなすカギとなります。エビデンスブックには必ず参考文献番号、記録日などを書き、参考文献記録ページにも出典を記録しておきましょう（2-2参照）。

＞エビデンスブックの記録方法：抜き書き

すべての情報をそのまま写すのではなく、大切なポイントを抜き書きや要約で簡単にまとめて記録します。資料をあとから見返したときにわかるように、自分の問いに対して賛成の情報には赤線、反対の情報には青線を引きましょう。これらの線は次の Chapter 以降の情報の整理や論理的な構成で使用する際の重要な記録となります（3-3 参照）。

論題（問い）：「給食をやめて弁当を持参すべきか」のエビデンスブック例

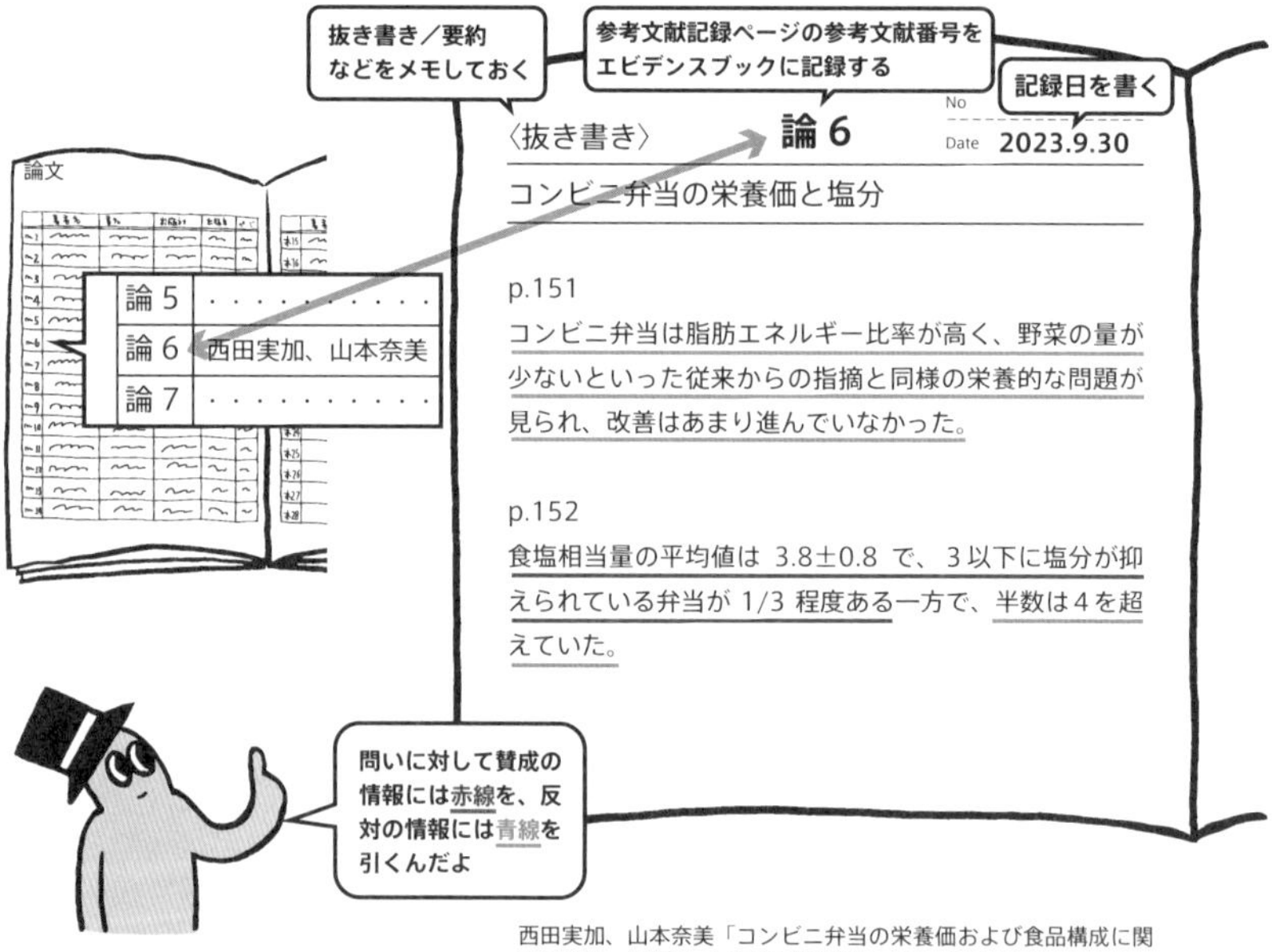

西田実加、山本奈美「コンビニ弁当の栄養価および食品構成に関する調査」『和歌山大学教育学部紀要』65　151-156

＞エビデンスブックの記録方法：要約

根拠となる情報を中心に、要点を短くまとめて書きます。

論題（問い）：「和算は現代の数学にも役立つのか」のエビデンスブックの例

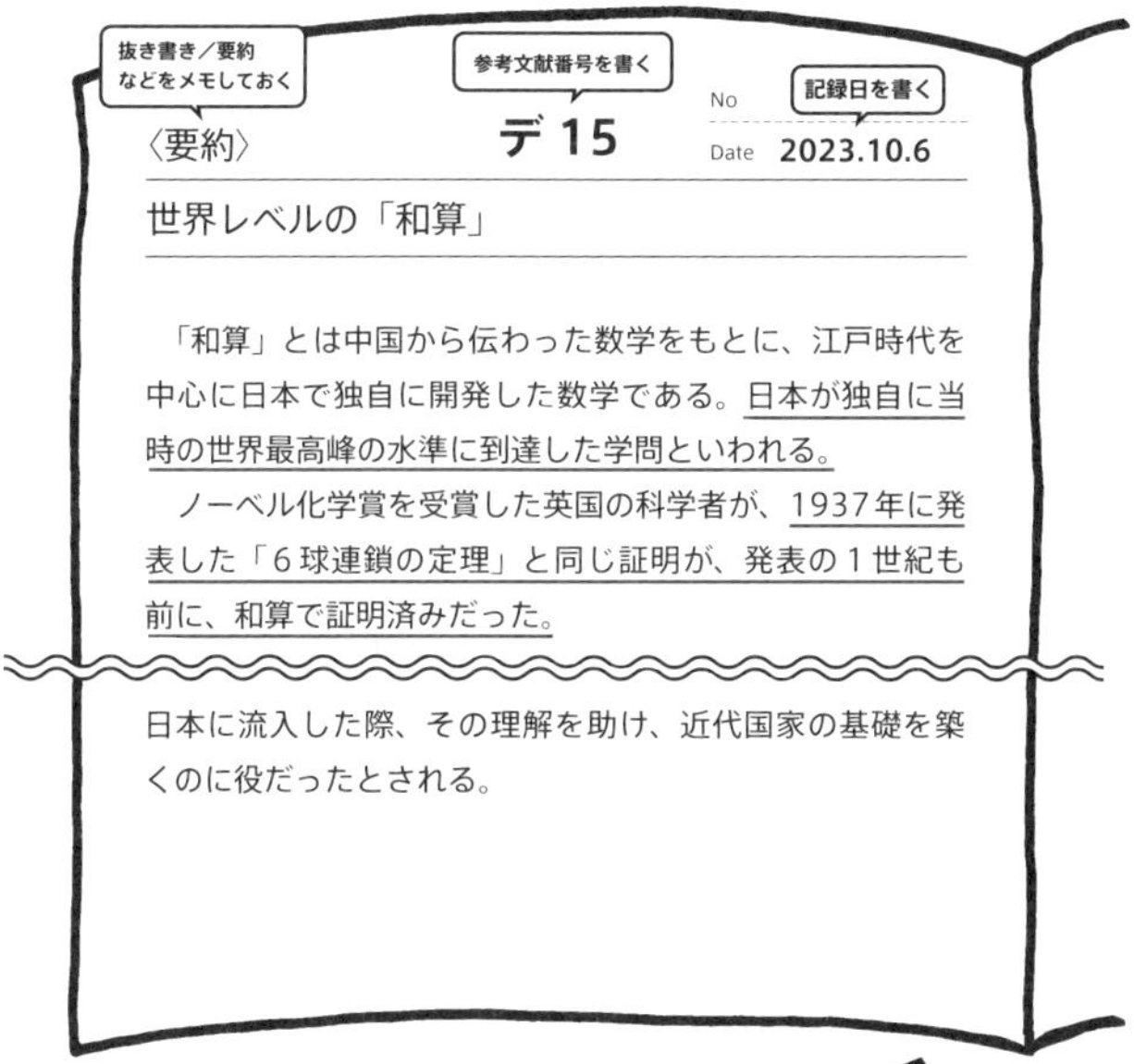

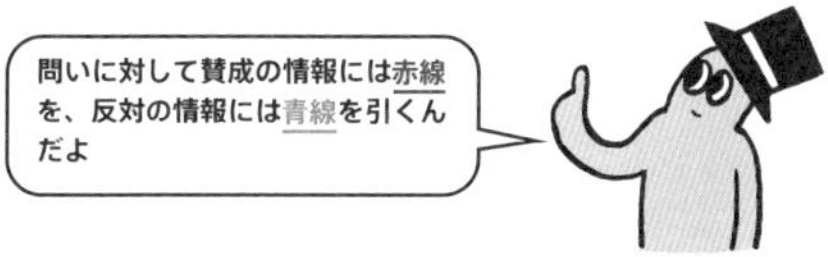

「［サイエンス View］世界レベル　庶民の『和算』」『読売新聞』2017年6月4日
（『ヨミダス for スクール』アクセス日：2023年10月6日）

本や教材の撮影

著作権法第三十条において、著作物は個人の範囲内で使用することは可能とされています。ここで、カメラで撮影することは複製と同義であるため、児童生徒が私的に利用する場合、本や教材を撮影することは認められています。また、図書館等の施設によっては撮影が認められていないこともありますので注意が必要です。

また、個人の範囲内を超える場合でも、著作権法第三十五条による学校における例外措置により、授業の教材として利用する場合において、必要と認められる範囲内であれば、本や教材を撮影することは認められています。

17 情報の記録の取り方②：コピー貼付・写真

本や雑誌、新聞、写真や図などのコピーや切抜きをエビデンスブックに貼り付ける方法もあります。

＞エビデンスブックの記録方法：コピーを貼る

のりやテープでしっかり貼り付けましょう。ノートに折り曲げて貼るよりは、縮小コピーをしたり２ページに分けて貼るなどして、見返したときの見やすさを優先して貼ります。

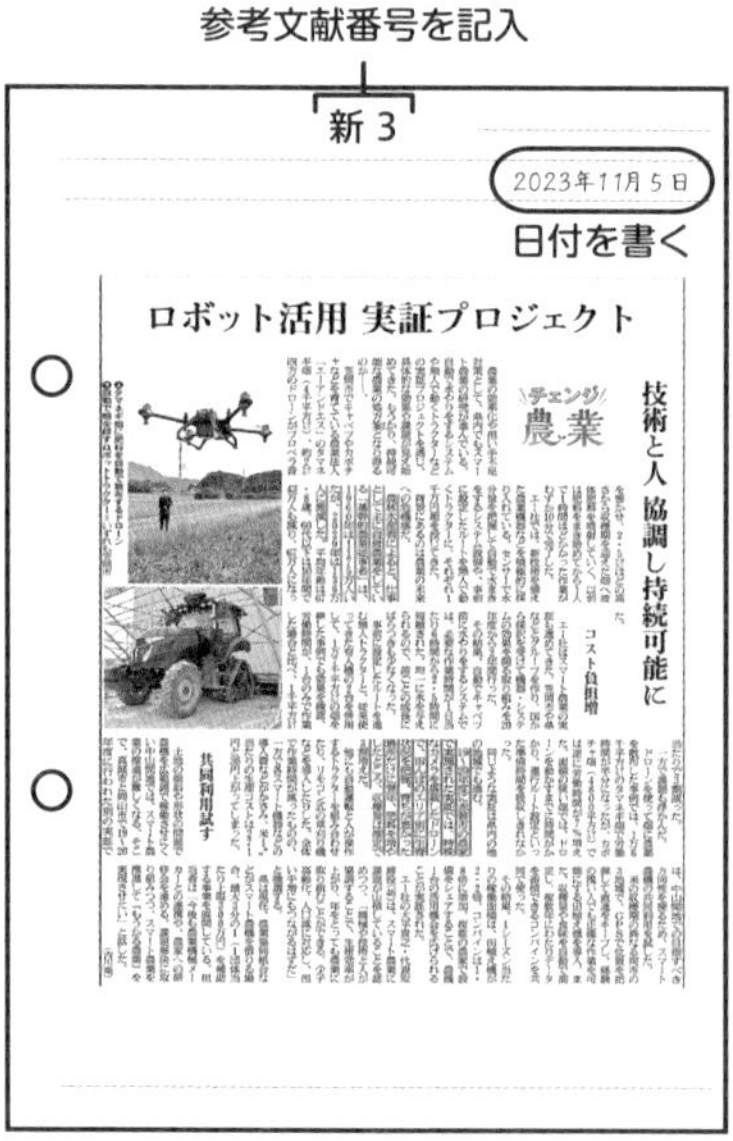

吉川喬「(チェンジ農業) ロボット活用、実証プロジェクト　技術と人、協調し持続可能に／岡山県」『朝日新聞』2022 年 7 月 3 日　朝刊　(19)

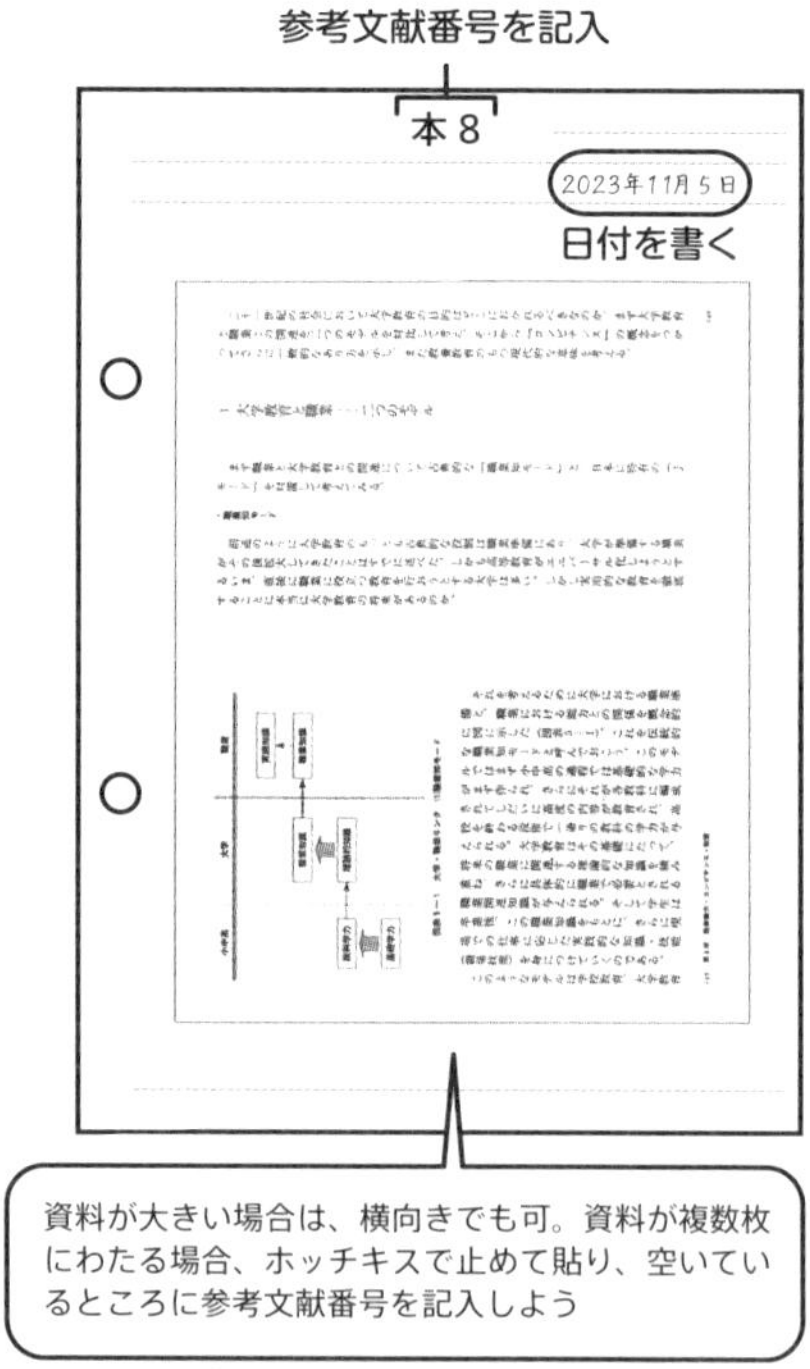

金子元久『大学の教育力─何を教え、学ぶか』筑摩書房　2007 年

情報は１件につき１ページ

短い情報を記録する場合､1 ページにいくつもの情報を記録せず､1 件の情報は１ページ（以上）に記録します。情報を追加したり、出典の書き忘れを防いだり、整理しやすくなります。

>エビデンスブックの記録方法：フィールドワーク

現地で入手した資料や撮影した写真を貼り付け、聞いたことや見たこと、気になったことを書き入れます。忘れないうちに、すぐにメモすることが大切です。その他、美術館・博物館等に行った場合も、資料を貼り、わかったことや疑問に感じたことを書き入れます。

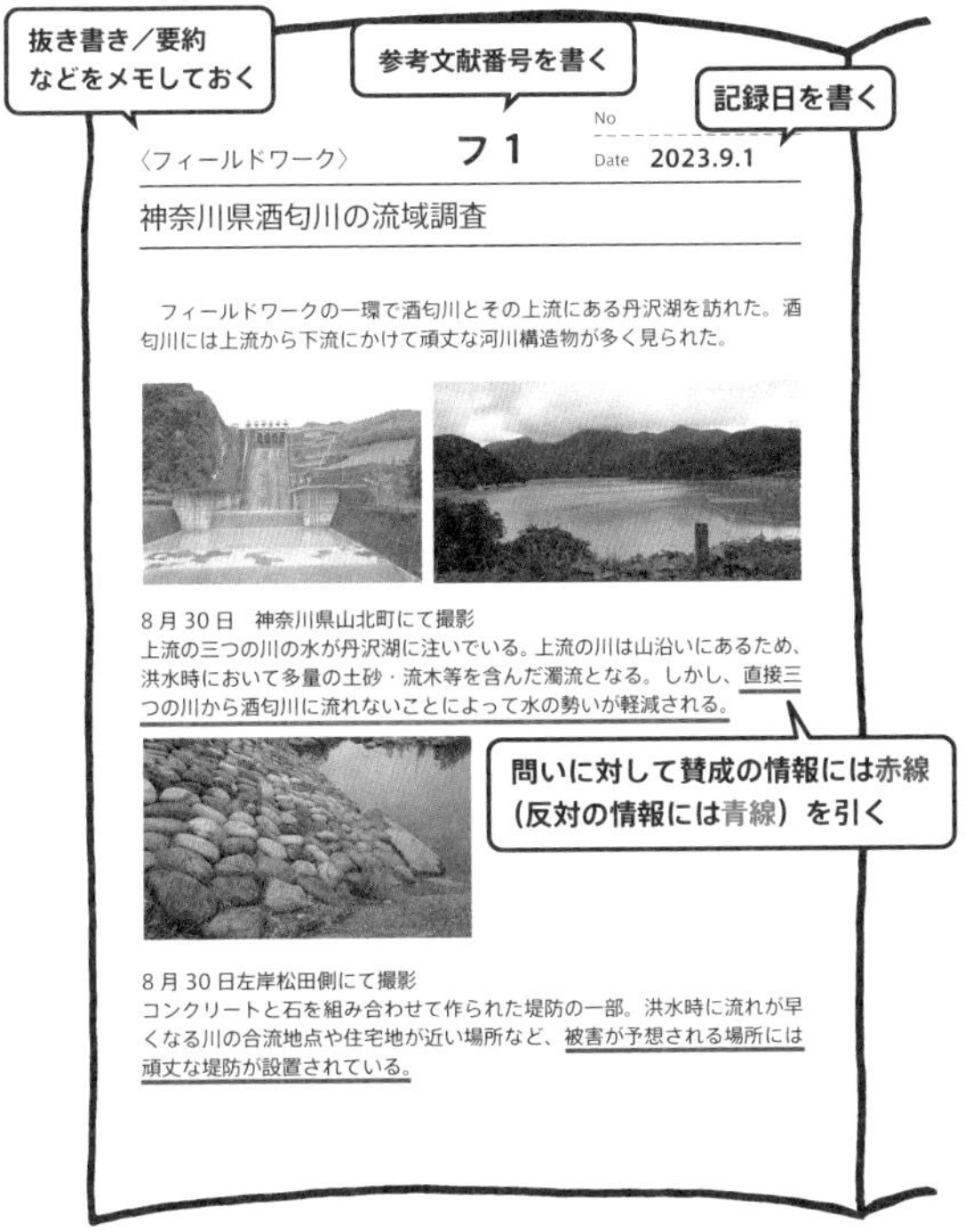

クラウドを活用した記録方法

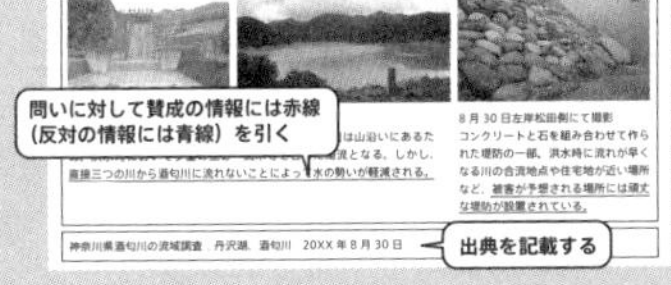

スライド作成アプリや文書作成アプリにまとめる方法もあります。1 スライド（ページ）に 1 件の情報を記録しておくと、容易に並び替えができ、あとから整理したいときにも便利です。コピー＆ペーストで簡単に記録ができて便利な一方、必要な情報を書き漏らす場合があるので、どこに何を記録するか、あらかじめ記入欄を用意しておくとよいでしょう。

column
まいれふ

玉川学園中学３年生の授業「学びの技」では､情報収集に「まいれふ」と「エビデンスブック」（証拠収集シート）を使用しています。

「まいれふ」*は「学びの技」で開発した生徒向け参考文献管理システムです。生徒がログインすると「本」「新聞」「雑誌」「論文」「オンラインデータベース」「ウェブサイト」「フィールドワーク」「映像・音声」の八つのメディアのアイコンが表示されます。各メディアに優劣はなく、生徒が自分を取り巻く多種類のメディアの存在に気が付くことができるようにと、円形のデザインにしました。各アイコンをクリックすると登録画面に移行し、例に従って入力すると、出典情報の登録が完了します。

情報収集の際には、特定のメディアに偏ることなく幅広く調べる必要がありますが、調べている途中にわからなくなってしまうこともあります。そのため、「まいれふ」では自分が何のメディアを何件登録したか一覧で確認できます。さらに、教師も担当している生徒が調べた一覧を確認できるようになっていて、出典情報に誤りがあれば修正すべき点をコメントとして生徒に送ることもできます。

登録した出典情報は、参考文献一覧として、いつでもテキストデータで出力できます。

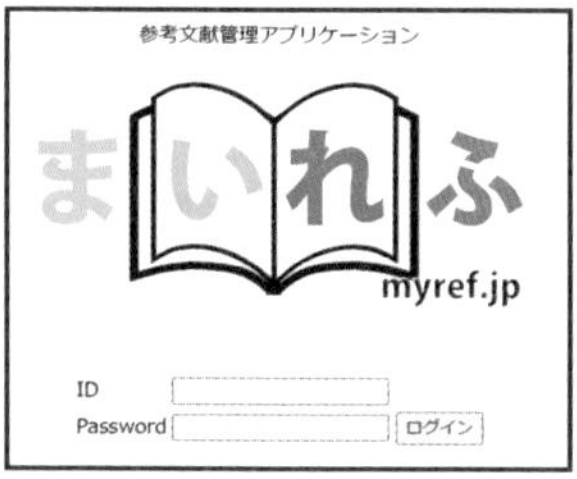

まいれふログイン画面

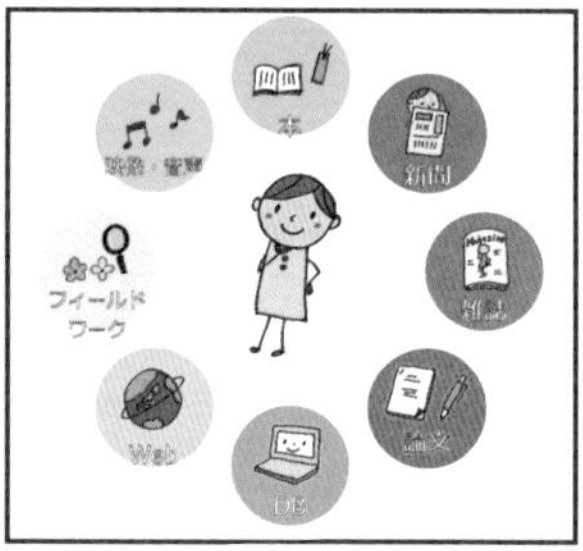

八つのメディアのアイコンから登録

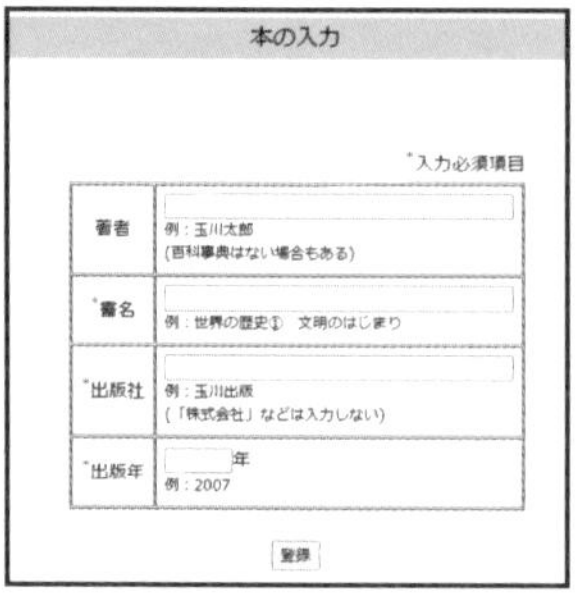

メディア別の出典情報の登録

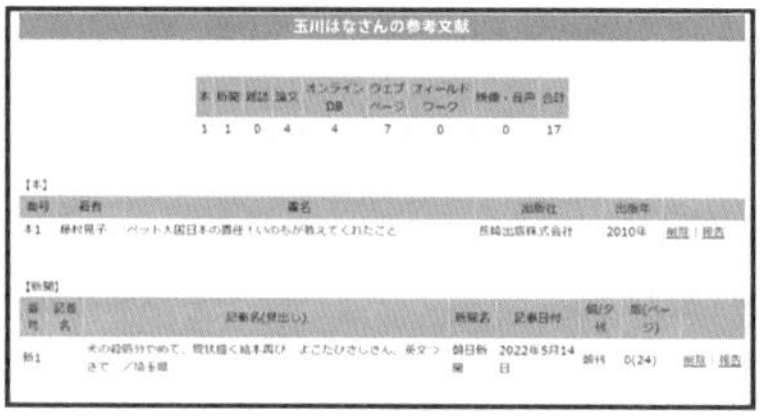

メディア別にわかる調べた出典

＊登本洋子、板垣翔大、伊藤史織、堀田龍也「メディアの特性を踏まえた情報収集を促進する生徒向け参考文献管理システムの開発と評価」『教育システム情報学会誌』34（3）　261-273

Chapter 3

論理的に考える技

Chapter 3 論理的に考える技

情報は集めれば集めるほど、それらの情報を整理する必要が生じます。特に大事なのは、根拠を構成する情報の選別です。収集した情報が、前提条件に関するものか、問題の背景に関するものなのか、自分の立てた仮説とは異なる立場の情報なのかを考えて、根拠になりうる情報を選別します。そういう下準備を経て論理的に考える段階に進みます。

論理的に考えるというのは、結論の確かさを、より確実なものにするための思考方法です。たとえば、きれいに晴れ渡った日曜日、あなたは車に乗って高速道路で行楽地に向かっています。ところが、途中で渋滞に出くわしました。そこであなたは、この先で事故でも起きたのかと思いました。さて、この事故でも起きたのかという推測は正しいでしょうか。

この推測の根拠は、あなたの過去の記憶だと思われます。これまでの渋滞の記憶をたどると、多くの場合、事故が関係していたからです。

しかし、「渋滞の原因は、事故である」という推測は、もう少し検討する必要があります。たとえば、行楽日和の日曜日なので、行楽地へ向かう交通量が多かったためという原因も考えられます。あるいは、工事の可能性もあります。

論理的に考えることの中心は、あることが原因となってある結果をもたらすという因果関係です。しかし、因果関係を特定することは難しいこともあります。多方面から情報を入手し、様々な検討を加えなくては、誤った因果関係を導き出すことになります。そうならないためにも、仮説としての結論を様々な角度の情報の群れから多面的に検討してその確かさを高めていく必要があるのです。

ここで、自分の結論とは異なる立場の情報を集めることの重要性を強調したいと思います。ともすれば私たちは、つい自分の仮説（やがては結論となる）を裏付ける根拠だけを集めがちになります。そして、その根拠だけを使って論を組み立てようとします。

しかし、そうやってできあがった論は、脆弱です。この脆弱な論を強いものにするために「自然渋滞が発生していないか」や「工事のため通行できる車線が制限されていないか」というような情報を入手し、確認することが大事になってきます。

本章で紹介する証拠収集シートは、集めた資料の中から根拠になりうる情報を整理し、グループ分けができるツールです。証拠収集シートは、資料を集め終わったあとではなく、情報収集の段階から書き始めます。証拠収集シートを使うと、情報を集めているときに、基本知識や根拠として使える情報だけでなく、自分が予想する結論とは異なる立場の意見や根拠も意識的に集めることができるからです。

証拠収集シートで、論文に使う材料が浮かび上がってきたら、探究マップで論文の構成を考えます。探究マップは、様々な情報を整理・構造化し、合わせて自分の問いに対する結論を考え、論理的一貫性を1枚の用紙で確認することができます。論文を書く前に、証拠収集シートと探究マップで情報を整理しておけば、あとは探究マップに従って文章を書いていくのみです。書くことが苦手な人は、この論文を書く前の下準備により丁寧に取り組んでおきましょう。

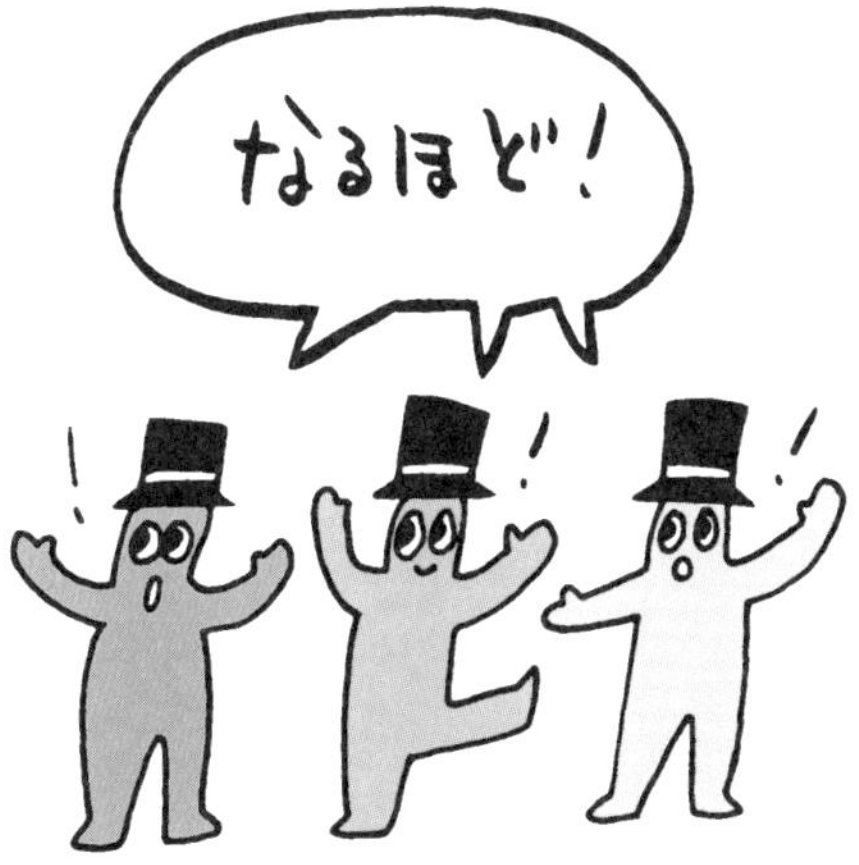

1 論理的に考える

文章を書くにしても、人に説明するにしても、自分の考えを正しく相手に伝えるためには、論理的な構成が欠かせません。「論理的」というと難しいように聞こえるかもしれませんが、最初に話したことと、次に話すことの流れがおかしくない、つまり、つじつまを合わせて説明するということです。話の筋道がおかしいとメッセージを受け取る側は混乱するため、相手を説得することはできません。

＞論理的かどうかを見極める

論理的であることは、自分が発表や論文を構成するときだけでなく、相手の話を聞くときにも大切です。相手の根拠や裏付けに対して、「本当にそうなの？」と心の中で突っ込みを入れながら聞くのがポイントです。論理的な考え方が身に付くと、相手の話の矛盾にも気が付くことができるようになります。

論題（問い）：ディズニーランドは日本人を幸せにしているか？

ディズニーランドの年間入場者数は、3,000 万人以上である

↓

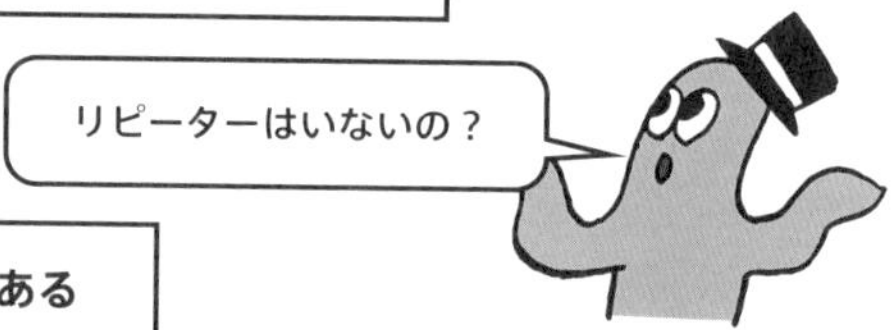

この数字は日本の総人口の四分の一である

↓

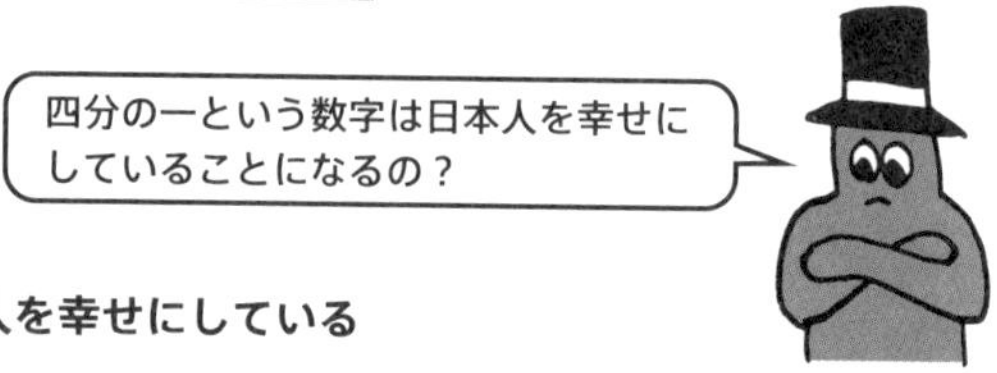

結論：ディズニーランドは日本人を幸せにしている

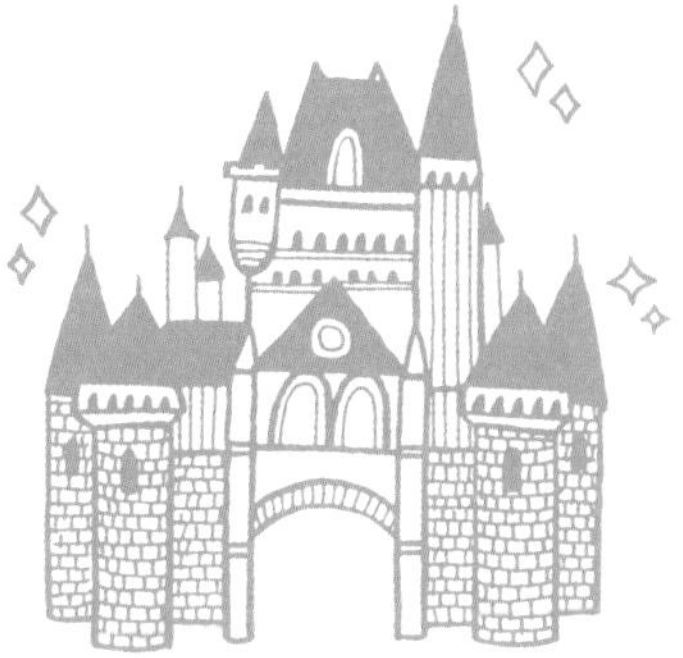

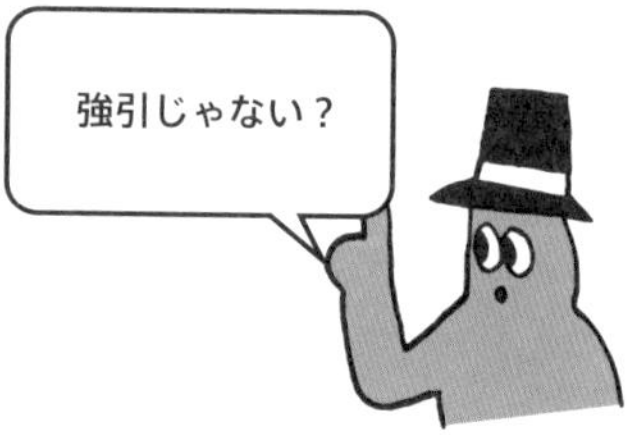

>「結論（主張）」を支えてくれる根拠

「結論（主張）」は「根拠」が適切かどうかで、相手の納得度が変わります。

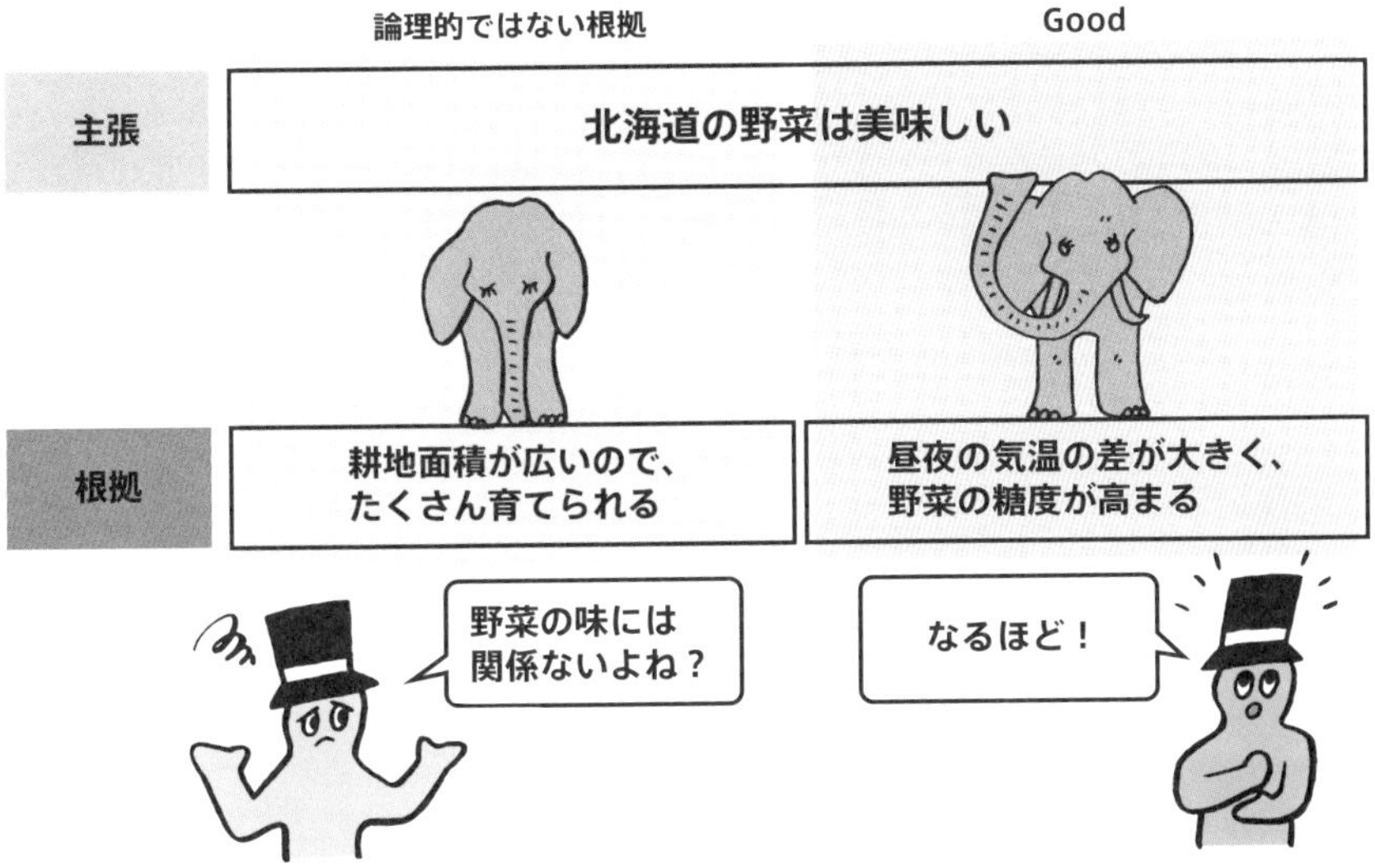

>「根拠」を支えてくれる「裏付け」

「根拠」を支えてくれる「裏付け」との関係にも注意しましょう。

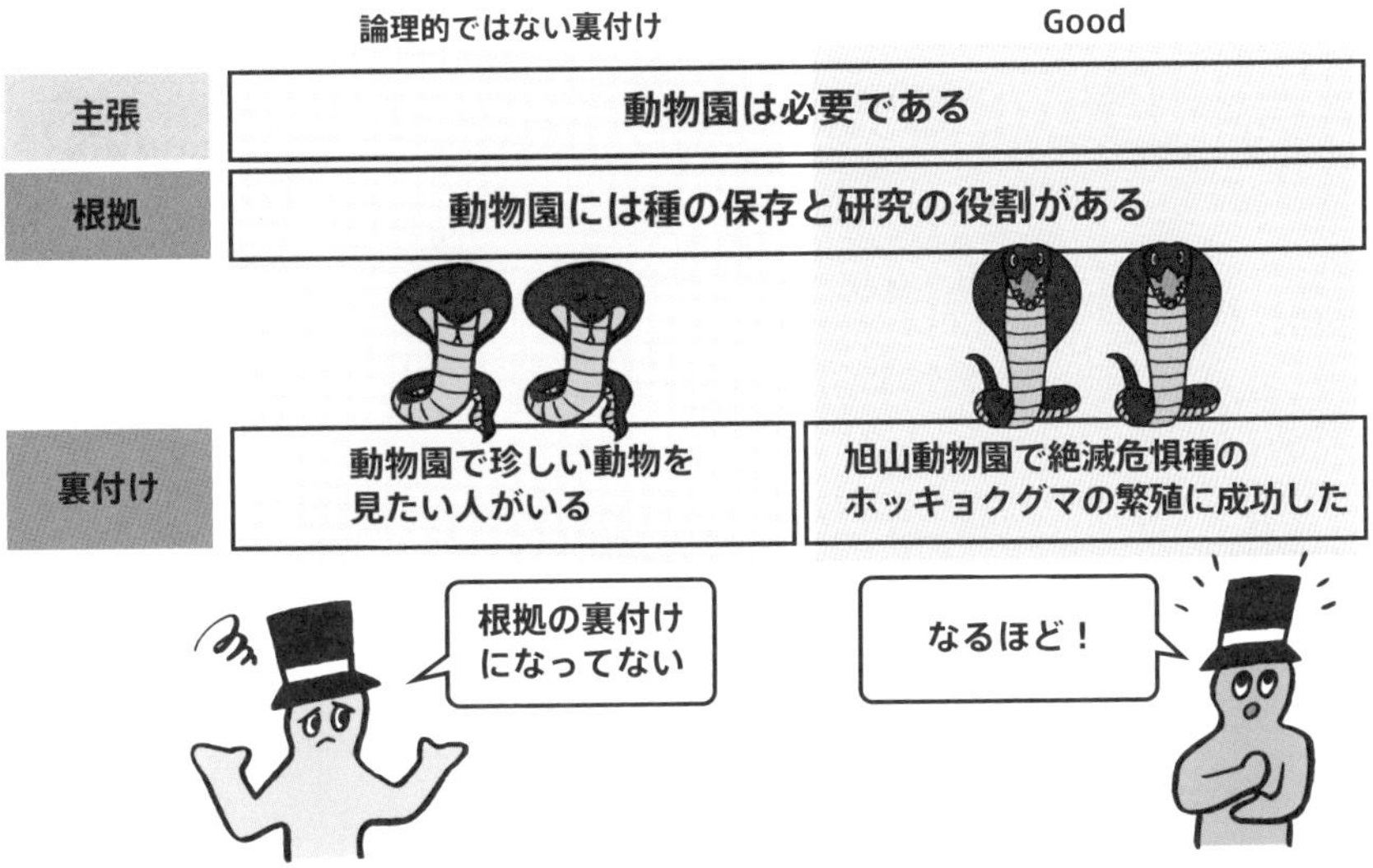

2 発表・論文の構成と下準備

相手に自分の主張を論理的に伝える発表と論文執筆を行うには、いきなりスライドを作成したり、書き始めるのは得策ではありません。途中で内容に困ったり、何度もやり直すことになったりと、余計な時間がかかることになります。よい発表・論文のためには、下準備として、発表や論文の構成を踏まえて、アウトラインを作成します。アウトラインとは発表や論文の構造を示したものです。

＞発表・論文の構成

「論題（問い）」は「結論」と常に対になっています。自分の主張にあたる「結論」を確かなものとして支えるには、「根拠」が重要な役割を果たします。根拠は内容に応じて増やすこともできます。「論題（問い）」の直後に「根拠」を持ってくると、初めて聞く人は何のことだかわからないので、「基本知識と問題の背景」を説明します。

発表・論文の基本的な構成（アウトライン）

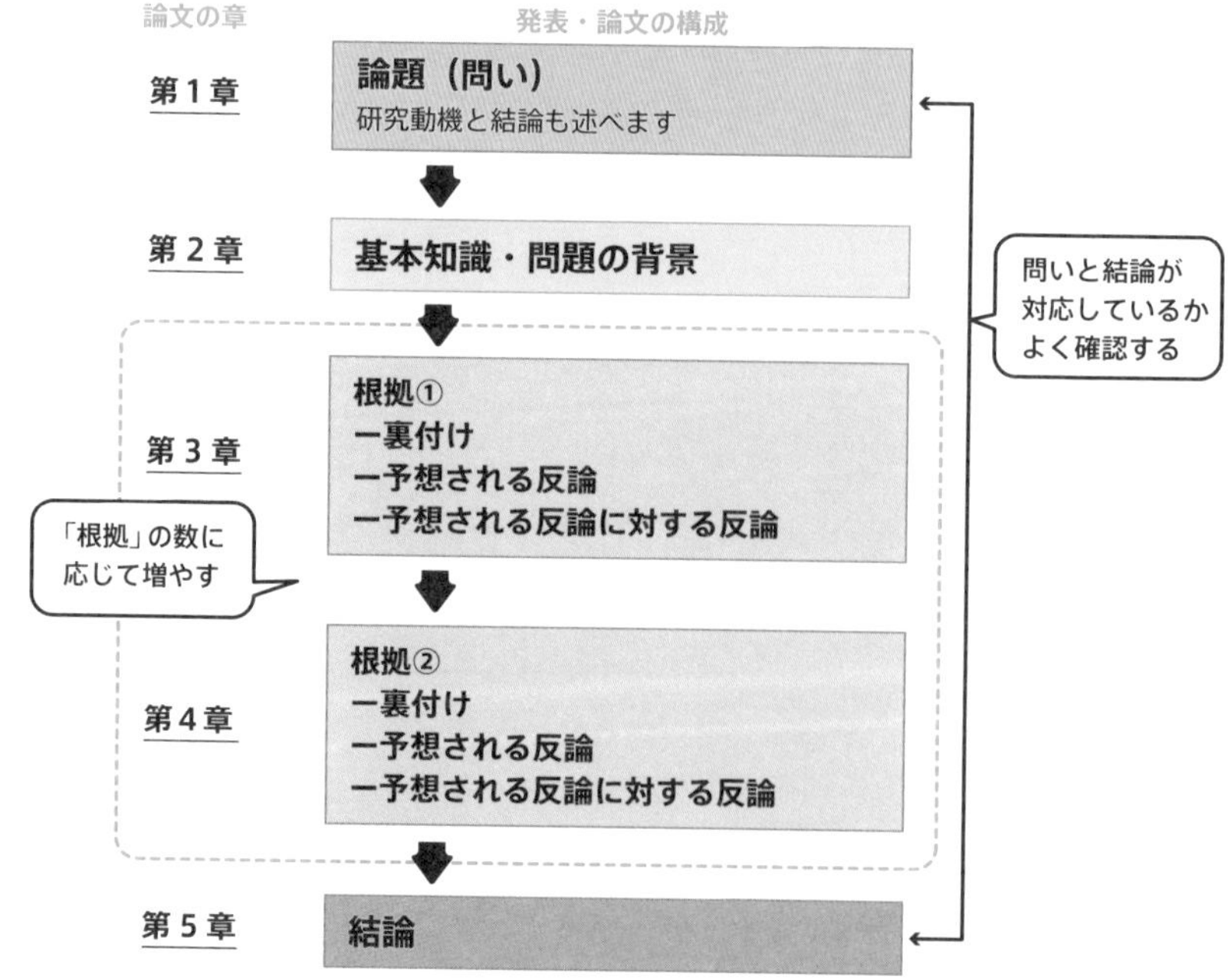

＞論文とは？

論文とは、論題（問い）に対して「結論」を出し、その「結論」が正しいことを説得力のある客観的な「根拠」を用いて論理的に証明する文章です。経験や体験に基づいて、自分の意見や感情を書く作文や感想文、与えられたテーマに基づき、事実を集めて報告するレポートとは異なります。

取り組む順序

1. 証拠収集シート

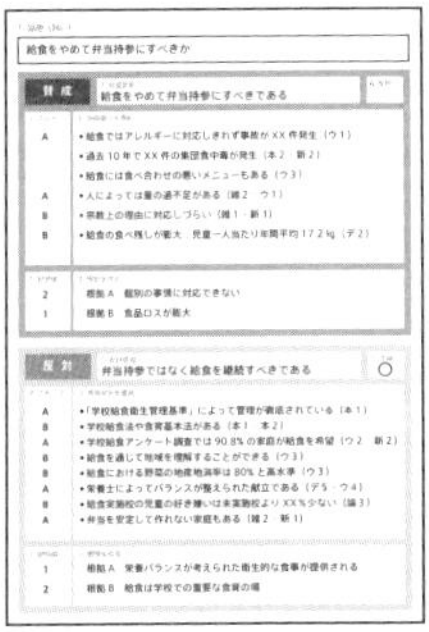

情報収集で集めた資料を整理し、「根拠」「裏付け」「結論」を導きます。

2. 探究マップ

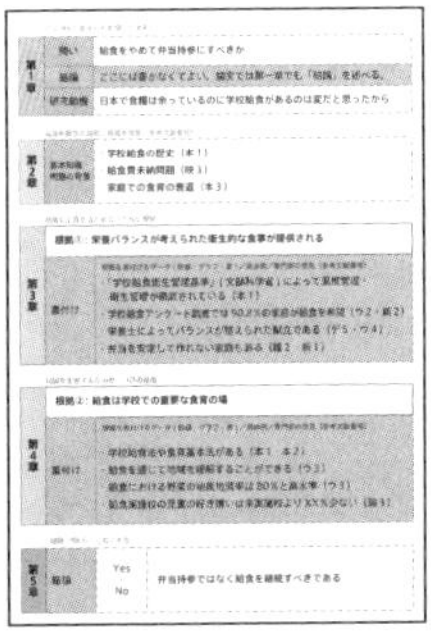

「根拠」「裏付け」「結論」は証拠収集シートから転記します。

3. 発表・論文

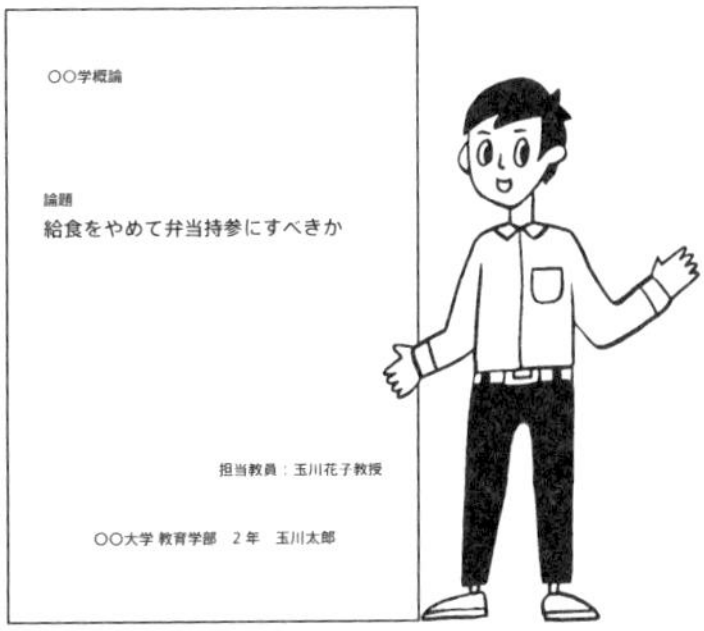

探究マップに沿って、発表や論文を構成します。

＞証拠収集シートと探究マップ

本書では、まず適切な「根拠」を導くために「証拠収集シート」を用いて集めた情報を整理します。次に「探究マップ」を用いて、発表と論文のアウトラインを検討します。

本書で紹介している「探究マップ」*は、中央大学杉並高等学校の論文指導の中で筋道立てられた構成を目指して開発されたものを簡略化して作成したものです。論文や発表の指南役となり、地図のような役割を果たすことから「探究マップ」と呼ばれます。「探究マップ」を用いると、取り上げる一つひとつを明確化して考えることができます。

頭の中で完璧！ と思っていても、書き出して視覚化することで新たな発見があり、足りない部分がわかるので、必ず書き出すようにしましょう。

＊齋藤祐「高校生の卒業論文作成～問う力、推論する力を育む～」『Chuo Online』 https://yab.yomiuri.co.jp/adv/chuo/education/20100819.html

3 「証拠収集シート」で情報を整理する

「証拠収集シート」とは、「根拠の裏付け」を整理し、「根拠」と自分の主張（結論）を考えるためのシートです。情報収集でエビデンスブックに集めた資料をもとに整理します。自身の主張から情報収集すると、見方が偏り、自分に都合がいい情報ばかりを集めて根拠にしてしまいがちです。そのため、自分の主張(この段階では仮説)に対して、賛成と反対の両方の立場からの情報を集めて整理し、どちらの立場をとるかじっくり検討して「根拠」と「結論」を導きます。こうすることで、複数の資料から成る確かな裏付けに基づいた根拠を導くことができます。

＞証拠収集シートで情報を整理する手順

⓿エビデンスブックに、自分の問いに対して賛成のものには「赤」、反対のものには「青」の線を引きます。情報収集と並行して線を引くのがおすすめです。

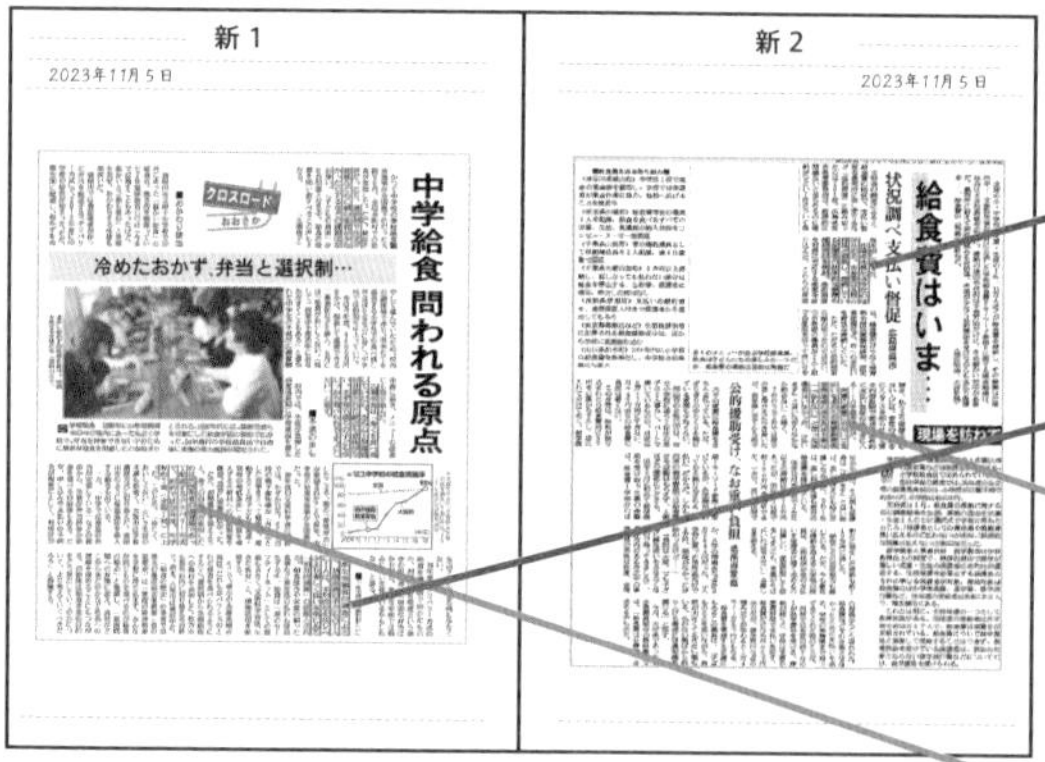

左：「[クロスロード・おおさか] 中学給食　問われる原点＝大阪」「読売新聞」2019 年 12 月 8 日　朝刊　(35)
右：「給食費はいま…　状況調べ支払い督促　公的援助受け、なお重い負担　現場を訪ねて」「朝日新聞」 2007 年 2 月 25 日

❶「論題（問い)」を書きます。

❷論題（問い）に対する「賛成意見」と「反対意見」を書きます。

❸赤線部分を要約して「賛成」の欄に、青線部分を要約して「反対」の欄に、箇条書きします。参考文献番号も記載します。これが「根拠の裏付け」になります。

❹「根拠の裏付け」をグループ化して番号を付けます。

❺グループ化したものに名前をつけます。これが「根拠」になります。

❻「賛成」「反対」のどちらの立場をとるか検討し、自分が支持する立場に「〇」をつけます。これが「結論」になります。

❼どちらの根拠から説明するか順番を決めます。

証拠収集シート

それぞれの項目の間に、
どのようなつながりがあるのか、
よく考えて、グループに分ける

エビデンスブックに
線を引いたところを
整理する

1. 論題（問い）

❶ 給食をやめて弁当持参にすべきか

賛 成

2. 賛成意見
給食をやめて弁当持参にすべきである ❷

6. 支持 ❻

❹ 4. グループ	3. 赤線部分を要約 ❸
A	●給食ではアレルギーに対応しきれず事故が XX 件発生（ウ 1）
	●過去 10 年で XX 件の集団食中毒が発生（本 2・新 2）
	●給食には食べ合わせの悪いメニューもある（ウ 3）
A	●人によっては量の過不足がある（雑 2・ウ 1）
B	●宗教上の理由に対応しづらい（雑 1・新 1）
B	●給食の食べ残しが膨大：児童一人当たり年間平均 17.2 ㎏（デ 2）

使用しない裏付けは空欄のままにする

❼ 7. 説明順	5. 根拠を作る ❺
2	根拠 A　個別の事情に対応できない
1	根拠 B　食品ロスが膨大

末尾が「だから」や「から」に
つながるように考えると作りやすい

根拠のグループは3つ以上になってもいいが慎重に考える

反 対

2. 反対意見
弁当持参ではなく給食を継続すべきである ❷

6. 支持 ❻
○

支持する立場に○をつける

❹ 4. グループ	3. 青線部分を要約 ❸
A	●「学校給食衛生管理基準」によって管理が徹底されている（本
B	●学校給食法や食育基本法がある（本 1・本 2）
A	●学校給食アンケート調査では 90.8% の家庭が給食を希望（ウ 2・新 2）
B	●給食を通じて地域を理解することができる（ウ 3）
B	●給食における野菜の地産地消率は 80% と高水準（ウ 3）
A	●栄養士によってバランスが整えられた献立である（デ 5・ウ 4）
B	●給食実施校の児童の好き嫌いは未実施校より XX%少ない（論 3）
A	●弁当を安定して作れない家庭もある（雑 2・新 1）

参考文献番号も忘れずに！

❼ 7. 説明順	5. 根拠を作る ❺
1	根拠 A　栄養バランスが考えられた衛生的な食事が提供される
2	根拠 B　給食は学校での重要な食育の場

4 「探究マップ」で構成を検討する：基本 ver.

探究マップ（基本バージョン）は初めて探究に挑戦する人向けです。

集めた情報を証拠収集シートに整理し、「根拠」「裏付け」「結論」が決まったら、「探究マップ」で発表・論文の全体の構成を検討します。

> 証拠収集シートと探究マップで検討する順番と Chapter 3 との対応

	取り組む順番	対応する節
⓪	**証拠収集シート** 証拠収集シートで情報を整理する 「問い」「根拠」「裏付け」「結論」ができる	3-3　証拠収集
①	**探究マップ** 証拠収集シートをもとに「問い」と「結論」を書く	3-3　証拠収集
②	証拠収集シートをもとに「根拠」と「裏付け」を書く	3-3　証拠収集 3-5　根拠と裏付け
③	基本知識・問題の背景	3-7　基本知識・問題の背景
④	研究動機	3-7　研究動機

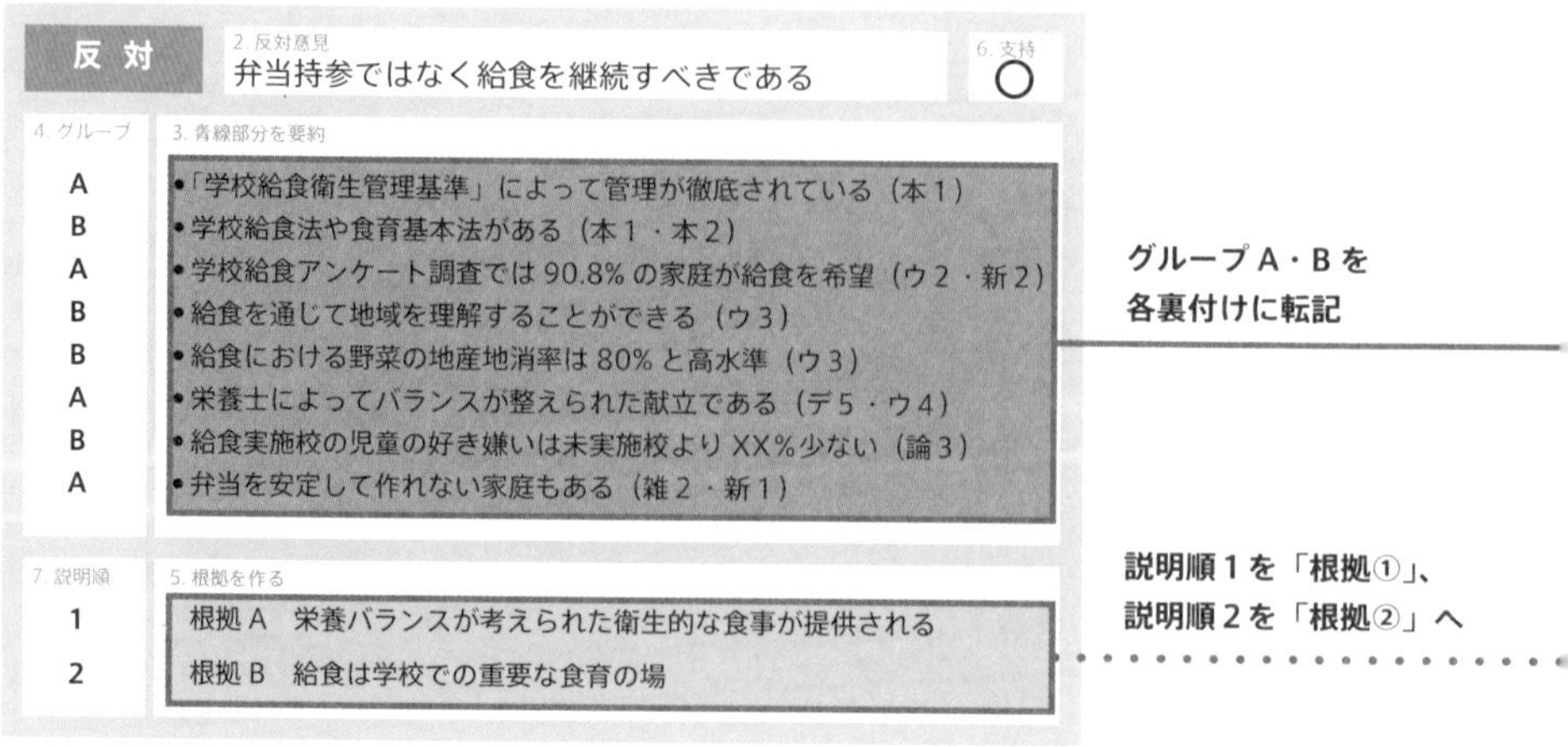

＞探究マップ（基本バージョン）

Yes/No で答えられる問いにする

第1章	問い	給食をやめて弁当持参にすべきか	①
	結論	ここには書かなくてよい。論文では第1章でも「結論」を述べる。	
	研究動機	日本で食糧は余っているのに学校給食があるのは変だと思ったから	④

用語や概念の説明、経緯や背景（参考文献番号）

第2章	基本知識・問題の背景	・学校給食の歴史（本1） ・給食費未納問題（映3） ・家庭での食育の衰退（本3）	③

結論を主張するための一つ目の根拠　　**証拠収集シートから転記**

第3章	**根拠①：栄養バランスが考えられた衛生的な食事が提供される**		②
	裏付け	根拠を裏付けるデータ（数値・グラフ・表）／具体例／専門家の意見（参考文献番号） ・「学校給食衛生管理基準」（文部科学省）によって温度管理・衛生管理が徹底されている（本1） ・学校給食アンケート調査では90.8％の家庭が給食を希望（ウ2・新2） ・栄養士によってバランスが整えられた献立である（デ5・ウ4） ・弁当を安定して作れない家庭もある（雑2・新1）	②

結論を主張するための二つ目の根拠　　**証拠収集シートから転記**

第4章	**根拠②：給食は学校での重要な食育の場**		②
	裏付け	根拠を裏付けるデータ（数値・グラフ・表）／具体例／専門家の意見（参考文献番号） ・学校給食法や食育基本法がある（本1・本2） ・給食を通じて地域を理解することができる（ウ3） ・給食における野菜の地産地消率は80％と高水準（ウ3） ・給食実施校の児童の好き嫌いは未実施校よりXX％少ない（論3）	②

「論題（問い）」と対にする

第5章	結論	Yes・(No)	弁当持参ではなく給食を継続すべきである	①

4' 「探究マップ」で構成を検討する：発展 ver.

探究マップ（発展バージョン）は探究を深めたい人向けです。

集めた情報を証拠収集シートに整理し、「根拠」「裏付け」「結論」が決まったら、「探究マップ」で発表・論文の全体の構成を検討します。

＞ 証拠収集シートと探究マップで検討する順番と Chapter 3 との対応

取り組む順番		対応する節
⓪	**証拠収集シート** 証拠収集シートで情報を整理する 「問い」「根拠」「裏付け」「結論」ができる	3-❸ 証拠収集
①	**探究マップ** 証拠収集シートをもとに「問い」と「結論」を書く	3-❸ 証拠収集
②	証拠収集シートをもとに「根拠」と「裏付け」を書く	3-❸ 証拠収集 3-❺ 根拠と裏付け
③	「予想される反論」を検討して書く	3-❻ 反論と反論に対する反論
④	「予想される反論」に対する反論を書く	3-❻ 反論と反論に対する反論
⑤	基本知識・問題の背景	3-❼ 基本知識・問題の背景
⑥	研究動機	3-❼ 研究動機

＞「予想される反論」に「証拠収集シート」を利用しよう

「予想される反論」には、3-❸証拠収集シート❻で、自分が支持しなかったほうの立場の根拠が使えます。「給食をやめて弁当を持参すべきか」という論題（問い）に対し、「弁当ではなく給食を継続すべき」という結論を採用した場合、「予想される反論」には、証拠収集シートの「給食をやめて弁当を持参すべきである」の根拠を使うことができるというわけです（詳しくは 3-❻「予想される反論」と「反論に対する反論」を参照）。

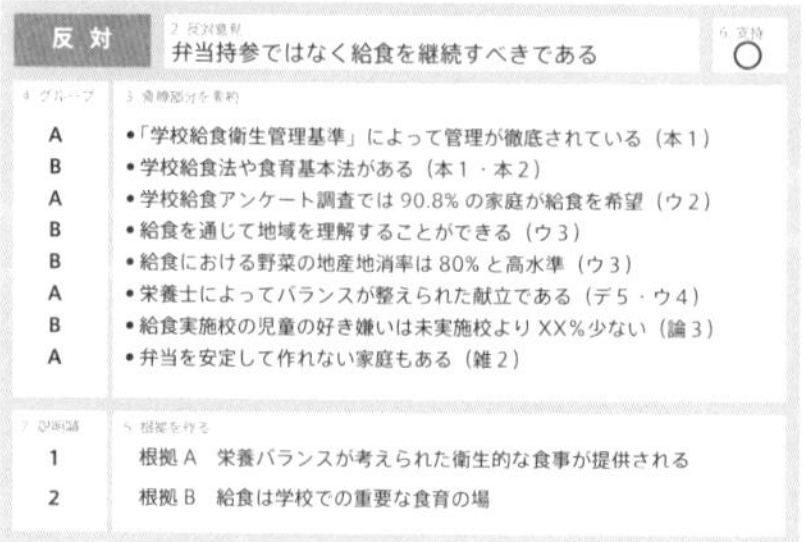

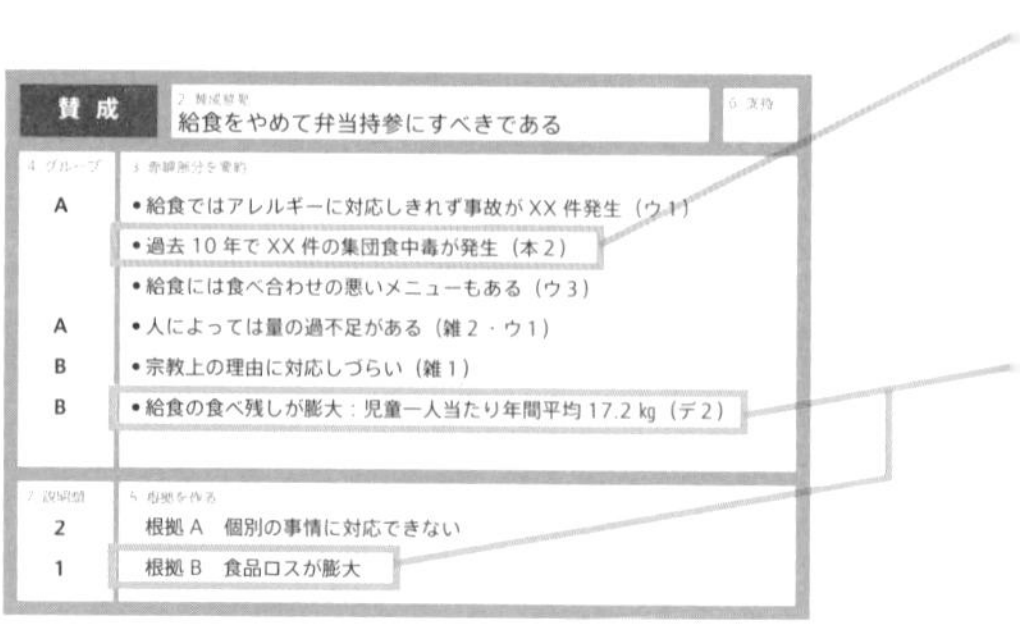

＞探究マップ（発展バージョン）

Yes/No で答えられる問いにする

第1章		
第1章	問い	給食をやめて弁当持参にすべきか ①
	結論	ここには書かなくてよい。論文では第１章でも「結論」を述べる。
	研究動機	日本で食糧は余っているのに学校給食があるのは変だと思ったから ⑥

用語や概念の説明、経緯や背景（参考文献番号）

第2章		
第2章	基本知識・問題の背景	・学校給食の歴史（本１） ・給食費未納問題（映３） ・家庭での食育の衰退（本３） ⑤

結論を主張するための一つ目の根拠　**証拠収集シートから転記**

第3章			
第3章	**根拠①：栄養バランスが考えられた衛生的な食事が提供される** ②		
	裏付け	根拠を裏付けるデータ（数値・グラフ・表）／具体例／専門家の意見（参考文献番号） ・「学校給食衛生管理基準」（文部科学省）によって温度管理・衛生管理が徹底されている（本１） ・学校給食アンケート調査では90.8％の家庭が給食を希望（ウ２・新２） ・栄養士によってバランスが整えられた献立である（デ５・ウ４） ・弁当を安定して作れない家庭もある（雑２・新１） ②	予想される反論 ③ ・集団食中毒が発生する可能性がある（本２） ・保護者は一日の食事全体のバランスを考えられるため、適切な栄養を与えられる（ウ４）
	反論に対する反論	根拠を裏付けるデータ（数値・グラフ・表）／具体例／専門家の意見（参考文献番号） ④ ・衛生管理のための基準が以前より厳しくなった（雑２） ・集団食中毒の発生件数はH9年10件からH26年２件に減少、患者数は3809人から211人に減少（論１） ・給食と弁当の栄養比較：給食無しの学校の野菜摂取量は１日あたり46.6g、給食ありは76.2gで、給食は野菜不足を補っている（論２）	

結論を主張するための二つ目の根拠　**証拠収集シートから転記**

第4章			
第4章	**根拠②：給食は学校での重要な食育の場** ②		
	裏付け	根拠を裏付けるデータ（数値・グラフ・表）／具体例／専門家の意見（参考文献番号） ・学校給食法や食育基本法がある（本１・本２） ・給食を通じて地域を理解することができる（ウ３） ② ・給食における野菜の地産地消率は80％と高水準（ウ３） ・給食実施校の児童の好き嫌いは未実施校よりXX％少ない（論３）	予想される反論 ③ ・給食は食べ残し（食品ロス）が膨大である（デ２） ・食育は家庭で行うべき（デ３）
	反論に対する反論	根拠を裏付けるデータ（数値・グラフ・表）／具体例／専門家の意見（参考文献番号） ④ ・日本の貧困率15％、子どもの孤食率（朝5.3％、夜1.6％）、小中学生は23.3万人にも上る（論１） ・「子ども食堂」を利用する子どもの数は増加傾向で家庭での食育に頼ることが難しい（ウ６・ウ８） ・世帯食でも給食と同程度の食品ロスが発生しているうえ、給食の食品リサイクル率は59％にも上る（本３）	

「論題（問い）」と対にする

第5章			
第5章	結論	Yes・(No)	弁当持参ではなく給食を継続すべきである ①

5 根拠と裏付け

論理的な論文の構成においては、何を「根拠」に「結論」を導き出すかが重要です。自分の「結論」を確かなものにするためには、読み手や聞き手を説得できるだけの「根拠」が必要となります。自分の単なる感想レベルのものを「根拠」にしてはいけません。

＞根拠の考え方

「根拠」とは、自分の主張がなぜそう言えるのかの理由です。「○○が××だから」と対象を省かずに書きます。根拠があいまいだと、主張が不確かなものになります。

＞裏付けの考え方

「裏付け」とは、「根拠」が真実であると証明する事実のことで、根拠の実質的な中身にあたります。「裏付け」が確かでないと、「根拠」も「結論」も揺らぎます。そのため、「裏付け」には、統計や具体的な事例などの正確な資料を用います。

理想の裏付けが見つからない？

あなたが探している根拠の強い裏付けは、存在しないかもしれません。たとえば、「中学生以下のSNSの利用を禁止すべきである」という結論（主張）の根拠として「SNSを利用することで犯罪に巻き込まれる可能性が高まる」ことを強く裏付けたいのに、「SNSを利用することで犯罪に巻き込まれる可能性がXX％増加」というデータが見つからない場合です。そのようなときには、複数のデータを組み合わせて根拠を示すようにしましょう。統計データや数値を使用すると強い裏付けとなります。

例）「小中学生のSNS利用を禁止すべきである」という結論（主張）のために、「SNSを利用することで犯罪に巻き込まれる可能性が高まる」という根拠の裏付け

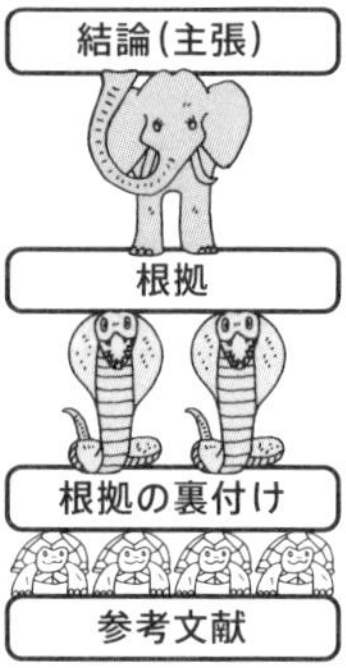

〈裏付けの組み合わせの例〉

- **SNSに起因する犯罪の被害児童数は2012年は1,076件だが2021年は1,813件に増加。**
- **SNSに起因する犯罪のうち重要犯罪等の被害児童数は2012年から2021年にかけて5.8倍に増加。**
- **児童が自ら撮影した画像による児童ポルノの被害が2014年から2019年の間に2.5倍に増加。うち8割がSNSに起因して面識のない者に画像を送信している（詐欺や脅迫によるものを含む）。**

強い裏付け

次の表は、結論（主張）が「高校生のうちに留学すべきである」、根拠「主体性が身に付くから」の場合の裏付けの例です。どういう情報が強い裏付けになるか確認しましょう。

観点	弱い裏付け	強い裏付け
数字を示す	「留学に行くと自信が付く」と本に書いてあった	留学を経験して「自信が付いた」と答えた人が〇〇%という調査結果
	→「自信が付く」という表現は曖昧。「〇〇%増えた」と数字を使うと、より明確になる。	
サンプル数が多い	校内の留学経験者 30 人への調査	留学経験者 400 人への調査
	→ 統計では、サンプル数が大事。サンプル数が少ないと信頼性も低くなる。	
Before After を示す	留学後のみの調査結果	留学前と留学後の調査結果 「自分には主体性があると思うか」 - 留学前の調査：「はい」36% - 留学後の調査：「はい」60%
	→ 留学後の調査だけだと、留学に行ってから主体性が増えたのか、もともと主体性の高い人だったのか、留学の効果を判別できない。	
比較対象を示す	留学経験者のみへの調査	留学経験者と留学未経験者に調査
	→ 留学経験者のみの調査だと、結果が意味するところがわかりづらい。留学未経験者の調査結果と比較して、異なる点が大事。	
情報が新しい	1980 年の調査結果	2022 年の調査結果（最新の発表）
	→ 時代の変化のスピードが速い現代、古い情報は価値のないものになっていることもあるので注意が必要。ただ、古い情報も、推移や変化の観点では使える場合もある。	
国や公的機関の調査結果	匿名で開設されたブログの調査	独立行政法人日本学生支援機構による調査
	→ 誰でも HP やブログを作れるので、掲載されている情報に偏りや歪曲がないか吟味が必要。	

6 「予想される反論」と「反論に対する反論」

根拠を述べる際には、反論の視点を持ちましょう。複眼的な視点で主張（結論）や根拠を検討することになり、客観性を持つことにもつながります。あえて自分で自分の根拠に「予想される反論」をし、さらにその「反論に対する反論」をすることで、根拠がより確かなものになり、議論が深まります。反論には次の二つのタイプがあります。それぞれの特徴を活かして、論文に反論の視点を取り入れましょう。

1. それはさておき型反論（主張型反論）

相手の主張を支える根拠とは別の根拠を用いて、反対の主張を展開することです。相手がどんな根拠を示そうが、それはさておき直接は関係のない根拠を示し、その重要性から反論します。そのため、議論が嚙み合わず平行線のまま終わることもあります。本書では「それはさておき型反論」と呼びます。

2. それはおかしいよ型反論（論証型反論）

相手の主張を支える根拠の不備や不足を指摘して論証を切り崩し、あなたの根拠と裏付けでは、その主張は成立しないということを示します。その根拠はおかしいよと指摘することで反論するため、根拠を詳細に確認する必要があります。本書では「それはおかしいよ型反論」と呼びます。

＞「学校給食を継続すべきか」に対する２種類の反論の例

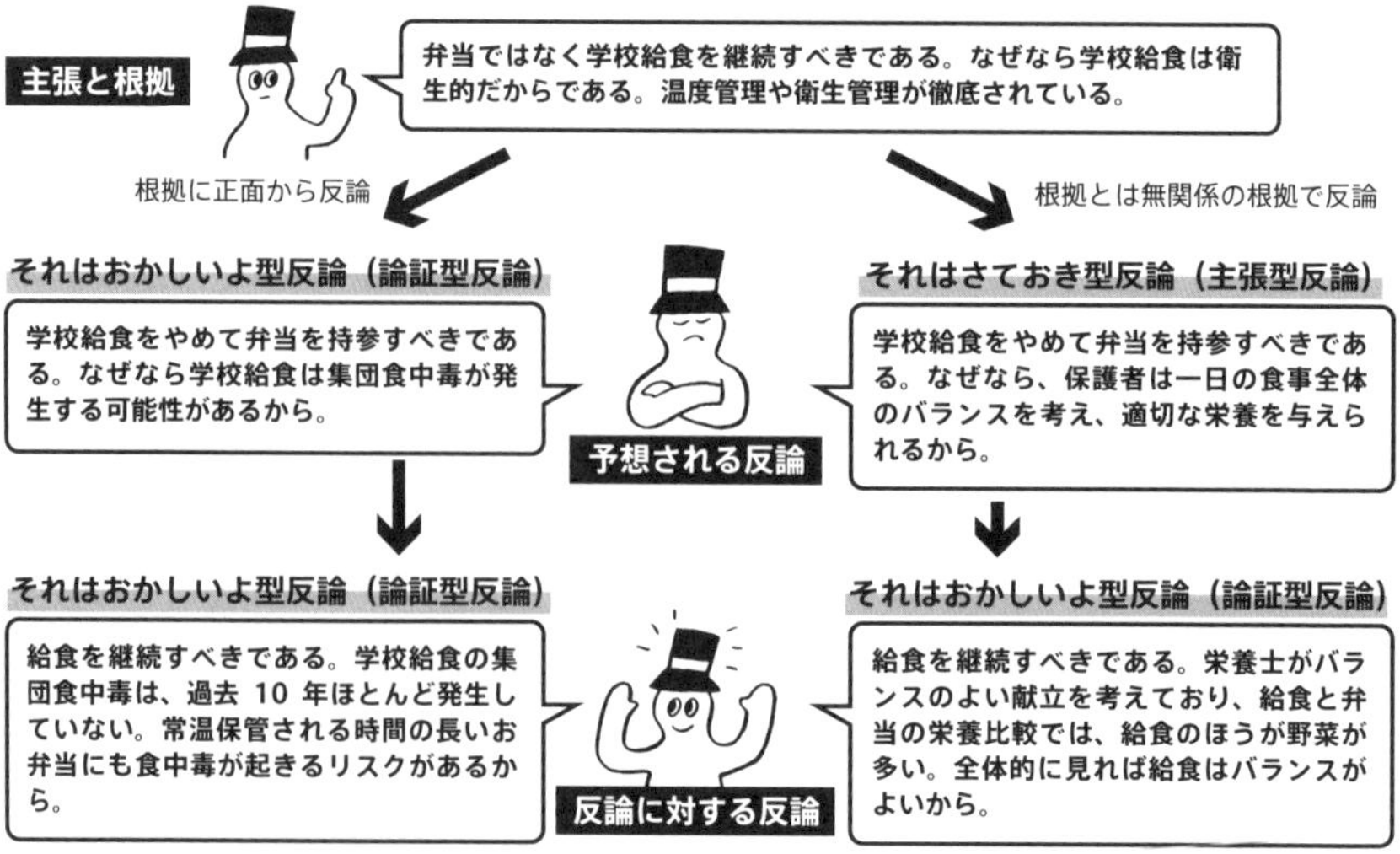

>「予想される反論」の考え方

「予想される反論」は、自分が支持しなかった方の立場の根拠（証拠収集シート）が使えます。このとき、それはおかしいよ型反論ができれば理想的ですが、それはさておき型反論でも構いません。

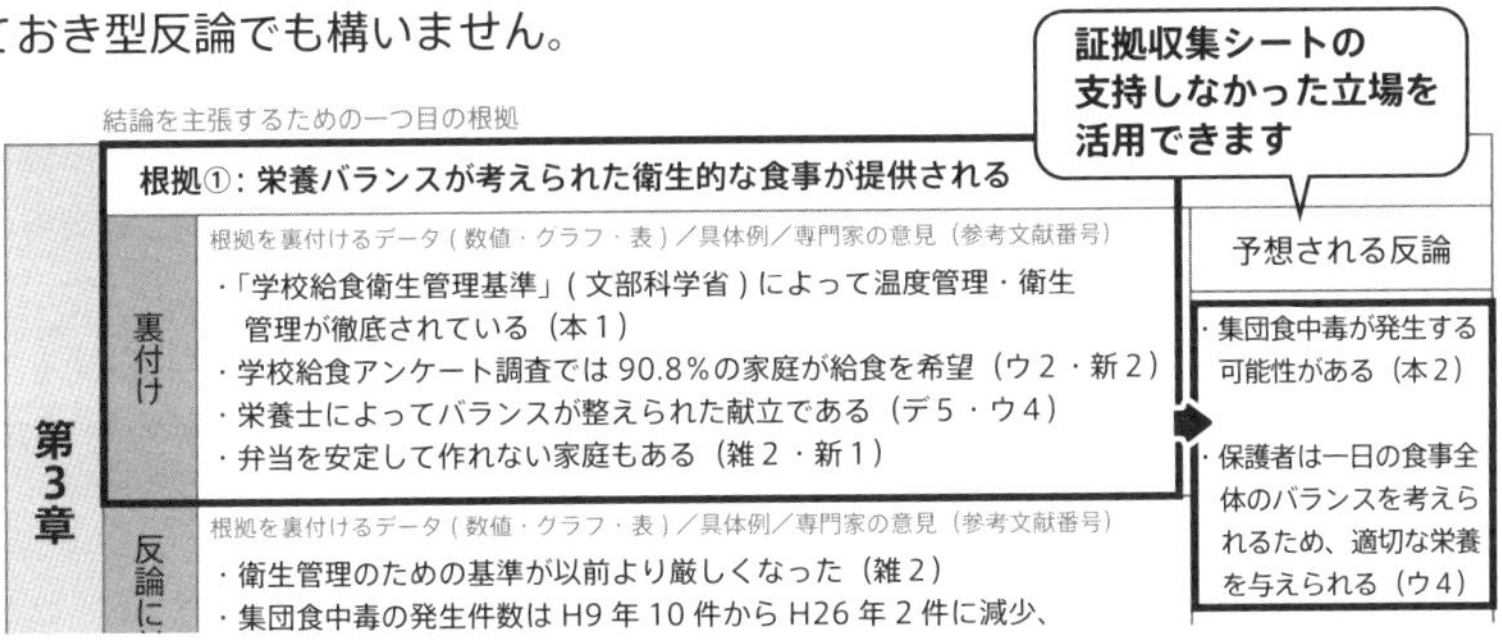

>「反論に対する反論」の考え方

「反論に対する反論」では、それはおかしいよ型反論を用います。それはさておき型反論では異なる主張が並存することになり、「予想される反論」の根拠を突き崩すことにはならないからです。根拠をより確かなものにするには、それはおかしいよ型反論できっちり突き崩しましょう。

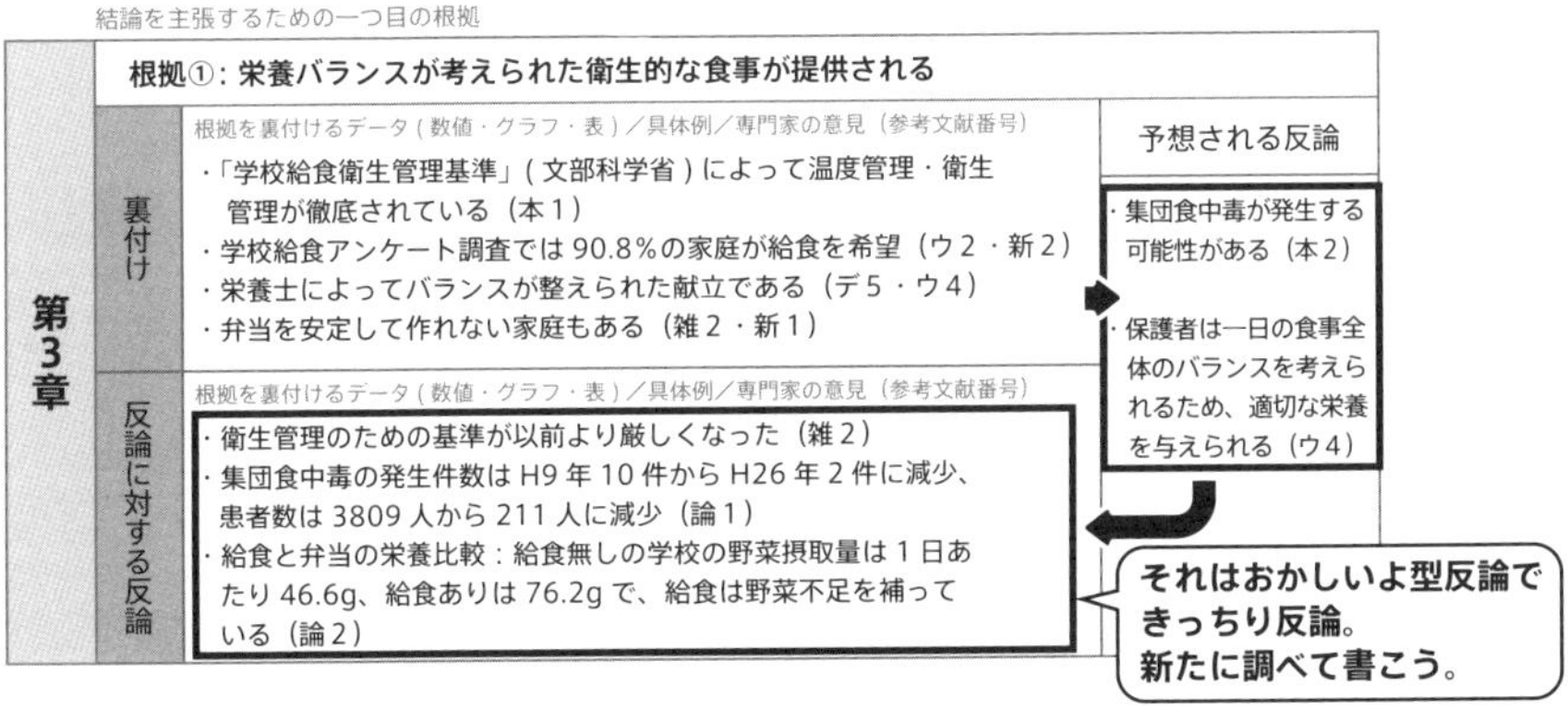

「反論に対する反論」を書くためのリサーチをしよう

「予想される反論」に対し、それはおかしいよ型反論を行うためには、「予想される反論」の詳細な検討が必要です（参考：ぶつける質問（1-5参照）、効果的な質問の仕方（4-10参照））。たとえば「学校給食は集団食中毒が発生する可能性がある」との反論に対し、「学校給食の集団食中毒の頻度は高いのか」などの疑問をもとに、近年の集団食中毒発生件数などを調べ、「反論に対する反論」に使用します。

7 研究動機、基本知識・問題の背景

発表や論文は、「論題（問い）」とペアである「結論」、それを支える「根拠」で成り立っていると言っても過言ではありませんが、前置きもなくいきなり根拠を述べると読み手や聞き手は話の流れをつかむことができません。また、研究が進んでいくと、自分の理解は深まっていきますが、読み手や聞き手がその内容を知っているとは限りません。そのため、初めてそのテーマに触れる人にもわかりやすいように、まず「基本知識・問題の背景」「研究動機」を述べます。「根拠」の前にもっと知りたい、聞きたいと思うような相手の心をひきつける「つかみ」の役割もあります。

＞研究動機

「研究動機」では、どうしてその「論題（問い）」を設定したのかの理由を述べます。あなたがその「論題（問い）」に興味を持ったきっかけについて述べましょう。このときに、あなたの興味が「社会」とどのようなつながりがあるのかにも目を向けてみましょう。あなたの興味と社会とのつながりが、あなたの論題（問い）を研究する意義です。

＞基本知識・問題の背景

「基本知識・問題の背景」では、用語や概念の説明、研究対象が問題となった経緯や背景について説明します。自分の予想で述べるのではなく、「論題（問い）」に対してこれまでどのような議論がなされてきたのか先行研究を調べて述べます。研究を進めるうえでも「基本知識・問題の背景」を把握することは大切です。

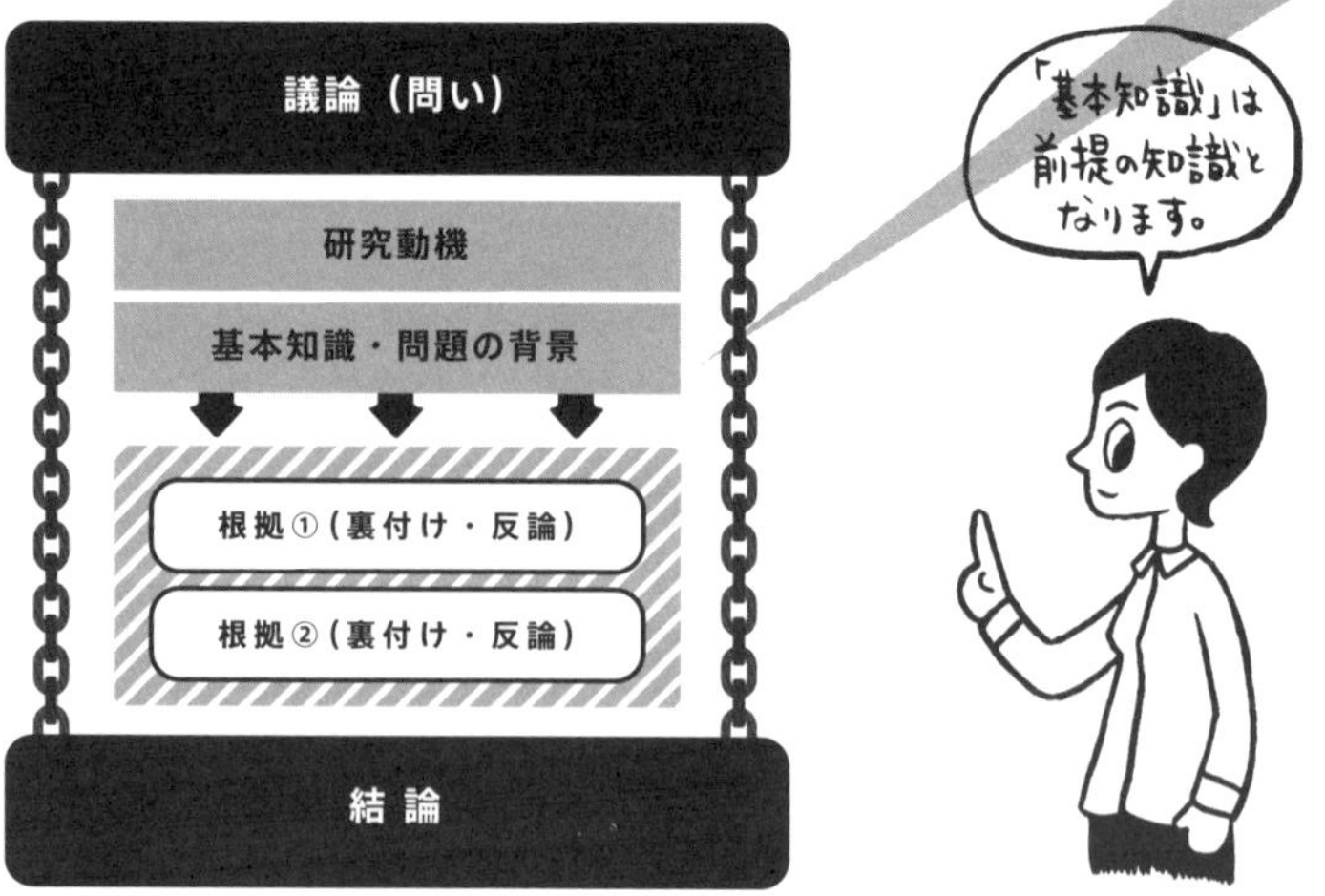

＞研究動機、基本知識・問題の背景の書き方

論題（問い）　日本の農業は衰退するのか

研究動機

この研究に関心を持ったきっかけや期待について述べます。

・家が代々農家で、自分も跡を継ぎたいから

基本知識・問題の背景

この研究についての基本知識やこの問題を考えなければならない背景を簡単に述べます。

・生産量と食料自給率
・農業就業人口の変化
・農業従事者の高齢化
・後継者不足　など

根拠①　品種改良と農機の発展

根拠②　海外における日本の農作物ブランドの人気

結論　日本の農業は衰退しない

注意!!

初めてそのことを知る人が理解できるかということを目安にしましょう。知っているだろうと思い込んで話を進めてはいけません。

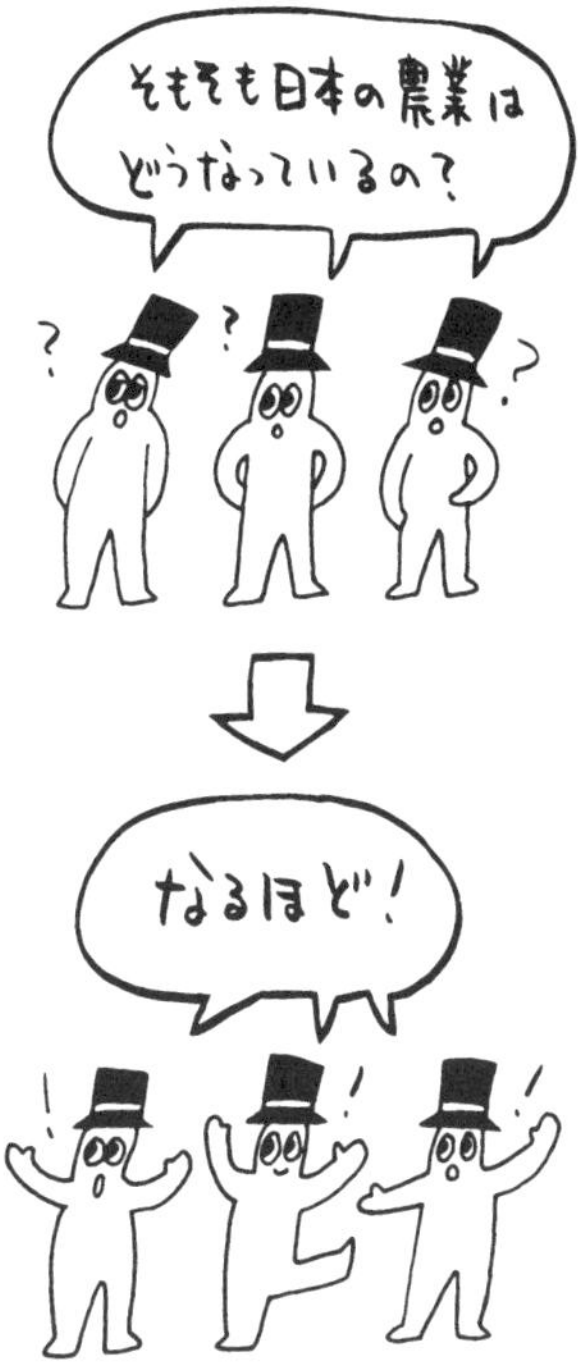

column

思い込みにとらわれない

「論理的」という言葉をよく聞きます。「論理的」思考力とか「論理的に」書きましょう、などと使われます。一般的には、「筋道」を立てつつ考え、書くことだと説明されています。筋道を立てて考えるときに気を付けておくべきことは、短絡的にならない、ということです。

たとえば、A くんは「クワガタには、強そうなアゴ（はさみ）がある」という根拠から「クワガタとカブトムシはクワガタのほうが強い」という結論を導きました。さて、この結論は、正しいでしょうか。

まず､何を「強い」とするかが問題です。戦闘力のことか､生命力のことかで結論は違ってきますし、同じ戦闘力でも、様々な観点から考える必要があります。確かにクワガタのオスには強大なアゴ（はさみ）があるので、一つの角しかないカブトムシは不利ですが、脚力は断然カブトムシのほうに分があるそうです。アゴ（はさみ）だけに目を奪われてはいけません。実際、樹液をめぐるスズメバチとの戦いでは、クワガタは樹から落とされますが、カブトムシはびくともしないので、この場合はカブトムシのほうが強いと言えます。

戦闘力というと、オスの場合しか考えないのでは不十分です。メス同士の戦いでは、クワガタのメスはとても小さいので、オスと体格があまり変わらないカブトムシのほうが強いと思われます。

一方、生命力では、寿命がカブトムシでは３カ月、クワガタでは２～３年ですが、長生きが生命力の強さのすべてかというと、そうでもないかもしれません。怪我を負ったあとに自分でその傷を治す自然治癒力などもありそうです。

ここまでの「強さ」の概念の違いを下のようにまとめました。

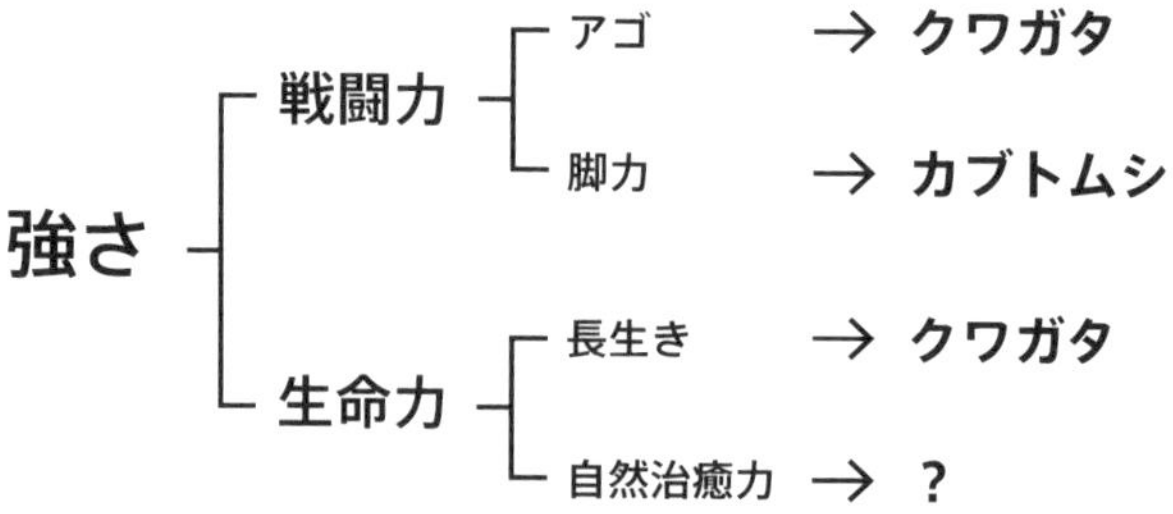

「強さ」を「戦闘力」ととらえて、「強いアゴを持つクワガタのほうがカブトムシより強い」と筋道を立てて考えることを、論理的思考と言うなら、「強さ」を多角的にとらえて様々な観点から考えることを批判的思考と言います。探究を通してリサーチすることで、私たちが抱きがちな「強いアゴを持つクワガタのほうがカブトムシより強い」という固定観念を壊し、様々な見方、とらえ方があるということを知ることができるようになります。

Chapter

4

発表する技

Chapter 4 発表する技

他者との対話は人間の成長と密接な関係を持っています。人間の成長とは、自分の殻を破ることにほかなりませんが、自分の力だけでは、自分の殻はなかなか破れません。しかし、他者との対話は、多様な視点や切り口を学ぶチャンスでもあります。自分の不足している部分を知ることとなり、思ってもみなかった方向へ導いてくれます。

発表は､他者との対話の最たる場面です。発表は決して一方通行ではありません。発表では聞き手からの意見を素直に受け止めるようにすると、大きな発見が得られます。

しかし、実は発表の前から他者との対話は始まっています。発表用の資料を作ったり、論文を書いたりする際には、聞き手や読み手を意識する必要があるからです。自分が想定する聞き手や読み手のことを｢自己の中の他者｣と呼んでおきましょう。この自己の中の他者と「こう書くと、後輩は自分の意図を間違ってとらえてしまうかもしれない」「こう説明すると、初対面の相手には伝わりにくいかもしれない」というように、客観的に対話するのです。相手が、先輩や後輩だった場合、説明に使う用語や表現に気を遣います。難しい説明は避け、かみ砕いて説明するほうがよいこともあります。相手が十分その分野の知識を持っている場合、このような配慮は必要ありません。このように自己の中の他者との対話を増やせば、発表の質を高めることができます。

自己の中の他者との対話を繰り返し、発表の準備が整ったら、誰かに説明してみることを勧めます。実際の他者を目の前にして、うまく説明できなかった部分や相手に伝わらなかった部分が、自分の理解の足りない部分です。聞き手には、自分の説明に突っ込みを入れてもらうようにお願いしておきます。その後、聞き手のアドバイスを受けて、説明の仕方の修正や内容の追加などを行います。このアドバイスが、自分を磨きます。そして、そのアドバイスをうまく活用してください。数多くの練習の機会を設け、実際に多くの聞き手から意見をもらうことができれば、自己の中の他者をさらに育てることもできます。

準備の一つとして、発表用原稿を作ることもあるかと思いますが、それは発表内容を構成するためのものであって、実際の発表の場面では、使用しません。発表は原稿を読む一方通行の伝達ではなく、双方向のコミュニケーションによって成り立ちます。聞き手を見て、表情豊かに語りかけることが基本です。この姿勢が、発表を聞いてくれる人への最低限の礼儀であり、相手から有益な助言を引き出すことにもつながります。自分が伝えたいことが十分に伝わるよう入念な準備をしましょう。

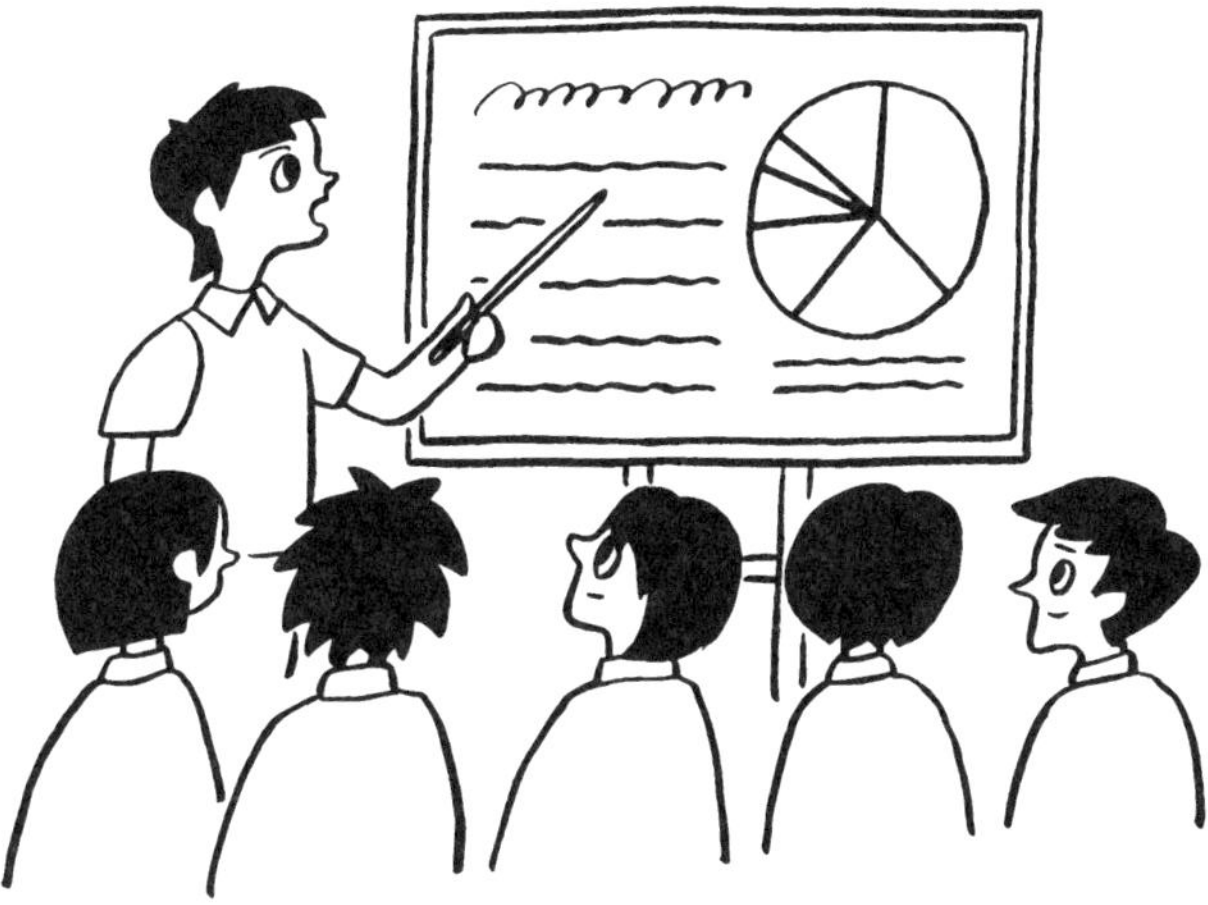

1 発表の種類

発表には様々な形式があります。教室などに集まった人に講演のように話す一斉形式と、壁やパネルなどに紙を貼り、聞き手が発表者の前に集まるたびに説明を行う個別形式とに大きく分けられます。

どのような場所で、何人に向けて発表しなければならないのか、発表時間はどのくらいあるのかを事前に把握し、十分に準備をして発表に臨むようにしましょう。

＞事前準備

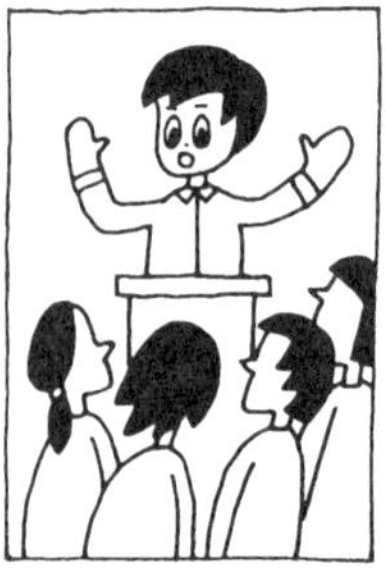

4、5人のグループ

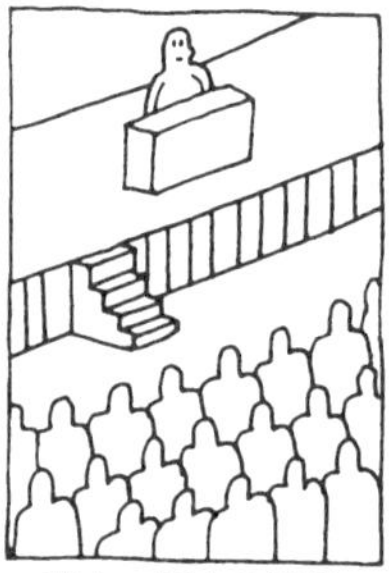

数十～百人の発表

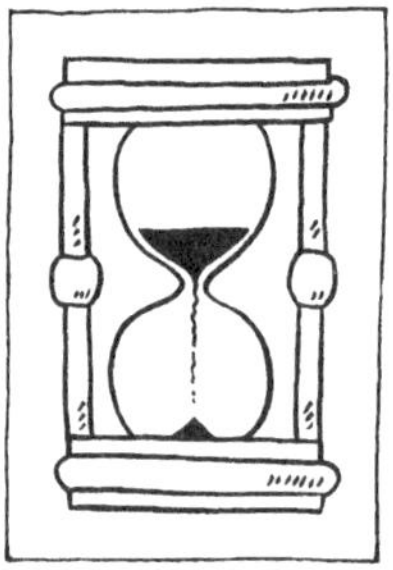

10分

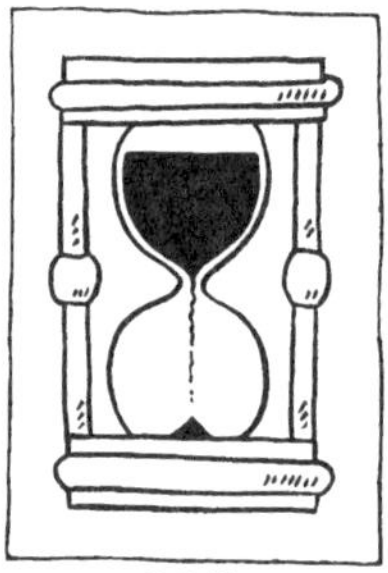

30分

どのくらいの規模の発表か
話す対象は誰か

発表時間はどのくらいか

スライド

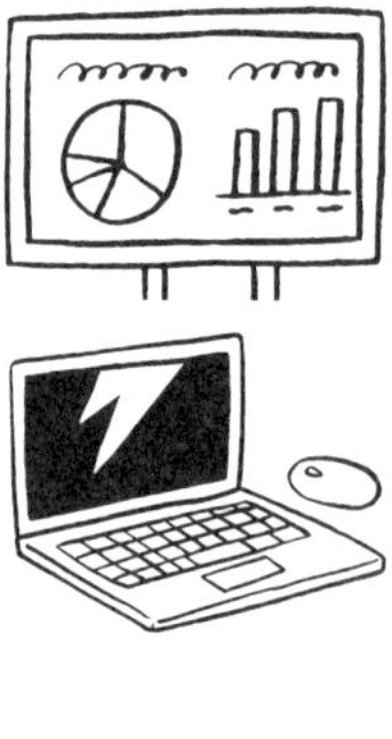

黒板・ホワイトボード

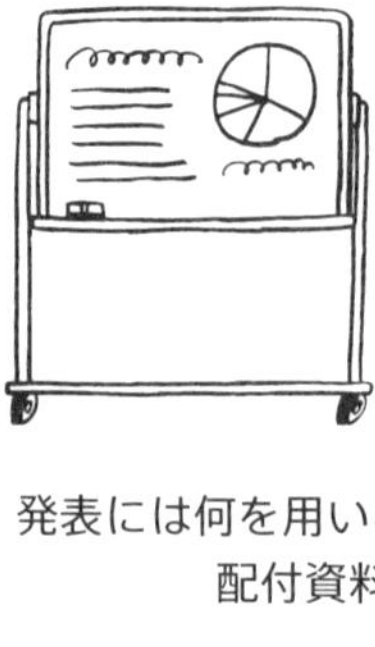

ポスター

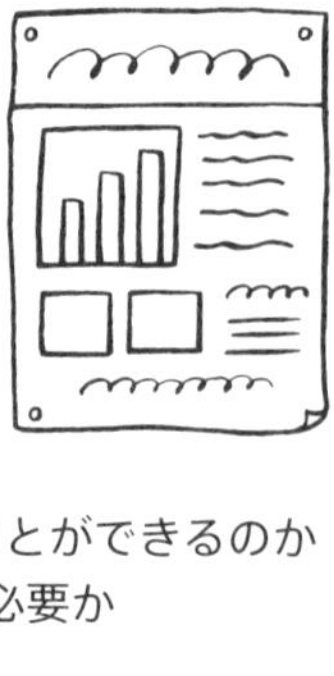

映像

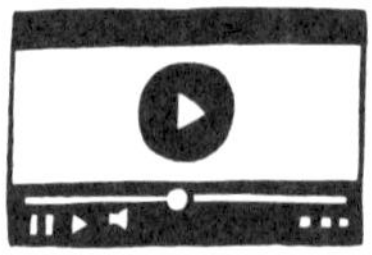

発表には何を用いることができるのか
配付資料は必要か

＞発表の形式

発表は聞き手とのコミュニケーションですので、相手の反応を見ながら話します。実物を見せたり、実際に体験してもらったりすると、説得力のある発表ができることもあるので、伝えたい内容によって工夫しましょう。

対面形式

・口頭発表（教室や会議室などで発表）

同じ空間で多くの人に一斉に話をすることができます。

・ポスター発表

壁やパネルなどに紙を貼り、聞き手が発表者の前に集まるたびに説明を行う発表形式です。聞き手と発表者の距離が近いので、気軽に質問や意見交換を行うことができます。

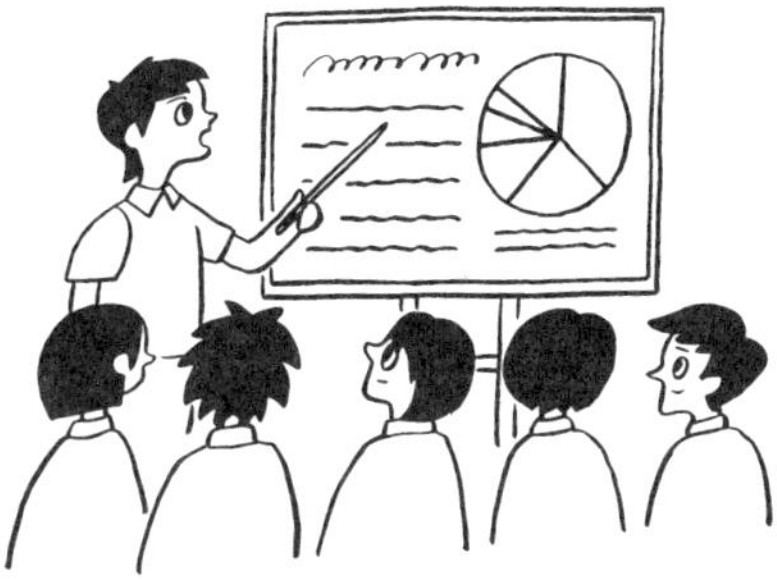

オンライン形式

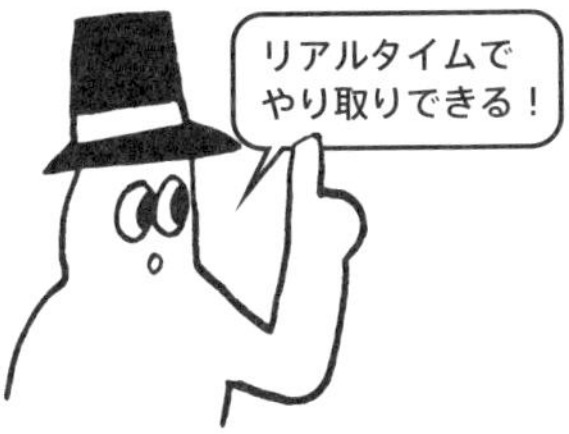

・ライブ発表（Zoom、Google Meet、Microsoft Teams など）

オンラインで、決まった時間に発表を行ったり、聞いたりする発表形式です。特定の場所に集まらなくても、発表を共有することができるので、離れた場所にいる人やより多くの人と発表し合うことができます。自分の分身であるアバターで参加するバーチャル会場形式の発表会もあります。

・オンデマンド発表（YouTube、Vimeo など）

発表者が発表動画などを一定期間配信することで、聞き手は自分が好きなときに発表に参加することができる発表形式です。質疑は配信期間中にオンラインで行ったり、コメントを残したりしてやり取りします。発表期間内であればいつでも参加できるため、興味のある発表をすべて視聴することができます。

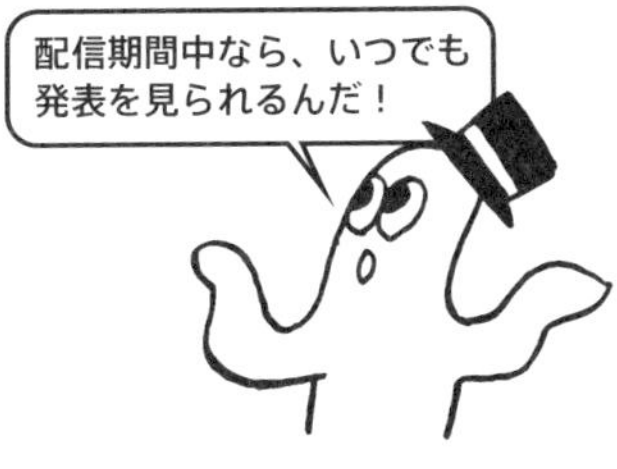

2 発表資料の作成手順

発表資料を作成する際には、まず全体の構成を考えながら、箇条書きのみで全スライドを書きます。文字のみで一通り書き終えたら、ビジュアル化し、色やデザインの調整を行うようにします。スライドを使用すると、話の流れに応じて、入れ替えも簡単です。

＞資料作成の流れ

1	箇条書き	箇条書きのみで全ページを埋め、全体の構成を考える
2	ビジュアル化	数値や重要なキーワードを図式化して、強調する
3	色・デザインの調整	すべて完成したあとに、文字の色やデザインを調整する

＞箇条書き

そのスライドで何を説明するか、簡潔にテキストで記します。写真、図、グラフなどを入れるところには、メモを書いておきます。このように、まずは文字だけで全ページの構成を考えます。

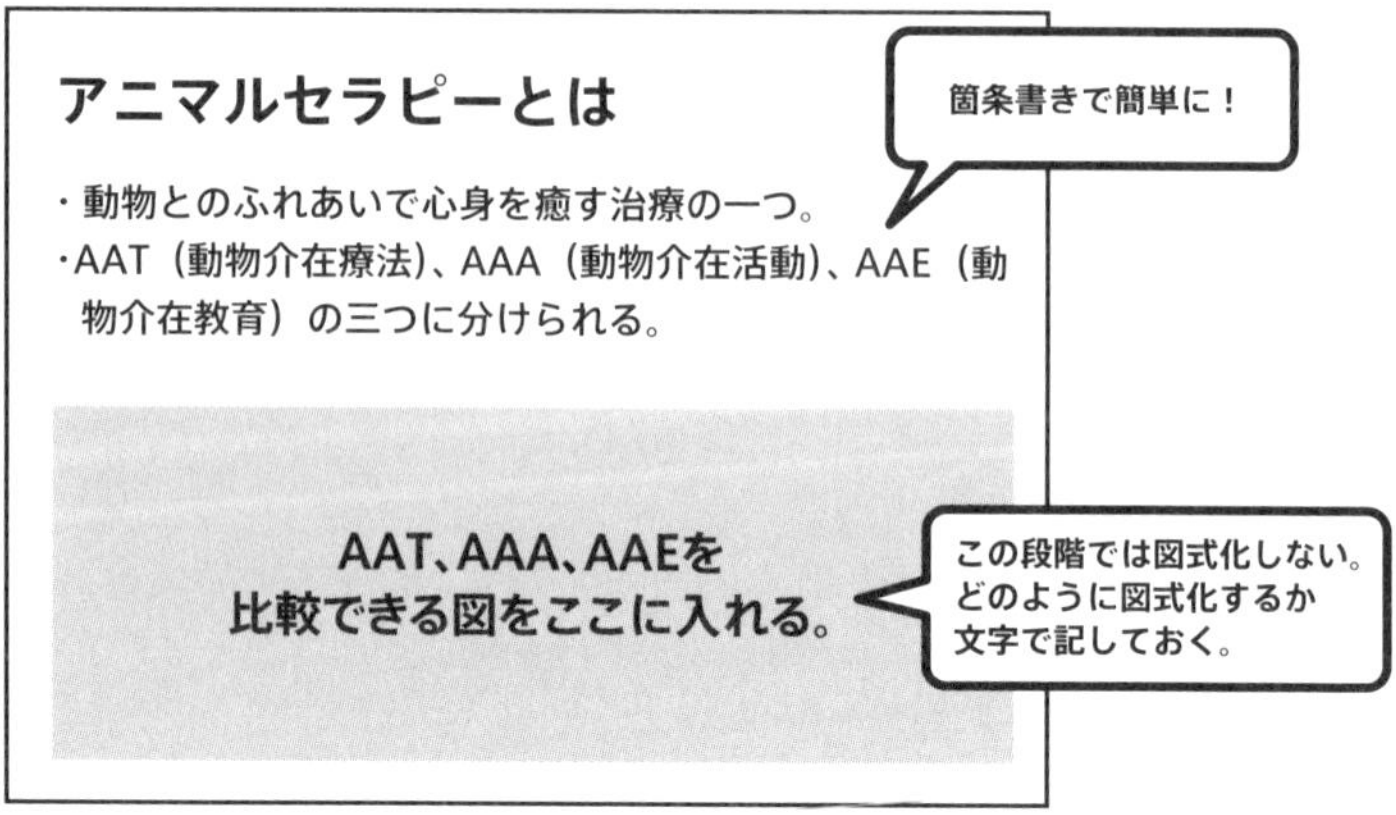

>ビジュアル化する

数値や重要なキーワードを、配色やデザインを工夫しながら図式化して強調します。

Before

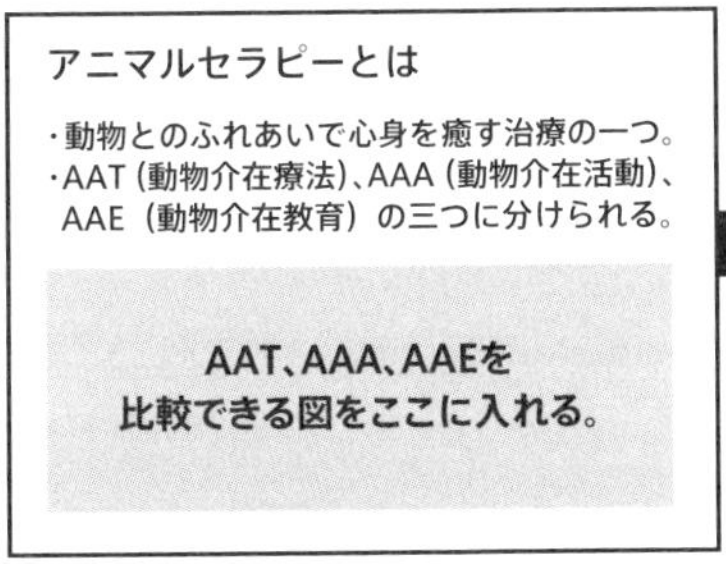

After

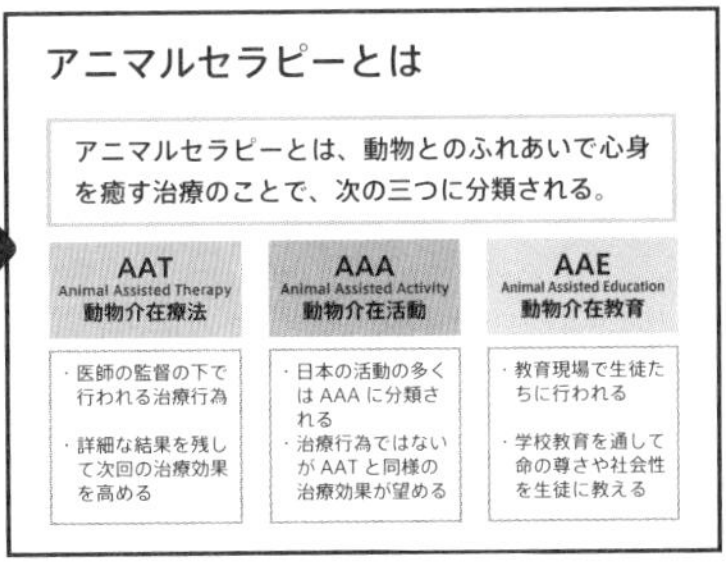

Before

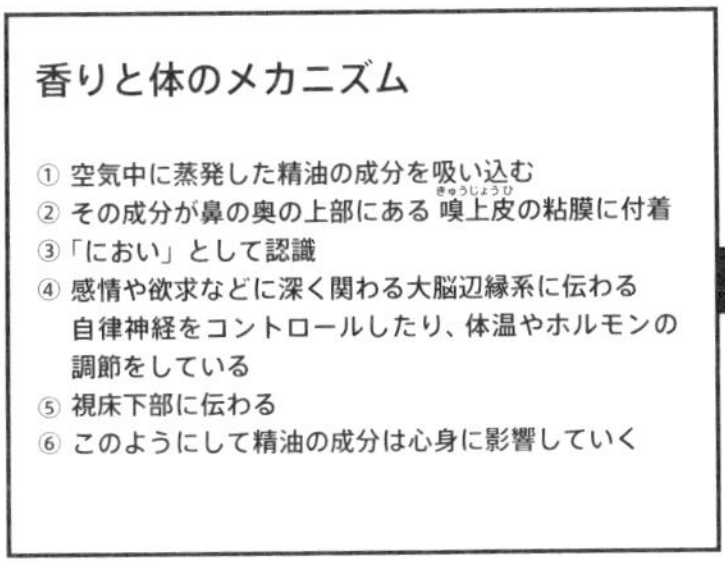

After

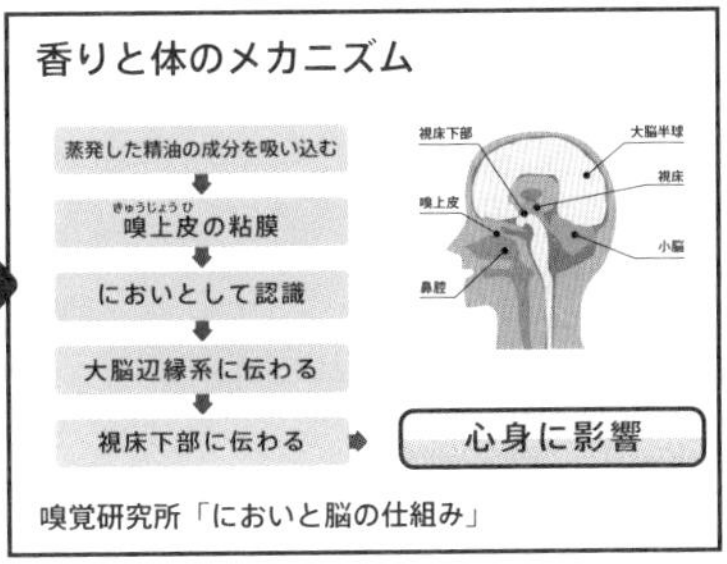

>色・デザインの調整

すべてのスライドの色・デザイン・フォントを調整し、スライド全体に統一感を出します。空白を工夫するだけでも、見やすさがアップします。

Before

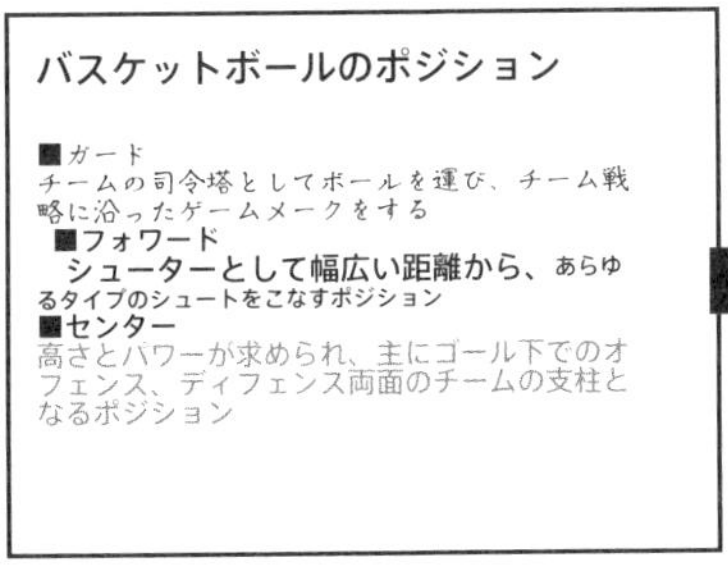

After

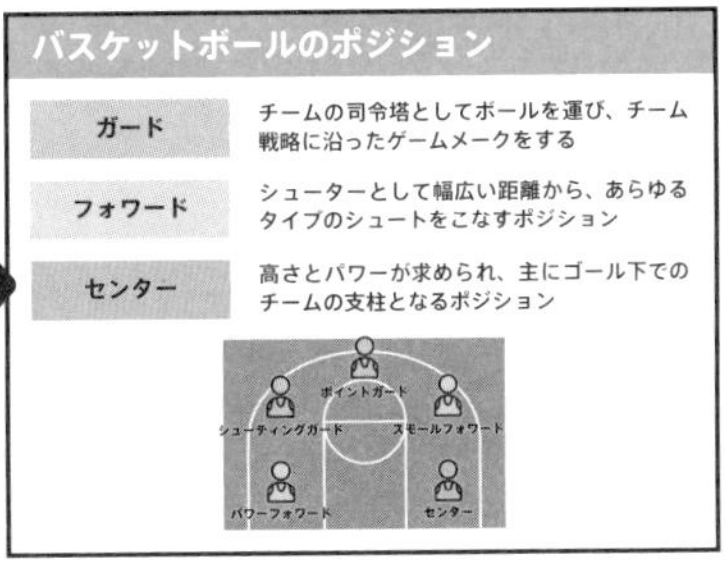

3 効果的なスライドの作成

見やすさ（読みやすさ）、わかりやすさ、美しさを意識して情報を図式化すると、相手にわかりやすく伝えることができます。自己満足で無駄に装飾したり、欲張って情報を詰め込みすぎたりしないようにしましょう。

＞色づかい

色を使い過ぎると見にくくなります。3 色以内にすると統一感のあるスライドになります。

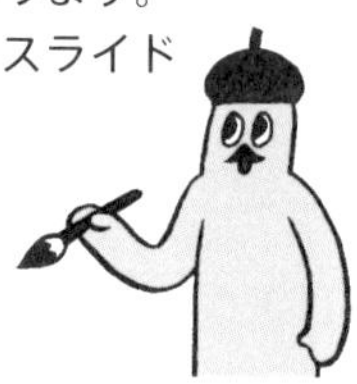

よくない色づかい

①誰でも読みにくい
・白＋黄色
・白＋淡いピンク

②人によっては見分けにくい
・緑＋赤
・オレンジ＋ピンク
・紫＋茶

＞要点をまとめる

スライドには文字をだらだらと書くのではなく、要点をまとめます。話すこととスライドで見せる内容を切り分けながら、箇条書きにしましょう。スライドは発表原稿ではありません。

NG

堀辰雄『風立ちぬ』

宮崎駿監督の映画『風立ちぬ』の人気により、再び脚光を浴びているのが堀辰雄の『風立ちぬ』である。堀辰雄の『風立ちぬ』は「序曲」「春」「風立ちぬ」「冬」「死のかげの谷」の 5 章からなっている。晩夏に出会った二人は、春になると美しい自然に囲まれたサナトリウムにて転地療養する。各章のタイトルが示すように、季節の変化とともに支えあって生きる二人の関係が描写されていく。なお「風立ちぬ　いざ生きめやも」は、ポール・ヴァレリーの詩『海辺の墓地』の一節 “Le vent se lève, il faut tenter de vivre” を堀辰雄が訳したものである。

➡

GOOD

堀辰雄『風立ちぬ』

◆構成
1 章　序曲
2 章　春
3 章　風立ちぬ
4 章　冬
5 章　死のかげの谷

「風立ちぬ　いざ生きめやも」
“Le vent se lève, il faut tenter de vivre”
ポール・ヴァレリー『海辺の墓地』

＞適切な箇所で改行する

スライドでは、言葉の区切りにも気を配りましょう。区切りがよいところで改行すると読みやすくなります。

改行調整のポイント

・単語の途中で改行しない
・文末の数文字だけを残して改行しない
・表現や言い回しを変えて改行の位置を変える
・フォントサイズを変更する
・テキストボックスの大きさを調整する

NG

AAE
Animal Assisted Educati
on
動物介在教
育

・教育現場で生徒
たちに行われる

・学校教育を通し
て命の尊さや社
会性を生徒に教
える

➡

GOOD

AAE
Animal Assisted Education
動物介在教育

・教育現場で生徒たち
に行われる

・学校教育を通して
命の尊さや社会性
を生徒に教える

＞流れを伝える図

図形は、幅やサイズ、フォントをそろえると見やすくなります。強調したい部分を厳選して色やフォントを変えましょう。

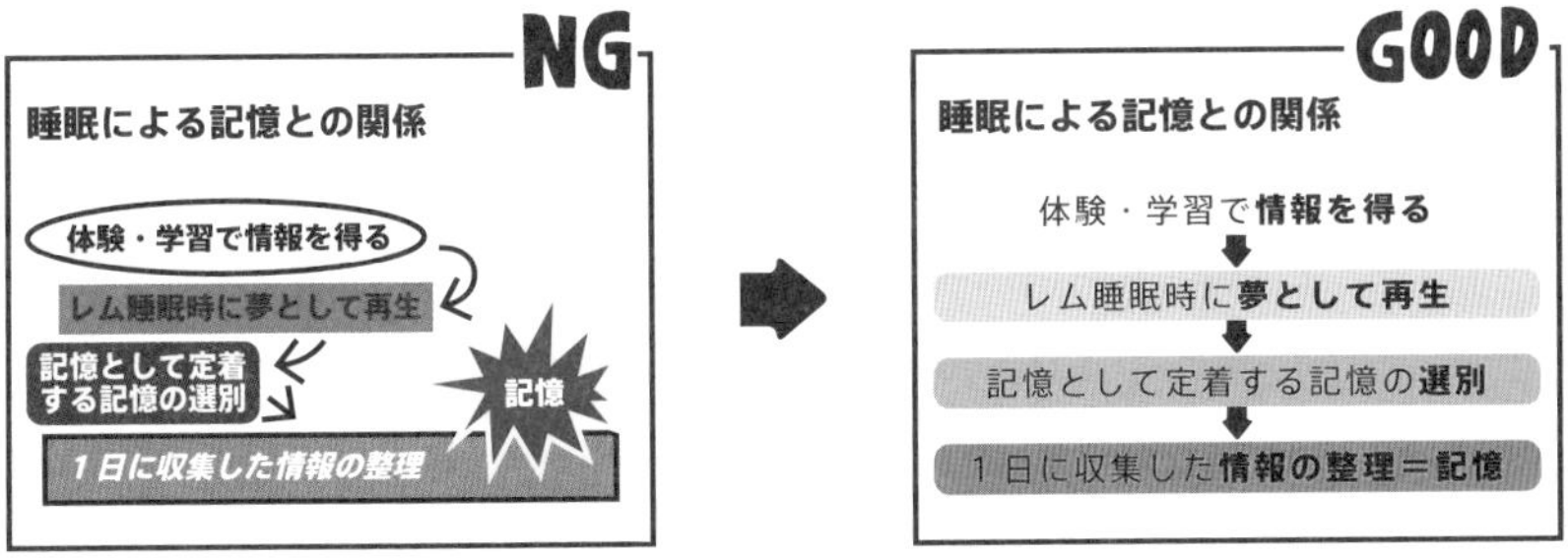

＞図を背景にしない（文字が見づらい）

特に印刷すると見づらくなるため、背景には色や図を入れないようにします。

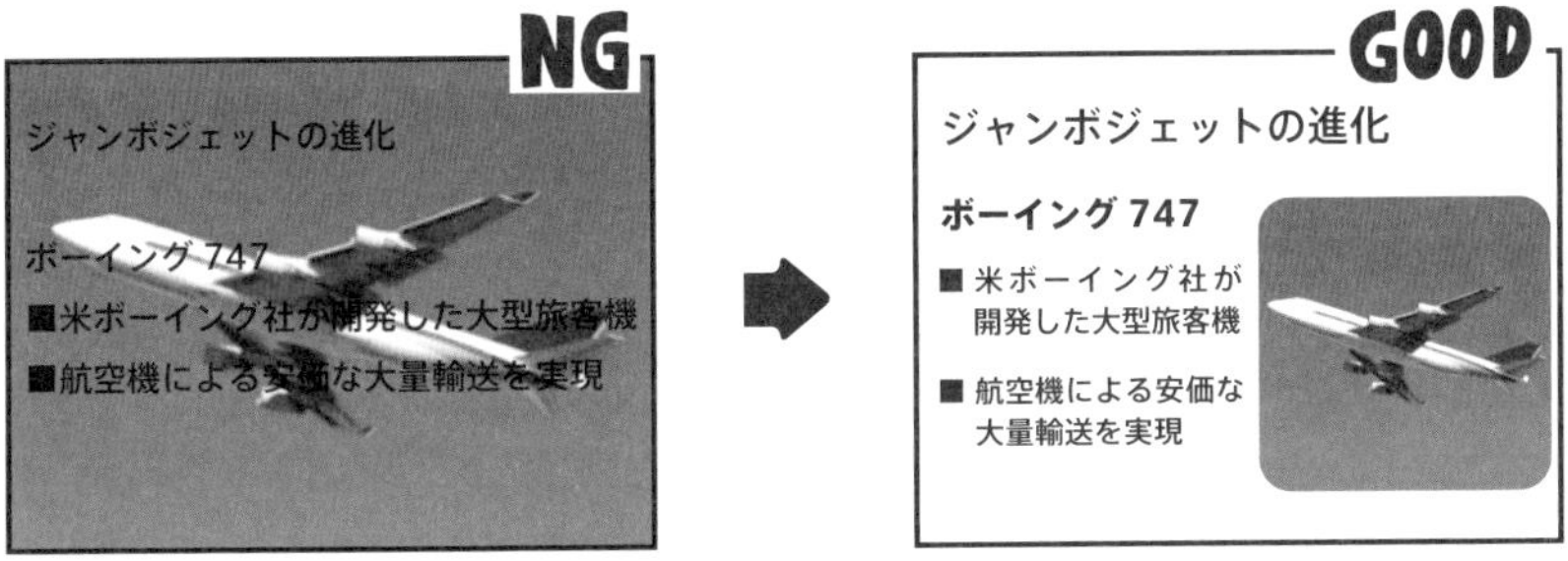

＞図の種類・縦横比の統一

解像度の低すぎるもの、他の画像と雰囲気の違うものはなるべく使用しないようにしましょう。サイズを変更する場合、縦横比を保持しないと画像がゆがみます。

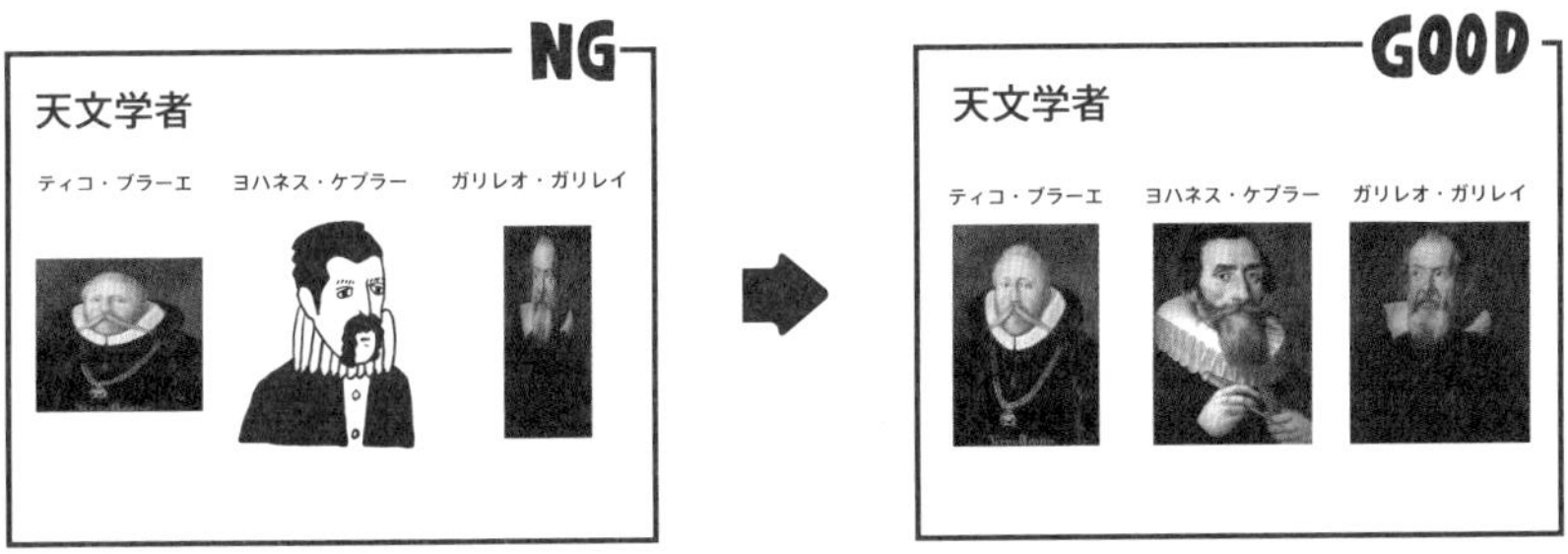

4 表・図式化でわかりやすく

全体像や関係性を把握しにくい事柄でも、図式化して説明するとわかりやすくなります。特にプレゼンテーションでは、発表時間が限られていますので、表や図を効果的に用いて伝わる表現を心がけましょう。

＞表の利用

NG

三大工業地帯

■京浜工業地帯
東京都、神奈川県
製品出荷額：26 兆 4195 億円
■中京工業地帯
愛知県、三重県
製品出荷額：60 兆 2425 億円
■阪神工業地帯
大阪府、兵庫県
製品出荷額：34 兆 5443 億円

「日本国勢図絵 2021/22 年度」より作成

GOOD

三大工業地帯

工業地帯	都府県	製品出荷額
京浜工業地帯	東京都 神奈川県	26 兆 4195 億円
中京工業地帯	愛知県 三重県	60 兆 2425 億円
阪神工業地帯	大阪府 兵庫県	34 兆 5443 億円

「日本国勢図絵 2021/22 年度」より作成

＞図の利用

GOOD

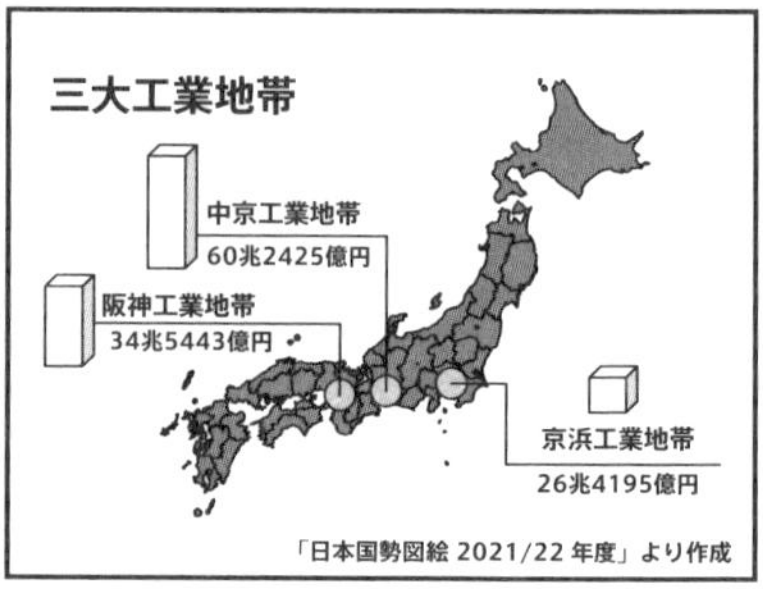

＞関係性を伝える図

NG

○○学園ネットワーク

生徒·家庭·学校をつなぐネットワーク

生徒から先生に課題の提出や、質問ができ、保護者からは学校への欠席連絡が出せる他、学校行事の様子を写真や動画で確認できる。学校からはテスト範囲の発表や緊急連絡、保護者との相談なども行われている。

GOOD

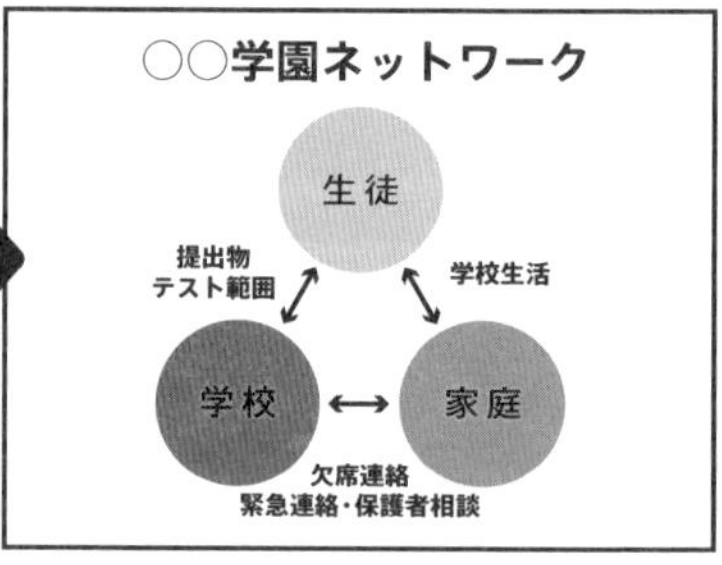

>関係性を伝える図

NG

二親等

本人又は配偶者から数えて二世を隔てた関係にある人。
本人の祖父母，兄弟，姉妹，孫およびその配偶者。また，本人の配偶者の祖父母，兄弟，姉妹。二等親。

GOOD

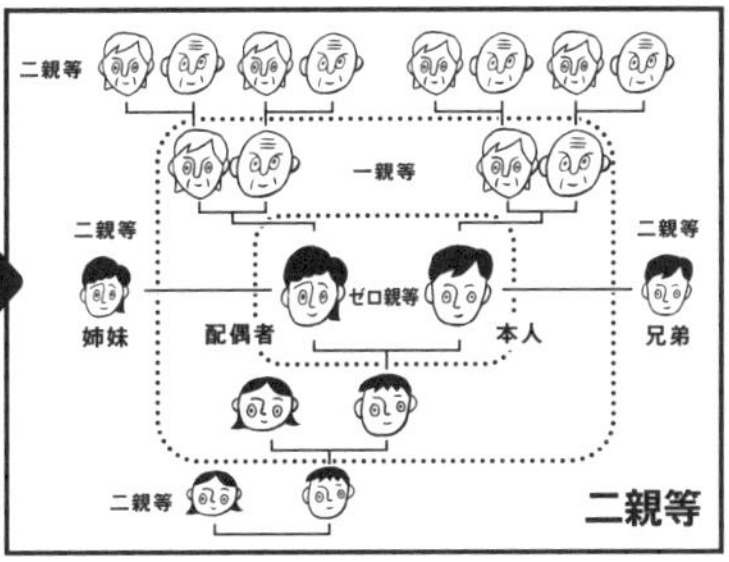

>階層を表す図

NG

DIKW モデル

- Data（データ）
- Information（情報）
- Knowledge（知識）
- Wisdom（知恵）

GOOD

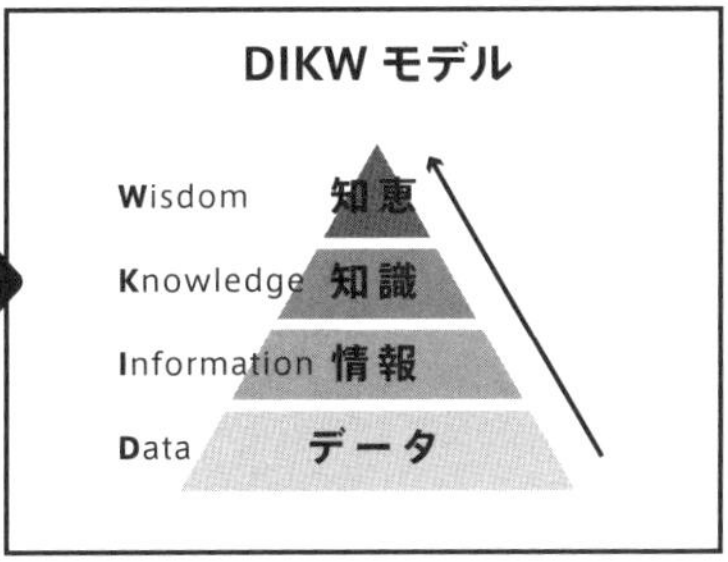

>その他の図式化

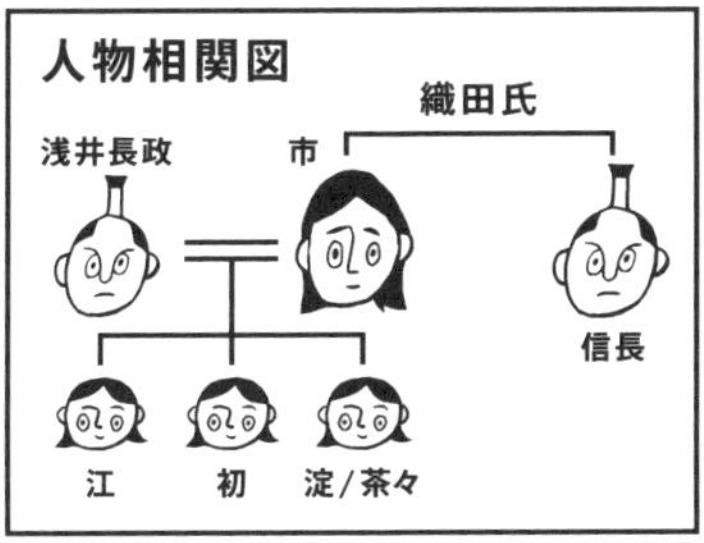

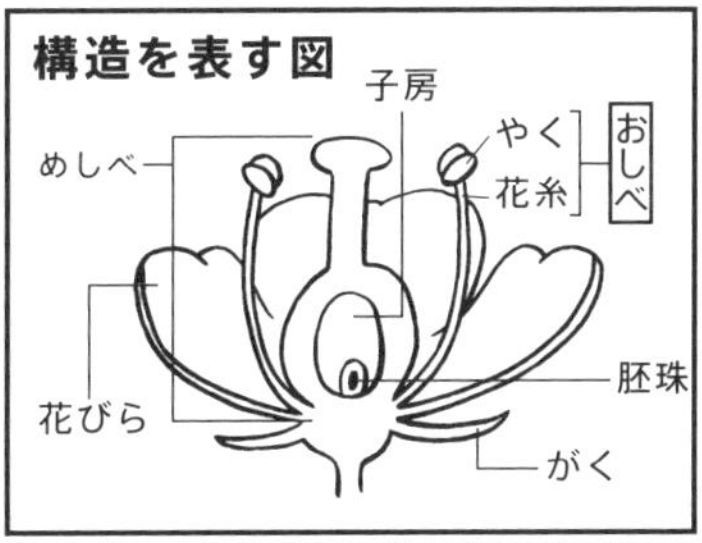

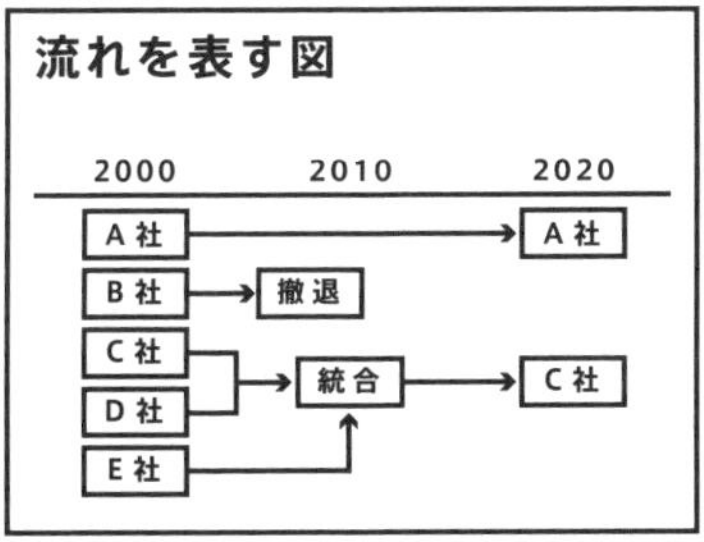

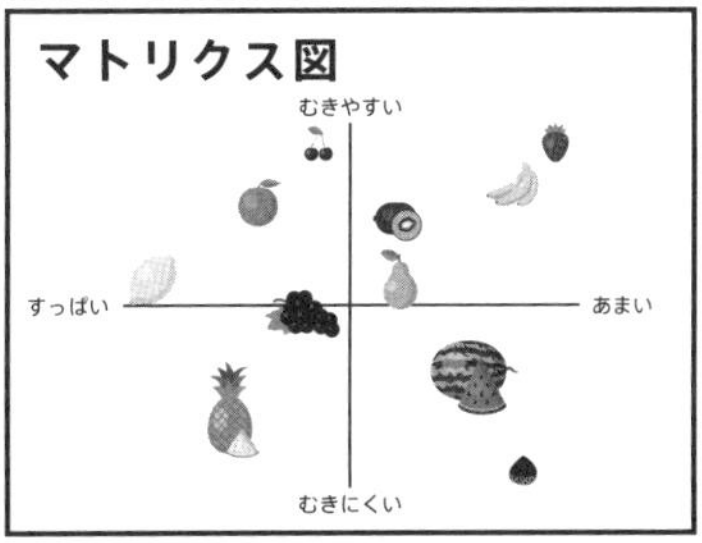

5 表・グラフの書き方

統計や実験結果は、論文や発表の重要な根拠となります。わかりやすく見栄えのよい表やグラフにして、説得力のある資料作成を心がけましょう。

＞表の書き方

シンプルにわかりやすく表現しましょう。列や行の幅、文字サイズなどそろえられるところはそろえます。

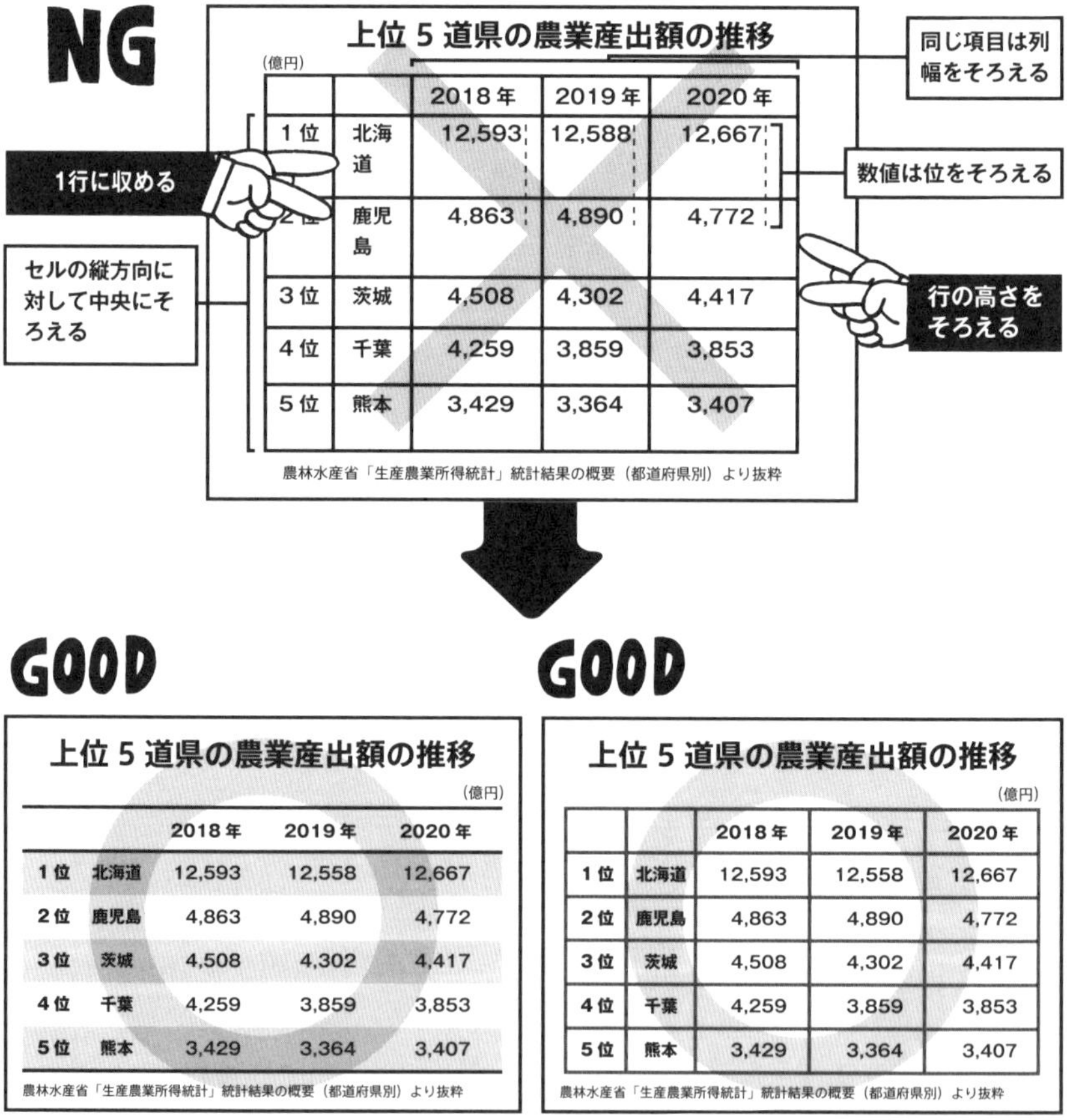

余計な線を減らし色を付ける

配置と幅をそろえる

＞グラフの書き方

色に頼らない、ぱっと見てわかるデザインを考えてみましょう。

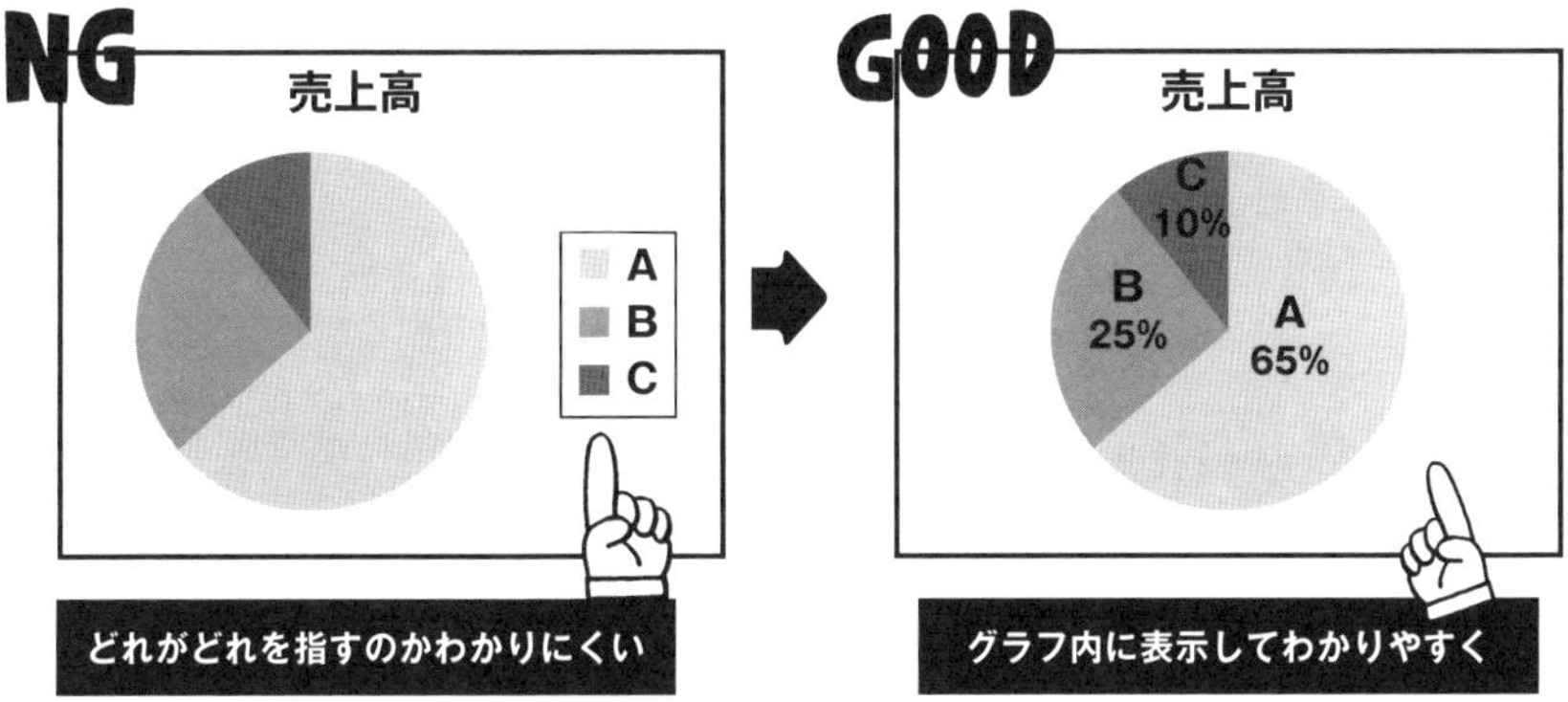

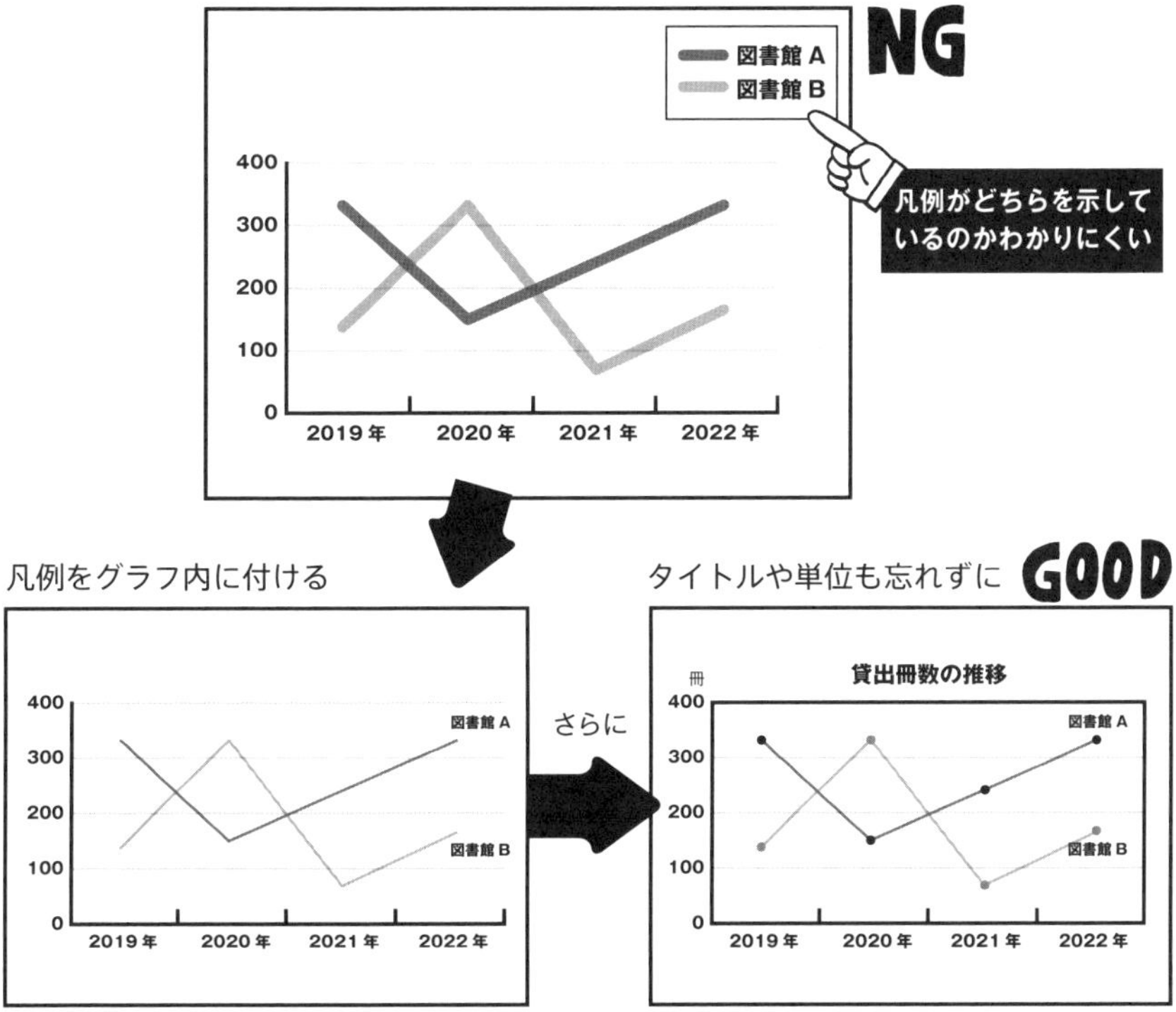

6 発表の仕方

発表者は、自分の意見が参加者に的確に伝わるように、どのように発表すればよいのか丁寧に準備をします。発表が好きではないという人も練習を重ね、不安を取り除いておきましょう。練習を重ねれば、必ず上達します。

＞身だしなみと発表姿勢

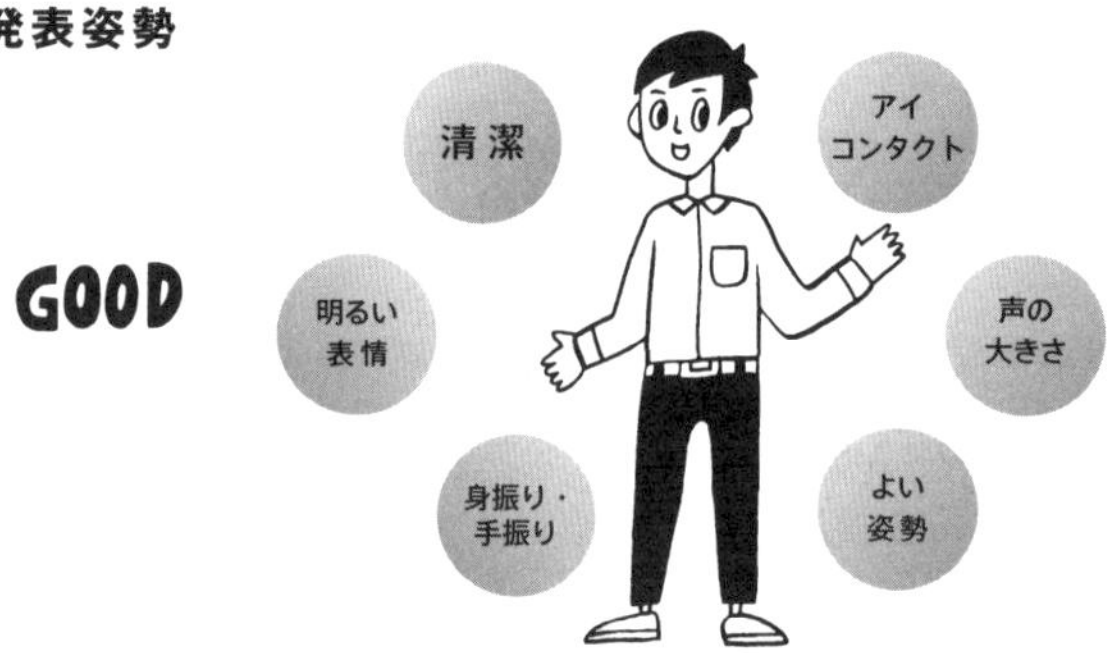

＞声の出し方

大きな声ではっきり話すことが大切です。口先だけで話すのではなく、最後列の人にも伝わるようにおなかから声を出すようにします。

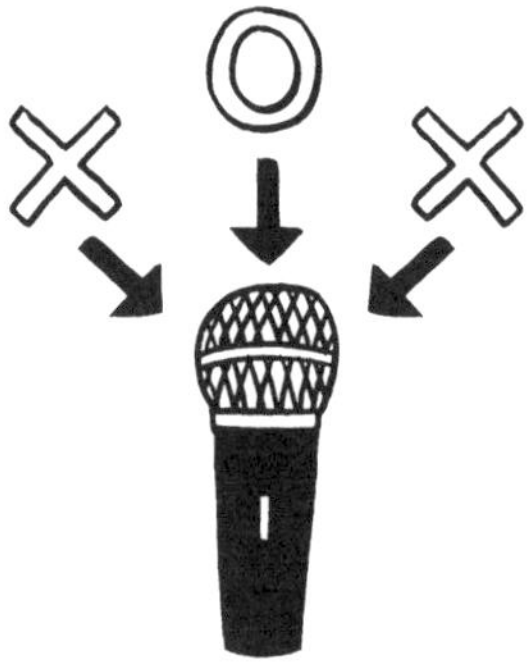

＞マイクの使い方

広い会場の場合には、マイクを使用します。マイクから口を離しすぎたり、近づけすぎたりしないようにしましょう。

＞アイコンタクト

アイコンタクトは重要です。発表は聞き手がいてこそ成立するもので、相手の反応を確認しながら話をします。慣れないときは、「Z」や「の」の字を描くように視線をゆっくりと動かすようにしましょう。

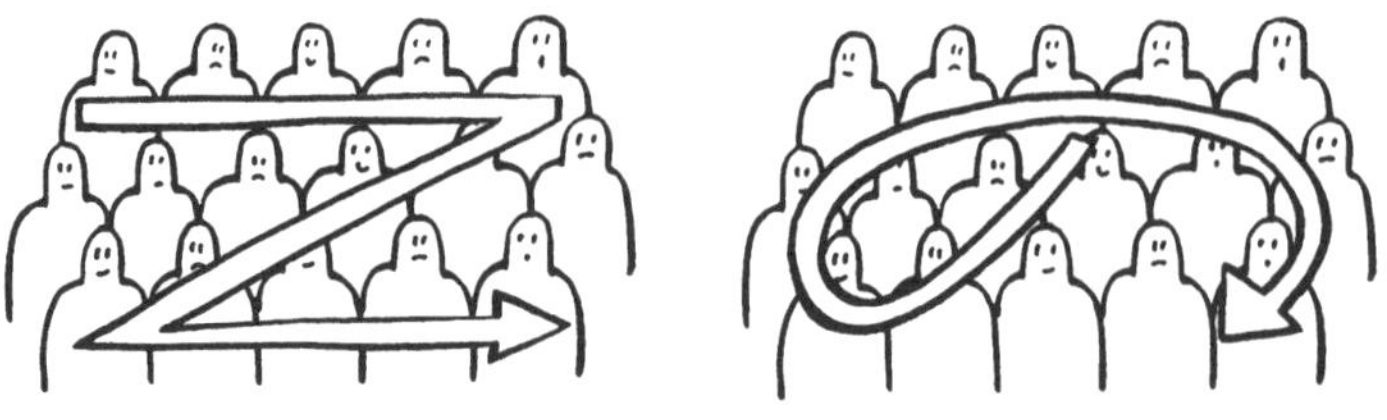

＞質疑応答

発表の最大のメリットは、聴衆からの反応を直接受けられることです。発表時間は、発表後に質疑応答の時間も取れるように考えておきましょう。発表形式によっては、発表しながら質疑応答を取り入れることもできます。

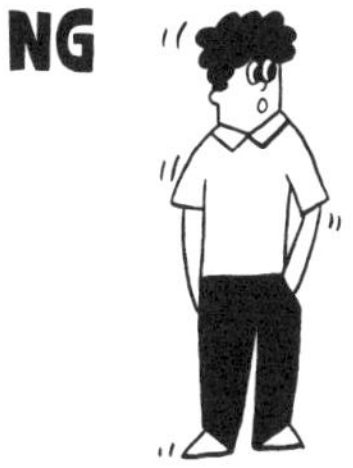

フラフラ

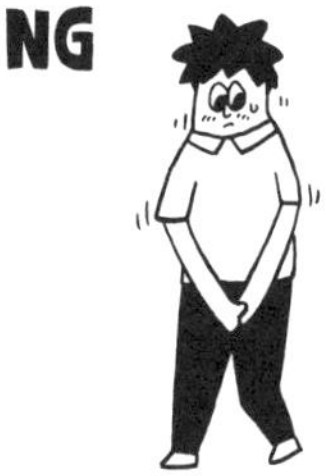

ぼそぼそ もじもじ

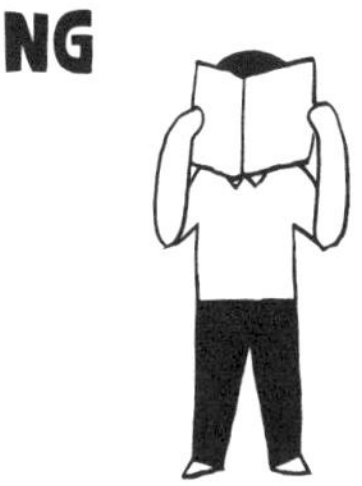

原稿見すぎ

＞発表の緊張を和らげるには

「大きい声が出せない」「緊張して頭が真っ白になる」「脈が速くなって息が吸えなくなる」「どんどん早口になる」などと緊張してしまう人は、事前に大きな声を出してみるなど、発声練習をしておくのもよいでしょう。

1）体の状態を意識する

・重心を決めてふらつかないように立とう
　→おへその下の丹田が地球に引っ張られているような感覚
・楽に呼吸できるように体をほぐそう

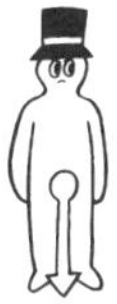
丹田（たんでん）から地球に
引っ張られている感覚でしっかり立つ

2）呼吸を意識する

・「口から吐いて鼻から吸う」を繰り返そう
・吸うより吐くことを意識しよう
　→緊張すると息を吸うことに気を取られ吐けなくなる

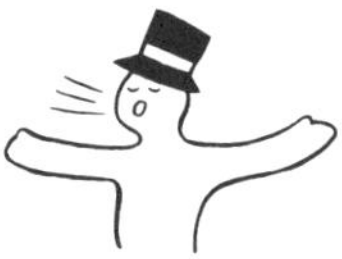
ゆっくり鼻呼吸

3）声をボールにして相手にパスするイメージを持つ

・声を届けたい相手を見よう
　→相手を見ないで届けるノールックパスは難しい
　→原稿やポスターばかりを見ない

4）「伝えたい」という意識を持とう

・聞き手を見て、明るいトーンで話そう
・聞き手が情報を整理できる速度で話そう
・聞いてくれてありがとうという気持ちで話そう

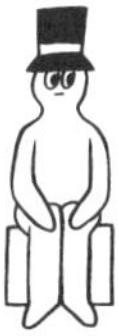
膝に手を置いて温める

7 伝わるプレゼンテーションの組み立て方

伝わるプレゼンテーションには法則があります。そして、何より大切なことは「相手に伝えたい」という気持ちです。

伝わるプレゼンテーションの構成

わかりやすい説明にするためには、全体像から詳細へ、重要度の高いものから低いものへ、相手の知っていることから知らないことへを基準に組み立てます。

1. つかみ：発表の冒頭で相手の気持ちをつかむ

相手に聞いてもらうには、発表の冒頭で「この発表をもっと聞きたい！」と興味を持ってもらうことが肝心です。たとえば問いかけや自分の経験、興味深い話などで引き付けましょう。

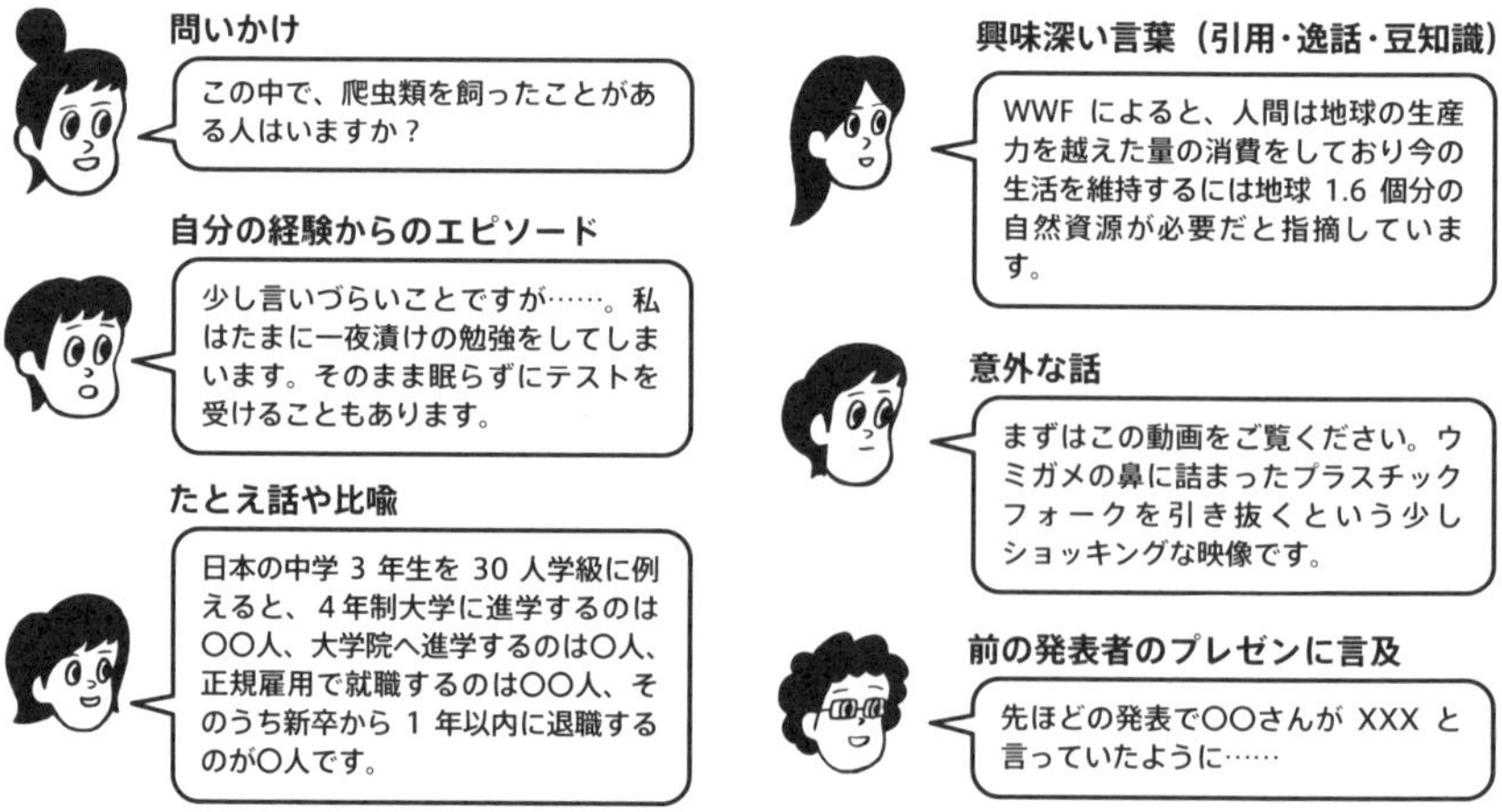

2. 研究動機（目的）

どうして、その論題（問い）を設定したのか、その論題（問い）に興味関心を持ったきっかけを伝えます。

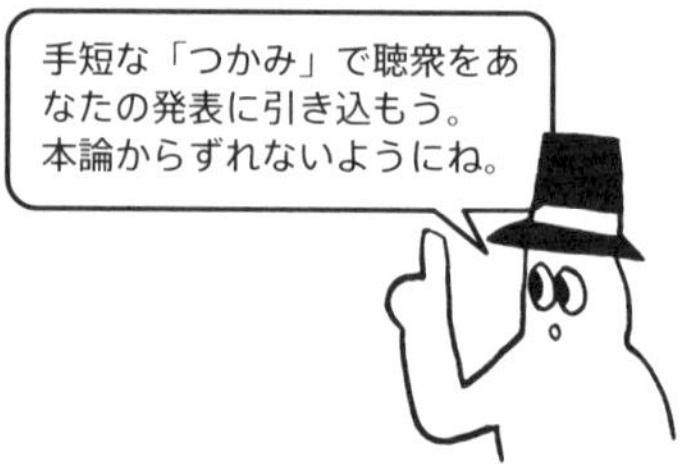

3. 論題（問い）と結論

論題（問い）と結論を伝えます。

4. 基本知識・問題の背景

初めて聞く人でもわかるように、プレゼンの目的、重要語句の定義や専門用語の説明、その問題が生じた背景など、あなたの研究の前提となる情報を先に提示し、説明のための共通基盤を作ります。

5. 根拠と裏付け

最初に述べた結論（主張）にどうして達したのか、根拠と裏付けを説明する最も重要なパートです。

6. 結論（主張）

結論（主張）や研究のまとめ、お礼だけでなく、印象的な言葉や行動を促す呼びかけで締めくくると、なお魅力的な発表になります。

流れとボリュームのイメージ

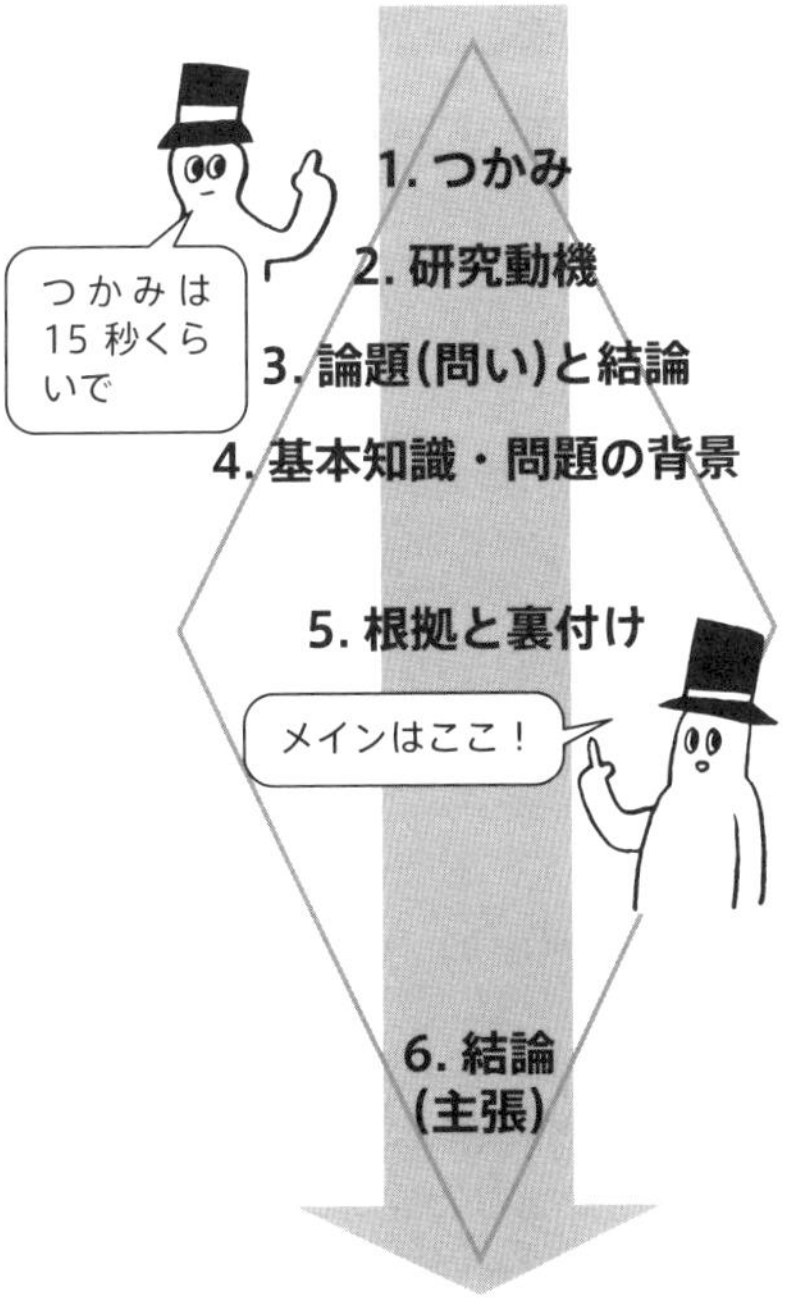

・印象的な言葉

「最後に、フランスの哲学者デカルトの言葉を紹介して終わりにします。『良い本を読むことは、過去の最も優れた人々と会話するようなものだ』。みなさんも、読書で優れた人々との会話を楽しんでください」

・行動を促す呼びかけ

「このように、選挙権は幾多の困難の末に勝ち得た大切な権利なのです。投票できるようになる『18 歳』はもうすぐです。どの政党に投票すべきなのかを考える材料になる『ボートマッチ』をぜひ試してみてください」

「スマホをついつい触ってしまうという人は、今日から画面をグレースケールに設定してみてください。すぐに効果を実感できるはずです」

・スピーチの最初の話題を呼び起こす

「つまり、私が一夜漬けの勉強でも案外点数が取れる気がしたのは間違いではなかったのです。しかし長期的な記憶はできないという罠が潜んでいます。むしろ短期的に点数が取れてしまうことが一夜漬けの最大の問題なのです。みなさんは長い目で見て、正しい選択をしてください」

＞伝えたい情報を絞り込み、不要な情報は説明しない

発表に慣れていないと、研究したことを漏れなく説明してしまいがちですが、全部を話すと聴き手は混乱してしまいます。あなたの研究で最も伝えたいことは何なのか、どのような構成にしたら相手に伝わるのか、不要な情報は思い切って削除して伝えるようにしましょう。

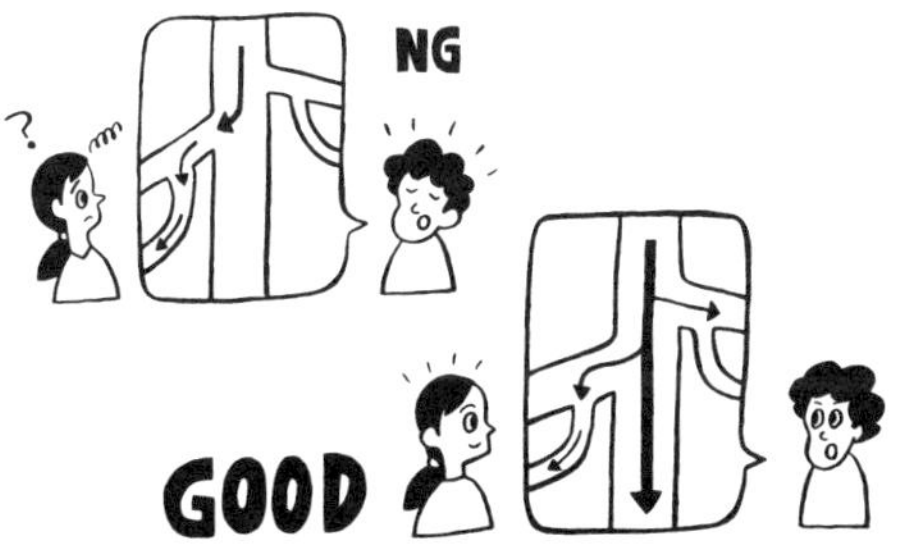

8 発表の準備とリハーサル

発表の時間内で自分が研究してきた内容を十分に伝えられるようにするには、話す順番や重要ポイントをしっかり考え、入念なリハーサルを事前に行います。必要があれば、発表原稿を作成します。話すスピードは 1 分間に 300 ～ 350 字を目安にしましょう。一方、発表原稿を棒読みするプレゼンテーションほどつまらないものはありません。発表原稿を作成しても、原稿を見ないで発表できるように練習しておきます。十分な準備をしておくと、当日落ち着いて臨むことができます。

＞リハーサル

リハーサルは、本番同様に時間を計測して行います。会場が使用できるのであれば、機器の動作チェックも含め、本番同様に行いましょう。途中でやめず、通しで練習することを舞台用語で「ランスルー」と言います。

☑ 発表前のチェックリスト

- 発表時間は？
- 誰に？
- 配付資料は？
- 使用できる機器は？
- 何人に？
- どこで？

☑ 回答の準備

発表するときには想定される質問の回答も用意しておくようにします。回答を用意しておくことにより、落ち着いて対応することができます。

＞発表原稿例

スタート（発表タイトル・自己紹介・挨拶）

これから〇〇〇というタイトルで発表を始めます。所属 の 氏名 です。よろしくお願いします。

つかみ（手短に／ p.104 参照）

（例）みなさんは〇〇〇をご存じですか？
⇒問いかけ・個人的な経験・たとえ話・興味深い言葉・意外な話など

研究動機（目的）

(例）私は○○○ [体験など] をきっかけに○○○であることを知り、○○○なのではないかと考えました。[説明]。
(例）私は○○○から○○○ [将来の夢] になりたいと思っていて、××× について明らかにしたいと考えました。[説明]。

論題（問い）と結論

そこで、私は○○○という問いを設定しました。リサーチをもとに考察した結果、○○○という結論に至りました。これから、順を追って説明していきます。

基本知識・問題の背景

そもそも、○○○とは○○○のことで……。[専門用語や概念の説明]。
また、この問題には○○○や○○○という背景があります。[説明]。この問題において私は(×××に課題があると考え)△△△という仮説を立てました。
これらを踏まえ、○○○という結論の根拠として次の二点を考えました。

根拠と裏付け

まず、根拠の一つ目は、○○○です。○○○という資料がこの根拠を裏付けます。[説明]。この根拠には○○○という反論が考えられますが、私は○○○ということを理由にこの考えを支持しません。
次に、根拠の二つ目は、○○○です。○○○という資料がこの根拠を裏付けます。[説明]。この根拠には○○○という反論が考えられますが、私は○○○ということを理由にこの考えを支持しません。

結論（主張）

以上、二つの根拠を理由に、私は○○○という問いに対して、○○○という結論に至りました。
[説明] 参考文献はこれらを使いました。

締めくくり（手短に／ p.105 参照）

(例）……みなさんもぜひ○○○について考えてみてください。発表は以上です。
⇒行動を促す呼びかけ・印象的な言葉・スピーチ冒頭の話題を呼び起こす

質問・意見

質問や意見をお願いします。
(質問や意見を言いやすい雰囲気作り)

謝辞

これで発表を終わります。ありがとうございました。

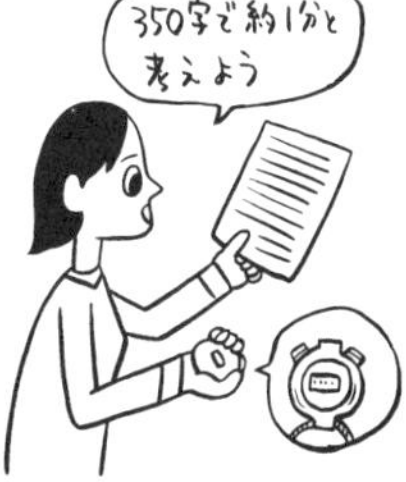

9 聞き方のポイントと発表の活かし方

発表は、発表者だけのものではありません。聞き手に多くの貴重な情報がもたらされる機会です。また、発表者は聞き手の反応に敏感です。聞き手は、発表者が気持ちよく話ができるように気配りをしながら話を聞くようにしましょう。

発表者も、発表を終えて「おしまい」ではなく、発表のあとには必ず自分の発表の振り返りを行いましょう。忘れないうちに振り返ることが大切です。

＞傾聴のスキル

話を聞くときは、「傾聴《けいちょう》のスキル」を持って聴くようにします。「聴く」という漢字のように、耳だけではなく、十四の心を持って聴くようにしましょう。

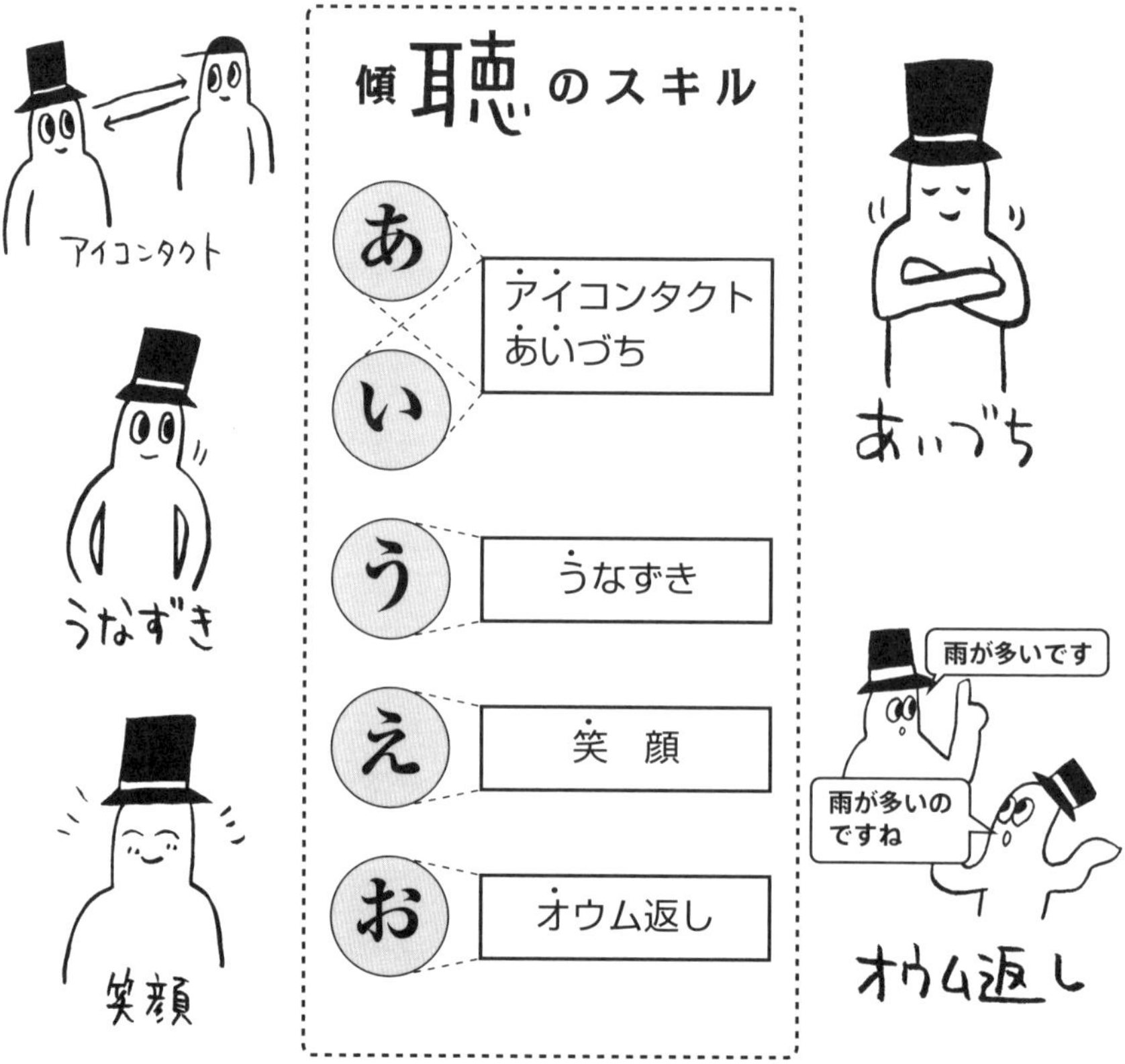

＞聞く態度

話し手は聞き手に興味を持ってもらえるよう一生懸命に発表します。聞き手は関心を持って聞くことが大切です。問いに対してどのような根拠を用意しているのか、どんな展開で発表してくれるのか、発表を楽しむ気持ちを前もって作っておきましょう。発表が終わったときにすぐに質問できるように、考えながら聞くようにします。興味があると感じる部分があったらそこをメモしたり表情に出したりするとよいでしょう。

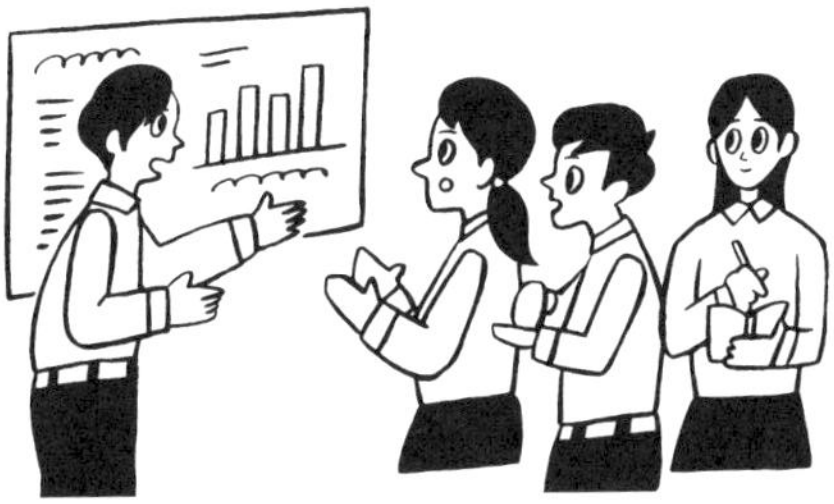

＞質問のメリット

聞き手は発表者に対して遠慮せずに質問しましょう。良い質問は発表者に気づきを与え、研究や発表の質向上につながります。また、コミュニケーションを通してお互いのモチベーションが高まり、一人では気付くことができなかった発見もあるでしょう。質問を通した双方向のやり取りが、互いの研究を深めるきっかけとなります。

＞発表の活かし方

発表において、聞き手からの質問は貴重なものです。発表者は、どのようなことを質問されたのか、発表が終わり次第、すぐに記録に残しておきましょう。質問された内容には、研究を深めるためのヒントがいっぱい含まれていて、調べ直したり、構成を練り直したりするときに役立ちます。発表を振り返り、よくできた点や改善点も書いておくようにしましょう。

＞発表の場がなくても……

発表する場がないときには、友達などに協力してもらって、一度聞いてもらいましょう。自分一人で研究を進めるだけでなく、人に説明する行為を挟むと、足りなかった部分が見えてくることがあります。

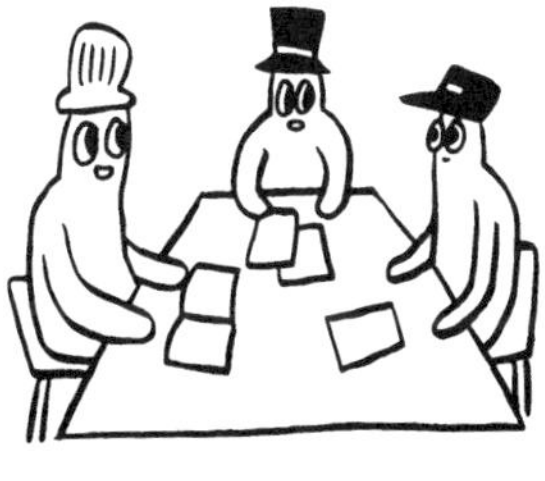

10 効果的な質問の仕方

日常会話でも、よい質問から豊かなコミュニケーションが生まれますが、発表の場面でも同様です。「恥ずかしい」「答えが返ってこなかったらどうしよう」などと不安に思わずに、まずは気軽に質問してみましょう。質問も技術なので、質問のパターンを頭に入れておくと、冷静に質問ができるようになります。発表者は聞き手の反応が気になりますので、積極的に質問しましょう。

＞「質問」の種類

話題を展開させたり、思考を深めたりするためには、クローズドクエスチョンとオープンクエスチョンをうまく組み合わせることが大切です。

クローズドクエスチョン

相手の考えや事実を明確にしたい場面などで有効

例）リンゴは好きですか？

メリット　**「はい／いいえ」「A ／ B」で答えられる**

デメリット　**答えを限定してしまう**

オープンクエスチョン

相手からより多くの情報を引き出したい場面で有効

例）どうしてリンゴが好きなのですか？

メリット　**話の幅が広がる**

デメリット　**答えに困ってしまうこともある**

＞質問の着眼点

次のポイントを意識しながら発表を聞いて質問しましょう。

1. 原因と結果の関係

【質問例】朝食には、糖以外の栄養素も含まれていると思われますが、なぜ糖だけがテストの点数を上げることになるのですか。

2. 数字の背景

【質問例】「人の第一印象の 55 パーセントが視覚で決まってしまう」とありますが、どこからその数字が出てきたのですか。

3. 具体的な例

【質問例】「スマートフォンは生活習慣を乱す」とは具体的にはどういうことですか。

4. 自分の経験

【質問例】自分の経験から考えると、話す内容に自信がないときにゆっくり話すような気がするのですが、どうして自信がある人がゆっくり話すのですか。

＞よい質問・ダメな質問

＝よい質問＝

1. 簡潔に質問する（なるべく1回に一つにする）
2. 理解できなかったところを質問する
3. 本質的で具体的な質問をする
4. 論理的思考に基づく質問をする

＝ダメな質問＝

1. 相手を困らせるだけの質問
2. あいまいな質問
3. 論点がずれている質問

相手を困らせるだけの質問や、あいまいな質問、論点がずれている質問をしてはいけません。よい質問をするためには、相手の話をよく聞き、本質的で具体的な質問ができるように心がけましょう。自分の質問が以下のどのゾーンに位置するか意識しましょう。

ゾーンのとらえ方*

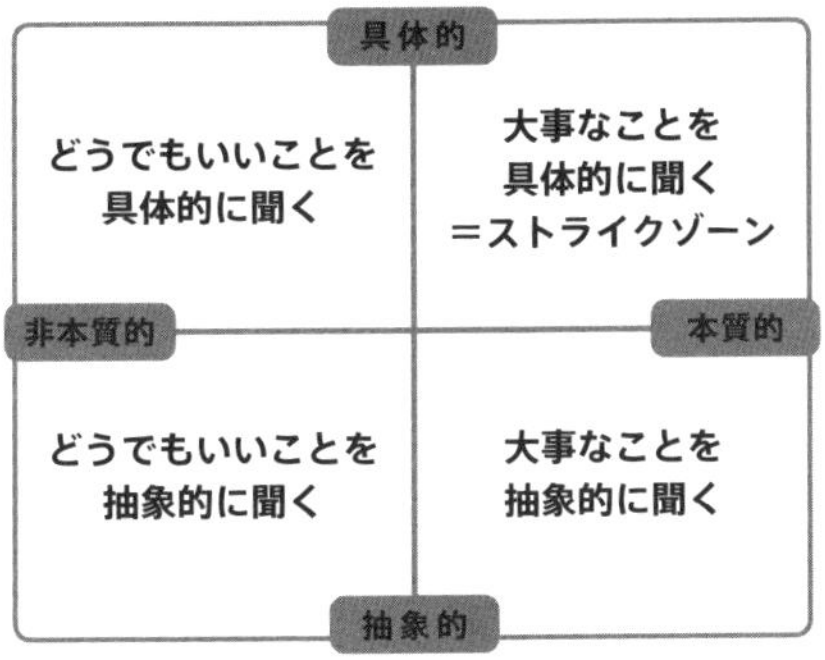

各ゾーンでの質問の例

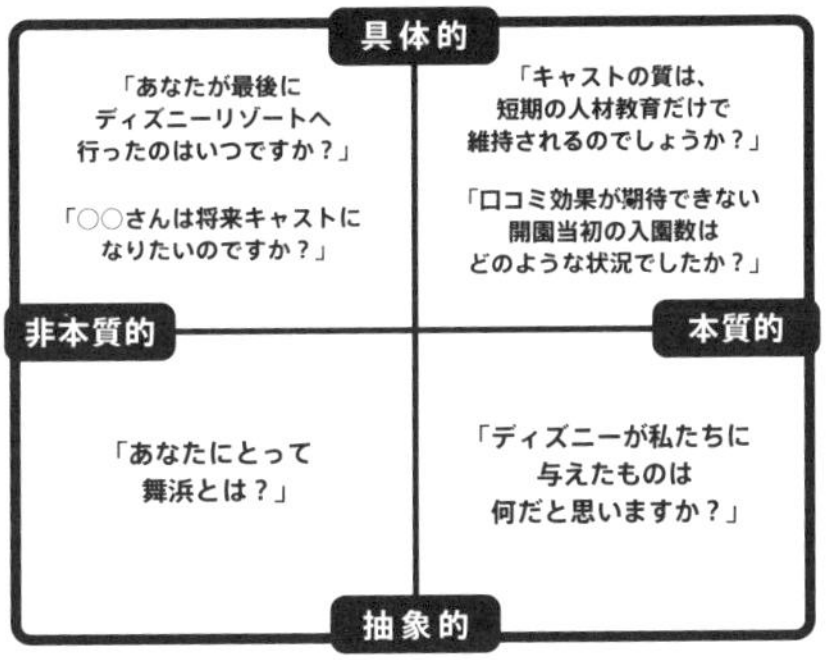

＊齋藤孝『質問力——話し上手はここがちがう』筑摩書房　2006 年

さらによい質問のために

・よい質問をするためには、メモを取りながら聞きましょう。

・「1-4、1-5 論題（問い）の作り方」は、よい質問の作り方としても使うことができます。

・「3-1 論理的に考える」を参考に、相手の話の流れに着目して聞くことも大切です。「4-9 聞き方のポイントと発表の活かし方」の「傾聴のスキル」も使ってみましょう。

11 オンライン発表会

オンライン発表会は場所を問わずに実施できます。海外など遠く離れた場所の人ともやり取りができ、学校の枠を超えて多くの人と簡単に交流することが可能です。一方で、対面にはないコツも存在します。ライブやオンデマンドなどの形式について理解し、それぞれの特徴に合わせて効果的な発表ができるよう工夫しましょう。

＞オンライン発表のコツ

発表者の身振り手振りや表情が伝わりにくいため、スライドに動きをつけたりテンポのよい話し方をするなど、聞き手が飽きないような工夫をしましょう。ポインター機能などを活用して図などを指し示すのも有効です。また、対面での発表よりも聞き手の反応がわかりにくく、一方通行の発表になりがちです。ビデオを ON にしてもらったり、コメント欄やリアクション機能を活用したりすれば、聞き手に問いかけて反応してもらうこともできます。このように、対面のときとは異なる工夫が必要です。

＞オンラインでの質疑応答

オンライン発表であっても積極的に質問することが大切です。しかし、オンライン発表では相手の表情や言葉のニュアンスがとらえづらいため、純粋に疑問点を質問をしたつもりが相手を傷つけてしまうことがあります。オンライン発表ではできる限りビデオを ON にして、相手に表情が見える状態で質問するようにしましょう。また、チャット欄に書き込む場合は、敬意を込めたコメントを心がけましょう。発表者は質問やコメントが届いていないかチャット欄の確認を忘れないようにします。

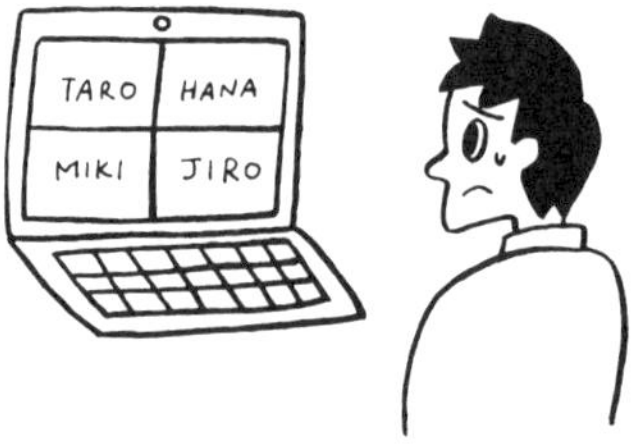

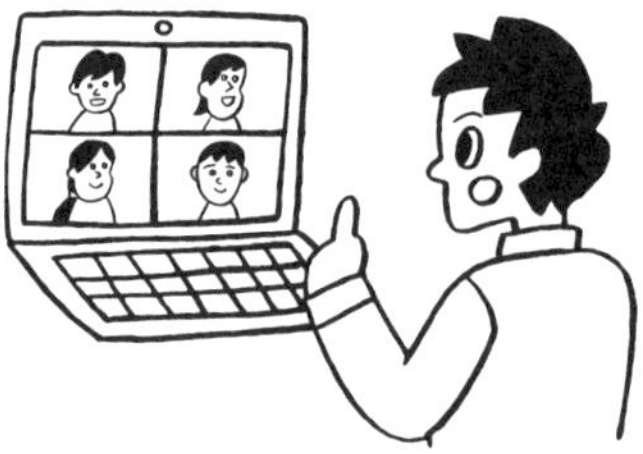

＞オンライン発表の事前準備

オンライン発表では、ネットワーク速度の低下やマイクの不調、ハウリングなどの予期せぬトラブルが起きることがあります。事前に画面や音質、ファイル共有などの操作を十分に確認しておくことが大切です。

オンライン会議ツールの効果的な構成

カメラとマイクが内蔵されているパソコンやスマートフォンのみでも発表は可能ですが、次のような構成にするとより快適に参加することができます。

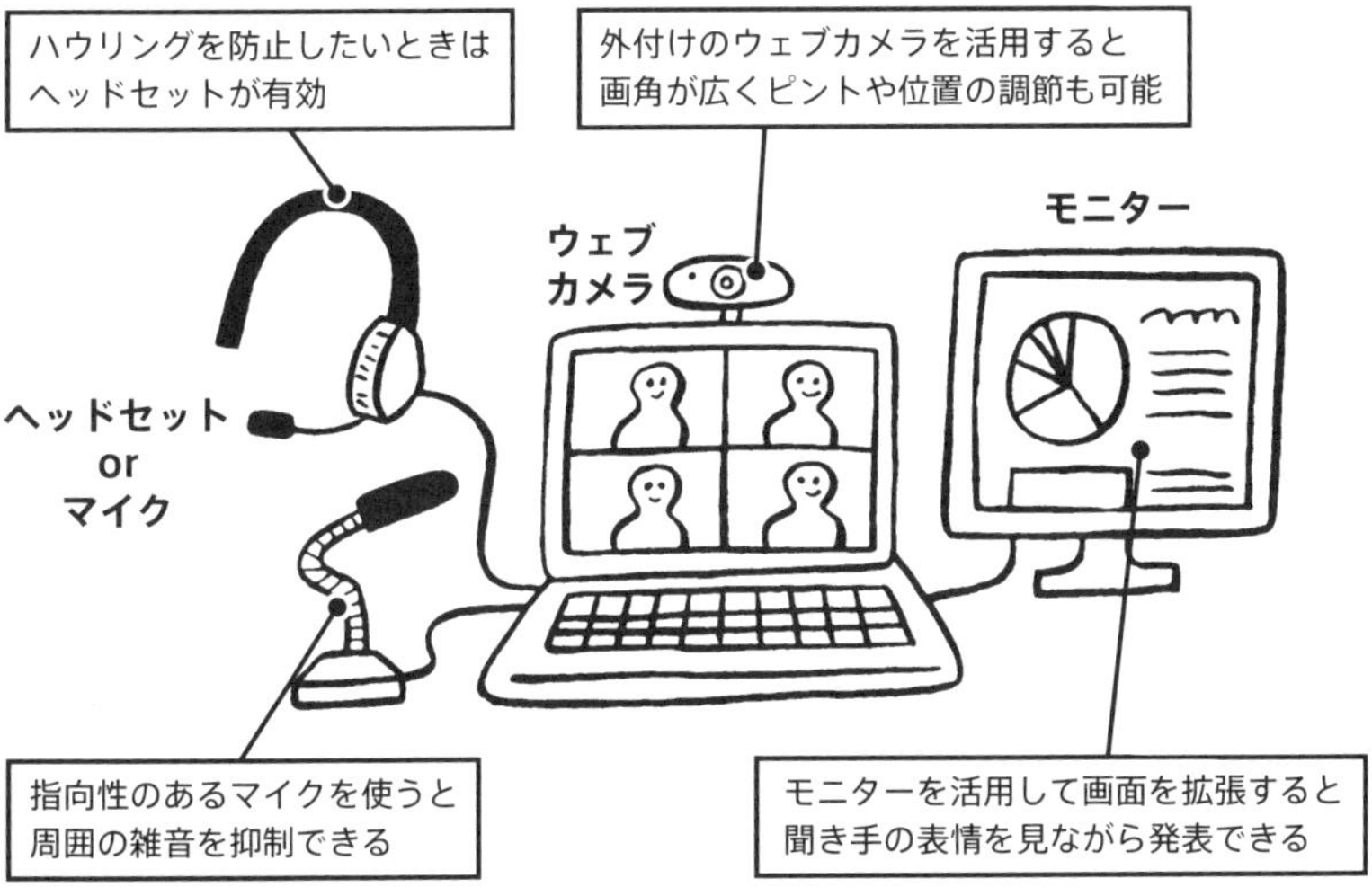

POINT !

事前準備のポイント

- ☑インターネットに接続ができているか
- ☑マイクは音声を拾えているか
- ☑カメラに映っているか
- ☑ハウリングが起こらないか（周囲に別の端末から音が入らないか等）
- ☑画面の共有ができるか

column
論文を書く前にプレゼンテーションを

研究し、論文を書いて、発表する。これが研究の一般的な流れです。ところが、玉川学園では「学びの技」の授業を始めた当初はなかなか調べたものをそのまま論文に書き上げられる生徒がいませんでした。そこで、研究の流れを変えて、論文を書く前に発表をすることにしました。

論文を書いたあとに、発表をするという流れだと、論文を書くことが研究の最終ゴールになり、論文をもとに発表することになります。研究の質を上げるためには、論文の前に何かゴールを設定し、研究を深めることはできないかと考え、論文の前に発表することにしたのです。

人に説明するからには、深く調べなければなりません。相手にわかりやすく説明するためには、自分の言葉で説明する必要もあります。発表のために作成するスライドは変更が容易です。論文と違って、簡単に順番を入れ替えることができます。発表の原稿は、論文を書くときの参考になります。

結果として、論文と発表の順番を入れ替えただけですが、論文の精度は目を見張るほど向上しました。それまで、各クラス三分の一程度しか書き上げることができなかったのに、書くことができない生徒はいなくなりました。論文の内容もとてもよくなりました。

論文を書く前に発表するメリットはこれだけではありません。発表は、発表を聞く人が知識を得ることで恩恵を受けられる場と思われがちですが、いちばん得をするのは発表者本人です。発表者は自分の考えを聞き手に説明し、聞き手もそれに対して質問します。この質問こそ最大の恩恵で、発表者は自分の説明のどこに不足があったのか、どのあたりの説明がわかりにくく強化する必要があるのか、発表すれば一目瞭然です。

これから研究をまとめる人は、たとえ発表の場がなかったとしても、ぜひ一度誰かに話を聞いてもらってください。誰かに聞いてもらうということを中間目標としておくと、自分の理解が深まります。人に理解してもらおうと思うと、中途半端な研究では太刀打ちできません。深く理解していなければ説明できません。人に説明することにより、自分の能力が飛躍的に向上します。

説明したあとは、振り返りを行います。自分の説明のどこが不足していて、相手に伝わりにくかったのかを踏まえて、再度研究を深めます。そうして、最後に論文を書きます。よい論文を書きたいと思う人は、書く前に一度誰かに発表してみるということをぜひ試してみてください。

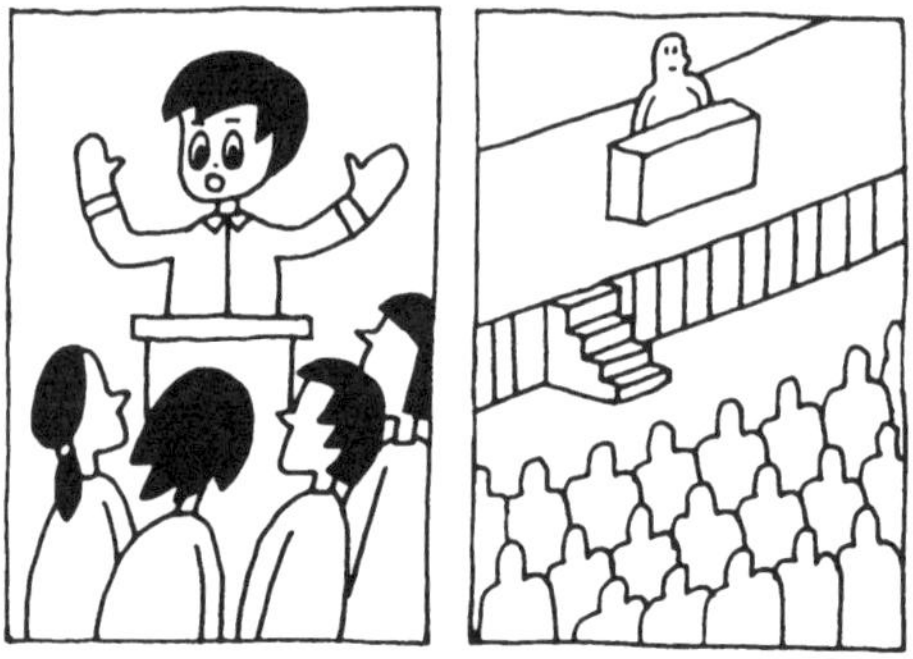

Chapter 5

論文を書く技

Chapter 5 論文を書く技

「学びの技」では、探究の集大成として論文を書きます。戸田山和久『最新版 論文の教室――レポートから卒論まで』(NHK 出版　2022 年)によると論文は次のように定義されています。

1 与えられた問い、あるいは自分で立てた問いに対して
2 一つの明確な答えを主張し、
3 その主張を論理的に裏付けるための事実的、理論的な根拠を提示して主張を論証する

「論文を書くなんて無理だ」というような声が聞こえてきそうですが、前章までに積み重ねてきたことを型に沿って書くだけで、何も難しいことはありません。ここでいう型とは、何をどういう順序で書くかという枠組みのことです。高度で専門的な内容のものでも、「問い」がなければ焦点がぼやけますし、「答え」がなければ、論文を書く意味があいまいになります。「根拠」を示して「論証」ができていなければ、説得力がなくなります。また、これらの型は論文で共通しているものなので、読み手の理解も助けます。

たとえば文学には、随筆(エッセイ)という長い歴史と伝統を持つジャンルがあります。身辺に起こった出来事に触発されて思い付くままに書いていくという随筆は、自由な形式を持つがゆえに筆者は自らの心情や思考を文章に託しやすく、読者はその流れをたどりやすいがゆえに読者の琴線に触れる名文が多いものです。

一方論文は、随筆とは書き方が全く異なります。随筆には型がありませんが、論文には型があります。論文では、筆者が自らの研究で苦労して考えた思考の流れを文章で丁寧に整理・構成します。研究の際の思考の展開をそのまま再現するわけではないこの構成作業は苦労を伴います。しかし、長い時間と紆余曲折を経た研究内容は、論文の型のおかげですっきり整理され、わかりやすく書くことができるのです。また、型を共通化することで、読者にもどこに何が書いてあるのか一目瞭然となり、書き手の思考や論理の流れを確認しやすくなります。

また、研究を進めるにあたっては、先行して研究が行われた本や論文に基づくことが必要不可欠です。したがって、先行研究には十分に敬意を払ってください。そして、先行研究から十分に学んでほしいと思います。研究内容だけでなく、一つの結論を示すのに、どういう手続きを踏んで、どういうふうに論証しているかを学ぶこともできます。短絡的に根拠と結論を結び付けるのではなく、多くの情報やデータがピラミッドのように組み合わさり、その積み重ねの上に結論がくることも先行研究から学びましょう。

名文を書く必要は全くありません。個性的な文章も目指すところではありません。わかりやすい文章を書くことが大事です。

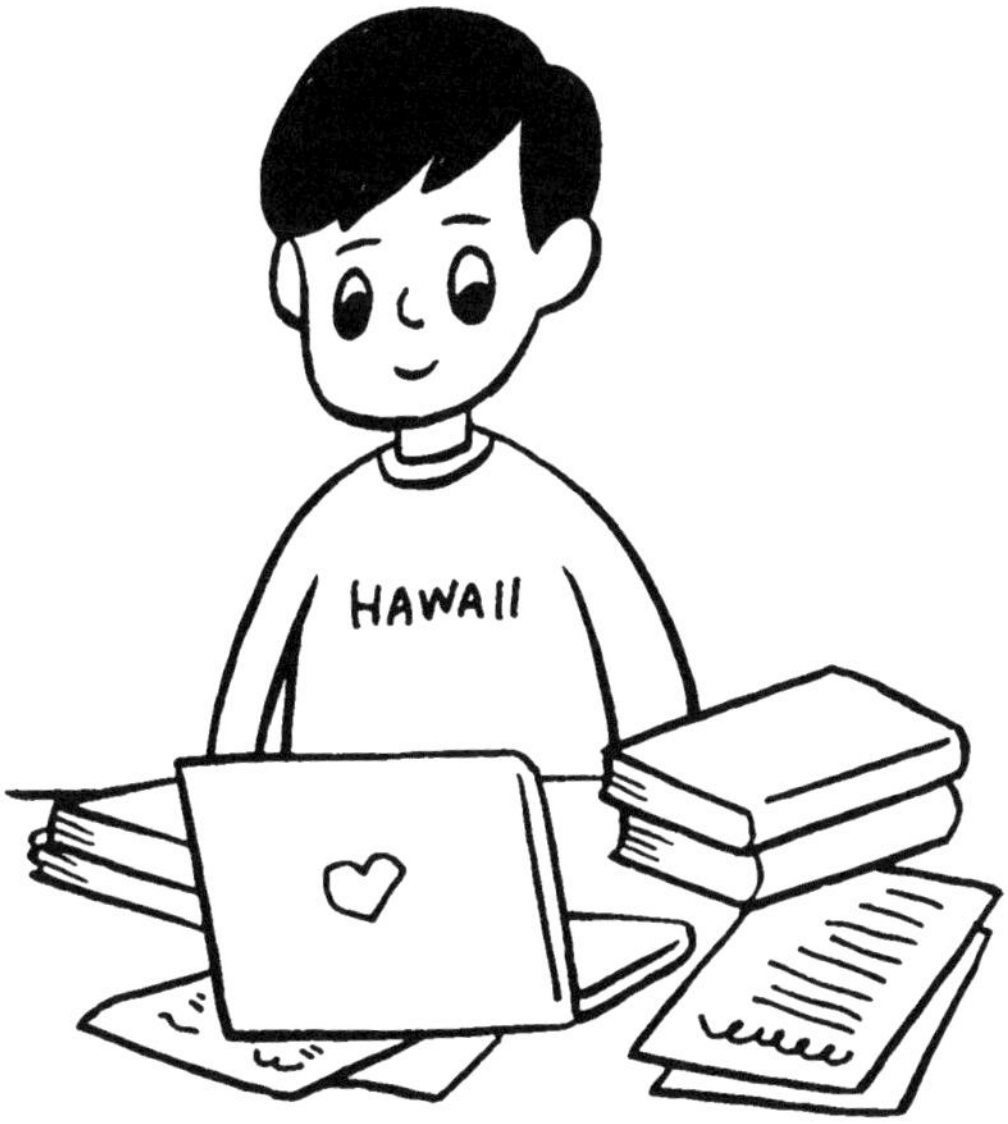

1 レポートと論文の違い

レポート・論文は、適切な調査や研究結果に基づいてまとめるもので、自分の経験や体験を踏まえて意見や感情を書く、作文や感想文、エッセイとは異なります。レポートは論文とは性質が異なり報告書という語義ですが、論文の簡易版という意味で用いられることもあるので、何を求められているのか把握したうえで臨むようにしましょう。

＞レポートとは

テーマは、与えられることが多く、調べた結果や研究結果をまとめて報告します。主張を求められる場合と求められない場合があります。授業の中で課題として与えられることが多く、公開されることは少ないでしょう。

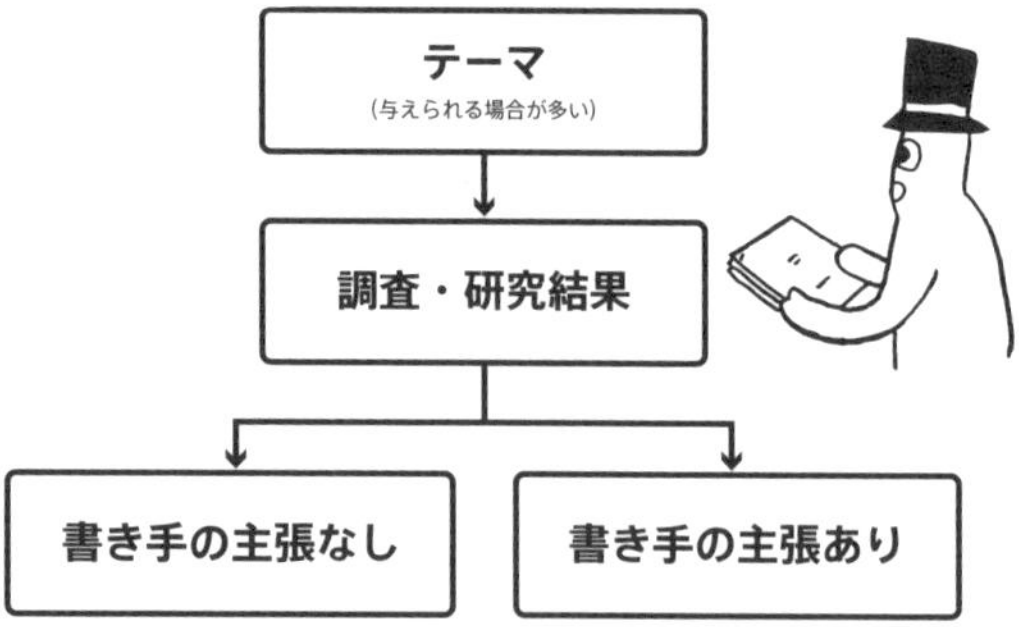

研究倫理

理論に基づいて体系化された知識や方法のことを学問と言い、問題を見つけ、解決を目指す中から、新しい学問や研究が生まれてきます。その過程に、嘘があったらどうなってしまうでしょうか。他の人の調査結果を自分が行ったかのように使ってしまうことを盗用、調査や実験を行っていないのにデータを作ってしまうことを捏造、自分に都合がいい結果になるように自分や他の人のデータ（図表・写真も含む）を変えてしまうことを改ざんと言い、不正行為にあたります。たとえ引用の仕方を知らなかったり、出典を記載するのをうっかり忘れてしまったり、悪意がなくても不正行為には変わりありません。中高生だからといって許されることではありませんので、責任を持って研究を進めましょう。自分が思うように進まないときこそ、学問的誠実性が問われます。

＞実験レポートとは

実験レポートは、実際に行った実験の事実をもとに構成されます。実験結果をわかりやすく伝えるためには、図や表を用います。

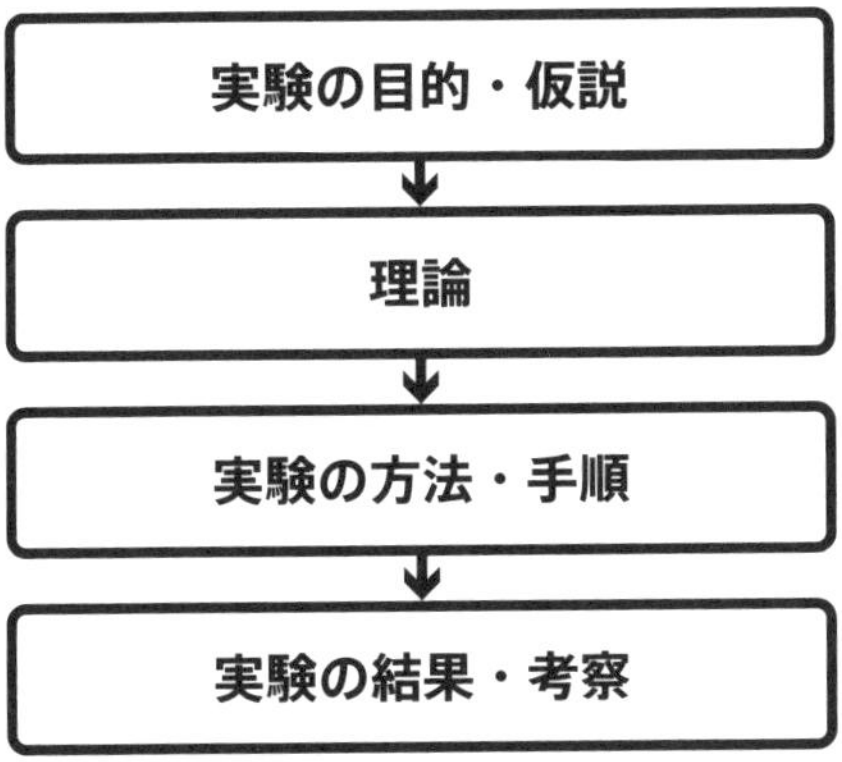

＞論文とは

論題（問い）に対して書き手の明確な答えを主張し、その主張を論証するための文章です。問いに対し、確かな根拠を挙げてその主張が正しいことを証明します。

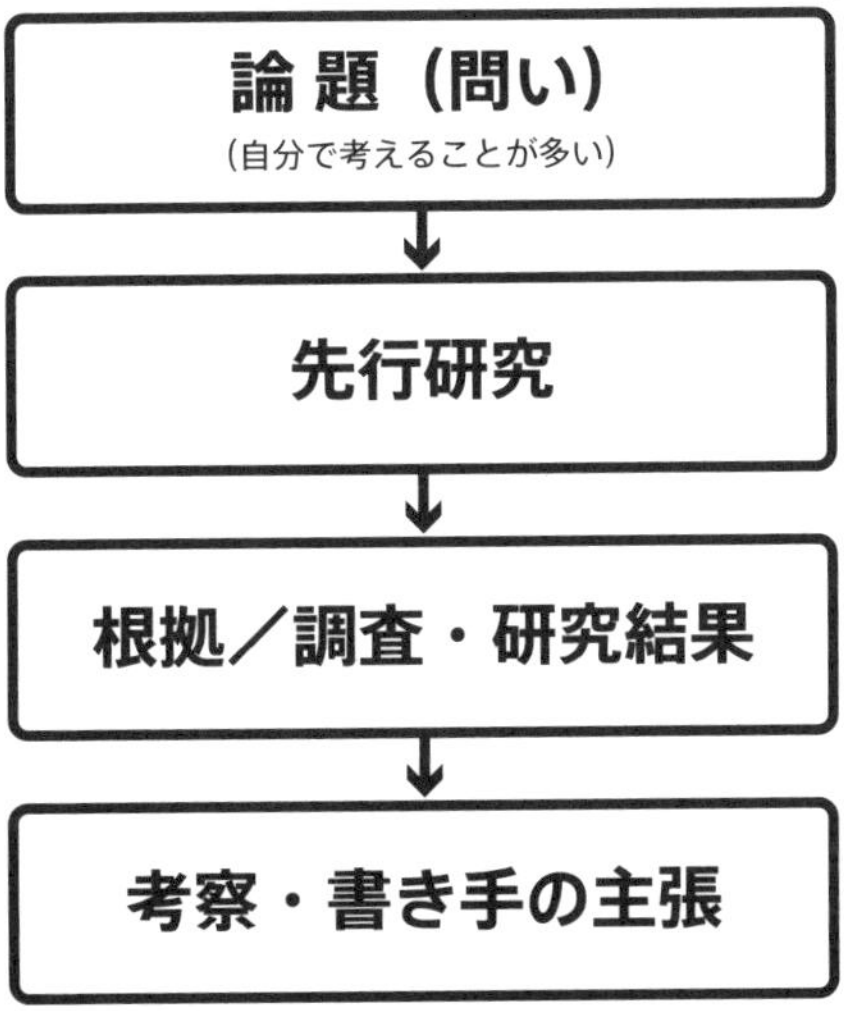

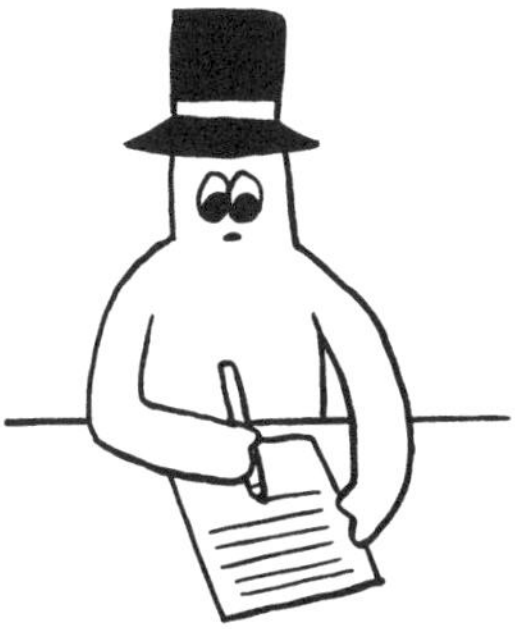

2 章・節・段落の設定

論文は何が書いてあるのか、ぱっと見ても大意が取れるように、話のまとまりを章・節・段落に区切って、階層構造にして書き表します。書き手自身も、章・節・段落を考えて書くことにより、構造的に論を組み立てることができます。

＞章・節の分け方

文章は「章・節・項」の順に構造化します。章が著しく長くなってしまうときは、内容を整理するために「節」を使って、「節」が長くなってしまうときは「項」を使って階層を分けます。

＞章・節の見出しの付け方

短すぎると章の内容がわかりません。内容がわかる見出しにしましょう。

（例）第 X 章　給食

【改善例】第 X 章　高品質で安定した学校給食

詳しすぎても読み取りにくいです。ぱっとみてわかる見出しにしましょう。

（例）第 X 節　学校給食の集団食中毒は過去 XX 年の間に XX 件発生

【改善例】第 X 節　集団食中毒の発生状況

章と節の記入例

章の見出し　第 3 章□バラ科の植物の突然変異 ↲

節の見出し　第 1 節□バラの品種改良 ↲

□赤、黄、ピンクなど色とりどりのバラは、実は何度にもわたる品種改良によって、作られている。品種改良において野生の中でも重要な役割を果たしたバラは、コウシンバラ、ノイバラが挙げられる。バラというと真っ赤なバラを連想しがちであるが、ノイバラは日本にも生息する純白の白い花である。……↲

↲　**節と節の間は、１行空ける**

節の見出し　第 2 節□自然環境の変化による変異の限界 ↲

□バラはその花の持つ可憐さのため、さらなる美しさを追い求めて人間は品種改良を繰り返してきたが、突然変異や自然交雑も無関係ではない。通常の野に咲く花や草と同じようにバラもミツバチをはじめとした昆虫などが……

↲　**次章との間は、１行空ける　ページが変わった場合は改行不要**

章の見出し　第 4 章□医薬品への応用

□バラの美しさはどの花にも勝るだけでなく、バラの香りも大変貴重で古代から珍重されてきた。精油の女王とも呼ばれるバラの香りは……↲

＞段落の分け方

段落とは、いくつかの文からなる同じ話のまとまりのことです。１マス空けて始まり、改行するまでが一つの段落です。

- ☑ **文章には必ず段落を設け、一つの段落には一つの事柄を書くのが原則。**
- ☑ **段落の書き出しは１マス空ける。**
- ☑ **一つの段落が終わるまで、改行しない。**
- ☑ **文書作成ソフトで改行するときは「Enter」キーを押して改行する。スペースをたくさん挿入して行を変えてはいけません。**

✕ NG

スペースで改行しない

「映画」というものは、今や世界中に当たり前のように存在している。□□□□□□□□□
多種多様な映画が存在し、多種多様なテーマや手法を用いて、↲
世界中の人々を魅了し続けている。↲
私はディズニーを代表とするアメリカのアニメ映画と、↲
宮崎駿を代表とする日本のアニメ映画をよく観るが、↲
何となく見終わった後に残る印象が違うような気がしていた。↲
この印象の違いは、ただ単に自分の気のせいなのか、↲
それとも、何か理由があることなのかが気になっていた。↲
↲
↲
そこで、私は、「日本映画は商業性よりも芸術性を重んじているのか」↲
という問いを立てた。↲
この問いは、ただ単に映画を比較して論じるのではなく、映画を媒介にして
商業主義と文化との関係を考えさせてくれるスケールの大きさを持っていた。↲
具体的には、日米の映画産業に携わる人々の映画に対する考え方や、制作過
程や、映画産業を取りまくビジネスのあり方を調べ、日米の映画産業がそれ
ぞれ大事にしているものを分析し、考察を加えた。↲
その結果、「アメリカ映画は、莫大な利益を生む商業製品であるが、↲
日本映画は日本文化を土台にした芸術作品である」という結論を得た！！！！↲

文の途中で改行しない

段落の途中に空白行を入れない

１文ずつ改行しない

「!」や「?」は使わない

○ GOOD

第１章　序論
□「映画」というものは、今や世界中に当たり前のように存在している。多種多様な映画が存在し、多種多様なテーマや手法を用いて、世界中の人々を魅了し続けている。私はディズニーを代表とするアメリカのアニメ映画と、宮崎駿を代表とする日本のアニメ映画をよく観るが、何となく見終わった後に残る印象が違うような気がしていた。この印象の違いは、ただ単に自分の気のせいなのか、それとも、何か理由があることなのかが気になっていた。↲
□そこで、私は、「日本映画は商業性よりも芸術性を重んじているのか」という問いを立てた。この問いは、ただ単に映画を比較して論じるのではなく、映画を媒介にして商業主義と文化との関係を考えさせてくれるスケールの大きさを持っていた。具体的には、日米の映画産業に携わる人々の映画に対する考え方や、制作過程や、映画産業を取りまくビジネスのあり方を調べ、日米の映画産業がそれぞれ大事にしているものを分析し、考察を加えた。↲
□その結果、「アメリカ映画は、莫大な利益を生む商業製品であるが、日本映画は日本文化を土台にした芸術作品である」という結論を得た。↲

3 著作権と引用

他の人が書いたものは、著作権法で守られているため、引用のルールに従って自分の文章と引用の文章を明確に区別して書く必要があります。ルールを守れば他の人が書いた文を引用することは可能ですが、内容に関係のない情報を「文字数かせぎ」のために入れると論文の質が低下します。

> 直接引用：短い引用文の場合

引用したい文が、日本語文の場合は「　」(かぎかっこ)、英文の場合は“　”(ダブルクォーテーション) の中に入れます。引用の出典は、引用文の前か後ろまたは文末に (　) でくくって記載する方法などがあります。論文の提出先の指定に従いましょう。

例) 引用したい文:2023 年に出版された玉川太郎の『読書のすすめ』という本の「鑑賞、速読、批判的読解に分けられる」という文

例) 玉川は、『読書のすすめ』の中で、読書の種類が「鑑賞、速読、批判的読解に分けられる」と述べている。

例) 読書の種類は「鑑賞、速読、批判的読解に分けられる」とされる (玉川 2023)。

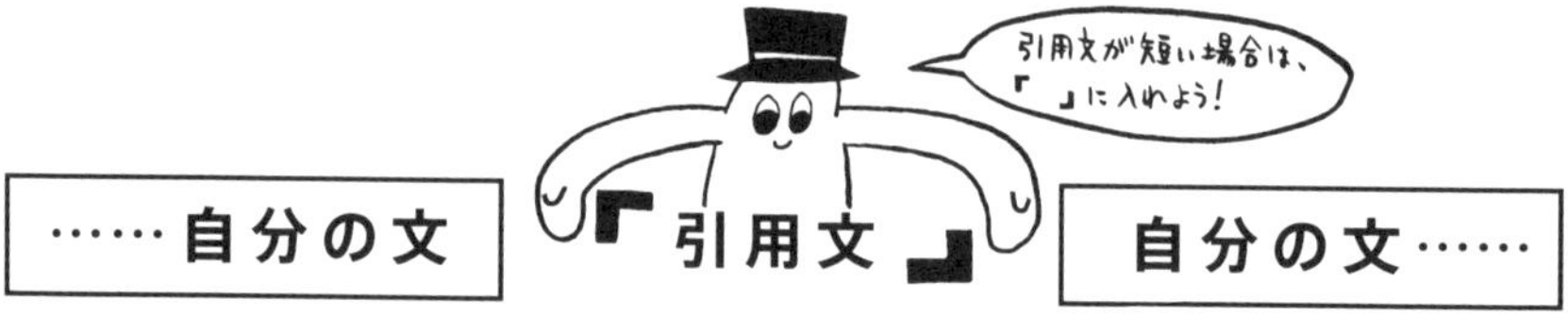

NG 論文

他人の文章をコピー&ペースト (コピペ) して、あたかも自分の文章のようにする行為を「剽窃《ひょうせつ》」と言います。著作権侵害にあたりますので、ルールを守って正しく引用しましょう。

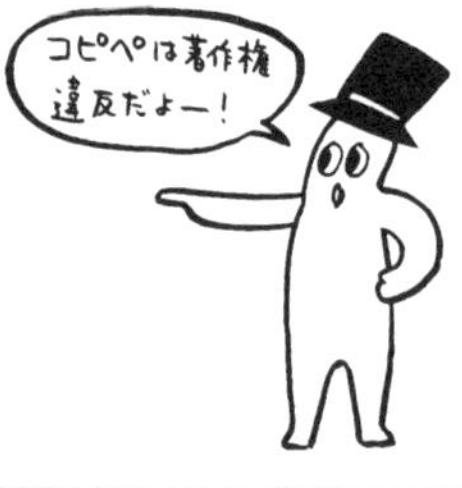

> 長い引用文の場合

改行し、引用文の前後 1 行を空け、行頭から 2 文字分下げて自分が書いたものではないことを強調して記述します。この場合、かぎかっこは不要です。

> 間接引用の場合

文献の内容を要約して使用する「間接引用」という方法もあります。引用元の文献を、著者の意図を変えないように要約します。引用文が長すぎる場合、間接引用を検討しましょう。

引用をするうえでの注意

A. 引用する必然性がある
引用する必要がある箇所である。不要なところまで引用しない。引用が自分の論より多いのは NG。

B. 引用部分を区別する
「　」や字下げなどで自分の文と区別する。

C. 著作物を変形しない
著作者の意見をねじ曲げて伝えない。漢字や仮名遣い、句読点の位置などもそのまま引用する。

D. 出典を明示する
情報源を明確にする。

余談だが、チャップリンには様々な名言がある。とても良い言葉なので、それらをすべて引用しておきたい。

「下を向いていたら、虹を見つけることはできないだろう」
「人生に必要なのは、勇気と想像力とほんのわずかなお金だ」
「人は圧倒されるような失意と苦悩のどん底に突き落とされたときには、絶望するか、さもなければ、哲学かユーモアに訴える」
・・・(以下延々と引用)

このように、チャップリンは数十ページにも及ぶほどの名言を残している。
・・・・・・・・・・・・・・・・・・

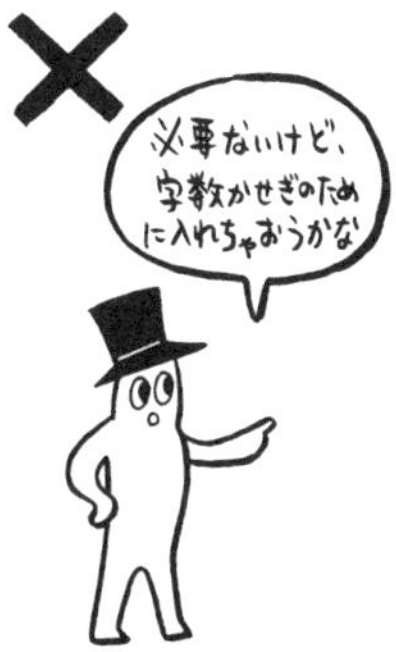

4 図や表の用い方

文章のみで説明するよりも、客観的なデータを示すと相手に伝わりやすく、説得力が増すので、図、グラフ、表を積極的に使いましょう。図や表であっても、他の人が作成したものを使う場合は引用にあたり、出典を明記する必要があります。

＞図表の分類

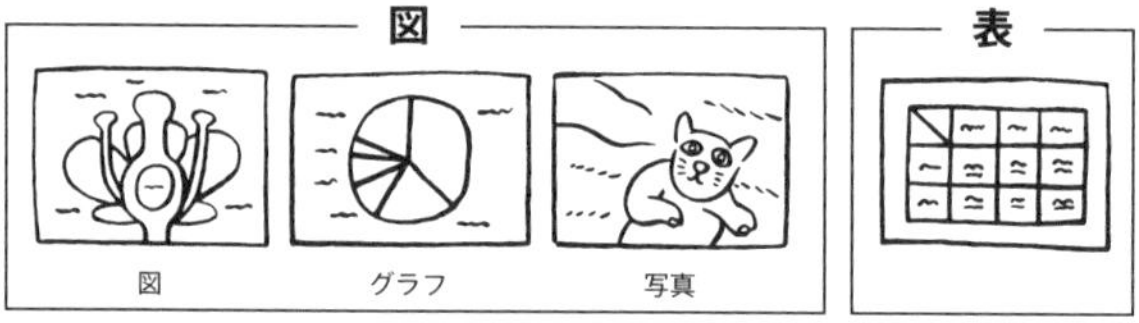

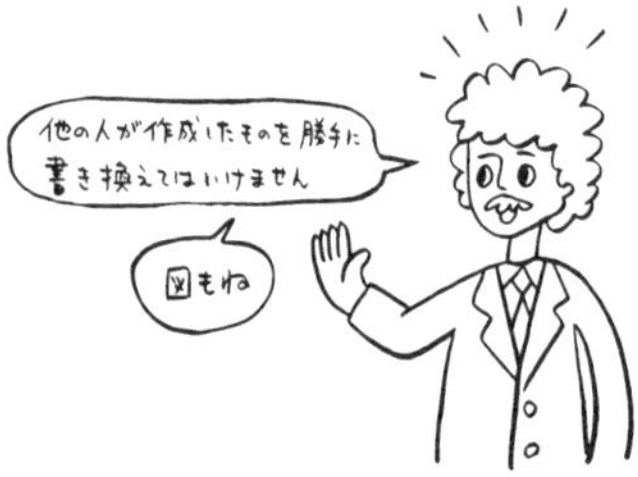

＞図や表の挿入の仕方

✓基本的には自分で図表を作成する

✓図や表の前後は 1 行空ける

✓それぞれに通し番号を付ける
　＊図（写真・グラフ含む）の場合「図 1」「図 2」
　＊表の場合「表 1」「表 2」

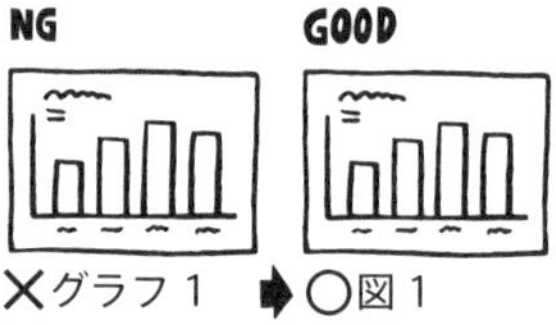

✓何を表している図表なのか、簡潔に図タイトル・表タイトルをつける
　図タイトルは図の下に、表タイトルは表の上に配置する

✓出典は図表の下に配置する。本からの引用の場合は「著者名「書名」」、ウェブサイトからの引用の場合は「著者名「サイト名」」のように出典を書く

✓文章中で該当の図表について必ず説明し、説明したあとに図表を載せる
　例）品種改良されたバラの花びらには図 2 のように……
　例）表 3 のように、脱炭素社会の構築……

図表の「孫引き」に注意

「孫引き」とは原典から引くのではなく、原典が他の本に引用された文章や図表をそのまま用いることです。孫引きを行うと、引用が間違っている場合は誤った内容を掲載することになったり、デザインの著作権を侵害することになったりします。必ず原典にあたるようにしましょう。

図について説明する

品種改良されたバラの花びらには、図2のように、他種には見られない特徴がみられる。

↲ 1行空ける

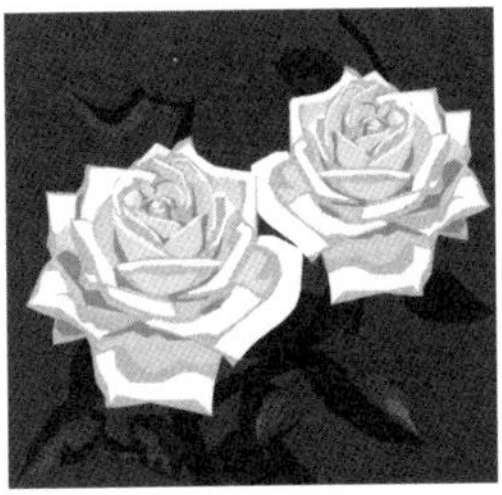

図の場合は下に

図2　品種改良されたバラ「Ivory（アイボリー）」

玉川太郎「バラ図鑑500種」

出典

↲ 1行空ける

品種改良されたこの Ivory は、花弁の形が原種である XX（図 1）と比べ、非常に小さく品種改良されていて、・・・・・・・・・・・・・・・・・・・・

表について説明する

表 3のように、脱炭素社会の構築に向けて、気候変動に関するシナリオ分析により、気候変動リスクが予測されている。

↲ 1行空ける

表の場合は上に

表3　気候変動リスク

種類		リスク
移行リスク	規制	・脱素税の導入による操業費用の増加
	評判	・脱酸素化を目指さないことによる投資家の評価低下
	技術	・低炭素化へ向けた材料変更による材料コストの増加
物理的リスク	急性	・自然災害の激甚化による工業操業停止 ・サプライチェーン分析による売上減少
	慢性	・平均気温の上昇による空調コスト増加 ・降水量の変化による水供給不足

東海理化「脱炭素社会の構築／気候変動に関するシナリオ分析」より作成

出典

↲ 1行空ける

表3からわかるように、移行リスクと物理的リスクがあり、・・・・・・・・

5 論文の書き方①：表紙・目次

書き手の意図が相手に間違って伝わらないように、論文の正しい書き方を理解し、正確に相手に伝えられるようにしましょう。論文にふさわしい表現もありますので、真似して書くことから始めてみましょう。

＞表紙

形式が定められていることが多く、テンプレート（ひな形）や見本などの指示に従って作成しましょう。特に決まりがない場合、次のように作成しましょう。

例）表紙に書くこと

1. 授業名
2. 論文のタイトル（「論題（問い）」）
3. 担当教員
4. 所属、氏名

＞目次

「目次」は構成や内容を簡潔に伝える箇所で、章や節の見出しを一覧にします。全体のバランスを把握するために論文を書く前に書き、目次を使って論文を構成する方法もあります。章や節の見出しから論文の概要がつかめるような構成にできると、筋の通った論文となります。

- ✓ **章・節の見出しを一覧にする**
- ✓ **何が書いてある論文か内容をイメージしやすいように書く**
- ✓ **ページ数は、章・節の始まりのページ数を書く**
- ✓ **章・節の見出しとページ数を「……」で結んでもよい**

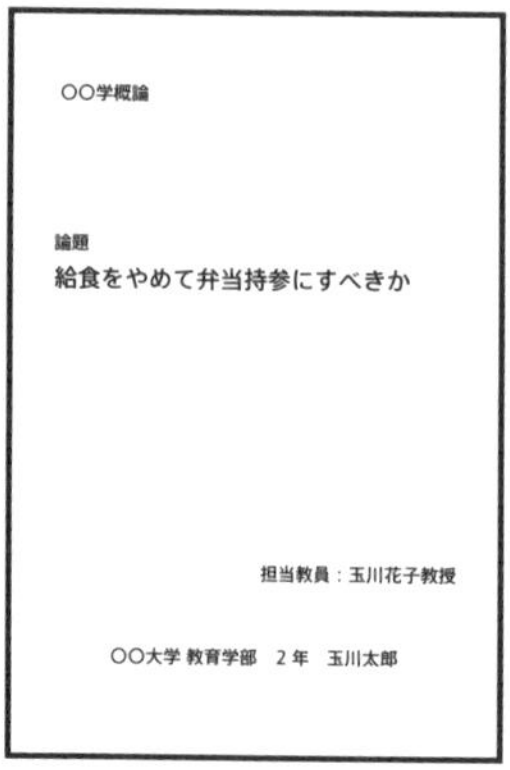
〇〇学概論

論題
給食をやめて弁当持参にすべきか

担当教員：玉川花子教授

〇〇大学 教育学部 2年 玉川太郎

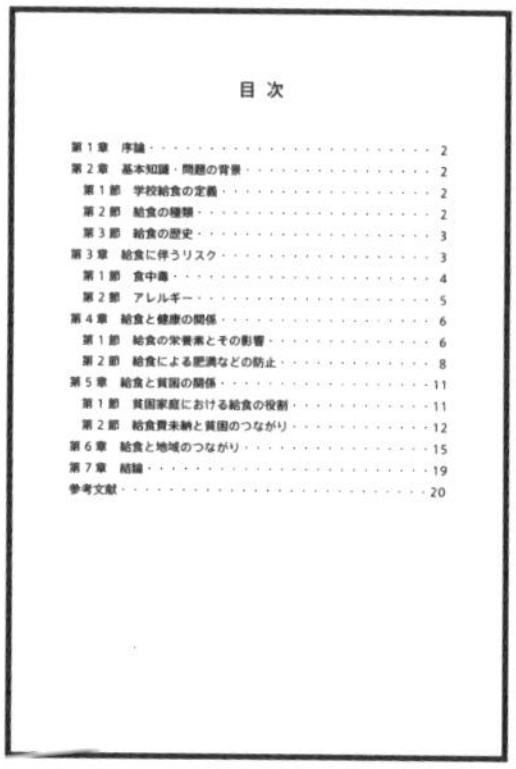
目 次

第1章 序論…………2
第2章 基本知識・問題の背景…………2
第1節 学校給食の定義…………2
第2節 給食の種類…………2
第3節 給食の歴史…………3
第3章 給食に伴うリスク…………3
第1節 食中毒…………4
第2節 アレルギー…………5
第4章 給食と健康の関係…………6
第1節 給食の栄養素とその影響…………6
第2節 給食による肥満などの防止…………8
第5章 給食と貧困の関係…………11
第1節 貧困家庭における給食の役割…………11
第2節 給食費未納と貧困のつながり…………12
第6章 給食と地域のつながり…………15
第7章 結論…………19
参考文献…………20

＞文章の基本

✓ 文末は「です・ます」ではなく「だ・である」に統一する。「?」や「!」は使用しない

NG 例）　新しい持続可能な開発モデルとして期待できます。

【改善例】 新しい持続可能な開発モデルとして期待できる。

✓ 主語や目的語がない文章を書かない

NG 例）　「品種改良を重ねすぎている」

【改善例】「バラは品種改良を重ねすぎている」

✓ 長すぎる文章はいくつかの短い文章に分ける

一つの文章が長すぎると読みづらくなります。伝えたい内容ごとに文を分けましょう。

NG 例）　学校給食は徹底した衛生管理のもとで提供されており、集団食中毒のリスクは低いうえ、教育の一環として位置付けられており、食育という教育活動の場としても重要である。

【改善例】 学校給食は徹底した衛生管理のもとで提供されており、集団食中毒のリスクは低い。また、給食は教育の一環として位置付けられており、食育という教育活動の場としても重要である。

✓ 文頭の言葉と文末が対応していない文章を書かない

NG 例）「なぜなら真剣に取り組む」→【改善例】「なぜなら真剣に取り組んだからである」

✓ 自分のことを表す場合は性別にかかわらず「私」にする

NG 例）「自分は……」「僕は……」→【改善例】「私は……」

＞ひらがなで書いたほうがよい言葉

次の語句は、漢字ではなくひらがなで書いたほうがよい言葉の例です。

	× 漢字		ひらがな
1	位	⇨	くらい
2	等	⇨	など
3	程	⇨	ほど
4	…の様だ	⇨	…のようだ
5	…して欲しい	⇨	…してほしい
6	…して良い	⇨	…してよい
7	事	⇨	こと
8	時	⇨	とき
9	物・者	⇨	もの
10	所	⇨	ところ
11	出来る	⇨	できる
12	色々	⇨	いろいろ

6 論文の書き方②：序論

論文の構成は、書く人にも読む人にもわかりやすいように、書き方に決まりがあります。「序論」は論文の書き出しの章で、論文の全体の展開を簡潔に示します。

＞序論

論文全体を簡潔に紹介し、詳細は次章以降で説明します。序論で丁寧に説明したいのは、研究動機と、この研究に取り組む意義についてです。

序論で必ず書くこと

- ☑ 論題（問い）
- ☑ 結論
- ☑ 研究動機

必要に応じて以下のことを加える

- ☑ 論題（問い）の説明
- ☑ 用語や概念の説明
- ☑ 論題（問い）の重要性
- ☑ 研究の必要性

「序論」の書き方の例

第１章　序論

「里山」とは、村や町などの人が住む地域と人が住まない山奥との境界領域のうち、人が手を加えた二次的自然環境のことで、かつ日本ではあらゆる地域に存在していた。木材や落ち葉や下生え（田畑の肥料）、薪やキノコの供給源として農民の生活を支える大事な存在であった。現在では、人口増加に伴って開発され住宅地や産業施設に姿を変えた里山や人が管理しなくなったまま放置され里山も多数存在する。

最近、ニュースで野生動物が農作物を食い荒らす被害が多く見られるようになったこと、そして、その背景には、里山が人によって管理されなくなり放置されていることがあることを知った。だが一体里山と野生動物による農作物被害とはどんな関係があるのもう顧みられなくなった里山は、今でも人間にどんな影響を与えているのかと疑問に思った。そこで、「里山は人にとって必要か」という問いを立て、昔、人はどういう理由で里山を切り開きうに利用していたのか、また、どのような社会や産業や人スタイルの変化が里山にどのような変化をもたらしたのか、今後どのように里山を活用すべきなのかについて考察を加えた。

その結果、「里山は人間が動物を含む自然と共存できる場所であり、今後環境学習の舞台として有効活用できる」という結論を得た。

用語の説明
基本知識
問題の背景
研究の動機
問い
研究の経過…
何を調べたのか
結論

＞序論で使いたい表現

書き出し	［現在／最近／近年］、 ［場所／業界／対象］では… …が問題になっている。 その中でも特に…が問題になっている。 …が注目されている。 その中でも特に…が注目されている。 それは…のためだ。
研究動機	私は、 …という経験から…について知りたいと思った。 …から…であると知った。そこで…について調べてみたいと思った。
研究の目的	［この論文／本研究］の目的は…により…を［明らかに／解明］することである。 具体的には…［を分析する。／に着目する。／を考察する。］
研究意義	…について検討する必要が［ある。／あると考えた。］ …を解明できれば、…に役立てることができるだろう。 本研究によって… を明らかにすることができる。 の参考となることを期待する。
問いの設定	そこで私は…という問いを立てた。 この論文の目的は…することである。 …はこの論文の目的ではない。 …はあまりに…なので、ここでは考察できない。
結論	この論文では…について［考察／検証］する。そのうえで私は…と主張する。

符号の一般的な使い方

「　」一重かぎかっこ
論文名／キーワードなどを強調するとき／短い引用をするとき

『　』二重かぎかっこ
書名／雑誌名／「　」内に「　」があるとき（内側の「　」を『　』にする）

・　中黒／中点（なかてん）
外来語や人名の区切り／語を並列するとき

：　コロン
副題を書くとき（―（ダッシュ）を使う場合もある）／項目とその説明等を区切るとき

7 論文の書き方③：基本知識・問題の背景

「基本知識・問題の背景」は、読み手が本論（根拠）以降を読む前に知っておいてほしいことを書きます。書いた論文をどのような人が読むのかを想定し、その人がどう理解してくれるかを想像しながら書きましょう。専門用語は簡単に説明を加え、わかりにくいところは、例を入れるなどして詳しく書くようにします。序論で書くことと本論（根拠）以降で書くことを書き分けると、論文の説得力が増します。

＞基本知識・問題の背景

知っていることや調べたことをすべて書いてしまうのではなく、第３章以降を読む前に知っておいてほしいことを述べます。「問題の背景」には、扱っている問題の直接的な原因ではなく、その原因が生じることになった状況を書きます。その問題を生んだ構造には問題解決のヒントが潜んでいることもあります。

「基本知識・問題の背景」の書き方の例

とを総合的に考察した結果、「弁当ではなく学校給食を継続すべきである」という結論に達した。

↕ **章と章の間は１行空ける**

第２章　基本知識・問題の背景

□全国学校給食会連合会によると、日本の学校給食の起源は、1889 年山形の私立忠愛小学校で、無料で食事を配ったのがルーツとされる。その後、各地で一部の子どもに対して、つまり欠食児童対策としてパンなどが一部の学校で配られるようになっていったが、1940 年代に入ると日本の食糧事情悪化のために中断された。欠食児童とは、家庭の経済的事情により十分に食事を与えられていない子どものことである。

□戦後 1945 年以降は徐々に給食は再開され、1952 年あたりからは食糧事情の改善により全国的に完全給食を実施することが可能となり、……（中略）。(基本知識)

□最近、意図的に給食費を支払わない保護者が問題視されており、テレビ番組の特集などでも多く取り上げられるようになった。給食費を支払わない保護者の言い分としては、「給食の契約を結んでいない」、「義務教育だから払う必要が無い」、「支払う余裕がない」などが多い。(中略)　さらに、家庭は食育の場である。かつては親が食事を一生懸命に作って子どもに食べさせ、食べることが健康に大切なことで、命を守ることになることを教えていた。家族そろっての食事によって物の見方、考え方、対処の仕方、生活態度等、人間として生きていく上で必要な基本的な能力を身に付けてきた。現代は、女性の就労率が高まったことや生活の忙しさから家庭のコミュニケーション不足も相まって、食生活と食育は深刻な状況となっている。(問題の背景)

↕ **章と章の間は１行空ける**

第３章　高品質で安定した食生活

学校給食を継続すべきだという結論の第一の根拠として、成長期における高品質で安定した食

段落の始めは１字下げる

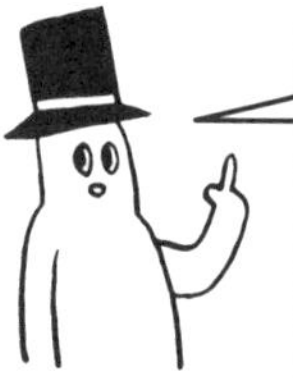

何度も出てくる長い用語は、初回登場時に正式名称と論文中で使用する略称を書いておこう。
例）国際原子力機関（International Atomic Energy Agency：以下 IAEA）は原子力の平和利用のために作られた。IAEA は国連の専門機関ではないが、……

＞「基本知識・問題の背景」で使いたい表現

書き出し	この論文（章）では、まず…を考察する。次に…。それから…。最後に…。 …が問題になったのは…。 （研究対象）が注目されるようになったのは（理由・きっかけ）である。 この論文［本論文／本研究］における用語の定義（諸概念）について述べる。 この論文［本章／本節］では…を［考察／分析／検討］する。
問題の背景	このような…背景として…が挙げられる。さらに…。
先行研究	（人名など）は…の研究（調査）を行った。 …について多くの研究がなされてきた。 ― そして、 ― …と述べている。 …と主張している。 …と指摘している。 …が指摘しているとおり、…。 …については、研究者の間で意見が分かれている。 …は広く受け入れられている。 …について研究はほとんど行われてこなかった。
言葉の定義	この論文では「○○○」［は…を意味する。／を…と定義する。］ …によれば「○○○」は…という意味である。 この論文では（ここでいう）「○○○」とは…を指す。
研究の方法	本研究では［資料名／組織名／研究対象］を［分析／比較／調査］する。
その他	…については後述する。 …は（前述の／○章で述べた）とおり…である。

用語の定義

自分の研究の範囲を示すことにもなるので用語は正確に定義します。できれば先行研究からその分野における定義を用いるようにしましょう。
例）STEM 教育とは、玉川太郎によると「科学・技術・工学・数学の分野を中心に科学技術の発展に寄与できる人材の育成を目的とした教育方法」とされるが、STEM 教育の定義は多数あり意見の一致は得られていない。×××の研究では……とされ、○○○では……であるとしている。

8 論文の書き方④：本論（根拠）

本論で心がけてほしいことは、論証です。「裏付け」をもとに根拠が導き出され、さらにその根拠をもとに結論が導き出されることをしっかり説明します。

＞本論（根拠）

本論では、結論を導く「根拠」とその「裏付け」を書きます。「根拠」やその「裏付け」が、どう「結論」に結び付くのかを丁寧に説明することが大事です。さらに説得力を増すためには「予想される反論」と「反論に対する反論」を書きます。そうすることで、考察が多角的になります。

「本論」の書き方の例

発生率としては極めて低い。また、発生原因も、食パンや冷凍いわし団子などの食材が原因で起こる場合が多く、給食の調理の際の衛生管理が問題になる場合は少ない。

第４章　重要な食育の場

学校給食を継続すべきだという結論の第二の根拠として、給食は学校での重要な食育の場であることが挙げられる。地場産物を学校給食において活用する取り組みが積極的に進められており、次の三つの効果が期待される。

1 子どもが、より身近に、実感を持って地域の自然、食文化、産業等についての理解を深めることができる。
2 食料の生産、流通等に当たる人々の努力をより身近に理解することができる。
3 地場産物の生産者や生産過程等を理解することにより、食べ物への感謝の気持ちをいだくことができる。

（…中略…）

この「給食は学校での重要な食育の場である」という根拠に対して、食育は基本的に家庭で行うことが重要であるという意見もある。保護者が作る弁当は、ただ単に栄養補給のための昼食ではなくてそこに使われる食材を通して、保護者と子どもの共通の話題を提供する教材となることができる。ある食材がどこの産地でどのような経路で各家庭に送られてきたのか、どういう食材が安全で新鮮なのか、どういう風に食材を選べばよいのか、ある食材やおかずにはどういう文化的背景があるのかなどを一緒に考えることができるのだ。

しかし、食育は法律にするまでもなく、昔から各家庭で行われてきたものである。ところが「孤食」「固食」「個食」と呼ばれる現象が話題になるように、家庭の食卓が以前のような機能を果たせなくなっているのが現状である。このように家庭の教育力の低下が「食育基本法」の成立の背景にある以上、各家庭に食育を任せることはできないと考える。

第５章　結論

現在、日本の学校には給食の学校と弁当を持参する学校がある。学校給食の歴史や給食の現状について調べたところ、学校給食は給食費の未納や家庭での食育の衰退という問題を抱えていた。

＞本論（根拠）で使いたい表現

根拠	…と考える根拠の一つ目は…だ。二つ目は…。 まず、第一の根拠は…だ。第二は…。
理由	…ということは、…という理由による。 …から…ということがわかる。 …は…を引き起こす（もたらす）。
問題の指摘	…では…。…の場合は…。しかし、…という問題点が指摘されている。 …の問題点（課題）は…点ある。第一に（まず）…。第二に（次に）…。
例示	たとえば、… …の一つの例は…である。 AやB、Cを…。AとB、Cを…。　※複数の項目を列挙する場合
引用	（人名や書名など）は…について…と［説明している。／述べている。］ （人名や書名など）では…であることが明らかになった。
参照	すでに見たように…。 先に指摘したように…。
図表	［表1／図1］は…を［示している。／表している。］ この［表1／図1］から…ということがわかる。 矢印は…を示している。
転換	…するためには…に話を移す必要がある。 一方で、…は…と［指摘している。／見解を述べている。］
追加	そのうえ…。関連して…。 一つは…。さらに…。最後の点は…。
まとめ	このことから…が明らかになった。 このように…。

9 論文の書き方⑤：結論

「結論」は論文の最後の章で、論文の全体を振り返り、自分の主張を結論としてまとめます。「結論」だけを読んでも、論文全体の流れがわかるように書きます。

＞結論

論文の締めくくりとなる部分で、自分が主張したいことをまとめます。本論のまとめなので、ここでは本論に書かなかった内容を追加で書かないようにします。今後の展望や、もっと調べたいことを書いて締めくくります。

「結論」で必ず書くこと

- ☑ 論題（問い）
- ☑ 主張（結論）
- ☑ 研究のまとめ（問題の背景、根拠や反論の概略）
- ☑ 研究の成果
- ☑ 今後の展望（今回残された課題、新たに見つかった課題、今後の展開など）

「結論」の書き方の例

な機能を果たせなくなっているのが現状である。このように家庭の教育力の低下が「食育基本法」の成立の背景にある以上、各家庭に食育を任せることはできないと考える。

第５章　結論

現在、日本の学校には給食の学校と弁当を持参する学校がある。学校給食の歴史や給食の現状について調べたところ、学校給食は給食費の未納や家庭での食育の衰退という問題を抱えていることがわかった。そこで、本研究では「給食をやめて弁当を持参すべきか」という問いを立て、学校給食が社会や学校で果たしている役割について調べることにした。

第３章で見たように、学校給食は専門の栄養士がバランスのよい献立を考え、徹底した衛生管理の下で児童生徒に提供されていることがわかった。集団食中毒のリスクはがあるが、実際に発生している件数は少ない。また、給食を調理する過程ではなく、加工食品を作る過程に食中毒の原因があったというケースも少なくなかった。第４章では学校給食法や食育基本法によって給食が教育の一環として位置付けられていて、食育という教育活動の場であることがわかった。食育では、地域の自然、食文化、産業等についての理解を深め、食料の生産、流通等に当たる人々の努力や生産者や生産過程等を理解することにより、食べ物への感謝の気持ちをいだくことができることを目指していた。一方、食事をめぐる家庭環境は急速に劣化していて、以前のように家庭に食育を任せることはできないと判断した。さらに、統一メニューが原則の学校給食では個に対応できないという反論にも検討を加え、アレルギーや宗教上の問題には、柔軟な対応が可能であることがわかった。

本研究では、以上の検討をもとに「弁当ではなく学校給食を継続すべきである」という結論に達した。また、今回この研究を通して、社会の変化に応じて、家庭の果たしている役割が大きく変化していることが明らかになった。また本来、子どもの最大の居場所であるはずの家庭が、安らぎを与え心身ともに成長できる場となっていないケースが増加していることがわかった。今後は、海外の学校における昼食の制度を調べ、日本と比較することで、解決策を模索したい。海外と日本の共通点や相違点から、日本の給食と家庭の変化における課題をさらに検討していきたい。

参考文献

玉川花子「学校給食を考える」『毎朝新聞データベース』https://maiasa-shinbun.jp/ アクセス日：2023年10月1日

＞「結論」で使いたい表現

書き出し	…という問いを立て、…について 調べた。 検討した。　その結果、…。 考察した。
研究のまとめ	第〇章では…について…ということがわかった。さらに第〇章では…。 この研究を通して…ということが［わかった。／できる。］ これらの根拠をもとに …という結論に至った。 …という結論を導き出した。 この研究から得られた結論は…。 結論の中でも特に重要な点は…である。
研究の成果	本研究の意義（成果）は…にある。 今回の研究を通して …が明らかになった。 …を明らかにすることができた。 この研究の限界は…である。
今後の展望	今回の研究では、…については明らかにできなかった。 ［今後は…／将来的には］ …が重要な課題である。 …が求められる。 今後は …について［研究したい。／明らかにしたい。］ …のために、今後の課題として検討していきたい。

今後の展望

今後の展望では、今回の研究で明らかにできなかったことや、今後研究がどのように発展していく見通しかを書きます。明らかにできなかったことを隠す必要はありません。研究がまだ進んでいない分野なのか、自分の能力が及ばない高度な内容のためか、明確になるだけでも意味のあることです。また、今回の研究を通して見つかった、新たな研究の方向性を書きましょう。今回の研究と全く違うことを書くのではなく、さらに発展させる課題、深化させる課題について自分の興味・関心も踏まえて書きます。

10 論文の書き方⑥：参考文献

研究を進めるにあたって参考にした資料や引用した資料は、参考文献として一覧にし、レポートや論文の最後に必ず記載します。複数の資料を使っていないと信頼性が低くなります。

＞参考文献の記入方法

参考文献は、論文の最後尾に、引用した資料を掲載順、または著者名の順（アルファベット順または五十音順）に並べて記載します。様々な書き方のスタイルがあるため、提出先や学校の指示に従ってください。

ウェブサイトは内容が書き換わる可能性が高いメディアのため、閲覧した日を記入します。

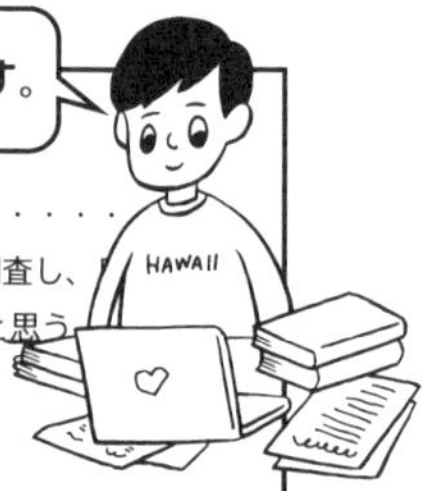

・・

・・・・・・・・・・・・・・・・・・今後は、諸外国の義務教育において外国語教育について調査し、
教育と比較したい。そこからもっと日本の語学教育に有効な方法が見つかるのではないかと思う

参考文献

1. 斉藤達也「小学生に英語教育は必要か」『毎朝新聞データベース』http://maiasa.jp/ 2022 年 4 月 25 日 アクセス日：2022 年 9 月 1 日
2. 「小学校の英語教育の何が問題か？」『学校新聞』2021 年 3 月 24 日　夕刊　14（10）
3. 「公立小学校における英語教育目標」『文部科学省』http://eigo_edu.go.jp/20220401/ アクセス日：2022 年 9 月 1 日
4. 太田太一「小学校の英語教育」『ものしり事典データベース』http://monoshiri.jp/ アクセス日：2022 年 8 月 2 日
5. 遠山三郎『日本人はなぜ英語を勉強しているのに話せないのか』あいさつ出版　2022 年
6. 中野和雄『効果的な英語学習法第二言語習得研究の立場から』なかよし書店　2020 年
7. 田中雅美「小学校と連携した中学校重要語彙学習のための遠隔教材開発」『英語教育研究』35（1）
8. 小川雅弘『小学校英語活動における教材開発』「神奈川県立教育センター研究集録 2019 年」26（30 ～ 39）http://www.kanagawa.pre.jp アクセス日：2022 年 4 月 20 日
9. 教育研究センター「第 14 回小学校英語に関する実態調査」『教育研究センター』http://edu_kenkyu.jp/pri_school/ アクセス日：2020 年 9 月 1 日
10. 下谷貴子「（のびのび小学校教諭英語担当）4」『のびのび小学校にて』2022 年 5 月 20 日
11. 伊藤未知「世界の英語教育と日本の英語教育」『英語学習』32（2021 年 5 月号）

＞論文で積極的に使いたい表現

論文では、話し言葉ではなく書き言葉を用います。表の言葉を参考に、文章作成アプリの「検索／置換」機能を使うと、一括して変換できます。

		論文で使わない表現		論文で使いたい表現
修飾する語	1	いつも	⇨	常に
	2	いろいろ	⇨	様々
	3	全然	⇨	全く
	4	だいたい	⇨	おおよそ
	5	たくさんの	⇨	多くの
	6	たぶん	⇨	おそらく
	7	だんだん	⇨	次第に、徐々に
	8	ちゃんと	⇨	適切に
	9	すごく、超、とても	⇨	極めて、非常に、著しく
	10	なるべく	⇨	可能な限り
	11	真逆の	⇨	正反対の
	12	わりと	⇨	比較的
指示する語	13	こんな	⇨	こうした、このような
	14	どっちも、どちらも	⇨	いずれも
	15	どれくらい	⇨	いかに
	16	どんな	⇨	どのような、いかなる
接続する語	17	それから	⇨	また
	18	それで	⇨	その結果
	19	だから、なので	⇨	したがって、ゆえに
	20	でも	⇨	しかし
	21	…だけど	⇨	…だが
文末の語	22	い抜き言葉（例）読んでる、見てる	⇨	（例）読んでいる、見ている
	23	思う	⇨	推察する、考えられる
	24	かもしれない	⇨	可能性がある
	25	しょうがない	⇨	仕方がない
	26	ら抜き言葉（例）見れる、食べれる	⇨	（例）見られる、食べられる
その他	27	…とか	⇨	…など
	28	…なんか	⇨	…など
	29	…ばっかり	⇨	…ばかり
	30	…みたいな	⇨	…のように

11 論文の書き方⑦：アブストラクト

アブストラクトとは論文の要約のことで「抄録《しょうろく》」とも言い、論文をすべて書き上げたあとに書きます。論文の「研究動機」「問い」「結論」、結論を支える「根拠」を簡略化して書きます。これらは、「序論」と「結論」から必要な箇所を抜き出し、つなげて書くこともできます。本文に書いていないことを、新たに書いてはいけません。

序論 例文

映画は多種多様なテーマや手法を用いて、世界中の人々を魅了し続けている。私はディズニーを代表とするアメリカのアニメ映画と、宮崎駿を代表とする日本のアニメ映画をよく観るが、何となく見終わった後に残る印象が違うような気がしていた。この印象の違いは、ただ単に自分の気のせいなのか、それとも、何か理由があることなのかが気になっていた。

そこで、私は、「日本映画は商業性よりも芸術性を重んじているのか」という問いを立てた。この問いは、ただ単に映画を比較して論じるのではなく、映画を媒介にして商業主義と文化との関係を考えさせてくれるスケールの大きさを持っていた。具体的には、日米の映画産業に携わる人々の映画に対する考え方や、制作過程や、映画産業を取りまくビジネスのあり方を調べ、日米の映画産業がそれぞれ大事にしているものを分析し、考察を加えた。その結果、「アメリカ映画は、莫大な利益を生む商業製品であるが、日本映画は日本文化を土台にした芸術作品である」という結論を得た。

＋

結論 例文

「日本映画は商業性よりも芸術性を重んじているのか」という問いを立て、日米の映画産業に携わる人々の映画に対する意識の違いを調べた。第3章で見たように、2兆円を超える巨大ビジネスであるアメリカ映画界では、映画のことを「権利の束」だと考えることが象徴するように、綿密な市場調査を基に、いかに売れる商品を、いかに効率よく製作し、販売するかが最大の関心事であった。そこでは、制作者個人の創意工夫は片隅に押しやられ、決められたストーリーに沿っていわば機械的に作品は作られていた。

一方、第4章で見たように、特に日本のアニメーション業界はとても貧しく、貧しいがゆえに自分の才能と労力を最大限に発揮して、日本文化を土台にしつつも独創的で良質な作品を作り上げるという姿勢が見られた。

この根拠を基に、「アメリカ映画は、莫大な利益を生む商業製品であるが、日本映画は日本文化を土台にした芸術作品である」という結論を得た。

今回この研究を通して、映画を単にその描こうとしている作品世界だけに注目してとらえるのではなく、ビジネスとしての映画という視点もあることを学んだ。そして、アメリカ映画界のように、その作品世界にまでビジネスの視点が入り込んでいる現状を知った。個人的には、このアメリカ映画界の現状は、好ましくないと思う。

今後は、日本の良質な映画が今後も生み出されるように、その作品世界を守りつつ映画をビジネスとして成功させる仕組みを作り上げるにはどうしたらよいのかについて考えていきたいと思う。

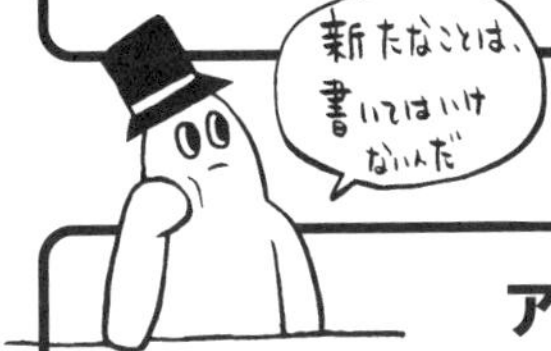

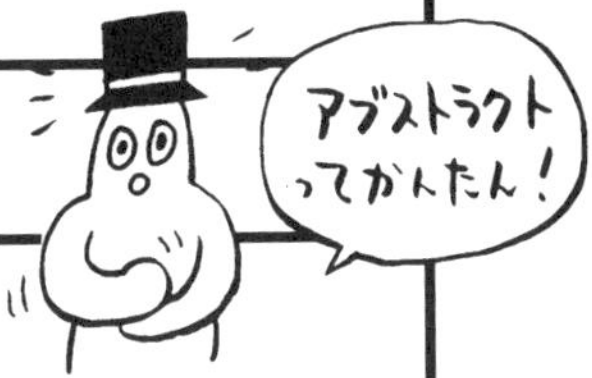

アブストラクト 完成例文

ディズニーを代表とするアメリカのアニメ映画と、宮崎駿を代表とする日本のアニメ映画の違いに興味を持ったので、「日本映画は商業性よりも芸術性を重んじているのか」という問いを立てた。日米の映画産業に携わる人々の映画に対する考え方や、制作過程や、映画産業を取りまくビジネスのあり方を調べ、日米の映画産業がそれぞれ大事にしているものを分析し、考察を加えた。

2兆円を超える巨大ビジネスであるアメリカ映画界では、綿密な市場調査を基に、いかに売れる商品を、いかに効率よく製作し、販売するかが最大の関心事であった。一方、日本のアニメーション業界はとても貧しく、貧しいがゆえに自分の才能と労力を最大限に発揮して、日本文化を土台にしつつも独創的で良質な作品を作り上げるという姿勢が見られた。

この根拠を基に、「アメリカ映画は、莫大な利益を生む商業製品であるが、日本映画は日本文化を土台にした芸術作品である」という結論を得た。

＊ グレー 部分が序論と結論から引っ張ってきた部分

12 論文のチェックの仕方

論文を書き終えたら、次の表を使って論文の構成や体裁を見直しましょう。自分では正しいと思い込んでしまって気が付かないこともあるので、他の人にも確認してもらうようにしましょう。

＞論文のチェック項目

No.	論理展開	✓
1	「論題（問い）」は興味関心に基づき、明らかにしたいことが明確になっているか	
2	「論題（問い）」と「結論（主張）」は対応しているか	
3	用語や概念、経緯など「基本知識・問題の背景」が述べられているか	
4	「裏付け」に基づいた「根拠」によって「結論（主張）」が正しいことを証明しているか	

No.	情報収集・引用	✓
5	「基本知識・問題の背景」でも先行研究を調べているか	
6	専門用語はわかりやすく説明されているか	
7	略語は初出時に正式名称を記載しているか	
8	複数のメディアを使って「裏付け」を十分に集めているか	
9	自分の主張とは異なる視点の情報を調べているか	
10	他の人の文章を、自分の文章として書き写していないか	
11	引用は正当な分量で、引用した箇所には出典が書かれているか	
12	参考文献は指定されたとおりの書き方になっているか	
13	参考文献はアルファベット順（または掲載順）になっているか	
14	参考文献に記載漏れはないか、参考にしていないものまで記載していないか	

No.	図表	✓
15	図表の通し番号は、それぞれずれていないか	
16	図のタイトルは図の下に、表のタイトルは表の上に配置されているか	
17	図表を引用している場合、出典が書かれているか	
18	図表は本文で説明されているか	

No.	表現	✓
19	主語と述語が対応しているか	
20	一文が長すぎないか	
21	口語表現（話し言葉）を使っていないか	
22	文末表現は「だ・である」体に統一してあるか	
23	体言止めを使っていないか	
24	かぎかっこ（「　」『　』）をルールに従って使っているか	
25	句読点（、。）を適切な位置に打っているか	
26	英数字はすべて半角になっているか	
27	誤字脱字や変換ミスはないか	
28	余分なスペースが入っていないか	
29	知識がない人が読んでも、わかりやすい表現になっているか	

No.	形式	✓
30	「表紙」に必要な事項が間違いなく書かれているか	
31	「目次」の章・節見出しとページ番号は本文とあっているか	
32	「アブストラクト」は指定の文字数で、本文の適切な要約となっているか	
33	指定された文字数やページ数になっているか	
34	章立てや段落分けが適切になされ、内容に即したタイトルが付けられているか	
35	段落の始めの字下げがされているか	
36	各ページにページ番号が振られているか	
37	参考文献が指定されたとおりの書き方になっているか	
38	フォント、フォントサイズが統一されているか	
39	リンクが設定されてフォントが青色になっているところはないか	

column
論文の相互添削

推敲とは、誤字・脱字や文法、内容の構成に食い違いがないかなど、書いた論文を入念に確認して、よりよいものに練り直すことです。差別的な表現がないか、偏見や先入観、思い込みがないか、についても今一度確認します。しかし、時には自分では何度読んでも誤りに気が付くことができないこともあります。そのため、書き終わったら、友達や家族など、身の回りの人にも読んでもらうようにしましょう。他者の視点から読んで意見をもらうことで、思わぬ視点に気が付くことができます。

他の人が書いた文章に追記・修正したりすることを、添削と言います。誤字・脱字がないか、主語と述語のねじれはないか、論題（問い）と結論が対応しているか、根拠と裏付けは、結論に対して適切な対応となっているかなど、気づきを伝えて、論文の完成度を高めます。他の人が書いた文を読むことで、どのような文章がわかりやすく、わかりにくいのかを知ることもできます。

文書作成アプリで論文を書き、クラウドで共有すると、印刷することなく、論文を読み合うことができます。文章を読んで気になったところがあれば、「コメント」を入れ、相手に伝えることができます。ファイルは共有されているので、書いた人も瞬時にコメントを確認することができ、受け取ったコメントを吟味して、論文に反映させます。

添削する人は、論文の感想ではなく、差別的な表現がないか、偏見や先入観、思い込みがないか、誤字・脱字はないか、論理のつじつまが合っていないところがないかなど、論文としての価値を高めるために点検しながら読み、できる限り具体的に修正点を示すようにします。特に、添削者は自分の主観で添削しないよう気を付けます。たとえば、高校生の自立に焦点をあて、「高校生はアルバイトをしたほうがよい」という主張の論文を添削しているときに、添削者は「高校生はアルバイトをしないほうがいい」という書き手とは逆の主張を持っていることもあるでしょう。その際には、主張に対して反対意見を述べるのではなく、根拠をもとにどちらの主張が適切かという点から意見を述べるようにしましょう。

コメントを受け取った人は、添削してくれた人に感謝の気持ちを持ちつつ、すべてを鵜呑みにするのではなく、最後は自分の責任で修正します。決して、「たくさん添削された」と落ち込んではいけません。それらは、あなたの論文をよくするためのコメントです。

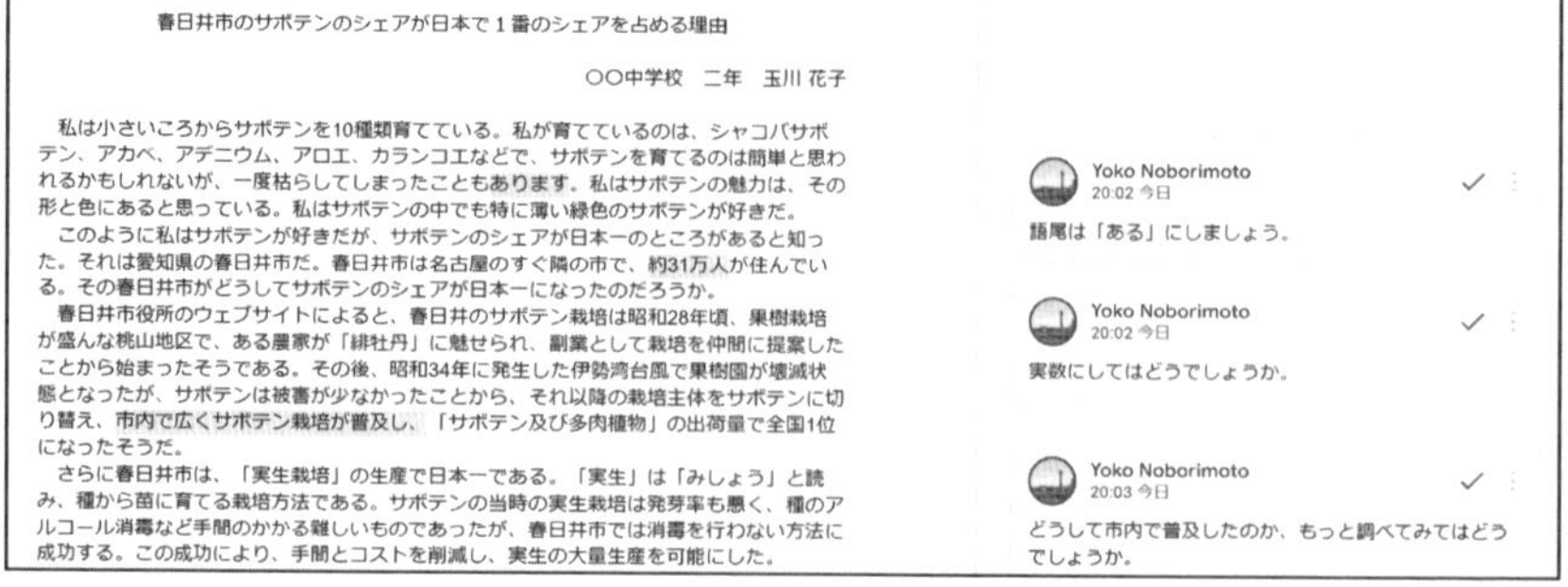
春日井市のサボテンのシェアが日本で１番のシェアを占める理由

〇〇中学校　二年　玉川 花子

私は小さいころからサボテンを10種類育てている。私が育てているのは、シャコバサボテン、アカベ、アデニウム、アロエ、カランコエなどで、サボテンを育てるのは簡単と思われるかもしれないが、一度枯らしてしまったこともあります。私はサボテンの魅力は、その形と色にあると思っている。私はサボテンの中でも特に薄い緑色のサボテンが好きだ。

このように私はサボテンが好きだが、サボテンのシェアが日本一のところがあると知った。それは愛知県の春日井市だ。春日井市は名古屋のすぐ隣の市で、約31万人が住んでいる。その春日井市がどうしてサボテンのシェアが日本一になったのだろうか。

春日井市役所のウェブサイトによると、春日井のサボテン栽培は昭和28年頃、果樹栽培が盛んな桃山地区で、ある農家が「緋牡丹」に魅せられ、副業として栽培を仲間に提案したことから始まったそうである。その後、昭和34年に発生した伊勢湾台風で果樹園が壊滅状態となったが、サボテンは被害が少なかったことから、それ以降の栽培主体をサボテンに切り替え、市内で広くサボテン栽培が普及し、「サボテン及び多肉植物」の出荷量で全国1位になったそうだ。

さらに春日井市は、「実生栽培」の生産で日本一である。「実生」は「みしょう」と読み、種から苗に育てる栽培方法である。サボテンの当時の実生栽培は発芽率も悪く、種のアルコール消毒など手間のかかる難しいものであったが、春日井市では消毒を行わない方法に成功する。この成功により、手間とコストを削減し、実生の大量生産を可能にした。

Chapter

6

評価の技

評価というと、自分は評価される側で、評価された結果は気になるけれど、評価することは自分には関係ないと思っている人が多いかもしれません。でも、評価は成績と同義ではありません。探究学習のステップの最後は「評価する」です。探究学習では、論題（問い）を決めるところから、自分の興味関心に沿って進めていきます。途中で迷うこともたくさんありますが、先生や先輩、友人のアドバイスを受けつつも、自分で判断して進めていきます。当然、最後のステップ「評価する」も、学習者自身が行います。なぜなら、評価は自分の成長のために行う取り組みだからです。自分の研究を客観的に振り返り、次の探究に活かしましょう。

メタ認知とはもともと心理学の用語ですが、教育やビジネスの世界でも注目されています。「メタ」は「高次の」「超越した」という意味で、「認知」は「思考、知覚、行動」のことを指します。つまりメタ認知とは、いま現在自分が行っている思考や心情、行動そのものを客観的に見て、自分自身を知ることです。「もう一人の自分」によって自分を客観的に見ることは、自分で課題を設定し、解決を目指す探究においても効果的に働きます。誰かに言われて仕方なく行うのではなく、自分で自分が取り組んでいることを客観的に評価しながら進められるようになりましょう。メタ認知を働かせると、一時的な感情に任せるのではなく、冷静に物事を見ることができるようになりますので、探究にかかわらず、普段から「もう一人の自分」によって自分を見つめられるようにしておくとよいでしょう。

でも、実際にどのように探究を進めていったらいいのか、特に慣れないうちはたびたび戸惑ってしまうことも確かです。そこで、探究のゴールや各ステップでどのようなことができるようになったらいいのか、探究の道しるべとなるのがルーブリックです。探究のルーブリックには、到達目標と実際にどのくらい到達しているかを判断する評価規準が具体的に示されています。ルーブリックを都度用いて、目標を確認し、自分の取り組みを評価しながら、探究を進めるようにしましょう。

ルーブリックで、自分の評価と先生の評価にズレがあった場合は、メタ認知能力を高めるチャンスです。なぜ評価にズレが生じていたのか、もう一度自分の探究を振り返ることで、自分のメタ認知能力を鍛えることができます。

このように自分の取り組みを思い出して、自分を客観的に見つめ直すことを振り返り（リフレクション）と言います。振り返りによって、探究を通してできるようになったことや改善したほうがよいことを整理して意味づけすると、自分の次の成長につなげることができます。振り返りは、この「次の成長につなげる」ことがポイントです。ただ反省するのではなく、どうしたら今回の取り組みを次につなげることができるかに焦点をおいて振り返るようにしましょう。

振り返りは授業の最後や各ステップの最後、探究のステップの最後などに行います。一人でじっくり行うことも大切ですが、時には友達や先生と対話しながら行うと、自分では気付かない深い気づきが得られることがあります。友達や先生からフィードバックをもらったら、落ち込むのではなく、よいアドバイスをもらったと捉え、次につなげましょう。

学校の枠を超えて、コンテストやコンクールに参加・応募してみることも、大きな成長につながります。学校を超えて目標を設定することは、探究の質を飛躍的に向上させてくれるでしょう。コンテストやコンクールに応募するなんて、自分には関係のないことだと思わずに、挑戦してみてください。自分の未来を切り拓く道筋が見えるかもしれません。

このように、評価を通して自分を振り返り、探究の中で生じた課題や新たな関心を次のステージにつなげましょう。

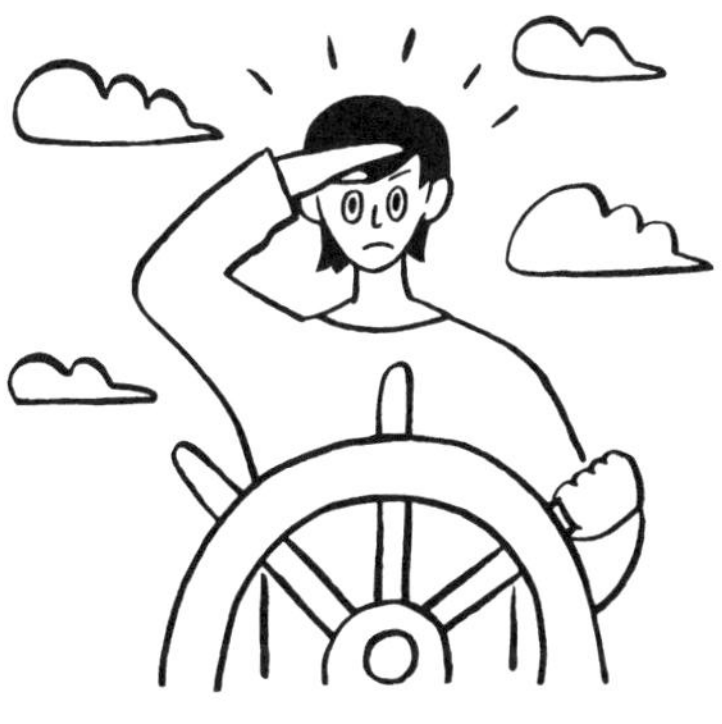

1 ルーブリック（評価基準表）

ルーブリックには、探究の目標が具体的に書かれています。到達すべき点を明確にして、取り組んだあとには規準に基づいて振り返りましょう。

課題の設定　A：10 点以上　B：6 点以上　C：5 点以下　　達成していない / 未提出は 0

	3	2	1	点	計
知識・技能	課題を設定する方法を理解し、問いの周辺知識を十分持っている。	課題を設定する方法を理解し、問いの周辺知識を持っている。	課題を設定する方法の理解と、問いの周辺知識が不十分である。	/3	
思考・判断・表現	研究の動機（目的）が十分に説明されていて、問いの形で端的に表現されている。	研究の動機（目的）が説明されていて、問いの形で表現されている。	研究の動機（目的）が曖昧で、問いの表現も不十分である。	/3	/12
主体的に学習に取り組む態度	強い好奇心を持ってテーマを探し、よりよい問いになるよう試行錯誤している。	よりよい問いになるよう試行錯誤している。	よりよい問いになるような試行錯誤が不十分である。	/3	
	自ら計画的に取り組み、提出期限に全く遅れがない。	計画的に取り組み、提出期限に 3 日未満の遅れがある。	提出期限に 3 日以上の遅れがある。	/3	

情報の収集　A：12 点以上　B：7 点以上　C：6 点以下

	3	2	1	点	計
知識・技能	多様なメディアを使った情報収集の方法を理解し、問いに関する知識を十分に深めた。	情報収集の方法を理解し、問いに関する知識を深めた。	情報収集の方法の理解と、問いに関する知識が不十分である。	/3	
思考・判断・表現	問題解決につながる信頼性の高い多様な情報を十分に収集し、集めた情報の出典を記録している。	問題解決につながる情報を収集し、集めた情報の出典を記録している。	情報の収集と出典の記録が不十分である。	/3	
	アンケート、インタビュー、観察・実験、フィールドワークなどのオリジナルな情報（一次情報）を適切に収集している。	オリジナルな情報を収集している。	オリジナルな情報の収集が不十分である。	/3	/15
主体的に学習に取り組む態度	問いに関連する情報を妥協せずに探そうとしている。	問いに関連する情報を探そうとしている。	問いに関連する情報を十分に探そうとしていない。	/3	
	自ら計画的に取り組み、提出期限に全く遅れがない。	計画的に取り組み、提出期限に 3 日未満の遅れがある。	提出期限に 3 日以上の遅れがある。	/3	

情報の整理・分析　A：12 点以上　B：7 点以上　C：6 点以下

	3	2	1	点	計
知識・技能	情報を整理･分析する方法を理解し、問いに関する知識を十分に有している。	情報を整理･分析する方法を理解し、問いに関する知識を有している。	情報を整理・分析する方法を理解しておらず、問いに関する知識が不十分である。	/3	
思考・判断・表現	集めた情報を十分に吟味し、問いの解決に向けた情報の整理・分析が適切に行われている。	集めた情報を吟味し、問いの解決に向けた情報の整理・分析が行われている。	情報の整理・分析が不十分である。	/3	
	根拠が多角的で信頼性の高い情報に十分裏付けられていて、反論への視点にも対応している。	根拠が信頼性の高い情報に裏付けられていて、反論への視点も意識している。	根拠や裏付けが不十分である。	/3	/15
主体的に学習に取り組む態度	論理的で説得力がある主張に向けて、根拠と裏付けを粘り強く検討しようとしている。	論理的で説得力がある主張に向けて、根拠と裏付けを検討しようとしている。	根拠と裏付けを十分に検討しようとしていない。	/3	
	自ら計画的に取り組み、提出期限に全く遅れがない。	計画的に取り組み、提出期限に 3 日未満の遅れがある。	提出期限に 3 日以上の遅れがある。	/3	

発表　A：15 点以上　B：9 点以上　C：8 点以下

	3	2	1	点	計
知識・技能	効果的に発表する方法を理解し、問いに関する知識を人にわかりやすく説明できるほど十分に有している。	発表する方法を理解し、問いに関する知識を有している。	発表する方法を理解しておらず、問いに関する知識が不十分である。	/3	
思考・判断・表現	根拠が多角的で信頼性の高い情報に十分裏付けられていて、論理的で説得力がある。反論への視点にも対応している。	根拠が信頼性の高い情報に裏付けられていて、反論への視点も意識している。	根拠や裏付けが不十分である。	/3	
	発表資料は、言葉や図表を効果的に使って、聞き手の理解を助けるものになっている。 引用の仕方や参考文献の書き方がすべて適切である。	発表資料が聞き手の理解を助けるものになっている。 引用の仕方や参考文献の書き方が適切である。	発表資料が聞き手の理解を助けるものとして不十分である。 引用の仕方や参考文献の書き方が不十分である。	/3	
	情報の提示や話の展開など聞き手とのコミュニケーションを意識した説明が十分になされている。質疑への受け答えが適切である。 他の人の発表を積極的に聴き、発表の主旨を踏まえた適切な質問・助言を行っている。	情報の提示や話の展開など聞き手とのコミュニケーションを意識した説明がなされている。質疑への受け答えがおおよそ適切である。 他の人の発表を聴き、質問・助言を行っている。	聞き手への意識が欠けた説明になっている。質疑への受け答えが不十分である。 他の人の発表を聴いていない。質問・助言が不十分である。	/3	/18
主体的に学習に取り組む態度	研究成果を効果的に伝えるために、発表や発表資料を工夫しようとしている。 発表や質疑応答、コメントから得られたことを生かそうとしている。	発表や発表資料を工夫しようとしている。 発表や質疑応答、コメントから得られたことをおおよそ生かそうとしている。	発表や発表資料を十分に工夫しようとしていない。 発表や質疑応答、コメントを十分に生かそうとしていない。	/3	
	自ら計画的に取り組み、提出期限に全く遅れがない。	計画的に取り組み、提出期限に 3 日未満の遅れがある。	提出期限に 3 日以上の遅れがある。	/3	

論文　A：15 点以上　B：9 点以上　C：8 点以下

	3	2	1	点	計
知識・技能	論文の書き方を理解し、問いに関する知識を文章で論理的に説明できるほど十分に有している。	論文の書き方を理解し、問いに関する知識を有している。	論文の書き方を理解しておらず、問いに関する知識が不十分である。	/3	
思考・判断・表現	根拠が多角的で信頼性の高い情報に十分裏付けられていて、論理的で説得力がある。反論への視点にも対応している。	根拠が信頼性の高い情報に裏付けられていて、反論への視点も意識している。	根拠や裏付けが不十分である。	/3	
	他人の文章を自分の文章として剽窃（コピペ）しておらず、引用の仕方や参考文献の書き方がすべて適切である。捏造・不正もない。	他人の文章を自分の文章として剽窃（コピペ）しておらず、引用の仕方や参考文献の書き方がおおよそ適切である。捏造・不正もない。	剽窃（コピペ）はしていないが、引用の仕方や参考文献の書き方が不十分である。捏造・不正はない。	/3	/18
	論文の書き方に従っていて、体裁や表現が整っている。	論文の書き方に従っていて、体裁や表現がおおよそ整っている。	体裁や表現が不十分である。	/3	
主体的に学習に取り組む態度	研究成果を共有するために、論文の書き方に従って、表現や構成を工夫しようとしている。 妥当なアドバイスや指摘に対し、すべて適切に対応している。	表現や構成を工夫しようとしている。 妥当なアドバイスや指摘に対し、適切に対応している。	表現や構成を十分に工夫しようとしていない。 妥当なアドバイスや指摘に対し、十分に修正をしていない。	/3	
	自ら計画的に取り組み、提出期限に全く遅れがない。	計画的に取り組み、提出期限に 3 日未満の遅れがある。	提出期限に 3 日以上の遅れがある。	/3	

A：78 ～ 64 点　B：63 ～ 38 点　C：37 ～ 0 点

合計
/78

2 振り返り

ルーブリックで各ステップの到達目標を規準に評価したあとは、探究学習全体を振り返ってみましょう。全体の振り返りでは、取り組んだ際に感じた自分の気持ちを出発点にして、自分にとってその取り組みがどういうものであったのか掘り下げます。

＞自分の感情に目を向けよう

評価というと、知識や技能、スキルに目を向けがちですが、どのステップのときに、どのように感じていたのか、どうしてそのような気持ちになっていたのか、自分の感情と向き合うことで見えてくることがあります。感情は能力を発揮するためのエネルギー源でもあるので、やる気の質につながり、成果を大きく左右します。

感情スケールの説明

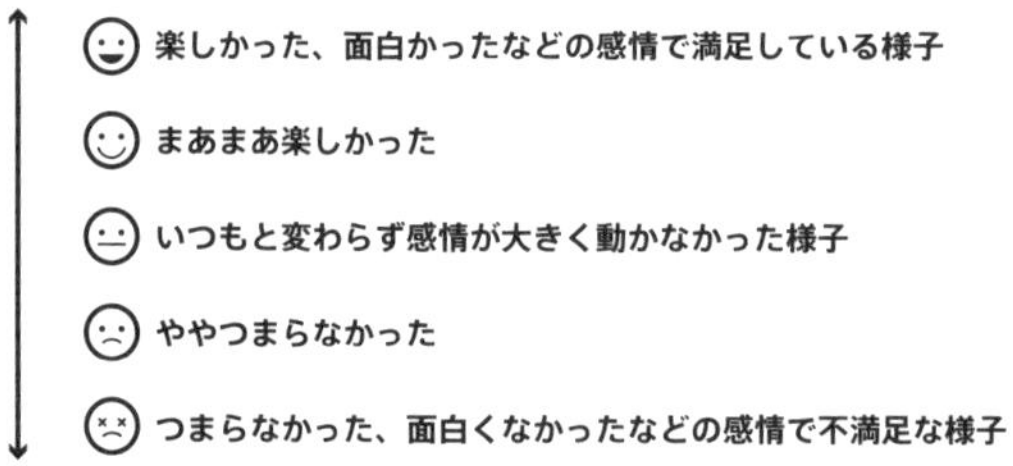

感情に低い項目があったとしても悪いことではありません。どこに楽しい、面白いと感じた要素があったのか。どこにつまらない、楽しくないと感じた要素があったのか。そして、なぜそう感じたのかを考え、次の探究に役立てましょう。

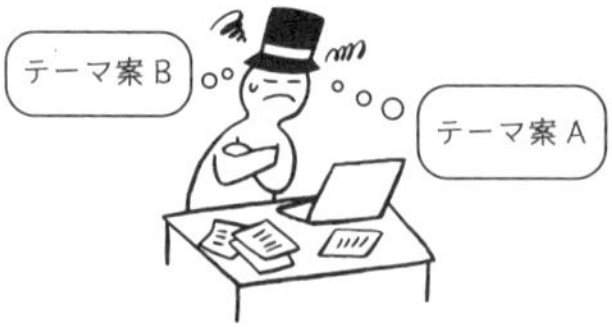

テーマ作りは苦労したなぁ
普段から気にしておこう

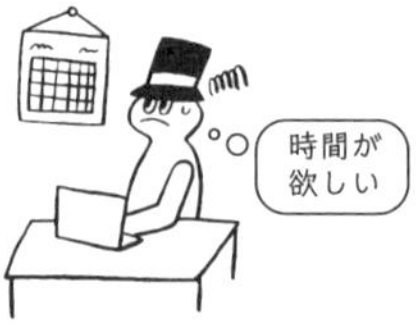

資料づくりは焦ったなぁ
次は早めに取り組もう

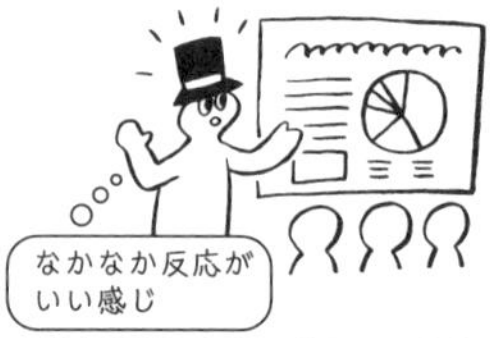

発表は褒められて嬉しかったなぁ
今度はもっと上手になりたい

＞全体を振り返ろう

感情の変化を確認できたら、探究全体を振り返ってみましょう。初めて探究に取り組む人や後輩などにアドバイスを書くようなつもりで、できる限り具体的に書きましょう。

振り返りシート（例）

1. 各ステップの感情を振り返ろう

　自分がどのような気持ちで探究に取り組んでいたか、ステップごとに印をつけて、線で結んでみましょう。また、どうしてそのように感じたのか、コメント欄に書いておきましょう。どのステップのときに、どのように感じていたのか、どうしてそのような気持ちになっていたのか、自分の感情と向き合うことで見えてくることがあります。

感情の振り返り

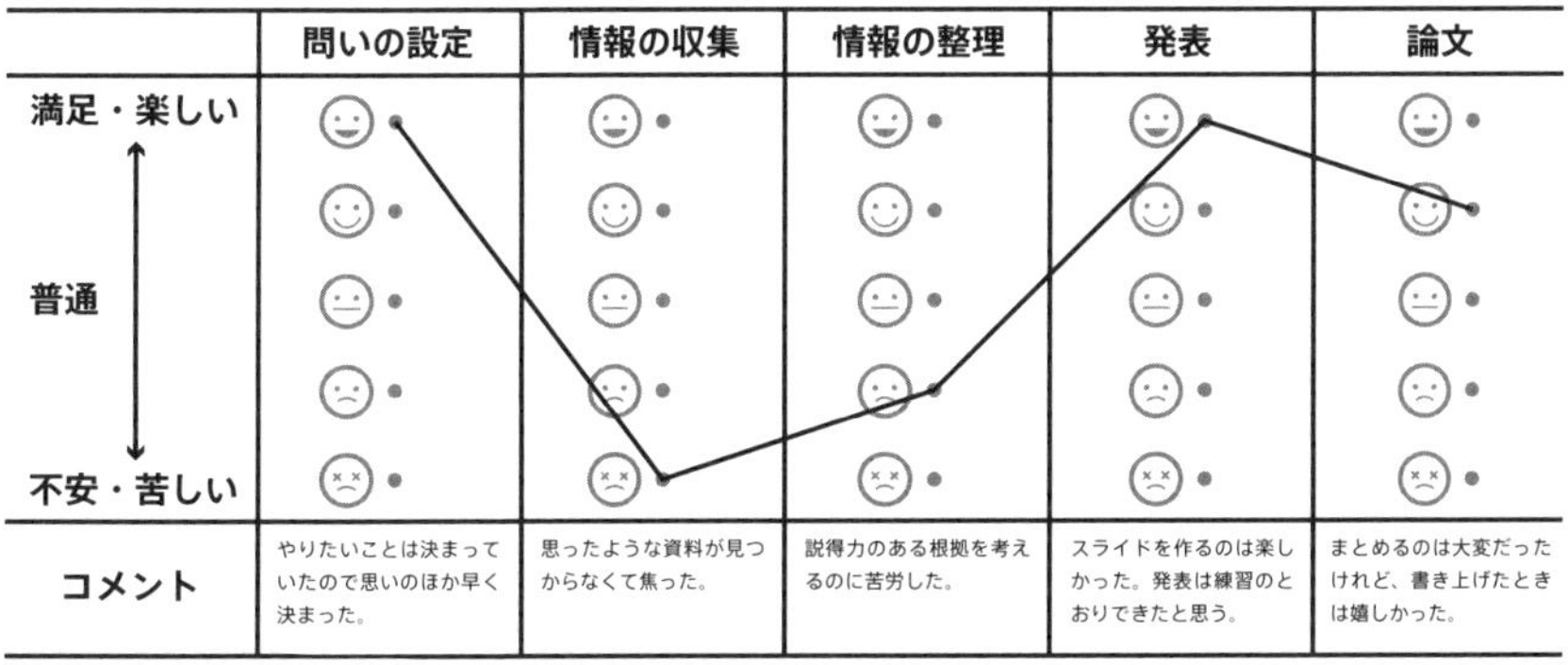

2. 探究全体を振り返ろう

　各ステップの感情の変化も参考にしながら、探究全体を振り返ってみましょう。

1. うまくいったこと、工夫できたこと

問いは、以前から興味を持っていた〇〇〇にできたことでやる気が維持できた。プレゼンでは〇〇〇を工夫して〇〇〇したら、高評価を得られてとても嬉しかった。論文では事前に〇〇〇先生への相談や、〇〇〇の分析がスムーズな執筆につながった。

2. 大変だったこと、苦労したこと

情報の収集では、なかなか良い情報が見つけられず苦労した。〇〇〇を調べ、〇〇〇をしたことでようやく形になった。情報の整理では根拠の裏付けが〇〇〇で大変だったが、結果的にはそれが〇〇〇だった。

3. 探究を始める前の自分へのアドバイス

問いは将来学びたいことも視野に入れて選択するとよい。情報収集は〇〇〇が重要だと思う。〇〇〇は時間が足りないので早めに着手しよう。

4. 次の探究で取り組んでみたいテーマ

〇〇〇の分野のトレンドである〇〇〇や、〇〇〇分野の△△△にも興味が湧いてきた。将来的には〇〇〇の関連分野について学びたいので、先生とも相談しながら、〇〇〇に挑戦してみたい。

3 コンテストや研究会にチャレンジ

研究がまとまったらコンテストなどへ応募・参加してみましょう。研究したことを公表する過程で内容が整理され、伝える力も身に付きます。様々な人からフィードバックをもらうことで、研究のレベルも一段と向上するでしょう。

＞恐れず挑戦してみよう

「自分の研究に自信がない……」「外の人に発表するなんて恥ずかしい……」などと不安に思わずに、積極的に挑戦することが大切です。達成する経験が自信につながり、自分の意志や判断を持つこと、責任を持って行動する力につながります。

＞コンテスト・研究会の探し方

数多くのコンテストが開催されていて、次のようなサイトでは、ポスター発表、口頭発表、論文投稿、作品など様々な形式の募集情報が随時掲載されています。自分の興味関心や方向性に関連したものを探してみましょう。

コンテストによっては推薦者が必要な場合や学校単位での申し込むものもあります。応募規定や必要書類・形式を事前に確認し、余裕を持って準備しましょう。

・大学ジャーナル（高校生向けコンテスト特集）
https://univ-journal.jp/contest-top/

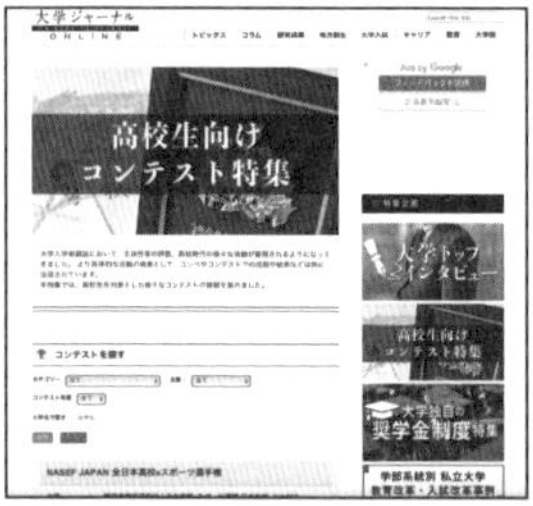

・登竜門
https://compe.japandesign.ne.jp/category/student/

・おやこイベント .com
https://oyako-event.com/

・生徒の理科研究所
https://seitonorika.jp/

・公募ガイド
https://www.koubo.co.jp/

【事例】コンテストへの参加が進路につながった

玉川学園の卒業生の中には、コンテストや研究会への参加で可能性を広げ、進路につながった人もいます。N さんは、中学 3 年生の「学びの技」で河川の洪水に興味を持ち、高校進学後も防災・減災の研究を続けました。同級生には興味を持ってもらえませんでしたが、様々な研究会やコンテストに自ら参加しているうちに、大学の先生や研究者に声をかけてもらえるようになり、さらに研究を深める機会になりました。ブラッシュアップを重ねながら学会やコンテストに参加しつづけ、その結果、複数のコンテストで受賞し、留学の機会や賞金を獲得しました。彼女は現在、当時アドバイスをもらった教授が所属するで土木工学の勉強をし、今でも河川の研究を続けています。

>イベントへの参加

①研究会・セミナーへの参加

研究会やセミナーに参加することも効果的です。他校の生徒·学生や大学の先生、企業や地域の方との交流を通して、今まで思いもよらなかったような発見を得ることができます。自分の研究について説明できれば、有益なフィードバックをもらうことができるでしょう。国外のものに挑戦すれば、国際的な視点からの意見ももらうことができます。

・**こくちーずプロ（セミナー・勉強会・イベント検索）**
https://www.kokuchpro.com/s/

②大学の研究室、研究所を訪ねる

大学のオープンキャンパスで､興味関心がある研究室を訪問することも有効です。大学や地域のイベントへ参加する方法もあります。研究所を持つ企業などは一般公開を行うこともあるので活用しましょう。

・**国立研究機関（科学技術振興機構）**
https://www.jst.go.jp/link/national.html

・**マナビジョン（オープンキャンパス）**
https://manabi.benesse.ne.jp/daigaku/OpenCampusSearch/

挑戦したことで得られたこと

コンテストにチャレンジしてよかったことについて玉川学園の生徒に聞きました。

目標・やる気・自信

◉自分の研究をまとめることができた
◉自分の発表は案外悪くないと自信になった
◉コンテストは研究力の高い特別な人が出すものだと思っていたけれど、意外と自分の研究も負けていなかった
◉同級生の発表が刺激になった

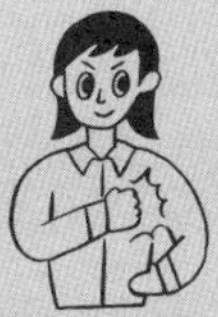

学び

◉専門家の視点からの意見がもらえた
◉憧れの著名人の話を直接聞くことができた
◉志望大学の先生から詳しい話を聞けた
◉英語のコンテストに応募する過程で英語の勉強にもなった
◉実験や研究の場所の提供をしてくれるコンテストがあり、研究の質が高まった

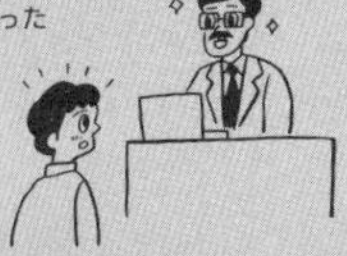

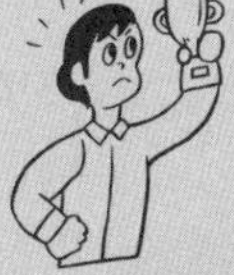

賞・賞金

◉入賞は逃したが参加賞がもらえた
◉図書カードがもらえた
◉入賞して賞金を獲得した
◉留学を推奨するコンテストで入賞し、海外留学に行くことができた

進路

◉学びたいことが明確になり、行きたい大学が見つかった
◉大学主催のコンテストで入賞し、筆記試験が免除になり進学に有利に働いた
※入賞が推薦要件になっていたり、総合型選抜で探究の成果を活用できたりする大学があります。

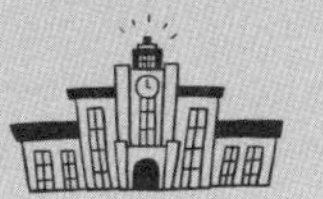

出会い

◉共通の研究をしている友達が増えて楽しい
◉研究の話ができる友達ができた

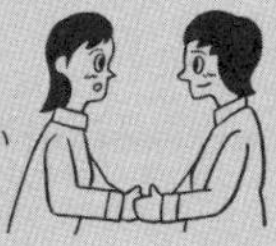

column

相互評価の工夫

ポスター発表は、聞き手が自由に発表者のところに集まり、発表者はその都度発表するという発表形式の一つです。参加者は関心のある発表を自由に聞くことができ、発表者との距離が近いので、発表の途中でも質疑応答を挟みながら、関心のあるテーマについての知識を深めることができます。玉川学園の探究学習では、論文を書く前に全員がポスター発表を行うということが大きな特徴の一つです。選ばれた優秀者だけでなく、すべての生徒が発表を行うのです。

ポスター発表の当日も、いくつかの工夫をしています。たくさんの人に聞いてもらえる発表者がいる一方で、誰一人として聞きに来る人がなく、発表の機会も聞き手のコメントも得られずに終わるということを避けるためです。まず、全生徒を 3 グループに分け、聞く時間枠を 2 回、発表する時間枠を 1 回とします。そして、発表の際には、聞き手が 1 カ所の発表にかたよらないように、聞き手と発表者のマッチングを行っています。

これらのことは、ポスター発表が始まる直前に配付する「評価シート」で実現しています。B4 サイズの用紙に四つの「評価シート」を印刷し、聞きに行かなければならない相手を指定しているのです。自由に聞きに行くことができる時間も設けてあります。これにより、一回の一人の発表につき最低 5 人ほどの聴衆が生まれるのです。

発表を聞いた人はアドバイザーとして、「評価シート」にアドバイスを書き込みます。どうすればもっとよくなるかをフィードバックするための「評価シート」です。ポスター発表が終わると、一人当たり 20 枚ほどの「評価シート」を手にすることになり、論題（問い）、根拠、結論の関係性がどうだったか、わかりにくいところはどのあたりだったかのアドバイスを得ることができます。そうして、再度研究を深め論文に臨みます。

ポスター発表評価シート

発表者	年　組　番　氏名：　　　　　　さん			
問い				
結論				
評価項目		優	普通	もう少し
発表態度	話し方（話す速さ・言葉づかい）、視点の誘導（どこを見ればよいか）	A	B	C
ポスター	表現の工夫、わかりやすいデザイン、文字の大きさ	A	B	C
発表内容	問いと結論の結びつき、説得力のある根拠、引用元との明示	A	B	C
疑問点				
アドバイス				
自由記述				

アドバイザー　　年　組　番　　氏名

さらに研究を深めるための参考図書

本書をまとめるにあたって参考にした資料です。「技」の一つひとつがより詳しく紹介されています。下記をもとに、ぜひ研究や探究学習を発展させてください。

［図書］

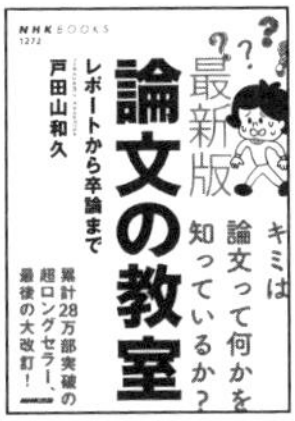

戸田山和久
『最新版 論文の教室――レポートから卒論まで』
NHK 出版　2022 年

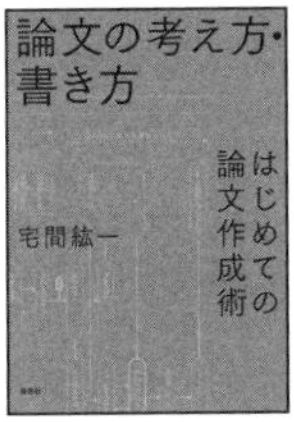

宅間紘一
『論文の考え方・書き方――はじめての論文作成術』
新泉社　2021 年

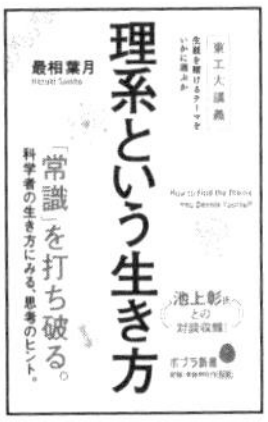

最相葉月
『理系という生き方――東工大講義 生涯を賭けるテーマをいかに選ぶか』
ポプラ社　2018 年

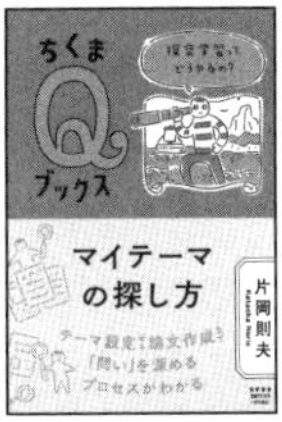

片岡則夫
『マイテーマの探し方――探究学習ってどうやるの？』
筑摩書房　2021 年

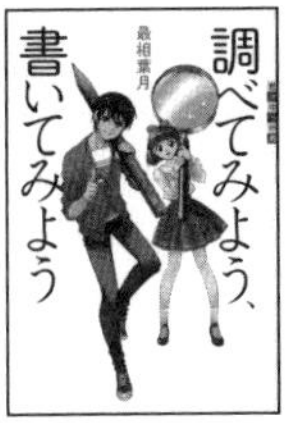

最相葉月
『世の中への扉 調べてみよう、書いてみよう』
講談社　2014 年

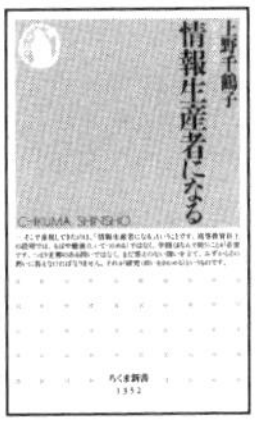

上野千鶴子
『情報生産者になる』
筑摩書房　2018 年

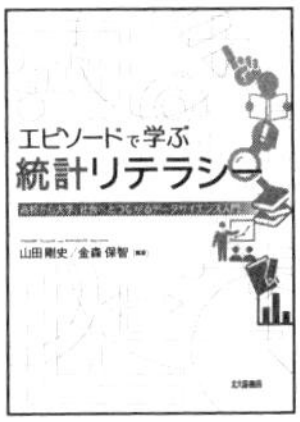

山田剛史、金森保智 編著
石井裕基、泉毅 著
『エピソードで学ぶ統計リテラシー』
北大路書房　2022 年

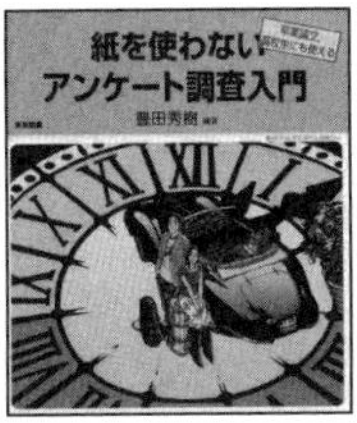

豊田秀樹 編著
『紙を使わないアンケート調査入門』
東京図書　2015 年

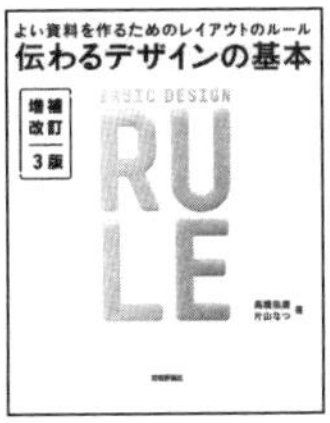

高橋佑磨、片山なつ
『伝わるデザインの基本 増補改訂 3 版 よい資料を作るためのレイアウトのルール』
技術評論社　2021 年

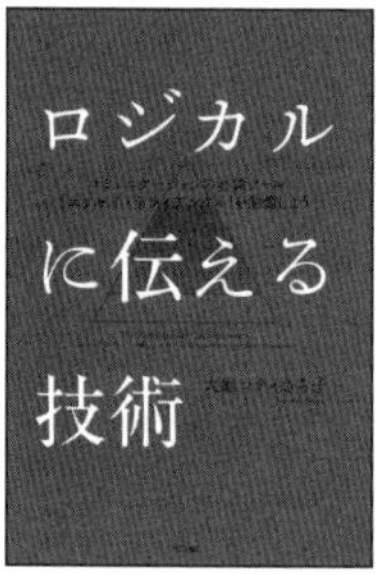

大庭コテイさち子

『ロジカルに伝える技術 ―― コミュニケーションの必須ツール「エッセイ・トライアングル」を装備しよう』

NTT 出版　2018 年

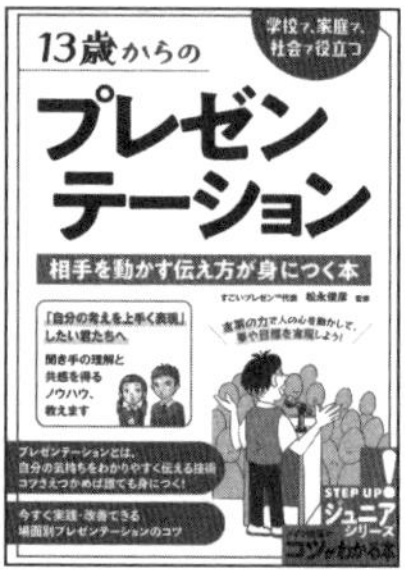

松永俊彦 監修

『13 歳からのプレゼンテーション ―― 学校で、家庭で、社会で役立つ 相手を動かす伝え方が身につく本』

メイツユニバーサルコンテンツ　2022 年

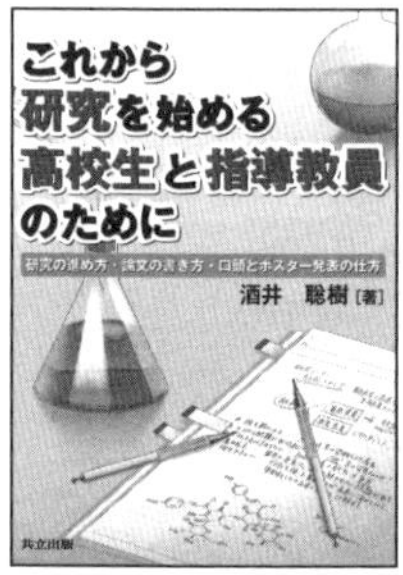

酒井聡樹

『これから研究を始める高校生と指導教員のために ―― 研究の進め方・論文の書き方・口頭とポスター発表の仕方』

共立出版　2013 年

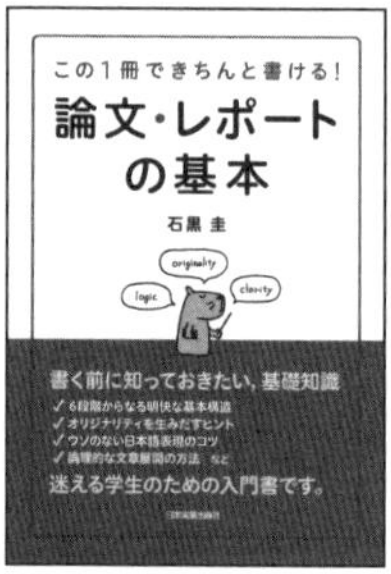

石黒圭

『論文・レポートの基本 ―― この 1 冊できちんと書ける！』

日本実業出版社　2012 年

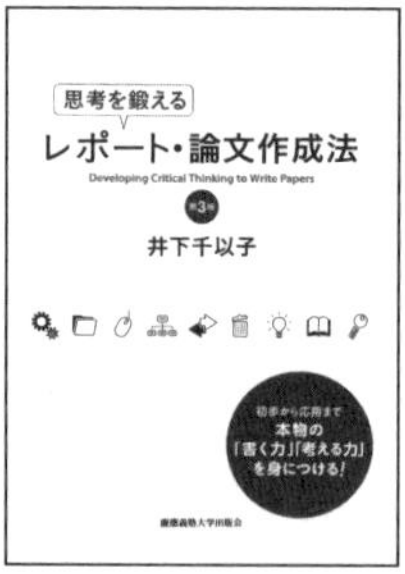

井下千以子

『思考を鍛えるレポート・論文作成法 第 3 版』

慶應義塾大学出版会　2021 年

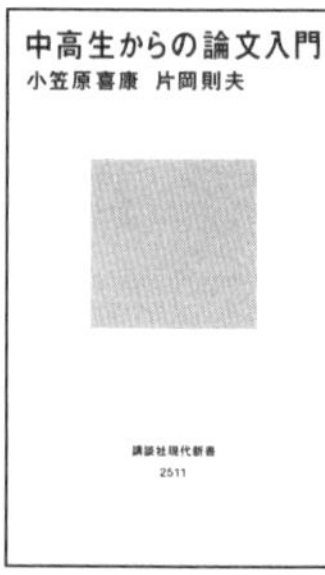

小笠原喜康、片岡則夫

『中高生からの論文入門』

講談社　2019 年

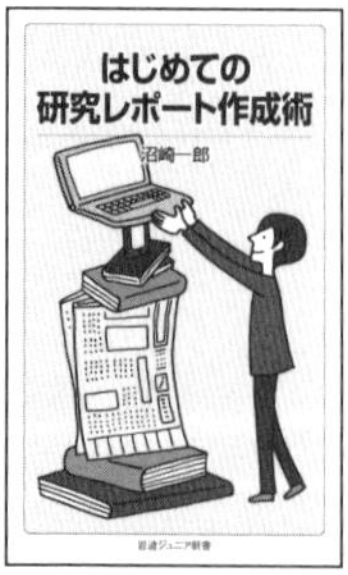

沼崎一郎

『はじめての研究レポート作成術』

岩波書店　2018 年

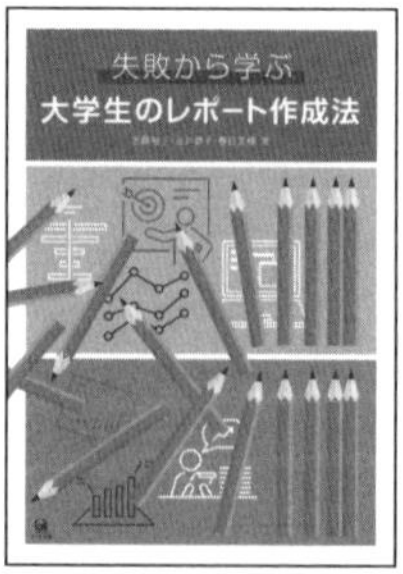

近藤裕子、由井恭子、春日美穂

『失敗から学ぶ大学生のレポート作成法』

ひつじ書房　2019 年

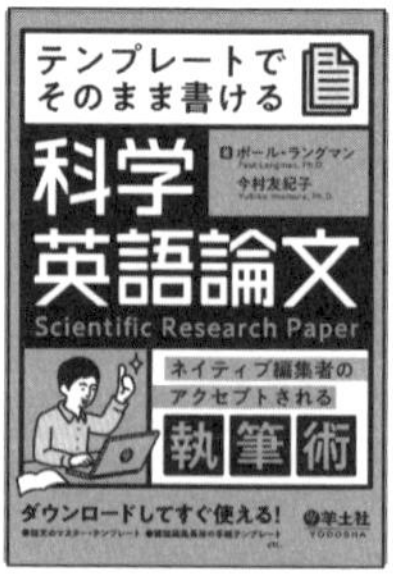

ポール・ラングマン、今村友紀子

『テンプレートでそのまま書ける科学英語論文 ―― ネイティブ編集者のアクセプトされる執筆術』

羊土社　2022 年

[そのほかの参考図書・資料]

- **Alberta, Alberta Learning, Learning and Teaching Resources Branch. "Focus on Inquiry: A teacher's guide to implementing inquiry-based learning", 2004**
- **Kuhlthau, Carol C., Leslie K. Maniotes, and Ann K. Caspari.** ***Guided Inquiry:Learning in the 21st Century.*****Libraries Unlimited Inc, 2007**
- **Kuhlthau, Carol C., Leslie K. Maniotes, and Ann K. Caspari.** ***Guided Inquiry Design®:A Framework for Inquiry in Your School.*** **Libraries Unlimited Inc, 2012**
- **Kuhlthau, Carol C., Leslie K. Maniotes, and Ann K. Caspari.** ***Guided inquiry:Learning in the 21st century:Learning in the 21st century, 2nd Edition.*** **Libraries Unlimited Inc, 2015**
- 小笠原喜康『**最新版 大学生のためのレポート・論文術**』講談社　2018 年
- 桑田てるみ編著、学校図書館とことばの教育研究会著『**思考力の鍛え方——学校図書館とつくる新しい「ことば」の授業**』 ITSC 静岡学術出版事業部　2010 年
- 香西秀信『**反論の技術——その意義と訓練方法（オピニオン叢書 20）**』明治図書出版　1995 年
- 齋藤孝『**質問力——話し上手はここがちがう**』筑摩書房　2006 年
- 佐藤望編著、湯川武、横山千晶、近藤明彦著『**アカデミック・スキルズ 第 3 版——大学生のための知的技法入門**』 慶應義塾大学出版会　2020 年
- 三森ゆりか『**大学生・社会人のための言語技術トレーニング**』大修館書店　2013 年
- 高橋信著、トレンドプロ絵『**マンガでわかる統計学**』オーム社　2004 年
- トニー・ブザン、バリー・ブザン『**新版 ザ・マインドマップ ®——脳の無限の可能性を引き出す技術**』（近田美季子訳） ダイヤモンド社　2013 年
- 二通信子、大島弥生、佐藤勢紀子、因京子、山本富美子『**留学生と日本人学生のためのレポート・論文表現ハンドブック**』 東京大学出版会　2009 年
- 藤田節子『**レポート・論文作成のための引用・参考文献の書き方**』日外アソシエーツ　2009 年
- もりきよし原編、日本図書館協会分類委員会改訂『**日本十進分類法 新訂 10 版**』日本図書館協会　2014 年

[論 文]

- 登本洋子、板垣翔大、伊藤史織、堀田龍也「**メディアの特性を踏まえた情報収集を促進する生徒向け参考文献管理システムの開発と評価**」『教育システム情報学会誌』34（3）　261-273
- 登本洋子、伊藤史織、後藤芳文、堀田龍也「**中学生に対するアカデミック・ライティング指導過程の改善**」『日本教育工学会論文誌』41（Suppl.）　033-036
- 登本洋子、伊藤史織、後藤芳文、堀田龍也「**探究的な学習における論証構造を理解するための中学生向けワークシートの開発と評価**」『日本教育工学会論文誌』40（Suppl.）　121-124
- 登本洋子、伊藤史織、後藤芳文、堀田龍也「**探究的な学習が継続的・発展的に繰り返される過程において生じる問題点の検討—玉川学園の取り組みを事例として—**」『教育情報研究』33（1）　15-24
- 登本洋子、後藤芳文、伊藤史織、河西由美子、堀田龍也「**探究的な学習の年間カリキュラムによる情報活用スキルの習得とそれに及ぼす要因の検討**」『教育情報研究』32（1）　15-26
- 登本洋子、溝口侑、溝上慎一「**高校生の探究的な学習を支援する探究学習態度尺度の開発と探究学習態度タイプの分類の試み**」『教育情報研究』38（2）　3-18

[ウェブサイト]

- **高橋佑磨、片山なつ「伝わるデザイン——研究発表のユニバーサルデザイン」 http://tsutawarudesign.web.fc2.com/　アクセス日：2023 年 10 月 1 日**
- **齋藤祐　中央大学杉並高等学校国語科教諭「高校生の卒業論文作成——問う力、推論する力を育む」『読売オンライン』 http://www.yomiuri.co.jp/adv/chuo/education/20100819.html　アクセス日：2023 年 10 月 1 日**

[非売品]

- 玉川学園 Secondary Program Division 学びの技教員『**学びの技　探究学習のステップ**』玉川学園 Secondary Program Division 2022 年
- 玉川学園マルチメディアリソースセンター『**MMRC ユーザーズガイド　第 5 版**』玉川学園マルチメディアリソースセンター 2022 年

解説

21世紀を生き抜くために必要な学びとは

河西由美子（鶴見大学文学部ドキュメンテーション学科教授）

2006年に、玉川学園創立以来初の統合型・集中管理型の学校図書館「マルチメディアリソースセンター」（以下MMRC）がオープンした。その企画段階から関わった一人として、企画当時の施設のコンセプトを振り返ってみたい。

1. 資料の庫《くら》から学びの場所へ

＝学習者主体の空間の創造

2. 情報が「溜まる」場所から情報が「動く」場所へ

＝単に情報を保存する場所ではなく、その中で情報やメディアのリテラシー（情報活用能力）と学習スキルを身に付け、学習者が情報を動かす存在となるような空間のデザイン

3. 多様な学びのスタイルが共存しあえる場所へ

＝学習者のみならず、教職員、保護者などの指導者や支援者も相互に情報や知識を交換・共有し、共に学びあうことのできる空間の構築

1番目と3番目は、図書館機能や空間のありかたに関わる内容だが、その間に位置する2番目のコンセプトが、本書の「学びの技」に深く関係している。読書や情報収集を超えて、自ら施設内を動きまわり「情報を動かす」ことができる学習者、すなわち自主的自律的に学ぶ利用者が存在しなければ、3番目のコンセプトも真に活きることにならないからである。

欧米の学校図書館や大学図書館は、その核心的な機能と役割に学習支援を据えている。文献探索や情報検索、レポート執筆指導を構成する図書館スキル（library skills）や、情報スキル（information skills）は、特に初等中等教育の段階では、学習スキル（learning skills / study skills）とかなりの部分で重複しており、それらを統合して情報リテラシーとして捉え、図書館がその育成を担っていることが、研究の結果わかってきた。

敏い読者にはもうおわかりのとおり、「学びの技」という科目名は、このlearning skillsの和訳である。命名者は本書の執筆者であり教科「学びの技」の産みの親である後藤芳文教諭である。国語科教諭である後藤教諭は、skillsに「技

(わざ)」という含蓄ある日本語を与え、施設のコンセプトの一要素であった「学びの技」を学習活動として実体化するという難題に果敢に取り組んできた。司書教諭であり情報科教諭でもある伊藤史織教諭は、図書館運営をとおして、また情報教育を実践する立場から「学びの技」を支えてきた。

2012 年夏には米国ニュージャージー州立ラトガース大学で、2013 年 1 月には東京大学で、同年 8 月にはインドネシア・バリ島で、それぞれ学校図書館に関する国際的な研究会が開催され、情報科の登本洋子教諭（現・東京学芸大学准教授）を中心に、「学びの技」を日本国外に紹介・発表する機会があった。その際、「学びの技」を元の英語の learning skills に戻すのではなく、learning arts とさらに英訳し直した。日本語の「技」とは、寿司職人や宮大工まで、実用から芸術に至る幅広い匠の技が含まれる概念なのだ、と説明したところ、日本の技術への世界的な評価の高さを背景に、各国からの参加者にも理解していただけたようであった。

むしろ日本の近現代の教育において「技能」や「型」を教えこむことを低く見る傾向が存在しているように感じられる。しかし近年の学習理論では、人類学の研究成果などから、伝統的な徒弟社会における学習の生起や学習共同体のありかたに光が当てられている。学習には本来多様なアプローチが存在していることが認められ、近代的な学校教育制度それ自体の限界にも批判的な視線が注がれている。特に日本を含む東アジア型の、大集団を対象に記憶力や計算力の評価に比重を置いた教育アプローチの限界が、国際的な学力調査によって指摘されたことは、教育関係者の記憶に新しいところであろう。現在教育界では、情報技術によって世界規模のコミュニケーションが促進される時代に、子どもたちにどのような力を付けさせたらよいのか、いわゆる 21 世紀型スキルの育成に世界的な注目が集まっている。

上記が 2014 年の初版に寄せた解説である。その後 9 年が経過し、2023 年現在「学びの技」は、模索の段階を超え、幼稚部から高等学校 3 年生まで玉川学園一貫教育のすべての Division における思考力育成のプログラムとして定着しつつある。折しも高等学校の学習指導要領では「総合的な探究の時間」が設置された。玉川学園における探究的な学びの深化と発展への期待はふくらむばかりである。

改訂版 おわりに

玉川学園で、2008 年度 4 月に始まった中学 3 年生対象の授業「学びの技」は、自ら課題を見つけ、研究を深めていくことができる探究型のプログラムです。生涯にわたって学び続けるためのラーニングスキルの育成を最大の目標として、スタートしました。これからの社会を生きていく生徒や学生は教科でくくられた学問の表面をただ知るだけでなく、将来にもつながるすべての学びのベースとなる力を身に付けておいてほしいという教員の思いから生まれました。

しかし、実際に「学びの技」の取り組みを始めた当初は「どうしてこんなに文章が書けないんだろう」「どうして上手に話すことができないんだろう」という壁にぶつかりました。でも、授業を担当する教員で毎週欠かさず議論を重ね、効果的なヒントをタイミングよく授業に取り入れていったところ、生徒たちは大きく変化しました。生徒たちは文章が嫌いなわけでも、物事に興味がないというわけでもありませんでした。少しの手順や型にふれるだけで見違えるような変化を見せてくれました。

「学びの技」の授業を受けた生徒からは「多角的に調べられるようになった」「情報を鵜呑みにしなくなった」「物事を客観的に見られるようになった」「堂々と発表できるようになった」「調べていくうちに深まる疑問を解決していくことが楽しくなった」「自分にも論文が書けた」「将来に向けて頑張ろうと思えるようになった」といった感想が寄せられています。また、多くの卒業生から「学びの技」の授業で学んだことが大学での授業や研究を進める際に役立っているという報告を受けています。授業を見学された方からも「大学の初年次教育として有効である」「ゼミの導入として使いたい」という声も多くいただいています。

改訂版『学びの技』は、社会や学習環境の変化などに対応させ、私たちが蓄積してきた 15 年分のノウハウを詰め込み 9 年ぶりに改訂を行ったものです。このたびの改訂にあたり、筆者の一人である登本は教育現場から研究の場へと軸足を移し、探究学習を研究する立場となりました。改訂版ではその知見を交え、よりレベルアップしたものになりました。

初版に引き続いて帯文を書いてくださった東北大学教授の堀田龍也先生のご指導・ご助言にあらためて御礼申し上げます。解説を書いてくださった鶴見大学教授の河西由美子先生からの多くのアドバイスや示唆は「学びの技」の支えとなっています。

初版から担当してくださっている編集者の相馬さやかさんには、私たちの数多くのこだわりを要望以上の形にしていただきました。相馬さんの卓越した編集力がなければ、本書を完成させることはできませんでした。また、内容が直感的に明確にわかるように工夫してくださったデザイナーの熊澤慶さん、数多くの絶巧なイラストを描いてくださったイラストレーターの清水将司さんには、細部にわたる数々の工夫で本書のクオリティを格段に高めていただきました。改訂版のきっかけを作ってくださった元玉川大学出版部編集長で現在梅花女子大学准教授の森貴志さん、今回の改訂を実現に導いてくださった出版部長の石谷清さん、初版から販売活動を担ってくださった白井利典さん、編集事務全般にわたって担当してくださった田中哲哉さんをはじめ玉川大学出版部のみなさまには企画段階から支えていただきました。

玉川学園「学びの技」の授業担当でもある司書教諭の山口敬子先生には、いつも細やかな確認と的確な提案をいただき、多くの時間をかけてご協力いただきました。矢崎貴紀先生にはスーパーサイエンスハイスクール（SSH）の探究指導、白壁夏美先生には「学びの技」の立ち上げ当初からのメンバーとしてのご経験も踏まえ、執筆にご協力いただきました。

この場をお借りして、これまでご協力いただいたすべての方々に、心からの御礼と感謝を申し上げます。

2023年10月
登本洋子・伊藤史織・後藤芳文

索 引

た・な行

は行

ま行

や・ら行

著者

登本洋子（のぼりもと・ようこ）
東京学芸大学准教授

伊藤史織（いとう・しおり）
玉川学園司書教諭

後藤芳文（ごとう・よしふみ）
玉川学園国語科教諭

本書対応のワークシートを以下
よりダウンロードできます

執筆協力

山口敬子（やまぐち・けいこ）
玉川学園司書教諭

矢崎貴紀（やざき・たかのり）
玉川学園理科教諭

白壁夏美（しらかべ・なつみ）
玉川学園情報科教諭

改訂版《かいていばん》　学《まな》びの技《わざ》
14歳《さい》からの探究《たんきゅう》・論文《ろんぶん》・プレゼンテーション

YOUNG ADULT
ACADEMIC SERIES

2014年11月10日　初版第1刷発行
2023年11月10日　改訂版第1刷発行
2024年5月10日　改訂版第2刷発行

著　者　登本洋子・伊藤史織・後藤芳文
発行者　小原芳明
発行所　玉川大学出版部
〒194-8610 東京都町田市玉川学園6-1-1
TEL 042-739-8935
FAX 042-739-8940
www.tamagawa-up.jp
振替　00180-7-26665

ブックデザイン／熊澤　慶（GAIMGRAPHICS）
イラストレーション／清水将司（GAIMGRAPHICS）

印刷・製本
創栄図書印刷株式会社

乱丁・落丁本はお取り替えいたします。
©NOBORIMOTO Yoko, ITO Shiori, GOTO Yoshifumi 2023　Printed in Japan

ISBN 978-4-472-40631-7 C1000 / NDC002